脐带血干细胞

Umbilical Cord Blood Stem Cell

陶　凯　刘民培　于艳秋　刘晓燕　主编

U0230329

科学出版社

北　京

内 容 简 介

《神经干细胞基础与培养》《神经干细胞研究技术与应用》《脂肪源性干细胞》自出版以来，深受广大读者的喜爱。受科学出版社的特约邀请，我们编写了这本有关脐带血干细胞的新作。全书共计三部分 32 章，全面系统地阐述了当前国内外在此研究领域的前沿和进展等。第一部分概述脐带血干细胞的基础理论。第二部分介绍脐带血干细胞的再生医学及临床应用，主要包括在心血管疾病、神经系统疾病、胸腺抗病毒免疫、血液系统疾病、肺部疾病、糖尿病、肿瘤、遗传性疾病、骨科疾病、儿科疾病、消化系统疾病、泌尿系统疾病、眼部疾病、抗衰老、突发性灾害医学中的治疗作用，以及对新型冠状病毒肺炎的前瞻性研究。第三部分主要介绍脐带血干细胞库与政策法规。附录部分是英汉缩略语。

本书为临床医师开展脐带血干细胞在相关学科的研究提供了细胞生物学、分子生物学和临床操作等有关技术方法，以及法律法规等注意事项。对于生物医学、药学、再生医学、细胞基因工程、生物医药公司及此方面的行政管理人员，以及其他相关专业的研究人员及研究生等，本书均是一本颇具价值的参考书。

图书在版编目（CIP）数据

脐带血干细胞/陶凯等主编. —北京：科学出版社，2021.3

ISBN 978-7-03-068357-1

Ⅰ. ①脐⋯　Ⅱ. ①陶⋯　Ⅲ. ①脐带血–造血干细胞–移植术（医学）–研究　Ⅳ. ①R457.7

中国版本图书馆 CIP 数据核字(2021)第 045767 号

责任编辑：罗　静　刘　晶 / 责任校对：杨　赛
责任印制：吴兆东 / 封面设计：无极书装

科学出版社 出版
北京东黄城根北街 16 号
邮政编码：100717
http://www.sciencep.com

北京虎彩文化传播有限公司 印刷
科学出版社发行　　各地新华书店经销
*
2021 年 3 月第　一　版　　开本：889×1194 1/16
2021 年 5 月第二次印刷　　印张：43 1/4
字数：1 400 000
定价：368.00 元
（如有印装质量问题，我社负责调换）

主 编 简 介

陶　凯　男，湖南南县人。中国人民解放军北部战区总医院烧伤整形科主任，主任医师，博士研究生导师。现任中国医师协会美容与整形医师分会常务委员、中华医学会整形外科学分会委员、中华医学会显微外科学分会委员、中国医师协会显微外科医师分会委员、中国人民解放军医学科学技术委员会整形外科学专业委员会副主任委员、中国康复医学会修复重建外科专业委员会常务委员、沈阳市医疗美容专业质量控制中心主任，《中国美容整形外科杂志》常务副主编、*Stem Cells International* 国际编委、《中华显微外科杂志》编委。临床上主要从事颅颌面整形美容外科和显微重建外科工作，在下颌角肥大整形、颧骨整形、面型重塑、牙颌畸形治疗、肢体复杂缺损修复、先天性小耳或无耳畸形再造等方面有较深造诣。在基础研究方面，主要致力于脂肪源性干细胞、瘢痕的机理和基因治疗，以及黑色素瘤等领域。主持国家自然科学家基金等项目 7 项，先后在国内外期刊发表论文 100 余篇，其中 SCI 收录文章 30 余篇，主编和参编专著 20 余部。

刘民培　男，四川蓬溪人。中国人民解放军北部战区总医院主任医师，兼任中国人民解放军空军军医大学和大连医科大学教授。曾两次参加我国核武器现场生物效应试验，奉命执行"珍宝岛自卫反击战"、"对越自卫还击、保卫边疆作战"和唐山大地震"抗震救灾"等有关卫勤保障任务，长期从事重度急性放射病的实验治疗研究，干细胞、肿瘤免疫及分子生物学的实验研究。分别承担国家科学技术部国家重点科技项目（攻关）计划、国家自然科学基金和辽宁省财政科研基金项目 6 项。先后获国家、全军及辽宁省的有关科技成果奖二等奖 7 项。其中，1987 年《造血干细胞群的不均一性与动力学研究》获国家自然科学奖二等奖，1980 年获全军科技成果奖二等奖，1991 年《一组识别人大肠癌相关抗原单克隆抗体的研究》获全军科学技术进步奖二等奖。另获全军及辽宁省科学技术进步奖三等奖、四等奖 10 余项。在国内外发表学术论文近 200 篇。主编学术专著 8 部，约 1000 余万字。其中，《重组抗体》《细胞工程》《神经干细胞基础与培养》《神经干细胞研究技术与应用》《脂肪源性干细胞》5 部均由科学出版社出版；《现代临床实验研究技术》和《抗体分子与肿瘤》分别由清华大学出版社和人民军医出版社出版；参编专著 7 部。先后荣立二等功和三等功各 1 次，1992 年起享受国务院政府特殊津贴。2015 年，被国家出版基金管理委员会聘为国家出版基金评审专家。

于艳秋　女，辽宁盘锦人，教授，博士研究生导师。2003~2004年公派到德国科隆大学参加欧盟第六框架研究计划"胚胎干细胞分化的基因调控机制"的研究。2005年在日本东京大学医学研究所从事脐带血造血干细胞库的标准化建设和临床应用研究。曾任中国医科大学基础医学院病理生理学教研室主任。兼任中国病理生理学会理事、中国老年学与老年医学学会抗衰老分会副主任委员、辽宁省病理生理学会常务副理事长兼秘书长、辽宁省细胞生物学学会组织再生与转化医学专业委员会副主任委员和辽宁省干细胞临床研究专家委员会副主任委员。2006年开始与国内10余家临床医院共同开展了干细胞与组织再生修复等临床转化研究。2016年创建沈阳细胞治疗工程技术研发中心有限公司，建立区域细胞存储与制备中心，开展10余项细胞治疗技术的临床试验研究。主持973项目"胚胎干细胞的定向分化"（2001CB509904）合作课题研究，并承担和参与国家及辽宁省等科研课题研究18项。国内外发表学术论文120余篇，编写中英文《病理生理学》（*pathophysiology*）等高等医学教材及教辅14部，以及 *Aging and Aging-Related Diseases*、《脂肪源性干细胞》和《细胞治疗临床研究》等专著7部，获得国家专利15项。曾获辽宁省科学技术奖二等奖、辽宁省普通高等学校优秀青年骨干教师、辽宁省"兴辽英才计划"领军人才、沈阳市盛京人才战略"拔尖人才"，以及沈阳市五一劳动奖章、沈阳市创新领军人才和优秀专家等荣誉称号和奖励。

刘晓燕　女，广东汕头人，主任医师，博士研究生导师。曾于日本金泽医科大学和日本京都大学医学部形成外科研修。长期从事整形与修复重建外科，在组织移植、体表器官再造、美容外科及手外科等方面有较深的造诣。1978~1989年参与杨果凡和陈宝驹教授"前臂皮瓣"研究小组，共参与发明、开发新皮瓣术式5种，进行了数千例游离组织移植术。1980年和1981年先后获军队科技进步奖一等奖、二等奖各1次，1989年获国家发明奖三等奖。1988年组建成立军区美容外科中心，是全国开展较早、规模较大的美容外科专科之一。较早开展美容外科美学研究，并改进多项美容外科术式。曾担任中国修复重建学会常委、中国医师协会美容与整形医师分会常委、全军整形外科学会副主任委员、辽宁省修复与重建外科学会主任委员、中华医学会辽宁省整形外科学会副主任委员、辽宁省医学美学与美容学会副主任委员、沈阳整形外科学会主任委员、沈阳军区整形外科专业委员会主任委员。1990~2002年担任《实用美容整形外科杂志》编委，2002~2016年担任《中国美容整形外科杂志》副主编，2016年开始担任《中国美容整形外科杂志》主编。主持和参加国家和军队基金项目10余项，先后在国内外期刊发表论文100余篇，主编和参编专著20余部。

《脐带血干细胞》编委会名单

主　编　陶　凯　　中国人民解放军北部战区总医院烧伤整形科

　　　　刘民培　　中国人民解放军北部战区总医院烧伤整形科

　　　　于艳秋　　中国医科大学基础医学院病理生理学教研室

　　　　　　　　　沈阳细胞治疗工程技术研发中心有限公司

　　　　刘晓燕　　中国人民解放军北部战区总医院烧伤整形科

副主编　郭爱华　　Brilliant Healthcare Ltd., HK

　　　　王　维　　中国医科大学附属第一医院神经外科

　　　　田孝祥　　中国人民解放军北部战区总医院心血管内科

　　　　宋起滨　　中国医科大学附属盛京医院整形美容科

　　　　李　妍　　中国医科大学附属盛京医院妇产科

　　　　谢　冰　　沈阳医学院附属第二医院整形外科

　　　　赵　俊　　上海爱莫儿医疗美容门诊部

　　　　白继平　　上海彩婷医疗美容门诊部

　　　　陈海华　　杭州市第一人民医院整形科

编　者（以姓氏汉语拼音排序）

　　　　边志超　　沈阳创美荟医疗美容

　　　　常　鹏　　中国医科大学附属盛京医院整形美容科

　　　　陈若然　　中国人民解放军北部战区总医院内分泌科

　　　　陈　伟　　中国人民解放军北部战区总医院医疗保障中心

　　　　陈震宇　　中国人民解放军北部战区总医院妇产科

　　　　崔黎黎　　中国人民解放军北部战区总医院肿瘤科

　　　　傅松涛　　山西省生物医药健康研究生教育创新中心

　　　　傅炜昕　　中国医科大学科学实验中心

　　　　郭冰玉　　中国人民解放军北部战区总医院烧伤整形科

胡　畔	中国医科大学附属第一医院神经内科
李　芳	中国人民解放军北部战区总医院卫勤部
金　元	中国人民解放军北部战区总医院烧伤整形科
郎劲松	辽宁丹东美辰恒美医疗美容门诊部
雷　越	中国医科大学附属第一医院风湿免疫科
李静玉	中国人民解放军北部战区总医院肿瘤科
李敏燕	中国人民解放军北部战区总医院血液科
李　欣	沈阳药科大学生理教研室
李亚雄	中国人民解放军北部战区总医院血液科
林茂辉	贵阳美莱医疗美容医院美容外科
刘　洋	中国人民解放军北部战区总医院血液科
龙　笑	北京协和医院整形美容外科
鲁传龙	沈阳创美荟医疗美容
马文海	长春芳澜医疗美容门诊部美容外科
牛玉虎	山西医科大学基础医学院生物化学与分子生物学系
祁馨卉	中国人民解放军北部战区总医院肿瘤科
任　威	中国人民解放军北部战区总医院妇产科
荣耀星	沈阳细胞治疗工程技术研发中心有限公司
申　健	中国人民解放军北部战区总医院妇产科
史　亮	中国人民解放军北部战区总医院呼吸内科
宋　楠	中一东北国际医院（有限公司）病理科
宋英莉	中国人民解放军北部战区总医院肿瘤科
孙　斌	大连摩格生物科技有限公司
孙静莉	中国人民解放军北部战区总医院妇产科
孙　月	中国人民解放军北部战区总医院编辑部
唐　琪	中国人民解放军北部战区总医院烧伤整形科
滕海燕	沈阳创美荟医疗美容
王吉刚	中国人民解放军北部战区总医院血液科

王　雷　　沈阳创美荟医疗美容

王　双　　中国人民解放军北部战区总医院烧伤整形科

王永书　　上海艺星医疗美容医院微整科

魏　兵　　中国人民解放军北部战区总医院新生儿科

魏秀岩　　沈阳药科大学生理教研室

温　妮　　沈阳唯媄晶方医疗美容医院

吴　薇　　沈阳细胞治疗工程技术研发中心有限公司

谢立宁　　南京医科大学附属友谊整形外科医院整形外科

徐　竞　　北京协和医院整形美容外科

杨玲玲　　中国人民解放军北部战区总医院烧伤整形科

于保锋　　山西医科大学基础医学院生物化学与分子生物学系

俞楠泽　　北京协和医院整形美容外科

岳红利　　秦皇岛匠心医美医疗美容诊所

张晨亮　　沈阳创美荟医疗美容

张舵舵　　吉林大学中日联谊医院消化科

张海龙　　沈阳细胞治疗工程技术研发中心有限公司

张　蕾　　沈阳创美荟医疗美容

张　妍　　吉林大学中日联谊医院麻醉科

张　月　　沈阳细胞治疗工程技术研发中心有限公司

郑振东　　中国人民解放军北部战区总医院肿瘤科

周雯昊　　沈阳细胞治疗工程技术研发中心有限公司

朱孜冠　　浙江省人民医院（杭州医学院附属人民医院）
　　　　　手外科修复重建外科

前　言

1974 年，丹麦学者 Knudtzon 首次在人脐带血中发现粒细胞集落生成细胞，即造血干细胞。通过各国科学家不懈努力和辛勤耕耘，历经 40 余年，脐带血中的干细胞研究已从基础理论研究发展到临床应用治疗近百种疾病，有的甚至作为国家战略储备物资，在重大突发公共卫生事件如核事故和抗击 2019 新型冠状病毒（SARS-CoV-2）等中进行应用研究。此外，现已建立专门的脐带血干细胞库，全球登记注册入库的脐带血干细胞已达近 500 万份。这种干细胞已成为再生医学重要的治疗细胞和种子细胞，为解除和修复患者的病痛带来福音，并取得了良好的社会效益。作为高新技术引领干细胞行业，脐带血干细胞的研究应用已成为国内外竞相发展的新兴产业。

脐带血原本是一种废弃物。目前的研究显示，其中的干细胞是细胞移植和免疫治疗的一种新的细胞来源。其获取制备方便，系一种更为原始的细胞，具有高度自我更新和多向分化潜能、免疫源性低、无病原体污染、无伦理道德问题等诸多优势。在脐带血中，除富含造血干细胞外，还含间充质干细胞、上皮干细胞、内皮干细胞和亚全能干细胞等多种干细胞，其可分泌多种具有特殊功能的生物活性物质。脐带血干细胞具有造血、再生修复、组织重建、免疫调控和抗炎等多种生物学效应，这些均引起国际学术界的广泛关注。

当前，新一轮科技革命和产业变革蓄势待发。干细胞与再生医学为疾病治疗开辟了全新道路，是当今世界生物科技领域的前沿，也是人类科技发展与进步的重要方向，在医学上具有广阔的应用前景。为了提升我国生物治疗的产业发展和国际竞争力，催生再生医学事业的快速发展，带动其新理论、新技术和新产品的不断涌现，以及干细胞技术水平不断提高，应积极推动相关技术的基础与临床的融合及其转化研究，共同为干细胞的研究事业贡献力量。为此，我们参考国内外在脐带血干细胞研究的最新内容和最新进展，组织从事此方面工作研究的有关专家学者编写了《脐带血干细胞》一书，谨以此书献给中国人民解放军北部战区总医院组建成立 3 周年（2018～2021 年）。

全书分为 4 部分 32 章，分别对目前国内外在脐带血干细胞的基础理论、临床的应用研究，以及脐带血干细胞库的产业化等问题进行阐述和介绍。在编写中我们尽力做到内容新颖、全面系统和实用。本书的出版得到吴祖泽院士、曹谊林和李青峰教授的关心支持，参加编写的各位作者在肩负繁忙的临床及科研等工作的同时也不辞辛劳。值此，对关心和厚爱本书并做出贡献的同志们，特别是对科学出版社编辑的辛勤付出表示衷心感谢！在本书的编撰中，可能有不妥及欠缺之处，敬请广大读者批评指正！

编　者

2021 年 1 月

目　　录

第一部分　脐带血干细胞概论

第二部分　脐带血干细胞的再生医学及临床应用

第三部分　脐带血干细胞库与政策法规

第一部分
脐带血干细胞概论

第一章　脐带血的生物学特性

第一节　脐带血的内容物

一、脐带血造血与非造血细胞发育的生物学基础

脐带血[umbilical cord blood（UCB）或 cord blood（CB）]的特性是含有极其丰富的造血干细胞（hematopoietic stem cell，HSC）和祖细胞，尤其是那些"早期"细胞（early cell）在体外试验时犹如长期培养的启动细胞（long-term culture-initiating cell，LTC-IC），而且具有高增殖潜能克隆生成细胞（high proliferative potential-colony forming cell，HPP-CFC）。在体内试验发现，这种潜能可使非肥胖型糖尿病/重症联合免疫缺陷（nonobese diabetic/severe combined immunodeficiency，NOD/SCID）小鼠再生细胞（SCID-repopulating cell，SRC）。在胚胎和胎儿期，HSC 的发育是一个极其复杂的过程，涉及多个解剖部位（如卵黄囊、主动脉-性腺-胚中肾区域、胎盘和胎儿肝脏）及微环境等。由于胎儿和新生儿造血细胞与成人 HSC 增殖能力有显著差异，在胎儿和成年期，不同的作用机制和（或）微环境可调控 HSC 植入和自我更新。另外胎儿血液生成与器官紧密相关，因此在成人的骨髓（bone marrow，BM）中探讨成骨细胞、内皮细胞、成纤维细胞和网状细胞相似细胞类型的微环境与细胞功能的关系是比较符合逻辑的一种研究。虽然在临床应用中 UCB 与 HSC 的关系最为密切，但其中含有的非造血细胞具有的特性也可用于再生医学。

二、脐带血中的内皮细胞

1997 年，首次发现的内皮祖细胞（endothelial progenitor cell，EPC）是血管修复的一种潜在细胞来源。现已对其细胞形态和表面抗原表达进行大量的研究，但目前尚无严格的体内功能分析。Yoder 等的研究发现，UCB 中内皮集落形成细胞（endothelial cord forming cell，ECFC）是唯一具有内皮祖细胞特征的循环细胞，其具有许多独特的功能。在分离 ECFC 时，可将 UCB 来源的单核细胞（mononuclear cell，MNC）或 CD34$^+$/CD45$^-$细胞加在胶原蛋白涂层的表面上，在第 7 天和第 14 天之间可生成鹅卵石样黏附克隆。ECFC 是一种稀有细胞，在成人外周血中的浓度为 0.05～0.2 个细胞/ml；但在 UCB 中含量丰富，浓度为 2～5 个细胞/ml。以分离的 CD34$^+$细胞亚群为基础，可以从每份新鲜或冻存的 UCB 样品中富集 ECFC。ECFC 表达的表面抗原为 CD31、CD105、CD144、CD146、血管性血友病因子和激酶插入域受体（kinase insert domain receptor，KDR），但不表达造血细胞或单核细胞/巨噬细胞表面抗原 CD14、CD45 或 CD115。此外，ECFC 具有摄取乙酰化低密度脂蛋白（acetylated-low-density lipoprotein，AcLDL）的特性。在功能上，当单独接种 ECFC 祖细胞时可生成血管网，在体内重新生成功能性的活化人血管。

ECFC 的一种潜在临床应用是治疗新生血管受损导致缺血和创面愈合不良的患者。当宿主血管生成反应受到抑制时，植入的内皮细胞生成血管网络的能力可用于治疗受损伤口的愈合。而且，ECFC 是血管工程策略的一种极好的细胞来源。虽然，在临床试验中使用 ECFC 的数据不多，但基于其生长的动力学，通过与间充质干细胞（mesenchymal stem cell，MSC）、诱导多能干细胞（induced pluripotent stem cell，iPSC）或成熟组织细胞联合进行组织工程研究，它是最佳的候选细胞。

三、UCB 和脐带组织间质细胞与 BM 间质细胞的比较

BM 异体移植可导致异位骨和 BM 的形成。这种"成骨能力"与 BM 中非造血基质细胞和 HSC 并存有关。最初，Friedenstein 等把这种细胞称为"成骨细胞"或者"基质干细胞"，随后又称为"间充质基质

细胞"（mesenchymal stromal cell，MSC）、"间充质干细胞"（mesenchymal stem cell，MSC）或"骨骼干细胞"等，并在文献中广泛应用。近年来，由 BM 衍化的非造血细胞被称为骨髓间充质/多能基质细胞（bone marrow mesenchymal/multipotent stromal cell，BM-MSC）。研究表明，体内这种成骨潜能包括在 BM-MSC 迁移到羟基磷灰石支架后招募其受体来源的造血细胞。此后，一些其他来源的 MSC 样细胞相继被发现，如脂肪细胞或胎儿组织的 MSC。2000 年，首次发现 UCB 或者脐带组织中的黏附细胞，这些细胞的免疫表型（CD45⁻、CD13⁺、CD29⁺、CD73⁺、CD105⁺）与 BM-MSC 类似，但无任何在体内的重建研究。2004 年研究发现，UCB 细胞具有不同增殖潜能，这就是所谓的非定向成体基质细胞（unrestricted somatic stromal cell，USSC），见图 1-1。

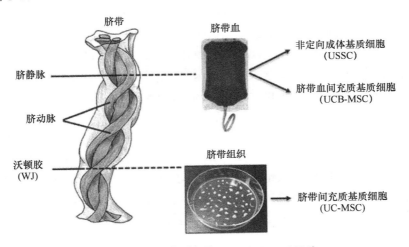

图 1-1　新生儿基质细胞（Catherine，2015）

　　BM-MSC 的亚型标志物（CD271、CD140b、STRO-1、GD2 或 NG2）与 UCB 的功能亚群无关，但 USSC 与 UCB 功能亚群的表型均为同质性细胞。在 2004 年后，通过体内外的克隆细胞分离和扩增培养又进一步地揭示出 UCB 的不同亚群。根据这些研究结果，MSC 的概念即为 USSC 和 UCB-MSC，也可定义为克隆 USSC 和 UCB-MSC 系。这两种细胞的区别是发育的起源来自不同的同源盒（homeobox，HOX）基因的表达和 δ-样 1 同族体（delta-like 1 homolog，DLK-1）基因的表达。这些不同可导致神经、心脏、肝脏和中胚层（骨骼）在体内表现出完全不同的分化和再生。在 UCB-MSC 中，39 种 *HOX* 基因有 20 种为阳性。在原始的 USSC 中，绝无 *HOX* 基因表达。而且，随着 DLK-1 的表达，USSC 表现出缺乏脂肪分化潜能特异性的谱系。近年来，已有 300 余株的细胞系建立、鉴定和冷冻保存。

　　研究结果表明，出生大于 36 周新生儿的 UCB 细胞并不含有任何 OCT4A 阳性的胚胎样细胞（embryonic-like cell）。由于这种发育状态，不太可能在妊娠 36 周的胎儿和新生儿的 UCB 中发现 OCT4A。目前，2.5 万余例异体 UCB 的移植后无一例包括畸胎瘤在内的生殖细胞瘤发生。相反，来源于 UCB 细胞的 iPSC 则可生成畸胎瘤。在临床相关裸小鼠的模型中，无肿瘤生成是一个最重要的特点，说明为什么原生态新生儿的 UCB 亚群细胞是再生细胞中充满希望的候选细胞。除了这种候选细胞外，还有一些具有"胚胎特点"的细胞也在 UCB 中存在。这些极小胚胎样（very small embryonic-like，VSEL）细胞属于 OCT4 的多能性和阳性表达的细胞。直至今日，几乎每一个细胞都可被重编程为一种具有特定转录因子的多能干细胞状态而形成真正的多能性，UCB 的多能性概念已不复存在。但是，最近也有报道质疑这种细胞的存在。这种反驳意见已在《自然》杂志新闻栏目上提出，其总结性地反驳了包括 UCB 在内的组织中存在 VSEL 细胞。尽管如此，后来仍有许多关于 UCB 细胞再生能力的公开报道，并把重点放在了此方面的研究。

四、UCB 贴壁细胞的分离、扩增及特性

用同一种方法能培养 USSC 和 UCB 间质细胞。简而言之，在征得母亲同意后，脐带被夹紧，直接从脐带静脉中收集血液。采用 Ficoll 梯度分离获得单核细胞，随后在富含地塞米松血清培养液的塑料瓶中培养。在 37℃、5%CO$_2$ 和潮湿空气培养 7～21 天后，可见贴壁细胞生长，培养时可不使用地塞米松，以避免触发不必要的成骨分化。这种贴壁细胞可分为 USSB 和 UCB 间充质细胞，通过脂肪细胞分化潜能的测定可见到 DCK-1 和 HOX 基因的表达。近年来，通过 1009 例 UCB 样本贴壁细胞的培养，其中 394 例（40%）平均每个样本产生 1～11 个贴壁细胞克隆。在 UCB 中，MSC 的含量为（1～100）/10^8 个单核细胞。

五、UCB 细胞的克隆化培养

UCB 的基质细胞与 BM 的相比，其克隆和克隆群的获得率完全一致。在细胞系的生成过程中，通过特殊的克隆柱可以获得克隆无性系细胞（colony-clonal populations）。而且，在克隆柱上附着单个细胞克隆，通过标准流程的胰蛋白酶处理后，这些细胞又可发育成单个的克隆群。因此，一个细胞克隆的细胞或已建立细胞系的细胞可分别以低密度接种到 6 孔细胞培养板中。采用 AVIS 细胞选择器（AVISO CellCelector™），挑选单个细胞接种到 96 孔细胞培养板中。为了验证其挑选结果，在每次挑选过程之前和之后都要拍摄照片，以记录单个细胞的选择成功。通过随后的培养，最初可用事先配制的培养液建立克隆系，然后在标准条件下进行扩增。从最初的细胞克隆中挑选细胞，其余的细胞继续扩增培养并作为原代细胞系。

六、USSC 与 UCB-MSC

USSC 和 MSC 具有相似的增殖潜能，并可根据其基因表达和分化潜能进行鉴别。在符合临床要求的优质生产规范（good manufacturing practice，GMP）条件下，对这两种细胞进行扩增培养。通过 30 次累积细胞倍增数的培养后，其目标细胞的数量可大于 $1.5×10^9$ 个细胞。体外脂肪细胞分化实验显示，UCB-MSC 能分化为脂肪细胞，而 USSC 不能。研究结果表明，USSC 的这种缺失脂肪细胞生成的潜能与 DCK-1 的表达有关，而 UCB-MSC 则不表达 DCK-1。因此，该标志物可在转录本上鉴别 UCB-MSC，但不能用于蛋白质水平的鉴别。

应用微阵列和 PCR 的分析显示，除了这种 DCK-1 的表达外，HOX 基因的表达是 USSC 和 UCB-MSC 的一种显著特征：USSC 不表达 HOX 基因，而 UCB-MSC 的 HOX 基因呈阳性表达。

而且，在共培养实验中 USSC 具有较高的造血支持能力。在免疫表型方面，UCB-MSC 表达的黑素瘤黏附分子 CD146 比 USSC 的表达水平高。在流式细胞术的分析中，没有检测到任何类型的内皮细胞（CD31⁻）、白细胞（CD45⁻）、上皮细胞（CD326⁻）或抗原呈递细胞（HLA-DR⁻）表型。

七、脐带沃顿胶的贴壁细胞

脐带由一条静脉和两条动脉组成，并嵌入在沃顿胶（Wharton's jelly，WJ）的结缔组织中（图 1-1 和图 1-2）。WJ 分离的基质细胞通常称为脐带间充质基质细胞（umbilical cord mesenchymal stromal cell，UC-MSC）。其分离的方法是先把脐带切成小块，再用标准培养液培养。在体外培养的这种细胞通常为 MSC，也可能分化为骨骼组织细胞，并在体内外具有定向分化的潜能。USSC-MSC 和 UCB-MSC 与 BM-MSC 比较后发现，来自脐带组织的这两种细胞的增殖潜能均比骨髓源性的高，但在成骨、成软骨和脂肪细胞系的分化潜能较低，或者完全不存在。因此，MSC 或者多能干细胞这种术语是否适用于脐带组织的基质细胞尚待商榷。

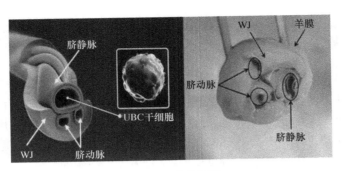

彩图请扫码

图 1-2 脐带剖面

八、基因表达谱

微阵列基因表达分析是一种比较不同细胞类型的有用工具，通过与 BM-MSC 比较，进一步了解 UCB 源性 USSC 和 UCB-MSC 的基因表达谱。在 USSC、UCB-MSC 和 BM-MSC 中，大部分的基因表达都是共享的。与 BM-MSC 相比，USSC 和 UCB-MSC 的表达模式更为相似，反映了其起源的相同性。通过定量 PCR 的实验表明，BM-MSC 的骨唾液蛋白（bone sialoprotein，BSP）、成骨相关转录因子抗体（osterix，OSX，SP7）、骨形成蛋白 4（bone morphogenetic protein 4，BMP4）和骨钙蛋白的表达均高于 UCB-MSC。与 BM-MSC 不同，UCB-MSC 缺乏典型的骨特征。因此，在骨形成的遗传学调控方面，USSC 和 UCB-MSC 比 BM-MSC 表现出更不成熟的状态。

九、*Hox* 基因表达与再生能力的关系

脊椎动物的骨骼由不同的元素组成，这些元素在胚胎起源方面各不相同。颅面骨来源于颅神经嵴，轴向骨来源于近轴中胚层，四肢骨来源于外侧板中胚层。根据胚胎的起源，可检测到不同的 *Hox* 基因表达模式。虽然包括相应组织源性祖细胞在内的大部分骨骼是 Hox 阳性，但颅面骨骼是 Hox 阴性。Leucht 等通过小鼠移植实验对 *Hox* 基因表达的研究显示，把中胚层胫骨 Hox 阳性的祖细胞移植到外胚层 Hox 阴性的下颌骨缺损处可导致软骨形成而不是骨再生。相反，在 Hox 阳性胫骨缺损处移植 Hox 阴性的下颌骨细胞可有效修复骨缺损。在 Hox 阴性组织中，Hox 阳性细胞在移植后仍保持其 *Hox* 基因的表达。相比之下，在 Hox 阳性的组织中，Hox 阴性细胞在移植后 *Hox* 基因表达逐渐适应。这些结果表明，下颌骨细胞的这种 Hox 阴性表达和移植后 *Hox* 基因表达的适应能力可能有益于骨细胞的再生。

如上所述，UCB 源性 USSC 缺乏 *Hox* 基因的表达，而 UCB-MSC 的 Hox 呈阳性。Leucht 等通过绿色荧光蛋白（green fluorescent protein，GFP）标记 USSC，并与 UC-MSC、UCB-MSC 或 BM-MSC 的 Hox 阳性细胞共培养 5 天。在共培养和细胞分选后，先前 Hox 阴性的 USSC 却已表达 *Hox* 基因。类似于 Hox 阴性的下颌骨细胞，在胫骨缺损移植后开始表达 *Hox* 基因。在与 Hox 阳性的基质细胞共培养后，USSC 可出现 *Hox* 基因的表达。除了 *Hox* 基因表达外，这种直接的共培养还可影响脂肪细胞分化的潜能。未分化为脂肪细胞的 USSC 与 UCB-MSC 共培养后表现出生成脂肪的潜能。这种直接的共培养是调控决定新生基质细胞命运的一种简单的方法。由于 USSC 对周围组织的这种适应能力，其是一种很有前途的细胞类型。如果这些机制在体内得到启发和证实，将在未来的临床应用中具有潜能。

十、UCB 基质细胞分化为骨和软骨的潜能

由于创伤、肿瘤手术切除、骨骼疾病和衰老而丢失的骨和软骨的再生目的，基于细胞治疗的策略是目前治疗的金标准。新鲜分离的 CD146 阳性 BM-MSC 与大量扩增的 BM-MSC 相比，前者为骨的再生提

供了一个重要的治疗工具，但对软骨却无作用。骨是一种高度血管化的结缔组织，经历着不断的重塑和再生的过程。内源性的再生潜能是在受伤后，以及在正常骨骼的发育过程中启动，这反映了在整个成年期的不断重塑。

由于创伤、肿瘤切除、感染或者骨骼疾病导致的大段骨缺损也称为"临界尺寸"（critical size）缺损，许多骨和软骨相关的疾病都需要大规模的再生。尤其是对这些缺损的治疗，只要能提供充足的细胞，基于细胞的策略是最有前途的方法。在临床上，基质细胞可以作为培养扩增的细胞悬液或简单的 BM 浓缩液使用。在这种情况下，体外扩增的 BM-MSC 在临床试验研究的多种治疗应用中已证明具有组织修复的功能。然而，组织修复的结果与应用的细胞浓度密切相关，与培养细胞相比，BM 移植的细胞浓度较低。此外，体外大规模扩增的细胞可能存在相关成骨性克隆（osteogenic clones）稀释、异体的不相容性和细胞转化的风险。目前，对于软骨的修复尚无现成的可用方法，目前尝试的方法是仅仅基于成体 BM 而不含足够数量的早期软骨形成祖细胞以修复大面积的缺损。对于所有的临床应用，应选择最具有特征的细胞进行定向和特异性的组织修复。而且，在体内外的许多研究显示，胎儿的 USSC 和 UCB-MSC 具有骨和软骨形成的特异性特征。

十一、UCB 中的祖细胞或未确定细胞

在胚胎发生和胎儿发育的过程中，骨骼的正确形成及成年后骨骼的储存至关重要。而且，通过骨形成成骨细胞和骨再吸收破骨细胞（bone-resorbing osteoclasts）的互补作用可维持其动态平衡。骨的稳定性和强度是通过细胞外基质的矿化作用（mineralization）而实现的，从而导致羟基磷灰石钙的沉积。成骨可分为膜内成骨和软骨内成骨两种不同的过程。膜内成骨的特点是间充质细胞浓缩并直接分化为成骨细胞，从而沉积骨基质。这种骨形成的过程仅限于颅骨的某些部分及锁骨的一部分。所有其他骨骼都是由软骨内的成骨形成。软骨内成骨形成的骨骼元素始于未分化的间充质细胞向注定要成为骨的区域迁移。未分化细胞的聚集，导致软骨细胞堆积和形成增加，此过程受间充质-上皮细胞相互作用的调控。接着是软骨源性祖细胞，依靠细胞和细胞、细胞和基质之间的相互作用聚集成前软骨凝结物（precartilage condensation）。随后，从软骨祖细胞向软骨细胞过渡，并以细胞外基质成分的变化为标志。软骨细胞因此成为圆形，而且体积显著增大。软骨细胞的这种增大可诱导成骨细胞向软骨膜细胞分化。血管开始从软骨膜侵入软骨，从而将破骨细胞运送到骨内，降解产生骨髓腔的现有软骨基质。

此外，血管把软骨膜细胞运输到新生的 BM，并在那里分化为成骨细胞。许多不同的转录因子和调控信号参与软骨内的骨化，如转录因子的性别决定区 Y（SRY）相关的高迁移率编组框（related high mobility group box）、SOX9、含有 Runt 域的转录因子 2（RUNX2）、Osterix（OSX）、BSP 和甲状旁腺激素相关蛋白（parathyroid hormone-related protein，PTHLH）。所有转录因子均受多种发育信号调控，包括刺猬（hedgehog，HH）蛋白、Notch 信号、Wnt 信号、BMP 信号和成纤维细胞生长因子（fibroblast growth factor，FGF）信号。研究表明，每个群体都代表胎儿时期骨骼发育的祖细胞。这些亚群转录因子的分析显示，UCB 中的基质成分是在胎儿发育不同阶段循环中难以捉摸的细胞。而且，骨和软骨形成细胞是 UCB 含有的天然祖细胞，与 BM-MSC 相比，其体外特征和体内再生能力不同。

十二、UCB 源性 USSC 和 MSC 支持的造血细胞

新生儿基质细胞的另一个潜在应用是作为造血细胞，尤其是 HSC 的支持治疗作用。自 1988 年 Gluckman 首次进行 UCB 的移植以来，尽管其技术程序和实验方案得到优化，但是单份 UCB 的细胞数量有限仍是移植中的主要障碍。UCB 的收获体积一般为 $50\sim150$ml，总有核细胞数（total nucleated cell，TNC）和 HSC 的数量很少超过 2×10^9 个或者 1×10^7 个。儿童 TNC 的需要量至少为 3.7×10^7/kg 体重，HSC 的需要量超过 1×10^5/kg 体重。在成人应用时，按这种用量的细胞数则明显不足。因此，需要探讨适当的方法克

服此问题，并提供足够数量的细胞。此问题的解决可以考虑两种基本方法：一是移植前在体外的造血细胞扩增；二是在体内移植时或移植后提高细胞的数量。这两种方法各有利弊，要权衡考虑。在体外的扩增不仅需要 GMP 级别的设备和试剂，还需要在移植前用一定时间进行开发。而且，干细胞可能发生衰竭，从而导致长期重建能力受损。另外，在体内操作的移植更为复杂，必须彻底排除患者可能产生的任何副作用。

2005 年，Wagner 等通过双份 UCB 进行移植（DCBT），现已成为临床的标准方法。这种 UCB 的优势是在 HLA 配型时基本不受限制，这一特点可成功地把两份单独的 UCB 混合在一起治疗一名患者。然而，这仍然不能满足体重超重的患者和（或）罕见 HLA 特殊类型的患者。

在细胞因子驱动的体外扩增中，主要是通过添加特定的造血细胞因子进行。这种细胞因子亦即干细胞因子（stem cell factor，SCF），能在低浓度条件下对其靶细胞进行大量增殖。而且，在文献中已把其描述为多种细胞因子混合（cytokine cocktails）培养法。虽然这种扩增可导致 HSC 和祖细胞的数量增加，但必须对这些细胞的干细胞特性受到的影响进行评估。例如，在富含 SCF、促血小板生成蛋白（thrombopoietin，THPO）、FMS 相关的酪氨酸激酶 3 配体（FMS-related tyrosine kinase 3 ligand，FLT3LG）和白细胞介素 6（interleukin 6，IL-6）的培养液中，可以在短时间内使荧光活化技术分选（fluorescence activated cell sorting，FACS）的细胞大量扩增。在第 3 天时，虽然几乎所有细胞表面的 CD34 表达都是阳性，但分析显示蛋白质水平有明显变化。由于细胞因子的作用非常明显，为了防止长期再生细胞的衰竭和损失，对应用剂量的微调（fine tuning）可能最为关键。新的方案以 Notch 信号通路为靶点，可能有助于最终实现早期干细胞和祖细胞的有效扩增。但是，目前临床的这种应用仅限于半份或 1 份 UCB 移植的部分扩增。另一个方面可能也不是对细胞总数的控制，而是对移植本身的控制。最近的报道表明，在移植前体外应用前列腺素处理的细胞，在临床试验中可更快地植入。

最后，非造血基质细胞可作为体内或体外具有支持作用细胞的第三种选择。因此，UCB 源性基质细胞具有很好的临床应用价值。多能/间充质基质细胞，如 BM-MSC、UCB-MSC 或 USSC 都可分泌各种细胞因子。在这些细胞因子中，无论是诱导增殖因子、趋化因子，还是分化因子，它们对造血细胞的影响都是公认的。这种造血微环境（niche）位于成人的骨髓中，其基质细胞不仅参与 HSC 的平衡，而且还能在受伤后分泌基质源性因子 1（stromal-derived factor 1），通过趋化因子受体 CD184（亦即 CXCR4）强烈吸引 HSC，并对 HSC 产生动员和趋化的作用。

假设这些细胞不仅可提供细胞因子对 HSC 的调控，而且还能提供细胞与细胞之间的接触，这可能是一种辅助作用。为了模拟自然造血的环境，基质细胞与 HSC 共培养是一种在移植前体外扩增极好的方法。因为基质细胞能在塑料表面黏附生长，也可以在培养瓶或者适合的培养器皿里不需进一步的处理就能成为滋养层细胞。然而，为了防止这些细胞过度生长，必须阻止其在长期的扩增中增殖。通过丝裂霉素 C 或者照射处理可以达到此效果。随后，无论是从 UCB 中分离的单核细胞（mononuclear cell，MNC）还是 CD34⁺ 的 HSC，均可接种到滋养层细胞上培养，其培养液为含 30% 胎牛血清（fetal calf serum，FCS）的杜尔贝克改良的依格培养液（Dulbecco's modified Eagle medium，DMEM）。在没有基质细胞而富含 FCS 的培养液中，HSC 在几天内尚能维持或者逐渐死亡。在 USSC、UCB-MSC 或 BM-MSC 不同的滋养细胞上，非贴壁细胞仍有一定扩增。

然而，对这些细胞进行人 CD34 和人 CD45（泛白细胞标志物）染色后的流式细胞术分析显示，在所有细胞表面均无 CD34 表达，CD34⁺ 细胞的百分比随培养天数的增加而下降。对 HSC 扩增的评估表明，这种百分比必须参照其细胞总数。进一步的分析包括克隆形成细胞的评估，这是一种功能测试。在富含生长因子的半固体培养基中，接种一定数量的 HSC 诱导其增殖和分化。在培养的 14 天内，清晰可见红色的红系克隆或白色的髓系克隆，并与样品中干细胞和祖细胞的存在相关。

在特定的 Myelocult H5100 培养液中，分别对 UCB-MSC 和 BM-MSC 共培养 4 周，结果 UCB-MSC 的造血细胞扩增数量比 BM-MSC 显著提高 100 倍以上。而且，随着细胞总数的不断增加，CD34⁺ 细胞和

CFC 的扩增在第 14 天达到最大值，并随着共培养时间的延长而减少。这些表明，过度的扩增也会导致早期干细胞和祖细胞的衰竭。然而，近期的研究数据显示，这种支持 HSC 的能力，USSC 比 CB-MSC 更明显。在短时间内进行最多 14 天的扩增培养表明，加入 FCS 的 DMEM 培养液对 HSC 的培养效果不如 Myelocult H5100 培养液。但在 USSC 滋养细胞的培养中可以明显地检测到总细胞、CD34$^+$细胞和 CFC 的扩增。在此条件下，在 CB-MSC 上的共培养也可使细胞总数增加，但只能维持 CD34$^+$细胞和 CFC。虽然在体外共培养新生儿间质细胞对 HSC 有轻度的扩增作用，但在体内作为支持细胞的应用可能是另一种具有前景的方法。UCB-MSC 在符合 GMP 的条件下可以产生、扩增和冻存，还可直接应用于移植。但必须证实这些细胞不具有内在的致瘤风险。在裸小鼠左、右两侧皮下分别注射 UCB-MSC 和 BM-MSC 的实验中，均未发现与人类细胞相关肿瘤的形成。

为了进一步评估移植与造血的效果，用 USSC 和 UCB 源性 HSC 静脉共移植，并在亚致死性核辐射照射后通过磁活化细胞分选法（magnetic-activated cell sorting，MACS）对 NOD/SCID 小鼠的细胞进行分离。此外，一组动物只接受基质细胞，另一组只接受 HSC。分别于 4 周和 8 周后，处死动物并采用流式细胞术分析外周血、脾脏、BM 中的造血细胞，用免疫组织化学法检测脑、心、肾、肝等实体器官中人的细胞核染色，评价其重建情况。

尽管只接受间充质细胞移植的动物在所有检测的器官中均未发现人细胞的存在，而且移植人的 HSC 在动物中所占的比例也没有差别。但在 BM 中，单独或与基质细胞共移植 CD34$^+$细胞后通过流式细胞术检测人 CD45 的表达结果是：这种共移植的人白细胞比例明显高于单独移植的结果。在 4 周后，共移植的数量增加 5.2 倍；在 8 周后，共移植的数量仅增加 2.1 倍，与单独移植的比较无显著性差异。这些结果可能与旁分泌效应对 HSC 初始植入的增强，以及在移植后的第一个周期内分化细胞生成较快有关。而且，这种共移植也可能有利于临床患者更快的重建。此外，UCB 源性基质细胞比 BM-MSC 具有更强的免疫抑制作用，可能有助于避免严重急性移植物抗宿主病（graft-versushost-disease，GVHD）。到目前为止，临床结果仍然很少，包括共移植与已建立的 DCBT 的联合移植。

尽管在体内和体外基质细胞对造血细胞都有明显的影响，但其机制仍未完全了解。然而，这至少部分与应用的基质细胞分泌的细胞因子有关。例如，在实时定量 PCR（quantitative real-time PCR）中，UCB 源性基质细胞的 SCF 表达量一般至少比 BM 基质细胞高两倍；反之，在 BM-MSC 中的 IGF-2 表达量是 USSC 或 CB-MSC 的 10 倍。研究发现，UCB-MSC 确实表达较高水平的 SCF，这是 HSC 和祖细胞中最有效的增殖诱导因子。而且，它在共培养扩增中的造血支持能力与 BM-MSC 相当。在 UCB-MSC 和 BM-MSC 中，SCF 的积极作用要么被抑制因子抵消，要么在 USSC 中增强。对其他细胞因子的分析显示，USSC 与其他间质细胞的差异进一步扩大：胰岛素样生长因子-1（insulin-like growth factor-1，IGF-1）的表达水平比 UCB-MSC 或 BM-MSC 高 10 倍，而间质细胞源性因子-1（stromal cell-derived factor 1，SDF-1）的表达水平则下降了 1/5。SDF-1 的低表达可能与不同的造血支持有关，因为这种细胞因子不仅被认为是 HSC 的一种有效的趋化因子，而且与基质细胞膜结合时还能诱导其功能的平衡。这些结果表明，USSC 与 UCB-MSC 或 BM-MSC 有明显的不同，而且 USSC 与 UCB-MSC 的起源也不相同。在小鼠胎儿肝脏细胞中，DLK-1$^+$细胞具有增强造血支持能力。由于 USSC 在转录水平上呈 DCK-1$^+$表达，其造血支持也优于基质细胞和其他的一些细胞因子。因此推测，这些细胞可能是胎儿肝脏细胞的后代，而 UCB-MSC 是胎儿 BM 细胞的后代。

十三、UCB 干细胞的肝脏再生与肝细胞的分化潜能

迄今为止，在某些疾病中，成人供体肝细胞的应用已经证明细胞治疗在肝脏外科中的临床重要性。但是由于肝组织和肝细胞的来源有限，限制了全球肝细胞的治疗性应用。同时，分化来源干细胞的应用可能提高肝细胞移植的有效性。在啮齿类动物中，干细胞移植后肝内供体细胞数量增加的研究表明，非

肝干细胞可作为肝细胞或肝细胞样细胞的一种来源。而且研究发现，这种非肝干细胞还可在啮齿类动物的肝脏中增殖。然而，非肝干细胞在移植后是否保留非肝细胞的特征，这种肝细胞的转化是细胞与肝细胞的融合还是由肝细胞本身引起的一直存在争议。研究显示，移植的 UCB 干细胞可表达肝脏的一些标志物，但在许多方面与普通而标准的肝细胞不同。体外分化分析是非肝干细胞分化能力的主要依据，许多科学家已对 UCB 干细胞向肝系细胞分化、肝脏胚胎发育的分化、UCB 基质细胞对肝分化信号分子的调控、诱导肝脏基因表达、肝功能表现，以及体内肝脏的再生能力等诸多内容进行了研究。

在 USSC 移植后的非损伤性模型中，首次采用在免疫前的胎绵羊进行 USSC 肝分化的研究。在 USSC 植入宿主肝内时，20% 以上为肝细胞。这些细胞可以通过人血白蛋白和肝细胞石蜡 1（hepatocyte paraffin 1，HepPar1）的表达进行鉴定，而且新生绵羊的血清中出现人血白蛋白，表明植入的 USSC 具有产生和释放血清蛋白的功能。在体外的研究显示，USSC 分化的肝细胞表达的标志物有白蛋白、肝细胞核因子 4α（hepatocyte nuclear factor 4α，HNF4α）和糖原合成酶 2（glycogen synthase 2，GYS2）。通过成年绵羊的门静脉注射 USSC 后，其可植入肝内。在这种非损伤性模型中，门静脉周围有 80% 以上的细胞出现人细胞的表型。

为了证实肝细胞样的细胞表型是由于分化而不是细胞的融合所致，采用肝 2μm 的微切片对单个 HepPar1 阴性和阳性的细胞进行单细胞的 PCR 分析。从单个细胞中选择性地检测到在 HepPar1 阳性细胞中的人 DNA，以及在 HepPar1 阴性细胞中的绵羊 DNA。通过种系特异性基因，如人 VH1、人 TCR Vβ7.2、绵羊 VH7 和 TCR Cδ 位点共扩增的结果显示，在体内 USSC 可以分化为肝细胞，这种分化的肝细胞并非是细胞融合引起的。在体外的试验进一步证实，USSC 具有向内胚层组织分化的能力。而且，用生长因子、维甲酸及不同共培养的方法诱导 USSC 表达肝细胞标志物也是可行的。用过碘酸-Schiff 染色糖原合成和酶联免疫吸附试验（enzyme-linked immunosorbent assay，ELISA）检测白蛋白分泌的功能测定证实，已分化的 USSC 具有肝细胞样特性。在肝细胞的这种分化后，通过一种新的、类似于肝内胚层胚胎发育 3 个阶段的程序进行分析。在肝细胞诱导前用活化蛋白 A（activin A）和 FGF4 处理后，再用实时 PCR 和免疫组化分析显示，SOX17 和叉头盒蛋白 A2（forkhead box protein A2，FOXA2）的表达增强。分化成熟的肝细胞可相继表达维甲酸、FGF4、肝细胞生长因子（hepatocyte growth factor，HGF）、表皮生长因子（epidermal growth factor，EGF）和制瘤蛋白 M（oncostatin M，OSM），并导致 GYS2、6-磷酸葡萄糖（glucose 6-phoshatase，G6PC）、6-二磷酸酯酶果糖 1（fructose 1，6-bisphosphatase，FBP1）、精氨酸酶 1（ARG1）和 HNF4 的表达，从而表现出一种更加成熟的状态。通过白蛋白分泌、尿素生成和细胞色素 p450-3A4（cyto-chrome-p450-3A4，CYP3A4）酶活性的功能测试可鉴定已分化 USSC 的肝细胞样性质。为了在代谢水平上鉴定这种分化细胞的特征，USSC 与葡萄糖一起孵育并中和高氯酸提取物，通过核磁共振光谱仪的分析，结果表明：在分化的 USSC 中，肝细胞样的细胞糖代谢与 GYS2、G6P 和 FBP1 的表达，以及糖原和一些糖异生活性（gluconeogenetic activity）均明显增强。由于 USSC 已经表达早期肝内胚层发育的转录因子，如 GATA 结合蛋白 6（GATA binding protein 6，GATA6）、造血表达同源盒基因（hematopoietically expressed homeobox gene，HEX）或普洛斯佩罗相关同源盒 1（Prospero-related homeobox 1，PROX），这些转录因子也是重编程的一种具有吸引力的来源。由于 USSC 表达的 DLK-1$^+$、Hox$^-$ 与胎儿肝细胞中相似，它们向内胚层再生的潜力是符合逻辑的生物学证据。然而，与成熟的肝细胞和向内胚层分化而重编程的 iPSC 比较，目前的这种潜能要低得多。

十四、体内心肌细胞的再生

人心肌梗死包括大量心肌细胞的丢失。因此，研究人员试图找到具有分化为心肌细胞和具有心肌再生能力的内源性细胞（即干细胞）。研究显示，具有心肌细胞再生潜能的干细胞已有数十种，包括多能胚胎干细胞、iPSC，以及来自 BM、外周血或内在心肌细胞的成体祖细胞。在临床研究中，来自 BM 的 BM-MSC

和 MNC，以及不同来源的内皮细胞在体内的主要作用是新生血管形成而不是心肌的分化（cardiac specification）。尽管这些在临床试验中已经取得一些令人鼓舞的结果，但在治疗效率方面存在分歧，使得该问题在干细胞的治疗领域备受争议。骨骼肌的成肌细胞虽然具有整合和生存的能力，但在临床试验中发现存在心律失常的问题。这些障碍为研究人员对 UCB 亚群的兴趣提供了基础，因为 UCB 具有较大功能的可塑性，并能适应新的微环境，产生上述新组织位点的细胞系，使 HOX 阴性细胞适应 HOX 阳性组织。

在早期猪的模型研究中，通过外科手术把 USSC 植入梗死心脏，显示出局部和整体左心室功能的改善。但在 4～6 周后，心肌中只检测到很少的细胞。目前，还不能证明这种影响是心肌细胞新生形成和血管修复的结果，还是旁分泌作用的结果。这种分化和旁分泌机制之间的区别尚待进一步探讨。研究发现，大约 80% 的最初注入的 USSC 在移植后可直接保留在心脏中。然而，这些保留的 USSC 出现凋亡，因此长期的植活率仅有 0.13%。这一小部分心肌细胞的表现型是：α-肌动蛋白、线粒体人蛋白、hMITO、人细胞核均阳性；有的细胞已融入血管壁；大多数 USSC 随着时间的推移而消失。这些问题的主要原因与 USSC 中活化 caspase 3 的高凋亡活性有关，而且在移植后的 7 天，大量 CD11b 阳性细胞浸润心肌。总之，在移植后 USSC 的存活和分化数量非常少。因此，在不同的试验中观察到的有益结果不太可能是心肌细胞功能替代的作用，或许是旁分泌因子刺激心脏内在祖细胞修复的结果。此外，USSC 与内皮细胞的整合可能支持血管的再生。

十五、体外心肌细胞的分化潜能

2007 年，Nishiyama 等的研究显示，在 UCB 中可表达 GATA4、Nkx2.5、心肌肌动蛋白和肌钙蛋白 T 的 MSC，并称为心脏祖细胞。这种细胞的增殖潜能非常有限，而且通过基因调控其扩增。通过增强绿色荧光蛋白（enhanced green fluorescent protein，eGFP）标记 USSC 与新生大鼠的心肌细胞共同培养的结果表明，在共同培养后的第 3 天和第 7 天，USSC 上有一定数量的心肌细胞标志物 α-肌动蛋白和心肌肌钙蛋白 T 呈阳性染色。而且，心肌肌钙蛋白 T 的条纹结构清晰，细胞自发收缩。分离细胞的基因表达谱显示，只有与新生心肌细胞共培养后，才能表达 GATA4、心脏标志物 cTnT 及心肌肌动蛋白。综上所述，USSC 或 UCB-MSC 在心肌再生中的应用可能与旁分泌机制、支持心肌生成的炎症介质，以及支持新生血管的形成有关，这对了解体内这些细胞水平上的机制至关重要。虽然体外分化试验绝不能完全反映体内的情况，但可帮助比较不同的祖细胞与成年的成熟心肌细胞、已分化的胚胎细胞或重编程的干细胞。

十六、UCB 亚群细胞对神经元的再生作用

在过去的 10 年里，UCB 作为一种有价值的神经干细胞来源，或者作为支持神经再生的科学来源引起人们极大的兴趣。尽管已有的研究显示，UCB 细胞的亚群在特定条件下可以通过或多或少的人工方法和化学物质在体外分化成神经元、星形胶质细胞和小胶质细胞，但这些在体内是无法显示的。目前的研究已经表明，在体内 UCB 干细胞可以分泌营养因子，启动和维持神经元的修复。而且，临床上已对儿童小儿脑性瘫痪等神经系统疾病进行治疗，并用自体或异体匹配的 UCB 改善运动技能和认知功能。2001 年，Chen 等首次用 UCB 干细胞注入大鼠大脑中，对大脑中动脉闭塞导致的中风起到积极的治疗作用。虽然大多数的研究认为，这可能是干细胞分化为成熟的细胞类型并简单地替换丢失的组织，但这些潜在的机制仍不清楚。然而，越来越多的研究表明这种移植细胞分泌的神经营养因子和神经保护因子均可阻碍变性（counteract degeneration）或促进再生。结果表明，从人 UCB 中分离的 USSC 在体内外均可受到缺血损伤脑组织和凋亡神经元分泌的 HGF 的强烈吸引。相反，坏死的神经元不能分泌 HGF，因此不能启动 USSC 的迁移。神经靶组织分泌的 HGF，以及在 USSC 上表达的 HGF 受体 c-MET 与 USSC 和 MSC 的迁移潜能直接相关，说明这种 HGF/c-MET 轴是向神经元损伤迁移的驱动因子。

除了中风和小儿脑性瘫痪外，干细胞治疗脊髓损伤一直是许多研究者关注的焦点。脊髓损伤的主要问题是血液脊髓屏障的破坏，这与炎症细胞的侵袭、神经胶质的活化及随后的轴突变性有关。从 BM 或外周血中提取干细胞的移植已经用于动物模型和临床试验的研究，但在功能恢复的研究中通常只是基于单一的行为测试。虽在有的研究中观察到感觉和运动功能的改善，但在另一些研究中没有见到恢复。从 BM 或 UCB 中分离的 MSC 在啮齿动物脊髓损伤的临床前研究表明，其分化为少突胶质细胞的作用机制是可变的。Schira 等把 USSC 移植到急性脊髓损伤的大鼠模型后，对动物存活、细胞迁移、神经分化潜能、轴突再生、损伤大小、脊髓组织的保护作用，以及随意性的 Basso-Beattie-Bresnahan 运动记分（open field Basso-Beattie-Bresnahan locomotion score）、水平梯子行走测试和猫步步态分析（CatWalk gait analysis）等进行研究。通过免疫抑制的成年大鼠在胸段 Th8 处造成高位可再生性背侧半横断损伤。在半横断损伤后，立即把 USSC 移植到受伤部位。移植后 2 天，这种植入细胞定位于注射部位，1 周后定位于病灶中心，但轴突标志物的神经纤维未显示免疫反应性。移植 3 周后，USSC 主要局限于损伤部位，但在靠近植入 USSC 部位的病变中心可见神经纤维阳性的宿主细胞。虽然 USSC 本身没有向神经元或者神经胶质细胞分化，但它们显著减少了组织的损失。因此，这导致在移植 16 周后运动功能的改善。在 3 种不同的实验系统中，把 USSC 移植到外伤性脊髓损伤部位可显著减少损伤的程度和提高存活组织的数量，表明 USSC 具有类似于 BM-MSC 较强的神经保护功能。USSC 可释放包括 SDF-1 的多种细胞因子，在脑缺血和损伤时，这些因子可诱导 HSC 和神经干细胞归巢。而且，在这些因子中 HGF 还是一种神经发育的存活因子。在其他组织的再生中，这些不同的生长因子或多种因子的组合可能参与积极再生效应（positive regeneration effect）。尽管 UCB 干细胞已在动物模型中用于神经障碍的治疗，而且已在临床中显示出很好的前景。但是，在将 UCB 干细胞作为临床神经系统疾病的治疗策略前仍有诸多问题需要解决，如给药途径、细胞数量和作用方式、副作用，以及作用机制等。

十七、UCB 的重组亚群

2007 年，自 Yamanaka 团队首次用 UCB 细胞制备出 iPSC 以来，主要受到 UCB 科学界的关注。在再生医学中，根据需要提供特定细胞或组织的即期（on demand）应用，而且用于诊断系统。虽然最初采用转录因子 Oct4、Sox2、Klf4 和 c-Myc 的慢病毒基因插入，但此法存在着干扰正常基因或在靠近整合位点活化癌基因的潜在风险。这可以通过更为复杂而无整合的方法加以避免，如使用游离质粒、仙台病毒、mRNA 或直接加入相应的蛋白质和小分子物质。虽然不同重编程系统的生成频率不同，但它们通常为 0.001%～0.1%不等。此外，尤其是原癌基因 c-Myc 被认为是关键，因此目前提出多种不同因子的组合，包括 L-Myc 和 Lin28 用于重组基因的建立，在最简单的操作程序中只有 Oct4 和 Sox2 过表达。细胞来源的研究表明，UCB 细胞尤其是 CD34$^+$的 HSC 比成体细胞更适合作为细胞的来源。这不仅可使 iPSC 产生的频率更高，而且这些生物学幼稚细胞（biologically younger cell）还具有导致基因改变的较低风险。目前，这种 HSC 的分离和冻存方法都已建立，UCB 也是一种容易获得的细胞来源。虽然 UCB 有其自身的缺点，如捐赠者先天性的基因突变可能在出生时并不明显，但 UCB 细胞对 iPSC 标准化的建立仍是最有希望的候选细胞。

几乎 UCB 的所有细胞亚群，包括 MSC、USSC、ECFC 和 CD34$^+$细胞都分别用慢病毒和仙台病毒为基础的方案进行了重编程分析。这两种方法都能产生胚胎干细胞样形态的细胞，在生长和多能性标志物表达的检测方面均无差异。然而，在标准化的 UCB 细胞中，无论是新鲜还是冻存的 UCB 都有一种恒定的产生频率，因此成为最佳的候选细胞。iPSC 是一种很有前景的疾病建模、毒理学测试和基础科学研究工具，进一步改进无整合性生成、无血清的滋养维持、新的分化途径和更高的效率可能会进一步扩大其适用性。因此，尽管 iPSC 已经成为一种实验室标准，但很有可能还需要几年时间才能最终应用于临床，因为在 UCB-iPSC 库的建立前，还有一些技术问题需要进一步改进。

十八、结语

UCB 含有来自胎儿不同发育阶段有价值的非造血祖细胞，作为许多未知的细胞（elusive cell）在 UCB 中循环。为了正确认识每一个无性系细胞群的分化潜能，体内试验设计是必须的。研究表明，USSC 与 UCB-MSC 是不同的。这种差异不仅存在于在骨骼形成过程中起重要作用的 Hox 基因中，也存在于这些细胞之间不同检测的转录因子和 BM-MSC 中。虽然 USSC 和 MSC 没有明显的骨标志物，但在合适的条件下均可分化为骨和软骨。USSC 有许多早期肝脏发育的标志物，因此在肝脏损伤后能予以修复重建。

虽在体外的研究显示 UCB 细胞可向外胚层组织的神经元和心肌细胞分化，但在体内所有的试验中均未发生转分化（transdifferentiation）。用 BM 培养的间充质细胞出现的这种阳性细胞可能主要与营养因子、免疫调控或抗炎作用有关。基于 UCB 亚群的这种发展优势，可能在广泛的临床前研究中分析不同细胞的命运，并在临床试验研究中进一步明确这种机制。

第二节　脐带血的生物化学研究

一、概述

在妊娠中，可能有 5%～10%的胎儿宫内发育迟缓（intra-uterine growth retardation，IUGR）。这种 IUGR 可增加围产期胎儿的死亡率和发病率。超声波检查显示，胎龄比胎儿小的可怀疑患有此病。但是，这种 IUGR 并不存在病理学上的异质性。而且，IUGR 的基本概念也可随着身高和体重增加的曲线变化而变化，同时受多种病因学因素的影响。

胎儿营养不良可能源于本身的体质，但在某些情况下与胎儿窘迫和婴儿的生命危险有关，所以需要密切地监测妊娠。产科医生需要临床和（或）生物标志物来帮助识别胎儿是否过小，是否有特定风险，因为生长缓慢或者停滞常显示一种病理过程。胎儿采血最早可在妊娠中期进行，以确定染色体核型，也可测量胎儿的状态和胎儿窘迫风险的生物学参数特征。在 IUGR 的情况下，胎儿血液的主要生物学研究数据通常不尽一致，并且随着这些研究的时期和营养不良的原因而变化。本文介绍各种病因引起的 IUGR 胎儿与正常胎儿脐带静脉血（umbilical venous blood，UVB）的生物化学比较研究。

二、研究方法

（一）研究对象

孕妇选自法国里昂 Hoel-Dieu 产科医院，共计 149 例。每一研究对象填写知情同意书，并在同意后采集胎儿血样。采集血样的孕妇孕龄从最后一次月经期算起，通过早期的超声波检查确定，采集血样的时间在孕期 8～12 周。

1. 对照组

对照组由 109 例胎儿的样本组成，平均胎龄按闭经的 26±5.23 周计算，通过脐带穿刺进行产前诊断。与胎儿发生的有关风险：疑似感染（弓形体病 49 例，风疹 3 例，水痘 18 例），胎儿染色体核型分析（28 例），血小板减少症风险（11 例）。这些胎儿无疑似疾病的存在，染色体核型正常；胎儿形态、生长及活力都与胎龄相符。所有婴儿足月生产，体重大于 10 个月的标准，体格检查均为健康。

2. 病理组

病理组由形态正常但是发育迟缓的 40 例胎儿组成，所有胎儿血样的染色体核型分析结果均正常。通过连续超声波监测跟踪胎儿成长的异常情况，包括 3 种特征性参数的测量，即腰围横径（transverse abdominal diameter，TAD）、双顶骨间直径（biparietal diameter，BPD）和股骨长度；根据妊娠期的孕龄，与本单位的正常参考值进行比较。随机把胎儿分成两组：①重度 IUGR 29 例，平均孕龄为闭经 30.4±4.1 周；BPD 和 TAD 值低于参考值的 10%（50% 的例数低于 5%）；在出生时参考 Lubchenko's 体重曲线，结合临床检查，作出发育迟缓诊断；②11 例为中度 IUGR，平均孕龄为闭经 26.1±4.1 周，仅 TAD 低于或者接近正常的 10%，而 BPD 在参考值的范围内。

（二）取样步骤

在超声波引导下，通过脐静脉穿刺进行胎儿血液取样。穿刺前对母体无其他用药，仅在穿刺点局部麻醉完成。用注有肝素的注射器抽取 500μl 的 UVB，并进行血气和酸碱分析，包括：pH，二氧化碳分压（PCO_2），总 CO_2 浓度，氧分压（PO_2）和血氧饱和度（SaO_2），碳酸氢盐、丙酮酸盐、酮体、游离脂肪酸（free fatty acids，FFA）和胆固醇浓度，这些均为同一样本的指标。在氟化钠溶液中加入 200μl UVB 用于葡萄糖和乳酸的测定，并用不加抗凝剂的 200μl UVB 测定人绒膜促性腺激素（human chorionic gonadotropin，hCG）。在样本采集时，不能有孕妇外周血和羊水的污染。采集标本后立即分别进行红细胞 iI 分型、Kleihauer's 测试、红细胞和白细胞计数、白细胞分类，以及胎儿血清 hCG 浓度的测定。由于胎儿血清的 hCG 水平较低，与孕妇外周血或者羊水中的浓度比较可确定是否有污染。胎儿血液样本采集后放到 4℃ 的冰块上，立即送实验室检测。在收到样品后，进行 pH 和血气测定，并对全血用高氯酸脱蛋白，以定量测定丙酮酸和酮体的水平。轻轻倒出脱蛋白的上清液，置 -20℃ 保存。4℃ 离心血液，随即进行葡萄糖、乳酸、胆固醇及 hCG 浓度测定。随后，用存放在 -20℃ 的血浆测定 FFA 水平。

（三）分析方法

用丹麦 ABL 300 分析仪分别对 pH、PCO_2、PO_2、SaO_2、碳酸氢盐和总 CO_2 浓度进行测定。用美国 Ektachem 500 自动分析仪等分别测定葡萄糖、乳酸、葡萄糖氧化酶、乳酸氧化酶、FFA、丙酮酸、酮体、胆固醇和 hCG 浓度等相关指标，按成人血液的参考值进行统计学分析。

（四）统计学方法

采用非配对 Student's t 检验法和非参数的 Mann-Whitney U 检验法对不同胎儿的结果进行比较研究。通过线性相关系数 r 和 Spearman 秩相关系数 rs 对 UVB 测量的各种参数之间的相关性进行分析，采用 Fisher 精确检验评价相关性的统计学意义。对照组与病理组随胎龄变化的各参数用线性回归分析法进行分析，$P<0.05$ 具有统计学意义。

三、研究结果

（一）UVB 的 pH、血气参数和代谢指标（表 1-1 和表 1-2）

表 1-1 UVB 的 pH 和血气参数

	对照组	重度 IUGR	中度 IUGR
样本数	109	29	11
pH	7.309	7.199*	7.322
PCO_2/kPa	5.98	8.32*	5.88
HCO_3^-/（mmol/L）	21.99	22.60	22.26
PO_2/kPa	5.89	3.35*	5.69
SaO_2	0.73	0.37*	0.74

*$P < 0.0001$。

表 1-2　UVB 中的代谢指标

	对照组	重度 IUGR	中度 IUGR
样本数	109	29	11
葡萄糖/（mmol/L）	3.46	3.08*	3.44
乳酸/（mmol/L）	1.41	2.64*	1.65
丙酮酸/（mmol/L）	0.022（104）#	0.035*	0.025
乳酸/丙酮酸	64.10（104）#	71.38	66.17
游离脂肪酸/（mmol/L）	0.124（108）#	0.189*	0.135
β-羟丁酸/（mmol/L）	0.319（101）#	0.320	0.329
乙酰乙酸/（mmol/L）	0.113（101）#	0.115	0.083
β-羟丁酸/乙酰乙酸	2.82（101）#	2.92	2.72
胆固醇/（mmol/L）	1.65（104）#	1.17*	1.87

*$P < 0.0001$；# 括号内数字为实际测定的样本数。

（二）UVB 的血气和酸碱度参数

1. 对照组

在妊娠 17～41 周的 pH 和 PO_2 均下降，且与妊娠期呈显著性负相关，分别是 $r= -0.301$、$P=0.0016$ 和 $r= -0.374$、$P<0.0001$。PCO_2 在妊娠期显著增加，为 $r=0.427$，$P<0.0001$。碳酸氢盐浓度在妊娠期呈中度递增趋势，为 $r=0.202$，$P=0.036$。pH 与 PCO_2 显著相关，为 $r=0.827$，$P<0.0001$。

2. 病理组

IUGR 胎儿与相同胎龄对照的胎儿比较显示，酸血症和低氧血症的 pH 和 PO_2 值比均值低一个标准差；高碳酸血症的 PCO_2 值高于均值一个标准差；碳酸氢盐的浓度按孕龄计算的均值±1 个标准差。

四、结语

在妊娠期间 UVB 的一些生物标志物与 IUGR 的关系复杂。除了超声诊断外，生物学的参数也可提供进一步的信息，以帮助确定可能发生严重异常和并发症风险的大致时间。PO_2 是一种重要的参数，大约 58% 重度 IUGR 的病例伴有低氧血症，这是导致氧化代谢向厌氧途径转移和乳酸堆积的原因。除了代谢性酸中毒外，当胎盘排出 CO_2 的能力缺乏时，这种营养不良的胎儿则难以代偿，因此可发生呼吸性酸中毒。与对照组比较，最独特的酸碱参数是 pH、PCO_2 和乳酸血症；这些变化的频率和幅度说明血气和代谢混合性酸中毒的高风险。与酸碱参数相比，能量参数的平均值变化较小。胎儿必需的能量物质是葡萄糖，其在脐带静脉血中的浓度在重度 IUGR 病例中仅下降 38%，胎儿似乎保留了自我调控的能力，以保护自己不发生低血糖。胎儿也可以利用其他能量物质，如在某些病理性妊娠时，脐带静脉血中 FFA 浓度增加。

在脐带静脉血中，低氧血症和低胆固醇血症之间的显著关系业已建立。胎儿胆固醇与母体胆固醇无关，这是胎儿代谢的一种特异性标志物。在胎儿发育迟缓时，胆固醇血症的减少经常出现，表明其代谢紊乱。细胞酸中毒很可能不利于正常的新陈代谢，并可阻碍细胞膜正常成分的合成。发育速度减慢也许是胎儿自身建立的一种保护和生存机制，以应对营养供应不足。酸碱和血气参数，以及能量物质和分解代谢产物均可同时测定。事实证明，胎儿采血的操作非常精细，对婴儿并非没有风险，而且很难重复。

这种血气测定的结果反映的是一种测量当时的结果，其营养结果显示的是胎儿和母体各自的产物，以及胎儿与母体之间交换的平衡性。

第三节　脐带血细胞的免疫生物学

一、概述

UCB 是一种用于移植的 HSC 的理想来源。UCB 的主要免疫学优势包括对抗原不匹配的耐受性，这可使 GVHD 的发生率降低，同时可保持抗肿瘤的效应。近年来，在提高 UCB 移植的临床效果方面已取得显著进展，但造血细胞植入的延迟、治疗相关死亡率的增加仍是 UCB 广泛应用的障碍。虽然 UCB 移植主要用于血液疾病的治疗，但现在也把这种疗法用于非造血疾病的治疗，或作为细胞再生治疗或免疫调控的一种方法。本文主要介绍 UCB 细胞的免疫特性及其在 UCB 移植和细胞治疗中的作用。

二、UCB 细胞的免疫特性

与外周血（peripheral blood，PB）或 BM 细胞比较，UCB 含有更多的 T 细胞、自然杀伤细胞（natural killer cell，NK）和 B 细胞，但 γδ T 细胞和自然杀伤 T 细胞（natural killer T cell，NKT）的数量相对较少。而且，大多数 UCB 中的 T 细胞是幼稚型，其特点是 CD45RA$^+$细胞的数量比 CD45RO 记忆细胞的数量多。UCB 单核细胞分泌的细胞因子比 PB 单核细胞分泌的少。

（一）单核细胞和树突状细胞

单核细胞是一种天然的免疫细胞，可作为抗原呈递细胞（antigen presenting cell，APC），在炎症细胞因子和特异性免疫应答的产生中起关键作用。单核细胞具有 CD14 高表达的特点，而且这种表达在 UCB 和 PB 单核细胞中相似。UCB 和 PB 的单核细胞与单核细胞亚群的频率相似。在 APC 的功能细胞中，CD11c、CD80/CD86、CD163、HLA-DR 等标志物在 UCB 和 PB 的单核细胞中也有相似的表达。与肽聚糖（peptidoglycan）反应时，UCB 单核细胞亚群可产生较高水平的 IL-12 和肿瘤坏死因子（tumor necrosis factor，TNF），但也有报道称 UCB 单核细胞在其他刺激下产生较低的细胞因子，尤其是 TNF。UCB 和 PB 单核细胞表达类似水平的 Toll 样受体（Toll-like receptor，TLR），但 UCB 单核细胞在与 TLR 配体反应时不产生相似水平的 TNF。树突状细胞（dendritic cell，DC）是一种 APC，在诱导 T 细胞反应、HSC 移植（HSC transplantation，HSCT）后的免疫性，以及诱导 GVHD 中发挥关键作用。在人髓系和淋巴样的两种不同类型循环 DC 的绝对数中，UCB 比 BM 的低，但高于 PB。在 UCB 中，淋巴样 DC 发生的频率也明显高于 PB，其中大部分为外淋巴样 DC。与 PB 中的 DC 相比，在抗原捕获或同种异体 T 细胞刺激时，UCB DC 的 APC 功能受损。TLR 在 UCB 和 PB APC 上的表达相似，但对 TLR 配体的反应不同。

UCB 单核细胞 DC 与 PB 单核细胞 DC 表型相似，但 HLA-DR、CD40、CD80 表达较低。而且，UCB DC 在与刺激 T 细胞反应产生细胞因子时的 IL-12 分泌受损。由于 UCB DC 的不成熟性，其产生干扰素、TNF-α 等细胞因子的能力较低。此外，UCB DC 表达的 CD1a 和 MHC II 类分子的水平都比较低，在混合淋巴细胞反应时的细胞内吞作用（endocytosis）和刺激 T 细胞反应的能力都较低。

（二）NK 细胞

NK 细胞是一种天然免疫细胞，在没有预先刺激的情况下可以消除肿瘤细胞或者病毒感染细胞，也是 HSCT 后移植物抗白血病（graft-versus-leukemia，GVL）效应的关键细胞。在 UCB 中的 NK 细胞比 PB 中的更丰富，占 UCB 淋巴细胞的 33%。在 UCB 和 PB 中，NK 细胞的 CD56^{dim} 和 CD56^{bright} 两种细胞的比例相似。有的研究表明，UCB NK 细胞是成熟的细胞。但也有与 PB NK 细胞的比较表明，UCB NK 细胞的表型和功能都是非成熟的细胞。UCB NK 细胞对 K562 细胞的细胞毒性低于静止 PB NK 细胞，黏附分子的低表达和抑制受体的高表达可能是 UCB NK 细胞的细胞毒性降低的原因。然而，在 IL-2、IL-12 或 IL-15 刺激后 UCB NK 细胞的细胞毒性增强。而且，在 UCB 和 PB NK 细胞之间生成的 IFN-γ 无差异性。与 PB NK 细胞比较，UCB NK 细胞迁移 BM 而不是淋巴结的能力较强。在获得性和功能性的培养中，UCB NK 细胞在功能上受同源 HLA I 类配体的影响。

（三）非天然淋巴样 T 细胞

非天然淋巴样 T 细胞（unconventional lymphoid T cell）包括 NKT 细胞、γδ T 细胞和黏液相关非变量 T 细胞（mucosal-associated invariant T cell，MAIT）。这些细胞在先天免疫及获得性免疫中发挥着重要的作用。NKT 细胞是具有免疫调控功能的 T 细胞的一种罕见亚型。在人类细胞中，这种非变量的 NKT 细胞（invariant NKT cell，iNKT）亚型可表达 Vα24-Vβ11 TCR。在 UCB 和 γδ T 细胞中，NKT 细胞的数量较少，但在体外培养时这两种细胞都能有效地扩增。与 PB NKT 细胞相比，UCB NKT 细胞可出现活化的表型，表明在出生前 NKT 细胞已受到刺激而不是 UCB 中的其他细胞类型。

在 UCB 和 PB 中，记忆 NKT 细胞以相同的频率存在，属多克隆性质，并可产生对刺激反应较差的细胞因子。UCB NKT 细胞的表型和细胞因子的产生出现一种 Th2 偏倚反应（Th2-biased response）。UCB NKT 细胞具有分化为 IL-4$^+$IFN-γ-NKT2 细胞的能力，但根据扩增培养的条件，NKT 细胞可同时产生 IL-4 和 IFN-γ。在人的细胞中，MAIT 可表达半非变量 TCR Vα7.2，并受 MHC IB 分子 MR1 的限制。与常见的 T 细胞一样，iNKT 和 MAIT 分别在胸腺中以 MHC 依赖 CD1d 和 MR1 的方式选择。在体外，当 MAIT 暴露于细菌等抗原刺激后，其扩增能力更强，因此主要出现记忆细胞的表型。在 UCB 中，这种细胞已经具有功能性，同时保持与其他 T 细胞一样的幼稚表型。

（四）T 细胞

UCB 中 CD3$^+$T 细胞的比例与 PB 相同，但 T 细胞的绝对数量增加。而且，UCB 中 CD4 和 CD8 T 细胞的比例与 PB 中的相似。UCB 的 T 细胞属幼稚型，其中大多数是近期从胸腺迁出的 CD45RA$^+$CD62L$^+$ 细胞。在 UCB 中，含有低水平表达 CD45 RO 的记忆或成熟 T 细胞。UCB 中对刺激反应的 T 细胞比例较高，尽管这种 T 细胞仍可保持 CD45 RA 表型。最近的研究显示，UCB CD4$^+$ T 细胞在 CD3 参与后的钙通量高于其成人 CD4$^+$幼稚对照细胞，但与成人近期迁出胸腺的 CD4$^+$细胞相似，这显示出其与成人幼稚 T 细胞的特异性。UCB CD4 T 细胞是不成熟的细胞，呈现 CD45RA 表型。在 UCB 中，CD4$^+$CD25$^+$调节性 T 细胞（regulatory T cell，Tr cell）的大多数都是幼稚型细胞，而且其表达频率高，在细胞因子和抗 CD3/抗 CD28 刺激后，能像 PB 调节性 T 细胞一样有效地抑制异基因效应细胞的增殖。

UCB T 细胞的细胞溶解性较低，这可能由于其穿孔蛋白（perforin）的低水平表达所致。UCB 单核细胞产生的细胞因子比成人单核细胞的少；辅助性 T(Th)1/Th2 细胞因子的表达水平较低，这与 UCB T 细胞中 T-bet 的低表达有关。而且，与 PB T 细胞相比，在 UCB T 细胞上的 NF-κB、STAT4 和活化 T 细胞核因子（nuclear factor of activated T cell，NFATC）表达的水平较低，转录因子是调控细胞因子表达的关键。

（五）B 细胞

随着 CD5$^+$B 细胞和 B1 细胞比例的增加，UCB B 细胞成为一种不成熟的幼稚细胞。在 UCB 中，CD20$^+$CD27$^+$ CD43$^+$B1 细胞与成人 PB 细胞相比具有功能性，同时还存在 CD34$^+$PAX-5$^+$B 细胞祖细胞，表明 B 细胞祖细胞在 UCB 表现出不同的表型，并与 BM 中的祖细胞不同。UCB B 细胞表达不同膜免疫球蛋白的同型，而且可分泌低水平的 IgG 和 IgA。此外，UCB B 细胞与 T 细胞共培养后仍具有功能性。在 UCB B 细胞中，CD40 信号是低效的。

三、UCB 移植后的免疫重建

UCB 移植后的主要问题是免疫缺陷，因为与 BM 或 PB 相比，UCB 的单位 HSC 绝对数要低 1～2 个对数（one to two log）。有效的免疫重建（immune reconstitution，IR）是限制感染风险和疾病复发的基础。骨髓来源的不同淋巴细胞亚群（B、T、NK 和 NKT 细胞）和 APC（单核细胞、巨噬细胞和 DC）的重建不仅要从数量上考虑，而且要从功能亚群的质量上考虑。在 UCB 移植的免疫重建中，需要重点考虑的问题是：T 细胞多样性、T 细胞恢复的评估、双份 UCB 移植的免疫学问题，以及在 UCB 移植中杀伤细胞免疫球蛋白样受体（killer-cell immunoglobulin-like receptor，KIR）-配体不相容性产生的影响等。

（一）T 细胞的免疫重建

虽然 UCB T 细胞的不成熟性和幼稚性使其 GVHD 的风险较低，但仍需要关注 UCB 移植患者 IR 的质量。最近，通过免疫显像或光谱分析和高分辨率 TCR 测序对 T 细胞多样性进行分析、通过体外 TCR 重排切除环法对胸腺功能和病毒特异性免疫反应（HLA I 类四聚体）进行直接分析，结果发现，HSCT 后的 IR 效果更好。这种 T 细胞的再生通常通过两种不同的途径进行。胸腺非依赖途径包括移植成熟供体 T 细胞的转移，然后是抗原刺激的扩增，主要针对重新活化疱疹病毒，如巨细胞病毒（cytomegalovirus，CMV）和 Epstein Barr 病毒（Epstein Barr virus，EBV）。这为移植后 T 细胞的第一次重组提供了条件，有助于控制移植后早期病毒的再活化，但由于缺乏记忆 T 细胞，在 UCB 移植中受到限制。然而，通过比较 UCB 移植、无关 PB 干细胞的 T 细胞清除移植或 HLA 单倍体相同的移植，可以看出 UCB 幼稚 T 细胞的稳态扩增是可能的。在 UCB 移植中，通过抗胸腺球蛋白（antithymoglobulin，ATG）的作用可以清除体内 T 细胞对 IR 的不利影响。

胸腺依赖途径包括选择植入的前体细胞、稳定 T 细胞室（T-cell compartment）的重建，以及生成多样性的 TCR 序列。在 HSC 移植后 6～12 个月胸腺发育达到高峰，并受到 ATG 预处理方案的显著影响。在 UCB 移植后的第 1 年，胸腺中幼稚的 CD31$^+$CD45RA$^+$CD4$^+$T 细胞水平比 BM HSC 的水平低。在 UCB 移植 2 年后，T 细胞 IR 与年龄和 GVHD 分级相当的同种异体 BM 移植比较表明，尽管 UCB 移植受体的 CD34$^+$细胞数量低得多，但 T 细胞多样性的恢复相似，甚至更好。通过高通量测序技术对双份 UCB 移植的检测表明，CD4 和 CD8 T 细胞多样性已明显恢复。在移植后 6 个月，CD4$^+$T 细胞的多样性比 T 细胞清除受体的高大约 28 倍。在 UCB 移植后的儿童中，有效的胸腺功能可能是持久抗白血病免疫应答的关键。在 UCB 中，淋巴样祖细胞的特殊性可促进胸腺的恢复和 TCR 多样性的长期存在。在具有胸腺播种（seeding）特性的淋巴祖细胞中，CD34$^+$Lin-CD10$^+$CD24 细胞在健康成人的供体中也存在，但在 UCB 中至少高出 5 倍的频率。

在 UCB 移植后的最初 3 个月，通过抗原特异性的 CD8 T 细胞测定 EBV 和 CMV 疱疹病毒的特异性免疫反应比 BM 移植的延迟，且效率较低。双份 UCB 移植后 CMV 病毒血症的清除取决于胸腺生成重建，以及体内 CMV 特异性 CD4 和 CD8 幼稚 T 细胞的扩增。在这种先天免疫环境中，对 EBV 再活化和移植后淋巴增生性疾病的发展有很大风险。在这样一种幼稚的免疫环境中，EBV 的活化和移植后淋巴增生性疾病的发展具有很高的风险。这些患者需要密切监测 EBV 的活化和 EBV 特异性 T 细胞的免疫应答，以便启动早期的特异性治疗，如利妥昔单克隆抗体（抗 CD20 单克隆抗体），也可采取病毒特异性的细胞过继治疗。

（二）双份 UCB 移植

双份 UCB 移植可以增加成人移植程序可用性，提高移植物的植入效率，加快中性粒细胞的恢复。UCB 的优势通常是在双份 UCB 移植后的一个月内出现。在双份 UCB 移植后，各白细胞亚群植入的动力学变化较大。单个供体的优势依赖于 CD3$^+$、CD4$^+$、幼稚 CD3$^+$和 CD8$^+$T 细胞的剂量，并有利于同种异体移植物抗移植物效应（alloreactive graft versus-graft effect）。目前，在各份 UCB 之间以及 UCB 与受体之间的 HLA 选择，最好是在等位基因上 UCB 与受体之间的 HLA-A、HLA-B、HLA-DRB1 的匹配，而不是各 UCB 之间的匹配。而且，与其他细胞来源的 HSCT 一样，UCB 与受体之间在等位基因水平上的 HLA-A、HLA-B、HLA-C 和 HLA-DRB1 完全匹配似乎是最佳的选择。UCB 淋巴细胞的这种幼稚性使在双份 UCB 移植时 KIR 配体的错配时有发生，这可能导致潜在抗白血病的效应。而且，这与在其他 T 细胞清除进行 HSCT 而不匹配的 GVL 效应非常一致，特别是在单倍体相同的（haplo identical）HSCT 时。然而有的研究认为，在 UCB 移植的 KIR 配体不相容可减少复发和提高总体生存率，但也有的研究持否定态度。双份 UCB 移植在维持 GVL 活性的同时，似乎与严重感染和延迟 IR 的风险增加有关。

四、UCB 的免疫活性细胞

UCB 细胞疗法主要是用已明确的细胞产品，对 UCB 移植后缓慢而不完全的 IR 进行过继转移性治疗，其主要目的是在不增加同种异体反应风险的情况下提高对病原体的免疫控制，以及增强对血液肿瘤的细胞毒性。

（一）UCB 输注后的免疫活性细胞

UCB 植入和 GVHD 预防所需的免疫抑制方案证实 UCB 淋巴细胞在体内具有快速地成熟能力。最近的研究显示，体内 T 细胞消耗的缺失可促进 UCB 幼稚 CD4$^+$T 细胞的快速扩增，并在 UCB 移植后 2 个月恢复适应性免疫。早期 T 细胞的扩增与胸腺无关，具有从幼稚细胞快速转变为主要记忆表型细胞和 Treg 细胞的早期恢复。在这些患者中的病毒感染更为频繁，但大多数病例的感染能迅速消退。在 UCB 移植后 2 个月内，可检测到病毒特异性 T 细胞。急性 GVHD 时有发生并对类固醇敏感，慢性 GVHD 的发生率较低，进一步证实了 UCB 对免疫耐受应答的偏倚现象。而且，UCB 中的这种 T 细胞可在体内扩增并可诱导细胞对感染的保护性免疫。这可能与胎儿淋巴细胞的特异性免疫和本身的特性有关。

供体淋巴细胞输注（donor lymphocyte infusion，DLI）常用于治疗移植后的病毒感染和白血病复发，但也与潜在危及生命的 GVHD 相关。虽然 UCB 中的 T 细胞主要是幼稚 CD4$^+$T 细胞，但在 UCB 移植中这种 T 细胞是否适用于 DLI 值得思考，因为输注的 T 细胞需要满足抗原在 2 级淋巴器官中的孕育，才能产生效应细胞。在体外，IL-7 可促进 UCB 中 T 细胞的扩增而有助于大量多克隆 T 细胞受体的保留，也有利于淋巴结归巢表型的维持。在移植后淋巴细胞减少症患者的血清中，IL-7 的含量较高，而且这也在接受 UCB 治疗的成人患者中观察到。研究显示，UCB 淋巴细胞具有正常水平的细胞毒性作用，是针对非遗传性母系抗原和非遗传性父系抗原的辅助性 T 细胞的前体细胞。UCB 中 CD4$^+$CD45RA$^+$细胞的成熟表明，通过 UCB 幼稚细胞建立的 Th 效应细胞与幼稚 PB 细胞的功能及对 TCR 介导的刺激反应在本质上相似。此外，UCB 效应细胞产生较高的 IL-10，但其对增殖的抑制作用可能通过 IL-2 的产生和 CD25 的表达增强得到部分补偿。总之，Treg 细胞特有的 Foxp3 表达和 IL-17 基因表达水平较低提示，UCB 中 CD4$^+$T 细胞可能是 DLI 的合适来源。首次尝试改善 IR 可能是在移植后输注供体 UCB 淋巴细胞，在没有免疫抑制的情况下从原输注的移植物中分离这种淋巴细胞。

这些数据表明，UCB 细胞既具有治疗 IR 的能力，最终还能控制机会性感染和复发。基于原代细胞的选择、活化、扩增和（或）基因修饰的细胞免疫治疗技术可用性的发展，可能促进 UCB 中不同的细胞产品工程用于过继治疗。体外建立的免疫细胞可以解决从残留在胎盘中收集而有限的血液中固有的细胞剂量问题。然而，这种相对的免疫能力继发于 UCB 免疫的幼稚性，也是新生儿特有的一种特征，通过对这些细胞的体外成熟可能克服这些问题。而且，不同 UCB 细胞产品已经用于免疫治疗。

（二）幼稚 T 细胞的扩增

UCB 中的 T 细胞可以通过不同方式进行体外扩增。研究发现，IL-2、IL-12、抗 CD3 和 IL-7 能显著促进新鲜和复苏 UCB 中单个核样的 T 细胞增殖、活化、成熟和细胞毒性作用。在 UCB 移植后，通过对 UCB 等分（aliquots）的体外处理可进行 DLI 应用。体外处理还包括细胞工程的 TCR 转导程序，从 PB 分离的幼稚淋巴细胞在体内可提供更好的生存与功能。因此，利用以幼稚细胞为主的 UCB 淋巴细胞对病毒或癌症特异性 TCR 的转导是很有意义的。事实证明，在成人和 UCB 细胞中均可表达 TCR，但后者的表达较早。进一步的抗原刺激使成人淋巴细胞向免疫衰竭相关的晚期分化表型转化。相反，UCB 的 T 细胞在抗原刺激后保留较低分化的表型，其余的 CD57 为阴性，但仍能产生抗原特异性的多功能细胞因子的表达和细胞毒性。UCB 的 T 细胞保留较长的端粒和较高的端粒酶活性，表明更大的增殖能力。因此，UCB 淋巴细胞具有延长生存的特性和对免疫治疗有利的效应功能，特别是在实体器官和 UCB 移植等供体淋巴细胞缺乏的条件下。

（三）UCB 的 Treg 细胞

与成人 PB 相比，UCB 是一种较好而原始 Treg 细胞的来源，其中包含 CD4$^+$CD25 富含 Treg 细胞的一种亚型，这些细胞需要抗原刺激才能扩增并成为功能性、抑制性的 Treg 细胞。初步的研究显示，体外用抗 CD3/CD28 微球与 IL-2 的结合可有效地扩增 UCB 的 Treg 细胞。在同种异体基因 GVHD 的动物模型中，体外扩增 UCB 的 Treg 细胞通过调控细胞因子的分泌和极化（polarizing）Treg/Th17 向 Treg 细胞的平衡，可显著抑制体内的免疫应答，表明这种扩增 UCB 的 Treg 细胞可能作为治疗该并发症的一种方法。用 UCB-Treg 细胞治疗小鼠的血清可使转化生长因子 β 的产生不断增加，而 IL-17 的水平快速下降。与细胞因子的变化一致，小鼠 CD4$^+$叉头盒（forkhead box）蛋白 3$^+$ Treg 细胞的比例升高，Th17 细胞降低。

这种结果在人源化小鼠（humanized mouse）的同种异体反应模型中也得到证实。而且，这种方法是把不同供体原始而未扩增的 Treg 细胞结合起来，以增加抑制抗原的多样性，从而提高治疗产品的细胞剂量。体外研究显示，新鲜分离的 UCB-Treg 细胞与成人 PB 的 Treg 细胞一样具有抑制作用。然而，在人皮肤同种异体破坏的小鼠模型中，混合 UCB 的 Treg 细胞比混合 PB 的 Treg 细胞在抑制同种异体反应和延长皮肤存活中更有效。这种 UCB 的 Treg 细胞存活率高，HLA-ABC 表达低，提示免疫原性低可能是其体内疗效较好的原因。UCB-Treg 细胞的其他内在特性也可能在这种增强的抑制活性中发挥作用。UCB-Treg 细胞可在体外扩增，在人双份 UCB 移植后这种扩增细胞的输注既可行又安全。

（四）UCB 的 NK 细胞

最近临床研究表明，供体 NK 细胞的过继转移可能通过直接的抗肿瘤作用和 GVHD 的降低，改善恶性血液病和某些实体肿瘤的临床预后。在异基因 HSC 移植治疗血液恶性肿瘤的过程中，NK 细胞也可以增强移植物的植入。目前，通过下面两种不同的细胞来源可以在体外用 UCB 建立功能性的 NK 细胞，以寻求制备一种方便的细胞治疗产品来支持 UCB 移植或作为癌症的辅助治疗剂。

1. UCB 的淋巴样祖细胞

在体外，UCB CD34 选择细胞可分化为 NK 细胞系用于免疫治疗。基质和细胞因子可支持 NK 细胞分化，形成与 CD56^{bright} NK 细胞一致的表型。对于临床级产品，根据肝素的用法可以作为基质的替代品。这种体外的分化系统可以完全重现 NK 细胞从其祖细胞分化的主要步骤，为 NK 细胞的分化研究提供了一种良好的模型，对生产大规模的 NK 细胞用于免疫治疗具有重要价值。而且，这些细胞在体内模型中具有功能，在输注后早期主动迁移到骨髓、脾脏和肝脏。当 CXCR3/CXCL10-11 和 CCR6/CCL20 反应轴表达 CXCR3 和 CCR6 时，这些细胞可以定向到炎症组织。低剂量的 IL-15 可介导 UCB NK 细胞在体内有效的生存、扩增和成熟，并且在急性髓系白血病（acute myelogenous leukemia，AML）模型的研究结果表明，单次 UCB-NK 细胞与 IL-15 的联合输注可有效抑制小鼠股骨中的人白血病细胞的生长，显著延长小鼠的生存期。

2. 成熟的 UCB NK 细胞

分离 CD56$^+$CD3$^-$UCB NK 细胞后，采用不同的方法在长期培养中扩增这些成熟细胞，使每个供体产生大量并且相对均一的细胞。而且，这种产生的细胞与以前在临床应用的细胞相似。体外扩增的 UCB NK 细胞抗肿瘤溶细胞活性显著增加，同时 NKG2D、NKp46 和 NKp44 的活化受体的表达也显著增加。在体外研究中，对多种肿瘤细胞系均有较强的溶细胞活性。这些 UCB NK 细胞在体外显示明显的微 RNA（microRNA）表达谱、免疫表型，以及比临床试验用的 PB NK 细胞的抗肿瘤能力更强。

（五）抗原特异性 T 细胞的免疫治疗

HSCT 和实体器官移植后，或在癌症和自身免疫性疾病的强化免疫抑制治疗中细胞免疫功能均会受到损伤，因此失去了对机会性病原体控制，严重感染暴发。有缺陷的细胞可在内源性 IR 后恢复，如果延迟，也可以通过合适供体的病原-特异性 T 细胞的选择或扩增而达到外源性 IR。抗原的鉴定、特异性 T 细胞的选择和扩增，以及细胞产品的安全操作等方法已被广泛应用，并已取得可喜的进展。然而，在 UCB 中的大多数 T 细胞是没有受过感染的细胞，因此不可能从其记忆细胞中选择特异性的细胞建立细胞产品。这些表明，UCB 需要一种预活化的步骤。

为了更好地模拟幼稚 T 细胞在体内的启动条件，通过 UCB 的 DC 细胞与含有免疫显性 CMV 抗原 pp65 的腺病毒载体（Ad5F35pp65）转导，可驱动 T 细胞对 CMV 和腺病毒的特异性。在第一次刺激时，这些成熟的 DC 细胞以及 UCB 的 T 细胞中加入细胞因子 IL-7、IL-12 和 IL-15。在第二次刺激时，使用的 EBV 转化 B 细胞或 EBV 淋巴母细胞样细胞系（lymphoblastoid cell line，LCL）都表达潜在和溶解性 EBV 抗原；而且用 Ad-5F35pp65 转导 EBV-LCL，并加入 IL-15 刺激 T 细胞；随后用 Ad5F35pp65 转导 EBV-LCL 和 IL-2 刺激。50×10^6 个 UCB 单核细胞可产生超过 1.5×10^7 个病毒特异性 T 细胞，这些 T 细胞可溶解抗原刺激的靶细胞并释放细胞因子。这些细胞符合 GMP 的方式生产，其中只用了 UCB 分离成分的 20%，并已转化为临床应用。

白血病特异性细胞毒性 T 细胞（cytotoxic T lymphocyte，CTL）可从 UCB 中扩增。针对白血病抗原，特别是 Wilms'肿瘤抗原 1（Wilms' tumor antigen 1，WT1）和急性淋巴细胞白血病（acute lymphoblastic leukemia，ALL）成细胞的特异性 CTL 克隆模型业已建立。

WT1-CTL 可通过健康成人供体和用全长 WT1 的多肽重叠池（overlapping pool）刺激的 UCB，并根据 CD137 的表达选择抗原特异性细胞而建立。抗 CD3 和 IL-2 的快速扩增可提高 100～200 倍的细胞数量。这些 CTL 以 HLA 限制的方式溶解表达 WT1 的靶细胞，包括白血病系细胞。而且，UCB 的 T 细胞能特异性识别 ALL 异基因的幼稚细胞。CD34$^+$衍化的 DC 通过 ALL 异基因移植总 RNA 的穿孔作用产生抗白血病的 CTL，对这种 ALL 异基因的植入具有特异性，同时保留自体 UCB 单核细胞。尽管 CD8$^+$T 细胞平均占 CD3$^+$T 细胞的 30%，但 CD4$^+$T 细胞在 CTL 的 CD3$^+$T 细胞中仍占优势。大多数幼稚细胞扩增的 CD4$^+$和 CD8$^+$记忆及末端效应记忆细胞的扩增作用明显。NK 细胞平均占最终产生抗肿瘤淋巴样细胞的 13%。阻断实验证实，CD8$^+$T 细胞具有对多克隆 CTL 池的这种抗白血病活性，提示 UCB 移植的 CD8 细胞在免疫应答中起重要作用。

（六）结语

近年来，随着 UCB 免疫认识的不断提高，UCB 已成为 HSC 的一种可靠来源，并在免疫耐受的诱导和维持抗肿瘤的作用方面具有较好效果。然而，增强免疫恢复，尤其是病原体特异性的免疫仍然充满挑战。随着生物组学技术的不断发展，将有助于 UCB 免疫特性及其 T 细胞免疫恢复的进一步研究。UCB 免疫细胞和淋巴祖细胞似乎具有先天多样性和可塑性（flexible and plastic）的特性。在出生时由于大量细菌的定植作用（bacterial colo-nization），此时的 UCB 细胞均处于一种免疫抑制状态以防止异常免疫细的活化。更好地了解 UCB 可塑性的环境和表观遗传机制，有助于在 UCB 移植时对细胞治疗产品的谋划，也有助于自身免疫和衰老等更加广泛的临床应用。

第四节 脐带和脐带血中的内皮细胞

一、概述

血管系统可向组织和器官提供营养、氧气、细胞因子和细胞，同时清除有毒废物。而淋巴系统则收集免疫细胞、组织渗出液和大分子物质，并将其返回静脉循环。这种脉管系统是人生存的基础，当其失调或损伤时可引起诸多病理变化，如心血管疾病、急性肺损伤、肾脏疾病、癌症、糖尿病性视网膜病变、糖尿病和先兆子痫等。在再生医学中，脉管系统对大多数组织的修复和再生也是重要的。因此，脉管系统已经成为一种主要的治疗目标，预测数百万人将从中获益。

血管由 3 种主要机制构成：①血管发生（vasculogenesis），即由内皮前体细胞或成血管细胞新生；②血管新生（angiogenesis），通过易感血管生成或现存内皮细胞的萌发和增殖来重建及扩增原有的血管；③动脉生成（arteriogenesis），在血管阻塞的下游，通过内皮细胞增殖和增强管腔的形成而从小动脉旁支长出血管。由此产生的动脉、静脉和小血管的结构各不相同。例如，人动脉和静脉的血管壁由内膜、中膜和外膜 3 层组成；而毛细血管则由内皮细胞组成，内皮细胞周围不同程度地包裹着周细胞/基质细胞（pericytes/ stromal cell）以及其他类型细胞。此外，内皮细胞的异质性不仅存在于动脉、静脉和淋巴大血管系统之间，而且存在于不同组织和器官的微血管毛细血管床之间及其内部。此外，胚胎干细胞源性内皮前体细胞可在小鼠模型移植后通过适应转化为所属组织的表型。

二、人内皮细胞的克隆生成细胞

根据内皮细胞在体外的增殖潜能，人 UCB、成人外周血和组织中的定向内皮前体细胞谱系（lineage-restricted endothelial precursors）已建立。在该谱系中，这些内皮前体细胞由高到低地逐渐失去增殖能力，高增殖潜能内皮细胞克隆生成细胞（high proliferative potential endothelial colony forming cell，HPP-ECFC）生成低增殖潜能内皮细胞克隆生成细胞（low proliferative potential endothelial colony-forming cell，LPP-ECFC），然后生成内皮细胞簇，最终成熟为非分裂的内皮细胞。如果 HPP-ECFC 能够产生超过 2000 个细胞的内皮细胞克隆，在体外复制时仍能生成第 2 代克隆；在某些情况下，还能形成第 3 代克隆则可鉴定为 HPP-ECFC。LPP-ECFC 只能生成 50 个左右的内皮前体细胞，倘若达到了 2000 个细胞的克隆在复制时也不能生成第 2 代克隆，则其克隆内的细胞数只有 2～50 个细胞。

研究表明，人脐带 HPP-ECFC 可产生>4000 个细胞的原代克隆，还能产生 3 代以上的克隆。因此，与形成<4000 个细胞的克隆相比，ECFC 通常具有更高的增殖潜能；在基质细胞存在时，较大原代克隆 ECFC 的祖细胞更容易在体外形成小血管。在体内，足月的胎儿 UCB、脐带、胎盘或成人 PB 的 ECFC 早期传代也能形成血管结构；在小鼠体内血管生成免疫缺陷的模型中，用在胶原纤维连接蛋白基质或人工基底膜（matrigel）中的基质细胞移植后可与小鼠血管吻合（inosculate）。值得注意的是，ECFC 或晚期的外生长内皮细胞（outgrowth endothelial cell，OEC）的长期培养可降低其血管生成潜能，而促血管生成的髓细胞在体内外均可促进血管生成。此外，克隆小鼠（clonogenic murine）巢蛋白阳性（nestin+）的基质细胞系在体外不仅支持造血，而且还支持血管的发生。

用人 UCB、脐带组织、胎盘和成人 PB 在体外培养 ECFC 的祖细胞具有典型鹅卵石形态，细胞表面表达内皮细胞系无特异性的多种标志物，但与内皮细胞表型一致，如 CD31、CD144、CD146 和 CD105，且无 CD45 和 CD14 表达。尽管早期胎盘 ECFC 的表面标志物 CD34 呈阴性，但这种标志物在体外早期传代的 ECFC 源性细胞上比较明显，在连续传代后下降。这些细胞也会摄取乙酰化的低密度脂蛋白（low density lipoprotein, LDL），并表达 UEA 外源凝集素（lectin），而这种特异性并非内皮细胞所独有。而且，在 UCB 细胞表面表达 CD34 的细胞通常比成人 PB 中的 ECFC 细胞培养的时间更长。体外培养的人脐带 ECFC 细胞能抵抗 24h 短时间的急性缺氧，但不能抵抗长达 14 天的、浓度为 1.5% 的慢性严重缺氧。而且，这种细胞在 8% 和 21% 较高氧时，而不是 <8% 较低氧的条件下更容易增殖。

三、不同来源的人 ECFC 比较

研究发现，UCB 中 ECFC 的含量比成人 PB 中高 2.5 倍多，并具有更强的增殖能力。成人 PB 的 ECFC 数量大约为每 10^8 个单核细胞约有 1.1 ± 0.5 ECFC，或者每毫升血液中含有 $0.05\sim0.2$ ECFC，但这一数量随年龄和疾病状况而改变。在足月胎儿 UCB 中，ECFC 的数量比正常成人 PB 的数量高 $10\sim50$ 倍，一般是每 10^8 单核细胞中可含 12 ± 4、8.2 ± 1.8、30.8 ± 23.8 和 40.1 ± 6.9 ECFC 不等。UCB 内皮前体细胞在早期传代中的内皮细胞生长具有更高增殖潜力，与成人 PB 增殖的 $20\sim30$ 倍相比至少增加 100 倍，而且端粒酶活性增强。研究显示，UCB ECFC 在 7 周内可产生 $1\times10^{13}\sim2\times10^{13}$ 个内皮细胞，成人 PB 只能产生 $10^9\sim2\times10^{11}$ 个内皮细胞。而且，一些单个 UCB 的 HPP-ECFC 经过 $12\sim13$ 周的培养可产生多达 10^{12} 个内皮祖细胞。在复制过程中，UCB 的 ECFC 产生的第 2 代克隆数量比 PB 大约多 5 倍。在健康的高加索人群中，成人 PB 的 ECFC 含量的异质性也大于健康胎儿 UCB 的这种异质性。

在体外进行的 14 天 ECFC-基质细胞共培养的实验中，与成人 PB 的类似细胞相比，尽管其含量比出生时的 UCB 或脐带的细胞含量变化更大，但人 UCB 和脐带中的 ECFC 细胞比成人 PB 产生更多的微血管网络。在体内替代血管生成的模型中，人 UCB 和脐带 ECFC 的细胞生成血管的数量也比 PB 细胞生成的多。对恒河猴的研究表明，一种 ECFC 类似的表面标志物与人的相似。随着出生后年龄的增加，这些非人类灵长类动物的 HPP-ECFC 在免疫缺陷小鼠的循环中下降，失去生成血管的能力，这与对人的观察结果类似。

研究显示，人 UCB 的 ECFC 对过氧化氢诱导的氧化应激反应的敏感性低于成人 PB 的 ECFC。而且，这两种 ECFC 的转录谱和 miRNA 谱均存在差异，UCB 的 ECFC 表达较少的血栓前期基因和促炎基因。此外，与人皮肤微血管内皮细胞相比，人 UCB 的 ECFC 在生理、外周血中的含氧量（ambient normoxic）更高，在缺血条件下的血管生成潜能，亦即短期的增殖和迁移能力更强。对培养第 $3\sim4$ 代的人脐静脉和脐动脉内皮细胞的研究表明，这些细胞中 HPP-ECFC 的含量低于 UCB 本身，但脐动脉 ECFC 的数量要高于脐静脉。相反，人胎盘中的 ECFC 含量高于 UCB，从人胎盘绒膜绒毛中分离的 ECFC 在非肥胖性糖尿病重症联合免疫缺陷（nonobese diabetic-severe combined immunodeficient, NOD-SCID）小鼠体内产生的血管明显增多。而且，与人皮肤成纤维细胞移植相比，UCB 成纤维细胞移植产生的血管更多。

四、分娩因素与 UCB 中 ECFC 含量的关系

人 UCB 的优点有：可以通过高分辨率的测序技术进行组织分型以提高移植物的匹配程度，可以进行病毒生物标志物的预筛选，可以评估造血干/祖细胞（hematopoietic stem/progenitor cell, HSPC）的含量，以及可以提前处理和冻存以为后续移植作好准备。自 1988 年首次 UCB 移植以来，UCB 中 HSPC 移植的选择标准已有显著提升。关键标准取决于采集时的产科因素、总有核细胞和 CD34$^+$ 细胞含量、受体和供体的最佳 HLA 和血型匹配，以及处理、储存和测试程序的质量。其他质量指标，如评估供体非遗传性母体 HLA 抗原的 HLA 分型也会影响移植的成功率。在产科因素的评估中相关的内容有：UCB 中有核细胞和 HSPC 的含量、妊娠天数、胎盘重量、婴儿性别、母亲胎次、有核红细胞含量、静脉低 pH、产程延长和 Apgar 评分等。在出生时，胎盘重量及新生儿体重与 UCB 容量、总有核细胞数、CD34$^+$ 细胞数、总造

血克隆髓细胞数呈显著正相关。而且，出生时的体重每增加 500g，CD34$^+$细胞数量就会增加 28%。基于这些参数，UCB 的 Apgar 评分可以预测移植后 UCB HSPC 的植入情况，从而可为单个受体的移植提供最佳的 UCB 单位。

为了确定可能影响在健康分娩中足月 UCB ECFC 含量的产科因素，并预测其库存的潜力，在第 14 天的单核细胞克隆培养时对母亲和婴儿的产前、围产期和产后因素与人 UCB ECFC 含量之间的相关性进行研究。其中产前因素检查包括产妇胎次、妊娠次数、年龄、种族、婴儿性别和妊娠期。围产期特征检查包括分娩时间、分娩阶段、分娩方法、分娩路线、胎盘重量、出生体重、婴儿种族，以及在 1min、5min、10min 的 Apgar 评分。产后因素包括 UCB 体积、有核细胞计数、有核红细胞浓度和 ECFC 含量。52 名 UCB 供体的人口因素（demographic factors）包括：分娩方式（27%阴道、71%剖宫产、第一阶段分娩后 2%剖宫产）、产妇平均年龄（29.3 岁）、婴儿性别（男 61%，女 39%）、族裔（90%白人）、新生儿体重（3.43kg）、胎盘重量（704±144g）、胎龄 37～41（39±1 周）、Apgar 的评分结果（3.3%为 APGAR$_{1min}$ 记分<7）。

UCB 中与 ECFC 有关的唯一有统计学意义的预测因子是胎盘重量，并可设计一个根据胎盘重量预测 ECFC 频率的公式：$E_{pred}=(1.2421+3.226\times10^3/P^{2/3})^{10}$。其中，$E_{pred}$ 是预测 UCB 单位的 ECFC，P 为胎盘重量（g）。在这些研究中，胎次、分娩方式或婴儿性别等产科因素与 ECFC 无关，但其与无妊娠并发症和足月剖宫产的高加索母亲似乎有一定关系，而且大多数与正常的 Apgar 评分和孕龄有关。因此，这种公式可用于健康足月分娩群体。

五、UCB ECFC 含量及功能与胎龄的关系

在人 UCB 中，有大量的 ECFC 循环。在成人的循环中，ECFC 的数量、不成熟性和功能都降低，这可能与 HSPC 有关。在正常体内平衡的条件下，UCB 中 ECFC 的数量较多、增殖能力更强、发育更幼稚，成人 PB 中主要含有定向红系祖细胞。在成人血液循环中，定向造血祖细胞循环的假说是：①这是胎儿发育过程中循环 HSPC 池的残留细胞；②这些循环祖细胞有机会在血液学应激反应时迅速进入骨髓或相关组织，从而使其快速成熟并最大限度地把氧气输送到组织。也有小鼠实验表明，在出生后不久的特定时间内，存在从胎儿型 HSC 到成年型 HSC 的发育转换（developmental switch）。目前，ECFC 是否会发生这种转换尚无确切的证据。与成人 PB 比较，出生时循环的 HPP-ECFC 含量较高，其可能原因是，高增殖的 ECFC 很容易进入发育的组织中，并促进肾、视网膜、肺和骨骼等器官的发育，在妊娠后期和出生后早期促进微血管的发育，以应对组织和器官的快速生长。

早产儿出现呼吸窘迫综合征和随后的支气管肺发育不良，在补充氧和正压通气治疗后，肺泡化和肺微血管的发育均受到影响。替代模型的实验表明，细胞疗法和与新生血管相关的生物制剂，以及从 UCB/脐带、胎盘或骨髓中的 ECFC、MSC 和促血管生成细胞（proangiogenic cells，PAC）中提取的制剂，可能为改善这些问题提供治疗选择。在需要自体细胞治疗时，这些细胞尤其是早产儿的细胞在功能上是有效的。为此，成人心血管疾病和其他疾病风险的增加与出生体重极低有关，而且这种出生体重低的婴儿的脐带上皮细胞功能受损。在组织的发育中，UCB 的 ECFC 可通过循环的胎儿成骨祖细胞增强骨形成的能力。

研究证实，妊娠 24～37 周早产儿 UCB 的 ECFC 含量与足月的胎儿相比，在妊娠 37～40 周时 ECFC 含量约为妊娠 32～36 周时的 2 倍，是在 24～31 周时的 3 倍；妊娠 24～28 周时 UCB 单核细胞数与妊娠 29～32 周时 UCB ECFC 含量无明显差异。早产儿的 ECFC 数量比足月胎儿的高约 5 倍，每 10^8 个单核细胞为 51±7 vs.12±4 个 ECFC。这两种 ECFC 在基质中生成血管网络时，早产儿的 ECFC 增殖能力更强，在体外达汇合后仍能增殖，与足月胎儿的 ECFC 相比，在与 40%高氧反应时其增殖速度降低。然而，把 ECFC 的培养周期从 14 天延长至 28 天发现，ECFC 在体外形成内皮细胞克隆的时间与婴儿出生体重呈负相关。而且体内和体外研究均证实，出生时体重低的早产儿，其传代早期的 ECFC 细胞增殖和迁移功能

均受到损害。与足月胎儿的 UCB 细胞相比，其血管静力学基因谱（angiostatic gene profiles）表达上调。特别值得一提的是，在相关 UCB 的血清中血管内皮生长因子（vascular endothelial growth factor，VEGF）减少，抗血管生成的可溶性血管内皮生长因子受体-1（soluble vascular endothelial growth factor receptor-1，sVEGFR-1）和血小板（platelet factor 4，PF4）增加，且无血小板反应蛋白-1。产妇年龄、胎次、妊娠、分娩方式、婴儿性别和 Apgar 评分等产科因素均不能预测 UCB 中 ECFC 的含量。

此外，UCB 中的 ECFC 也有助于骨的生成。健康人 UCB ECFC 表达的成骨和促血管生成因子都高于成人 PB，其中 ECFC 分泌的因子可通过胎儿的 BM-MSC 促进体外成骨。妊娠中期的 MSC 可增强人 UCB ECFC 细胞的血管生成，在犬和啮齿类动物模型中，当 MSC 与不同来源的 ECFC 共移植时可增强骨的修复。这些结果表明，UCB ECFC 在 MSC 存在的围产期可能促进骨骼和血管的发育。在出生后早期发生骨损伤时，UCB 或脐带、胎盘的 ECFC 和 MSC 可有效地促进骨修复。

总之，UCB 中 ECFC 的含量在足月时呈个体性差异，其数量可能与胎盘重量成反比，当长期严重缺氧或高氧或早产儿出生的体重低时，UCB ECFC 功能下降。根据产科因素预测足月健康婴儿 UCB 中 ECFC 含量并非容易，为了预测 HSPC 的含量，已开发出 UCB Apgar 评分的方法预测移植后 HSPC 植入的可能性。在妊娠最后 3 个月和产后初期，循环和组织中的 ECFC 可能促进胎儿组织和器官的快速生长。相反，不利的产前环境对 ECFC 或其前体细胞血管生成的影响可导致出生后和成年期血管系统的疾病或障碍。

六、UCB ECFC 对糖尿病的影响

全球的 1 型、2 型和妊娠期糖尿病的发病率正在显著增加。妊娠期糖尿病与胎儿和新生儿的疾病有关，并可增加这些婴儿日后患心血管疾病和其他疾病的长期风险。高血糖是糖尿病患者血管疾病的主要诱因，可降低血管功能和减缓新生血管的生长。而且，在糖尿病、类风湿性关节炎、子痫前期、外周血管疾病和冠状动脉疾病等影响血管系统疾病的患者循环中，促血管生成细胞也称为早期 EPC 减少。

研究显示，当健康献血者的 PAC 和 ECFC（晚期 OEC）均暴露于体外 $10 \sim 25 mmol/L$ 的高浓度葡萄糖时，其数量和增殖能力均下降，两种细胞类型均显示衰老，ECFC 在基质凝胶中的迁移能力降低，形成的小管也较少。而且，在高血糖状态下通过降低的 eNOS、FxO1 和 Akt 磷酸化，以及生物可利用性一氧化氮（nitric oxide，NO）可降低这种细胞内 NO 的损伤机制，而不是氧化应激机制。研究发现，通过 4 例都患有糖尿病的母亲而新生儿均无高血糖的 UCB 样本与健康对照组的比较发现，在每 10^8 个单核细胞中 ECFC 的克隆分别为 13.2 ± 2.6 个和 40.1 ± 6.9 个，这种 UCB 的 ECFC 几乎减少 4 倍。这些新生儿的 ECFC 在血清饥饿（serum starvation）后，对 FGF-2 和 VEGF 的增殖反应也都降低。而且在体外的基质凝胶中，血小管的形成减少 66%。早期传代的人 ECFC 在 NOD-SCID 小鼠体内的移植显示，糖尿病孕妇的 UCB 输注的血管系统减少 2 倍。在体外 $10 \sim 15 mmol/L$ 高浓度葡萄糖时，与正常 $5 mmol/L$ 的葡萄糖相比，通过诱导细胞衰老而不是凋亡可减少人足月 UCB ECFC 产生的数量，以及在基质凝胶试验中小管形成的能力。在妊娠糖尿病患者中，ECFC 的 DNA 氧化应激损伤增加 3 倍。

七、加工处理和冻存对 UCB ECFC 数量的影响

在人 UCB 中，ECFC 的含量变化为 $5 \sim 30$ 倍。虽然这种变化的部分原因可能是产科或遗传或环境等因素的影响，但在 ECFC 培养之前收集、处理和冻存 UCB 的质量也可能影响人 UCB ECFC 的含量。在 HSPC 移植前，根据 FACT-Netcord 认证标准，可把采集捐赠的 UCB 在 22℃保存 48h，然后在−150℃以下长期保存；也可把 UCB 在（22 ± 2）℃保存 24h 后进行处理，由于 HSPC 在复苏后和移植前的生存能力较好，这种 UCB 的移植结果也很成功。通过流式细胞仪采用 7-氨基放线菌素 D（7-aminoactinomycin-D，7-AAD）和膜联蛋白 V（annexin-V）法，连续 3 天对人 UCB（$n=28$）CD34$^+$细胞在冻存前后的存活率进

行检测，结果表明：冻存前 3 天的平均存活率>（92±4）%，冻存后则显著降低；冻存后 CD34⁺ 细胞的功能也明显降低，膜联蛋白 V 阴性的人 CD34⁺ 细胞与 NOD-SCID 小鼠造血再生能力相关，提示凋亡的 CD34⁺ 细胞不能进行移植。研究显示，当 UCB 复苏后 CD34⁺ 细胞的成活率小于 75% 时，也不能用于双份 UCB 的移植。

由于细胞存活率和复苏对细胞治疗或后续使用至关重要，研究发现在冻存和新鲜脐带之间单核细胞的 OEC（ECFC）含量没有统计学差异，但冻存 UCB 的 ECFC 比新鲜 UCB 的 ECFC 显著减少。UCB 在（22±2）℃ 保存 24h 比冻存前在 4℃ 保存 24h 好，前者 ECFC 的产量是后者的 4 倍，与总 ECFC 相比，HPP-ECFC 受低温保存的影响较小。把新鲜脐血分为两等份，分析冻存前后的 ECFC 含量后发现，冻存 UCB 产生的 ECFC 比新鲜 UCB 低约 50%。储存 20 年以上的 UCB 仍含有 ECFC，但预计可恢复的为 10%～20%，且已丧失增殖潜能。因此，如果把自体 UCB 储存而用于再生医学，则需要考虑到低温保存的人 UCB 中 ECFC 含量较低的问题。这些冻存技术也需改进，因为 ECFC 并非都能在 10% 二甲基亚砜溶液中进行低温保存。但是，ECFC 经过培养后，冷冻保存似乎不影响内皮前体细胞的恢复。

八、ECFC 表型的鉴定

一个关键的研究问题是，在 ECFC 谱系中的细胞是否彼此之间，或与血液、组织中的其他细胞相同。由于内皮细胞和造血前体细胞具有共同的细胞表面标志物，这两种细胞都能促进血管生成。目前，关键的问题是如何对这些前体细胞进行鉴定。当脐带切片染色时，CD34 或 CD31、血管平滑肌细胞具有平滑肌细胞分化特异性的抗原（smoothelin）或钙调理蛋白（calponin），以及 WJ 中含有 CD10 的周细胞/MSC/间质细胞相对容易鉴定。然而，CD34、CD31 和 CD10 这些标志物与造血细胞共享，ECFC 也表达 CD45。

人 UCB、人粒细胞克隆刺激因子（granulocyte-colony stimulating factor，G-CSF）动员的 PB 和骨髓来源的人 HSPC 的鉴定研究一直困难重重，直到 CD34 和 CD133 细胞表面标志物的发现才使这些细胞得以富集。这些标志物识别的细胞亚群频率为 1% 以下，这种亚群中含有 HSPC 及在体外生成克隆造血的集落细胞。这些细胞植入免疫缺陷小鼠、恒河猴和人 PB 后能在体内重新造血。根据多种标志物可以富集 HSC 及其祖细胞，这些标志物包括谱系阴性选择细胞、CD45（常见的白细胞抗原）、CD34⁺ 细胞，然后基于 CD133⁺ 细胞、CD110（血小板生成蛋白受体）、CD135（Flt-3 受体）、CD123（IL7 受体）、CD49f（整合蛋白 α6）和 CD90（也被称为 Thy-1）等标志物再进行亚组划分。进一步用于活体染色的标志物是乙醛脱氢酶（aldehyde dehydrogenase，ALDH），可把祖细胞分为 ALDH^hi 或 ALDH^lo 细胞。据估计，人 UCB 中的 HSC 的浓度为 1 万个单核细胞中不到 1 个，但这些细胞可以在一个人的一生中重建造血功能。UCB 中 ECFC 或其前体细胞的识别更是一种挑战，因为这些细胞的浓度通常也远低于 1 万个单核细胞中不到 1 个。虽然不同组织的内皮细胞在细胞表面或转录组的水平上具有不同的表达谱，但目前还无法预测产生这些内皮细胞循环的内皮前体细胞具有怎样的差异。

在开发 ECFC 富集研究的过程中，首次明确了内皮谱系细胞的表型，以及在人 ECFC 从 UCB、脐带、胎盘和成人 PB 经原代培养且经过为数不多的传代（but low passage）而进入内皮细胞后所含的 ECFC。这些建立的细胞分别为 CD45、CD3⁺、CD144⁺、CD146⁺ 和 CD105 细胞，但 CD34 细胞表达具有多样性，并缺乏 CD133 细胞。在内皮细胞的培养中，这些标志物还不能区分 HPP-ECFC 和 LPP-ECFC。然而，根据 ECFC 的 ALDH 活性分离出具有不同增殖能力的 ECFC 是可行的。因此，在常氧和低氧（5% O₂）的条件下，早期传代 ALDH^lo 的 UCB 内皮前体细胞增殖能力更强，向 CXCL12 迁移增强，在短期基质凝胶实验中未能形成血小管，与 ALDH^hi 细胞相比，在后肢缺血的模型中体内的功能增强，而且更为成熟。

在培养前，新鲜人 UCB 或成人 PB 通过免疫磁珠或流式细胞分选法可以富集 ECFC。这些是基于 CD34⁺ 或 CD31⁺ 和 CD45⁻ 细胞考虑的，因为这是 ECFC 和 PAC 的区别。利用多色流式细胞术的检测结果表明，ECFC 为 CD31⁺CD34^bright CD45⁻CD133⁻CD14⁻CD41a⁻CD235a⁻，促血管生成细胞为 CD31⁺CD34^bright CD45^dim

$CD133^+CD14^-CD41a^-CD235a^-$，非血管生成细胞是$CD31^+CD34^{bright}CD45^{dim}CD133^-CD14^-CD41a^-CD235a^-$。含有 ECFC 的这种亚群细胞低于健康成人供体血液中的检测限度，但在接受癌症治疗的个人和患有血管疾病的患者中可以检测到。UCB 的 ECFC 中也表达 CD146 和 CD105。流式细胞术分离的 ECFC 对其恢复有不利影响，故推荐采用免疫磁珠法分选这些细胞。研究显示，抗体克隆、延长染色、UCB 采集和免疫磁珠分离或流式细胞术的间隔时间、采集温度和后续的分离等因素均可影响 ECFC 的回收率。

九、UCB 或胎盘 ECFC 产品在再生医学中的应用

在早前的肺损伤和骨修复等诸多临床治疗中，常把 ECFC 与促血管生成造血细胞或在出生前或出生时的 MSC 作为促进血管再生治疗的细胞产品。然而，全层皮肤损伤的治疗是一种具有挑战性的临床问题。在未来，脐带、UCB 或胎盘的 ECFC 可能提供一种有用的临床制剂。目前，还没有组织工程基质可以完全复制表皮和真皮在体内的微环境以满足美学和功能需求。目前作为黄金治疗标准的自体皮肤移植效果尚不够理想，因为还存在较差的纹理、瘢痕形成和相关的挛缩。尤其是在使用断层皮片（split skin grafts）移植时，即使是与目前临床使用的许多专利真皮替代品相结合使用也难免会有疤痕等的出现。在考虑内皮细胞的来源时，有必要在临床应用前使细胞在体外易于分离和迅速扩增，使 ECFC 成为一种很好的选择。然而，与 PB 相比，从 UCB、脐带或胎盘更容易获得 HPP-ECFC，而且 UCB 的数量也要高得多。这就留下了两种潜在的选择，使临床医生能够把这种 ECFC 用于临床：①从新鲜脐带、UCB 或胎盘中分离 ECFC，并冷冻在细胞库里，以备日后需要时使用，但这种冷冻细胞分离的 HPP-ECFC 可能显著减少；②在急性创伤重建方案中，使用从 UCB、脐带或胎盘中新鲜分离和扩增的 ECFC。

对于因创伤或严重烧伤而造成较大创伤的成人患者，选项①将是一种有用的选择，尽管该项选择的临床费用较贵，除非这种细胞库用于治疗其他各种血管疾病或促进组织再生，血管再生是其中的关键。选项②提供了一种更为合适的模型，特别是在出生前或出生时诊断患有先天性的疾病。在先天性巨大黑细胞痣和先天性皮肤发育不良等新生儿需要皮肤重建时，历来采用的都是断层皮片治疗法。因此，利用最近分离和扩增的 UCB、脐带或胎盘 ECFC，在移植物下面产生带血管的支架层，以改善这些患者伤口上的皮肤移植物的质量，可能是这些细胞的一种新应用。鉴于 ECFC 血管生成的这种特性，人皮肤替代品只是这些细胞的几种潜在临床作用之一。当 ECFC 植入到皮下的胶原蛋白、纤维蛋白或基质时可促进血管的形成，并改善动物后肢缺血模型的灌注或促进骨的修复。因此，血管功能受损的患者也可能从 UCB、脐带或胎盘的 ECFC 中获益。

十、结语

过去 10～20 年的研究表明，造血祖细胞和内皮前体细胞都在 UCB 和 PB 中循环。虽然这些细胞的表面标志物是共同的，但它们之间的分离主要是基于白细胞共同抗原 CD45 的细胞表面表达的差异。在 UCB、成人 PB、脐带和胎盘等组织中存在内皮前体细胞的不同亚型细胞。这些显著增殖的内皮前体细胞被称为 ECFC，它们可能具有高（HPP-ECFC）或低（LPP-ECFC）的增殖能力。循环中促血管生成细胞的含量明显高于 ECFC 的含量，随着年龄的增长，ECFC 的增殖能力逐渐下降。促血管生成造血细胞和 ECFC 均参与血管生成。据推测，在组织损伤或扩张反应时，促血管生成造血细胞首先产生促血管生成的环境，这可促进 ECFC 在妊娠晚期和产后对血管系统的形成或修复。UCB 中 ECFC 的数量在妊娠晚期呈上升趋势，可能与围产期器官形成有关。在围产期和产后早期，ECFC 功能可能受高氧、严重缺氧、氧化应激反应和高血糖等不良环境的影响，这可能导致某些影响成人血管系统的疾病。在临床前替代模型，如胰岛细胞移植、骨修复、视网膜和后肢缺血、心肌梗死，以及减少支气管肺发育不良模型中，ECFC 可改善或促进血运重建，并有可能在先天性创伤修复中发挥作用。血液或组织中是否有足够的 ECFC 进行人血管的修

复, 目前尚不清楚, 因为循环 ECFC 的起源也不清楚。然而, 在人 UCB 中具有产生造血内皮细胞潜能的细胞已有报道。此外, 可以在体外将自体上皮细胞和软骨细胞共培养、预制塑形 (precolo-nized), 之后行体内移植由受体自身细胞替代实现再生。目前, 通过外在因素的细胞重编程也可增强血管生成的潜能。

第五节 脐带血的造血作用

一、胎盘 UCB 造血干/祖细胞 (PCB HSPC) 的移植应用

如今, 同种异体 HSC 移植是许多先天性和获得性血液疾病的有效治疗措施。然而, 只有 30% 的患者可能受益于特征匹配的同胞供体, 其余 70% 的患者只能在国家和国际骨髓捐献者登记库中才能找到匹配的供体。多年来, 尽管这些注册中心提供合适匹配的能力已经明显提高, 但非高加索患者、非洲裔美国人和其他少数民族找到配体的可能性要低很多 (20%~45% : 60%)。这种需求促使人们对胎盘 UCB (placental cord blood, PCB) 这一废弃资源进行研究。

20 世纪 80 年代, 发育生物学的研究表明 PCB 是 HSPC 的重要来源。实验发现, 10μl PCB 足以保护致死剂量照射的小鼠模型。1986 年, 在范科尼贫血 (Fanconi anemia, FA) 的患儿中证明了 PCB 含有足以重建人造血细胞的 HSPC 数量。这些结果提示: 如果以合理的标准存储 PCB, 可能为那些无法在骨髓登记中找到供体的患者提供 HSPC 的来源。1995 年, 通过开发良好操作规范 (good manufacturing practice, GMP) 已建立临床应用的 PCB 储存库。并且, 通过该标准存储的 PCB 于 1998 年在不具有相容性供体的患者中进行同种异体移植。目前认为, PCB 是一种成熟的替代方案, 具有潜在的优势, 是 HSPC 移植的来源。截至 2011 年, 已有超过 2.5 万例的 PCB 移植在世界各地进行。目前已有多个全国性的胎盘血库项目启动, 累计向社会捐赠 UCB 50 余万份。

人们普遍认为, 单个 PCB 中存在的造血细胞数量足以恢复骨髓并维持相关和不相关接受体的长期造血。每千克体重移植的白细胞 (white blood cell, WBC) 剂量对骨髓移植的速率有很强的预测作用, 是除继发疾病外对 PCB 移植的发病率和死亡率影响最多的一种参数。由于 PCB 的 WBC 数量有限, 所以 PCB 作为干细胞来源的使用仅限于体重在 20~40kg 的儿童患者。

二、PCB HSPC 的特性

HSC 是移植后具有造血重建的细胞, 评估干细胞功能的金标准是在免疫受损的宿主中进行移植。在人干细胞的探讨中, 已经开发出几种免疫缺陷的异种移植模型作为替代研究。在这种异种移植试验中发现, PCB 比成人骨髓或动员的 PB 产生更多的造血细胞。在特定半固体的培养条件下, 通过体外克隆生成细胞 (colony-forming cell, CFC) 形成的克隆可以有效评估 HSC 产生不同谱系细胞的能力。在小鼠中的研究证实, 组织中 CFC 的数量是由基因决定的, 并且与组织中存在的干细胞数量相关。临床研究表明, 在自体骨髓移植中按每千克体重注射的 CFC 剂量与早期植入的时间呈正相关。同样, 对自体动员 PB 的植入时间与 CD34$^+$ 细胞剂量呈负相关, CD34 是一种表达于人干细胞/祖细胞表面的抗原。这些基于 CFC 或 CD34$^+$ 细胞的测定, 为人在个体发育过程存在于循环中的干细胞之间的数量比较提供了一种标准。

在超声引导下获得的用于诊断或治疗胎儿血液与新生儿和成人血液的比较发现, 胎儿或新生儿血液中的 HSPC 含量与成人骨髓中的 HSPC 含量相似, 比成人血液中的 HSPC 含量高 100 倍。事实上, 30% 的 CD34$^+$ 细胞都是来自胎儿血液和 PCB 中的淋巴细胞亚群 (lymphocyte gate)。此外, CD34$^+$ 细胞缺乏 CD38 抗原的表达, 这一表型是原始造血祖细胞的特征, 在胎儿血中占 1%~2%, 与成人骨髓 CD34$^+$/CD38 细胞相似, 但在成人血液中小于 1%。在胎儿血液和 PCB 中的 CFC 数量很多, 1μl 的样本就可直接培养; 然而成人的血液中, CFC 的计数通常需要通过密度分离使单核细胞富集才能进行。

在胎儿血液和 PCB 中的造血祖细胞数量不仅较多，而且比成人血液中的造血祖细胞幼稚。这种不成熟表现为：其生成细胞克隆的多少（一种测量细胞在终末成熟被活化前细胞分裂的次数）；在多种细胞谱系中出现的单个细胞克隆（表明其分化潜能并非定向性的）；这些细胞的祖细胞在复制时产生附加克隆（additional colonies）的次数（在成熟细胞不再增殖前，一种测量细胞自我复制的方法）。在胎儿血液和 PCB 中的大多数祖细胞可产生肉眼可见的、直径大于 1mm 的细胞克隆，含有超过 5000 个红系、巨核细胞、髓系和单核系谱系细胞。在复制时，每个细胞至少产生 150 个第 2 代多向分化的细胞克隆，这些细胞在复制时可以产生第 3 代的多向分化细胞克隆。相比之下，大多数成人血中的单核细胞产生的克隆主要是红系或髓系细胞，表明这种祖细胞的定向分化能力有限，并且只能复制一次。除了这些差异外，胎儿血液、PCB 或成人血液的祖细胞还有其他的内在差异。胎儿血液和 PCB 祖细胞除其分裂次数增加外，增殖速度也比成人细胞快，在培养时的平均倍增时间为 20h，成人为 32h，在体外其祖细胞提前 6 天到达成熟期，而且需要 1～2 种生长因子（成人的细胞需要 3～4 种）。此外，在移植到成人受体时，胎儿的 HSPC 比成人骨髓细胞的扩增更快。

染色体复制过程中起关键作用的结构是位于染色体末端的端粒，其是一种重复的 DNA 序列，可保证 DNA 复制的保真度。端粒由包括端粒酶在内的特定的酶复合物复制。由于这种酶催化的延伸反应部分效率低下，端粒的长度随着细胞的分裂而缩短。因此，从胎儿肝脏和 PCB 纯化的 CD34$^+$细胞的端粒长度比从成人骨髓纯化的细胞更长。通过同源重组靶向删除端粒酶基因的小鼠没有端粒染色体，只有到第 3 代才会达到正常的寿命。由于端粒较长，PCB CD34$^+$细胞即使在体外扩增后，在移植受者体内仍能比成人骨髓细胞更活跃。此外，在个体发育过程中，胎儿/PCB 干细胞除了具有上述的增殖优势外，还可以通过不同基因组的差异表达显示出其内在的特性。因此，选择性地表达 Sox17、Ezh2、Hmga2 等基因是维持胎儿特性的必需条件，其他基因如 bmi1、Gfi1、Etv6 和 Cebpα 在成人干细胞中是重要的，但对胎儿期的 HSC 是不必要的。除了这些变化，在表达程序中下游细胞代表特定胎儿的特性，最显著的例子是红细胞中的血红蛋白转换（hemoglobin switches）和生长因子的反应性。而且，小鼠在出生后的 2～3 周、人在出生后头 2 年的胎儿干/祖细胞逐渐变化。虽然微环境（microenvironmental，ME）是影响这些变化的相关因素，但细胞也具有其自主调控的机制。

三、克服 PCB 移植局限性的策略

PCB 移植比骨髓移植或动员 PB 更具优势：易于收集，对母亲或儿童均无风险；可以立即按需使用；比无关骨髓供体平均提前 25～36 天使用；在不影响移植物抗肿瘤作用的情况下，可以有 1～2 个抗原不匹配，具有较低的感染传播风险；非高加索患者找到匹配供体的可能性增加。然而，PCB 的严重缺陷是细胞的数量有限。因此，PCB 在成人患者的移植效果不如儿童移植的效果好。通过增加移植细胞的数量以促进细胞植入的效果可克服 PCB 的这些局限性，也可以通过改变宿主的调控机制来影响移植。

四、提高 PCB 的移植效果

在 381 例的 PCB 移植患者中，130 例的 CFC 计数结果有效，其中 67% 的移植体积小于或等于 60ml。这些数据基于 WBC 和 CFC 剂量可以预测植入的时间。通过多变量分析显示，CFC 剂量预测中性粒细胞植入的时间比 WBC 计数更好。这表明 CFC 水平对移植的重要性，通过增加移植中 HSPC 的数量可改善 PCB 移植的结果。目前常用的 3 种方法为：干/祖细胞的体外扩增、双份 PCB 的移植和胚外组织细胞的收集。

（一）HSPC 的体外扩增

当用混合（cocktail）细胞因子在体外扩增时，PCB HSPC 的增殖潜能比成人细胞的增殖作用强。但

是，在这种扩增中可能耗损 HSC。因此，现已采用未经处理的 PCB 与体外扩增的 PCB 混合应用。在体外扩增时，PCB 可以用同一 PCB 的部分或不同的 PCB 进行。首次试用的混合细胞因子包括干细胞因子、FLT-3 配体和血小板生成蛋白（thrombopoietin），这些因子可有效地避免人 HSPC 遭受逆转录病毒的感染。最近在体外扩增时，多采用与 MSC 共培养或与 Notch 和 PGE2 信号通路活化剂共培养的方法进行。

在胚胎发育中，Notch 可为相邻细胞传递旁分泌信号而促进细胞生长。PCB 中的 HSPC 能够响应这种信号。在小鼠模型中，用干细胞因子、FLT-3、血小板生成蛋白和白细胞介素 6 组成的细胞因子，可刺激含有 Notch 配体异构体的胞外结构域的分子工程嵌合体的 PCB，结果导致 CD34$^+$ 细胞数量增加 222 倍、植入细胞数量增加 16 倍。根据该项试验的良好效果，现已招募 100 例患者进行临床试验。试验的初步结果表明，中性粒细胞的恢复时间比双份 PCB 移植缩短 1 周。早期的研究表明，PGE2 可以作为细胞周期的调控剂，促进人祖细胞造血克隆的生成。通过大规模的筛选发现，斑马鱼体内的 PGE2 是一种促进干细胞增殖的有效物质，从而重新发现了此效应。这些发现以及 PGE2 对干/祖细胞的迁移作用和临床前的研究结果表明，在异种移植模型中 PGE2 治疗可增强人 UCB 的植入，奠定了目前正在进行临床试验的基础，以评估目前正在进行的双份 PCB 移植，其中一种是在输注前立即用 PGE2 治疗，少数患者的结果表明 PGE2 治疗的 PCB 占据优势。

（二）双份 PCB 的移植

两个未经处理的 PCB 用于同一受体的这种双份 PCB 移植，主要是受 PCB 低免疫原性的启发。初步对 21 例成人恶性血液病患者，在宿主预处理后连续输注两份 PCB。所有患者均在 15～41 天内出现中性粒细胞移入。目前，全球至少有 438 例接受双份 PCB 移植的患者。

这些较大规模的临床试验证实，与单份 PCB 移植的历史对照相比，双份 PCB 移植可增加植入的速度并降低复发率。单份 PCB 移植不一定是细胞剂量较大的就好，细胞剂量较少的单份 PCB 受体在移植后12 天也有出现造血的。最近的研究显示，效应 CD8$^+$T 细胞在主动排斥 PCB 的损伤中具有关键作用。目前，仍无法预测这两种 PCB 的移植究竟哪种更占优势，故需在此方面进行进一步的探讨。除早期植入外，双份 PCB 移植受体的复发率一直较低，其机制尚不完全清楚。除使用 PGE2 治疗外，同时也采用双份 PCB 的移植试验。在该试验中，移植后 15 天中性粒细胞迅速恢复，40 天后血小板恢复。

（三）胚外组织细胞的收集

正常分娩时的失血量平均为 250ml。由于单次 PBC 采集的平均体积为 50～150ml，大部分的血液和HSPC 含量仍被丢弃。这一事实促使人们采用含有蛋白酶的溶液灌注脐带和胎盘血管等方法，以增加 HSPC的收集数量。然而，胎盘是一种可收缩的肌肉，其血管在出生后几分钟就会收缩。因此，该器官的灌注是具有挑战性的，很难达到 GMP 程序的要求。而且，这种程序只能增加 20% 的细胞数量，但细菌污染的概率可能增加数倍。

在胎儿血液中循环的 HSPC，在其需要时可定植（colonization）为新的造血位点。在胎儿中，主要的造血器官是肝脏，但随着骨骼的发展，新的造血微环境可移向骨内，也是出生后永久性的造血部位。最近的研究发现，除肝脏外，HSPC 还可大量存在于血管内皮细胞附近，尤其是胎盘中 HSPC 的数量远远超过预期的血容量。物理/酶解分离的胎盘细胞通过物理法可富集干/祖细胞，这能提供大量的 HSPC。目前正在进行一项临床试验，以评估从胎盘收集的细胞作为血液和非血液疾病移植来源的性能。

五、提高 PCB 移植的存活能力

（一）骨内注射

PCB 通常采用静脉注射，细胞在到达骨髓或其他组织部位前仅在循环中停留数小时。

在小鼠中的研究表明，肿瘤内的注射剂量不影响确保辐射防护的干细胞剂量。在异种移植模型中，这种注射可绕过归巢作用到其他组织部位尤其是肺，并可能增加人 HSPC 的归巢作用。基于这些考虑，通过 I/II 期研究以评价 PCB 在急性白血病中的骨内移植治疗效果，与历史对照相比，中性粒细胞恢复的速度略有改善。

（二）归巢增强剂在体内外的应用

干细胞动员和归巢的主要途径之一是由骨髓基质细胞，包括内皮细胞与 HSPC 表达的 CXCR4 受体相互作用产生的趋化因子 SDF1（也称为 CXCL12）介导的。下调 CXCR4 的表达可诱导 HSPC 的动员作用，而骨髓中 SDF1 水平的升高可促进 HSPC 的归巢。其他途径包括整合蛋白、选择蛋白或 CD44 配体的参与。这些研究表明，增加受体骨髓中 SDF1 的活性，或增强 PCB HSPC 与骨髓内配体相互作用的能力，可改善供体细胞的归巢/植入。

二肽基肽酶 4（dipeptidyl peptidase4，DDP4）是既可在 CD26 抗体识别的 II 型细胞表面表达，又可作为可溶性蛋白表达的一种蛋白质。DDP4 在其氨基末端的缩合蛋白（truncates protein）含有倒数第二位的丙氨酸、脯氨酸或其他选择性氨基酸，包括多种趋化因子、克隆刺激因子和调控 HSPC 功能的白细胞介素。DDP4 通过抑二肽蛋白 A（diprotin A）等小分子肽在体内裂解和灭活 SDF1 而抑制其活性，同时可增强 SDF1 的趋化性，促进 HSPC 的归巢和植入。

西格列汀（sitagliptin）是一种 DDP4 的微弱抑制剂，经美国食品药品监督管理局（Food and Drug Administration，FDA）批准，适用于治疗 PCB 移植的患有高风险恶性血液病的 2 型糖尿病患者。经 24 例患者的初步试验结果表明，中性粒细胞恢复的时间有所延长，但需通过更大规模的试验加以证实。其他异体移植的研究表明，PCB CD34$^+$细胞用岩藻糖基转移酶 VI（fuco-syltransferase-VI）预处理后，可增加特定膜蛋白的岩藻糖基化水平，而且其植入更快。这些结果为进一步的临床试验提供了理论依据，并可评估接受双份 PCB 移植患者的造血恢复。

六、提高宿主对干细胞的承受性或免疫应答

研究证明，低强度预处理方案（reduced conditioning regimen，RCR）的使用可以改善儿童恶性血液病 PCB 移植的预后。目前，至少已有 12 种不同的 RCR 对 40～60 岁的血液系统恶性肿瘤患者进行移植治疗。PCB 移植与免疫功能的延迟恢复，以及因机会性感染而导致更高的发病率和死亡率相关。而且，双份 PCB 的移植与 GVHD 发生的增加有关。为了解决这些免疫学问题，通过有关 PCB 与 PCB 源性免疫细胞移植的临床试验研究，PCB 在体内产生抗 EBV、CMV 和腺病毒特异性 T 细胞的方法已建立，可评估分析 PCB 源性 T 细胞在 PCB 移植后预防和治疗病毒感染时的多病毒应答。在 PCB 移植后，应用 IL-2 可提高其 NK 细胞的细胞毒性及豁免的有效性。Treg 是由第三方供体的 PCB 在体外产生的一种调控免疫功能的细胞，用于双份 PCB 移植的患者，以降低 GVHD 的发生。

七、脐带血的其他临床用途

1991 年，在 PCB 作为干细胞移植来源最初的专利申请中列出了多达 98 种不同疾病的治疗应用，不仅包括 35 种先天性和 20 种后天获得性的 HSC 缺陷疾病的移植治疗，而且还可用于 12 种实体肿瘤、5 种自身免疫性疾病、细菌或真菌感染患者的免疫功能恢复，以及 9 种先天性代谢紊乱疾病的治疗等。除了 HSC 及定向分化为所有髓系和淋巴系的祖细胞外，PCB 还含有包括血管生成细胞和造血内皮细胞在内的内皮细胞、MSC 和非定向性成体干细胞。据此，现已开发和推动多家营利性 PCB 细胞库的发展，这些细胞库已在全球范围内建立，旨在专门使用 PCB。

探索 PCB 新应用的临床试验数量正在呈指数级增长。据美国政府和私人支持的临床试验注册网

（ClinicalTrials.gov）数据库的搜索资料显示，2011 年 UCB 干细胞研究关键词的点击量超过 12 万次。大多数的点击与血液学疾病的试验有关，只有 31 次的点击是关于非血液病的应用。此外，造血细胞移植的代谢产物不产生代谢性疾病。目前，临床试验正在利用 PCB 中内皮干/祖细胞在体外建立血管，用于中风和其他血管退化性疾病的再生治疗。在 MSC 的参与下，未经处理和体外修饰的 PCB 具有组织修复的作用，可用于临床听力丧失、阿尔茨海默病和 GVHD 的预防治疗。非定向成体干细胞可促进 PCB 与合成支架结合，用于修复软骨和骨损伤、骨关节炎和系统性硬化症。此外，PCB 还可作为体外扩增细胞的一种来源，为烧伤和伤口愈合提供治疗细胞。

八、结语

目前，PCB 的这些生物学特性及其潜在的功能正在进一步开发研究，这将有助于未来扩大 PCB 临床适应证的应用。PCB 作为一种可再生的原代人体细胞资源，相对于其他来源的细胞具有独特的优势，对于再生医学具有潜在的应用价值，可能成为未来细胞治疗的一种新途径。

第六节　脐带血移植的人白细胞抗原与免疫遗传学

一、概述

UCB 移植是 25 年前首次运用以来快速发展的一种医疗方法。由于 UCB 是 HSC 的一种有效来源，其具有在体内重建造血功能的能力。在 UCB 细胞冻存后，其造血能力无明显降低。这种储存的 UCB 细胞无论是在自体还是异体移植时，都可随时使用。首次 UCB 移植则是用 FA 患儿兄弟在出生时收集并冻存的 HLA 匹配的 UCB 进行。在治疗后造血功能完全恢复和免疫重建后，也无 GVHD 发生。该患者在历经 25 年后，至今仍然健康的活着。

在 UCB 移植的造血能力中，主要的问题是 UCB 中的干细胞数量和免疫遗传屏障，以及 UCB 和受体之间免疫遗传的差异及异基因骨髓移植（bone marrow transplantation，BMT）等。即使来自 HLA 相同的同胞移植也可能产生同种异体引起的并发症，这表明无论干细胞来源如何，HLA 和非 MHC 免疫遗传学都是 HSC 移植成功的关键因素。

本文主要介绍免疫遗传因素、HLA 和非 HLA 对 UCB 移植疗效的影响。虽然早期研究表明，HLA 匹配的要求可能没有无关供体 BMT（unrelated donor BMT，UDBMT）的要求严格，但最近的研究显示，完全 HLA 匹配仍然是最佳的，这将影响到未来 UCB 细胞库对 HLA 分型的精准程度。临床数据将进一步帮助确定 UCB 细胞库免疫遗传分型的最佳策略。而且，与 UDBMT 相比，UCB 移植的 HLA 不匹配水平较高，说明受体的 HLA 抗体可能对移植有影响。最后，关于非 HLA 免疫遗传学在 UCB 移植中的作用尚需进一步研究。

二、HLA 的结构、功能及多态性

HLA 基因是人 MHC 和所有有核细胞表面上表达的分子编码。HLA 分子通过识别"自我"和"非自我"调控免疫应答，因此对组织和器官移植的相容性具有决定性作用。而且，HLA 不相容性的免疫应答是 HSCT 的主要障碍。

人 MHC 跨越 6 号染色体（6p21.3）短臂的 4Mb，包含大量基因，根据功能和结构的差异分为Ⅰ类、Ⅱ类和Ⅲ类。Ⅰ类和Ⅱ类属 HLA 分子编码。Ⅰ类区域编码经典 HLA 分子的 HLA-A、HLA-B 和 HLA-C。Ⅱ类区域包括 HLA-DR 区域中的 DRA 和 DRB1 基因，并取决于单倍型 DRB3、DRB4 或 DRB5 基因；HLA-DP 区域包含 DPA1 和 DPB1 基因；HLA-DQ 区域包含 DQA1 和 DQB1 基因。

HLA 分子的主要功能是向 T 细胞呈递抗原肽，启动特异性免疫应答。CD4$^+$T 细胞识别 HLA Ⅱ类多肽，CD8$^+$T 细胞识别 HLA Ⅰ类多肽。HLA 分子的结构相似，分为细胞外、细胞膜内和细胞核内 3 个区域。细胞外区域由 *HLA* 基因的外显子编码。离细胞膜更远的区域构成肽结合沟，与 T 细胞受体相互作用。Ⅰ类分子在所有有核细胞上结构性表达异二聚体，但水平不同。它们由Ⅰ类基因编码的多态性糖蛋白链组成，该基因与非多态性 β2-微球蛋白链非共价结合，并由位于 15 号染色体上的基因编码组成。细胞外区域分为 α1、α2 和 α3 三个区域。α1 和 α2 域是肽结合沟的位点，并由基因的第 2 和第 3 外显子编码。HLA Ⅰ类的高多态性位于这两个区域。Ⅱ类分子是由 α 和 β 链组成的异二聚体，由Ⅱ类基因位点的 A 和 B 基因编码。HLA Ⅱ类分子仅限于免疫系统的抗原呈递细胞表达。Ⅱ类分子的结构与Ⅰ类相似；肽结合沟由对应基因的第二个外显子编码 α 和 β 链的第一结构域构成，大部分的多态性位于该位点。Ⅱ类 β 链比 α 链更具多态性。因此，目前的 HLA 分型主要在 β 链（HLA-DRB1、HLA-DRB3、HLA-DRB4、HLA-DRB5、HLA-DQB1 和 HLA-DPB1）上进行。

HLA Ⅰ类和Ⅱ类基因是人基因组中最具多态性的区域。2014 年，在 IMGT/HLA 数据库的 3.18.0 版本中已公布 1.2 万余个等位基因：2946 个 HLA-A、3693 个 HLA-B、2466 个 HLA-C、1582 个 DRB1、509 个 DQB1 和 472 个 DPB1 等位基因。该数据库为 HLA 序列提供了一种权威性的资料，包括世界卫生组织（World Health Organization，WHO）HLA 系统因子命名委员会的官方序列（http://www.ebi.ac.uk/imgt/hla/）。由于在诸多 HLA 实验室中使用基于序列的分型方法，已知等位基因的数量还在不断增加。大多数新等位基因仅检测一次，新的突变主要集中在编码抗原表达域的外显子上。然而，内含子的测序不包括在大多数基于序列的分型设置中，而广泛的内含子测序可能允许检测到更多带有内含子突变的新等位基因。

从父母一方遗传的 HLA 等位基因称为单倍型，位于 6 号染色体上。在单倍型上，某些等位基因处于连锁不平衡状态，这意味着某些等位基因同时出现的频率比偶然出现的频率要高。这种现象在 HLA-B 和 C 基因等位置紧密的位点或 HLA-DRB1 和 DQB1 之间更为常见，也存在于同一区域的等位基因之间（DPA1 和 DPB1，DQA1 和 DQB1）。HLA 区域也存在两个重组热点：HLA-DP 和 DQ 区，HLA-A 和 B 区。某些单倍型在特定的族群中很常见；在 HSC 移植中，当患者和供体来自同一个种族时，识别 HLA 匹配的不相关供体的概率更高。

三、人 HLA 的分型技术

（一）血清学分型

HLA 基因多态性首先是通过血清学方法即微淋巴细胞毒性进行分型，这是基于特异性血清或单克隆抗体识别 HLA 分子上共享的表位。这是一种低分辨率分型，亦称为通用分型，目前仍在许多实验室中使用，特别是在器官移植中。该方法也可用于解释分子分型检测到的一些等位基因在细胞表面上的缺失。微淋巴细胞毒性分型法可以特异性地检测 22 个 HLA-A 位点、36 个 HLA-B 位点、9 个 HLA-C 位点、14 个 HLA-DR 位点和 6 个 HLA-DQ 位点，但还不能完全覆盖 HLA 系统的多样性。

（二）DNA 分型

DNA 的 HLA 分型技术，可以弥补血清学分型的不足。这是基于多态 DNA 片段的核苷酸序列信息，采用聚合酶链反应（polymerase chain reaction，PCR）技术进行。这种 DNA 的 HLA 分型方法主要还有 PCR-序列特异性引物（sequence-specific primer，PCR-SSP）法、反向 PCR-序列特异性寡核苷酸探针（sequence-specific oligonucleotide probes，PCR-SSOP）法、PCR-直接测序法（sequence-based typing，PCR-SBT）。PCR 是一种在体外的核酸合成法，通过此法可以特异性地复制特定的 DNA 片段。通常有两种引物，用以扩增 DNA 片段的侧翼序列。这些引物与靶序列的相对链杂交并定向，使 *Taq* 聚合酶的 DNA

合成在引物之间的区域进行。通过热变性循环、引物对其互补序列的退火以及 DNA 聚合酶对退火引物的延伸，可使特定靶片段呈指数级（2^n，其中 n 是扩增循环的次数）累积。

HLA 分型的分辨率分为 3 种不同的水平：①低分辨率分型，即两位数分型（two-digit typing），如 HLA-A*02 可提供与血清抗原相对应且更广泛的等位基因；②中等分辨率分型，是特定等位基因的组合；③高分辨率分型，是根据 WHO 命名的 HLA 等位基因进行第一和第二区域的辨别，而且可鉴定 HLA Ⅰ 类基因位点的第 2 和第 3 外显子、Ⅱ类基因位点的第 2 外显子的多态性，以及经欧洲免疫遗传学联合会认定的所有无效等位基因（null allele）。最后，这些 4 位数分型（four-digit typing）的等位基因，如 HLA-A*02：01 的个体等位基因，按组织分型分成高分辨率的等位基因水平。

1. PCR-SSP 技术分型法

PCR-SSP 的原理是在引物 3′端延伸的基础上发展的分型系统，这些引物与目标序列匹配或不匹配。完全匹配的引物将有效地用于 PCR 反应。然而，与目标序列不匹配的 3′单碱基引物扩增的效率不高。因此，在多态性区域中选择引物可以实现特异扩增。在商用 HLA Ⅰ类和Ⅱ类 SSP 的标准包装中含有多对 PCR 引物，这些引物可为 DNA 区域内的某些等位基因或等位基因组退火。如果存在相应的等位基因，则可以通过凝胶电泳检测其特异性的扩增子，进行分型所需引物对的数量是基因多态性的一种函数，也是分型分辨率的要求。虽然此法有点烦琐，但仍是 HLA 分型必不可少的方法，并在 PCR-SSOP 或 PCR-SBT 法中出现歧义时应用。

2. PCR-SSOP 技术分型法

目前，PCR-SSOP 分型是应用最广泛的 HLA 等位基因检测方法之一。在该方法中，PCR 引物从特定位点外显子上的保守区域中选择进行位点特异性扩增。为了分析扩增外显子序列的多态性，寡核苷酸探针在与目标基因组序列互补探针结合时杂交，而单一失稳错配的探针不杂交。寡核苷酸探针与扩增 DNA 的杂交对等位基因或等位基因组是必需的。通过适当的基因分型软件，把得到的探针杂交图谱进行 HLA 基因分型。在反向斑点杂交 PCR-SSOP 技术中，PCR 产物用生物素化引物标记并与固定探针杂交。此过程用大量的探针进行这种分型比较容易。在早期的方法中，可把这种寡核苷酸探针印迹到尼龙膜上，后来把尼龙膜改为微珠，如在流式细胞术中使用的 Limex HLA 分型系统及微阵列的检测。这种微珠可以固定许多探针，特别适用于随着 HLA 等位基因数目的增加对探针需求也相应增加的情况。这种反向斑点印迹 PCR-SSOP 技术适合于大系列的 HLA 分型，能够根据使用的探针数量提供低或中等分辨率的分型。

3. PCR-SBT 分型法

这种 SBT 最大的优点是不仅可以像 PCR-SSOP 和 PCR-SSP 技术那样完全确定外显子序列，而且可以确定多态区域。这是唯一一种直接检测等位基因核苷酸序列的技术，因此可以精确的分型。常规 HLA 分型最常用的方法是 Sanger 染色终止化学（dye terminator chemistry）技术。该技术以 2′,3′-双脱氧核苷酸作为底物终止 DNA 链的进一步延伸，当双脱氧核苷酸加入到 DNA 链的 3′端时，DNA 链的延长被选择性地终止于 A、C、G 或 T。这是因为一旦引入双脱氧核苷酸，它就比单脱氧核苷酸少一个 3′-羟基，无法结合下一个组分。因此，DNA 链进一步的延伸终止。4 种不同荧光染料标记的双脱氧核苷酸或染料标记的引物在激光激发下发出不同波长的荧光信号，可由扩增产物的这种荧光信号鉴别 3′端双脱氧核苷酸的 A、T、C 或 G 的延伸反应。PCR-SBT 扩增和直接测序相关外显子是高分辨率分型的一种方法。如同 SSOP 分型一样，在杂合样本中顺式/反式分配产生的歧义是不同分型结果的重要来源。为了达到高分辨率的分型，使用 PCR-SSOP 进行互补分型可能仍有必要。也可以通过 SSOP 或 SSP 进行初步的分型，然后分别扩增杂合子的两个等位基因并对分离的等位基因进行测序。由于 HLA 序列数据库中等位基因数量庞大且不断增加，如何处理大多数 HLA 分型方法的模糊性仍然是一个关键的挑战。

4. 新一代分型技术

通过非常高的分辨率和非常高通量的新一代 HLA 分型，可能解决在测序中的不同问题。目前，这种新一代的测序系统有两个特性有助于解决 HLA 基因分型的模糊问题：①DNA 分子的克隆测序，可在扩增子内设置连锁多态性的相位（phase）；②大规模并行测序，可在每次操作中测定大量的序列，因此，能够为每个基因提供众多的外显子和内含子序列。在不久的将来，这些新的测序技术无疑将使 HLA Ⅰ类和Ⅱ类基因的测序以更快、更自动化、更经济的方法进行。

四、UCB 移植的结果

自 1988 年首次成功进行 UCB 移植以来，人们对 UCB 作为治疗癌症和遗传性疾病的替代干细胞来源产生了极大的兴趣。影响临床结果的参数也在临床应用中得到深入研究。随着 UCB 移植的不断发展，已从兄弟姊妹 HLA 匹配的供体到无关不匹配的供体、从儿童到成人患者、从单份到双份 UCB 移植、从骨髓清除到 RCR，影响 UCB 移植的这些临床和生物学特征已有明确定义。

（一）HLA 在儿童及成人恶性血液病无关 UCB 移植中的作用

1996 年，首例无关 UCB 移植（unrelated cord blood transplantation，UCBT）成为 HLA 无关 BMT 的一种替代治疗方案。UCBT 能够重建造血但恢复延迟，尽管 HLA 的差异较大，但与 GVHD 的较高发生率无关，与 UDBMT 相比，也不会导致更高的复发风险。然而，UCBT 后的移植相关死亡率（transplant-related mortality，TRM）高于 8/8 个等位基因匹配的无关供体移植。与 10/10 个等位基因匹配的无关供体移植相比，在 UCB 中 2~4 级急性和慢性 GVHD 的发生率均较低，在 UCB 移植后慢性而非急性 GVHD 的发生率也低于 8/8 个等位基因的 BMT 患者。这些数据支持在无法获得完全匹配的供体和急需移植时，可使用 UCB 治疗恶性疾病。

在早期的研究中，通常认为有两个因素对造血功能的恢复是重要的：①TNC 的细胞剂量；②根据 HLA-A 和 HLA-B 的低分辨率、HLA-DRB1 高分辨率分型的 HLA 匹配程度。1997 年，欧洲 UCB 组织首次对接受相关或 UCBT 的 143 例患者的 TNC 剂量、HLA 匹配、中性粒细胞和血小板恢复及生存的研究表明，HLA 接近匹配与植入和存活密切相关。而且，HLA 的差异数量（6/6 和 5/6 比 4/6 或更多）与更好的植入和 TRM 相关。在接受 2 或 3/6 个 HLA 移植的患者中，UCB 移植后 1 年的死亡率增加两倍。这些早期的研究表明，HLA 匹配和细胞剂量在 UCB 移植中是至关重要的因素。

成人单份无关 UCB 移植的结果显示，其造血植入可能延迟。而且，细胞剂量与骨髓清除处理后不同的移植或存活相关，但 HLA 数量的差异与任何结果无关。这些结果可能与患者的例数较少或大部分患者属于晚期病态有关。在 UDBMT 的 HLA 不匹配的晚期患者中也有类似的结果，尽管在早期疾病的患者中出现较好的治疗反应，但在 UCBT 中也可能存在同样结果。最近两项研究探讨了在骨髓抑制后应用 UCB 移植治疗恶性疾病时，细胞剂量和 HLA 配型的影响。研究发现，细胞剂量与中性粒细胞和血小板恢复呈正相关，而 HLA 较好匹配与中性粒细胞相关，但与血小板的植入无关。不同的 HLA 配型与 3~4 级急性 GVHD 显著相关。冻存的 TNC 剂量>2.5 ×10⁷/kg 对存活率有影响，HLA 匹配对存活率无影响。即使 HLA 匹配可降低 GVHD 的发生率，由于 GVHD 和移植物抗白血病的相互作用，总体生存可能不会受到影响。

研究显示，HLA 的匹配可以弥补 TNC 剂量较低的缺陷。中性粒细胞和血小板变化、急性 GVHD（acute GVHD，aGVHD）、TRM、治疗失败和总死亡率等观察结果与 6/6 HLA 是否匹配有关，与 TNC 的剂量无关。在生存结果（TRM、治疗失败和总死亡率）方面，在 TNC 剂量为 $2.5×10^7$/kg 或更高，或者 TNC 剂量为 $5×10^7$/kg 或更高的患者中可以观察到较好的结果。在 TNC 剂量为 $2.5×10^7$~$4.9×10^7$/kg 之间时生存结果没有差异。然而，即使是较好的 HLA 匹配，其可弥补低 TNC 剂量缺陷的作用也是有限的。

（二）HLA 对恶性血液病 RCR 和双份无关 UCBT 的影响

UCB 移植具有高 TRM 和低植入率，因此常被视为最后的移植机会。为了减少 TRM 和提高植入率，通过有关 RCR 毒性和 UCB 细胞剂量的研究显示，RCR 可降低早期死亡率，并可用于老年患者的治疗。

为了消除成年患者细胞剂量低的障碍，采用两个 HLA 匹配的 UCB 输入患者体内后可提高成人血液恶性肿瘤的植入。但在造血重建时，只有其中一种 UCB 显示出优势。RCR 处理后，在 UCB 移植的成年受体中也获得了快速和完整的供体嵌合体。采用 RCR 处理和 DCBT 后，成年患者 UCB 移植的细胞数量增加。在 128 例经 RCR 处理和 DCBT 后的研究显示，无白血病生存率与匹配相关和无关移植后相比较，较高风险的 TRM 与较低复发率的结果相似。因此，在无合适供体时可以选择两个 HLA 匹配供体的 UCB 进行。单份和双份 UCB 移植的 GVHD 比较显示：两种移植 cGVHD 的结果相似（17% vs. 18%）；在 II～IV 级 aGVHD 的发生率方面，双份 UCB 移植高于单份 UCB 移植（58% vs. 39%，$P<0.01$）；但未发现 HLA 匹配的 UCB 移植对 aGVHD 的影响。而且，接受 DCBT 治疗患者的 II～IV 级 aGVHD 的风险更高，复发也更少。通过 110 例血液病患者经非清髓方案处理而主要采用 DCBT 治疗的 93 例患者中，中性粒细胞的恢复率高达 92%，但 TNC、CD34$^+$、CD3$^+$ 细胞计数，以及有核细胞存活率和 HLA 配型均不能预测移植是否成功。当检测 HLA 匹配对 DCBT 后的影响时，几乎所有的 DCBT 结果都可观察到单份 UCB 移植的优势。在中性粒细胞恢复的平均时间为 23 天的患者中，持久供体的植入率可高达 93%。植入成活率与 TNC 剂量、CD34$^+$ 细胞输注，以及复苏后 CD34$^+$ 细胞的存活率有关，但与 HLA 差异无关，即使在高分辨率时也是如此。此外，在清髓或非清髓预处理方案治疗的 DCBT 后，如果移植 HLA-A、HLA-B、HLA-DRB1 的等位基因与受体的匹配率为 4/6 以上，III～IV 级 aGVHD 发生率较低，而移植 TNC 和双份 HLA 配型的患者无显著性差异。

欧洲 UCB 注册中心与法国血液和骨髓移植与细胞治疗协会（French Society for Blood and Marrow Transplantation and Cellular Therapy，SFGM-TC）合作，对 176 例 RCR 的血液系统恶性肿瘤患者进行单份 UCB 移植，并对 155 例同类 RCR 的患者进行单份或双份 DCBT 研究的结果表明，TNC、CD34$^+$ 细胞剂量及 HLA 不同匹配的数量在 RCR 条件下 UCB 移植后的植入和 TRM 的风险中发挥重要作用。HLA 配型和 TNC 对植入的影响，以及 DCBT 或 RCR 处理后的其他移植结果应在更大、更为相似的患者中进一步研究。这将有助于 HLA 配型在 DCBT 和 RIC 中的影响得出明确的结论。虽然双份 UCB 移植已经广泛采用，以增加在无关 UCB 移植中的细胞剂量，但如何选择这种移植的指导性信息却很少。基于 TNC 的应用剂量和 HLA 匹配在单份 UCB 移植中大量病例的分析，以及对 84 例接受 DCBT 治疗患者的分析，目前有关 UCB 选择的建议是，每例双份 UCB 移植的 HLA 匹配应为 4～6 个和 $>2.0\times10^7$ 个细胞/kg 的移植物。这种方法通过对每例患者注入至少双份且细胞剂量足够的 UCB。可增加植入的可能性。这一建议随着 DCBT 患者病例分析的不断增多，将来可能进行修改。

（三）HLA 在 UCB 移植中对非恶性疾病的影响

1. 血红蛋白病和遗传性骨髓衰竭患者的 UCB 移植治疗

鉴于 UCB 移植后 GVHD 的发病率较低，因此异基因 UCB 移植对遗传性和原发性免疫缺陷病的患者特别有吸引力。研究表明，匹配相关 UCB 移植后的生存结果与匹配相关 BMT 相当，GVHD 风险较低，而且相关供体 UCB 移植对血红蛋白病患者是一种安全有效的选择。据此，受遗传和血液病影响的家庭应收集和冷冻 UCB 备用。在遗传性骨髓衰竭综合征患者中，相关的 UCB 移植与优良的预后相关（60 天中性粒细胞和血小板恢复的累积发生率分别为 95% 和 90%，急性 III-IV 和慢性 GVHD 的发病率分别为 5% 和 10%）。在小群体或单个病例中通过无关 HLA 不匹配 UCB 移植的结果表明，如果患者缺乏匹配的相关供体则应考虑 UCB 移植。在 44 例遗传性骨髓衰竭的患者中，骨髓清除（$n=30$）或 RCR（$n=14$）处理后 HLA 不匹配非相关的 UCB 移植结果显示，移植失败和慢性 GVHD 的风险分别为 50% 和 53%。为了克服排斥反应风险，这种 UCB 的选择应与再生障碍性贫血的治疗相似：>4×10⁷CNT/kg 的输入，不超过一个 HLA 错配。这些研究强调的是，HLA 匹配和 TNC 剂量至关重要，但对遗传性骨髓衰竭患者使用无关 UCB 移植仍然需更大规模的研究。

2. 重度获得性再生障碍性贫血患者的 UCB 移植治疗

在 71 例严重获得性再生障碍性贫血（severe acquired aplastic anemia，SAA）患者中，使用单份或双份 UCB 的 UCBT，其中 68% 的患者进行 RCR 治疗的结果表明，冻存前 TNC 的剂量>3.9×10⁷/kg 可显著提高移植成活率和总的生存率（overall survival，OS）。在 279 例非恶性疾病的患者中，40% 为 SAA、36% 为原发性免疫缺陷和 24% 为遗传性代谢紊乱，其植入、GVHD、TRM 和 OS 受 HLA 不匹配的影响。OS（100 个月的 CI=49%）受细胞剂量和 HLA 不匹配数的影响。接受 UCB 移植<3.5×10⁷TNC/kg 和 2～3HLA 错配移植患者的生存率<10%。增加细胞剂量可部分消除 HLA 错配的影响，在接受大于 3.5×10⁷TNC/kg 的患者与 0～1、2 或 3 个错匹配的 UCB 移植之间无统计学差异。因此，对非恶性疾病的 HLA 配型至关重要，与恶性疾病患者相比应该接受更高的细胞剂量以获得植入；对于需要 4/6 HLA 匹配移植的患者，应采用超过 4×10⁷～5×10⁷TNC/kg 的 UCB 进行。有人建议，对于每一种 HLA 的差异，TNC 剂量则应增加 1.5×10⁷TNC/kg，但此建议尚未得到验证。

五、UCB 选择的其他 HLA 标准

（一）HLA 的错配方向

在 1202 例单份 UCB 移植患者中，只有 GVH 方向（GVH direction only）不匹配患者的 TRM 较低（HR=0.5，$P=0.062$），总死亡率为 HR=0.5、$P=0.019$，治疗失败率为 HR=0.5、$P=0.016$，其结果与匹配 UCB 移植的相似。相反，只有排斥方向（rejection direction only）错配的植入较慢、移植失败率更高，复发率也较高（HR=2.4，$P=0.010$）。基于这些发现，可优先考虑“GVH 方向”是不匹配的 UCB，而不是其他的不匹配。然而，对 2977 例日本患者和 1565 例欧洲注册中心的患者进行同样的研究，并未发现这样的结果。目前，尽管缺乏这种明确的证据，但也不建议改变 CBU 选择的现行做法。

（二）HLA 的高分辨率分型

研究显示，HLA-A、HLA-B 低分辨率和 DRB1 高分辨率的 HLA 分型及 TNC 输注十分重要，但其中的哪个问题更重要？较高水平的 HLA 匹配就能改善 UCB 移植结局吗？研究发现，122 例 UCBT 的患者通过 HLA-A、HLA-B、HLA-C、HLA-DRB1、HLA-DQB1 等位基因分型（5 例无错配，12 例中错配 1 例）发现大量的 HLA 不一致；在这些病例有限且异质性的患者中，对 HLA-A、HLA-B、HLA-C、HLA-DRB1、HLA-DQB1 位点进行额外的高分辨率分型对于 UCBT 后的结果并无益处。然而，这种匹配或不匹配 UCB 移植的例数可能太少，无法检测 HLA 差异的影响。在 191 例血液恶性肿瘤患儿中发现，如果供体-受体配对少于 5/6 个等位基因，HLA-A、HLA-B、HLA-DRB1 位点的高分辨率匹配就会增加严重急性 GVHD 的风险。然而，在 803 例接受单份 UCB 移植治疗的白血病和骨髓增生异常综合征的患者中发现，HLA-C 位点的错配可增加 HLA-A、HLA-B、HLA-DRB1 匹配移植中 TRM 的风险；与匹配的相比，在 2～4 个位点不匹配时 TRM 的风险更高。在匹配和 1 个错配之间的 TRM 风险无差异性。

最近，对 1568 例单份 UCBT 治疗血液恶性肿瘤患者的研究显示，在 HLA-A、HLA-B、HLA-C、HLA-DRB1 等位基因中，只有 7% 的等位基因匹配；1 个不匹配的为 15%，2 个为 26%，3 个为 30%，4 个为 16%，5 个为 5%。与 HLA 匹配的相比，NRM 在多个等位基因不匹配时更高（$P<0.001$），这种效应与细胞剂量和患者年龄无关。这些数据支持在选择单份 UCB 等位基因的水平时，HLA 分型的重要性。因

此，在可能的情况下，应将 HLA-C 和 HLA- I 类等位基因的分型纳入 UCB 的选择中，以使死亡风险降低至最低。

（三）HLA 的非遗传性母体抗原

在妊娠期间，母体细胞双向经胎盘转运进入胎儿，使胎儿暴露于同时表达遗传母体抗原和非遗传母体抗原（noninherited maternal antigen，NIMA）的母体细胞中，从而产生 NIMA 特异性反应。在 1121 例血液恶性肿瘤患者接受单份 UCB 移植治疗后，可显示出选择 CBU 的生存优势，其中患者与供体的 NIMA 匹配。48 例 NIMA 匹配和 116 例非 NIMA 匹配的比较表明，NIMA 匹配 UCB 移植的生存率占据优势，分别为 55% 和 38%。结果表明，胎儿在子宫内暴露于 NIMA 抗原可诱导调控性 T 细胞产生这些母体抗原。因此，当面临选择含有足够细胞剂量的多个 HLA 不匹配时，选择 NIMA 匹配的 UCB 可以提高不匹配 UCB 移植后的存活率。

在小鼠模型中，暴露于 NIMA 抗原可导致耐受性的诱导作用或致敏作用，这种反应性的差异受母体微嵌合体数量和暴露时间的影响。体外通过 IFN-γ 产生细胞检测可预测 NIMA 抗原的反应性。然而，重要的是人的这种移植物抗白血病效应仍然存在，正如用 NIMA 匹配移植髓系白血病患者的复发率较低。部分原因可能是 UCB 细胞对 NIMA 抗原的致敏作用。事实上，在 UCB 中调控性 T 细胞可以与细胞毒性 T 细胞共存，这与健康人体内的次要组织相容性抗原 HA-1 相似。另一种可能性是，在怀孕期间母体 T 细胞的暴露，以及对进入母体循环的胎儿细胞上表达的遗传性父系抗原（inherited paternal antigen，IPA）敏感。其中一些母体 T 细胞可以穿过胎盘进入胎儿，并在那里存活很长时间。当注入 UCB 单位（cord blood unit，CBU）时，这些细胞可能降低复发的风险，并可能增加携带 IPA 的受体发生 GVHD 的风险。而且在 UCB 移植中发现，与移植物的 IPA 共享 HLA 抗原的患者复发的风险比不共享抗原的患者低。

（四）抗 HLA 抗体

抗 HLA 抗体可能是由于输血、妊娠和器官移植对 HLA 进行同种异体免疫而产生的，也可能发生在一些未接触的个体中。在血液病患者中，由于输血疗法的时常使用，可能抗 HLA 抗体的出现率更加高。在 294 例接受 UCB 移植的患者中，预形成的抗 HLA 抗体的发生率是 23%。在实体器官移植中，供体特异性抗体（donor specific antibody，DSA）对预后的影响已有不少报道，其中 HLA 配型不如在 HSCT 中受到重视。无关供体受体病例的对照研究显示，移植前 DSA 与移植失败和较高的死亡率相关。在接受单份或者双份 UCB 移植治疗的 753 例患者中，出现 DSA 患者的移植失败风险增加，存活率降低。仅有 126 例双份 UCBT 的患者存在 DSA 时与移植结果无关。此外，在抗体反应较强时，移植失败与抗体反应之间的相关性更强。因此，在选择 CBU 时最好考虑筛选和鉴定特异性 HLA 抗体。而且，抗体反应非常强烈的 UCB 应避免使用。

（五）非 HLA 的免疫遗传学

1. ABO 血型

ABO 血型主要不相容性与相关和无关供体 HSCT 的较差结果有关。在 UCB 移植中，最近通过单变量和多变量的分析并未发现 ABO 血型不合对单份 UCB 移植和 DCBT 受体的 aGVHD 或 cGVHD 的影响，但这还需要其他研究的证实。ABO 血型主要不相容性与成人恶性血液病患者的生存率和无病生存率相关，而且经 RCR 治疗的 UCBT 后的移植相关死亡率（transplant related mortality，TRM）较高。因此，当多份 CBU 可用时，应考虑使用 ABO 血型兼容的那一份。

2. 杀伤细胞免疫球蛋白样受体

NK 细胞是先天免疫系统的一部分，参与病毒免疫和癌症监测。NK 细胞的生理学功能受到精细调控，以控制细胞毒性和细胞因子的产生。NK 细胞的表面表达抑制杀伤细胞免疫球蛋白样受体（killer cell immunoglogulin-like receptor，KIR），可识别某些 HLA 等位基因共享的同种异型决定簇，即 KIR 配体。KIR 2DL1 识别编码 80 位赖氨酸残基的 HLA-C 等位基因（C2 组 HLA-C 等位基因），KIR2DL2 或 KIR2DL3 识别编码 80 位天冬酰胺残基的 HLA-C 等位基因（C1 组 HLA-C 等位基因）。KIR 3DL1 是共享 Bw4 超特异性的 HLA-B 等位基因的受体，KIL3DL2 是 HLA-A3/-A11 的受体。表达抑制 KIR 受体的 NK 细胞不识别靶细胞上的配体，释放 HLA 抑制并介导细胞毒性和细胞因子的产生，导致靶细胞破坏。在同种异体 HSCT 中，NK 细胞的同种异体反应由 KIR 受体对受体 HLA Ⅰ 类供体细胞的特异性决定。一些供体的部分 NK 细胞不表达抑制性 KIR，能够识别受体细胞上的同源 HLA Ⅰ 类配体。这对应于 KIR 配体错配的情况，将导致同种异体反应的风险。单倍体同种移植的研究表明，KIR 配体在 GVH 方向上的不相容性与复发率降低和改善无病生存、总生存率有关。然而，一些关于 HSCT 与无关供体的研究并没有显示出任何影响。在 UCBT 治疗急性白血病中，KIR 配体的不相容性与复发率降低和无疾生存、总生存率的改善有关。然而，也有研究发现 KIR 配体不相容性与 Ⅲ-Ⅳ 级 GVHD 和死亡风险增加有显著的关联。有研究表明，KIR 配体的不相容性与双份 UCB 移植后的复发减少无关。目前，KIR 配体不相容的这些影响机制尚不清楚。

3. 细胞因子多态性与次要组织相容性抗原

在 HLA 相同的 BMT 中，某些受体细胞因子基因的多态性和次要组织相容性抗原（minor histocompatibility antigen，MHAG）的差异可影响 aGVHD 的发生及严重程度。目前，在 UCB 移植中对细胞因子多态性和 MHAG 影响的研究还很少。对 115 例无关不匹配的 UCB 移植的分析表明，TNF-α 和 IL-10 多态性基因型及 H-Y、HA1 和 CD31 MHAG 不相容性对 aGVHD 的发生没有影响。有研究显示，在 UCB 移植时，体内原有的和体外产生的母体 MHAG HA1 特异性 T 细胞可以诱导母体形成针对 MHAG 的细胞毒性 T 细胞，从而促进移植后体内移植物的抗白血病活性。未观察到临床影响的部分原因可能是 HLA 错配效应很强，可以掩盖细胞因子多态性或 MHAG 不相容性的影响。

六、结语

HLA 位点和等位基因组织不相容性相关的遗传风险是 HSCT 的核心和关键问题。虽然最初认为 UCB 移植与 BMT 比较不那么严格，但所有的研究数据都显示完全 HLA 匹配的好处。较新的数据为实施全面的移植前遗传学评估提供了依据，以降低 GVHD、感染、移植失败、复发、TRM 和总体存活的风险。基于试验、临床流行病学和建模的系统生物学方法，无疑将在这一领域提出一种前瞻性的策略，以针对每个患者量身定制个性化的治疗方案。

（季　芳　申　健　张　妍）

参 考 文 献

Bhattacharya N, Stubblefield P. 2011. Regenerative Medicine Using Pregnancy-Specific Biological Substances. London: Springer-Verlag.

Bianco P, Robey PG, Saggio I, et al. 2010. "Mesenchymal" stem cells in human bone marrow (skeletal stem cells): a critical discussionof their nature, identity, and signifcance in incurable skeletal disease.Hum Gene Ther, 21: 1057-1066.

Bon C, Raudrant D, Golfer F, et al. 2007. Feto-maternal metabolism in human normal pregnancies: study of 73 cases. AnnBiol Clin, 65(6): 609-619.

Catherine SG. 2015. Cord Blood Stem Cells and Regenerative Medicine. Netherland: Elsevier Science.

Chabi S, Uzan B, Naguibneva I, et al. 2019. Hypoxia regulates lymphoid development of human hematopoietic progenitors. Cell Rep, 29(8): 2307-2320.

Chou S, Lodish HF. 2010. Fetal liver hepatic progenitors are supportivestromal cells for hematopoietic stem cells. Proc Natl Acad Sci USA, 107: 7799-7804.

Eapen M, Klein JP, Sanz GF, et al. 2011. Effect of donor-recipient HLA matching at HLA A, B, C, and DRB1on outcomes after umbilical-cord blood transplantation for leukaemiaand myelodysplastic syndrome: a retrospective analysis. Lancet Oncol, 12(13): 1214-1221.

Elahi S, Ertelt JM, Kinder JM, et al. 2014. Immunosuppressive CD71$^+$ erythroid cells compromise neonatal hostdefence against infection. Nature, 504(7478): 158-162.

Farag SS, Srivastava S, Messina Graham S, et al. 2013. In vivo DPP-4 inhibition to enhance engraftment of single-unit cord blood transplants in adults with hematological malignancies. Stem Cells Dev, 22: 1007-1015.

Frassoni F, Gualandi F, Podestà M, et al. 2008. Direct intrabone transplant of unrelated cord-blood cells in acuteleukaemia: a phase I / II study. Lancet Oncol, 9: 831-839.

Hock H, Hamblen MJ, Rooke HM, et al. 2004. Gf-1 restricts proliferation and preserves functional integrity of haematopoietic stem cells. Nature, 431(7011): 1002-1007.

Hoggatt J, Mohammad KS, Singh P, et al. 2013. Differential stem- and progenitor-cell traffcking by prostaglandin E2. Nature, 495: 365-369.

Jung JA, Yoon YD, Lee HW, et al. 2018. Comparison of human umbilical cord blood-derived mesenchymal stem cells with healthy fibroblasts on wound-healing activity of diabetic fibroblasts. Inter Wound J, 15(1): 133-139.

Katheria AC, Amino R, Konop JM, et al. 2020. Stem cell composition of umbilical cord blood following milking compared with delayed clamping of the cord appears better suited for promoting hematopoiesis. J Pediatr, 216: 222-226.

Kluth SM, Radke TF, Kogler G. 2013. Increased haematopoietic supportivefunction of USSC from umbilical cord blood compared to CB MSC and possible role of DLK-1. Stem Cells Int, 2013: 985285.

Korula A, Nisham PN, Devasia A, et al. 2018. Second hematopoietic stem cell transplant for thalassemia major: improved clinical outcomes with a treosulfan-based conditioning regimen. Biology of Blood and Marrow Transplantation, 24(1): 103-108.

Magnusson AL, Powell T, Wennergren M. 2004. Jansson T.Glucose metabolism in the human preterm and term placentaof IUGR fetuses. Placenta, 25: 337-346.

Milano F, Heimfeld S, Gooley T, et al. 2013. Correlation of infused CD3$^+$CD8$^+$ cells with single-donordominance after double-unit cord blood transplantation. Biol Blood Marrow Transpl, 19(1): 156-160.

Ponce DM, Gonzales A, Lubin M, et al. 2013. Graft-versus-host disease after double-unit cordblood transplantation has unique features and an association with engrafting unit-to-recipient HLA match. Biol Blood Marrow Transpl, 19(6): 904-911.

Rocha V, Spellman S, Zhang MJ, et al. 2012. Effect of HLA-matching recipients to donor noninherited maternal antigens on outcomes after mismatched umbilical cordblood transplantation for hematologic malignancy. Biol Blood Marrow Transpl, 18: 1890-1896.

Roura S, Pujal JM, Bayes-Genis A. 2012. Umbilical cord blood forcardiovascular therapy: from promise to fact. Ann N Y Acad Sci, 1254: 66-70.

Ruggeri L, Capanni M, Urbani E, et al. 2002. Effectiveness of donor natural killer cell alloreactivity in mismatched hematopoietic transplants. Science, 295(5562): 2097-2100.

Sarmiento M, Ramirez P, Jara V, et al. 2020. Haploidentical transplantation outcomes are comparable with those obtained with identical human leukocyte antigen allogeneic transplantation in Chilean patients with benign and malignant hemopathies. Hematol Transfus Cell Ther, 42(1): 40-45.

Schira Heinen J, Czapla A, Hendricks M, et al. 2020. Functional omics analyses reveal only minor effects of microRNAs on human somatic stem cell differentiation. Sci Rep, 10(1): 3284.

Shereck E, Day NS, Awasthi A, et al.2019. Immunophenotypic, cytotoxic, proteomic and genomic characterization of human cord blood vs. peripheral blood CD56Dim NK cells.Innate Immun, 25(5): 294-304.

van Rood JJ, Scaradavou A, Stevens CE. 2012. Indirect evidence thatmaternal microchimerism in cord blood mediates a graft-versus-leukemia effect in cord blood transplantation. Proc Natl Acad Sci USA, 109(7): 2509-2514.

Yabe T, Azuma F, Kashiwase K, et al. 2018. HLA-DPB1 mismatch induces a graft-versus-leukemia effect without severe acute GVHD after single-unit umbilical cord blood transaplantation.Leukemia, 32(1): 168-175.

Yun HD, Varma A, Hussain MJ, et al. 2019. Clinical relevance of immunobiology in umbilical cord blood transplantation. J Clin Med, 8(11): pii: E1968. doi: 10.3390/.

Zhang Y, Pan X, Shi Z, et al.2018.Sustained release of stem cell factor in a double network hydrogel for ex vivo culture of cord blood-derived CD34$^+$ cells. Cell Proliferation, 51(2): 2407.

第二章 脐带血干细胞基础理论

第一节 脐带血干细胞概述

一、干细胞的基本概念

（一）基本含义

干细胞（stem cell）是指同时具有自我更新能力和多向分化能力（pluripotent）的细胞。自我复制是指经母本细胞分裂形成的两个子细胞中，至少有一个具有与母本细胞相同的自我复制和分化能力。细胞在分裂时有两种形式，一种是对称性分裂（symmetric division），一种是不对称性分裂（asymmetric division）。对称性分裂是指细胞经分裂后产生两个与母本细胞完全一致的细胞；不对称性分裂是指细胞分裂后一个子细胞与原来母本细胞一样，而另一个子细胞为有某些特定功能的细胞。无论是对称性分裂还是不对称性分裂，至少可以产生一个与母本细胞完全一样的细胞，这一过程称为自我更新（self-renewal）。自我更新的意义在于母本细胞可以保持自身的数量，使之不会因为细胞分裂而耗竭，保持一定量的细胞库，并保持细胞特性的稳定性。这一点是干细胞的一个重要特征。

干细胞除了能够保持自身的状态以外，还可以分化成为多个种类的细胞，即多向分化能力。分化（differentiation）是指经母本细胞分裂形成的子细胞中，至少一种与母本细胞具有不同的表现型。正因为干细胞具有多向分化能力，才使得干细胞可以分化成为多种有特定功能的细胞，进而发挥其生理作用。如果是干细胞，必须能够证明该细胞同时具有自我更新和多向分化这两个特性。

祖细胞（progenitor cell）或者前体细胞（precursor cell）均可以分化成为其他种类的细胞，例如，髓性祖细胞（myeloid progenitor cell）分裂后可以产生中性粒细胞，也可以产生红细胞，表现出多向分化特性，但是该细胞不能进行自我更新，在分裂后即变成其他类型细胞，自身细胞特性丢失，因此不能称为干细胞。体细胞（somatic cell）如中性粒细胞、心肌细胞等，在分裂时可以对称性分裂，产生两个与自身相同的细胞，但是不具有多向分化的能力，不能变成其他种类的细胞，故也不能称为干细胞。

（二）基本分类

干细胞分裂后，一部分子细胞获得了与母本细胞不同的细胞表现型。获得的表现型在其发生过程中，可能成为与母本细胞分化能力不同的另一种干细胞。成体干细胞（adult stem cell，ASC）通过短暂扩增细胞（transiently amplifying cell）进行终末分化（terminal differentiation）。根据产生终末分化细胞的种类，可以将干细胞按分化潜能分为 3 类，即全能干细胞（totipotent stem cell）、多能干细胞（pluripotent stem cell）和单能干细胞（unipotent stem cell）等，见图 2-1。全能干细胞是指受精卵至八细胞胚之前的细胞，这种细胞的每个细胞均可分化成体内任何类型的细胞，而且还包括哺乳类动物在发育早期胚外的组织，即胚内和胚外的细胞都可以分化得到。

八细胞胚经过多次卵裂，依次形成桑葚胚（morula）和囊胚（blastocyst）。囊胚阶段内细胞团分离后提取的细胞，称为胚胎干细胞（embryonic stem cell，ESC）。ESC 是哺乳动物早期胚胎发育着床前取材而得到的细胞，此类细胞为多能干细胞（图 2-2）。这种可以分化成为体内任何种类的细胞，与全能干细胞的区别在于其不能形成胚外的组织。胚胎在子宫内发育时，除了有胚内组织，还有胚外组织。由于胚胎干细胞是目前细胞治疗和研究的主要细胞，因此也有人将其称为全能干细胞。

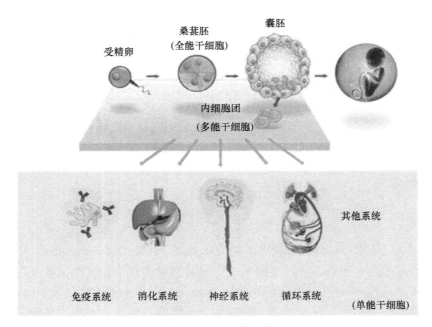

图 2-1　干细胞的分类

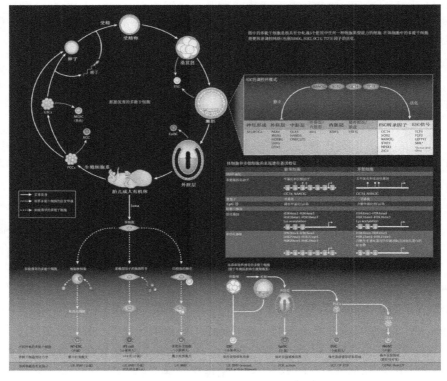

图 2-2　多能干细胞的发育及调控

ATFB，AT-binding transcription factor-1，结合转录子 1；BMP，bone morphogenetic protein，骨形成蛋白；DLX5，distal-less homeobox-5，末端小同源异形盒 5；ECC，embryonic carcinoma cell，胚胎癌细胞；EGC，embryonic germline cell，胚胎种系细胞；EpiSC，epiblast stem cell，外胚层干细胞；ESC，embryonic stem cell，胚胎干细胞；FGF，fibroblast growth factor，成纤维细胞生长因子；GDNF，glial-cell-derived neurophic factor，神经胶质细胞源性神经营养因子；GSC，germline stem cell，种系干细胞；HOXB1，homeobox B1，同源异形盒 B1；ICM，inner cell mass，内细胞团；iPS cell，induced pluripotent cell，诱导多能干细胞；ISL1，islet-1，岛 1；LIF，leukaemia inhibitory factor，白血病抑制因子；MEK，mitogen-activated protein kinase and extracellular signal-regulated kinase kinase，丝裂原活化蛋白激酶和细胞外信号调控激酶；MGSC，multipotent germline stem cell，多能种系干细胞；NT，nuclear transfer，核移植；OCT4，octamer-binding transcription factor-4，八聚结合转录子 4；PEG，polyethylene glycol，聚乙二醇；PGC，primordial germ cell，原始胚细胞；SCF，stem cell factor，干细胞因子；SOX2，SRY-related high-mobility group (HMG)-box protein -2，Y 染色体相关高移动簇信号蛋白 2；STAT3，signal transducer and activator of transcription-3，信号转导子和转录 3 活化子；TCF3，transcription factor-3，转录因子 3

　　细胞着床后，经过胚胎的发育，形成胎儿。在胎儿、新生儿及人体发育的各个阶段，各种组织器官中都存在着各式各样的干细胞，这些干细胞称为躯体干细胞（somatic stem cell），或称为ASC。实际上，ASC也包括了胎儿的干细胞，因此称为躯体干细胞较为合适。它实际上是指存在于已经分化的组织和器官中的相对未分化的细胞。其分化方向可以是多向的，也可以是单向的，亦为单能干细胞。例如，造血干细胞（HSC）在分化时除了分化为造血系细胞，还可能分化成为淋巴系细胞和髓系细胞，亦为多能干细胞。而有些干细胞只能向一个方向分化，例如，肌肉干细胞只能分化成为肌肉细胞，亦为单能干细胞（此类型不属于严格意义上的干细胞）。

　　按干细胞的发育阶段不同，可以将其分为ESC和ASC。诱导多能干细胞（iPSC）最初是日本科学家山中伸弥（Shinya Yamanaka）于2006年利用病毒载体将Oct4、Sox2、Klf4和c-Myc 4个转录因子的组合转入分化的体细胞中，使其重编程而得到的类似ESC和胚胎多能干细胞的一种细胞类型。通过采用导入外源基因的方法使体细胞去分化为多能干细胞，对于这类干细胞称为iPSC。组织干细胞还包括胎儿组织干细胞（fetal tissue stem cell）和成体组织干细胞（adult tissue stem cell）。

（三）干细胞的微环境

　　干细胞通过接受外界的信号，决定是进行自我复制，还是一边进行复制一边进行分化，或者不复制而全部进行分化。干细胞通过其周围的细胞、分泌因子、细胞外基质以及细胞的直接接触等各种各样的形式，通过极其复杂的调控决定其命运。这些包括干细胞自身在内的维持干细胞特性的周围环境称为干细胞微环境或干细胞巢（niche）。干细胞的存在与微环境密不可分，干细胞和由微环境形成的干细胞支持结构统称为干细胞系统。

　　这种微环境不仅具有维持干细胞自我复制的功能，而且在成熟个体干细胞维持模式中，还有一种休眠状态（dormancy）模式，即通过完全不进行自我复制来维持干细胞状态。这种状态的维持与其微环境有关。在维持休眠状态的微环境中，部分脱离微环境的干细胞进行自我复制，其中一部分细胞重新回到微环境中，保留干细胞的性质，其他未回到微环境的细胞则进行分化。在成体组织中，干细胞在微环境中处于静息状态；一旦机体组织受到损伤需要修复，在特殊信号的刺激下，微环境可以活化，干细胞发生定向分化，参与组织再生和损伤的修复。

（四）干细胞鉴定

　　为证实某种细胞是一种或一类干细胞，需证实其具有两个基本特性，即自我更新和多向分化。在具体鉴定方法和标准方面，ESC、组织干细胞和iPSC等各不相同。

　　以ESC的鉴定为例，2003年 *Science* 杂志公布人ESC的标准是：①核型正常（karyotypically normal）；②在体外培养时可以无限增殖（proliferate *in vitro* indefinitely under well-defined culture conditions），体外培养至少70代；③可以冻存和复苏（most of cells recover after freezing and thawing）；④体内和体外可以分化为多种类型的细胞（differentiate into a variety of cell types *in vivo* and *in vitro*）。

　　根据以上标准需要进行有关自我更新能力和多向分化能力的测定。有关自我更新能力的测定包括无限增殖特性测定、核型稳定分析、标志物检测、端粒酶活性测定等。有关多向分化能力方面的测定方法包括体外类胚体（embryoid body，EB）形成试验、体内畸胎瘤形成（teratoma formation）试验、定向分化试验等。

（五）干细胞研究的重要历史事件

　　1980年，英国科学家Evans利用小鼠囊胚的内细胞团率先建立第一株小鼠ESC系。至今，小鼠ESC一直是研究发育最佳的体外模型。2007年，Evans因其在干细胞研究中的突出贡献获得诺贝尔奖。

　　1998年，美国科学家Thomson等率先从体外受精治疗后剩余的胚胎中分离出内细胞团，建立了人ESC系，这一突破性进展在全世界引起极大反响，并被评为1998年世界十大科技成果之首。

2003 年，Gurdon 将人外周血淋巴细胞注射至软骨细胞中，出现逆向分化趋势，在这些逆向分化的细胞中可表达细胞表面标志物 Oct4，这种表面标志物是人 ESC 所特有，从而证明人已分化的终末细胞在一定条件下可以逆向分化。

2006 年，Yamanaka 首先将调控基因的转录因子加入终末分化的成纤维细胞中，逆分化为具有干细胞功能的细胞，称为 iPSC，从而证明人的 ESC 可以从自身的成体细胞中转分化，即逆向分化而获得。

（六）干细胞临床应用现状

干细胞所具有的无限增殖能力和多向分化潜能，为临床多种疾病的治疗提供了新的思路。目前全球已进行大量的干细胞研究和临床试验，这些临床试验包括Ⅰ～Ⅳ期。由于干细胞研究处于前沿领域，尚有多种不可控因素，因此，距离大量干细胞产品走向临床还有一段很长的距离。

目前，干细胞主要临床研究集中于骨科、皮肤、心血管、癌症、糖尿病、创伤修复、血液病、泌尿系统、牙科、眼科和整形美容等领域，已有多项人类 ESC 产品用于临床治疗试验，同时，也有多种人组织干细胞产品用于临床试验，适应证包括脊髓损伤、黄斑变性和心脏病等。

目前已经上市和在研的干细胞治疗产品均采用的是多能间充质干细胞。韩国批准的 Hearticellgram-AMI、Cartistem、Cuepistem 和加拿大批复的 Prochymal 为干细胞药物，其他产品主要为干细胞制品。2011 年，韩国批准 FCB-Pharmicell 公司开发的急性心肌梗死治疗药物 Hearticellgram-AMI，自 7 月 1 日起投放市场销售，该药物是同种异体多功能间充质干细胞，通过冠脉内注射治疗急性心肌梗死。2012 年 5 月加拿大批准 Osiris Therapeutics 公司研发的人体异体干细胞药物 Prochymal 上市，用于治疗儿童移植物抗宿主病。

近年来以干细胞为主的细胞治疗研究发展迅速，在缺血性心脑血管疾病、骨关节疾病、免疫系统疾病、移植物排斥反应、退行性疾病、肝硬化、糖尿病等领域已启动多项临床试验研究。在法律法规方面，欧美国家已形成若干统一的干细胞行业标准。美国几乎所有的干细胞库都需通过美国血库协会（American Association of Blood Banks，AABB）的标准认证，这种标准是细胞治疗和输血领域的全球性标准。对于血液制品的质量检验采用美国病理学家协会（College of American Pathologists，CAP）的标准，血清学参考实验室标准（National Serology Reference Laboratory，NSRL）是目前国际公认的标准。

目前，我国国内 ESC 尚无产品达到临床研究要求，大多还处于临床前动物研究阶段。临床治疗中常用的细胞类型是成体源性细胞，如骨髓 HSC、脐带血（UCB）HSC、骨髓间充质干细胞（BM-MSC）、脐带间充质干细胞和外周血免疫细胞等。

我国卫生部于 2009 年 5 月印发了《医疗技术临床应用管理办法》，将干细胞应用技术列为三类医疗技术。三类技术的特点是：有风险，有伦理问题，需要严格管理。2012 年，根据国家卫生部《干细胞临床研究和应用规范整顿工作》领导小组的安排，由专家委员会研究起草了三个文件：《干细胞临床研究指导原则》《干细胞临床研究基地管理办法》，《干细胞制剂质量控制及临床前研究指导原则》。文件规定，临床研究基地必须具备以下条件：①三级甲等医院；②已获得国家食品药品监督管理局颁发的《药物临床试验机构资格认定证书》，承担过药物临床试验；③主要研究人员具备干细胞研究经验，并经过相关培训，取得培训证书。同时，一系列干细胞制剂质量控制、临床前研究指导原则和规范的出台，为干细胞安全、有效、有序地进行提供了保障。其目的是保证干细胞临床试验研究过程规范、结果科学可靠，保护受试者的权益并保障其安全，最终为提高临床医疗水平服务。

二、脐带血干细胞的发现

1988 年，Gluckman 等进行了第一例 UCB 移植。UCB 移植的成功实施，促进了 UCB 干细胞库的建立。在过去的十几年时间里，UCB 移植在无法实施 HLA 匹配的骨髓移植时，作为异体 HSC 移植的替代方案。临床应用后发现，UCB 已经成为继骨髓和外周血之后，又一种有效的 HSC 来源，可以用于造血系统紊乱、遗传性免疫缺陷疾病、代谢性疾病及肿瘤等疾病的治疗。

与骨髓和外周血来源的 HSC 相比，UCB 来源具有以下优点：①来源充足；②可以从冷冻保存的脐带库中即时取材应用，而骨髓移植时常规需要 25～36 天的移植准备期；③HLA 系统不匹配时仍然可能应用，因此供体来源广泛；④宿主抗移植物反应的发生率低，程度轻；⑤病毒感染风险小；⑥对供体无损害。因此，在许多国家 UCB 移植已经部分或全部取代骨髓移植。

在 UCB 中有几种不同类型的干细胞，如 HSC、内皮祖细胞（EPC）和间充质干细胞（MSC）。UCB 干细胞可以作为干细胞移植和其他治疗方法的一个重要细胞来源。因此，正确认识和描述干细胞的特征对于干细胞的实际应用十分重要。HSC 可以表达 $CD34^+$ 分子、c-kit 分子、$CD38^-$ 分子、人白细胞抗原（HLA）和人类家族抗原。EPC 和 HSC 均来源于普通的祖细胞。EPC 具有强大的血管再生能力，并且在器官移植中可以明显改善组织缺血状况。MSC 是骨髓微环境中的重要细胞，主要支持造血功能，为移植成功提供必要的条件。而且，其具有典型的特征，不表达造血细胞标记物 CD34 和 CD45，但表达 CD90、stro-1 和除 HLA-DA 外的主要组织相容性复合体（MHC）Ⅰ类分子。此外，MSC 还具有很强的分化能力，可以分化成不同类型的细胞，进而拓宽了 UCB 干细胞治疗疾病的范围。与骨髓细胞相比，UCB 细胞更有优势，它可以提供来源充足的干细胞和未成熟的免疫细胞，因此可以显著降低移植后抗宿主反应的发生概率，降低传染性疾病的传播风险，同时可以明显提高基因转导的成功率。已有的大量研究证实，UCB 是干细胞的重要来源，在未来的研究中，UCB 来源的细胞将在细胞治疗中发挥更大的作用。

三、脐带血干细胞研究与应用现状

UCB 移植最早始于 1988 年，目前已经应用于治疗多种造血性疾病和恶性肿瘤化疗后骨髓抑制的病例。这些治疗的基本原理是 UCB 中含有 $CD34^+$ 的前体细胞，体内移植后可以获得长期稳定的骨髓修复效果。到目前为止，已经应用 UCB 移植治疗超过 45 种不同的疾病，超过 6000 例患者，未来临床上将会有更广泛的应用。

应用 UCB 移植具有易于获取、处理和储存，对供体无影响，少见因移植引起的感染，适用于 HLA 不相符者，应用时不违反法律、伦理、道德和宗教等方面的规定等优点。同时，其也存在一些不足，例如，UCB 中 HSC 含量较低，移植后可能对于造血系统作用小或无作用，或者作用起效时间较长；UCB 干细胞有畸变的可能，如发生早期恶性突变，移植后可能对于受体造成不良的影响；对于 UCB 干细胞移植后复发的病例，无法再一次移植相同供体的 UCB 干细胞等。

1993 年在纽约血液中心由 Rubinstein 建立了第一个公共 UCB 库，之后在世界各地建立了多个人 UCB 库。根据 NetCord 统计，到 2006 年 3 月，在世界上已经建立了 109 771 个 UCB 库（数据来自于 www.netcord.org）。目前在世界范围内有关 UCB 已经进行多个方面的研究，包括取材、处理、定量、定性、培养、冷冻保存、复苏、配型、移植选择等。

UCB 库是目前干细胞行业中最成熟也最重要的产业化项目，其全称是"UCB 造血干细胞库"，是专门提取和保存 UCB-HSC 并为患者提供查询的特殊医疗机构。国家卫生主管部门视之为一种特殊血库。公共库奉行公益原则，接受公众 UCB 捐赠，免费保存，以作日后提供给病患进行异体移植；而自体库，实行收费保存，UCB 也只用于保存者自体移植所用。目前，中国在全国范围内有 7 家获得卫生部颁发的脐带血造血干细胞库执业许可证的 UCB 库，分别在北京、天津、上海、广东、四川、山东和浙江。UCB 库对干细胞技术服务企业非常重要。按我国的法律，每一个省级区域只能有一家由卫生部颁发执业许可证的 UCB 库。相信 UCB 库的正确管理和应用，必将对 UCB 干细胞的临床应用发挥巨大的作用。

第二节 脐带血干细胞的基础医学

在 UCB 中含有多种不同类型的干细胞，如 HSC、EPC、MSC 等。UCB 中的干细胞可以作为重要的细胞来源，用于细胞移植和细胞治疗。本节对 UCB 移植中可能存在的一些问题进行简要介绍。

一、有关移植的效果

与骨髓移植相比，UCB 干细胞移植后移植动力学速度较慢，对于受体产生修复效果略延迟。在通常情况下，对于移植效果影响较大的因素包括移植有核细胞的总数和 HLA 匹配程度。一般在同种异体移植时，即使是很小的组织相容性抗原的不同，也将会引起移植物排斥和宿主抗移植物反应。对 UCB 干细胞来说，移植动力学速度较慢的原因可能与各种黏附分子表达、归巢特点和细胞的成熟阶段有关。同时，在 UCB 中含有的淋巴细胞有可能抑制甚至消除移植后发生的免疫排斥反应。

UCB 中 CD34$^+$前体细胞的数量与移植效果未见明显的剂量依赖关系，分析其原因可能与抗原决定簇中 CD34 抗原密度减少有关。但是体外试验证实，与成人骨髓和外周血干细胞相比，UCB 中 CD34$^+$前体细胞缺少成熟的表型特点，显示出更强的增殖特性，其增殖力是成体骨髓和外周血干细胞的 3.6～10 倍。由于这一原因，虽然 UCB 干细胞的含量较低，但是移植后效果良好，移植失败的发生率较低。

二、有关移植的免疫学问题

在同种异体移植时，HLA 不相容是引起急性和慢性宿主抗移植物排斥反应（GVHD）的主要原因。但是在施行 UCB 干细胞移植时，即使有一级和二级 HLA 不相容，GVHD 反应也很轻。其可能的机制包括：①供体淋巴细胞数减少；②供体 T 细胞对于受体抗原识别和抗原呈递细胞（APC）反应的负调控作用；③供体 T 细胞对受体异种抗原的反应性受限；④细胞因子活性受限；⑤UCB 干细胞的免疫抑制作用。

体外试验证实，在 UCB 移植后出现异体反应性 T 细胞缺乏和免疫调控性细胞因子表达，淋巴细胞体外混合培养后发现，细胞毒性功能降低，细胞增殖力下降，增加活化诱导的细胞死亡，并可见黏附分子表达发生改变。在 UCB 移植后，出现 NK 细胞，并可以促进端粒酶-穿孔蛋白溶解通路活性，增强 Fas/Fas 配体活性。这些均可能是 GVHD 发生率低的原因，也可能是 UCB 干细胞移植后移植修复效果起效较晚的原因。而起效较晚的一个不利影响是可能增加细菌、真菌和病毒感染的概率。研究发现，如果 HLA 一致性不好的 UCB 干细胞移植后，发生早期移植后感染的概率较大，这一点可能与 UCB 中有核细胞和 CD34$^+$前体细胞较少有关。因此，有必要对于 UCB 干细胞移植免疫学机制进行更深入的研究和探讨。

三、UCB 干细胞的增殖

在 UCB 干细胞移植治疗时，为了达到安全有效的移植效果，一般需要有核细胞的数量为 $1×10^7$～$2×10^7$ 个细胞/kg 体重，即用于体重在 30～40kg 的儿童或年轻人，有核细胞总数需要达到 $3×10^8$～$4×10^8$ 个。为了达到有效的有核细胞数量，需要对 UCB 干细胞进行体外培养增殖。目前，在这一领域的研究正在进行之中。

研究显示，采用适宜条件可以去除成熟的 CD34$^-$细胞，对这些有集落形成能力的细胞，通过加入细胞因子，可以提高 50～100 倍的增殖效果，原始的 Delta 细胞也可增加 10～20 倍。UCB 中长期培养的启动细胞（long-term culture-initiating cell，LTCIC）在低浓度细胞因子的作用和连续培养条件下，可以倍增 10 倍以上。同时需要注意的是，在目前的研究中，还没有对于 NOD/SCID 亚群细胞的倍增规律的研究。因此，有关干细胞增殖的许多内容尚属于未知领域。有学者报道，在体外细胞因子作用下，UCB 干细胞中集落形成细胞（colony forming cell，CFC）可增加 20～25 倍，LTCIC 可增加 40%，NOD/SCID 亚群细胞无变化。这一结果对于临床细胞因子应用时的效果评价有参考意义，类似的研究对于改进 UCB 干细胞增殖的技术和方法将有重要意义。

另外，一种有助于提高 UCB 干细胞增殖效率的方法是生物反应器，如常用的 Cytomatrix。在这种生物反应器中，将 UCB 干细胞接种到含有钛涂层的三维生物基质上，细胞可以在自然产生的细胞因子作用下生长和增殖。研究证实，应用生物反应器后，CD34$^+$骨髓前体细胞数量增加 3 倍，未来有可能成为供临床移植的良好方法。

当然，仅增加 UCB 干细胞的数量对于改善移植效果是不够的。需要 UCB 干细胞中有更多免疫细胞的成熟和数量的增加，还需要 APC 和间充质干细胞的增加。这些不同种类细胞的综合作用将有助于临床移植效果的改善。

四、UCB 干细胞与再生医学

UCB 干细胞已在再生医学中显示出良好的应用前景。在 UCB 中，有一种多向分化潜能的 CD45$^-$细胞，可以贴壁生长，且倍增到 10^{15} 后仍然保持多向分化的能力。这种细胞可分化为成骨细胞、成软骨细胞、脂肪细胞、造血细胞和神经细胞等。由 CD45$^-$细胞分化而来的神经细胞可以表达神经纤维蛋白、离子通道蛋白、神经递质表型等。将这种细胞移植至小鼠脑内后发现，移植 3 个月后仍然存活，并表现出神经细胞表型。UCB 干细胞已经显示出未来在周围神经疾病和中枢系统疾病治疗中应用的潜能。

另一种 UCB 来源的、适于体外培养和移植治疗的细胞是 CD34$^+$内皮细胞前体细胞。研究证实，这种细胞可以在体内形成血管样结构，并可以改善心肌梗死动物模型的血液循环状况。在细胞移植后，可以迁移至心肌梗死区，参与血管新生过程，有助于梗死区修复和重塑。而且，UCB 中获取的 CD34$^+$细胞可以明显改善心肌梗死后的心室功能。这些研究成果显示，UCB 干细胞有可能用于急性心肌梗死和心肌炎的治疗。而且，UCB 干细胞还可用于 1 型和 2 型糖尿病的治疗。

总之，UCB 干细胞是一种理想的多能干细胞来源，研究证实，其可以用于血液恶性疾病和肿瘤化疗后引起的骨髓抑制性疾病的治疗。此外，其中所含有的多能干细胞还可以应用于全身多种疾病的治疗，在再生医学中展示出广阔的应用前景。

第三节 脐带血源性造血干细胞

1988 年，Gluckman 等进行了第一例 UCB 移植，其治疗病例为贫血患者，移植后获得成功。UCB 移植治疗血液系统疾病是目前 UCB 应用的重要领域，其中发挥主要作用的是 UCB 源性 HSC。本节将对 UCB 源性 HSC 相关内容进行简单概述。

一、HSC 基本特征

造血系统组织中含有一小部分原始的、具有多向分化能力的 HSC（图 2-3）。这些细胞具有自我更新能力和增殖能力，并且可以分化成为所有造血系细胞，产生髓系和淋巴系定向祖细胞。这一系统极为复杂，在每个人的生命中，每小时产生 10^{10} 个红细胞和 10^8～10^9 个白细胞。在理论上，一个干细胞可以产生超过 50 个细胞集落，细胞数可达 10^{15} 个。细胞增殖和分化由特定的蛋白成分进行调控。这些蛋白成分在造血系统中称为造血细胞生长因子和白细胞介素。在体外条件下，应用这些生长因子和白细胞介素可实现 HSC 的增殖，并应用于临床。除造血细胞生长因子外，在骨髓微环境中存在复杂的相互作用机制，也影响着造血祖细胞的自我更新、增殖、分化、归巢和趋化等活动。一些黏附分子在造血祖细胞表达中可发挥极为重要的作用，也同样是 UCB 研究的重要领域。

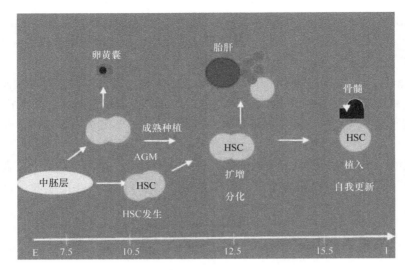

图 2-3　HSC 的发育（Bhattacharya and Stubblefield, 2009）

AGM, aortic-gonadotropin-mesonephric region, 主动脉-促性腺激素-中肾区域

二、UCB 源性 HSC 和祖细胞的表面分子表达特征

最原始的人造血祖细胞阳性表达 CD34、CD45（低）、Thy-1（CDw90）、c-kit 受体（CD117）和 CD113，阴性表达 CD38 和 Lin。此外，HSC 表面还有许多其他的黏附分子，同样发挥着重要的作用。

（一）CD34

CD34$^+$蛋白是一种细胞表面糖蛋白，分子质量为 90～120kDa，在 UCB、骨髓来源的 HSC 和祖细胞发育早期表达，在内皮细胞中也有表达。研究发现，这一蛋白分子参与 HSC 的黏附调控，以保证细胞与周围微环境基质的有效黏附。

尽管 CD34 抗原是 HSC 特征性标志性分子，但是有研究发现，非定向性干细胞的祖细胞并不表达这一标志物。在不同的分化阶段，CD34$^-$的干细胞不仅可以产生造血祖细胞，而且可以形成更多的间充质前体细胞，如成骨前体细胞、肌前体细胞、脂肪前体细胞等。目前认为，CD34 是活化后干细胞的标志物，CD34$^-$细胞培养后可以产生 CD34$^+$细胞。CD34$^-$细胞可能是 CD34$^+$细胞的贮备池，在 HSC 中 CD34 的表达可能发生转化。在许多研究中，CD34$^+$是 UCB 细胞单位的评价标准。但是由于在 UCB 中 CD34$^+$表型的细胞数量有限，因此标准化有一定困难。

1. 从 UCB 中分离 HSC 的比例

通常情况下，评价和预测 UCB 移植结果的指标是有核细胞数和 CD34$^+$细胞计数。在骨髓中，有核细胞中的 1%～3%为 CD34$^+$，包括 HSC 和内皮细胞。UCB 中，约 1%～2%有核细胞为 CD34$^+$。在外周血有核细胞中仅有 0.01%～0.1%为 CD34$^+$，是 UCB 的 1/10。

有关 UCB 中 HSC 的数量，研究报道结果不一。在新生儿 UCB 标本中，全部 CD45$^+$细胞中 CD34$^+$细胞的比例是（0.28±0.15）%或（0.4±0.03）%。在 UCB 有核细胞中，CD34$^+$细胞的比例是（1.4±0.9）%或（0.36±0.33）%，各标本中的测量结果差异很大。在新生儿 UCB 中，CD45$^+$细胞含量约为（12±1.3）×10^6/ml，CD34$^+$细胞含量是（5.6±3.9）×10^4/ml。这些数值的差异可能与 UCB 本身的异质性有关，也可能与研究时具体细节的差异有关。因此，确定标准化制备和量化 CD34$^+$细胞的方法非常重要。

2. 量化 CD34$^+$细胞的临床意义

在临床进行 HSC 异体移植时，除了 HLA 相容程度之外，有核细胞数和 CD34$^+$细胞计数是两个最为重要的评价指标。在进行 HSC 移植时，有核细胞数可影响髓系细胞、淋巴系细胞和血小板的恢复，也影响着移植的成活率。

目前，有关最少细胞移植量尚无定论。有的研究建议，有核细胞数一般至少为 $1.5 \times 10^7/\text{kg}$ 体重或 $2.0 \times 10^7/\text{kg}$ 体重，体重是受体的千克数。而 CD34$^+$ 细胞数量同样影响移植的效果，因此两者结合更有意义。CD34$^+$ 细胞数量受许多因素影响，如 HSC 的来源、供体类型、HLA 不匹配靶点的数目、受体疾病名称和严重程度等。最近有研究显示，移植时 CD34$^+$ 细胞数量至少为 $2.0 \times 10^5/\text{ml}$，高含量的 CD34$^+$ 细胞有助于髓样细胞和血小板的恢复。而且，较慢的移植物成活与 CD34$^+$ 细胞数量较少有关。

3. 从 UCB 中分离的 CD34$^+$ 细胞数量

由于 UCB 中 CD34$^+$ 细胞的数目是造血系统修复效果的重要影响因素，因此目前在许多研究中，都将 CD34$^+$ 细胞的总数作为 UCB 适于移植治疗的主要指标之一。由于在 UCB 中 CD34$^+$ 细胞数量较少，因此需要确定标准化制备技术。在控制 UCB 库质量时，需要采取有效的方案和流程，证明有效性的同时，保证不同批次、不同实验室的稳定性。如果应用标准流程后，各实验室之间的差异可以控制在 10%以内，对标本的临床应用和实际保存将有很大帮助。

目前用于 CD34$^+$ 细胞量化的常用方法有两种：一种是国际造血系统疾病治疗和移植工程学会（International Society of Hematotherapy and Graft Engineering，ISHAGE）的 ISHAGE 法；另一种是 BD 公司的 ProCOUNTTM 法。

ISHAGE 法由 Sutherland 等在 1996 年提出，是根据流式细胞仪检测时细胞表型的不同来对 CD34$^+$ 细胞进行定量。这种方法采用细胞大小、复杂程度、CD34 和 CD45 四个指标分选细胞类型，可以在 1 万个细胞中发现一个 CD34$^+$ 细胞。根据此法的基本原理，许多学者进行了进一步的改进。例如，Gratama 等采用 7-氨基放线菌素 D（7-amino actinomycin D，7AAD）检测 CD34$^+$ 细胞中有活性的细胞。因为 7AAD 可以鉴别死细胞和凋亡细胞，所以 7AAD 在 ISHAGE 法中已得到了广泛地应用，旨在排除 CD34$^+$ 细胞中死亡细胞或坏死细胞的影响。应用 7AAD 后发现，在 CD34$^+$ 细胞中约有 50%的细胞是死亡的或是无活力的细胞。但是，在不同实验室的工作中也有相互矛盾的结果。例如，在脐带获取后 36h 内处理得到的 UCB 干细胞中，活细胞数可达 95%左右。

尽管存在争议，但是在临床应用 UCB 库来源的 CD34$^+$ 细胞时，应用 7AAD 进行细胞活性评价是很重要的，活性细胞数目可以作为选择 UCB 标本的标准之一。由于 UCB 标本一般是处于冷冻保存状态，需要经过细胞的复苏和培养等过程，对于细胞活性的检测将影响临床应用的效果。因此，在应用 ISHAGE 法进行 CD34$^+$ 细胞定量时，应该常规应用 7AAD 进行活性测定。

（二）CD33

骨髓前体细胞、单核细胞前体细胞、巨噬细胞前体细胞、粒细胞前体细胞中存在 CD33 阳性表达分子，随着成熟和分化程度增加，表达水平降低，在成熟的粒细胞中表达水平很低，在造血系之外的表达尚不清楚。表达 CD33 是 HSC 多向分化的表现之一，CD34$^+$ 细胞中 CD33 阳性比例低于 30%。

（三）CD38

CD38 分子在大多数 HSC 中表达，特别是在分化早期和细胞活化时表达。在部分 CD34$^+$ 细胞、T 细胞、B 细胞、浆细胞、胸腺细胞、单核细胞、NK 细胞、骨髓前体细胞中均存在 CD38 阳性细胞。这种阳性细胞在脑组织、肌肉组织、肾脏组织中广泛存在。在功能方面，CD38 分子可能在细胞活化、增殖和存活方面起到重要作用。在细胞微环境发生变化时，CD38 分子可以发生上调或下调，进而调控细胞的功能状态，并可影响人淋巴细胞和内皮细胞的黏附功能。

最原始的人 HSC 前体细胞常表现为 CD34$^+$，但是很少或不表达 CD38。因此，CD34$^+$CD38$^-$ 常作为原始 HSC 的特点，这种细胞在体外培养时有更高的集落形成能力和 CD34$^+$ 表达。CD34$^+$CD38$^-$ 细胞在体外培养时，可以长时间增殖而不发生分化，说明 CD38 抗原可以作为衡量细胞活化和分化水平的标志之一。

约有 1% 的骨髓细胞表达 CD34，其中少于 1% 的细胞为 CD38$^-$，因此 CD34$^+$CD38$^-$ 细胞的比例在骨髓细胞中为 1/10 000 或者更少。研究发现，CD34$^+$CD38$^-$ 细胞在 UCB CD34$^+$ 细胞中的比例高于骨髓，分别是（16±8.8）% 和（4.7±3）%。而且，在 CD34$^+$ 细胞中，CD38$^-$ 细胞比例存在不同的研究结果，如（2.6±2.1）%、（3.9±0.9）%、（11.94±2.09）%、13.9%、（34.9±3.4）%、（67.9±7.2）% 等，说明在定量方面存在较大难度。

研究发现，CD34$^+$CD38$^-$ 细胞含量虽然不高，但是可以作为真正 HSC 的特征之一。UCB 中 CD34$^+$CD38$^-$ 细胞含量高于骨髓和外周血，可以用于解释 UCB 移植成功率高的原因。虽然细胞含量较少，但是这些抗原的多少可以作为临床应用效果的预测因素之一，因为这些抗原与移植后长期存活有关。尽管 UCB 移植的效果主要由有核细胞数和 CD34$^+$ 细胞数所决定，UCB 中 CD34$^+$CD38$^-$ 细胞是 CD34$^+$ 细胞中有高度增殖特性的细胞，有利于在移植过程中保证更多的未分化细胞。而且，该细胞的这种增殖能力与妊娠时间呈负相关，提示这种细胞在 HSC 中是较为原始的细胞，具有较高的集落形成能力。

（四）CD45

CD45 分子在所有造血系细胞中均呈高表达，而且是淋巴细胞的一种标志物。在淋巴细胞中，约 10% 的细胞表面区域有 CD45 表达。

（五）Thy-1（CD90）

Thy-1 也称为 CD90，在 HSC、神经节细胞、结缔组织、各种成纤维细胞和基质细胞中高表达。Thy-1 有可能参与细胞增殖的抑制过程。在骨髓的 CD34$^+$ 细胞中，有 10%～40% 细胞表达 Thy-1。这种 CD34$^+$ Thy-1$^+$ 细胞在骨髓和 UCB 中表现略有不同。许多 UCB 中 CD34$^+$ Thy-1$^+$ 细胞显示为原始的 HSC 或前体细胞。

（六）CD117

CD117 也称为 c-kit（c-kit 受体）或干细胞因子受体（stem cell factor receptor，SCFR）。CD117 在 HSC 和前体细胞、肥大细胞、黑素细胞、精原细胞、卵母细胞和 NK 细胞等细胞中表达。CD117 是干细胞生长因子受体，可以介导酪氨酸激酶活性。在骨髓、外周血和 UCB 中，作为免疫球蛋白黏附分子超家族成员，CD117 参与了 CD34$^+$ 细胞与基质和其他细胞的相互作用，而且在 HSC 的增殖、分化和保持活性方面均发挥作用。

检测 CD117 是评价原始性 HSC 的方法之一，而且在大多数 CD34$^+$ 细胞中均有表达。CD117 在 UCB 干细胞 CD34$^+$ 细胞中的阳性率为（80.7±8.2）%，在骨髓 CD34$^+$ 细胞中的阳性率为（72.3±13.1）%，在外周血 CD34$^+$ 细胞中的阳性率为（64.2±17）%。

研究显示，CD34$^+$ 细胞中 CD117 低表达的细胞常处于静止状态，这些细胞常处于受保护状态，避免受到刺激后发生分化，从而保持较为原始的状态。CD117 高表达常与细胞集落形成有关。研究还发现，骨髓前体细胞中多见 CD34$^+$c-kit^{high} 表型的细胞，而红细胞前体细胞中多见 CD34$^+$c-kit^{low} 表型的细胞。人 UCB 来源的 CD34$^+$c-kit^{low} 表型细胞含有大量处于细胞休眠期的前体细胞和细胞集落形成细胞。因此，c-kit 可以用于观察人 UCB 干细胞移植后的长期效果。

（七）CD133

CD133 也称为 AC133，是分子质量为 120kDa 的跨膜转运球蛋白，属于黏蛋白家族成员。CD133 在较为原始的细胞中表达，如 CD34$^+$ 的 HSC 或前体细胞、神经前体细胞、内皮前体细胞和肾原细胞等。CD133$^+$ 的前体细胞大多表现为 CD34$^+$、CD117$^+$ 和 HLA-DR$^+$。

CD133 抗原在 UCB 中常用来检测不成熟的 HSC，其原因是有内部 CD34 抗原表达的 intCD34+细胞，常表现为 CD133+，这类细胞常先于外部 CD34 抗原表达的 extCD34+细胞。intCD34+细胞表现出更为原始的表型。目前 CD133 已经作为 CD34 的替代检测因子用于移植研究时筛选 HSC 和前体细胞。CD34+ CD133+细胞为原始的干细胞，游走至病变部位，在器官和组织修复时发挥重要作用。CD133+还有助于血管生成，并且一部分细胞可以向血管内皮细胞系分化。因此，推测在心脏受损病例中，CD133+细胞移植有助于毛细血管床的恢复。

（八）FLT3

FLT3 受体也称为 CD135，是一种造血细胞前体细胞的生长因子受体。其在人和小鼠造血细胞前体细胞中表达，在体内可以促进造血细胞增殖，并促进 HSC 游走。作为酪氨酸激酶Ⅲ型受体，FLT3 是造血早期过程中较为重要的分子之一。在 UCB 中，CD34+CD117+（c-kit+）细胞、CD34+CD90+（Thy-1+）细胞和 CD34+CD109+细胞均表达 FLT3。

（九）CD164

CD164 是一种分子质量为 80～90kDa 的跨膜糖蛋白-唾液黏蛋白，在 CD34+造血细胞前体细胞中表达，在细胞与细胞相互作用和细胞活化中发挥作用。CD164 抗原作为造血系早期表达的分子，可以协助 CD34+细胞黏附到骨髓基质中。CD164 还在未成熟的 CD34+CD38low 细胞中高表达。在 UCB 中约有 20%细胞表达 CD164，CD34+CD164+细胞中约有 60%表达 AC133。目前的研究发现，人 UCB 中大多数 CD34+ CD38low/-，或 CD34+ AC133+CD90+CD117+CD135+细胞表达 CD164。

（十）CXCR4

CXCR4 也称为 CD184，是基质源性生长因子（stromal-derived factor，SDF-1）受体，是造血系细胞、内皮细胞、神经细胞、肌细胞和肝脏干细胞标志物。作为 CXCR4 的配体，SDF-1 在体内由多种器官分泌，可以化学吸引多种血液循环中的干细胞因子，而这些干细胞因子对于构成细胞微环境起到重要作用。最近发现，CXCR4 还存在于神经干细胞、肾脏色素上皮细胞、肝脏干细胞中，并对这些细胞发挥功能，主要是 CXCR4+细胞介导干细胞对于 SDF-1 作用发生化学性组织反应。

通过对于外周血、骨髓、UCB 来源的 HSC 特性的比较研究发现，UCB 中 CD34+细胞 CXCR4 表达率最高。在 UCB 中，约 90%的 CD34+细胞 CXCR4 表达。CXCR4 表达对于 UCBHSC/前体细胞在骨髓微环境中的归巢作用有重要意义。

三、其他 UCB 源性 HSC 和祖细胞的标志物及黏附分子

黏附分子在 HSC/祖细胞的游走和造血调控中发挥重要作用。大量研究证实，UCB、骨髓、外周血等组织中的 HSC 是高度异质性的，其中含有多种抗原可以用于定量 HSC，这些抗原可以通过流式细胞仪进行检测。细胞黏附分子在 UCB 和骨髓中的 CD34+ CD38+细胞中高表达。在细胞微环境中，黏附分子保证各种调控因子协调地相互作用，这些因子包括作用于基质细胞和细胞外基质的细胞因子、调控细胞增殖和分化的因子等。大多数 HSC 和前体细胞表达 CD34 抗原，同时具有多种黏附分子受体。这些黏附分子可以将干细胞或前体细胞与细胞外基质成分相连接，保证细胞归巢、存活、增殖和分化等生理活动的正常进行。以下对常见的黏附分子进行简要介绍。

（一）CD11c

CD11c 是白细胞表面整合蛋白，可以在 NK 细胞、T 细胞和 B 细胞亚群、单核细胞、多核细胞和中

性粒细胞等细胞中表达。CD11c 在与内皮连接方面发挥作用。在人 UCB 和骨髓中的 CD34$^+$ 细胞很少表达 CD11c 分子。

（二）CD31

CD31 也称为血小板内皮细胞黏附分子-1（platelet endothelial cell adhesion molecule-1，PECAM-1），存在于骨髓细胞、白细胞及其前体细胞、内皮细胞、CD34$^+$ 细胞、单核细胞、血小板、NK 细胞和 T 细胞，B 细胞无表达。CD31 可以活化白细胞整合蛋白，介导内皮细胞与白细胞、造血细胞与细胞外基质成分之间的相互作用。而且，在人 UCB 和骨髓中，CD34$^+$ 细胞的 CD31 高表达。

（三）CD49e

CD49e 是 VLA-5 整合蛋白的 α 链，在胸腺细胞、T 细胞、单核细胞、活化血小板、原始 B 细胞、CD34$^+$ 细胞等细胞表面均有表达。VLA-5 整合蛋白在骨髓前体细胞与细胞外基质连接中发挥重要作用。目前，其在 CD34$^+$ 细胞中的表达水平尚存争议。文献报道，在正常骨髓中 CD34$^+$ 细胞均表达 CD49e，在 UCB 的 CD34$^+$ 细胞中低表达。但有的结果与此相反，发现在 UCB 的 CD34$^+$ 细胞中也高表达 VLA-5。在 UCB 源性 CD34$^+$ 细胞中加入一些造血系生长因子后发现，大量的 CD34$^+$ CD38$^+$ 和 CD34$^+$ CD38$^-$ 细胞均表达 CD49e。

（四）CD61

CD61 是 β3 整合蛋白链，也称为 GPⅡb/Ⅲa，存在于血小板、巨核细胞、单核细胞、巨噬细胞和内皮细胞等细胞中，其功能是促进血小板凝集。在 UCB 的 CD34$^+$ 细胞中，约有 20% 表达 CD61。

（五）CD62L

CD62L 也称为白细胞黏附分子-1（leukocytes adhesion molecule-1，LAM-1），或称为 LECAM-1，存在于 T 细胞、B 细胞、单核细胞、中性粒细胞、胸腺细胞、嗜酸性粒细胞、嗜碱性粒细胞、红细胞和骨髓细胞前体细胞、NK 细胞等中，还存在于部分脾脏和骨髓的淋巴细胞，以及一些造血系恶性细胞中。CD62L 参与淋巴细胞归巢，在炎症区域辅助与内皮细胞结合。在外周血单核细胞移植后，CD62L 参与了 CD34$^+$ 细胞的归巢，并可增加 CD34$^+$ 细胞的集落形成。大多数 CD34$^+$ 细胞的细胞膜表面表达 CD62L。UCB 和外周血中的 CD34$^+$ 细胞高表达 CD62L，其表达水平高于骨髓细胞。同时发现，在 UCB 的 CD34$^+$ CD38$^-$ 细胞中 CD62L 高表达，提示其在归巢和移植方面发挥作用。

（六）HLA-DR

HLA-DR 分子在单核细胞、巨噬细胞、淋巴细胞及发挥功能状态的 Th 淋巴细胞中表达。在大多数人 UCB 和外周血 CD34$^+$ 细胞中均有 HLA-DR 表达。研究显示，CD34$^+$HLA-DR$^+$ 细胞在 UCB 和骨髓中无明显差异，比例分别是（86.3±2.7）% 和（92.7±5.1）%。而且，在新鲜分离和培养后的细胞中 HLA-DR 表达有很大差异，其原因可能与 CD34$^+$ 细胞的异质性和妊娠期不同有关。HLA-DR$^+$ 细胞在 CD34$^+$ CD38$^+$ 细胞中的表达水平高于 CD34$^+$ CD38$^-$ 细胞，提示此分子更多在分化的细胞中表达。

四、UCB 源性 HSC 的培养

UCB 组织具有的一些特点使其成为较为理想的干细胞来源，但实际应用中一个最大的问题是 UCB 标本中 HSC 数量有限。探索 UCB 中 HSC 自我更新和不断增殖的适宜条件是研究的热点之一，体外培养条件的优化对于细胞移植、细胞标记和基因治疗等均有重要意义。通常情况下，用于骨髓移植的 UCB

中的 HSC 数量对于儿童患者基本可以满足临床需要，而对于成人则明显不足。一项国际 UCB 库的应用数据显示，在 5387 个单位的 UCB 中，有 2940 个（54.6%）单位用于儿童，2447 个（45.4%）单位用于成人。

增加 UCB 中的细胞数量关系到 UCB 应用后的临床效果。细胞数量过低将导致移植后的存活障碍，甚至导致移植失败。为此，需要保证 UCB 中的细胞数量。增加数量的一种方法是采用多来源的 UCB 联合移植，另一种方法是对 UCB 细胞进行体外扩增培养。由于多来源的 UCB 移植很难保证 HLA 完全匹配，因此通过体外培养的方法实现 UCB 细胞增殖，是保证移植细胞数量的最为可靠的方法。在体外培养细胞时需要考虑两个重要的内容：一是保证细胞的自我更新能力和多向分化能力，二是保证细胞移植后在短时间内即与受体相容并发挥作用。目前，已探讨多种生长因子对于 UCB 干细胞体外培养的促进作用。而且，现已对 NOD/SCID 大鼠模型中的 UCB 干细胞进行了有效的扩增。

目前，对于 UCB 干细胞进行体外扩增有以下 3 种方法。①液体培养：首先分离出 CD34$^+$细胞或 CD133$^+$细胞，随后加入促进造血系前体细胞增殖和自我更新的细胞生长因子，在液体环境下培养。②共培养系统：与基质细胞成分共同培养，例如，与 BM-MSC 共同培养，利用其分泌的生长因子促进细胞增殖。③生物反应器：UCB 源性 HSC 与生长因子在持续灌流的条件下培养。最终目的是增加 UCB 源性 HSC 的数量，缩短细胞移植后在宿主体内发挥作用的时间，减少移植失败的风险。

造血过程受大量细胞因子的影响，这些造血相关的生长因子是可溶性生长因子，控制着造血系前体的增殖和分化。这些生长因子与各种受体结合，直接或间接作用于细胞。这些生长因子及其在细胞膜上受体的相互作用，决定着 HSC 的存活、增殖和分化。

常见的作用于造血系的生长因子有 6 种：①集落刺激因子（colony-stimulating factor，CSF），包括粒细胞-巨噬细胞集落刺激因子（granulocyte-macrophage colony-stimulating factor，GM-CSF）、粒细胞集落刺激因子（granulocyte colony-stimulating factor，G-CSF）、巨噬细胞集落刺激因子（macrophage colony-stimulating factor，M-CSF）；②促红细胞生成素（erythropoietin，EPO）；③促血小板生成素（thrombopoietin，TPO）；④肿瘤坏死因子（tumor necrosis factor，TNF）；⑤FLT-3 配体（FL）；⑥白细胞介素（interleukins，IL）等。已经有多个系统用于扩增 HSC，其中已使用多种细胞生长因子促进 UCB 源性 HSC，包括 FLT-3、TPO、GM-CSF、IL-3 和 IL-6 等，以支持造血分化的不同阶段。除各种因子以外，基质细胞和基质成分也可参与 HSC 的增殖与分化的调控。

研究证实，TPO 单独作用即可以促进 UCB 或骨髓中的前体细胞早期增殖、存活和分化。TPO 本身是巨核细胞和血小板形成的调控因子，在早期造血过程中也可能发挥重要作用。这是人类原始细胞早期增殖阶段重要的细胞因子，同时也调控定向造血前体细胞增殖，在体外培养时也同样发挥调控作用。TPO 还可能抑制 CD34$^+$ CD38$^-$细胞的凋亡，提示其具有维持人原始前体细胞静态活性的能力。研究发现，UCB 培养时加入 TPO 后，CD34$^+$细胞含量显著增多，前体细胞含量也明显增多。

FLT-3 配体常与 TPO 共同作用，并可刺激树突状细胞的产生、体内诱导肿瘤组织退化，同时可诱导 CD34$^+$ CD38$^-$细胞增殖。这种细胞通常与其他细胞因子无反应，从而可以在体外保持前体细胞的特性。研究还发现，虽然 TPO 单独作用即可以促进细胞集落生长，但是如果与 FL、IL-3 等共同作用，将明显增加集落形成能力，特别对于 UCB 干细胞中的 CD34$^+$ CD38$^-$细胞的作用更为明显。在加入生长因子体外培养过程中，一些表面分子会发生改变。例如，加入 TPO、SCF 和 FL 培养后，CD62L$^+$的 CD34$^+$ CD38$^-$细胞和 CD34$^+$ CD38$^+$细胞的数量明显增多，CD117$^+$（c-kit）阳性细胞减少，HLA-DR$^+$细胞增多。

应用这些生长因子的组合可以实现对细胞生长增殖的调控。例如，应用 TPO、SCF 和 FL 的生长因子组合，可以调控 UCB 中 CD34$^+$细胞的性状和扩增，维持多向分化能力和长期造血的潜能。CD34$^+$细胞在以上生长因子作用下体外扩增 4 周后，细胞移植后效果更好。

在细胞研究中，常常采用小牛血清、胎牛血清或人血清进行。而在临床应用时，如果不使用血清即可实现细胞的扩增，无疑将非常有利。有学者对此进行了研究。在小鼠模型中应用来源于人的干细胞，人干细胞培养时采用无血清培养液，同时加入 TPO、SCF 和 FL 生长因子组合或 TPO、SCF、FL 和 IL-6 生长因子组合。培养的结果与加入胎牛血清或人血清组进行比较后发现，虽然含血清培养液培养的人 HSC 移植后的存活更佳，但是当不含血清而加入各种生长因子培养后，造血系前体细胞也表现出良好的集落形成能力。这种加入生长因子的培养液的优点是可能更好地调控细胞的生长和分化，有可能在未来得到应用。

另一个影响细胞体外培养效果和效率的重要因素是细胞培养时间的长短。在长时间的培养中可以获得更多的细胞数量，但是短期培养 UCB 干细胞时，CD34$^+$CD38$^-$细胞的性状更适于移植需要，因此实际应用时需要正确掌握体外培养的时间。同时，在细胞移植时需要提前确定，对于获取的 UCB 干细胞是直接应用还是经过体外培养后进行移植，这些将直接影响细胞移植后的效果。

五、影响 UCB 源性 HSC 特性的因素

许多因子影响 UCB 中前体细胞和干细胞的浓度。UCB 中总有核细胞（TNC）的含量与 CD34$^+$细胞浓度呈正相关，在单位体积 UCB 中收集到的 CD34$^+$细胞的体积和数量与 CD45$^+$细胞中 CD34$^+$细胞的比例相关。研究发现，随着 UCB 取材数量的增加，标本中含有的 TNC、CD34$^+$细胞和 GM-CFU 均增加。而且，新生儿重量、胎盘重量、脐带长度、切断部位、妊娠期、胎儿位置、生产方式等均影响收集到的 UCB 的数量，也将影响 TNC 的数量。还有一些其他因素可能影响 UCB 中 CD34$^+$细胞的含量。例如，婴儿生产时母亲的压力过大（常见于首次妊娠的女性），UCB 中有核细胞、粒细胞、CD34$^+$细胞和造血系前体细胞均增加，静脉 pH 降低。

生产时的妊娠期也可影响 CD34$^+$细胞的数量和体积。定量研究发现，UCB 中单位体积的 CD34$^+$细胞数量与妊娠期成反比。处于较短妊娠期的 UCB 中单位体积所含的 CD34$^+$细胞数量较多，但是由于较长时间的妊娠期获取的 UCB 更多，因此从细胞总数来看，还是来自长妊娠期的 UCB 中含有的 CD34$^+$细胞数量更多。虽在 UCB 中 TNC 与 CD34$^+$细胞有一定的线性关系，但在有时的测量中也可出现较大的出入，甚至有时变异可达 10 倍或更多，这可能与 CD34$^+$细胞数量受多种因素影响有关。例如，生产的方式和胎儿的位置都可能影响 CD34$^+$细胞的数量。研究还发现，CD34$^+$细胞的数量随着妊娠时间的延长呈线性下降，即在妊娠早期含量较高，在妊娠后期含量降低，出生后在外周血中快速降低。在胎儿的肝脏中同样存在类似的细胞数量与妊娠期负相关的关系。在中止妊娠的标本中，单位体积所含的 CD34$^+$细胞较多。

有关 CD34$^+$CD38$^-$细胞的影响因素分析的结果变异较大，其原因可能与分析各影响因素存在的困难有关。各种影响 CD34$^+$细胞的因素均可能影响 CD34$^+$CD38$^-$细胞。例如，影响 CD34$^+$细胞含量的妊娠期因素，同样影响 CD34$^+$CD38$^-$细胞的含量。而且，美洲人和亚洲人的 CD34$^+$CD38$^-$细胞含量明显低于高加索人和拉美裔人。因此，许多因素可能影响 UCB 中 TNC 和 CD34$^+$细胞的数量，且在处理脐带过程中一些细节非常重要。例如，在获取标本时钳夹的位置应该尽可能接近胎儿，目的是获取更长的脐带，尽可能多地收集 UCB；胎儿出生后尽可能快地收集 UCB；尽可能缩短标本收集和处理的时间；对标本采集和细胞操作人员进行良好的训练，以高效收集标本，缩短处理时间。以上这些细节均有利于增加 TNC 和 CD34$^+$细胞的数量，保证应用后的效果。

六、UCB 源性干细胞定量的临床意义

UCB 是 HSC 的重要来源，其准确定量有重要意义。目前，已对 UCB 与骨髓 HSC 的差别进行了研究，包括植入能力、GVHD 反应、免疫重建、移植物抗肿瘤能力、患者存活、不同的细胞浓度、不同 HLA 相容性对移植效果的影响。应用 UCB 时最大的优点是可以快速获取，避免了骨髓供体选择的等待时间。一般来说，等待骨髓供体需要 4 个月左右的时间，而 UCB 仅需 13.5 天左右。当 TNC 移植的细胞浓度为 3.0×10^7

个/kg 体重时，可补偿一个 HLA 不相容位点。移植有两个 HLA 不相容位点的 UCB 后可产生急性和慢性 GVHD 的风险，与移植 HLA 完全相同的骨髓及存活时间基本相同。但由于 UCB 中的细胞数量有限，因此移植后植入的时间延迟，尤其在成年患者更是如此。

UCB 可以为无法获得骨髓供体的成人患者提供移植细胞来源。一项 68 位患者的临床研究发现，$1.6×10^7$ 个/kg 体重 TNC 和 $1.2×10^5$ 个/kg 体重 CD34$^+$ 细胞可以保证临床的治疗效果。另一种方法是应用多个来源的 UCB 干细胞，这种方法可以更快地实现造血系统的恢复，移植 100 天后细胞间发生良好的嵌合作用，表现为至少 90% 的供体细胞在受体内存活，证实细胞的植入并发挥功能。而且，UCB 源性细胞移植后，向骨髓归巢的细胞较少。这一现象可能不利于移植个体的恢复。但这种干细胞可以较长时间保持其未成熟状态，从而确保其前体细胞特性，这一点优于骨髓移植。在通常情况下，根据受体体重计算，$12.0×10^7$ 个/kg 体重 TNC 和 $2.0×10^5$ 个/kg 体重 CD34$^+$ 细胞可以保证移植物快速的成活并发挥其功能。

研究表明，TNC 数量和 HLA 不相容位点的数目均可影响移植物的存活及 GVHD 发生的风险，而且 TNC 数量可以部分抵消 HLA 位点不相容所带来的副作用。采用较多的 TNC 数量和较少的 HLA 不相容位点，其移植效果较为理想。因此在进行 UCB 移植时，需要综合考虑 TNC 的数量和 HLA 相容的位点数。而且，有必要增加 UCB 库的数量和脐带存贮的样本数，样本数越大，其涵盖的多样性越全面，HLA 位点相容的可能性越大，移植的成功率越高，因此，进一步对 UCB 源性细胞的生物学、定量、影响因子等的研究有重要意义。例如，有一个样本含有 $6×10^7$ TNC 和一个 HLA 不相容位点，另一个样本含有 $4×10^7$ TNC 而 HLA 位点完全符合，哪个样本对患者更为有效？虽有学者选择第一个样本，原因是基于"TNC 数量可以部分抵消 HLA 位点不相容所带来的副作用"的理论，但具体效果还需实际验证。随着对 UCB 源性 HSC 生物学的研究深入，类似的问题将有一个确切的答案。

七、早产儿的 UCB

UCB 可以作为 HSC 的理想来源，但是目前大部分的研究都是针对足月产新生儿的 UCB（一般为 37 周以上），而对早产儿（25～37 周）的 UCB 特性研究较少。在妊娠期胎儿第 3～4 周出现 HSC，这些干细胞来源于于胎儿的卵黄囊，之后随血液循环分布至造血器官，在第 5～12 周干细胞由卵黄囊迁移至肝脏和脾脏，直到妊娠的中期和后期才随血液循环到达骨髓，见图 2-3。在妊娠早期，胎儿的 UCB 中含有大量的 HSC。在妊娠 34 周时，早产婴儿的 UCB 中干细胞含量与足月产婴儿相近。目前认为，随妊娠期增加而发生的 HSC 含量降低在妊娠 34 周基本稳定，不再发生显著变化。在妊娠 32 周左右可以发现循环血中 HSC 含量较高，提示 HSC 正在从肝脏等造血器官向骨髓迁移。在单核细胞中 CD34$^+$ 细胞的数目和比例与妊娠期长短呈反比。CD34$^+$ 细胞数目随妊娠进行逐渐下降，因此在早产儿中 CD34$^+$ 细胞的绝对数和比例均高于足月产婴儿。例如，妊娠 25 周婴儿的 UCB 中 CD34$^+$ 细胞数目明显多于妊娠 29～35 周的婴儿。

在早产儿的 UCB 中免疫表型也有一些变化，基本特点是在 CD34$^+$ 细胞中 CD33 高表达，而 CD38、CD117 和 HLA-DR 低表达。CD33$^+$ 表达的细胞在 CD34$^+$ 细胞中占有大多数，而在整个细胞中却表达很少。在妊娠 24～29 周时，约有 80% 的 CD34$^+$ 细胞表达 CD33；在妊娠 30～36 周时，这一比例为 50% 左右；而在妊娠 37～41 周的足月胎儿中，比例降为 30% 左右。此外，在早产儿 UCB 中，CD33 在 CD34$^+$CD38$^-$ 细胞或 CD34$^+$CD117^{low} 细胞中高表达，即妊娠时间与 CD34$^+$ CD33$^+$ 细胞数呈负相关，与 CD34$^+$ CD38$^+$ 细胞数呈正相关。

CD34$^+$CD45$^+$ 细胞的数目在早产儿中也明显增多，而 CD34$^-$CD38$^+$ 细胞和 CD34$^-$CD45$^+$ 细胞在足月产婴儿中较多。妊娠期越短，细胞的增殖能力越强。在早产儿 UCB 中，CD34$^+$CD33$^+$ 细胞较多，显示有较高的增殖能力和再生潜能。妊娠 23～31 周的早产儿 UCB 前体细胞的增殖能力比足月产儿 UCB 和骨髓更强，即前体细胞增殖能力随妊娠时间延长而减弱。研究显示，造血系细胞成熟过程中最显著的变化发生在妊娠第 25 周，HSC 在妊娠不同发育时期的含量和特性均不相同，这支持了人 HSC 迁移发生理论。在妊娠早期造血前体细胞数量较多，可能与胎儿肝脏内开始合成 HSC，之后逐渐向骨髓迁移有关。在妊娠第 19～25 周的胎儿血中发现细胞集落的存在，支持在胎儿期存在 HSC 位置的迁移，并通过胎儿循环系统进行。由于在妊娠早期 UCB 前体细胞更容易进行基因调控，因此这一时期也可能成为基因治疗的最佳时期。

第四节　脐带血源性非造血干/祖细胞

一、EPC

研究显示，干细胞具有向特定细胞分化的潜能，人 UCB 中则含有多种类型的干细胞。胎儿 UCB 中含有可以形成造血细胞和内皮细胞的干细胞成分。造血细胞和内皮细胞均来源于共同的前体细胞，即成血管细胞（hemangioblast）。与造血细胞一样，EPC 也表达跨膜糖蛋白 CD34。而且，EPC 和造血细胞都具有一些其他的细胞表面抗原，如 KDR、Tie-2 等。但是 EPC 数量只是造血细胞的 1%左右。

血管发生（vasculogenesis）和血管新生（angiogenesis）是新生血管形成的两个完全不同的过程。胚胎期血管系统的形成是一系列复杂的、受到高度调控的过程，包括分化、迁移，这些过程均与原始的内皮细胞有关，这一过程称为血管发生。在此基础上，原始血管系统进一步发生重塑，在原有的血管系统上长出新的毛细血管芽，新生出各种心血管系统组织，这一过程称为血管新生。血管发生和造血均起源于相同的前体细胞，不仅表现在胚胎发育期，而且表现在前体细胞移植之后。前体细胞可以分化为造血细胞和 EPC，称为成血管细胞。血管前体细胞可以形成成熟血管系统的全部组成成分，包括平滑肌在内，这一点在动物试验中均已证实。在血管新生阶段，毛细血管新生并增殖，这一过程受到如缺血等环境因素的影响。血管 EPC 与胚胎期成血管细胞具有相似的性质，可以参与循环、增殖，并可分化成为成熟的内皮细胞。因此，EPC 可能作为一种新的治疗方法应用于临床。

（一）EPC 的基本特性

1997 年，研究发现在成人外周血中存在 EPC。而且，其具有新生血管的能力，移植后可以改善缺血组织的供血。在骨髓和外周血中都含 EPC，但外周血中的含量较低。近年来的研究发现，在 UCB 中也含有 EPC，而且含量较高。

EPC 参与血管发生和血管新生过程。人血中含有骨髓来源的 EPC，除了可以促进出生后的新血管形成，还具有血管的集落形成能力，从而有可能用于形成各种血管成分及分泌各种血管因子的再生治疗。有关内皮细胞的来源、功能和表型，目前尚存在一些争议。例如，成人的 EPC 是来源于骨髓，还是由发育早期既已存在于其他部位的细胞迁移而来。成熟的内皮细胞一般增殖能力有限，在需要新生血管的部位，EPC 由骨髓释放出来，而这些 EPC 又是由其更原始的前体细胞分化而来的。研究发现，UCB 来源的 EPC，与其他来源的细胞相比，具有更强的增殖能力和更高的细胞循环率，提示 UCB 源性 EPC 应用于治疗性血管生成可能更为有效。

（二）UCB 源性 EPC 的表型特征

1997 年，从人外周血中成功分离出 EPC。但从造血系统中分离、鉴定和描述 EPC 是非常困难的，主要原因是缺乏内皮特异性标志物或功能分析方法。成人外周血中的 EPC 来自于 CD34$^+$的单核细胞。CD34$^+$细胞在人血管新生中的作用研究证实，在人出生后仍然存在着类似于胚胎期的成血管细胞，在造血系统中，CD34$^+$细胞具有生成 EPC 和内皮细胞的能力。在骨髓中的 EPC 可表达 CD34$^+$ CD133$^+$细胞，因此认为在外周血中的 EPC 是 CD34$^+$CD133$^+$的单核细胞。AC133 在 EPC 和 HSC 中均表达，但成熟的内皮细不表达。目前，关于 EPC 表型特点尚未达成统一认识，只有一点基本认同，就是 EPC 可能表达 CD34。但在 CD34 缺乏的小鼠中，未表现出血管发育的异常，提示 CD34 抗原表达并不是正常血管发育所必需。UCB 中分离的 CD34⁻细胞也可分离出 EPC。

在 UCB 细胞中，EPC 在 10^7 个单核细胞中仅有一个，但在 CD133⁺细胞中占有较大比例。在体外培养时，CD34⁺细胞和 CD34⁻细胞共培养可促进 EPC 的分化，CD34⁻CD14⁺细胞产生早期的 EPC。UCB 来源的 CD133⁻CD14⁺细胞有分化为内皮细胞的潜能，可能表达内皮细胞特异性表面标志物，而且可以形成管状或带状的细胞结构，显示前体细胞的特点。由于 CD14 在单核细胞和巨噬细胞中强表达，因此这一特点也验证了 EPC 的来源。

迄今为止，EPC 是如何分化成为内皮细胞及其特性尚不完全清楚。虽然如此，但目前已知的是，EPC 和内皮细胞表达一些相同的内皮特异性表面标志物，包括血管内皮生长因子受体-2（vascular endothelial growth factor receptor-2，VEGFR-2，KDR，Flk-1）、Tie-1、Tie-2、CD34、VE-钙黏着蛋白和 E-选择蛋白等。而且，HSC 与内皮细胞有相同的一些标志物，如 VEGFR-1、CD34、Tie-1 和血小板-内皮细胞黏附分子（platelet-endothelial cell adhesion molecule，PECAM）。由于 EPC 与 HSC 具有许多相同的标志物，如 KDR、Tie-2/Tek 和 CD34 等，提示两种细胞可能起源于相同的细胞，即成血管细胞。一些细胞表面分子在血管形成早期由内皮细胞表达，如 KDR、Tie-2/Tek、CD34 和 VE-钙黏着蛋白等。成人成熟的内皮细胞也表达 CD34。

1. Tie-1 和 Tie-2

作为酪氨酸激酶受体家族一员的 Tie-1 和 Tie-2，存在于卵黄囊的血岛和内皮细胞中，在 HSC 中也有表达。从 UCB 和骨髓中来源的 CD34⁺细胞中很多细胞也表达这种蛋白，但在外周血单核细胞中不表达。这种分子在血管形成和造血系发育中发挥重要作用。在人类，这一受体与其配体在造血细胞分化早期发挥作用。其他 Tie 家族成员，如 Tie-1R，在保持内皮细胞完整性方面的作用非常重要。Tie-1 是一种 1 型膜受体蛋白，在发育期内皮细胞中特异性表达。在小鼠，如果缺乏 Tie-1 或 Tie-2 将无法存活。Tie 分子是内皮细胞系最早出现的标志物，调控着细胞的增殖、分化和正常的血管形成过程。Tie 分子可以负调控血管内皮生长因子受体（VEGFR）。同时，VEGFR 蛋白也可以通过复杂的机制作用于 Tie-1R 和 Tie-2R。

2. 血管内皮生长因子受体（VEGFR）

正常血管发生和血管新生对于胎儿和出生后的机体都是至关重要的。一些病理性改变如肿瘤和慢性炎症，其发生和发展也与血管形成密不可分。VEGFR 是 VEGF 的受体，在 EPC 中表达。VEGF 是一类由 9 种不同蛋白质组成的家族，在血管形成和内皮细胞新生方面发挥作用，可以影响血管的通透性，调控血管和淋巴管的生长及功能。其作用是通过酪氨酸激酶受体 VEGFR-2（KDR、Flk-1）和 VEGFR-1 传递各种信号，是胚胎细胞血管形成和造血所必需的。

ANG 家族是一类蛋白成分，与 VEGF 发挥调控功能有关。共有 5 种 ANG 蛋白，即 ANG-1、ANG-2、ANG-3、ANG-4 和 ANG-5。ANG-1 由内皮细胞表达，可以调控血管形成和血管的通透性，并通过与免疫球蛋白和 EGF 受体相互作用，影响 VEGFR-2 的表达。ANG-2 在血管重塑区域表达，从而参与血管新生。ANG-3 在人肺和脐带静脉内皮细胞中表达，可以与 Tie-2R 结合而发挥作用。ANG-4 和 ANG-5 正在研究中。

3. PAR-1

人 EPC 表达功能性蛋白酶活化受体-1（proteinase-activated receptor-1，PAR-1）。PAR-1 的活化可诱导 EPC 增殖，并且在血管发育中非常重要，在人 UCB 的 CD34⁺细胞中高表达。PAR-1 活化的同时可增加 CXCR4 的表达，诱导 SDF-1 分泌，并促进自分泌过程进行。PAR-1 活化还可以促进细胞增殖，增加 CXCR4 依赖细胞的迁移和分化，并促进血管的新生。

4. KDR

激酶插入域受体（kinase insert domain receptor，KDR）是一种 3 型酪氨酸激酶受体，也称为 FLK、CD309，是由 VEGF165 刺激内皮细胞后所分泌的蛋白聚糖，在血管新生过程中发挥调控作用。KDR 在 VEGF 介导的细胞调控作用中起重要作用。内皮细胞组织转糖酶参与调控细胞对于 KDR 的反应，与 KDR 形成细胞外复合体，在 VEGF 刺激下向核内转移。

5. 其他分子

在 EPC 中表达的分子还包括在单核细胞和内皮细胞表面表达的 PECAM（CD31）、CD11b 和 CD11c，以及少量的干细胞标志物 c-kit。作为 SDF-1 天然受体的 CXCR4，在人内皮细胞中大量表达，最常见于冠状动脉、髂动脉和脐静脉来源的内皮细胞中。SDF-1 是 CXCR 的配体，可以引起内皮细胞的各种反应，在小鼠模型中可以引起各种血管生成异常。

（三）UCB 中 EPC 的比例

在人 UCB 中，有着丰富的造血系前体细胞，约有 90% 的 EPC 来源于 CD34$^-$ 的单核细胞，仅有约 10% 的 EPC 来自于造血系 CD34$^+$ 细胞。对于这些细胞是否能够增殖和分化形成内皮细胞仍然需要进一步的研究。目前，在 UCB 和外周血中的 EPC 数量尚无统一的观点。研究发现，在从外周血获取的 EPC 中，约有 11% 的细胞表达 CD34 和 KDR。另有研究发现，在 UCB、新生儿肝脏和骨髓中，仅有 1%～2% 的细胞表达 CD34、CD133 和 KDR。在 EPC 中，其他分子表达量各不相同，约 96% 的 EPC 表达 CD14 分子，约 50% 的细胞表达 CD11b 分子，约 91% 的细胞表达 CD11c 分子，约 94% 的细胞表达 PECAM 抗原（CD31），1%～2% 的细胞表达干细胞标志物 c-kit（CD117）。

（四）UCB 源性 EPC 的培养

EPC 可以从 UCB 中获取，并可在体外适宜的条件下培养扩增。人脐带静脉内皮细胞和动脉内皮细胞是一种已分化的成熟内皮细胞。大部分从脐带单核细胞来源的贴壁生长的内皮样细胞是 CD34$^-$ 细胞。从外周血单核细胞短期培养所获得的内皮样细胞，主要是单核/巨噬细胞系，并可以分泌血管生成相关的生长因子。同时，也可分离和鉴定出一部分细胞是造血系的 CD34$^+$ 细胞。

在全部贴壁生长的内皮样细胞中，可以在内皮细胞生长因子作用下，区别 3 种不同的类型。①单核/巨噬细胞：在培养时可以显示内皮样表型，没有明显的增殖能力。CD14 等单核细胞表面标志物为阳性，而 CD34、CD117 和 AC133 等干细胞/前体细胞相关的表面标志物为阴性。②真正的 EPC：体外培养时显示出内皮细胞表型，并具有增殖能力。这些细胞不表达 CD14，在体内循环状态下表达干细胞/前体细胞表面标志物和内皮细胞标志物，在体外培养时可能丧失干细胞/前体细胞的标志物。③循环中成熟的内皮细胞：可能从 EPC 分化而来，也可能从血管中脱落而来。在体外培养时很难与 EPC 区分，因为在培养条件下 EPC 已经丧失干细胞表型特征。

从 UCB 单核细胞的 CD34$^+$ 细胞中也可以得到 EPC。而另一方面，单核细胞的 CD34$^-$ 细胞有可能支持上述细胞的分化，CD34$^+$ 细胞与 CD34$^-$ 细胞共培养，明显促进了 CD34$^+$ 细胞向 EPC 的分化，从而表现出 CD34$^+$ 细胞与 CD34$^-$ 细胞之间的相互作用。细胞与细胞之间的相互作用可能是 CD34$^+$ 细胞向内皮细胞分化的条件之一。据估计，在 UCB 中，CD34$^+$ 细胞约有 2% 是 EPC。由于 UCB 中 EPC 含量太低，因此在细胞培养之前无法通过流式细胞仪进行检测和分离。一些特殊的培养系统已用于 UCB-EPC 的培养和鉴定，其中最常用的生长因子和培养物质包括人 VEGF-1、人成纤维细胞生长因子-2（FGF-2）、人 EGF、胰岛素样生长因子、维生素 C 等，还可加入 SCF、FL（FLT-3 配体）和 TPO 等。研究发现，TPO 在 EPC 向内皮细胞分化中具有关键作用。

（五）临床应用

血管新生是组织对于缺血的自然反应，旨在保持组织器官的正常血液供应。在高龄、糖尿病和高胆固醇血症等人体内，自身的血管形成能力受损或低下。骨髓源性 EPC 在机体对于外伤和缺血的反应中起到重要作用。在此过程中，EPC 的迁移、募集、增殖和分化机制尚不清楚。由于在骨髓、UCB 和外周血中含有 EPC，因此目前临床上已尝试采用骨髓或外周血来源的单核细胞移植治疗缺血性疾病。人体出生后，EPC 在生理和病理状态下参与血管新生的过程，因此可以用于治疗或缓解某些缺血性疾病。但是有关应用 UCB 中的 EPC 的机制目前仍不清楚。体外研究证实，UCB 中干细胞可以分化形成内皮细胞，因此可在大型皮肤软组织缺损中移植应用。而且，EPC 在促血管生成发面具有良好的应用前景。

组织工程是近年来的研究热点，其目标是通过体外细胞培养、增殖，并与支架材料复合后，构建具有一定结构和功能的组织或器官。在前期的研究中已经证实，人 UCB 源性 EPC 有极好的增殖能力，可以持续表达内皮细胞表型和功能特点。因此，采用 UCB 源性 EPC 形成组织工程化血管将是一种极有应用前景的研究方向。

UCB 源性 EPC 移植可以明显改善缺血。例如，成人外周血的 EPC 移植后，可以改善病变区的血运。应用 UCB 源性 EPC 移植后，可以治疗糖尿病性神经病变。1 型糖尿病常伴发血管病变，继发组织缺血，形成各种创面并经久不愈。近年来的研究发现，EPC 在病变发展过程中起到重要作用，糖尿病患者的 EPC 常表现为功能不全。而且，在 1 型和 2 型糖尿病患者中，EPC 的增殖、黏附和分化功能均受损。因此，移植 UCB 源性 EPC 有可能是一种有效的治疗手段。

除糖尿病外，UCB 源性 EPC 还可能应用于其他缺血性疾病的治疗，如心肌梗死、脑梗死等。从血管新生角度分析，缺血性疾病的一个致病原因可能是 EPC 的不足。一些基础实验和临床研究证实，通过移植 EPC 可以改善缺血性心脏病、动脉粥样硬化病等缺血性病症，促进血管的新生。

应用 UCB 来源的细胞特别适用于老年和慢性病程的患者，这些患者自身的干细胞过少或功能不佳，选择 UCB 源性细胞可以解决移植细胞的活性问题。而且，从 UCB 中获取的 CD133$^+$细胞可以向心肌梗死部位迁移、成活并形成集落。UCB 源性 EPC 移植还有助于改善动脉硬化引起的各种症状。EPC 与宿主细胞良好的结合并发挥其作用，可以作为细胞基因治疗的载体，用于肿瘤的靶向治疗。

二、MSC

MSC 可以快速自我更新、增殖、分化为间充质组织。自我更新过程可以是对称性分裂，形成两个完全相同的子细胞；也可以是不对称性分裂，形成一个与原来完全相同的细胞和一个更为成熟的细胞。在第一种情况下，干细胞数目增加；在第二种情况下，干细胞数目保持稳定。骨髓是 MSC 的主要来源，其中 MSC 是细胞微环境的重要组成部分，其主要功能是支持造血细胞及造血功能，通过分化成为骨髓基质细胞发挥作用。在 UCB 中同样含有 MSC 成分，这种细胞具有未分化特性，而且也具有支持造血的功能。UCB 源性 MSC 与骨髓源性 MSC 在特性方面高度相似，可以在体外分离和培养，同时在适宜的条件下可以分化为成骨细胞、成软骨细胞、成脂细胞、成肌细胞、成心肌细胞或其他细胞，有可能成为组织工程和细胞治疗良好的种子细胞。

（一）基本特性

1966 年，首次在骨髓基质成分中发现 MSC，最初称为基质细胞，也称为成纤维细胞集落形成单位（colony-forming unit fibroblasts，CFU-F）。这种细胞在骨髓有核细胞中含量很低，为 0.001%～0.1%。但这种细胞在体外可以高效分离和扩增，并且在特定的培养条件下可以诱导分化成为多种细胞。在形态上，体外培养的情况下，MSC 在未分化状态下呈纺锤形，类似于成纤维细胞。

骨髓和 UCB 来源的 MSC 不仅可能分化为中胚层细胞，而且可以分化成为内胚层或外胚层细胞。研究发现，骨髓和 UCB 来源的 MSC 均表达 Oct4，这是一种转录结合因子，显示细胞是具有高度增殖能力的未分化细胞。而且，MSC 的可塑性类似于 ESC。除了骨髓和 UCB 外，其他成人和婴儿组织内也存在着 MSC，并可能有着共同的起源。脐带静脉来源的 MSC 在功能上类似于 BM-MSC，但是其基因表达与其来源有一定关系，骨髓来源的 MSC 更容易分化成骨，而 UCB 来源的 MSC 更容易形成血管。骨髓或 UCB 来源的 MSC 在生物学特性上接近，都具有分泌造血系生长因子的功能。成人骨髓、新生儿骨髓和人 UCB 间充质干细胞的比较显示，它们在细胞数目、大小、扩增速度等方面接近。在脐带静脉内皮细胞层、内皮下细胞层中也含有 MSC 样细胞，并可在体外培养扩增。

MSC 对于维持骨髓基质的微环境非常重要，其功能之一是对造血系统起到支持作用，而且适宜的微环境对于干细胞的分化也至关重要。MSC 具有多向分化潜能，并且与 HSC 和内皮细胞发生复杂的相互作用。移植的 MSC 可以归巢至骨髓，并长期存活，存活时间可以超过 1 年。由于骨髓微环境的特点，在化疗骨髓抑制后，可以通过移植异体 BM-MSC，达到改善受损骨髓基质的作用。目前许多动物模型已证实，MSC 移植有助于造血功能的恢复。

（二）UCB 源性 MSC

目前，骨髓仍然是 MSC 的主要来源。但是一些老年患者和化疗后患者的 BM-MSC 数量减少，增殖和分化潜能降低，还有可能伴有不同程度的病毒感染。近年来，UCB 已经成为 HSC 和 MSC 的重要来源。由于 UCB 源性 MSC 具有良好的自我更新能力和多向分化能力，目前已经进行大量的基础研究和初期临床应用。

UCB 作为干细胞来源具有较多的优势，如来源充足、不存在供区损伤、受病毒污染可能性小。而且这种细胞中的干细胞成分与成人来源干细胞相比，更为原始，免疫原性更低，不会引起强烈的排斥反应。目前已经证实，UCB 干细胞移植时，可以允许供体和受体的 HLA 抗原分析中有 1～2 个位点不一致，在这种情况下对移植效果影响较小，因此适用于异体移植。更重要的是，大量的 UCB 干细胞可以冷冻保存于公共干细胞库中，便于临床移植和应用。由于这些原因，加上 UCB 源性 MSC 在体外可以常规地进行分离和培养，因此有可能成为最适于临床干细胞治疗和移植的来源之一。UCB 源性干细胞还有一些特殊的性质，使之满足治疗的需要，例如，分离的细胞数量多，生长迅速，可以冷冻保存和复苏，容易形成集落式生长，易于采用基因工程的方式合成各种蛋白质等。

在应用 UCB 作为 MSC 来源方面也存在一些争议，特别是关于最佳妊娠时间、细胞类型、细胞定性分析等方面有不同意见。在妊娠终期 MSC 迁移的部位和方式仍不清楚。目前，MSC 离开循环系统之后是到达胎盘、脐带基质，还是 UCB 中均属未知。近年来有关 UCB 源性 MSC 增殖和分化能力的实验研究与临床研究已有大量的报道，但是关于细胞的生物学特性等仍需进一步阐明。而且，有关 MSC 的确定等最基本的问题仍在讨论之中，专家们希望能就此达成一致意见。在许多研究中，并未对 MSC 进行定量分析。因此，目前对于 MSC 的定义常采用复合性的概念，包括生理特性、形态学特性、表型特征和功能特性等。尽管有较多争议，但是有一点是确定的，即 UCB 是 MSC 的良好来源，而且丰富，不易枯竭，未来将对各种疾病的治疗发挥作用。

（三）分化特性

MSC 在体外适宜的条件下培养后，可以分化成为 3 个胚层的细胞。目前，大多数研究都是关于骨髓源性 MSC 的多向分化特性。体外研究证实，BM-MSC 可以向 3 个胚层的细胞系分化，进而分化成为各种前体细胞，如前脂肪细胞、成骨细胞、骨细胞、软骨细胞、脂肪细胞、内皮细胞、神经细胞、神经节细胞、造血细胞样细胞、平滑肌细胞、骨骼肌细胞、心肌细胞、星形胶质细胞和成纤维细胞等。由于这种多向分化能力，MSC 可以作为骨、软骨、脂肪、肌肉、神经、肌腱和韧带等再生的种子细胞。

从脐带静脉来源的 MSC，在形态学和免疫表型方面与骨髓来源的 MSC 相似，也可以在体外分化为成脂细胞、成骨细胞和成软骨细胞等。在 FGF-4 和肝细胞生长因子的作用下，UCB 源性 MSC 可以分化成为肝细胞。因此，UCB 源性 MSC 可以作为骨髓的替代来源，提供 MSC，用于再生医学的细胞治疗。

（四）表型特征

MSC 的表面标志分子是应用单克隆抗体技术，通过流式细胞仪检测进行分析确定的。在表型特点上，MSC 与造血系干细胞的基本区别是不表达造血系标志分子如 CD45 和 CD34，表达 MHC Ⅰ型分子，不表达 MHC Ⅱ型分子。通过单克隆抗体技术已经证实 MSC 的基本表型特征，即有些分子表达，有些分子不表达，有些分子在表达上存在变化或有不同。表达的细胞标志物包括：CD13、CD29（整合蛋白 β1）、CD44、CD49e、CD54、CD59、CD62、CD71、CD73、CD90（Thy-1）、CD95、CD105（SH-2）、CD117（c-kit）、CD106（VCAM-1）、CD166（SB-10，ALCAM）、STRO-1 和 HLA-ABC。不表达的细胞标志物包括：CD3、CD11a、CD14、CD19、CD28、CD31、CD33、CD34、CD38、CD40、CD45、CD80、CD86、CD133、CD152、HLA-DR。

研究发现，MSC 分泌许多蛋白质，包括 IL-1、IL-6、IL-7、IL-8、IL-11、IL-12、IL-14、IL-15、LIF、SCF、FLT-3 配体、GM-CSF 和 M-CSF 等。MSC 同时表达一些细胞因子和生长因子的受体，包括 IL-1R（CD121a）、IL-3R（CD123）、IL-4R（CDw124）、IL-6R（CD126）、IL-7R（CD127）、SCFR、LIFR、G-CSFR、VCAM-1（CD106）、ALCAM-1（CD166）、LFA-3（CD58）、TGF1R、TGF2R、TNF1R（CD120a）、TNF2R（CD120b）、bFGFR、PDGFR（CD140A）、EGFR 和 CXCR-4 等。

1. CXCR-4

研究显示，间充质细胞表达 CXCR-4，此种分子在 UCB 前体细胞中高表达，在 UCB 细胞移植后，细胞向骨髓微环境迁移和归巢的过程中起到重要的调控作用。受损组织的局部微环境中存在许多特异性信号分子，可以调控 MSC 的可塑性、分化和迁移。最近的研究显示，像 CXCR-4/SDF-1 等特异性分子在 MSC 与受损的宿主组织之间的相互作用中是必需的。在 MSC 用于治疗时，调控其归巢特性非常重要。体外研究发现，CXCR-4 作为 SDF-1 受体，调控扩增后的间充质细胞向受损组织迁移。

2. CD29

CD29 也称为纤维粘连蛋白受体，属于整合蛋白家族成员。整合蛋白是细胞膜表面受体，在细胞黏附和识别中发挥作用，常作用于胚胎形成、止血、组织修复、免疫反应和肿瘤细胞代谢等。流式细胞仪分析显示，MSC 表达 CD29。

3. CD44

CD44 与中性粒细胞和内皮细胞黏附、周围淋巴细胞归巢相关，还与炎症部位中性粒细胞聚集有关。CD44 介导的信号转导系统诱导细胞因子释放，参与 T 细胞活化。CD44 与其配体的结合能力随着糖基化模式的不同而有所不同。

4. CD90

CD90 也称为 Thy-1，是人 Ig 超家族糖蛋白，属于一种黏附分子，在许多动物体内的单核细胞、结缔组织、各种成纤维细胞系、HSC、神经节细胞等中表达。在人类，此分子在胎儿淋巴细胞中仅占有较小的比例；在骨髓 CD34$^+$细胞中 10%～40% 为 CD90$^+$；在外周血中 CD3$^+$CD4$^+$细胞的淋巴细胞中，CD90$^+$细胞比例小于 1%。CD90 是一种与细胞活化相关的细胞黏附因子，在人皮肤微循环内皮细胞和中性粒细胞调控方面起到重要作用。

5. STRO-1

STRO-1 分子在成人骨髓 CFU-F 细胞中表达。STRO-1$^+$细胞可以在长期培养的骨髓细胞中，通过免疫磁珠法进行抗原抗体结合实验分离。人骨髓源性 STRO-1$^+$细胞具有分化成为多种间充质细胞表型的能力，间充质细胞的功能有赖于 STRO-1 分子的表达。骨髓细胞中表达 STRO-1 的细胞可能多向分化为间充质细胞系，包括支持造血系细胞的基质细胞、血管平滑肌样细胞、脂肪细胞、成骨细胞和成软骨细胞等。

6. MSC 表型特征的异质性

研究发现，MSC 具有表型表达的异质性，在一些因子表达方面存在不同的结果。例如，有一些研究报道 MSC 表达 CD117，而另外一些研究报道 CD117 为阴性。这种表型不一致的研究结果还表现在 CD90、CD105、CD73 和 STRO-1 等。这种表型特点的差异，除与细胞自身表达的异质性有关以外，还与细胞分离方法、组织来源和培养条件等不同有关。

（五）体外培养

虽然 BM-MSC 在骨髓单核细胞中比例很低，约为（2～5）/1×10^6，但是在体外培养条件下，细胞数目可以在 14～21 天后增加 1000 倍。MSC 体外分离后，选择 CD45 阴性的细胞进行体外培养。UCB 源性间充质干细胞和骨髓源性 MSC 均可以贴壁生长，并显示出很强的增殖能力。贴壁生长的细胞造血细胞表面标志物 CD34、CD45 和 HLA-DR 抗原阴性，形态为成纤维细胞样细胞，表达间充质标志物。在体外培养状态下，人 UCB 源性 MSC 可以作为造血系前体细胞的饲养层细胞。有研究显示，与成人相比，胎儿间充质细胞有更强的增殖能力，向各细胞系的分化能力相对较弱。

在适宜的条件下，间充质干细胞可以在体外培养增殖。UCB 中的部分单核细胞在体外传代培养后，可表现出成纤维样细胞。不同来源的间充质干细胞在体外的增殖能力不同，其中人的间充质干细胞是比较容易在体外培养和扩增的细胞。为了选择性分离间充质细胞，所有细胞都需进行清洗、计数，之后重悬于培养液中，在培养器皿中进行体外培养。培养 24～72h 后可以通过换液去除未贴壁的细胞。1 周后，形成异质性细胞贴壁生长。每周更换 2 次培养液，去除培养液中未贴壁的悬浮细胞。2～3 周后，培养细胞在形态和免疫表型方面达到较为一致的水平。理想的体外培养条件将有利于保持 MSC 在不同情况下的表型和功能特点，包括最初培养的微环境、非定向性增殖和多细胞系分化等多种功能状态。研究发现，FGF-2 可以延长人 MSC 的寿命。

当培养液中加入地塞米松和维生素 C 后，MSC 将向成骨细胞分化，表现为碱性磷酸酶活性增强，von Kossa 染色阳性。培养液中加入胰岛素、地塞米松和吲哚美辛后，MSC 可向成脂细胞分化，表现为细胞内出现脂滴、苏丹Ⅲ染色阳性。当细胞在培养管中悬浮培养并加入适当的生长因子后，MSC 可向软骨细胞分化，表现出软骨细胞特有的 HE 染色特征，细胞基质中含有丰富的胶原基质。但是也有一些实验室试图从 UCB 中分离 MSC 时未获成功。有一种解决方法是在移植 UCB 源性 MSC 的同时，移植其他源性MSC，目的是改善细胞移植的微环境。

（六）临床应用

在临床上，干细胞移植是一种很有前景的再生医学治疗方法。在众多干细胞的来源中，骨髓由于易于获取，所以是一种理想的取材组织。近年来，UCB 已经成为继骨髓之后又一 MSC 的理想来源。MSC 的应用可辅助 HSC 移植。UCB 源性 MSC 有辅助原始 HSC 扩增、维持其稳定增殖的作用，主要作用于髓性前体细胞，临床应用时可以减少 HSC 移植后的感染和出血。应用骨髓或 UCB 来源的 MSC 在临床应用中有许多优势。第一，这种干细胞可以归巢至骨髓，并长期存活，存活期可以超过 1 年。第二，由于其参与骨髓微环境的形成，因此可以改善异体 HSC 移植的效果，机制之一是可取代经骨髓灭活处理后受损的骨髓基质细胞。

由于骨髓中的 CD45⁻细胞可以增加 UCB 中 CD34⁺细胞移植的成功率，根据这一现象可以得到一些新的治疗策略。体外培养 HLA 相同的双胞胎来源的 MSC 和 HSC，两者共同移植后可以增加 HSC 移植的成功率，显著降低急性和慢性 GVHD 反应。由于胎盘和 UCB 具有相同来源，人胎盘源性 MSC 与 UCB 源性 HSC 共同移植后，可减少排斥反应的发生。除造血系统疾病外，MSC 还可以用于多种疾病的治疗。在 MSC 的来源方面，除骨髓外，UCB 也是一个很好的来源。MSC 已经应用于心血管疾病、神经系统疾病和骨科疾病等的治疗。细胞疗法可以治疗心肌梗死、肌萎缩症、肺纤维化、脊柱融合、节段性骨缺损、颅骨缺损、肌腱缺损、骨发育不良、大段骨缺损、Hurler 综合征等。

中枢神经系统损伤后，自发性修复能力有限，其原因是在成人脑组织中很少发生神经再生和轴突生长。研究发现，胎儿脑组织移植可以改善帕金森病的症状。但是临床应用胎儿脑组织有伦理学和免疫排斥问题，不适于临床推广。而采用 MSC 则可以作为神经系统疾病细胞疗法的种子细胞，移植后对受损神经细胞促进修复的作用已得到证实。而且，这种修复神经系统的作用具有较多的优点：其可在不破坏脑组织结构的前提下，植入到大脑和小脑组织中。有一些 MSC 可以表达神经系统特异性蛋白质，并分化为成熟的神经细胞。这些结果表明，MSC 有可能用于神经系统疾病的修复和治疗。

移植 MSC 还可以促进血管生成，改善心肌缺血后的心脏功能。研究发现，骨髓细胞可以促进心肌梗死后心肌的再生作用。目前，细胞移植的最佳时间尚不明确，一般认为心肌梗死后 7～14 天是移植的较好时机。UCB 源性 MSC 具有与骨髓类似的功能。Buerger 氏病是一种血管阻塞性疾病，目前无有效的药物治疗，手术效果常不理想。此类患者常发生皮肤坏死，创面经久不愈。目前对这种疾病尚无动物模型，其机制尚不清楚。采用 UCB 源性 MSC 移植，有可能治疗此类缺血性疾病。

在适宜的条件下，UCB 源性 MSC 可以分化为成骨细胞，用于形成自体组织工程化骨组织。成骨细胞的活性影响成骨过程，通过细胞与细胞的相互作用和分泌细胞生长因子可促进成骨过程。在此过程中，MSC 均可发挥其作用。MSC 还可以分化成为肝细胞样细胞，在严重肝病患者中可以通过细胞移植的方法改善肝脏功能。MSC 移植还可以用于治疗软骨损伤性疾病，这些疾病常见于骨关节炎、类风湿及各种外伤。

MSC 具有的免疫调控作用，可以辅助应用于异体移植，增加机体的免疫耐受，治疗机体的免疫反应。在 HSC 移植的同时移植 MSC，可以有效缓解自身免疫排斥反应，发挥重要的辅助治疗效果。这种治疗效果与 MSC 分泌的一些抗炎因子有关，针对受区的细胞因子或 TNF 受体等发挥功能。这些研究表明，UCB 间充质干细胞具有多向分化能力，如向内皮细胞、神经细胞、平滑肌细胞、骨骼肌细胞、心肌细胞、脂肪细胞等分化，这些均可能在临床得到应用。而且，其具有的免疫调控作用也将在临床中逐步得到应用。

三、其他干细胞

大量研究证实，在 UCB 中除 HSC、EPC 和 MSC 外，还有其他类型的干细胞，如 USSC、多能成体祖细胞（multipotential adult progenitor cell，MAPC）、多能干细胞（pluripotent stem cell，PSC）、MIAMIC 和组织定向干细胞（tissue committed stem cell，TCSC）等。对于这些细胞的研究还处于初期阶段，其特性和功能尚不明确，还需要进一步研究。

（一）USSC

USSC 是近年来发现的一种具有多向分化潜能的干细胞，在 UCB 中可以分离得到，表达为 CD45⁻细胞，呈纺锤形，细胞直径 20～25μm。研究发现，这种数量很少的细胞可以贴壁生长，并在体外大量扩增，

数目可达到 10^{15}，而且不丧失其多向分化能力，并保持核型的稳定性。在体外适宜的条件下，USSC 可以分化成为成骨细胞、成软骨细胞、脂肪细胞、造血系细胞和神经细胞等细胞。未来有可能用于骨、肌肉、皮肤、肺、肝和肾等组织损伤的修复。

在表型特征方面，USSC 阴性的表面标志物包括 CD14、CD33、CD34、CD45、CD49b、CD49c、CD49d、CD49f、CD50、CD62E、CD62P、CD62L、CD62P、CD106、CD117、血型糖蛋白 A（glycophorin A）和 HLA-DR。高表达的标志物包括 CD13、CD29、CD44、CD49e、CD90、CD105、波形蛋白、细胞角蛋白8 和细胞角蛋白 18；低表达的标志物包括 CD10 和 FLK1（KDR）；表达水平发生变化的是 HLA-ABC。其端粒长度明显长于骨髓源性 MSC。

体内移植试验证实，USSC 可以向中胚层和内胚层细胞分化，而无肿瘤形成。可以分化的组织有神经、骨、软骨、脂肪、造血、肝脏、心肌和蒲氏纤维等。USSC 与人 MSC 的主要区别是其在心脏中的分布，并可形成蒲氏纤维和心肌细胞。这提示了 USSC 可能是比 MSC 更早阶段的前体细胞。由于其可以分化为心脏中的多种细胞，因此有可能成为心肌梗死修复的最佳细胞。研究发现，UCB 源性 USSC 可以分化成为髓系细胞，并诱导血管新生。目前，其移植治疗心肌梗死的效果已在猪动物模型中应用，而且治疗有效。

（二）MAPC

MAPC 的含量较低，但是体外培养时可增殖 80 倍以上，现已在哺乳类动物的骨髓中成功分离获得。研究证实，MAPC 可以向 3 个胚层的细胞分化，类似于 ESC 的特性。将这种细胞注射至各组织后，受到各组织器官环境的影响可向特定的组织细胞分化。例如，注射入神经系统后，可以分化成为神经系统所有的细胞。移植入造血系统后，可以分化成造血系统的构成细胞。MAPC 与 MSC 的比较发现，MAPC 可在体外分化成为内皮细胞、表皮细胞和间充质细胞。因此，MAPC 可能代表更为原始的前体细胞。目前，这两种细胞的关系尚未完全阐明。

（三）MIAMIC

MIAMIC 是骨髓组织在体外培养、扩增和分选后得到的一种细胞。在体外培养时，采用的是类似于体内的微环境，更适合于干细胞迁移和生长。在纤维粘连蛋白的辅助作用下，骨髓来源的贴壁细胞和非贴壁细胞共同培养，在低氧的条件下培养 14 天，这种细胞表达 ESC 的 3 个胚层标志物，并可以分化为成骨细胞、成软骨细胞、成脂细胞和神经细胞等。MIAMIC 在体外可长期培养而不丧失表型特征，并保持多向分化能力，因此有可能用于再生医学治疗。

（四）TCSC

TCSC 含量很少，为 CD45⁻细胞及非造血性干细胞，是骨髓中存在的一种干细胞，在 UCB 中也已成功分离，其表型特点是 CXCR⁺CD34⁺AC133⁺lin-CD45⁻。

（陶　凯　陈海华　李　欣）

参 考 文 献

冈野光夫, 大和雅之. 2016. 组织工程学. 陶凯, 全亮亮译. 沈阳: 辽宁科学技术出版社.
国家自然科学委员会, 中国科学院. 2015. 再生医学研究与转化应用. 北京: 科学出版社.
刘民培, 梁国标. 2017. 神经干细胞基础与培养. 北京: 科学出版社.
刘民培, 陶凯, 刘晓燕. 2018. 脂肪源性干细胞. 北京: 科学出版社.
山中伸弥, 中内启光. 2015. 干细胞. 陶凯, 全亮亮译. 沈阳: 辽宁科学技术出版社.

Abboud CN, Lichtman MA. 2001. Structure of the Marrow and the Hematopoietic Microenvironment. //Williams W, Beutler E, Coller BS, Lichtman MA, Kipps TJ, Seligsohn U. editors. Hematology 6th ed. New York: McGraw-Hill: 29-58.

Allan DS. 2020. Using umbilical cord blood for regenerative therapy: proof or promise? Stem Cells, 38(5): 590-595.

Aroviita P, Teramo K, Hiilesmaa V, et al. 2005. Cord blood progenitor cell concentration and infant. Transfusion, 45: 613-621.

Bae YK, Kim GH, Kwon JH, et al. 2020. Primary cilia mediate Wnt 5a/β-catenin signaling to regulate adipogenic differentiation of human umbilical cord blood-derived mesenchymal stem cells following calcium induction.Tissue Eng Regen Med, 17(2): 193-202.

Bagby Jr, Heinrich MC. 2000. Growth factors, cytokines, and control of hematopoiesis. //Hoffman R, Benz EJ, Shattil SJ, et al. 2000. Hematology: Basic Principles and Practice. 3rd ed. Philadelphia: Wiley-Black Well. 154-202.

Barker JN, Weisdorf DJ, DeFor TE, et al. 2003. Rapid and complete donor chimerism in adult recipients of unrelated donor umbilical cord blood transplantation after reduced-intensity conditioning. Blood, 102: 1915-1919.

Bayer Zwirello LA, Hoffman DE, Adams LA, et al. 2004. The effect of processing and cryopreservation on nucleated umbilical cord blood cells. J Perinat Med, 32(5): 430-433.

Belvedere O, Feruglio C, Malangone W, et al. 2000. Increased blood volume and CD34$^+$CD38$^-$ progenitor cell recovery using novel umbilical cord blood collection system. Stem Cells, 18: 245-251.

Bhattacharya N, Stubblefield P. 2009. Frontiers of Cord Blood Science. London: Springer-Verlag London Limited.

Bradley MB, Cairo MS. 2005.Cord blood immunology and stem cell transplantation. Hum Immunol, 66: 431-446.

Brocklebank AM, Sparrow RL. 2001. Enumeration of CD34$^+$ cells in cord blood: a variation on a single-platform flow cytometric method based on the ISHAGE gating strategy. Cytometry, 46: 254-265.

Bujko K, Kucia M, Ratajczak J, et al. 2019. Hematopoietic stem and progenitor cells (HSPCs). Adv Exp Med Biol, 1201: 49-77.

Cairo MS, Wagner EL, Fraser J, et al. 2005. Characterization of banked umbilical cord blood hematopoietic progenitor cells and lymphocyte subsets and correlation with ethnicity, birth weight, sex, and type of delivery: A cord blood transplantation (COBLT) study report. Transfusion, 45(6): 856-866.

Campagnoli C, Fisk N, Overton T, et al. 2000. Circulating hematopoietic progenitor cells in first trimester fetal blood. Blood, 95: 1967-1972.

Dao MA, Arevalo J, Nolta JA. 2003. Reversibility of CD34 expression on human hematopoietic stem cells that retain the capacity for secondary reconstitution. Blood, 101(1): 112-118.

Dege C, Fegan KH, Creamer JP, et al. 2020. Potently cytotoxic natural killer cells initially emerge from erythro-myeloid progenitors during mammalian development. Dev Cell, 53(2): 229-239. e7. 30143-X.

Durdik M, Kosik P, Markova E, et al. 2019. Microwaves from mobile phone induce reactive oxygen species but not DNA damage, preleukemic fusion genes and apoptosis in hematopoietic stem/progenitor cells. Sci Rep, 9(1): 16182.

Encabo A, Mateu E, Carbonell Uberos F, et al. 2003. CD34$^+$CD38$^-$ is a good predictive marker of cloning ability and expansion potential of CD34$^+$ cord blood cells. Transfusion, 43: 383-389.

Fernandes S, Tembe S, Singh S, et al. 2019. Erratum to development and characterization of human iPSC line NCCSi004-A from umbilical cord blood (UCB) derived CD34$^+$ cells obtained from donor belonging to Indian ethnic population. Stem Cell Res, 35: 101404.

Frassoni F, Podesta M, Maccario R, et al. 2003. Cord blood transplantation provides better reconsti tution of hematopoietic reservoir compared with bone marrow transplantation. Blood, 102(3): 1138-1141.

Gao J, Liu J, Zhang L, et al. 2020. Heat shock transcription factor 1 regulates the fetal-globin expression in a stress-dependent and independent manner during erythroid differentiation. Exp Cell Res, 387(2): 111780.

Garcia G Jr, Paul S, Beshara S, et al. 2020. Hippo signaling pathway has a critical role in zika virus replication and in the pathogenesis of neuroinflammation. Am J Pathol, 190(4): 844-861.

Gasparoni A, Ciadella L, Avanzini MA, et al. 2000. Immunophenotypic changes of fetal cord blood hematopoietic progenitor cells during gestation. Pediatr Res, 47: 825-829.

Gluckman E, Koegler G, Rocha V. 2005. Human leukocyte antigen matching in cord blood transplantation. Semin Hematol, 42: 85-89.

Gluckman E. 2001.Hematopoietic stem cell transplants using umbilical cord blood. N Engl J Med, 344: 1860-1861.

Gupta R, Turati V, Brian D, et al. 2020. Nov/CCN3 enhances cord blood engraftment by rapidly recruiting latent human stem cell activity. Cell Stem Cell, 26(4): 527-541.

Harada Y, Shingai N, Ding Y, et al. 2020. Gene rearrangements of MLL and RUNX1 sporadically occur in normal CD34$^+$ cells under cytokine stimulation. Cancer Sci, 111(5): 1851-1855.

Heimfeld S. 2003. Bone marrow transplantation: how important is CD34 cell dose in HLA-identical stem cell transplantation? Leukemia, 17: 856-858.

Hosseini A, Amiri F, Khalighi F, et al. 2019. Cell survival effects of autophagy regulation on umbilical cord-derived mesenchymal stem cellsfollowing exposure to oxidative stress. Iran J Med Sci, 44(6): 493-500.

Hsu J, Artz A, Mayer SA, et al. 2018. Combined haploidentical and umbilical cord blood allogeneic stem cell transplantation for high-risk lymphoma and chronic lymphoblastic leukemia. Bio Blood Marrow Transplant, 24(2): 359-365.

Huss R. 2000. Perspectives on the morphology and biology of CD34$^-$ negative stem cells. J Hema tother Stem Cell Res, 9: 783-793.

Ishikawa F, Livingston AG, Minamiguchi H, et al. 2003. Human cord blood long-term engrafting cells are CD34$^+$CD38$^-$. Leukemia, 17: 960-964.

Islam P, Horwitz ME. 2019. Small-molecule nicotinamide for ex vivo expansion of umbilical cord blood. Exp Hematol, 80: 11-15.

Islami M, Soleimanifar F. 2020. A review of evaluating of hematopoietic stem cells derived from umbilical cord blood's expansion and homing. Curr Stem Cell Res Ther, 15(3): 250-262.

Jager M, Wild A, Lensing Hohn S, et al. 2003. Influence of different culture solutions on osteoblastic differentiation in cord blood and bone marrow derived progenitor cells. Biomed Tech, 48(9): 241-244.

Jin CH, Takada H, Nomura A, et al. 2000.Immunophenotypic and functional characterization of CD33$^+$CD34$^+$ cells in human cord blood of preterm neonates. Exp Hematol, 28: 1174-1180.

Keeney M, Gratama JW, Sutherland R. 2004.Critical role of flow cytometry in evaluating periph eral blood hematopoietic stem cell grafts. Cytometry A, 58(1): 72-75.

Keeney M, Sutherland DR. 2000.Stem cell enumeration by flow cytometry: current concepts and recent developments in CD34$^+$ cell enumeration. Cytotherapy, 2: 395-402.

Kim BO, Tian H, Prasongsukarn K, et al. 2005.Cell transplantation improves ventricular function after a myocardial infarction: a preclinical study of human unrestricted somatic stem cells in a porcine model. Circulation, 112(9): I96-104.

Kogler G, Radke TF, Lefort A, et al. 2005. Cytokine production and hematopoiesis supporting activity of cord blood-derived unrestricted somatic stem cells. Exp Hematol, 33(5): 573-583.

Kogler G, Sensken S, Airey JA, et al. 2004. A new human somatic stem cell from placental cord blood with intrinsic pluripotent differentiation potential. J Exp Med, 200(2): 123-135.

Kucia M, Reca R, Jala VR, et al. 2005. Bone marrow as a home of heterogenous populations of nonhematopoietic stem cells. Leukemia, 19(7): 1118-1127.

Lee HJ, Choi B, Kim Y, et al. 2019. The Up regulation of Toll-like receptor 3 via autocrine IFN-β signaling drives the senescence of human umbilical cord blood-derived mesenchymal stem cells through JAK1. Front Immunol, 10: 1659.

Malangone W, Belvedere O, Astori G, et al. 2001. Increased content of CD34$^+$CD38$^-$ hematopoi etic stem cells in the last collected umbilical cord blood. Transplant Proc, 33: 1766-1768.

McGuckin CP, Pearce D, Forraz N, et al. 2003. Multiparametric analysis of immature cell populations in umbilical cord blood and bone marrow. Eur J Haematol, 71: 341-350.

McNiece I, Briddell R. 2001. Ex vivo expansion of hematopoietic progenitor cells and mature cells. Exp Hematol, 29: 3-11.

McNiece I, Kubegov D, Kerzic P, et al. 2000. Increased expansion and differentiation of cord blood products using a two-step expansion culture. Exp Hematol, 28: 1181-1186.

Mousavi SH, Zarrabi M, Abroun S, et al. 2019. Umbilical cord blood quality and quantity: Collection up to transplantation. Asian J Transfus Sci, 13(2): 79-89.

Patel A, Clementelli CM, Jarocha D, et al.2019. Pre-clinical development of a cryopreservable megakaryocytic cell product capable of sustained platelet production in mice.Transfusion, 59(12): 3698-3713.

Pranke P, Hendrikx J, Alespeiti G, et al. 2006.Comparative quantification of umbilical cord blood CD34$^+$ and CD34$^+$ bright cells using the ProCount-BD and ISHAGE protocols. Braz J Med Biol Res, 39(7): 901-906.

Pranke P, Hendrikx J, Debnath G, et al. 2005.Immunophenotype of hematopoietic stem cells from placental/umbilical cord blood after culture. Braz J Med Biol Res, 38: 1775-1789.

Quesenberry PJ, Dooner G, Colvin G, et al. 2005.Stem cell biology and the plasticity polemic. Exp Hematol, 33(4): 389-394.

Ruzicka K, Grskovic B, Pavlovic V, et al. 2004.Differentiation of human umbilical cord blood CD133$^+$ stem cells towards myelo-monocytic lineage. Clin Chim Acta, 343(1-2): 85-92.

Shen HP, Ding CM, Chi ZY, et al. 2003. Effects of different cooling rates on cryopreservation of hematopoietic stem cells from cord blood. Sheng Wu Gong Cheng Xue Bao, 19(4): 489-492.

Shigemura T, Yanagisawa R, Komori K, et al. 2019. Prevention of transfusion-transmitted cytomegalovirus infection using leuko-reduced blood components in patients receiving seronegative umbilical cord blood transplantation.Transfusion, 59(10): 3065-3070.

Sutherland DR, Keeney M, Gratama JW. 2003. Enumeration of CD34$^+$ hematopoietic stem and progenitor cells. Curr Protocol Cytom, Chapter 6: Unit6.4.

Tian H, Huang S, Gong F, et al. 2005. Karyotyping, immunophenotyping, and apoptosis analyses on human hematopoietic precursor cells derived from umbilical cord blood following long-term ex vivo expansion. Cancer Genet Cytogenet, 157: 33-36.

Van Haute I, Lootens N, De Smet S, et al. 2004. Viable CD34$^+$ stem cell content of a cord blood graft: which measurement performed before transplantation is most representative? Transfusion, 44(4): 547-554.

Verfaillie CM. 2000. Anatomy and physiology of hematopoiesis.2000. In: Hoffman R, Benz EJ, Shattil SJ, et al. Hematology-Basic Principles and Practice 3rd ed. New York: Churchill Livingstone: 139- 154.

Verfaillie CM. 2002. Hematopoietic stem cells for transplantation. Nat Immunol, 3(4): 314-317.

Wagner JE, Barker JN, DeFork TE, et al. 2002. Transplantation of unrelated donor umbilical cord blood in 102 patients with malignant and nonmalignant diseases: influence of CD34 cell dose and HLA disparity on treatment-related mortality and survival. Blood, 100: 1611-1618.

Xagorari A, Gerousi M, Sioga A, et al. 2019. Identification of miRNAs from stem cell derived microparticles in umbilical cord blood. Exp Hematol, 80: 21-26.

Xiao M, Dooley DC. 2003. Assessment of cell viability and apoptosis in human umbilical cord blood following storage. J Hematother Stem Cell Res, 12(1): 115-122.

Yamaguchi M, Hirayama F, Kanai M, et al. 2001. Serum-free coculture for ex-vivo expansion of human cord blood primitive progenitors and SCID mouse-reconstituting cells using human bone marrow primary stromal cells. Exp Hematol, 29: 174-172.

Yap C, Loh MT, Heng KK, et al. 2000.Variability in CD34$^+$ cell counts in umbilical cord blood: implications for cord blood transplants. Gynecol Obstet Invest, 50: 258-259.

Yu Y, Yoo SM, Park HH, et al. 2019. Preconditioning with interleukin-1 beta and interferon-gamma enhances the efficacy of human umbilical cord blood-derived mesenchymal stem cells-based therapy via enhancing prostaglandin E2 secretion and indoleamine 2, 3-dioxygenase activity in dextran sulfate sodium-induced colitis.J Tissue Eng Regen Med, 13(10): 1792-1804.

Zheng X, Zhang G, Gong Y, et al. 2019. Embryonic lineage tracing with Procr-CreER marks balanced hematopoietic stem cell fate during entire mouse lifespan. J Genet Genomics, 46(10): 489-498.

第三章　脐带血干细胞的转基因与 iPSC 及组织工程研究

第一节　脐带血干细胞的转基因

一、概述

　　干细胞与再生医学是当今生命科学领域研究的前沿和热点。再生医学领域致力于通过修复、替代或再生损伤的人体细胞、组织或器官，以恢复或建立人体正常的功能。尽管该领域目前仍在起步阶段，再生医学仍被预测是未来 10 年最重要的学科之一，而且应用范围广泛。潜在的可用作再生医学和细胞治疗来源包括：来自于骨髓（BM）或脐带血（UCB）的造血干细胞和祖细胞、胎盘和羊水、间充质基质细胞或间充质干细胞（MSC）、皮肤细胞和其他器官特异性细胞等。UCB 造血干/祖细胞（HSPC）移植是救治恶性血液疾病、遗传性疾病、重症免疫缺陷、急性放射病等疾病的有效手段之一。

　　近年来，随着基因转染技术及重组 DNA 技术的飞速发展，基因治疗为恶性血液疾病、遗传性疾病、重症免疫缺陷等疾病的治疗带来了新的希望。所谓转基因，就是通过基因工程技术将一种或几种外源性基因转移到某种特定的生物体中，并使其有效地表达相应的多肽或蛋白质产物，在体内发挥生物学功能，从而达到治疗疾病的目的。转基因干细胞技术的建立解决了转基因细胞的存活问题，已成为转基因细胞治疗的重要方向。

二、脐带血细胞的转基因

　　诱导多能干细胞（iPSC）是通过病毒、质粒或重组蛋白重新形成的多潜能胚胎样细胞。这些细胞可以通过患者体内获得，这种自体来源的细胞可避免宿主的免疫应答。然而，目前尚不清楚患者尤其是老年患者的 iPSC 是否是理想的细胞来源，因为老年 iPSC 在其基因组中含有可能导致后期恶性肿瘤的突变。因此，从较年轻的人白细胞抗原（HLA）匹配的细胞中创建 iPSC 的能力是一种有吸引力的策略。与成人来源的细胞相比，较年轻的 HLA 匹配的细胞可以用简单的方法和更高的效率从 UCB 中分离 iPSC。尽管如此，要消除致癌因素、提高效率和找到更为理想的制备方法，以满足临床应用中可能需要的细胞数量，还有许多工作要做。

　　此外，可把 UCB 细胞作为 HSC 的来源用于基因技术研究，特别是遗传性血细胞疾病的基因治疗。在没有进行任何化疗的情况下，可以尝试使用基因修饰的干细胞进行自体 HSC 移植（HSCT）的研究，包括腺苷脱氨酶缺陷型重症联合免疫缺陷病（adenosine deaminase deficient severe combined immunodeficiency, ADA-SCID）的研究。这种方法可以达到短暂而低水平的基因校正，但无临床效益。然而，基因转导技术的改进和采用白消安进行非髓性的预处理可提高基因校正细胞的持久植入。

　　与其他免疫缺陷的患者，如 X 连锁 SCID 和 Wiskott-Aldrich 综合征相比，在接受基因治疗的 ADA-SCID 患者中，尚未发现癌症或淋巴组织增生性疾病。在致癌载体（oncogenic vector）的研究中，通过基因校正的方法可把供体细胞的 DNA 互补到缺失序列的必需位点。在相关试剂的作用下，在靶位点附近产生双链 DNA 断裂，然后当细胞通过其内源性修复机制修复断裂时，将供体 DNA 序列插入断裂位点。这使得插入的遗传序列可以驻留在预定的位置，从而有望按照预期的目的进行调控。在继续改进的基因治疗技术中，UCB 细胞可以用作这种基因治疗技术的载体细胞。

三、脐带血 MSC 的基因修饰

在细胞基因治疗的策略中，UCB MSC 正在成为最具吸引力的一种细胞来源。这种成体干细胞具有理想的载体特征：与骨髓源性 MSC 比较更接近胚胎干细胞的特性，可以在体外培养扩增，并能保持 UCB MSC 的多能分化能力，而且可以通过基因调控获得高效的转基因表达。根据最终目标，短暂或永久基因的修饰是其理想的结果。当需要短期效应时，如骨骼再生可以利用 DNA 质粒结合电穿孔转染，或用化学方法如脂质或磷酸钙转染，以实现短暂的转导。

短暂转染法也可使用腺病毒载体进行，这种载体可携带长度达 36kb 的双链线性 DNA。腺病毒载体是在体外基因转移时特别有吸引力的一种载体，因为其具备感染包括静止细胞在内的多种类型的细胞，能容纳大片段的外源 DNA，并能产生大量高病毒滴度的转染结果。由于此病毒很少通过非同源重组整合到宿主基因组中，因此复制缺陷型重组腺病毒载体可用作有效的表达载体，特别是对于那些需要在有限的时间段内需要高表达基因转换的应用。

在复制缺陷的腺病毒载体中，部分或全部的病毒基因可以删除。在第一代腺病毒载体中，E1 和（或）E3 病毒基因已删除，为引进多达 6.5kb 的外来 DNA 创造了空间，这些外来 DNA 通常受异源启动子的控制。在第二代腺病毒载体中，部分或全部的 E2 基因已删除，导致载体无法复制其 DNA 并能产生具有复制能力的腺病毒。在最新版本的这种载体中，已除去所有的反向末端重复序列（inverted terminal repeated sequence，ITR）和包装序列，几乎整个病毒 DNA 都已切除成为无病毒基因的病毒载体，以致有足够的空间容纳长度达 36kb 的转基因。

在很大程度上，腺病毒介导基因传递的效率与靶细胞上特定病毒受体的可用性有关。腺病毒血清型 5 型载体进入细胞是通过受体介导的双相过程调控的。第一步，该载体通过将病毒纤维衣壳蛋白的旋钮结构域与细胞柯萨奇和腺病毒受体（Coxsackie and adenovirus receptor，CAR）结合而识别目标细胞。第二步，通过重组蛋白衣壳与靶细胞内的 αvβ 整合蛋白的相互作用将载体粒子内化（internalization）。因此，特定细胞类型的转导效率在很大程度上取决于腺病毒受体的密度和整合性。尽管腺病毒有广泛的趋向性，但由于腺病毒的特异性受体缺乏或低表达，许多细胞类型对腺病毒的感染率低而难以达到治疗效果。例如，在原始 HSC 和人 BM MSC 上的腺病毒受体水平呈低表达，导致 5 型腺病毒载体转导效率低下。

因此，为了避免此问题的出现，通过纤维调整性腺病毒载体或从不同腺病毒的血清型中获得具有纤维蛋白的 Ad5 载体的使用已成为一种日益流行的方式，这种载体不依赖于腺病毒受体的机制实现细胞的感染。在这类载体中的一种嵌合载体是 Ad5/F35，而且 Ad5 型已由 Ad35 型取代。Ad35 型可利用辅助蛋白因子 CD46 作为细胞受体，从而感染腺病毒受体缺陷的靶细胞，如人原始造血细胞和人 BM MSC。然而，CD46 似乎是优先在啮齿类动物的眼睛和睾丸上表达。因此，在这些物种，嵌合 Ad5/F35 载体的多样性受到限制。

除了删除腺病毒受体取向的方法外，各种化合物与腺病毒的结合也可能通过受体非依赖途径增强靶细胞的转导。聚合阳离子和阳离子脂质体与腺病毒颗粒形成的复合物，可促进难治性肿瘤细胞系和传代细胞系的体外转导。同样，几种阳离子脂质体可以显著提高原始人造血细胞的腺病毒感染率。因此，使用带有聚合阳离子腺病毒载体的多聚物，可以把每个系统的优点结合在一起而实现高的转导效率：通过载体提供的具有内体逃逸和核靶向功能的聚合阳离子，可为细胞提供优良的摄取条件。研究表明，在高水平转基因表达的绿色荧光蛋白（green fluorescent protein，GFP）和骨形成蛋白（BMP）的多胺转染试剂 Gene-Jammer 中，人和猪 MSC 的腺病毒感染可极大提高这些存在复制缺陷型腺病毒载体的原代细胞系的转导效率，表明 Gene-Jammer 对腺病毒转导的积极作用具有独特的受体机制，正如已经证明了的阳离子分子一样。

这种基因修饰的 MSC 作为自体或异体移植治疗的基因产物，是一种很有应用前景的局部运输载体。例如，产生高水平活性的 BMP2 可诱导体内骨形成的 MSC 递送系统而用于多种骨骼损伤性疾病的治疗。

而且，这种转基因的 MSC 可以作为化疗药物导入肿瘤的治疗系统。此法已在异种基因小鼠的模型中得到证实，这种模型采用的是人的 MSC 治疗在免疫缺陷小鼠生长的人的肿瘤。经基因工程修饰而表达人干扰素-β（interferon-β，IFN-β）的这种 MSC 在全身用药后优先定位归巢于肿瘤，推测这是通过局部递送 IFN-β 诱导肿瘤的消退。而且，MSC 还可递送其他的抗肿瘤药物。基于这些有应用前景的结果，使用 MSC 作为生物制剂的载体可能成为癌症治疗的一种新策略。

对于一些因基因缺陷或异常的遗传性、某些恶性肿瘤的组织受损等疾病，通常需要进行长期或稳定的 MSC 或者 BM MSC 的基因修饰才能进行有效的治疗。为了达到这种靶细胞永久性的遗传改变，可选择具有内在功能并能在宿主基因组中插入的病毒载体。这些病毒载体包括：逆转录病毒、慢病毒、腺病毒伴随病毒和许多带有非整合性逆转录病毒的腺病毒、腺相关病毒或 EB 病毒之间的许多杂交载体。每个单独的载体都有优缺点，特定载体的选择最终取决于具体的应用。许多研究证明，通过逆转录病毒、腺相关病毒或慢病毒载体等不同的病毒载体或结合离体病毒进行 MSC 的体外转导，然后移植到动物模型，可研究体内基因的表达。而且，这种转基因的 MSC 可指导报告分子（reporter molecules）、白细胞介素 3、促红细胞生成素、凝血因子Ⅷ、酪氨酸羟化酶或 3,4-二羟基苯丙氨酸（dihydroxyphenylalanine，L-DOPA）的合成。在全身或局部递送的这种转导细胞中，已经含有通过基因工程修饰的 MSC 基质。植入皮下的这种 MSC 基质可生成新血管以形成一种"类器官"（organoid），并把这种转基因蛋白释放到血流中。尽管这些策略具有巨大的治疗潜力，但这种技术在临床应用之前需要克服许多的障碍。首要的障碍是如何实现 MSC 的最佳体外转导；其次是与受体不超过 4 个月相对短暂的蛋白表达；移植细胞的丧失和甲基化依赖性基因沉默是导致体内短暂基因表达的主要因素；最后，这些载体转导细胞短期和长期的致瘤问题必须在适当的动物模型中得以解决，然后才能安全应用于临床。

四、结语

近年来，随着转基因理论及技术的发展，很多科学家都致力于应用转基因技术探明人类疾病的发病机制，建立人类疾病的动物模型，并利用转基因技术治疗各种疾病，已取得一定效果。现有的基因治疗包括转基因细胞治疗和核酸治疗，前者通过基因转导的靶细胞通常为淋巴细胞和成纤维细胞等。其缺陷是这种细胞的存活时间有限，在治疗过程中需要反复输注而治疗烦琐。UCB 是一种有吸引力的多能干细胞来源，除了能够分化成多种细胞类型外，与其他来源的细胞相比，其主要优势之一是实用性。转基因 UCB 干细胞技术的建立则克服了一般转基因细胞存活时间短的问题，现已成为转基因细胞治疗的一种新策略。

干细胞研究对细胞组织的移植治疗、体外对动物及人胚胎的发生发育、人类基因的新发现、药物的筛选和致畸实验及克隆动物、转基因动物等研究领域已产生重要的影响。近年来，在这些领域已出现一系列突破性的研究进展，为干细胞在再生医学的发展带来深刻变革。目前，美国食品药品监督管理局（FDA）关于药物开发和制造的法规并不直接适用于细胞产品。许多问题仍不清楚，包括理想细胞的来源、给药途径、剂量、给药方案、时机，以及免疫抑制在这些治疗中的作用。近年来，再生医学领域发展迅猛，在临床前阶段已取得长足进展。一些早期的概念验证（proof-of-concept）研究正在进行中，但还没有研究进展到Ⅱ/Ⅲ期临床试验的水平。因此，在再生医学方法成为临床常规治疗方法之前，还有许多问题需要学习和测试。

第二节　脐带血间充质干细胞的基因治疗

一、概述

MSC 是研究最广泛的成体干细胞之一。这些细胞存在于间充质起源的组织中，特别是在骨髓，但也包括脐带血在内的许多其他组织中。无论在体内还是体外，这些细胞都可以分化为脂肪系、软骨系和骨系细胞。BM MSC 作为骨髓微环境的一部分，可以促进 HSC 增殖和分化，所以在造血方面发挥重要的作用。此外，MSC 除了具有可塑性的特点外，还可分化成神经元样细胞等其他胚层的细胞表型。由于其干细胞特性，MSC 在体外增殖潜力大，同时还保持多潜能分化能力。在一些动物模型和人类疾病中证实，局部单独或与基质一起给予在体外扩增的 MSC 可以治疗骨或软骨缺陷性疾病。而且，还可把基因修饰的 MSC 作为体内微型泵（mini-pumps）用于输送各种治疗因子。基于 MSC 基因治疗在临床的成功应用在很大程度上取决于能否把感兴趣的基因导入 MSC。

在体内，MSC 等非造血细胞，如巨噬细胞、网状细胞、内皮细胞、平滑肌细胞和脂肪细胞与细胞外基质结合形成造血诱导微环境（hematopoietic inductive microenvironment）。这种复杂的骨髓微环境对造血提供支持，即通过细胞间的相互作用和可溶性信息形成新的血细胞。然而，MSC 不仅存在于骨髓中，还存在于 UCB、胎儿血和肝脏、羊水，以及某些环境下的成人外周血中。尽管 MSC 可从多种组织中分离，但其是一种相当罕见和独特的细胞类型，在成人骨髓中至多只占 0.01%。在 UCB 中也是如此，更多的是在脐静脉内皮/内皮下层。MSC 是一种具有多向分化潜能的细胞，可分化成中胚层的脂肪细胞、成骨细胞和软骨细胞。研究显示，这些来源于骨髓基质的多能干细胞比较容易从骨髓中分离，然后可在体外大量增殖产生相对均一性的细胞，并可分化为中胚层和非中胚层的细胞类型。由于这种多潜能和广泛的自我更新能力，在许多以细胞为基础治疗人类疾病的策略中，MSC 作为细胞的来源有着巨大的希望。

二、MSC 的治疗应用

由于 MSC 能够在体外广泛的增殖，并在体内外均具有多能分化的潜力，因此，其已被视为一种特别有吸引力的细胞类型，在人类多种疾病的细胞治疗中应用。在这些应用中，自体或同种异体体外扩增的 MSC 都可局部或全身输入患者体内。这种在移植前的体外扩增，开辟了对 MSC 通过短暂或稳定遗传操控的可能性。而且，这些细胞具有抑制免疫反应的能力，其特殊的免疫表型可在同种异体移植时产生低免疫原性或非免疫原性。体外研究表明，MSC 能抑制放射照射的同种异体血液淋巴细胞、树突状细胞或植物血凝素诱导的 T 细胞增殖。研究显示，MSC 可以抑制细胞毒性淋巴细胞的形成，并能逃逸由细胞毒性淋巴细胞和自然杀伤细胞造成的细胞溶解。培养的 MSC 可表达 HLA Ⅰ类抗原，但不表达 HLA Ⅱ类抗原、CD40、CD80 和 CD86。这种免疫类型被认为是非免疫原性的，并提示 MSC 在移植 HLA 不匹配的个体后可以引起免疫耐受反应。与这些体外研究结果一致的是，在给狒狒全身移植 HLA 不匹配的 MSC 后，可延长具有免疫活性而同种异体移植皮肤的存活时间。而且，皮下注射同种异体宿主的小鼠肿瘤细胞只有在与 MSC 同时注射时才会形成肿瘤。此外，在人体临床试验中，同种异体 MSC 的植入可出现良好的免疫耐受性且无移植物抗宿主病（GVHD）的发生。MSC 的免疫调控特性使其成为许多临床治疗，尤其是需要立即进行细胞治疗的急性病的较理想的候选细胞。基于这些免疫学的特性，MSC 可以直接用于心肌梗死等需要在瘢痕组织形成前进行细胞治疗的疾病。

（一）局部移植

在此方法中细胞直接用于受损的组织中，避免与全身路径相关联的细胞损耗。单用细胞局部给药或在不同基质中加载细胞已成为治疗骨和软骨缺损的首选方法。在动物模型的临床前研究中，已明确显示把 MSC 移植应用于整形外科的益处。而且，采用体外扩增的 MSC 局部注射已成功治疗骨折愈合不良的长骨缺损患者。定点（site-directed）给予 MSC 也可用于修复关节软骨和肌腱的局灶性缺陷。在山羊骨关节炎的模型中，膝关节内注射自体 MSC 可以提高受损组织的植入和修复能力，并能产生骨和软骨形成的相关生长因子，在骨科领域具有广泛的应用前景。尽管现已取得这些积极的成果，但要优化这些程序仍有许多工作要做，例如，MSC 在体外扩增的理想培养条件、细胞载体的最佳组成和结构，以及适当的细胞剂量以实现骨/软骨的形成都需要进一步研究。

（二）全身移植

在骨髓移植（BMT）或对局部移植不适用的全身骨骼疾病的治疗中，已经尝试将 MSC 注入体循环中进行治疗。由于在肿瘤或血液病的 BMT 中，含 MSC 的这种基质通常不与造血组织一起移植，但研究表明在 BMT 时，与 MSC 的联合移植可促进造血功能的恢复。基于 MSC 的免疫学特性，在 BMT 时加入 MSC 还可减少 GVHD 的风险。尽管这种移植细胞的免疫耐受性较好，但供体 MSC 的移植存活较低，而且供体基质细胞的持续时间短。然而，与单独接受 CD34$^+$细胞的动物相比，把体外扩增的 MSC 与 CD34$^+$ 的 HSC 联合移植 NOD-SCID 小鼠体内的移植细胞成活率可增加 10～20 倍。因此，在标准清髓预处理的 BMT 后，基质细胞或 MSC 植入的效果和程度仍然存在争议。

MSC 经循环系统输注到其他组织的能力一直是许多研究的重点。显然，全身注入大量 MSC 可导致不同器官特别是肺毛细血管内非特异性的细胞俘获（sequestration）。研究发现，全身注入少量的 MSC 可分布在不同的组织中，这为供者细胞的存活提供了证据，但通常没有提供确定移植的严格标准。在对成骨不全的患者进行同种异体 BMT 后，尽管在受体中只有 1.5%～2%的成骨细胞来自供体，但这些患者中仍出现明显的临床改善。而且，MSC 注入后具有特异性归巢至损伤部位或肿瘤组织的特点，但其机制还不清楚。研究表明，在脑缺血损伤中释放的炎性趋化因子和细胞因子是注入的 MSC 选择性迁移到损伤大脑的原因。在同基因的小鼠模型中，提供了关于 MSC 归巢的证据。而且，亚致死剂量照射小鼠 MSC 的归巢和植入骨髓的能力明显高于未辐射的小鼠。MSC 在移植前的体外培养还可阻碍其归巢和植入骨髓的能力。在心肌梗死的动物模型中，也证实了静脉注入 MSC 具有向组织损伤部位迁移的能力。对 MSC 归巢机制的更好理解，必将导致基于 MSC 治疗方案的改进。

（三）心肌修复

在未来心肌损伤的治疗中，应用全身或局部定点的细胞治疗已引起广泛关注。在急性心肌梗死的动物模型中，给予成纤维细胞、骨骼成肌细胞、成心肌细胞、未加工的骨髓细胞、HSC 和 MSC 等多种来源的细胞后心肌功能得到改善。当把 MSC 植入成年实验啮齿动物的心肌后，在心肌细胞分化时的 MSC 数量增加。尽管 MSC 通常以低速率整合，但其可出现心肌细胞的表型：肌球蛋白重链、心肌肌钙蛋白 I、肌间线蛋白（desmin）和 α-肌动蛋白。除了心肌细胞的替换外，这些动物模型还可解释改善心脏和血液动力学功能的其他机制，包括抑制细胞凋亡、诱导血管生成，以及增加胶原蛋白的产生。对于以细胞为基础的心肌再生来说，究竟哪种细胞类型最终更具有优势或更有实用性仍有待探讨。

（四）中枢神经系统和脊髓损伤

中枢神经系统和脊髓损伤是基于 MSC 治疗策略的另一种很有前景的实验目标。在不同的体外培养条件下，沿神经元途径可诱导 MSC 分化。随着体外神经源性可塑性的证明，局部注入 MSC 对中枢神经系统和脊髓损伤动物模型具有有益的作用。除了替换细胞成分外，移植 MSC 可以释放营养因子，从而改善神经功能。

第三节　iPSC 与重编程组织的生物信息库

一、概述

目前，在世界范围内都正尽力建立人类组织库用于各种应用研究和药物研究。传统上，冻存的组织以捐赠的骨髓和动员外周血（mobilized peripheral blood，MPB）的形式进行。最近，UCB 已用于白血病或再生障碍性贫血等疾病的移植。在英国，国家卫生服务局（National Health Service，NHS）UCB 库和英国骨髓登记处及其他管理机构，负责从这些库中存储的组织中提供干细胞。最近，随着下一代测序技术的发展和生物信息学的进步，组织或生物信息库（BioBanks）也开始成为人类疾病医学研究的宝贵资源，例如，由剑桥 Wellcome Trust Sanger 研究所进行的全基因组关联研究，把 1.9 万人的基因变异与疾病易感信息综合分析，从而确定了导致克罗恩病（Crohn's disease）和 1 型糖尿病等复杂疾病的遗传特征或缺陷。随着重编程技术的出现，一种细胞可以转换为另一种细胞，这为生物库的第三大重要作用铺平了道路，也将提供以前认为不可能的新的细胞疗法和诊断方法。

重新编程技术已经研究 50 多年，1962 年首次由 John Gurdon 把一个体细胞的细胞核移植到去核卵母细胞（图 3-1）后培育出了成年青蛙。此项研究开创性的证明，成人的体细胞核可以重编程返回到胚胎状态，从而具有多潜能，并能发育为整个生物体。经过多年的不懈努力，1996 年这些技术统一称为体细胞核转移（somatic cell nuclear transfer，SCNT）技术，并诞生了"多莉"（Dolly）羊。这种克隆动物的研究主要是为了产生新的抗体，以及促进畜牧业发展；然而，该技术是一种昂贵而耗时的过程。在 SCNT 过程中，一个较大问题是不知道卵母细胞细胞质中的哪些特定因素可导致转移体细胞核的重新编程。

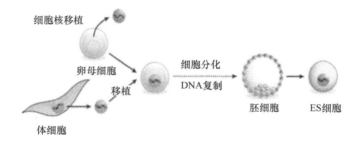

图 3-1　体细胞核移植技术（Stavropoulos-Giokas et al.，2015）

当体细胞或分化细胞的细胞核转移到一个去除细胞核的卵母细胞时，这种移植的卵母细胞可以分裂并形成一个囊胚，植入后则可产生克隆的后代

从小鼠胚胎干细胞的分离，到最终分离出人的胚胎干细胞，科学家们更好地了解到是什么可构成这种多能性，特别是哪些转录因子控制着多能性并作为维持多能性的最关键因素。研究发现，这种多潜能性由 Oct4 和 Nanog 等转录因子维持，在去除这些因子之后多能性则丧失，而诱导其表达足以在没有外部因素的情况下维持这种多能性。而且，仅这些转录因子就足以维持胚胎样多能状态。在 2006 年和 2007 年的突破性研究中，山中伸弥（Shinya Yamanaka）教授等通过一组确定的因子而不是 SCNT 诱导了多能性，模仿出 50 多年前约翰·戈登（John Gurdon）教授的这种发现。2012 年，这两位教授分别获得诺贝尔生理学或医学奖，并为医学和基础研究的巨大进步铺平了道路，这在以前是不可能实现的。

从患者特定的组织中建立的人诱导多能干细胞（human induced pluripotent stem cell，hiPSC），在培养皿中可重现该患者的疾病，这不仅有助于更好地理解与疾病病理有关的基因，而且有助于有效筛选药物以改善临床结果。患者和健康人建立的 hiPSC 也可用于基础科学研究，以更好地理解基因在组织和器官早期发育中的作用，并通过了解当这些过程出错时会发生什么来理解蛋白质的特定功能。在不久的将来，重编程技术和 hiPSC 也将产生新的诊断应用。在世界各地的生物库中，现已储存患者和供体组织，以及其细胞的表型和基因型的信息。希望通过这种重编程技术为再生疗法提供一种新的细胞和组织来源，并在研究和医学上得到广泛的应用。

二、多能干细胞

（一）小鼠和人胚胎干细胞的分离

多能干细胞，如小鼠胚胎干细胞（mouse embryonic stem cell，mESC）通常是发育中胚胎内的一种短暂细胞群，构成小鼠 E3.5 囊胚的内细胞团，最终形成机体的所有谱系和组织。人类也是如此，只不过是发育的时间有所推迟。虽然在发育中的胚胎是暂时的，但当在体外正确的条件下分离出来时，其在本质上是一种无限增殖的细胞系。这种细胞系不仅可以无限增殖，同时保留了对发育中的胚胎的所有组织都有作用的潜力，因此称为胚胎干细胞。在小鼠中，多能性可以通过把胚胎干细胞注射回发育的囊胚中来证明，在此基础上作为一种嵌合体形成整个动物。多能性最严格的测量方法是种系传递法，由此可以得到纯合子小鼠。由于这些小鼠是源于胚胎干细胞，可以在体外进行基因操作，添加或敲除基因，以这种方式产生的小鼠系分别称为转基因小鼠或基因敲除小鼠。20 世纪 80 年代，马丁·埃文斯（Martin Evan）教授等人率先开展这种方法并广泛用于基础研究，以了解基因在早期发育和疾病中的作用。

1998 年，人胚胎干细胞（human embryonic stem cell，hESC）分离成功，尽管从 mESC 的研究中获得许多信息，但这些信息之间存在很大的差异，因此阻碍了预期目标的实现。这主要是由于 mESC 和 hESC 各自的内细胞团和外胚层发育阶段的差别，以及细胞因子和生长因子调控方面的差异。hESC 系的建立通常取自废弃的受精卵，虽然现已建立许多 hESC 系，但通常取材于疾病或基因型特异性的标本，这一点对于基础和再生医学的研究更有意义。直到最近，通过 SCNT 建立多能细胞系的努力尚未成功，这种 SCNT 不太可能取代重编程技术，因为只有十分仔细地控制培养条件，才有可能建立这种多能细胞系。此外，SCNT 在伦理上仍有争议，而且技术的要求也较高。

（二）多能干细胞的内外调控网络

在分离、鉴定、培养 mESC 和 hESC 的研究中，现已确定一些关键的外源性因子，如白血病抑制因子（leukemia inhibitory factor，LIF）和碱性成纤维细胞生长因子（basic fibroblast growth factor，bFGF）都能抑制分化，并能维持自我更新和多能性。由于信号转导与转录活化因子 STAT3 下游的 pg130 和 LIF 信号的组成性表达（constitutive expression），在缺乏 LIF 而只有血清存在的条件下也能维持多能性，因此表明其他因素也参与了自我更新的维持。研究显示，存在于血清中的 BMP4 能与 LIF/ STAT3 信号作用，以防止分化从而维持 mESC 的自我更新。

研究显示，维持多能性的这些内在因素是导致组织重编程和诱导多能性方面的突破性发现。多能转录因子网络的核心是 POU5F 基因或 Oct4 转录因子。这种含有同源结构域蛋白的作用首先在小鼠胚胎中发现，这是细胞内部质量发育的必要条件，从中可衍化出 mESC。Nanog 是另一种同源结构域的转录因子，不依赖于 STAT3 而独立发挥调控多能性作用，但可能直接与 Oct4 相互作用提供最大的自我更新能力（图 3-2）。还有一种转录因子是 Y 染色体上的性别决定区（sex determining region Y，SRY）-盒 2，也称为 SOX2，是一种 HMG DNA 结合域转录因子，可与 Oct4 协同作用而介导 Oct4 靶基因的表达。因此，在多能状态下需要一种能够阻止分化的外在成分，如 LIF（或人体内的 bFGF）和 BMP4，以及在维持多能性中具有关键作用的一种特定转录因子如 Oct4 和 Nanog 的内在网络（图 3-2）。

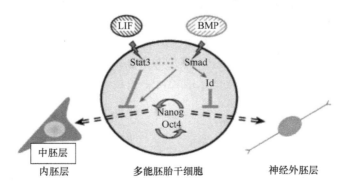

图 3-2　多能干细胞的调控网络（Stavropoulos-Giokas et al.，2015）

胚胎干细胞培养的关键是能够识别维持多能性的内在因素和阻止分化的周围环境的外在因素。多功能转录因子网络的核心成分是 Nanog 和 Oct4，其可维持干细胞的自我更新周期。外源性因素包括血清 BMP4、mESC 和 LIF，可补充促进下游信号通路 Id 和 STAT3 活性，阻止分化为内胚层、中胚层和神经外胚层

三、细胞因子将重编程的人体细胞诱导为多能干细胞

（一）初始的重编程研究

2006 年，Yamanaka 等人通过对多能性的理解进展，用小鼠尾尖部的成纤维细胞重编程并诱导出多能干细胞。而且，此项开创性的研究很快由其他研究者通过人体组织实现。Yamanaka 的设想是用 Oct4 这种内在因素足以把体细胞核重编程为胚胎样状态，并足以重新获得多能性。经过评估，在 21 种组合的基因中证明这种设想是正确的。Takahashi 等人最终确定其中的 4 种对诱导多能状态是至关重要的因素。用逆转录病毒转基因表达 Oct4、Sox2、Myc 和 Klf4，但由于其转化潜能而最终省去了 Myc，随着时间的推移，皮肤成纤维细胞获得胚胎样形态，其细胞核大而细胞质少，而且还获得 ESC 特有的表面标志物 SSEA4、TRA-1-81 和 TRA-1-160（图 3-3），最重要的是在功能上具有多能性，能够促进小鼠嵌合体的形成，并能进行种系传递。尽管对 hiPSC 这些后来的研究是不可能的结果，但在体外时仍可分化为拟胚体（embryoid body）证实其功能上的多能性，并能产生人体 3 种胚层的细胞类型。因此，用人皮肤成纤维细胞的 hiPSC 才能产生特有的神经元和跳动的心肌细胞。

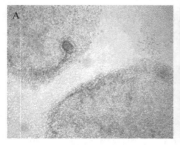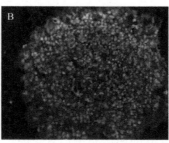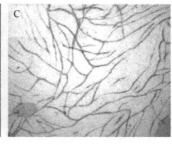

彩图请扫码

图 3-3　人成纤维细胞重编程为具有特定因子诱导的多能干细胞（Stavropoulos-Giokas et al.，2015）

用含特定转录因子的逆转录病毒载体导入人成纤维细胞，随后用胚胎干细胞培养液在成纤维细胞滋养层上培养。在 28 天内，重编程的 iPSC 衍生显示：成人真皮成纤维细胞从扁平的纺锤形转变为紧密排列的柱状细胞克隆，细胞核大，细胞质少（A）；表达一系列胚胎干细胞特异性基因，如 Oct4（绿色）和 TRA-1-81（红色），细胞核用 4, 6 -二氨基-2-苯基吲哚（4, 6-diamidino-2-phenylindole，DAPI）染色为蓝色（B）；然后分化成多种细胞类型，如内皮细胞，在小管实验中形成 CD31 阳性网络（C），以及红血细胞和 B 细胞

其他研究人员的研究表明，Oct4 是重编程最关键的成分，也是重编程神经元干细胞唯一必需的转录因子，可以内源性表达 Sox2。此外，Nanog、Lin28、Oct4 和 Sox2 转录因子已用于替代原有的混合因子，Klf4 也已由 Kruppel 样转录因子家族的其他成员取代。cMyc 是一种致癌转录因子，可以完全去除不要，因为虽然其在初始的重编程中可以增加 iPSC 样克隆的形成，但不完全的重编程背景较高，并导致 iPSC 系不是完全的多能性。一般来说，在开始向上皮细胞过渡和启动多能网络时需要转基因表达，此后，内源性转录因子程序成为主导，病毒的转基因通常由表观遗传机制如 DNA 甲基化沉默。在此期间，曾经是单个的体细胞逐渐发育成为一个密集的细胞克隆，但 miPSC 和 hiPSC（如 ESC 一样）的外观明显不同，后者一般比较扁平，而且单个的 iPSC 更容易观察到。

（二）hiPSC 系的特性

通常在 14～28 天左右其细胞克隆形成，根据原材料和重编程的策略进行活细胞染色鉴定。在这个早期阶段，完全重编程最可靠的标志物是 TRA-1-160，如果使用活细胞则可以直接选择这些细胞进行长期培养，并将其扩增为 hiPSC 细胞系进一步测试。hiPSC 系更完整的信息包括转基因表达的沉默、确定内源因子（如 Oct4 和 Nanog）启动子的甲基化状态，以及 ESC 特异性基因的 mRNA 表达的定量。多能性的体内检测包括畸胎瘤的形成和诱导多能性的试验证据。目前，G 显带和（或）使用单核苷酸多态性阵

列分析已成为染色体核型分析的常规技术。这些多态性的阵列分析可识别由于基因组不稳定而导致的拷贝数变异，这种不稳定在 hESC 和 hiPSC 系中都已观察到。

如果希望已经产生的 hiPSC 对医学研究和治疗发挥作用，需要其具有多能性，能够在体外分化为所需要的细胞类型。神经外胚层、中胚层和内胚层的分化可以分别通过神经元、心肌细胞和肝细胞的存在进行测试。通常，神经外胚层谱系最容易形成，因为它可能是默认形成的第一个谱系，而内胚层如肝细胞通常更难获得。在 NHS 的血液和移植中，也可应用这些结果测量所建立的 hiPSC 系的多能性。另外，在评估由多能祖细胞产生的血管内皮细胞类型的形成时，可帮助分析其分化 hiPSC 如何促进造血功能的发育。同样，在评估 hiPSC 用于心血管（cardiovascular，CV）修复的潜在治疗作用中已证明，在实验室中产生的 hiPSC 系能够有效地促进 CV 谱系与培养中的跳动组织和所有相关的谱系——心肌细胞、内皮细胞和平滑肌细胞。此外，把这些细胞移植到 CV 疾病的动物模型中时，确实可使心肌细胞跳动，这不仅证明了 hiPSC 的总体治疗潜力，而且还为其多能性提供了一种功能指标。

（三）编程技术

自从 Yamanaka 等人首次使用逆转录病毒载体进行转基因表达技术以来，已经应用了许多不同的重编程技术。最初，此项工作是由其他实验室通过类似的整合病毒如慢病毒进行复制，但其采用的是一组不同的重编程因子，如 Lin28、Nanog、Oct4 和 Sox2。一般来说，这些研究已转向使用不整合的病毒（如腺病毒）的更安全的方法，腺病毒仅在细胞内短暂驻留，因此是下游应用更安全的方法。但是，此法可能导致重编程效率降低，可能是因为没有保持稳定的转基因表达。

近年来的研究表明，仙台病毒可显著提高重编程的效率，因此已广泛用于建立 hiPSC 系。基于质粒的方法多种多样，重编程的效率也各不相同，但可采取策略来避免整合或受到影响，包括在重编程后的基因切除或者对外质体（episome）核外载体的维持，以及引入小分子如 HDAC 抑制剂丁酸钠和丙戊酸可显著提高重编程的效率。研究显示，根据肽的递送系统，转录因子蛋白与膜渗透域的结合可促进从细胞外培养液穿过质膜的摄取；而且可基于 mRNA 的递送系统，引入修饰过的 mRNA 介导转基因表达。

然而，一些无载体的方法在技术上似乎要求很高，尽管在某些情况下可以使用商业试剂盒，但这些试剂盒可能需要重复转染，并且目前可能不适用于难以转染的细胞类型或高通量的项目。目前，通过无足迹（footprint free）的 OriP 质粒载体，并使用 OriP/EBNA-1 载体（pEP4EO2SET2K 和 EP4EO2SCK2MEN2L），可传递优化的重编程基因混合物。而且，在随后开发的小分子策略使 iPSC 在重编程时不用滋养层细胞培养。由于这些都是哺乳动物表达的载体，是由外质体维持而不能进入细胞核内。如果细胞在没有阳性选择的情况下培养，它们会随着时间的推移而消失，因此这比整合而随后又切除的其他表达载体更安全。

随着时间的推移及 OriP 载体的降解，建立内源性多功能转录因子网络可维持 hiPSC 状态。初始重编程的效率并不高，仅为 0.01%，但当使用这些载体后，足以使 1×10^6 个皮肤成纤维细胞产生数个 hiPSC 克隆，通过使用这些小分子，这种效率可提高大约 100 倍。这种小分子方法可以不要成纤维细胞滋养层培养 hiPSC，从 UCB 的单核细胞、CD34+ 细胞、成红细胞和成人单核细胞开始，这些细胞在培养 9 天后就能鉴定出重编程而小的细胞克隆。通过 OriP 载体，在含 N2 和 B27 的 DMEM/F12 培养液中加入 100ng bFGF、1μmol/L PD032590、3μmol/L CHIR99021、0.4μmol/L A83-01、100ng/ml 人的 LIF 和 10μmol/L Y27632，在 10 天后换成 mTeSR 以维持细胞克隆稳定并建立这种细胞系。

（四）直接的重编程

多能性重编程技术还可直接重编程到选择的细胞类型，这最初称为转分化。多年来，癌症生物学家一直在探索这种现象，以解释转化后的状态，甚至细胞工程师也在尝试创造用于再生的稀有细胞，如从肝细胞中产生胰岛素的 β 细胞以治疗糖尿病。之后，Graf 等人用 CD19+ B 细胞通过髓系的一种过表达的主基因（master gene）调控剂 C/EBP 重编程为表达 Mac1 的巨噬细胞。由于 iPSC 完全重编程技术的问世，现在看来通过该技术似乎所有细胞类型皆有可能重现。目前，科学家已在糖尿病实验模型的外分泌组织内诱导出胰岛细胞，可修复已休眠的血糖水平。这种突破性的研究，已使再生疗法的其他几种重要的细胞类型可以通过成纤维细胞直接转化而来。这包括从尾部成纤维细胞产生的神经元，其具有成熟的成体动作电位，以及从体内心脏的成纤维细胞中获得的心肌细胞。

这些研究表明，细胞不经过祖细胞或胚胎状态而可直接到达成体状态，从而获得对正常功能至关重要的成体动作电位。因此，似乎可以直接通过重编程或直接转化从成纤维细胞中获得几乎任何类型的细胞，而不需要首先建立 hiPSC 系。这通常依赖于对目标细胞类型有深入的了解，需要转录序列数据，同时使用高表达的或已知主基因功能的转录因子。这里重要的是重编程或直接转化的现象似乎不受谱系的限制，因此世界各地组织库中储存的成纤维细胞似乎是衍化任何细胞类型的理想起点。而且，迄今为止，直接转化而来的细胞似乎不经过更原始的或祖细胞的阶段，也不需要获得成体细胞类型的特征。这对于任何有前景的再生疗法都是必要的，而且目前从多能干细胞分化而来的细胞受到严格的限制，而多能干细胞代表的是一种更加胚胎化的阶段。这种直接重编程研究最吸引人的是，可以在体内直接实现转化以纠正疾病状态。然而，由于大多数直接重编程方法需要使用已知致癌潜力的转录因子，这些直接原位方法可能不会实施，而来自生物库的细胞将仍然是最有可能的新组织来源。

（五）生物信息库的组织重编程

在世界各地的组织库中，常规储存的组织通常都是由血液组成的，要么是成人 MBP，要么是最近的 UCB，这些血液都是为异基因移植储存的。仅从血液中就可分离和扩增一系列的细胞类型用于重编程，其中包括 HSC、单核细胞、内皮细胞和 MSC，而内皮细胞和成纤维细胞现在也分开存储。组织库存储的基质细胞或成纤维细胞非常有用，因为这是第一个完整重编程研究的组织来源，并记录了直接转化的后续工作。成纤维细胞也很方便，因为它很容易从皮肤活检组织中获得。然而，这种衍生的细胞可以是异质性的，这一点曾经是导致科学家质疑诱导多能性的最初原因，而 hiPSC 可能是在这种异质细胞中从罕见的干细胞中产生的。随着诸如仙台病毒和小分子等重编程技术的发展，现在已知大约有 20% 的成纤维细胞能够开启重编程过程，并变成 TRA-1-60$^+$。但在大多数的情况下并未达到此目的，表明其他因素可能影响这种重编程的过程。内皮细胞也是一种受欢迎的储存组织，因为它是从脐带中采集的人脐静脉内皮细胞。这些细胞在培养中有很强的增殖能力，这似乎有助于高效和快速的重编程。

在血液的重编程中，世界各地的组织库中储存着大量的血液。首次用这种库存的细胞建立的 hiPSC 显示 UCB 干细胞 CD133$^+$，而且在重编程中只用了 Oct4 和 Sox2 两种因子。此外，成人的单核细胞也可用于重编程。因此，hiPSC 也可以从常规供体的血液中获取。

目前已知来自血液谱系的大多数细胞类型都可进行重编程，包括 B 细胞，而 HSC 和祖细胞比分化细胞更能有效地重编程。为了证明这一点，Hochedlinger 等人制备了一种转基因小鼠，其中含有诱导型转基因，可在每个细胞中重编程。当把这种转基因小鼠的血液分为 CD34$^+$细胞、髓样和淋巴样祖细胞，并在重编程条件下诱导时，发现大多数的血液细胞都可以进行重编程，尽管其效率不同。这种转基因技术和重编程技术的非凡应用，有助于证明不同组织中不同细胞的重编程过程的稳固性。因此，现在世界上大多数储存在组织和血库中的细胞都可以视为组织重编程的来源。

四、hiPSC 的组织分化

（一）hiPSC 所需要细胞的分化

研究表明，多能干细胞的分化在小鼠依赖于白血病抑制因子，在人依赖于 bFGF 的自发分化，而在胎牛血清存在时通常在悬浮培养中以拟胚体（embryoid body）的形式分化。通常使用维甲酸等小分子有利于神经外胚层而不是中胚层的发育，并促进多能干细胞形成神经元。然而，这仍然是一个非常异质性的过程，难以控制且不可靠。动物血清的使用对标准制备流程是一个额外的不可控因素，而拟胚体的使用不容易大规模扩增和生产。另一种有效分化多能干细胞的方法是与基质/成纤维细胞共培养。胚胎成纤维细胞的使用有助于重建微环境和模仿早期发育中接收到的信号，并且对于分离 mESC 和 hESC 至关重要。然而，这些在很大程度上已经通过确定的培养液而替代。滋养细胞也已用于造血细胞的分化培养，为此许多胚胎和胎儿基质细胞也都分离出来，最初用于维持成体造血干细胞的分化，随后又用于多能干细胞的分化。基质滋养层细胞还可用于模拟特定的造血微环境，并可形成非常罕见的细胞类型（如血源性内皮细胞），以及可能产生的祖细胞（如来自 hESC 或 hiPSC 的 B 细胞）。然而，这种滋养性的基质细胞对造血细胞的分化方法仍无定论，如果不确保培养条件的一致性，这种方法可能是不可靠的。

与 hESC 和 hiPSC 的维持培养一样，定论或定向分化的方法都已常规地用于多能干细胞的分化。通常根据从转基因研究中收集到的信息，可绘制出参与早期胚胎发育的基因图谱。这种定向分化依赖于生长因子和细胞因子重现信号及正确的环境，这有助于确定多能干细胞的命运。多年来，人们一直不清楚在分化培养中加入的生长因子究竟是促进多能干细胞特定的命运，还是把细胞推向了选择的谱系。然而，单细胞水平上的随机模型表明，分化的多能干细胞和专能干细胞通常对环境信号作出反应，形成自我延续的转录反应，这是形成定向分化的基础。

这种多能干细胞可选择 3 种胚层的分化：神经外胚层、中胚层和内胚层。外胚层的形成是一种非定向途径（default pathway），是在没有 BMP4 或 BMP4 信号抑制时形成的。然而，如果转化生长因子 β（TGF-β）超家族（包括 activin/nodal and BMP，即活化/节点性的和 BMP）的成员存在，这可促进中胚层形成和随后的 CV 表型。在加入特定量的 bFGF、BMP4、活化蛋白 A 和血管内皮生长因子（VEGF）后，可形成多能血小板源性生长因子受体（PDGFR）阳性的 CV 细胞，最终形成平滑肌、内皮细胞和心肌细胞。

这些实验对心肌梗死的动物模型具有一定的功能益处，并可在移植后保留长达 12 周。任何潜在的细胞疗法达到临床试验的重要因素都是这些方案的效率、可靠性和易用性，这是扩大规模和生产所必需的。这些细胞是在一个培养皿中产生的，没有广泛的操作或选择，由此产生的细胞占总数的 50%。而且，这种 CV 细胞可形成一层收缩组织，其中穿插有内皮细胞网络和平滑肌，这也可能是在昂贵的临床试验之前对新药毒理学筛选的理想试验，并可有助于减少目前用于此试验的动物数量。从多能干细胞来源获得的其他细胞还有神经元和内胚层，如产生胰岛素的胰岛 β 细胞及肝细胞。

细胞因子介导定向分化的另一种方法是阻断其他途径，从而把细胞命运的选择限制到所需要的细胞类型。例如，小分子抑制剂 SB431542 可阻止 TGF-β1 信号的转导，使用 RNA 干扰剂可抑制 BMP 信号转导，从而有效地诱导神经细胞的分化。这种定向分化方法对于提高 hESC 和 hiPSC 分化的效率及重现性至关重要。然而，选择扩大生产的方法可能是由诸如 GMP 法规、批量可用性和所用试剂的成本等因素决定的。

（二）表型与功能测试

对于毒理学测试、疾病建模和任何潜在治疗的应用，不仅要进行广泛的表型分型以确保正确的身份，而且要表明来自多能源性细胞可以像预期的那样发挥作用。没有广泛的功能测试，细胞可能在体外毒理学测试中表现不可靠，或在疾病模型中没有治疗效果。例如，胰岛分泌胰高血糖蛋白（glucagon）、生长激素抑制蛋白（somatostatin），最重要的是血糖升高引起的胰岛素分泌，可以诱导葡萄糖在敏感组织如肝和肌肉中的摄取和储存。因此，多能干细胞源性胰岛素需要在葡萄糖的生理范围内对葡萄糖具有调控作用，使其可用于糖尿病的临床治疗。电生理测量可用来查询神经元和心肌细胞等细胞的功能，以及它们与同一类成体细胞的关系。细胞也可以测试其整合的能力，并保留在适当的解剖环境中，即当从 hiPSC 中提取的 CV 祖细胞注射到受损心肌中时，它们可与 CV 组织融合并保留下来。对于再生疗法，最重要的是多能源性移植细胞也应该在疾病模型中提供功能性作用，而非致瘤性。

如果无法或没有必要在动物模型中进行测试，体外三维重建整个细胞可能是另一种方法，特别是如果细胞要用于研究，即在培养皿中模拟疾病及其发展。研究显示，当 hiPSC 在 CV 和造血细胞系中分化时，可以产生大多数的细胞类型。hiPSC 的定向分化可用于获得平滑肌、内皮细胞和 CV 细胞，这些细胞可形成模拟体内环境的跳动组织片，从而为毒理学测试或基础研究提供良好的起点。在 OP9 基质中，hiPSC 产生的 HPC 具有形成 B 细胞、髓细胞、红细胞和内皮细胞的罕见潜能，这就像一种多功能 HPC 的功能输出一样。这是一种有价值的系统，以更好地了解造血发育的早期事件，并描述体外 HSC 的形成。

五、hiPSC 在未来再生医学中的潜在应用

（一）新的诊断方法

对于重编程技术的新应用来说，诊断将是一个非常令人兴奋的领域。这里可以列举许多有关的例子，例如，在输血医学领域，用于检测输血患者血清中抗体反应活性的红细胞检测板。目前，在英国国家医疗服务体系（NHS）的血液和移植服务部门（NHS Blood and Transplant，NHSBT）把这些疫苗作为试剂盒提供给本国医院，其中包含来自具有特定抗原特征的献血者的血液。通常，检测板可由 3 个或 10 个供体样本组成，这是为了符合英国输血服务指南（2013 年第 8 版，也称红皮书）的要求。虽然供体血液是经优化的，但要确定并招募抗体检测板所需的特定供体是一项极其艰巨的挑战，而且也很难向医院维持这种材料的适当供应。

显然，这些红血细胞的无限供应是大有裨益的，如果 hiPSC 是从用于检测试剂盒的供体中产生的，则可以提供这种帮助。hiPSC 产生的红细胞可获得 $CD235^+CD45a^-$ 的红细胞的表面表达谱，并可扩增和去核，其动力学与 hESC 相似。其他的应用可能包括对人类病原体罕见抗体的商业化生产，其中可以识别具有抗病性的罕见供体。从这些供体中可以分离出特异的 B 细胞克隆，重编程以获得无限数量的细胞，这些细胞在分化回 B 细胞后可连续产生罕见的抗体用于治疗。

（二）发育与疾病模型的建立

近 30 年来，mESC 一直用于模拟早期胚胎的发育和疾病。mESC 保留了多能性并可重现早期发育，因此可用于产生活的胚胎，以及在基因调控后产生转基因或基因敲除小鼠，这也包括诱导基因和（或）谱系特异性表达。通过研究这些变化对整个生物体或培养皿中细胞的影响，有助于破译基因在发育中的作用。

但是这种方法不能如实地概括人类复杂的疾病，特别是当病因不明或多因素作用时。这是实现体细胞核移植（somatic cell nuclear transfer，SCNT）技术的主要动力，该技术最近才在人体报道。随着 2007 年 hiPSC 重编程的出现，疾病表型可以相对容易地在培养皿中重现。由于 hiPSC 是多能性的，几乎任何疾病细胞类型都可以进行研究。

然而，阻碍疾病建模目标的一种因素是真实地再现培养皿中的发育过程。多能性来源的细胞通常认为是胚胎性特征，可能是短期培养的结果。而且，如造血谱系的形成所示，在成人血液系统形成之前必须发生一系列复杂的事件顺序。造血性发育是在连续的波动中进行，每个 HPC 都具有增强多谱系的潜能。最终，这可产生一个 HSC，并在整个成年期供应血液谱系。成人 HSC 可能是由主动脉-性腺-中肾，以及在 E10.5 左右其他的主要动脉通过内皮细胞向造血细胞转化的过程中形成的。潜在的 HSC 随后萌芽并在脾脏和骨髓中定植，然后成熟为 HSC 并支持成人的造血功能。多能干细胞通常可以重现这种最初而原始的造血事件；然而，最近的一项突破性研究成果表明，用多能干细胞可以重现后来发生的事件。而且，在 HSC 和 hiPSC 中均显示出造血内皮细胞和造血到内皮的转变，从而产生 HPC。然而，到目前为止仍未证明成人 HSC 的来源是多功能的，这仍是该领域的长期研究目标。

（三）药理学实验

来自正常或患病个体的 hiPSC 系是一种独特的、有较大优势的毒理学检测工具。众所周知，新药对 CV 的毒性非常高，可导致心律不齐、冠状动脉和心脏疾病，最终导致心力衰竭。在毒理学筛选中，hiPSC

衍化的心肌细胞是一种极具吸引力的工具，可以减少因对 CV 的毒性而在市场上停止使用的药物。目前，用 hiPSC 建立的心肌跳动收缩细胞高效且可靠，制药公司已用其能够针对来自不同遗传背景（预测毒理学）的许多不同 hiPSC 系测试有前途的新药。通过病理性细胞系建立的 hiPSC 有助于鉴别新的化合物来预防疾病，例如，先天性缺陷引起的心律失常，或其他遗传性疾病。肝细胞是肝脏的主要细胞，除其他功能外，还负责药物的代谢和分解。因此，建立用于预测毒理学的肝细胞也将具有很大的价值。这不仅影响体内药物的药代动力学，而且也是第一个对此类药物毒副作用作出反应的细胞，从而诱导药物引起的肝脏毒性。在体外的细胞毒性筛选和体内临床前试验已经用于药物动力学和毒性的检测；然而，由于这种检测来自有限数量的细胞系，通常是不可靠的，从而导致高失败率。不出所料，许多由 hiPSC 衍化的肝细胞系具有高通量筛选新药的潜力，为预测新药的潜在毒性提供了更好的平台，显然是制药业非常有吸引力的选择。

（四）hiPSC 的移植输注法

hiPSC 和 hESC 有望为再生治疗提供无限的细胞供应。事实上，任何一种细胞类型现在都可以从多能干细胞或者通过重编程技术直接从体细胞转化而来。但是，该项新技术转化为实际临床选择的另一个主要障碍是移植排斥反应和 HLA 匹配。移植排斥反应通常发生在 I 类抗原分子 HLA-A 和 HLA-B，以及 II 类抗原分子 HLA-DR 的不匹配反应，而与这些位点的匹配有助于预防急性排斥反应。通常，脐带血库和骨髓登记处都把这些组织类型以电子方式记录和存储起来。因此，当与 hiPSC 技术相结合时，为患者提供有益的 HLA 匹配组织的任务现在变得容易得多。研究表明，在英国，150 个 hiPSC 系足以为超过 80% 的英国人口提供一个完整或有益的匹配；而在日本一项类似的研究预测，由于种族多样性较低，匹配将变得容易。当考虑英国登记的 1 万名捐赠者时，估计仅需 10 例经过高度挑选的纯合子捐赠者即可为近 70% 的人口提供有益的匹配。在重编程技术出现之前，依赖随机测试的 ESC 系进行 HLA 匹配意味着将需要创建数百个细胞系，这在再生治疗领域是一种严重的限制。

迄今为止，Geron 公司已在完成 I 期临床试验中使用 hESC 源性少突胶质细胞治疗脊髓损伤。尽管该公司已经退出基于 hESC 的细胞治疗，也无正式结果发表，但这些细胞的使用并无严重的副作用，这本身就是一种有价值的研究结果。其他的临床试验已由美国 FDA 批准用 hESC 源性视网膜色素上皮细胞治疗黄斑变性黄斑营养不良（Stargardt macular dystrophy）和重度近视，并均由先进细胞技术公司（Advanced Cell Technologies）进行。Viacyte 公司（原名 Novecell 公司）也正使用由特性良好的 hESC 系建立并经封装的胰腺前体细胞即 β 细胞治疗的 1 型和 2 型糖尿病。

为了提供血细胞产品的可行性研究也正在进行中，而先进细胞技术公司目前正在向 FDA 申请许可，以便使用由 hiPSC 衍化的血小板进行人体 I 期临床试验。使用 hiPSC 进行红细胞输注试验可能还有一段路要走，因为需要克服几个障碍，尤其是通常较低的去核率，因为这是一个重大的安全障碍。目前，为输血而大规模生产红细胞的后勤工作也面临着巨大的工程挑战。在一个血液单位中，通常有 1×10^{12} 个血红细胞。虽然这一目标已取得进展，但还未在体外实现。利用基础研究和发育生物学收集的信息，通过其他的实验策略将有助于实现这一目标。

hiPSC 技术还可对镰状细胞贫血或范科尼贫血（FA）等疾病进行治疗，这可能提供一种基因疗法的替代方案。而且，还可通过 hiPSC 建立的肝脏与器官置换相结合。未来某一天，可能会有无限的基因工程器官和组织用于治疗各种各样的疾病。

六、hiPSC 治疗方法的开发

（一）基因的稳定性与特性的考虑

基因的不稳定性和可能导致肿瘤的形成是最受关注的问题，这对任何未来的重编程策略和 hiPSC 的治疗应用都是不利的。特别是现在通过多种方式建立 hiPSC 的各种步骤，可能促进基因组的不稳定性和转化表型，具体包括：①使用具有转化潜能如 *Oct*4 基因的转基因组合；②小分子的应用；③大量的扩增培养；④从已经存在基因突变的体细胞中分离的细胞。在重编程领域中，已不再使用可诱导插入突变的整合逆转录病毒，因其可导致白血病。目前，已有诸多的替代方法不需要稳定的整合就可更安全地诱导重编程。

值得进一步讨论的是在常规培养中发生的突变，或在原始组织中出现的突变。研究表明，hiPSC 系中存在拷贝数变异（copy number variations，CNV），其中一些变异是 Ⅰ 类或跨越 hiPSC 系的体细胞 CNV，其来自于单个供体。在细胞治疗用于临床之前，需要仔细考虑这种体细胞突变可能存在于细胞库的组织中，因此持续存在于产生的 iPSC 系中。另一个需要考虑的因素是细胞在体外培养并持续传代时，固有基因组具有不稳定性。染色体核型的 G 显带分析可以揭示包括非整倍体、染色体易位和三体在内的染色体畸变。在 hESC 中，通常可影响 1 号、12 号、17 号和 20 号染色体，而 Ⅱ 类获得性突变可发生在 hESC 和近期报道的 hiPSC 中。值得注意的是，在成体干细胞中也有 Ⅱ 类 CNV，而在整个 hiPSC 系中则表现出基因的稳定性，在 87% 的细胞系中保持正常核型。因此，培养诱导后的核型改变常见于体外大量扩增的所有细胞。hiPSC 异常表观的遗传状态也有报道，较少关注的是表观遗传记忆的保留或来自体细胞起源的甲基化状态。因为这可以通过简单的培养策略，如引入 Ⅰ-抗坏血酸来克服，不仅提高了重编程效率，还可恢复印迹的表观遗传状态。

无论基因组的不稳定性和表观遗传状态如何，所建立的细胞系的安全性都可以独立评估，并相应地提高或降低标准。难以治疗或危及生命的疾病可能需要用 hiPSC 衍化的组织进行早期干预，对糖尿病这些组织还可封装以防止任何罕见恶性细胞的可能扩散。评估建立的 hiPSC 系转化潜力的关键是进行严格的测试，例如，把体外分化的 hiPSC 移植到动物模型中，这是任何 FDA 和欧洲临床试验前批准的基础。

（二）GMP 的要求与扩增培养

GMP 是一个质量保证体系，涵盖了细胞产品的生产和临床检测。它要求原材料的可追溯性，并确保生产遵循经过验证的标准操作规程。在欧洲，目前有若干指令和指南（指令 2004/23/EC，欧盟委员会指令 2006/17/EC 和 2006/86/EC）；在美国，需由 FDA 审批，并由美国草案指导评审员负责，这需要按临床研究新药申请。这些标准为人体组织和细胞的捐赠、采购、检测、加工、保存、储存和分发制定了质量及安全标准。尽管如此，该立法仍在制定中，并定期发布新的指示和准则。然而，对于任何与 hiPSC 应用相关的程序来说，最重要的是质量（制造细节）和安全性。

关于一般 GMP 的法规，动物产品通常可以忽略，因为其携带有来自动物异种病毒的风险，并且可能在受体中诱发免疫反应。然而，对于一些多能干细胞治疗，可以考虑使用 GMP 认证的成纤维细胞，并已用于诱导几种符合 GMP 标准的 hESC 系。分离 hESC 和 hiPSC 的其他方法可以包括动物产品[如可先热处理的基质胶（matrigel）]，或者完全不含动物的产品（如重组蛋白 Cellstart 或人层粘连蛋白）。符合 GMP 的培养液包括：血清替代物，可代替动物血清；含有牛血清白蛋白的 mTeSR；不含任何白蛋白的 E8 培养液。尽管最近报道可使用无酶方法，但符合 GMP 的 hESC 和 hiPSC 的传代培养目前仅限于使用胶原酶 Ⅳ。

在商业上广泛使用并已用于诱导和培养 hiPSC 的 E8 培养液，实现了去除 BSA 的需求，这是 GMP 法规要求的主要障碍。通过精简只保留了 8 种成分：DMEM/F12、胰岛素、硒、转铁蛋白、L-抗坏血酸、FGF2、TGF-β 和 NaHCO$_3$，从而更好地遵循了 GMP 法规的要求。hiPSC 也可在重组 vetronectin 中培养，这是一种用成纤维细胞制备的滋养层细胞提供的细胞外基质代用品，并可减少胶原酶 Ⅳ 的用量。

目前，Thomson 集团开发的方法最充分地满足了临床级 hiPSC 的需求，同时也允许扩大生产。这一过程通常需要建立一个主细胞库（master cell bank），其需要克隆细胞、库容规模化，并可对 hiPSC 及其子代细胞进行冻存。在扩大和生产过程中，表型也需要在长期的传代培养中保持稳定，目前的 E8 培养法已达到此要求。扩大生产规模的另一方面是成本问题。一般来说，符合 GMP 要求的试剂比研究级的材料贵得多。因此，使成分最小化的方法如 E8 法不仅更容易获得 FDA 或相关部门的批准，而且还能实现有效的生产。

（三）伦理道德与知情同意

技术应用之前需要经历全面而多阶段的捐助者同意的过程，而且对于所有 hiPSC 系的创建包括研究和商业活动都是必要的。这通常需要捐助者的一个信息资料袋，告知捐助者有必要建立这种细胞系的有关储存和潜在用途的资料，以及是否纯粹用于研究或商业活动。在英国，一般对收集组织时没有得到知情同意而已经储存到细胞库的组织进行回顾性同意，目前是不可能的。但是，在欧洲的其他国家可以给予回顾性同意。只有在适当的伦理许可后，才能提供知情同意。而且，这种研究/活动通常需要当地的有关大学或主管机构的伦理批准后才能进行。从人体捐助者创造这类细胞系的伦理是根据不同个体的实际情况进行审议，而且对其预期的用途和程序都必须详细说明并予匿名。然而，通常从捐献者那里建立的hiPSC 系的伦理争议要比建立 hESC 系的伦理争议少，因为后者需要从女性捐赠者那里捐献卵子，以及这种人胚胎的破坏均未得到捐献者的知情同意。这一困境实际上推动了山中伸弥（Yamanaka）对体细胞进行重编程并创造 hiPSC 的开创性工作。hiPSC 及其小鼠同源细胞的一个重要的伦理区别是，hiPSC 不是为克隆目的而创建的，因此对于 hiPSC 的伦理关注要少得多。

（四）hiPSC 库与多中心组织库

需要多中心组织库（multicenter tissue bank）来处理为研究和应用而创建的大量的 hiPSC 系，而且对于未来的治疗应用来说可能需要更多。例如，临床上需要进行 HLA 交叉配型以预防移植排斥反应，据估计，仅 10 个高度选择的细胞系就足以满足近 70% 的人群实现有益的匹配。然而，在整个英国可能需要库存 150 多个细胞系才能达到 93% 的匹配。虽然需要产生相当数量的细胞系，但这比 hESC 系相似报道的预测数字有显著的提高。在英国骨髓登记处已有超过 1 万名 HLA 分型的捐献者，因此可以更容易选择这些捐献者来创建选定的 hiPSC/HLA 组织库，这种方法可以在世界上已有这些 HLA 数据库的有关国家复制应用。

各组织库需要遵守本国的法律和法规，同时也要遵守国际干细胞研究协会（International Society for Stem Cell Research，ISSCR）和国际干细胞库计划（International Stem Cell Banking Initiative，ISCBI）关于国际质量和保证框架的要求，以达到最佳实践的黄金标准。尽管向学术界、产业界和生物技术公司提供 hiPSC 的集中倡议得到支持，但在参与的组织库之间达成一致的操作框架可能是一种更现实的选择。细胞供体的身份需要匿名，但其表现型（健康、疾病、药物治疗）和基因型（组织来源、多能性状态、基因表达谱）数据都将以电子方式记录，并提供在一个可搜索的数据库中。

然后，可以免费提供这些 hiPSC 系以便更广泛的传播。向这种细胞库提交的 hiPSC 系需要根据一系列严格的标准进行检测，其中包括微生物学检测和多能性鉴定，然后在整个过程的各个阶段的储存细胞，包括离心分离细胞、主存细胞（master stocks）和分布细胞，按照国际惯例和 ISO 的规定（即一般质量管理的 ISO9001：2000 和关于实验室检测和监测的 ISO17025）将传代细胞数量控制在最低限度。在提供质量保证和信息时，应包括微生物检测、细胞特性，以及与生长和储存标准相关的资料。

在当前框架下的工作中，许多协会正致力于 hiPSC 库的业务开发学术研究，并拥有完全的公共访问权，如英国剑桥大学的生物资源。但是，英国 NHS 脐带血库和骨髓注册的卫生机构，以及其他公共卫生服务机构在整个欧洲率先采取行动，为 hiPSC 的治疗提供独特的定位，并与国际合作伙伴协调，努力为医疗应用提供临床级别的 hiPSC。最新的研究显示，通过脐带血的 iPSC 可生成三维皮肤器官（3D skin organoid）。

七、结语

随着医学研究在再生医学领域不断取得的惊人进展，在世界各地的组织库中储存的 hiPSC 似乎具有无限的潜力。在诱导多能现象发现后的短短几年中，基础研究、诊断和再生治疗方面出现了无数的机会。hiPSC 在组织库、细胞分化、细胞和组织的安全性等方面的实用性，体现出其向临床转化的实际意义。然而，在所有这些工作中最具挑战性的可能仍然是协调一种多中心、国际认可的组织库网络，以便储存和分发 hiPSC 及重编程的组织。

（刘民培　魏秀岩　于保锋　李　欣）

参 考 文 献

Ballen K. 2014. Umbilical Cord Blood Banking and Transplantation. Springer Cham Heidelberg NewYork Dordrecht London. Humana Press.

Beers J, Gulbranson DR, George N, et al. 2012. Passaging and colony expansion of human pluripotent stem cells by enzyme-free dissociation in chemically defned culture conditions. Nat Protoc, 7: 2029-2040.

Bhattacharya N, Stubblefield P. 2009. Frontiers of Cord Blood Science. London: Springer-Verlag London Limited.

Bosch P, Pratt SL, Stice SL. 2006. Isolation, characterization, gene modification and nuclear reprogramming of porcine mesenchymal stem cells. Biol Reprod, 74: 46-57.

Calejo MT, Saari J, Vuorenpää H, et al. 2020. Co-culture of human induced pluripotent stem cell-derived retinal pigment epithelial cells and endothelial cells on double collagen-coated honeycomb films.Acta Biomater, 101: 327-343.

Campbell KH, McWhir J, Ritchie WA, et al. 1996. Sheep cloned by nuclear transfer from a cultured cell line. Nature, 380: 64-66.

Carbonaro Sarracino DA, Tarantal AF, Lee CCI, et al. 2019. Dosing and Re-administration of lentiviral vector for in vivo gene therapy in rhesus monkeys and ADA-deficient mice.Mol Ther Methods Clin Dev, 16: 78-93.

Carpenter L, Carr C, Yang CT, et al. 2012. Effcient differentiation of human induced pluripotent stem cells generates cardiac cells that provide protection following myocardial infarction in the rat. Stem Cells Dev, 21: 977-986.

Carpenter L, Malladi R, Yang CT, et al. 2011. Human induced pluripotent stem cells are capable of B-cell lymphopoiesis. Blood, 117: 4008-4011.

Chambers I, Colby D, Robertson M, et al. 2003. Functional expression cloning of Nanog, a pluripotency sustaining factor in embryonic stem cells. Cell, 113: 643-655.

Cho HM, Lee KH, Shen YM, et al. 2020. Transplantation of hMSCs genome edited with LEF1 improves cardio-protective effects in myocardial infarction. Mol Ther Nucleic Acids, 19: 1186-1197.

Choi KD, Vodyanik MA, Togarrati PP, et al. 2012. Identifcation of the hemogenic endothelial progenitor and its direct precursor in human pluripotent stem cell differentiation cultures. Cell Rep, 2: 553-567.

Erices A, Conget P, Minguell JJ. 2000. Mesenchymal progenitor cells in human umbilical cord blood. Br J Haematol, 109: 235-242.

Evans MJ, Kaufman MH. 1981. Establishment in culture of pluripotential cells from mouse embryos. Nature, 292: 154-156.

Gore A, Li Z, Fung HL, et al. 2011. Somatic coding mutations in human induced pluripotent stem cells. Nature, 471: 63-67.

Gu G, Dubauskaite J, Melton DA. 2002. Direct evidence for the pancreatic lineage: NGN3$^+$ cells are islet progenitors and are distinct from duct progenitors. Development, 129: 2447-2457.

Gurdon JB. 1962. Adult frogs derived from the nuclei of single somatic cells. Dev Biol, 4: 256-273.

Harada Y, Shingai N, Ding Y, et al. 2020. Gene rearrangements of MLL and RUNX1 sporadically occur in normal CD34$^+$ cells under cytokine stimulation.Cancer Sci, 111: 1851-1855.

Hesami S, Mohammadi M, Rezaee MA, et al. 2017. The effects of hyperthermia on the immunomodulatory properties of human umbilical cord vein mesenchymal stem cells (MSCs). Int J Hyperthermia, 19: 1-8.

Hussein SM, Batada NN, Vuoristo S, et al. 2011. Copy number variation and selection during reprogramming to pluripotency. Nature, 471: 58-62.

Jahanbani Y, Davaran S, Ghahremani Nasab M, et al. 2020. Scaffold-based tissue engineering approaches in treating infertility.Life Sci, 240: 117066.

Jakl L, Skorvaga M, Beresova K, et al. 2020. BCR/ABL preleukemic fusion gene in subpopulations of hematopoietic stem and progenitor cells from human UCB. Neoplasma, 67(1): 158-163.

Kohyama J, Abe H, Shimazaki T, et al. 2001. Brain from bone: Efficient "metadifferentiation" of marrow stroma-derived mature osteoblasts to neurons with noggin or a demethylating agent. Differentiation, 68: 235-244.

Li Y, Gao X, Wang J. 2018. Human adipose-derived mesenchymal stem cell-conditioned media suppresses inflammatory bone loss in a lipopolysaccharide-induced murine model. Exp Ther Med, 15: 1839-1846.

Martins Taylor K, Xu RH. 2012. Concise review: genomic stability of human induced pluripotent stem cells. Stem Cells, 30: 22-27.

Mendonça LS, Onofre I, Miranda CO, et al. 2018. Stem cell-based therapies for polyglutamine diseases. Adv Exp Med Biol, 1049: 439-466.

Métais JY, Doerfler PA, Mayuranathan T, et al. 2019. Genome editing of HBG1 and HBG2 to induce fetal hemoglobin. Blood Adv, 3(21): 3379-3392.

Mitsui K, Tokuzawa Y, Itoh H, et al. 2003. The homeoprotein Nanog is required for maintenance of pluripotency in mouse epiblast and ES cells. Cell, 113: 631-642.

Muraglia A, Cancedda R, Quarto R. 2000. Clonal mesenchymal progenitors from human bone marrow differentiate in vitro according to a hierarchical model. J Cell Sci, 113: 1161-1166.

Nichols J, Zevnik B, Anastassiadis K, et al. 1998. Formation of pluripotent stem cells in the mammalian embryo depends on the POU transcription factor Oct4. Cell, 95: 379-391.

Okano H, Nakamura M, Yoshida K, et al. 2013. Steps toward safe cell therapy using induced pluripotent stem cells. Circ Res, 112: 523-533.

Pittenger MF, Mackay AM, Beck SC, et al. 1999. Multilineage potential of adult human mesenchymal stem cells. Science, 284: 143-147.

Rak Kwon D, Jung S, Jang J, et al. 2020. A 3-Dimensional bioprinted scaffold with human umbilical cord blood-mesenchymal stem cell simproves regeneration of chronic full-thickness rotator cuff tear in a rabbit model. Am J Sports Med, 48(4): 947-958.

Roelandt P, Vanhove J, Verfaillie C. 2013. Directed differentiation of pluripotent stem cells to functional hepatocytes. Methods Mol Biol, 997: 141-147.

Romnov YA, Svintsitskaya VA, Smirnov VN. 2003. Searching for alternative sources of postnatal human mesenchymal stem cells: candidate MSC-like cells from umbilical cord. Stem Cells, 21: 105-110.

Runa F, Hamalian S, Meade K, et al. 2017. Tumor microenvironment heterogeneity: challenges and opportunities. Curr Mol Biol Rep, 3: 218-229.

Schreurs M, Suttorp CM, Mutsaers HAM, et al. 2019. Tissue engineering strategies combining molecular targets against inflammation and fibrosis, and umbilical cord blood stem cells to improve hampered muscle and skin regeneration following cleft repair. Med Res Rev, 40(1): 9-26.

Stavropoulos-Giokas C, Charron D, Navarrete C. 2015. Cord Blood Stem Cells Medicine. The Netherlands; Elsevier Inc, Academic Press.

Tachibana M, Amato P, Sparman M, et al. 2013. Human embryonic stem cells derived by somatic cell nuclear transfer. Cell, 153, 1228-1238.

Taghavi SA, Hosseini KM, Tamaddon G, et al. 2019. Inhibition of γ/β globin gene switching in CD34[+] derived erythroid cells by BCL11A RNA Silencing. Indian J Y Hematol Blood Transfus, 35(4): 758-764.

Takahashi K, Tanabe K, Ohnuki M, et al. 2007. Induction of pluripotent stem cells from adult human fibroblasts by defined factors. Cell, 131: 861-872.

Takahashi K, Yamanaka S. 2006. Induction of pluripotent stem cells from mouse embryonic and adult fibroblast cultures by defined factors. Cell, 126: 663-676.

Takahashi K, Yamanaka S. 2013. Induce pluripotent stem cells in medicine and biology. Development, 140: 2457-2461.

Takebe T, Sekine K, Enomura M, et al. 2013. Vascularized and functional human liver from an iPSC-derived organ bud transplant. Nature, 499: 481-484.

Thomson JA, Itskovitz Eldor J, Shapiro SS, et al. 1998. Embryonic stem cell lines derived from human blastocysts. Science, 282: 1145-1147.

Umekage M, Sato Y, Takasu N. 2019. Overview: an iPS cell stock at CiRA. Inflamm Regen, 39: 17.

White JK, Gerdin AK, Karp NA, et al. 2013. Genome-wide generation and systematic phenotyping of knockout mice reveals new roles for many genes. Cell, 154: 452-464.

Woodbury D, Schwarz EJ, Prockop DJ, et al. 2000. Adult rat and human bone marrow stromal cells differentiate into neurons. J Neurosci Res, 61: 364-370.

Zhang L, Li Y, Guan CY, et al. 2018. Therapeutic effect of human umbilical cord-derived mesenchymal stem cells on injured rat endometrium during its chronic phase. Stem Cell Res Ther, 13; 9: 36.

Zhou Q, Viollet C, Efthymiou A, et al. 2019. Neuroinflammatory astrocytes generated from cord blood-derived human induced pluripotent stem cells. J Neuroinflammation, 16(1): 164.

第四章　脐带血干细胞研究新进展

第一节　概　　述

脐带血（UCB）富含多种干细胞，其中包括造血干细胞（HSC）、间充质干细胞（MSC）、内皮祖细胞（EPC）、极小胚胎样干细胞（VSEL）和非定向成体干细胞（USSC）等。目前，UCB 干细胞已成为异体 HSC 移植的主要供体细胞来源，并已在再生医学领域诸多疾病的修复治疗中广泛应用。

一、脐带血移植的发展概况

早在 1974 年，Knudtzon 观察到人类 UCB 循环细胞中的粒细胞集落可以在体外生长，这是 UCB 含有相对成熟的造血祖细胞（HPC）的最早证据。大约 10 年后，Nakahata 和 Ogawa 报道了在 UCB 中存在更原始的 HPC 亚群。

1988 年的 10 月 6 日，在 UCB 的历史进程中是一个具有里程碑意义的日子。这一天，法国巴黎圣路易斯医院的医师们为 1 例患有范科尼贫血（FA）的 5 岁男孩 Farrow 施行了人类首例 UCB 移植。这是一种遗传性骨髓衰竭综合征，而且患者易患多种癌症。当时预计，这种贫血病患者的寿命只有十几岁。移植的供体细胞来自患儿人白细胞抗原（HLA）匹配的胞妹。UCB 的移植不仅治愈了这种贫血，而且该患儿健康存活至今已有 36 岁，还组建了幸福的家庭（图 4-1）。

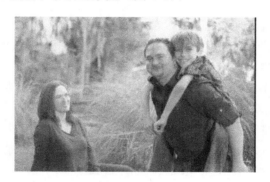

图 4-1　Farrow 全家（引自 http://www.stemcell8.cn）

1989 年，印第安纳大学医学院与纽约及北卡罗来纳州的合作团队对 UCB 源性 HSC 和 HPC 的初步研究结果显示，1 份 UCB 可以为临床移植应用提供足够数量的未成熟细胞。不过在当时，几乎无人预料到在不远的未来，UCB 会在干细胞研究和造血系统移植中具有如此重要的影响。

事实上，当年一些权威杂志发表评论：UCB 移植存在严重的问题，终将会是昙花一现的结果。这些问题包括：因为含有供者的 T 细胞而导致的 GVHD 可造成移植的失败；HSC 剂量不足致使造血重建延迟。因此，UCB 的应用限制在年幼而体重在 20kg 以下的儿童。UCB 移植及其带来的一个崭新的医学和科学领域在充满争议的氛围下诞生了。

1990 年，人类首例治疗幼儿慢性骨髓单核细胞性白血病的 UCB 移植获得成功。5 年后，首例成人白血病患者也成功接受 UCB 干细胞移植。目前，全球已有超过 5 万例 UCB 移植。UCB 在儿科领域治疗白血病患者时，与同胞供体骨髓的治疗效果、移植相关的死亡率和 3 年总体生存率类似。相比于骨髓，UCB 移植对于骨髓衰竭和血红蛋白病的治疗效果更好。对于恶性疾病，UCB 移植 2 年总体生存率约为 47%；

中性粒细胞和血小板的造血重建分别为 80%和 65%左右，同时 GVHD 的发生率更低。UCB 对非恶性疾病如免疫缺陷和代谢综合征治疗的预后也较好，中性粒细胞和血小板造血重建可分别达到 87%和 73%。然而，在骨髓衰竭综合征患者中，3 年后的总体生存率为 49%。总的来说，对于儿童造血系统的移植，如果细胞剂量足够，HLA 匹配 6/6 的 UCB 应视为 HSC 和 HPC 的一线供体细胞来源。

在成年患者，当情况紧急，又缺乏 HLA 匹配的非相关成年供体时，UCB 可以作为 HSC 和 HPC 的替代细胞来源。研究显示，UCB 的移植后无病生存率与骨髓或外周血移植相似，2～4 级 GVHD 发生率更低。然而，也有大量证据表明，在某些情况下，与骨髓或动员的外周血移植相比，UCB 移植的造血重建延迟，细胞存活率较低，与移植相关的死亡率较高。这在一定程度上与 UCB 中细胞的绝对数量较低有关。通常每份 UCB 所含的细胞数，要比从骨髓或动员的外周血采集到的细胞数量低 30%左右。成年患者接受每千克体重比率较低的细胞移植，则可能导致造血重建时间延迟（中性粒细胞>20 天，血小板>40 天），造成较高的发病率和死亡率。然而值得注意的是，UCB 相对于成体源性细胞具有明显的优势，如取用快速、HLA 配型的限制较少，以及 GVHD 的发病率更低。

在过去的 10 年中，UCB 在传统的造血重建以外的临床应用已逐渐向再生医学领域发展。其中，首例应用 UCB 干细胞移植的病例是 2004 年 9 月出生的一例缺氧性脑损伤女婴，2005 年 2 月接受储存于一家经过 UCB 注册的私人 UCB 库的自体 UCB 治疗，症状得到明显改善。自此，UCB 治疗婴儿获得性神经障碍已成为一种新的发展方向。与此同时，UCB 在生物学、储存及再生医学的其他领域也经历了重大而迅猛的发展。

二、UCB 的生物学研究进展

研究显示，UCB 不仅是 HSC 和 HPC 的丰富来源，而且其在重症联合免疫缺陷（SCID）小鼠的再生细胞中，以及在半固体培养基中的集落形成细胞（即能够分化为不同细胞系的 HPC 集落细胞）的相对数量显著高于成体骨髓或动员的外周血。在 UCB 样本中，生成混合集落细胞和大型红细胞集落的早期祖细胞水平明显增高。此外，UCB 源性 HSC 对免疫缺陷亚致死照射小鼠的体内造血重建能力优于成体骨髓细胞，在体外增殖和扩增的潜能也高于成体 HSC。

尽管这些现象的发生机制不清，但可能与以下因素相关：UCB 细胞表达 CD34 抗原水平高于成体细胞；UCB 源性 HSC 染色体终端端粒平均比成体细胞长 4kb；UCB 细胞退出细胞周期的 G_0/G_1 期比成体细胞更快，因此在相同的培养条件下，前者可以完成更多的细胞分裂。与成体细胞相比，UCB 细胞过度表达包括 NF-κB 通路等转录因子，后者对初生细胞独有而高度自我更新的能力具有重要影响。基因表达谱显示，相对于成体细胞，UCB 细胞表达活化细胞的特征。最后，UCB 细胞对包括粒细胞-巨噬细胞集落刺激因子和 IL-3 等在内的细胞因子的自分泌增加。

UCB 细胞具有强大的体外生长增殖潜能，因此其中的 HSC 和 HPC 可以通过多种实验方法进行扩增。这些方法包括在培养液中加入在造血早期、中期和晚期发挥作用的重组刺激细胞因子混合物，以及滋养层细胞、金属螯合剂、Notch 配体、表观遗传修饰剂或有利于自我更新的小分子等。尽管不同的实验系统所得的结果差异显著，但 HSC 和 HPC 均能在体外呈数倍及数十倍的增长。而且，干细胞和祖细胞的这种体外扩增在临床中具有重要意义。

值得注意的是，UCB 不仅可以提供丰富的 HSC 和 HPC，也是具有广泛增殖分化能力的非 HSC 来源。后者包括间充质基质细胞或 MSC，即能够生成骨细胞、脂肪细胞和软骨细胞谱系的细胞和 USSC（一种表达某些多能胚胎干细胞特征的原始细胞类型）。UCB 源性 MSC 与来自成体骨髓的骨髓 MSC 具有相同的免疫表型和功能特性，但在增殖和分化的能力方面均存在差异。这些 UBC 源性 MSC 可以分化为多种具有中胚层起源的同源细胞，但更重要的是，由于 HLA、主要组织相容性复合体 I 类分子（MHC I）的低表达，以及 MHC II 的缺失，在移植后不易引起免疫应答。

UCB 源性 USSC 在体外可生成成骨细胞、成软骨细胞、脂肪细胞、造血细胞和神经细胞。在活体动物的研究中发现，这种细胞可以产生中胚层和内胚层的细胞系。而且，在 UCB 的研究中一种有趣的发现是，在分娩过程产生的应激压力可以动员母体多种类型的干细胞，包括 HSC、MSC、内皮祖细胞和血管内皮细胞进入母体血液，表现为循环干细胞在胎儿-母体循环屏障两侧的数量明显增加，这也解释了 UCB 中循环干细胞含量丰富的一种原因。

三、UCB 的主要优缺点

（一）主要优势

目前估计每年约有 1.3 亿余个新生儿出生，因此 UCB 被认为是最丰富的再生细胞来源，可广泛用于临床。而且，UCB 的采集过程安全，采集样本时对婴儿没有伤害，容易得到新生儿父母的许可。采集 UCB 干细胞不像采集骨髓干细胞那样痛苦，相对于骨髓，UCB 中的干细胞含量更加丰富。

在免疫原性方面，有些 UCB 细胞具有天然的免疫赦免（immune privilege）特性，只表达 HLA Ⅰ 类抗原，HLA Ⅱ 类抗原仅在干扰素-γ 反应时才出现。这种较低的 UCB 免疫原性可能是基于细胞相对不成熟的特点。因此，某些 UCB 细胞是当前公认的在再生医学领域用于异体移植的有力工具。UCB 导致 GVHD 这种普遍而通常容易致命的并发症的可能性极低，因此不需要进行骨髓移植时常规的供体和受体之间的抗原匹配，从而显著提高潜在供体的数量。由于新生儿处于相对免疫缺陷状态，发生 GVHD 的风险进一步降低。UCB 传播病毒感染或体细胞突变的风险也极低。

UCB 可以无限期地冻存在公共或私人的 UCB 库里，在紧急需要时可以随时取用，细胞的活力和功能不受影响，其应用不受伦理道德限制和普众的排斥。UCB 包含多种多能干细胞，能够在体内和体外产生 HSC、上皮细胞、内皮细胞和神经组织。因此，UCB 干细胞目前可以治疗多种疾病，包括心血管系统、眼科、骨科、神经和内分泌系统的疾病等。由于这种干细胞在本质上是原始的，比骨髓等其他干细胞移植发生并发症的概率要低很多。

许多报道表明，循环的 UCB 中含有多种具有体内、外多向分化潜能的细胞。一般来说，这些属于造血或非造血系的干细胞或祖细胞，体外增殖能力高于来自骨髓和脂肪组织等其他成体来源的细胞。UCB 源性 MSC 的扩增能力∶脂肪源性干细胞的扩增能力∶骨髓源性干细胞的扩增能力为 20∶8∶5。而且，体内移植的 UCB 源性 CD34$^+$细胞比从骨髓或动员的外周血中提取的细胞具有更强的再生能力。

（二）主要缺点

UCB 可能作为父母遗传疾病的载体；收集和储存 UCB 干细胞的费用通常比较昂贵，其收集、检测、处理、冻存和应用的总成本可高达 1500～2500 美元/UCB 单位。私人 UCB 库通常收取 1400～2300 美元作为第 1 年的手续费，之后每年收取 115～150 美元的存储费用。

尽管把 HLA 匹配的两份 UCB 联合移植可以有效增加治疗细胞的数量，然而单份 UCB 中的干/祖细胞数量较低仍然是 UCB 临床应用的最大障碍之一。特别是 HSC 在体外扩增得到认证和临床批准之前，冻存前细胞产品可接受的最低浓度一直集中在 $2.5×10^7$ 个有核细胞/kg 体重的患者。低于此阈值的临床应用可能出现造血功能重建延迟、移植失败、感染，以及移植相关的死亡率增高、相应的住院时间延长、治疗费用增加。

四、UCB 库

1995 年，美国建立全球首家 UCB 库。经过 20 余年的发展，全世界 UCB 库的数量已超过 500 家，几乎遍及所有的发达国家和少数发展中国家，冻存的 UCB 数量超过 320 万份。在 UCB 首次用于临床之后，人们发现 UCB 细胞可在−196℃安全储存，并在临床使用前复苏。如果低温保存得当，UCB 可以储存 20 年以上而不损害其生物特性。这一结果催生了公共和私人 UCB 库的建立及发展。目前全球约有遍及 45 个国家的 142 家公共 UCB 库，还有 134 家私人 UCB 库分布在近 100 个国家。公共 UCB 库倡导利他捐献，私人 UCB 库储存的细胞产品只备个人使用。储存在私人 UCB 库中的 UCB 单位总数已明显超过在公共 UCB 库中的储存量。然而，前者的储存单位大多用于临床移植。而且，如果一个孩子的家庭成员无法获得他自己的细胞，那么他接受自身细胞移植的可能性也微乎其微，为 1∶2 500～1∶200 000。

与成人的供体资源相比，UCB 库可缩短寻找无血缘关系即无关供体的时间。事实上，通过美国国家骨髓捐献者计划（NMDP），对无关骨髓或动员性外周血捐献者的平均搜索时间为 3～4 个月，而对无关 UCB 的平均搜索时间只为 12 天。这一时间差有时可能会对治疗结果产生重要的影响。每个 UCB 库为满足公众需求而需要保存的 UCB 样本数量视当地人口的特点而定；因此，各个 UCB 库之间的样本释放率具有很大的差异性。在世界范围内，公共 UCB 库的样本发放利用率通常较低。根据最近的记录，世界各地的公共 UCB 库中储存的 UCB 大约有 80 余万份，每年发放的数量约为 4100 份。部分 UCB 库如法国贝桑松（Besancon）、墨西哥城和东京 UCB 库都有较高的发放率，占其库存的 10.0%～16.0%。私人 UCB 库的发放率较低，全球已存储 400 余万份，平均每年发放仅为 130 个单位。一些跨国组织及政府监管机构，如 NMDP 和 NetCord-FACT 部门都一直积极参与制定监管指南，旨在优化和监管 UCB 的收集、处理，以及 UCB 库之间的业务协调，这些组织也促进了注册系统的建立和开展。

除了公共和私人 UCB 库外，在一些国家的混合 UCB 库（hybrid bank）也越来越受欢迎（表 4-1）。公共 UCB 库存储无私捐赠者的 UCB，现已将其编入国际注册表上，供任何潜在的受体在发现 HLA 匹配之前搜索。相比之下，私人 UCB 库（也称为家族 UCB 库）存储的 UCB 只供捐赠者或匹配的亲属将来使用。尽管目前自体 UCB 干细胞的适应证有限，但某些不切实际的市场营销将干细胞的总体潜力与自体 UCB 联系起来。而且，行业也受到主观情感因素的驱动，知情同意书并没有详细解释上述问题。

表 4-1　公共、私人及混合 UCB 库的比较（Dessels et al.，2018）

	公共 UCB 库	私人 UCB 库	混合 UCB 库
储存目的	为需要的患者匹配	为婴儿和家庭所属成员健康保险	两者兼有
父母的费用	免费	首年\$1300～2300，\$4 000 > 20 年	两者兼有
捐献者/募捐者	无私的捐献者	付费的家庭	付费的家庭成员
收集和储存的费用	UCB 库承担	家庭付费	家庭付费，补贴公共 UCB 库的存储
存储 UCB 的所有权	公共 UCB 库	付费的家庭	付费家庭和公共 UCB 库各占一半
受体/接受者	需要 HSC 移植的无关患者	只供付费家庭的所属成员	付费家庭成员和需要 HSC 移植的无关患者共享
商业运营模式	必须出售 UCB 以达到盈亏平衡	每份 UCB 储存都有利润	两者结合
额外的干细胞存储选择	无	可以储存脐带/胎盘相关的额外干细胞	可商议
脐血储存的概率	80%甚至 90%以上收集的样本会被弃置	所有足够再生疗法应用的样本会被保留	待查证
优点	捐赠方无需承担任何费用，所有 UCB 均可通过国际注册机构向无关受体提供；公共 UCB 库必须遵守严格的国际标准，只选择高质量的 UCB 储存；可能比私人 UCB 库发放更多的 UCB 用于治疗	付费家庭可以随时提取储存的 UCB	属于私人部分的 UCB 可以随时发放给付费的家庭；公共部分的可通过国际注册机构提供给无关受体；私人储存获得的收入可支持和增加公共 UCB 库的业务库存
缺点	一旦储存 UCB，捐助者就不能自由地自行使用；一些不符合严格储存标准的 UCB 只能丢弃；机构运营依靠赠款资金、政府补贴和发放的收入	家庭存储 UCB 的成本昂贵；家庭成员需要该 UCB 的概率较低；私人存储的 UCB 通常不能用于治疗可以由 HSC 移植治疗的所有疾病；私人 UCB 库并不强制要求时时遵守国际标准	用于临床治疗的 UCB 的可能性较低；私人和公共 UCB 库之间的业务处理可能存在潜在的利益冲突

混合 UCB 库可以提供公私合营的 UCB，要么私人 UCB 库为公共 UCB 库捐赠提供服务，要么公共

UCB 库提供私用存储的选择。其他模式还有：①按照国家立法将 25%的私人储存的 UCB 捐赠给公共系统（土耳其模式）；②UCB 是私人储存的，但如果发现无关的匹配，则该 UCB 可捐赠给公共系统（西班牙模式）；③采集的 UCB 可分为两部分，一部分供私人专用，另一部分供公共系统使用（瑞典维京模式）；④ UCB 储存供私人使用，并在后期经捐赠者同意后向公众开放。无论哪种模式，混合 UCB 库的公共储存部门一般都是由其私用部分产生的收入提供交叉补贴。而且，这种 UCB 库的出现，为在确保临床治疗和降低经济成本方面提供了一种有效的方式。

单倍体相同的 HSC 移植在未来会继续增加，可能减少 UCB 的 HSC 移植，并对公共 UCB 库行业构成重大威胁，而再生医学的应用前景仍将是推动 UCB 增长的一个关键因素，尤其是对私人 UCB 库，以及公共 UCB 库。社会对临床研究的热情又会进一步加强人们对 UCB 库业务的兴趣。

第二节　脐带血的质量控制和效能开发

目前，用于 HSC 移植的 UCB 检测和鉴定包括 TNC 计数、生存活性、CD34$^+$细胞活力和含量分析，以及集落形成单位（CFU）测定。实际上，这些检测并不能提供实际决定移植效果的干细胞质量和效价信息，这也是移植失败高发的主要原因。为了取得移植成功，现行法规要求移植的 UCB 干细胞必须高质、高效。因此，需对 UCB 的单核细胞及其干细胞的质量效能进行分析，为移植医师提供干细胞安全和性能的保障。

主要研究人员、临床医师和 UCB 库服务机构有时会忽略细胞从胎儿循环到 UCB 库储罐之间所面临的一些关键而至关重要的问题，因为这些问题可显著提高获取 UCB 细胞产品的质量，以及输注后的治疗效果。

一、质量保障

（一）UCB 的处理与冻存

为了确保治疗应用的细胞产品达到临床级别的标准，需要严格控制 UCB 的处理和冻存。除传统方法外，业内公司也开发出小型自动化冻存系统（如小型生物档案系统），以及全自动干细胞分离系统（如美国 Thermogenesis 医疗的 AXP$^@$ Ⅰ、Ⅱ系统），以符合临床生产质量管理规范（cGMP）和现行良好组织操作规范（current good tissue practice，cGTP）的高标准需求（图 4-2）。

（二）CD34$^+$细胞的研究

CD34$^+$细胞由原始细胞和造血细胞系分化过程中的成熟细胞组成。UCB 中原始的 CD34$^+$细胞比骨髓和外周血的比例都高，其数量及活性是评价 UCB 质量/效能的一种可靠指标。由于 CD34$^+$细胞标志物可以预测 UCB 细胞移植的存活率，因此已成为 UCB 移植成败的重要检测手段。而且，CD34$^+$细胞在 UCB 细胞移植后的长期造血重建过程中具有重要作用。通过这些研究，旨在进一步提高 UCB 移植的效果。在此基础上，目前大多数的研究侧重于 UCB 的 CD34$^+$细胞与其他细胞相互作用的机制、体外扩增、Notch 信号转导通路，以及提高细胞制备标准过程的效率等的深入探讨。

二、细胞活力和低温保存

处理和储存细胞的时间过久对细胞活力可造成的负面影响，通过细胞冻存技术的优化、合理化储存等均可得以改善。采用 7-氨基放线菌素 D（7-amino-actinomycin D，7-AAD）和膜联蛋白 V（annexin-V）染色的流式细胞术检测，可对复苏后和移植前的细胞活力进行分析。冻存前应用微生物学分析和抗生素谱测试可以淘汰细胞质量较低的产品及冻存剂，选择合适的冻存速度和方法。

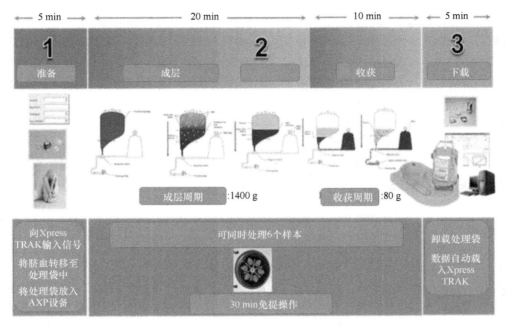

图 4-2　AXP 系统的工作流程（引自 www.Thermogenesis.com）

三、UCB 细胞的效能检测及其标志物

目前，UCB 细胞质量评估的方法包括 TNC 计数、CD34+细胞和（或）CD45+细胞的活力及百分比、细胞生存能力和 CFU 测试。这些指标可使许多采集到的 UCB 由于质量低劣被弃，然而这些标准均不能反映这种临床治疗产品生物活性的真实性和可靠性。这些检测的主要局限性是：①在 TNC 中存在其他成分；②CD34+细胞的标志物只能识别 UCB 中极少量的干细胞或祖细胞；③单独的 CD34+细胞不能决定移植的最终预后；④CFU 检测具有高度变异性，只能检测到如粒细胞-巨噬细胞祖细胞等成熟的干细胞亚群；⑤染色排除活性法即拒染法与代谢活性无关，导致检测的假阳性，而实际上干细胞可能已经死亡或无法增殖。此外，细胞在复苏后的临床输注前没有设定常规的重复检测。

为解决这些问题，新的检测标准和标志物逐渐得到开发和应用。相对于 TNC 计数，单核细胞的计数可避免 UCB 干细胞潜在活性的低估。因为衰老过程与干细胞功效低下密切相关，端粒长度可以作为有效预测参数。由于产能控制是细胞活力和存活的关键，可以对细胞从营养液中摄取碳水化合物（葡萄糖）和氨基酸及其生成的代谢产物进行分析。而且，UCB 的耗氧量也与细胞代谢状态呈正相关。

UCB 中预示移植成活的标志物逐步得到业内认可。除了表面标志物 CD34 和 CD45，CD38 和 Lin 也可以精确预测 HSC。CD34-CD45+CD38-Lin 是非成熟 HSC 的标志物。CD13 可以单独识别和定量功能性的 HSC。CD34-CD133+、CD34+CD133+、CD34+CD133-也是公认的可以分别代表早期、中期和末期的 HSC。

四、UCB 的充分利用

UCB 细胞冻存的国际标准为每份 UCB 体积在 60ml 以上，低于此量的 UCB 一般作为医疗废物弃掉。然而，研究发现 UCB 中可分离出端粒长度不同的多种 MSC，这些长寿和短命的 MSC 是临床细胞疗法的最佳选择。而且，UCB 中 MSC 的分离率很高，达到 40%/40ml 或者 80%/50ml。这些分离细胞具备 MSC 的基本特点和功能，即间叶细胞样形态、表面标志物表达、多向分化潜能、体外成骨，以及免疫抑制潜能。这些表明，UCB 中 MSC 的成功分离与 UCB 的原始剂量和 TNC 计数无关。因此，在科研领域和 UCB

库之间应该建立正式的合作协议，以便从小剂量的 UCB 中获得高质量的 MSC。这可以在未来作为细胞治疗产品在临床/再生医学研究领域得到充分利用，前者因剂量关系一般被 UCB 库系统弃用。

第三节 脐带血干细胞的临床应用研究

一、临床应用的适应证

在生物学方面，来自 UCB 的 HSC 和 HPC 已被证明在质量上优于对应的成体干细胞。UCB 的来源丰富，而且自我更新、增殖扩增能力强，现已成为干细胞研究的宝贵工具。迄今为止实施的 UCB 移植已超过 5 万余例，目前正在治疗 80 余种疾病，包括血液系统疾病和恶性肿瘤，如白血病、遗传性和获得性骨髓衰竭综合征、血红蛋白病和免疫缺陷、各种各样的非血液性疾病，以及近期开发的治疗脑瘫、1 型糖尿病、自闭症、类风湿关节炎和早产儿支气管肺发育不良症等疾病（表 4-2）。由表中可见，UCB 细胞治疗的适应证分为移植治疗和再生医学治疗两大类。移植治疗是用 UCB 替换或重建血液细胞和免疫系统。再生医学治疗是把 UCB 用于损伤或疾病后，通过再生细胞、组织或器官创建和修复机体的正常功能。

表 4-2 UCB 干细胞用于移植和再生医学治疗的适应证

移植治疗	再生医学治疗
骨髓衰竭综合征	**神经系统疾病**
范科尼贫血（FA）	急性播散性脑脊髓炎
再生障碍性贫血	后天性听力丧失
先天性再生障碍性贫血	失用症（apraxia）
先天性红细胞生成不良性贫血	自闭症谱系障碍
先天性角化不良	大脑损伤
血红蛋白病	小脑性共济失调
α 型地中海贫血	脑瘫
β-地中海贫血	**发育延迟**
非特异性地中海贫血	胼胝体发育不全
镰状细胞疾病	脑病
非特异性血红蛋白病	偏瘫
阵发性睡眠性血红蛋白尿症	脑积水
组织细胞增多病	肌张力减退
噬血细胞综合征	组织缺氧
朗格汉斯细胞组织细胞增生症（Langerhans cell histiocytosis，LCH）	新生儿缺氧缺血性脑病
噬红细胞现象（erythrocytophagy）	脑白质营养不良
非特异性组织细胞病	婴儿遗传性脑白质萎缩
免疫缺陷	异染性脑白质营养不良
X-连锁 IgM 综合征	肾上腺脑白质失养症
罕见的免疫疾病	Pelizaeus Merzbacher 疾病
裸淋巴细胞综合征	肌营养不良
CD40 配体缺乏	重症肌无力
白细胞异常色素减退综合征（Chediak-Higashi syndrome）	脊髓损伤
Wiskott-Aldrich 综合征	中风
慢性肉芽肿病	非特异性神经系统疾病
严重的免疫缺陷	**代谢和储存疾病**
软骨-毛发发育不良	1 型和 2 型糖尿病
免疫失调、多内分泌病、肠道病	糖尿病足

续表

移植治疗	再生医学治疗
先天性免疫缺陷	非特异性糖尿病
常见变异型免疫缺陷	骨坏死
克罗恩病（Crohn's disease）	家族性黄色瘤伴肾上腺钙化
非特异性免疫系统紊乱	高雪症（Gaucher disease）
白细胞黏附缺陷	遗传代谢紊乱综合征
Omenn 综合征	脂质沉积症
原发性免疫缺陷	Lesch-Nyhan 综合征
网状结构障碍	神经元蜡样脂褐质贮积症
血栓闭塞性脉管炎	山德霍夫病（Sandhoff disease）
类风湿关节炎	**其他**
艾滋病（AIDS）	心血管系统疾病
湿疹血小板减少伴免疫缺陷综合征（WAS）	呼吸系统疾病
白血病	泌尿系统疾病
急性髓细胞白血病	骨科疾病
急性淋巴细胞白血病	眼部疾病
急性混合型白血病	皮肤病
慢性淋巴细胞白血病	创伤、意外损伤
慢性髓细胞白血病	肝硬化
侵袭性自然杀伤（NK）细胞白血病	外胚层发育不良症
单核细胞白血病	丙型肝炎
非特异性白血病	败血症
慢性嗜酸性粒细胞白血病	早产儿支气管肺发育不良症
淋巴瘤	其他非特异性疾病
霍奇金淋巴瘤	卵巢早衰
非霍奇金淋巴瘤	不孕症
非特异性淋巴瘤	美容抗衰
淋巴组织增殖性疾病	糖尿病
骨髓瘤	变异性克雅病（vCJD）
淋巴增殖性综合征	重症急性呼吸综合征（SARS）
非特异性浆细胞紊乱	新型冠状病毒肺炎（COVID-19）
浆细胞白血病	
骨髓增生性疾病	
骨髓增生异常综合征	
骨髓增殖性肿瘤	
非特异性骨髓增生疾病	
原发性血小板增多症	
真性红细胞增多症	
原发性骨髓纤维化	
实体肿瘤	
神经母细胞瘤	
髓母细胞瘤	
视网膜母细胞瘤	
非特异性癌	
涎腺瘤	

续表

移植治疗	再生医学治疗
宫颈癌	
原发神经瘤	
软组织癌	
生发瘤（germinal tumor）	
乳腺癌	
尤文肉瘤（Ewing's sarcoma）	
非特异性实体瘤	
遗传性血小板异常	
先天性无核细胞增多症	
Glanzmann 血栓性衰弱	
非特异性遗传性血小板异常	

注：①用于再生医学的 UCB 干细胞主要是实验性的，许多单位已经开始临床试验；②糖尿病和糖尿病足的治疗途径是 UCB 注射或注入创面，而不是移植；③败血症已被 Cryo-cell 列为应用 UCB 的指标之一；④丙型肝炎已被 Hemafund 列为应用 UCB 的适应证。

二、临床试验研究

UCB 除了主要用于 HSC 移植和 HPC 移植治疗血液系统的疾病外，现已扩展到非造血疾病、免疫调控和再生细胞的治疗。而且，越来越多的注册临床试验也反映出人们对 UCB 治疗的兴趣。目前，在血液学和非血液学疾病的临床试验中应用 UCB 细胞产品治疗的信息见表 4-3。而且，婴儿出生后的 UCB 是再生"干细胞"或 HPC 和 MSC 的现成来源，可用于多种疾病的治疗（图 4-3）。

表 4-3　在国际临床试验网（www.clinicaltrials.gov）上注册的应用 UCB 细胞进行治疗的主要临床试验（Roura et al., 2015）

疾病	注册号	状态	细胞来源
阿尔茨海默病	NCT01297218	完成	异体
自闭症	NCT01343511	完成	异体
支气管肺发育不良	NCT01297205	完成	异体
	NCT01072370	招募中	自体
	NCT01147653	招募完成，进行中	自体
脑瘫	NCT01193660	完成	异体
	NCT01528436	完成	异体
严重肢体缺血	NCT00518934	未知	异体
	NCT00305344	完成	自体
1 型糖尿病	NCT00873925	完成	自体
	NCT00989547	招募完成，进行中	自体
2 型糖尿病	NCT01415726	完成	自体
发育迟缓	NCT01601158	完成	异体
	NCT00343798	完成	异体
血液恶性肿瘤	NCT01175785	招募完成，进行中	异体
	NCT00498316	招募中	异体
左心发育不全综合征	NCT01445041	招募中	自体
特发性扩张型心肌病	NCT01739777	招募中	异体

续表

疾病	注册号	状态	细胞来源
	NCT00950846	招募中	异体
	NCT00920972	招募中	异体
	NCT01238328	未知	异体
先天性代谢紊乱	NCT00668564	终止	异体
	NCT00383448	招募中	异体
	NCT00176917	完成	异体
	NCT00176904	完成	异体
乙肝病毒引起的肝功	NCT01724398	招募中	异体
恶性实体肿瘤	NCT00436761	未知	异体
	NCT00112645	完成	异体
新生儿缺血脑病	NCT00593242	招募中	自体
	NCT01649648	招募中	自体
骨科软骨修复	NCT01041001	完成	异体
	NCT00775931	招募中	异体
骨质疏松症	NCT00638820	终止	异体
	NCT01087398	未知	异体
皮肤病	NCT01443689	未知	异体
	NCT01033552	招募中	异体
脊髓损伤	NCT01046786	完成	异体
	NCT01471613	完成	异体
	NCT01438593	未知	异体
中风	NCT01673932	招募中	异体
	NCT01700166	召回	自体
	NCT01251003	召回	自体
外伤性脑损伤	NCT01451528	召回	异体
	NCT01649648	招募中	自体

三、UCB 细胞的体外扩增

UCB 扩增技术的发展既可提高公共 UCB 库的库存利用率，又可以提高自存 UCB 的临床价值。因此，研发提高 UCB 干细胞归巢和移植效率的扩增技术与方法，或将 UCB 制备成常备的体外扩增产品，均可改善 UCB 移植患者的预后。UCB 干细胞扩增技术的突破，或将实现人们长久以来的期望：只需采集少量的 UCB 作为种子细胞，则可满足临床移植的需求。

研究发现，体外扩增 UCB 的 HSC 输注似乎有益于移植成活。迄今为止，这种 HSC 的临床应用仍然相当有限，只有少数机构把体外扩增的细胞用于临床治疗。造成这一现象的主要原因有三点：首先，仍然需要更详细地了解 HSC 自我更新的机制，才能更好地在培养中操控和增强这一过程；其次，细胞的体外扩增仍待探索，需要开发切实可靠且稳定的体外培养体系；最后，以临床应用为导向的体外扩增必须按照药品生产质量管理规范（GMP）进行，造价昂贵。因此，未来仍需要研制开发新的方法，使细胞的体外扩增变得更为可靠、稳定且具有价格优势。

　　然而值得注意的是，应用扩增 UCB 的 HSC 仍是一个新兴领域。应用扩增细胞进行范围更广的 II 期和更明确的Ⅲ期临床试验正在积极地进行中。目前的研究进展包括两种趋势：①扩增的细胞与未处理的细胞一起移植；②扩增后细胞数量充分，足以进行单独的移植。

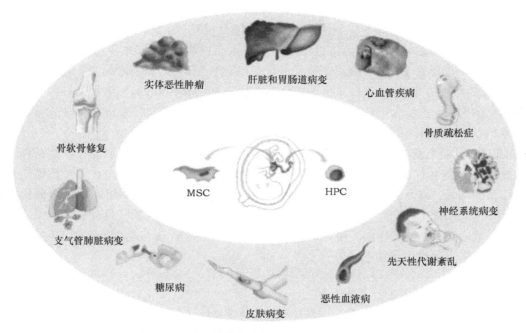

图 4-3　UCB 的临床应用（Roura et al.，2015）

　　许多实验室现已对小分子促进扩增的新作用以及新的培养方法（其中包括结合骨髓或肝基质细胞和细胞外基质蛋白的 3D 结构的培养）进行评估。而且，已经开发出一种使用受控批次补料培养液稀释的自动化封闭系统流程。在该系统中可不断去除 Lin⁺细胞，从而阻止某些代谢产物和负调控因子的积累，而原始的 Lin⁻细胞则在几天内被重新选择和培养，细胞数量显著增加。其中，TNC 可增加 179 倍，CFC 增加 64 倍，CD34⁺细胞增加 80 倍，长期培养启动细胞增加 29 倍。重要的是，SCID 再生细胞显著扩增达 11 倍。当再次移植到小鼠受体时，这些细胞能够进行多谱系细胞的重建。虽然这些生物处理技术也许会在不久的将来具有临床意义，但相关的实验系统尚需在临床中进行测试和检验。

四、UCB 细胞在造血系统外的应用研究

（一）遗传性代谢紊乱和其他神经紊乱疾病

　　UCB 细胞除了具有骨髓恢复的功能外，还有许多其他的作用。例如，其中的单核细胞谱系细胞已用于治疗特定的遗传性代谢紊乱和其他神经紊乱疾病，包括脑瘫、自闭症和脱髓鞘性脑紊乱。动物实验和临床研究表明，表达 CD45、CD11b、CD14、CD16、CD206、Iba1、HLA-DR 和 iNOS 的 UCB 源性巨噬细胞样细胞可能在代谢性疾病的局部修复和酶等蛋白质的替代中发挥关键作用。而且，这些细胞可能导致神经细胞临床相关功能的改变，并提供终生的酶替代效应，从而防止神经恶化，显著延长患儿的生命。研究发现，自闭症患者的社交、沟通和语言能力的改善与大脑网络结构性互联的增强有关。

　　UCB 细胞的这些临床研究大多数是在儿科患者中进行的，最近也已用于成人患者的治疗。而且，近期在 1 例 I 期成年缺血性中风患者中，通过非盲临床试验把无关的异种 UCB 细胞单次静脉输注到体内后，其安全性和可行性的分析结果令人鼓舞。尽管其中的细胞和分子机制还不完全清楚，但这些发现可能对临床治疗具有重要的指导意义。

近年来，UCB 细胞治疗神经系统疾病和脑损伤呈显著增加的趋势。这一趋势的理论基础包括：①有助于受损脑细胞的再生；②减少炎症和免疫反应；③促进细胞存活；④诱导细胞迁移、增殖和分化；⑤促进血管再生。UCB 是一种多相细胞的混合体，除含有 HSC 外，还包括 MSC、内皮祖细胞和其他基质前体细胞。研究表明，在大脑疾病和损伤中，造血细胞和非造血系统的多能祖细胞的整体组合（而非个别的亚群细胞）对改善疾病和受损脑组织的生理功能至关重要。这种组合细胞除了发挥归巢和移植成活等作用机制外，还可通过旁分泌的信号达到治疗效果。目前，应用 UCB 治疗神经系统的疾病多数尚处于实验阶段，不过已有 UCB 成功治疗脑瘫和缺氧缺血性脑病患儿的报道，患儿的认知和运动功能都得到改善。UCB 细胞在脑瘫治疗的神经系统疾病中所占比例最大。2013 年和 2014 年，分别有大约 30% 和 35% 以上的 UCB 由私人 UCB 库发放用于自闭症障碍的治疗。自 2005 年以来，私人 UCB 库每年都会发放专门的 UCB 用于治疗缺氧缺血性脑病、脑损伤和脑积水。

UCB 中的 CD34$^+$细胞或 CD133$^+$细胞还可以分化为功能性的神经细胞。通过调控培养条件或强制特定转录因子（如 Sox2）的异位表达可以诱导这种可塑性。HSC 对非血液学组织分化的可塑性仍是一个极具争议且尚待证实的问题，基于目前的证据，有相当一部分的研究对造血细胞组织的这一分化结果持怀疑态度。UCB 源性 HSC/HPC 可分化为非造血细胞，这一现象在再生医学领域具有重要意义，值得进一步的深入研究。最后，UCB 的 HSC 还可用于诱导多能干细胞的建立，这与基础干细胞的生物学密切相关，并可能在细胞疗法中发挥潜在的影响。

（二）卵巢功能修复

不同研究机构的类似实验证明，在化学治疗性卵巢损伤时，UCB 的 MSC 治疗可以恢复卵巢的两种功能：①雌激素产生的内分泌功能，表现为卵巢等雌激素依赖器官重量的增加和体重的增加；②卵母细胞的外分泌功能，导致成功怀孕和产下健康的幼仔。UCB 的 MSC 在卵巢组织中存活的时间较长，却未见细胞增殖。因此可考虑通过改善局部微环境发挥作用，这似乎可以抵消化学治疗对外来基因混合污染的顾虑。当前，各种潜在原因，包括年龄、遗传、化学治疗或自发性因素，以及生存压力使得丧失生育能力的女性不断增加。应用 UCB 的 MSC 治疗可恢复生育能力，为抵抗卵巢的早衰带来希望。

（三）抗癌功能

免疫细胞疗法可以为不同癌症患者提供个性化的药物治疗，在抗癌领域前途无限。NK 细胞是固有免疫系统的淋巴细胞，可以不需预先活化就能靶向性地产生细胞毒性杀死肿瘤细胞和病毒感染细胞，还可以针对刺激物分泌细胞因子如干扰素-γ（IFN-γ）和肿瘤坏死因子-α（TNF-α）。UCB 中高达 30% 的淋巴细胞是 NK 细胞，UCB 可低温保存及易于收集的特点赋予其独特的临床优势，使其成为 NK 细胞免疫治疗的常备来源。而且，UCB 移植后 NK 细胞的恢复速度比其他细胞更快。这种加速恢复可能是由于 UCB 含有不同 NK 细胞的祖细胞可分化成 NK 细胞的能力，这在外周血和其他来源的细胞中通常不存在。此外，与外周血 NK 细胞相比，UCB 的 NK 细胞表达更高的骨髓归巢受体 CXCR4，表明 UCB 的 NK 细胞可能具有更大的骨髓归巢潜能。而且，IL-15 活化 UCB 的 NK 细胞可通过增强其迁移和克隆能力对 UCB 的 HSC 移植成活产生积极影响。尽管单份 UCB 中的 NK 细胞数量较低，且表型不成熟，但利用人工抗原提呈细胞（artificial antigen presentation cell，aAPC）的细胞因子和滋养细胞技术可有效扩增 UCB 的 NK 细胞，并为 NK 细胞免疫治疗铺平道路。在体外和动物模型中，NK 细胞具有消除不同类型癌细胞的巨大潜力。目前，正在通过临床试验评估应用 UCB 的 NK 细胞作为常备产品预防癌症复发的安全性和可行性。在血液病恶性肿瘤和实体肿瘤的治疗中，这些研究结果将有助于最大限度地发挥 UCB 的 NK 细胞治疗的潜在效应（表 4-4）。

（四）心肌修复

在体外培养时，UCB 中的 CD34$^+$细胞具有较高的增殖潜能。UCB 也含有高效的血管生成刺激细胞。

表4-4 目前在临床/临床试验中应用的UCB源性NK细胞（Sarvaria et al.，2017）

临床试验注册代码	疾病	试验阶段	移植物类型	预处理方案	扩增方法	研究单位
NCT01619761	ALL，AML，CLL，CML，HL，MDS，MM，NHL，SLL	I	双份UCB移植	氟达拉滨，左旋溶肉瘤素利那度胺±利妥昔单抗	用20%UCB对NK细胞进行体外扩增	MD安德森癌症中心
NCT02280525	CLL，ALL，AML，CML，NHL，HL	I	非HSC移植	氟达拉滨环磷酰胺，利那度胺，利妥昔单抗	UCB复苏后用于NK细胞体外扩增	MD安德森癌症中心
NCT01729091	MM	I//II	自体移植	美法仑左旋溶肉瘤素	UCB复苏后用于体外扩增NK细胞	MD安德森癌症中心
EudraCTnumber 2010-018988-41	AML	I	非HSC移植	氟达拉滨，环磷酰胺	由UCB祖细胞在体外生成NK细胞	荷兰内梅亨医疗中心

ALL：急性淋巴细胞白血病；AML：急性髓系白血病；CLL：慢性淋巴细胞白血病；CML：慢性髓系白血病；HL：霍奇金淋巴瘤；MDS：骨髓增生异常综合征；MM：多发性骨髓瘤；NHL：非霍奇金淋巴瘤；SLL：小淋巴细胞性淋巴瘤；单抗：单克隆抗体。

除了内皮祖细胞外，其中的MSC还能分泌多种细胞因子和生长因子，如VEGF、FGF-2、EGF、血管生成蛋白1和2，这些因子可刺激和加速血管生成。因此，人UCB的干细胞/祖细胞可作为一种替代细胞来源，减少梗死面积，恢复梗死心肌，促进损伤愈合，并改善左心室（LV）功能。静脉注射人UCB的CD133[+]祖细胞，可以防止心肌梗死后的瘢痕变薄，导致心脏收缩扩张减弱，改善LV的功能。输注的细胞能够在梗死心肌中迁移、增殖和存活。

五、UCB细胞在再生医学中的应用

UCB细胞在再生医学领域的应用是临床治疗研究的一个重要方向。在全球范围内，由于UCB中多种干细胞的存在，除了在造血系统应用外，现已广泛应用于再生医学。在美国临床试验数据库（ClinicalTrials）的搜索中，目前已有超过845项完成或正在进行的与UCB相关的临床试验，其中再生医学相关的临床试验超过210项，移植医学相关的临床试验约200项，与感染相关的临床试验超过60项。美国最大的两家UCB库——CBR和ViaCord的UCB应用例数也逐年增加，其中对再生医学的贡献在2008年以后，特别是近年来的研究更是日益明显增多。目前，UCB用于再生医学研究涉及的疾病种类包括脑瘫、衰老、自闭症、缺血性脑卒中、脑损伤、糖尿病、糖尿病足溃疡、角膜病变、视网膜病变、克罗恩病等，疾病种类超过35种，这为UCB的应用开辟了一种更加广阔的前景。在美国UCB登记处（Cord Blood Registry，CBR）批准供临床使用的500余份UCB中，80%用于再生医学的临床试验或实验用途，其中绝大多数是在出生时或出生前后发生的神经损伤，或与上述损伤相关的疾病（图4-4）。其他围产期干细胞如脐带和胎盘的MSC等，也都广泛地用于再生医学研究。

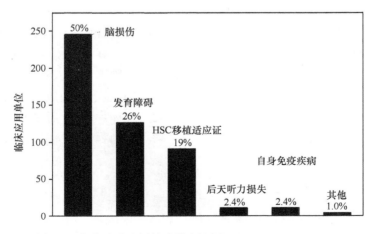

图4-4 临床治疗应用的脐带血比例（Brown et al.，2019）

第四节　脐带血干细胞的挑战与前景

一、挑战

尽管 UCB 的 HLA 高度不匹配,但其 GVHD 的发病率较低。UCB 中有限的 HSC 和 HPC 的数量可能导致中性粒细胞和血小板造血重建的延迟,以及移植的失败。这一现象在成人患者尤为明显,从而导致初次住院时间延长和资源利用频繁,以及移植成本的增加。研究发现,在成年患者的 UCB 移植与骨髓/动员外周血移植的结果无显著差异性。与 UCB 移植相比,骨髓/外周血的移植可以更快地恢复血液和免疫系统的功能,提高移植的成功率。因此,UCB 移植领域的焦点目标是要加强移植成活率,从而潜在地降低感染风险和移植的成本。这是一个包括生物医学和临床实践在内的不同研究领域聚焦的问题。

在成人患者中,骨髓或动员的外周血移植后的中性粒细胞造血重建可在 13～18 天内出现。相比之下,UCB 移植后的中性粒细胞造血重建需要 20 天以上。在 UCB 中,相对较低的 TNC,包括 HSC 和 HPC 是造血重建延迟和低移植成活率的主要原因。目前业内广泛认可的是,UCB 移植所需的最小细胞剂量为 2.5×10^7～3.0×10^7 个 TNC/kg 体重。在幼儿,通常单份 UCB 就能满足这种移植的要求。在成人体重超过 60kg 时,单份 UCB 通常达不到这种细胞数量。因此,UCB 移植的一个主要挑战是找到提高 HSC 和 HPC 数量的有效方法,或者在不改变移植细胞绝对数量的情况下,有效增加成功进入骨髓微环境的 HSC 比例。

(一)增加 HSC 和 HPC 的数量

不同的方法可用来增加 UCB 细胞移植的绝对数量,常用方法包括:在一个患者体内同时输注两种来源不同而未经处理的 UCB 细胞;把 UCB 细胞和去除 T 细胞的单倍体匹配的外周血联合输注;UCB 细胞与来自不同的 UCB 在体外扩增的 HSC 和 HPC 联合输注等。在体外培养时,把 UCB 源性 HSC 与 MSC 或某些小分子物质,如干细胞原蛋白-1(stem cell progenitor protein-1)、烟酰胺和 Notch 配体共培养,可以显著增强 UCB 在体外增殖和扩增的潜能。研究表明,在 UCB 中加入二甲基前列腺素 E(dimethyl prostaglandin E)可把血细胞的生成数量提高 4 倍。

研究显示,通过不含抗凝剂的胎盘灌注法,可从分离的哺乳动物非失血或部分失血胎盘中收集 UCB 干细胞。这种干细胞可以从灌注液中分离,而且其中 CD133$^+$ 干细胞的数量显著增加。这不仅可增加干细胞的数量,同时为胎盘安全而长时间的冷藏提供了一种既简便又新颖的方法。

(二)促进归巢的方法

造血细胞通过静脉注射移植到患者体内,血液循环中的 HSC 和 HPC 等未成熟的细胞需要迁移(包括跨上皮迁移)和归巢到骨髓的微环境中才能稳定,然后增殖、扩增和分化为成熟的细胞。研究表明,这种移植细胞并非都能到达骨髓微环境,其中相当一部分的细胞不能进入骨髓。因此,提高干细胞和祖细胞的归巢能力是改善 UCB 移植成功率的另一种渠道。研究显示,通过直接股骨内细胞注射、抑制 DPP4 调控 SDF-1-CXCR4 轴、岩藻糖基化、前列腺素 E-2、补体片段 3a 活化 UCB,以及移植前短暂高温(short-term hyperthermia)处理 UCB 细胞等方法,均可不同程度地提高 UCB 干细胞的归巢能力并改善其移植成功率。

(三)UCB 移植存活尚需解决的问题

研发加速 UCB 移植存活的新技术,以期减少/降低患者住院天数、输血需求和感染的风险。不过在此方面,仍有诸多的未解之谜。例如,在不经诱导分化的情况下,怎样在培养中增强 HSC 的自我更新;又如，生产临床规模 HSC 的理想培养体系和体外条件；再如，扩增培养是否会改变细胞的归巢潜力等。同时，还需要进一步了解两份不同来源的 UCB 细胞相互作用的生物学机制，以便预测双份 UCB 移植治疗后的疗效。提高细胞制造效率和降低成本是未来发展的趋势，而自动化技术是实现这一目标的有效手段，近年来自动化技术已经开始越来越多地应用于细胞制造领域，这些均可提升 UCB 移植存活的质量。

（四）成本因素

尽管与成体骨髓或动员外周血为造血细胞的来源相比，UCB 在移植应用中具有生物学、实用性和临床疗效的优势，但该领域的专家们已经认识到与 UCB 库和移植相关的主要经济问题。由于高昂的 UCB 收购成本和移植早期医疗资源的高频率利用，导致 UCB 在成人治疗中的使用频率明显降低。从 2010 年到 2018 年，UCB 移植的使用数量已下降 34%。那么，降低 UCB 移植的成本，使其成为更经济的治疗选择也已成为 UCB 应用中的一个亟待解决的问题。

2013 年，世界骨髓捐赠协会（WMDA）进行的一项调查显示，全球已有 480 家 UCB 库在运营。当时在全球运营的 139 家公共 UCB 库中，只有 16 家的财务状况是可持续的。将近 90% 的 UCB 库出现缺乏财务的可持续性、销量下降、营业许可证费用增高，以及 UCB 收集的效率降低（不符合 TNC 计数要求的报废率是主要原因）。据统计，在过去 10 年中，平均每年发放的 UCB 为 3500 份，仅占全球库存的约 0.5%。在单份 UCB 移植不能提供足够的细胞时，使用两份的 UCB 可显著增加移植成本。最近，美国 FDA 在签发 UCB 的许可时，已将其纳入药品分类中。UCB 库为了通过监管机构的认证，必须证明 UCB 产品经过严格的检测并取得相关资格，这也进一步提高了产品成本，加重了患者的负担。

目前，UCB 库行业依赖的是政府机构的补贴、慈善事业及私人 UCB 库的收入。在发展中国家，UCB 处理和储存费用也是相关医疗机构的一项不小的费用。而且，UCB 移植比成人骨髓或动员的外周血移植更加昂贵。成本控制是未来 UCB 移植发展的关键问题。相应的，通过培训产科医生和助产士，提高 UCB 采集绩效，并根据影响 UCB 质量的母婴特点，优化选择捐助者，将有益于提高 UCB 库的财务生存能力。同时，研发各种实验技术来加强 UCB 移植的成活率也将有助于降低 UCB 移植的成本。另一个有助于增加 UCB 需求的关键问题是将 UCB 细胞的适应证拓宽，将其更广泛用于大脑、代谢、脊髓、肌肉和免疫紊乱等病症。事实上，这些方面已在公共和民营机构加速发展。在再生医学领域中，如能广泛地使用 UCB 细胞，势必也有助于降低 UCB 的处理和储存成本。

二、UCB 应用的现在与未来

在过去的 30 年里，UCB 的 HSC 移植已达 5 万余例。UCB 已成为儿童和成人 HSC 移植的替代来源，并已用于 80 多种疾病的治疗，包括血液系统恶性肿瘤和疾病、先天性免疫缺陷疾病和某些代谢疾病等。2000 年以来，在神经系统适应证的研究中涉及 UCB 的有脑瘫、自闭症谱系障碍（autism spectrum disorder）、后天听力损失和缺血性中风等诸多病症。而且，其安全性和有效性均已在一些患者身上得到证实。UCB 在传统的应用中是移植医学，主要用于造血系统的 HSC 重建。2012 年全世界的 UCB 应用数量已超过骨髓。在 2009 年，中国政府不仅颁发了《脐带血造血干细胞治疗技术管理规范（试行）》，而且把 UCB 的 HSC 移植技术应用于急性白血病、慢性白血病、骨髓增生异常综合征、多发性骨髓瘤、再生障碍性贫血、重症放射病和地中海贫血等难治疗性疾病的治疗。

自 UCB 库建立以来，经过近 30 年的发展，全球的公共 UCB 库现已存储 80 余万份 UCB，私人 UCB 库已存储 400 余万份 UCB。而且，这些 UCB 干细胞在临床的应用中已取得长足的进展。随着个性化医疗和再生医学的不断进展，该行业现正处于如何利用储存的这种干细胞作为新一代先进细胞的疗法，以及个性化药物的起始材料的转折时期。在过去的 30 年里，UCB 治疗填补了移植领域的空白，使 HSC/HPC 能够更迅速地为更多的患者进行治疗，特别是那些无法找到 HLA 匹配供体的少数民族和少数人种患者。

尽管一些移植血液学家认为，UCB 已在 20 世纪 90 年代至 21 世纪初完成历史使命，将会被单倍体匹配移植取代，但是更多的人相信 UCB 刚进入一个崭新的发展阶段，在临床治疗领域继往开来，任重道远。而且，国际非营利组织脐带血协会（Cord Blood Association）自 2014 年成立以来，始终致力于促进 UCB 及相关组织的保存和应用。由于 UCB 也是用于 NK 细胞、T 细胞、嵌合抗原受体 T 细胞（chimeric antigen receptor T cell，CAR-T）等细胞治疗的宝贵资源，因此拯救脐带基金会（Save The Cord Foundation）倡议发起了"世界脐带血日"，以教育和鼓励大众重视这份宝贵的干细胞资源。

由于 UCB 含有不同分化阶段的 HSC、MSC、EPC，以及 USSC 等不同类型的干细胞和祖细胞，其对整个医学领域的积极影响已经从多个不同的角度得到了印证。例如，UCB 源性造血 CD34$^+$ 细胞可作为基因疗法的载体在治疗人类免疫缺陷病毒感染（HIV）时发挥作用。UCB 源性 MSC 通过细胞与细胞的接触和（或）细胞分泌的可溶性因子（如生长因子、细胞因子、激素和脂质介质），无论是在再生医学领域（特别是神经再生、骨和软骨再生、心肌再生及皮肤再生等方面）作为重要的具有分泌功能细胞，还是针对 UCB 免疫调控特性应用于获得性免疫治疗，都具有巨大的临床应用潜力，这些都可激发和增强 UCB 中非造血类祖细胞的潜能和动力。内皮细胞样祖细胞和其他细胞类型继续加速进入临床应用阶段。在 UCB 库日趋成熟的未来几年里，其经济问题与相关问题也将陆续解决。

UCB 干细胞在整形美容外科领域似乎也扮演着重要的角色。此类细胞所分泌的抗纤维因子和抗炎因子，可结合组织工程在腭裂修复术中促进皮肤、肌肉再生和功能恢复，抑制瘢痕形成。在治疗体外深度烧伤及慢性溃疡等创面时，这种细胞可迁移到创面，减少炎性细胞数量，促进新生血管形成，改善创伤微环境，加速创面愈合。最近的研究显示，在双颊接受激光治疗的患者中，分别用含和不含人 UCB-MSC 条件培养液血清的这种 UCB 细胞，通过双盲、随机、裂面（split-face）对照的研究，结果表明治疗组比对照组的微结痂总面积（total area of microcrusts）缩小，创面愈合加速，术后红斑减少，激光治疗后的恢复时间明显缩短，且无不良反应。此外，脐带干细胞还可作为齿槽裂（alveolar cleft）修复的一种新方法。这些新疗法研究的新进展，将进一步促进其临床应用的尝试和推广，尽早促进患者的身体功能和外观的改善，提高生活质量，实现美丽与健康同行。

抗衰老是古往今来人类永恒的主题。随着年龄增长而功能失调的衰老细胞，不仅其质量下降，还可随时间逐渐堆积和清除，这是一种健康维护机制。年轻时，人体器官和组织内细胞的这种维护机制由体内干细胞的不断补充而完成。因此，包括 UCB 干细胞在内的干细胞疗法可以帮助抵抗衰老。研究表明，成体干细胞对维持老年组织的稳态至关重要。代谢信号紊乱可导致成体干细胞的衰竭，通过关键信号通路的操纵可减少干细胞的衰竭，通过维持健壮的干细胞池能延长寿命和增强健康。研究发现，烟酰胺核苷化合物（nicotinamide nucleoside compound）可增强长寿蛋白（sirtuins）的活性而维持干细胞的特性，并恢复小鼠肌肉干细胞的功能。开发抑制皮肤老化的治疗方法一直是重要的研究课题。研究发现，UCB 衍化干细胞的条件培养液中含有多种与皮肤年轻化密切相关的生长因子，特别是再生因子（regeneration factor）和生长分化因子-11（growth differentiation factor -11，GDF-11）。这种 GDF-11 可以加速真皮成纤维细胞的生长、迁移和细胞外基质的分泌。科学探索永无止境，对健康的需求和对疾病的抗争一直是医学界的永恒主题。UCB 虽已给医学界带来巨大的治疗潜能和经济效益，但对该领域的热忱还需与严谨的科学和临床研究相制衡。

（一）UCB 的抗炎作用与免疫调控作用

UCB 中的 MSC 又称为炎症的守护者（guardians of inflammation），其能够与 T 细胞、B 细胞、中性粒细胞、巨噬细胞、树突状细胞等多种免疫细胞相互作用，分泌生物活性分子如 PGE2 等，抑制淋巴细胞增殖，抑制单核细胞成熟，促进抗炎的调控性 T 细胞和 M2 巨噬细胞的产生，从而达到抑制炎症的功能。MSC 的这种免疫调控特性，使其在多种疾病的治疗中具有巨大的利用潜能。

UCB 在新兴免疫技术如 CAR-T 及 NK 细胞等中的应用备受关注。CAR-T 是一种高效且特异的细胞免疫治疗恶性肿瘤的新技术，也是一种治疗肿瘤的新型精准靶向疗法。UCB 中含有不同类型的免疫细胞，包括 T 细胞、B 细胞和 NK 细胞等，如果患者冻存了自体 UCB，就可以从中获得 T 细胞进行 CAR-T 细胞培养，可能使绝境中的患者再次获得生机。单份 UCB 通常足以用于 CAR-T。而且，对于类似免疫疗法，细胞仅需要在较短的时间内发挥作用。从 UCB 中扩增 NK 细胞培养 CAR 细胞，也是近期发展的趋势，相信不久的将来将其应用于临床可有助于恶性肿瘤的治疗。

UCB 源性 NK 细胞也受到科学家的关注。UCB 的 NK 细胞更加年轻，增殖能力更强，靶向杀伤效率更高，长期冷冻保存对其扩增潜能和抗肿瘤活性均无影响。目前已开始的临床研究表明，对 1 型糖尿病患者进行 UCB 自体输注安全可行。但其中的调控性 T 细胞数量有限，可制约 C 肽的持续性作用。最近，UCB 调控性 T 细胞的扩增已获成功。这不仅为进一步探索这种细胞的扩增方法奠定了基础，也为 1 型糖尿病和其他自身免疫疾病患者的治疗带来了福音。

（二）UCB 细胞与 iPSC 及蛋白质组学技术

诱导多能干细胞（iPSC）技术犹如细胞界的"点石成金术"（midas touch），包括 UCB 在内的围产期组织细胞同样可以成为 iPSC 的来源。UCB 在制备时经过 HLA 分型，因此可利用公共 UCB 库的库存 UCB 创建 HLA 纯合子 iPSC 的单倍体库。这种潜在的商业模式通过采集的部分 UCB 或脐带组织，可生产个性化 iPSC 系，然后将其作为配套产品储存以备将来的潜在用途。从患者的角度考虑，私人 UCB 库更愿意进行 iPSC 重编程技术。因为私人 UCB 库有充足的细胞资源，可用于生产供自体使用的个性化特异性 iPSC。事实上，同一供体的 UCB 和脐带组织细胞都可用于制备 iPSC，而且质量相同。这些为利用脐带组织细胞作为原材料生产 iPSC，以保留完整的 UCB 为以后临床应用提供依据。

近年来，UCB 干细胞与蛋白质组学技术相结合的进展对于理解心血管疾病的机制和病理生理学具有指导意义。虽然这些新兴技术（emerging technologies）的潜力刚开始显露，但这种干细胞和蛋白质组技术的整合将为未来心血管医学的诊断和治疗做出重大贡献。

（三）UCB 细胞的基因技术

基因技术是新兴生物科技的另一核心领域。近年来，新生儿干细胞库正在加速与基因检测和基因组测序服务的整合，例如，推出与 UCB、脐带和胎盘储存服务匹配的新生儿全基因组测序服务、新生儿基因筛查服务、产前预防性基因筛查和诊断服务。2013 年以来，随着成簇规律间隔的短回文重复序列（clustered regularly interspaced short palindromic repeats，CRISPR）-Cas9 技术的问世，基因组编辑的特异性得以提高，再次推动了基因编辑的研究热潮。

2017 年 12 月，美国 FDA 首次批准眼科基因治疗的药物 Luxturna 用于治疗因双拷贝 *RPE65* 基因突变所致的视力丧失，从而宣告了基因治疗时代的正式来临。这是一种针对眼科遗传病的一次性基因疗法，而且现已经欧盟委员会批准成为欧洲治疗这种遗传性视网膜疾病的首个基因疗法。基因编辑技术的安全性和有效性正在不断提升，基因治疗的临床试验也已取得初步成效。因此，UCB 等围产期干细胞将具备个性化自体基因治疗的潜力。

（四）UCB 干细胞的血小板生成

目前，研究人员正在探索扩展传统移植医学中的 UCB 用途，例如，从冻存的 UCB 中分离单核细胞制备细胞治疗产品，用于中枢神经系统等疾病的治疗。UCB 的 MSC 不仅能促进 HSC 移植，还能促进其体外扩增，这也给储存同一供体的多种新生儿组织提供了更多的可能性。同样，作为常规细胞培养中使用的补充剂，对血小板裂解物的需求也在日益增加，这也可能导致 UCB 库的需求增加。全球每年使用的血小板需求量全部由供体提供。各国科学家及药物企业的不少学者均瞄准这一领域，正在探索通过 UCB 的 HSC、脐带的 MSC、脂肪源性 MSC 生成血小板的方法。

（五）UCB 的无细胞疗法

组织工程学技术的深入研究推动了再生修复方法从细胞疗法向无细胞疗法发展。在近年来的研究中，令人感兴趣而具有潜在应用价值的是通过细胞外囊泡（extracellular vesicles，EV）或其亚型的外泌体（exosome）进行的一种无细胞疗法（cell-free therapies）。EV 包括由绝大多数细胞分泌的异质性膜结构池，由于其具有精确的多功能分子载体，可以作为无细胞治疗的有力工具。外泌体存在于生物体液中，不仅参与多种生理和病理过程，而且是细胞间通信的一种新机制，允许细胞交换蛋白质、脂质和遗传物质。干细胞分泌的外泌体相比干细胞的优点是：①旁分泌效应，外泌体作为干细胞旁分泌作用的一种媒介；②组合起效，外泌体可与现有的组合物或方法进行组合；③个性化，外泌体可改造特定活性成分；④靶向特异性，外泌体被工程化改造后，具有靶向特定细胞类型或组织的功能；⑤安全性高，外泌体治疗属于无细胞疗法。

包括 UCB 干细胞在内的所有真核细胞均可在培养条件下分泌外泌体，在体内所有的体液中都可分离到外泌体。在各种健康与疾病模型中都发现，外泌体通过分子信息传递扮演着重要的角色，是疾病的临床诊断和治疗的一种重要的生物标志物和预后因子，还有潜力用于临床，作为基因和药物递送的载体。研究显示，从 UCB 中提取的 EV（UCB-EV）通过 miR-3960 介导的信号转导，可改善老年性骨质疏松小鼠的骨丢失，促进骨髓间质细胞的体外成骨分化。一些临床前和临床研究表明，MSC 源性 EV 可以作为改善自身免疫性疾病的新疗法。目前，许多商业机构已经开发出 UCB 等干细胞衍化的细胞外囊泡常备产品，并正在将其转化到临床试验中，可能很快成为 UCB 库提供的治疗人类疾病的新产品。

（六）在治疗新型冠状病毒肺炎中的应用研究

自新型冠状病毒肺炎（coronavirus disease 2019，COVID-19）疫情暴发以来，中国、美国、英国、日本、意大利和澳大利亚等国先后均在新型冠状病毒肺炎的治疗中，应用 UCB-MSC 和围产组织的 MSC 等干细胞进行临床试验研究。截止到 2020 年 4 月，全球已有近 500 例 COVID-19 患者接受 MSC 治疗。中国已完成超过 200 例的 COVID-19 治疗。这种干细胞已应用于重症及危重症患者的救治探索当中，在提高救治的成功率和降低死亡率方面起到了一定的作用。据中国临床试验注册中心（Chinese Clinical Trial Registry，ChiCTR）官方网站的登记结果显示，2020 年 1 月 23 日至 3 月 19 日，全国已有超过 55 家医疗机构的 116 个治疗新型冠状病毒肺炎的临床试验正在进行。其中，UCB 干细胞对新型冠状病毒肺炎治疗方案的注册项目 5 项，并有 20 余项 MSC 治疗 COVID-19 的临床研究项目登记注册和完成国家备案，详见第十四章第三节。

三、结语

目前，UCB 移植技术已渐成熟。全球的 UCB 移植总数已达 5 万余例，可用于 80 多种疾病的治疗。我国 UCB 应用起步较晚，但发展很快。根据公开数据显示，我国 UCB 的移植应用目前已超过 1.2 万例。当前，美国 FDA 和欧盟 EMA 已经批准多种 MSC 治疗产品上市，用于一些特定适应证的治疗。干细胞与精准医疗已经成为全球生命科学领域的研究热点，健康产业已经成为带动经济增长的新引擎。其中，MSC 已经成为人类医学发展的新前沿。研究数据显示，到 2024 年，全球干细胞与精准医疗产业市场规模将达 3600 亿美元，其中，中国市场容量有近 500 亿美元。亚太地区也是全球增长最具活力的地区，干细胞研究及其转化医学受到各国政府、科研机构和企业高度关注。而且，中国作为先进细胞疗法领域引领全球的三大国家之一，在围产期干细胞临床研究领域占有重要地位，全球范围内 77% 的脐带组织源性干细胞临床试验、20%UCB 的干细胞临床试验及 36% 的围产期干细胞临床试验都来自中国。而且，这些临床试验的 44% 已经进入 II/III 期临床。截止到 2019 年 4 月，全国已有 121 个干细胞临床研究项目通过国家卫生健康委员会的备案，其中在 42 个临床研究项目中使用的是包括 UCB 在内的围产组织干细胞，而且均为 MSC。根据中国药品监督管理局药品审评中心的信息，目前已有 4 项 MSC 新药获得临床试验默示许可，其中 2 项采用的是围产期干细胞。随着对 UCB 的认识不断提高和临床试验的发展，以及对干细胞临床研究和转化的支持，包括 UCB 在内的围产期干细胞迎来了新的发展机遇。目前，UCB 移植技术已给多种难治性疾病和罕见病（罕见病是指发病率低于 1/50 万或者新生儿发病率低于 1/1 万的疾病）的治疗带来新的选择和希望，从而推动着人类医学进入新的发展时代。

　　新兴技术（emerging technologies）可能影响新生干细胞库的方向；无论是公共还是私人 UCB 库都需要确定一条战略路径，以使自己处于长期有利的地位。目前，公共和私人 UCB 库都在积极探索从提供一种操作简单的细胞产品的存储，到配套产品的认可及承诺，并为临床应用提供新兴（emerging）的产品（图 4-5）。

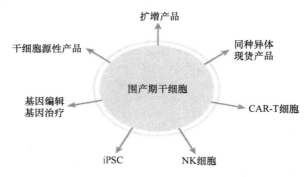

图 4-5　围产期干细胞的新兴产品与先进的细胞疗法（Brown et al.，2019）

　　目前，人们的努力集中在增强移植效果、降低感染风险和成本方面的研究。但是，UCB 的应用领域仍然面临着巨大的机遇和挑战，正在加大力度对 HSC 和 HPC 基本生物学进行探讨。通过开发针对血液和非血液系统疾病的新型临床试验、扩大 UCB 细胞的临床应用适应证，改善公共和私人 UCB 库推进 UCB 的发展进程。然而，关于 UCB 细胞的生物学和临床应用仍存在诸多的未解之谜和有待解决的问题。

（郭爱华　孙静莉　张舵舵）

参 考 文 献

Abo Elkheir W, Hamza F, Elmofty AM, et al. 2017. Role of cord blood and bone marrow mesenchymal stem cells in recent deep burn: a case control prospective study. Am J Stem Cells, 6: 23-35.

Abraham AA, John TD, Keller MD, et al. 2019. Safety and feasibility of virus-specific T cells derived from umbilical cord blood in cord blood transplant recipients.Blood Adv, 3(14): 2057-2068.

Acosta A, Franzese N, Staples M, et al. 2013. Human umbilical cord blood for transplantation therapy in myocardial infarction. J Stem Cell Res Ther, 12(2): 1-22.

Amin Jafari A, Ghasemi S. 2020. The possible of immunotherapy for COVID-19: a systematic review. Int Immunopharmacol, 83: 106455.

Atluri S, Manchikanti L, Hirsch JA. 2020. Expanded umbilical cord mesenchymal stem cells (UC-MSCs)as a therapeutic strategy in managing critically Ill COVID-19 patients: the case for compassionate use.Pain Physician, 23(2): E71-E83.

Bae YK, Kim GH, Kwon JH, et al. 2020. Primary cilia mediate Wnt 5a/β-catenin signaling to regulate adipogenic differentiation of human umbilical cord blood-derived mesenchymal stem cells following calcium induction.Tissue Eng Regen Med, 17(2): 193-202.

Ballen K, Verter F, Kurtzberg J. 2015. Umbilical cord blood donation: public or private? Bone Marrow Transplantation, 50(10): 1271-1278.

Bana N, Sanooghi D, Soleimani M, et al. 2017. A compartive study to evaluate myogenic differentiation potential of human chorion versus umbilical cord blood‐derived mesenchymal stem cells. Tissue Cell, 49(4): 495-502.

Berglund S, Magalhaes I, Gaballa A et al. 2017. Advances in umbilical cord blood cell therapy: the present and the future. Expert Opinion Bio Therapy, 17(6): 691-699.

Brown KS, Rao MS, Brown HL. 2019. The future state of newborn stem cell banking. J Clin Med, 8(1): 117-127.

Broxmeyer HE. 2016. Enhancing the efficacy of engraftment of cord blood for hematopoietic cell transplantation. Transfus Apher Sci, 54: 364-372.

Chez M, Lepage C, Parise C, et al. 2018. Safety and observations from a placebo-controlled, crossover study to assess use of autologous umbilical cord blood stem cells to improve symptoms in children with autism. Stem Cells Transl Med, 7: 333-341.

Couto P, Bersenev A, Verter F. 2017. The first decade of advanced cell therapy clinical trials using perinatal cells (2005-2015). Regen Med, 12(8): 953-968.

Damien P, Allan DS. 2015. Regenerative therapy and immune modulation using umbilical cord blood derived cells. Biol Blood Marrow Transplant, 21(9): 1521-1545.

Dessels C, Alessandrini M, Pepper MS. 2018. Factors influencing the umbilical cord blood stem cell industry: An evolving treatment landscape. Stem Cells Transl Med, 27: 643-650.

Dircio Maldonado R, Flores Guzman P, Corral Navarro J, et al. 2018. Functional integrity and gene expression profiles of human cord blood-derived hematopoietic stem and progenitor cells generated in vitro. Stem Cells Transl Med, 7: 602-614.

Donders R, Bogie JFJ, Ravanidis S, et al. 2018. Human Wharton's jelly-derived stem cells display a distinct immunomodulatory and proregenerative transcriptional signature compared to bone marrow-derived stem cells. Stem Cells Dev, 27: 65-84.

Eaves CJ. 2015. Hematopoietic stem cells: concepts, definitions, and the new reality. Blood, 125: 2605-2613.

Effenberg A, Stanslowsky N, Klein A, et al. 2015. Striatal transplantation of human dopaminergic neurons differentiated from induced pluripotentstem cells derived from umbilical cord blood using lentiviral reprogramming. Cell Transplant, 24(10): 2099-2112.

Eggenberger S, Boucard C, Schoeberlein A, et al. 2019. Stem cell treatment and cerebral palsy: systemic review and meta-analysis. World J Stem Cells, 11(10): 891-903.

Galieva L, Mukhamedshina Y, Arkhipova S, et al. 2017. Human umbilical cord blood celly transplantation in neuroregenerative strategies. Front Pharmacol, 8: 628.

Garbuzova Davis S, Ehrhart J, Sanberg PR. 2017. Cord blood as a potential therapeutic for amyotrophic lateral sclerosis. Expert Opin Biol Ther, 17: 837-851.

Garcia BA, Prada MR, Ávila Portillo LM, et al. 2019. New technique for closure of alveolar cleft with umbilical cord stem cells.J Craniofac Surg, 30(3): 663-666.

Guerrouahen BS, Sidahmed H, Sulaiti AA, et al. 2019. Enhancing mesenchymal stromal cell immunomodulation for treating conditions influenced by the immune system. Stem Cells Int, (4): 1-11.

Guo YR, Cao QD, Hong ZS, et al. 2020. The origin, transmission and clinical therapies on coronavirus disease 2019 (COVID-19) outbreak - an update on the status. Mil Med Res, 7(1): 11.

Han Y, Sun T, Han Y, et al. 2019. Human umbilical cord mesenchymal stem cells implantation accelerates cutaneous healing in diabetic rats via the Wnt signaling pathway. Eur J Med Res, 24: 10.

Huang L, Zhang C, Gu J, et al. 2018. A randomized placebo-controlled trial of human cord blood derived mesenchymal stem cell infusion for children with cerebral palsy. Cell Transpl, 27: 325-334.

Hussein E, DeFor T, Wagner JE, et al. 2020. Evaluation of post-thaw CFU-GM: clinical utility and role in quality assessment of umbilical cord blood in patients receiving single unit transplant.Transfusion, 60(1): 144-154.

Iafolla M, Tay J, Allan D. 2014. Transplantation of umbilical cord blood-derived cells for novel indications in regenerative therapy or immune modulation: a scoping review of clinical studies. Biol Blood Marrow Transpl, 20: 20-25.

Khoury M, Cuenca J, Cruz FF, et al. 2020. Current status of cell-based therapies for respiratory virus infections: Applicability to COVID-19. Eur Respir J, 55(6): 2000858.

Kim HS, Lee JH, Roh KH, et al. 2017. Clinical trial of human umbilical cord blood-derived stem cells for the treatment of moderate-to-severe atopic dermatitis: phase I/II a studies. Stem Cells, 35: 248-255.

Kim J, Kim B, Kim S, et al. 2020. The effect of human umbilical cord blood-derived mesenchymal stem cell media containing serum on recovery after laser treatment: a double-blinded, randomized, split-face controlled study. J Cosmet Dermatol, 19(3): 651-656.

Kim Y, Seoa D, Leea S et al. 2018. Conditioned media from human umbilical cord blood-derived mesenchymal stem cells stimulate rejuvenation function in human skin. Biochem Bioph Rep, 16: 96-102.

Lee CJ, Savani BN, Mohty M, et al. 2017. Haploidentical hematopoietic cell transplantation for adult acute myeloid leukemia: a position statement from the acute leukemia working party of the european society for blood and marrow transplantation. Haematol, 102: 1810-18220.

Leng Z, Zhu R, Hou W, et al. 2020. Transplantation of ACE2- mesenchymal stem cells improves the outcome of patients with COVID-19 pneumonia. Aging Dis, 11(2): 216-228.

Li M, Luan F, Zhao Y, et al. 2017. Mesenchymal stem cell-conditioned medium accelerates wound healing with fewer scars. Int Wound J, 14(1): 64-73.

Liska MG, dela Peña I. 2017. Granulocyte-colony stimulating factor and umbilical cord blood cell transplantation: synergistic therapies for the treatment of traumatic brain injury. Brain Circ, 3: 143-151.

Lo Presti V, Nierkens S, Boelens JJ, et al. 2018. Use of cord blood derived T-cells in cancer immunotherapy: milestones achieved and future perspectives. Expert Rev Hematol, 11(3): 209-218.

Lopes LA, Bernardino E, Crozeta K, et al. 2016. Good practices in collecting umbilical cord and placental blood. Rev Latino-Am Enfermagem, 24: 2770.

Lund T, Boitano A, Delaney C. 2015. Advances in umbilical cord blood manipulation-from niche to bedside. Nat Rev Clin Oncol, 12(3): 163-174.

Mattar P, Bieback K.2015. Comparing the immunomodulatory properties of bone marrow, adipose tissue, and birth-associated tissue mesenchymal stromal cells. Front Immunol, 6: 560.

Maung KK, Horwitz ME. 2019. Current and future perspectives on allogeneic transplantation using ex vivo expansion or manipulation of umbilical cord blood cells. Int J Hematol, 110(1): 50-58.

Mayani H, Wagner JE, Broxmeyer HE. 2020. Cord blood research, banking, and transplantation: achievements, challenges, and perspectives. Bone Marrow Transplant, 55(1): 48-61.

Mokhtari S, Baptista PM, Vyas DA, et al. 2018. Evaluating interaction of cord blood hematopoietic stem/progenitor cells with functionally integrated threedimensional microenvironments. Stem Cells Transl Med, 7: 271-282.

Moore AL, Marshall CD, Barnes LA. 2018. Scarless wound healing: transitioning from fetal research to regenerative healing. Wiley Interdiscip Rev Dev Biol, 7(2): 309.

Morhayim J, Ghebes CA, Erkeland SJ, et al. 2020. Identification of osteolineage cell-derived extracellular vesicle cargo implicated in hematopoietic support. FASEB J, 34(4): 5435-5452.

Novak I, Walker K, Hunt RW, et al. 2016. Concise review: Stem cell interventions for people with cerebral palsy: systematic review with meta-analysis. Stem Cells Transl Med, 5: 1014-1025.

Park EH, Lim HS, Lee S, et al. 2018. Intravenous infusion of umbilical cord blood-derived mesenchymal stem cells in rheumatoid arthritis: a phase 1a clinical trial. Stem Cells Transl Med, 7(9): 636-642.

Passweg JR, Baldomero H, Bader P, et al. 2014. Hematopoietic stem cell transplantation in Europe 2014: more than 40 000 transplants annually. Bone Marrow Transplant, 51: 786-792.

Popat U, Mehta RS, Rezvani K, et al. 2015. Enforced fucosylation of cord blood hematopoietic cells accelerates neutrophil and platelet engraftment after transplantation. Blood, 125: 2885-2892.

Pozzobon M, Franzin C, Piccoli M, et al. 2014. Fetal stem cells and skeletal muscle regeneration: a therapeutic approach. Front Aging Neurosci, 6: 222.

Presti V, Nierkens S, Boelens J, et al. 2018. Use of cord blood derived T-cells in cancer immunotherapy: milestones achieved and future perspectives. Expert Rev Hematol, 11(3): 209-218.

Querol S, eds. 2019. Procurement and management of cord blood. Sritish Springer; Chapter 18.

Rad F, Ghorbani M, Mohammadi Roushandeh A, et al. 2019. Mesenchymal stem cell-based therapy for autoimmune diseases: emerging roles of extracellular vesicles. Mol Biol Rep, 46(1): 1533-1549.

Rich I. 2015. Improving quality and potency testing for umbilical cord blood: a new perspective. Stem CellsTransl Med, 4: 967-973.

Roura S, Pujal J, Gálvez-Montón C, et al. 2016. Quality and exploitation of umbilical cord blood for cell therapy: are we beyond our capabilities? Devel Dynamics, 245: 710-717.

Roura S, Pujal JM, Gálvez Montón C, et al. 2015. The role and potential of umbilical cord blood in an era of new therapies: a review. Stem Cell Res Ther, 6: 123.

Roura S, Vives J. 2019. Extracellular vesicles: Squeezing every drop of regenerative potential of umbilical cord blood. Metabolism, 95: 102-104.

Sarvaria A, Jawdat D, Madrigal JA, et al. 2017. Umbilical cord blood natural killer cells, their characteristics, and potential clinical applications. Front Immunol, 8: 329.

Schreurs M, Suttorp C, Mutsaers H, et al. 2019. Tissue engineering strategies combining molecular targets against inflammation and fibrosis, and umbilical cord blood stem cells to improve hampered muscle and skin regeneration following cleft repair. Med Res Rev, 1-18.

Shetty AK. 2020. Mesenchymal stem cell infusion shows promise for combating coronavirus (COVID-19)- induced pneumonia. Aging Dis, 11(2): 462-464.

Singh AK, Kashyap MP, Jahan S, et al. 2012. Expression and inducibility of cytochrome P450s (CYP1A1, 2B6, 2E1, 3A4)in human cord blood CD34[+] stem cell-derived differentiating neuronal cells. Toxicol Sci, 129: 392-410.

Song H, Kim T, Lee H, et al. 2017. Cell therapy products in alzheimer disease. J Meno Med, 23: 1-4.

Than UTT, Le HT, Hoang DH, et al. 2020. Induction of antitumor immunity by exosomes isolated from cryopreserved cord blood monocyte-derived dendritic cells. Int J Mol Sci, 21(5): 1834.

Tiercy JM.2016. How to select the best available related or unrelated donor of hematopoietic stem cells? Haematol, 101: 680-687.

Xagorari A, Gerousi M, Sioga A, et al. 2019. Identification of miRNAs from stem cell derived microparticles in umbilical cord blood. Exp Hematol, 80: 21-26.

Xu H, Wang Z, Liu L, et al. 2020.Exosomes derived from adipose tissue, bone marrow, and umbilical cord blood for cardioprotection after myocardial infarction.J Cell Biochem, 121(3): 2089-2102.

Zebedin-Brandl E, Themanns M, Kazemi Z, et al. 2020. Regimen-dependent synergism and antagonism of treprostinil and vildagliptin in hematopoietic cell transplantation. J Mol Med (Berl), 98(2): 233-243.

第二部分

脐带血干细胞的再生医学及临床应用

第五章 脐带血干细胞的临床治疗研究

第一节 脐带血的收集、处理和储存

一、概述

20 世纪 80 年代，研究发现在分娩后脐带和胎盘的血液中存在造血干细胞（HSC）。而且，这种 HSC 比骨髓的 HSC 具有更多的优点，主要包括移植物抗宿主病（GVHD）的发病率低、不需要更加严格的 HLA 配型。1989 年，出现了一系列应用脐带血（UCB）干细胞移植的研究。在这些研究中，为了临床应用，已建立有效而可重复的 UCB 采集、处理和储存的方法。

在过去的 20 年间，大约 4 万余份 UCB 移植在世界范围广泛应用，但造血系统恶性疾病和遗传疾病的干细胞移植治疗较少。研究发现，UCB 中含有能够产生来源于内胚层、中胚层和外胚层 3 个胚系的多能干细胞。而且，其中还含有少量的间充质干细胞（MSC）。从脐带组织中分离的这种 MSC 也可冻存备用，这也促进了对脐带组织的收集和冻存方法的发展。因此，UCB 和脐带组织可以应用在组织工程和再生医学中，且比 HSC 移植更为常用。仅在美国大约已有 1280 万的病例从再生医学中获益，包括心血管、神经外科和整形外科疾病的治疗。心肌梗死、脑卒中和脊髓损伤等疾病的现有治疗效果有限，可以通过细胞进行治疗。胚胎干细胞的应用存在伦理学争议，并且因受到生物学和调控的影响限制了其临床应用。然而，UCB 和脐带组织细胞的治疗则无这种争议。在胎儿分娩时，把 UCB 和脐带组织进行保存既可提供自体干细胞的来源，又可用于个体化的再生医学治疗。

二、UCB 的生物学特性

UCB 主要由单核细胞（MNC）和淋巴细胞组成，为停留在组织中的 MNC 部分。UCB 中的淋巴细胞与骨髓和外周血相比，其免疫特性并非成熟。UCB 中的幼稚细胞中 CD4$^+$和 CD8$^+$T 细胞比例更高，NK 细胞比例高，高反应性 NK T 细胞比例低。UCB 细胞中的细胞因子表达比外周血和骨髓中低，而且分泌更多的抗炎细胞因子。UCB 细胞免疫学不成熟的特性和抗炎特性，可以减少 GVHD 的程度，可能对再生医学的应用有着间接的治疗效果。UCB 中大量的干细胞可表达造血细胞表面标志物 CD34，大约 1%的 MNC 表达 CD34 标志物。CD34$^+$细胞由多种细胞组成，包括原始细胞和在造血细胞系分化过程中的成熟细胞。UCB 比骨髓和外周血有着更高比例的原始 CD34$^+$细胞，如多能的 CD34$^+$CD38$^-$细胞和 CD34$^+$CD33$^-$细胞。这些原始的 CD34$^+$细胞在移植后的长期造血重建过程中起作用。UCB 中的干细胞有着更高的增殖潜能，增殖率为骨髓干细胞的 8 倍，这是由于这些幼稚的干细胞有着更长的端粒。除了 HSC 外，UCB 还含有内皮祖细胞、间充质祖细胞和多能干细胞，可用于再生医学。妊娠足月出生的 UCB 采集平均体积为 70～80ml，其中含有大约 8.82×10^8 个 MNC。

三、UCB 的采集、处理和冻存

（一）UCB 采集的主要步骤

（1）在 UCB 采集之前，所有产妇均需要签署知情同意书。

（2）所有的产妇在分娩前 7 天采集外周血进行乙型肝炎、丙型肝炎、梅毒和 HIV 等传染病学的检测。

母亲的检测结果为初筛，可以间接代表 UCB 的健康状态。

（3）在检测前，采集人员应该检查采血袋的外包装是否完整、有无渗液、有无霉变，内含的抗凝剂是否浑浊和是否在有效期内。

（4）采集前需核实产妇姓名，并在血袋上注明。

（5）胎儿娩出后即刻按产科常规，用两把止血钳在距脐带根部 10～15cm 处夹闭后剪断脐带。

（6）用含消毒剂的纱布（如乙醇、碘附或者洗必泰）快速擦拭 3～5cm 脐带断端，清除血液、羊水及胎粪等混合物，并用纱布扶持住脐带断端，暴露好脐带静脉处准备穿刺采血。

（7）将穿刺针头以斜面朝下或侧面小角度刺入已消毒的脐带静脉，采集 UCB。

（8）采集时应将采血袋低置于采血端，边采集边轻轻晃动，使 UCB 与抗凝剂在袋中充分混合。

（9）待采集的 UCB 血管塌陷、发白后，或观察采集袋中的 UCB 停止流动时可结束采集。

（10）采集的 UCB 必须进行需氧的、厌氧的和真菌的微生物检测。

（二）UCB 的处理与冻存

UCB 由红细胞、白细胞、部分 MNC 及血浆组成，UCB 库所需要的是含干细胞的 MNC 部分。由于 UCB 中含有 50% 以上的红细胞，因此在冻存前 UCB 库需要减少红细胞的含量以减少冻存的体积。常用的分离方法有改良的白细胞层（buffy coat）Hespan 沉淀分离法、密度梯度离心分离法、两步自动分离法（AutoXpress Platform，AXP）。Hespan 沉淀分离法和 AXP 法分离的 UCB 包含所有的有核细胞（MNC、中性粒细胞、一些正常的和有核的红细胞），而应用密度梯度离心法分离的干细胞中含有 85% 以上的 MNC、部分中性粒细胞和有核红细胞。因此，在梯度离心分离的细胞中获得的细胞总数通常是其他方法分离细胞总数的 50% 或更少，但其中含的干细胞数相同。

目前，多数国家应用的是全自动 AXP 程序分离法。该法分离 UCB 的总有核细胞和 $CD34^+$ 干细胞为 95%～99%，其最终体积可减少大约 22ml，便于 UCB 的库存。与其他手工方法相比，AXP 法在人员固定的情况下其分离效率提高，是美国 FDA 通过并推荐的一种功能上密闭的分离系统。无论是哪一种分离法，红细胞的减少均可使复苏后的细胞成活率更高。因此，红细胞的减少既可减少冻存中 DMSO 的用量，也可减少在 UCB 移植或输注过程中由于红细胞溶解导致血红蛋白超载并发症的风险。另外，通过减少红细胞的数量，这种 UCB 细胞可立即用于基因治疗、细胞扩增和储存以供以后多种应用。由于 AXP 分离程序属于一种密闭系统，微生物污染的风险接近 0%。

所有分离后的 UCB 细胞以密度 $3×10^8$/ml 重悬于自体血浆中，然后通过程序降温仪自动微处理控制进行冻存。应用自体血浆冻存的目的是避免接触异体或者动物蛋白，从而避免与此类使用相关的传染病风险。缓慢加入含有 DMSO 的冻存液，需要 10～20min。然后通过自动程序降温仪缓慢降温至 $-80℃$ 后，细胞储存于液氮中可长期保存。最长的研究显示，在合适的冻存环境中这种细胞保存 21 年后，UCB 干细胞生物学活性无明显变化。

液氮保存时需要防止不同标本之间的相互污染。由于肝炎和人乳头瘤病毒等仍能在液氮中存活，所以可在液氮中交叉污染。UCB 库必须尽力减少这种潜在问题的发生。因此，在每一个冻存袋外加一个不渗透的袋子可防止额外的污染。目前，大多数 UCB 库储存的 UCB 都可通过一个冻存袋分成若干部分。其中一部分的干细胞可在以后应用时进行细胞扩增、基因治疗或者再生医学应用。因此，除非绝对必要，一般不需要复苏整个冻存的细胞，这可避免因反复冻融造成细胞损伤的影响。这种分别冻存的细胞也有利于细胞的活性检测和无菌检测。在一般的商业中，通常把冻存袋分为 20% 和 80% 两个部分隔开使用。

当 UCB 细胞保存在液氮生物容器中后，为防止液氮的缺失，可在该容器旁配备一个大型的液氮容器，以防止不可预见的事件发生。而且，每个液氮容器都应该有报警和监控装置。

干细胞的另一种来源是脐带组织，这是 MSC 的丰富来源。脐带组织的采集和储存可为日后再生医学及组织工程提供干细胞的来源。在脐带组织中，除含 MSC 外，还包含内皮细胞和上皮祖细胞。据估计，在过去 5 年里全世界已有 10 万余例捐献者的脐带组织储存以备将来使用。在冻存前后，从脐带组织分离的这种 MSC 均可用酶和非酶消化法处理。分离后的脐带组织细胞可加入冻存保护剂、贴好标签，放入液氮生物容器中保存。研究显示，冻存的这种脐带组织在解冻复苏后经分离得到的 MSC、周细胞（pericytes）和其他细胞均无细胞活性和功能的丧失。因此，这种方法不仅应用方便，而且也有利于临床应用。

四、UCB 的运输、复苏和临床应用

UCB 不仅可作为 HSC 移植的一种细胞来源，而且近年来已在临床应用 UCB 干细胞治疗脑瘫、缺血性脑损伤、自闭症和其他的疾病。为了临床应用，冻存的 UCB 细胞在输注前需要复苏并对其效力进行检测与评估。UCB 细胞的运输一般采用–150℃以下的干冰方式进行，其至少可维持 1 周。在每次干冰运输时，都要检测其实际温度以满足在运输中的需要，其中的数据记录仪应在 UCB 单位中以记录干冰内的温度。为了保证 UCB 的品质，控制其内部温度在–150℃，并采用专用的医学运输。

每个 UCB 库都应为 UCB 的复苏建立自己的推荐规范。一般标准的方法是复苏后经过 1 次的洗涤，然后立即在床旁输注。目前，细胞治疗认证基金会（Foundation for the Accreditation of Cellular Therapy，FACT）的指导监管机构建议：对那些红细胞没有全部分离掉或 DMSO 毒性没有减少到最低限度的 UCB 细胞至少应增加 1 次洗涤，以最大限度地防止受体因红细胞解冻时的溶解而导致血红蛋白的超载。研究发现，复苏和输注含红细胞的 UCB 都需要更多的技术和专业知识。

五、结语

通过适当的方法对 UCB 进行采集、处理和储存可供日后的临床应用，UCB 库的所有操作规程都应严格监管。虽然标准程序会增加操作的费用，但能确保 UCB 的采集、处理和冻存的安全性，以确保经过长时间冻存后的 UCB 质量。UCB 可增加 HSC 的数量用于移植，并可大量采集和冻存以备日后的应用。公共 UCB 库的 UCB 捐赠已经用于全球非相关性异体的 UCB 移植，而私人 UCB 库仅能提供相关而同源的 UCB 储存。在 HSC 移植中，增加 UCB 细胞的数量可通过输注双份 UCB 和应用细胞扩增技术克服成人受体因细胞剂量不足的限制。

在过去的 20 年里，不少人都已选择收集和存储 UCB，因为其可能用于治疗造血癌症、遗传血液和免疫疾病。目前，已有越来越多的人正在准备利用存储 UCB 的优越性治疗已知和未知的疾病。这些干细胞主要应用于组织工程和再生医学。再生医学有潜力通过替换或修复出故障的组织和器官来治疗许多最常见的疾病。因为再生医学关注的是损伤组织功能的恢复，而不仅仅是症状的减轻，这可显著降低医疗费用。然而，为了达到再生医学的疗效，需要为特定的疾病确定最佳的干细胞来源，并将其选择结果告知医疗机构。

UCB 干细胞治疗神经系统疾病、整形外科疾病、自身免疫疾病和移植后的副反应均已在临床试验中得到评估。其他疾病如眼睛、关节和伤口愈合治疗的临床试验也都陆续开展。在未来的 10 年里，可能会有更多的用途是还没有预料到的。这些应用的关键与 UCB 干细胞的旁分泌效应有关，有可能在医学领域的许多方面应用。因为，直接注入干细胞是可能的，而不需要适时和昂贵的体外扩增与分化培养。这就是为什么现在或者未来 UCB 干细胞能够成为再生医学首选的干细胞来源的原因。

第二节　脐带血干细胞的体外扩增

一、概述

造血干细胞（HSC）移植已经在临床上用于造血系统恶性疾病和自身免疫性疾病的治疗。HSC 来源

于 3 个方面：骨髓、动员的外周血和 UCB。因为骨髓和外周血中的 HSC 较少，并且需要严格的配型，限制了其临床应用，UCB 已成为 HSC 移植的一种新的细胞来源。1988 年，首例经 HLA 配型的 UCB 移植治疗 FA 得以治愈。自此，由于临床需要的日益增加，UCB 库亦应运而生。UCB 可以减少急性和慢性 GVHD 的发生率，而且其组织相容性的匹配程度也不十分严格。这些特性使 UCB 的移植治疗范围更为广泛，可以应用于需要造血移植但缺乏 HLA 匹配的相关受体。

二、干细胞的类型

干细胞是一种具有自我更新和多向分化为不同细胞类型的多潜能细胞。胚胎干细胞具有多能性（pluripotent），可分化为内胚层、外胚层和中胚层 3 种胚层的细胞。与胚胎干细胞不同的是，从胎儿和成年动物的各种组织中分离出来的干细胞是专能性的（multipotent），可以分化成组织特异性的细胞类型，如 HSC 和神经干细胞。自我更新的子代干细胞仍是一种祖代干细胞，要么分化为系特异性的祖细胞，要么发生程序性细胞死亡。干细胞的命运由微环境（niches）决定，这种微环境可以引导干细胞对称或不对称分裂。

三、UCB 中的 HSC

在人的一生中，HSC 需要持续的补充血细胞和淋巴祖细胞。HSC 具有自我更新和向各种血细胞分化的潜能。越来越多的数据表明，HSC 可能不仅仅是血细胞的前体细胞。这种细胞可能转分化为非 HSC，如脑细胞、肝细胞、骨骼肌细胞和心肌细胞，虽然这些还存在着争议。无论 HSC 是否融合（fused）或者转分化为组织细胞，其在组织修复过程中都起着重要的作用。因此，HSC 不仅能重建造血系统，同时也能用于再生医学。

在治疗白血病、缺血性疾病、神经退行性疾病和糖尿病等多种疾病中，UCB 的 HSC 具有巨大的临床潜力。但在异体的造血细胞移植时，单份 UCB 的细胞数量是不够的。从 1 份 UCB 中获得的 HSC 仅仅是在 1 份骨髓中获得的 1/10，因此细胞数量成为 UCB 移植的主要障碍。然而，UCB-HSC 比骨髓 HSC 具有更好的体外扩增能力，并对造血支持生长因子有更高的增殖反应性。因此，UCB-HSC 比骨髓中的 HSC 更易于体外扩增，而且也更能满足 HSC 移植的需要。由于目前还未完全掌握干细胞扩增的细胞和分子机制，因此现有 HSC 扩增不可避免地受扩增量的限制。

四、UCB 干细胞的体外扩增

（一）UCB-HSC 体外扩增的策略

UCB-HSC 的体外扩增需要一种理想的细胞培养体系。这样的培养体系不改变 HSC 的特性，能提供安全、经济、可移植的 UCB-HSC，确保造血系统的成功重建。因此，保存扩增 HSC 的干细胞特性是体外扩增的关键问题。第一，扩增的 HSC 应具有长期增殖的能力，以及不能丧失自我更新和分化为各种类型血细胞的潜能；第二，扩增的 HSC 不受来自培养体系的滋养细胞（feeder cell）、非人类血清蛋白或其他微生物制剂的污染；第三，扩增后的 HSC 本身不能进行基因改造，以避免因改造引起的潜在转化。目前，尽管已经开发出多种用于 HSC 扩增的培养体系，但无一种体系能够建立符合上述标准的 HSC。培养体系存在的主要问题包括：①HSC 只会在短时间内增殖，细胞数目有限，因为这些细胞可能会逐渐失去自我更新的能力；②滋养细胞是维持干细胞特性所必需的，但这些细胞可能会污染扩增的细胞；③无论是滋养细胞还是 HSC 都需要进行基因修饰才能大规模扩增，这可能导致移植后 HSC 发生转化。HSC 扩增的理想条件应该是无滋养层细胞和异种血清的培养体系。然而，滋养层细胞能提供生长因子，其中的一些对于维持 HSC 的自我更新是必需的。在缺乏滋养层细胞时，HSC 可快速失去自我更新和分化的能力。为了解决此问题，一些实验室已对 HSC 进行基因修饰以促进 HSC 的扩增。这一方法可能有助于揭示干细胞扩增的分子机制，但由于 HSC 存在潜在的遗传和微生物污染，也为临床应用带来了障碍。因此，开发一种不需要滋养细胞和基因修饰的培养体系是 UCB-HSC 体外大规模扩增的重要目标之一。

（二）体外扩增的培养体系

建立一种长期体外扩增 UCB-HSC 的培养体系是干细胞研究的重要目标之一。研究显示，在无血清的 IMDM 培养液中，加入干细胞因子（stem cell factor，SCF）、flt3/flk2 配体（flt3/flk2 ligand，FL）和血小板生成素（thrombopoietin，TPO）可对 HSC 进行体外扩增培养。用这种培养体系对 UCB 干细胞培养第 8 天时，总有核细胞扩增 20 倍，CD34$^+$细胞扩增 12 倍。在不加血清而有基质细胞支持的条件下，体外培养后的 CD34$^+$细胞扩增近 100 倍。

然而，现有的 HSC 培养体系对 HSC 的扩增时间均未超过 3 周。在这些培养体系中，需要滋养细胞维持扩增的 HSC 的干细胞特性。目前，一种 3D 培养系统的建立可提高 HSC 的扩增数量和质量。这种 3D 培养系统应用纤维基质和基质细胞，明显优于普通培养体系，而且比 2D 培养体系更接近干细胞增殖分化的微环境。随着生物材料研究的进展，纳米高分子生物材料可作为 3D 支架材料，提供精确控制的支架结构，并与饲养细胞和（或）在 3D 培养体系中固定的小分子结合，调控生长因子和形态因子（morphogens）的时空释放，模拟体内干细胞的微环境。

此外，也可在培养液中加入一些外源性的生物因子以提高 HSC 扩增的质量和数量。但是，这些细胞因子、生长因子和（或）细胞外基质蛋白的加入并没有产生满意的结果。这些表明，干细胞特性和构成干细胞微环境的细胞及分子机制尚需深入探讨。为了获得安全、稳定的基质细胞系，通过端粒酶催化亚基转化骨髓基质细胞可支持 HSC 的体外扩增。虽然端粒酶转导的基质细胞不具有致瘤性，但其在临床应用中的安全性仍是一个值得关注的问题。目前，HSC 体外扩增的主要障碍是需要开发出一种安全、经济、高效的培养体系，在不影响干细胞特性的情况下能够大规模扩增 HSC，而且不需要饲养细胞和血清。最近，一种新的条件培养液 XLCM™能够扩增成年小鼠脾脏中的造血祖细胞（HPC）和骨髓中的 HSC/祖细胞。这种 XLCM™培养液来源于丝裂原活化的人 UCB 的 MNC 上清液，并具有使人 UCB 的 T 细胞扩增百万倍的能力。XLCM™由许多生长因子、细胞因子和趋化因子组成，浓度各不相同。经过修饰后，XLCM™有可能在不需要饲养细胞和异种血清的情况下，用于建立 UCB-HSC 扩增的新型培养体系。

（三）滋养层细胞对 HSC 扩增的作用

1. 滋养层细胞支持 HSC 体外扩增的机制

干细胞的命运取决于细胞的内在因素和周围的微环境，这种微环境通常也称为干细胞的生态位（niche）。在体内，干细胞的这种微环境可维持 HSC 的自身稳态。干细胞微环境由血管网、MSC、可溶性因子、细胞外基质、输入神经和干细胞自身组成，为干细胞提供一种黏附、植入和归巢的环境。MSC 是干细胞微环境的主要组成部分，常用作 HSC 体外扩增的滋养细胞。这种滋养细胞可提供受体和（或）配体与 HSC 上的受体和（或）配体相互作用，产生造血支持生长因子，协同扩增 HSC 而不影响 HSC 的自我更新能力。一些由滋养细胞产生的因子在很大程度上是未知的，因此不能被目前已知的外源性造血支持生长因子所取代。

UCB 干细胞/祖细胞是异质性的。尽管 HSC 的确切来源尚不清楚，但目前的研究表明它是由长期再生（long-term repopulation，LT）HSC（LT-HSC）组成，其谱系祖细胞（hierarchical progenies）包括短期再生（short-term repopulation，ST）HSC（ST-HSC）、专能祖细胞（multipotent progenitors，MPP）和分化的造血系细胞。LT-HSC 相当于或比长期培养启动细胞（long-term culture-initiating cell，LTC-IC）更原始，

在重症联合免疫缺陷病（NOD/SCID）小鼠的非肥胖糖尿病（NOD）小鼠中鉴定为 SCID 再生细胞（SCID-repopulating cell，SRC）。UCB-HSC 扩增的最终目的是为了获得足够数量的 LT-HSC，用于 SRC 介导的稳定而安全的移植。因此，HSC 亚群的选择也可能是体外 HSC 扩增成功的关键。

来源于骨髓或者 UCB 基质细胞的滋养层细胞能够提供一种体外模拟体内干细胞的微环境。在生理条件下，HSC 的自我更新、分化或保持静止状态是与微环境的相互作用所决定的。在培养体系中，骨髓源性基质细胞是成骨细胞、脂肪细胞和内皮细胞的混合物。成骨细胞是支持造血的 MSC 的主要组成部分，尤其是维持 HSC 的自我更新能力。此外，内皮细胞也可能在干细胞微环境中扮演类似成骨细胞的角色，而成纤维细胞可能提供一种影响谱系发育的微环境。而且，干细胞微环境还产生许多造血支持细胞因子、生长因子和抑制因子，调节干细胞的增殖、分化和凋亡。

在造血系统中，干细胞微环境由成骨细胞微环境和血管微环境组成。在 BM 中，LT-HSC 的数量与成骨细胞的增殖密切相关。成骨细胞数量的增加可导致 LT-HSC 的平行增加，而不是其他祖细胞。HSC 黏附于成骨细胞使细胞处于静止状态。事实上，大约 75% LT-HSC 处于 G_0 期。成骨细胞支持 HSC 自我更新的机制尚不完全清楚。研究表明，成骨细胞表面表达的分子如 CD29 可能通过促进 Wnt5A 和 SCF 的产生而促进 HSC 的扩增。另外，成骨细胞可产生血管生成蛋白，促进 HSC 的自我更新。干细胞血管微环境对干细胞的自我更新和分化也有调控作用。LT-HSC 与窦状内皮细胞（sinusoidal endothelial cell）结合形成血管微环境，促进 HSC 的不对称分裂、分化和动员。因此，血管微环境有利于 HSC 的增殖和分化，而成骨微环境为维持静止的 HSC 提供微环境。在骨髓中，这两种微环境协同维持干细胞池，满足 HSC 动员和（或）造血损伤后干细胞的自我更新与分化的需要。

2. 滋养层细胞的选择

研究显示，成骨微环境有助于 HSC 的对称分裂和自我更新。人胎儿骨髓来源的成骨细胞系具有人端粒酶催化单位（human telomerase catalytic unit，hTERT）。hTERT 转导的胎儿骨髓源性成骨细胞（fetal BM-derived osteoblastic cell，FBMOB-hTERT）能够支持 UCB-HSC 的体外扩增，并积极维持其自我更新和多向分化的能力。作为滋养层细胞，FBMOB-hTERT 与 UCB-HSC 共培养时，可活化产生更多的生长因子如 SCF 和 Wnt-5A，支持 LTC-IC、LT-HSC 或 SRC 的体外扩增。SCF 和 Wnt-5A 的增加似乎是由整合蛋白（integrin）CD29 介导的。

除了 MSC 和成骨细胞，一些其他类型的滋养层细胞也已用于体外 UCB-HSC 的扩增，如人卵黄囊内皮细胞、成纤维细胞、胎儿肝脏细胞和人主动脉（aorta gonad mesonephros，AGM）来源的基质细胞。这些表明，多种类型的细胞都可作为滋养层细胞在体外用于 UCB-HSC 的扩增。

虽然滋养层细胞能够促进 UCB-HSC 的体外扩增，但是这些方法都是有一定的缺陷。例如，滋养层细胞产生的一些细胞因子 IL-3、G-CSF 或 GM-CSF 能够促进 UCB-HSC 的分化，降低扩增的 HSC 长期增殖能力。而且，滋养层细胞能够产生干细胞自我更新的抑制因子。虽然，永生化的或者基因修饰的滋养层细胞和 UCB-HSC 共培养会导致 UCB-HSC 的大量增殖，但其安全性值得关注。因为，很难在扩增的 HSC 中完全去除永生化的滋养层细胞。所以，这种方法在技术上限制了其临床应用。

为了克服活的滋养层细胞的缺点，应用戊二醛固定的人骨髓基质细胞作为滋养层细胞已用于体外 UCB-HSC 扩增。这种固定的基质细胞可保留支持 CD34$^+$ 细胞在体外扩增的能力，与未固定的基质细胞比较，CD34$^+$ 细胞数量增加了 1.8 倍。这些表明，UCB-HSC 与间质细胞表面的直接接触对 UCB-HSC 体外扩增起重要作用，间质细胞表面分子可促进细胞的体外扩增。滋养层细胞表面调控干细胞自我更新的分子机制还不清楚；一旦这些分子确定后，就可用于替代滋养层细胞进行 UCB-HSC 的体外扩增。然而，这种固定基质细胞的缺点是可丢失产生支持造血因子的能力。

最近的研究显示，通过纳米纤维（nanofiber）替代滋养层细胞可用于体外 UCB-HSC 的扩增。通过不同的间隔可把含有氨基的纳米纤维连接到纤维表面。在细胞因子的作用下，这种纳米纤维支架能显著促进 UCB 中的 HSC/HPC 扩增。在培养 10 天内，这种无分级细胞（un-fractionated cell）和 CD34$^+$CD45$^+$细胞分别增加 773～850 倍和 200～235 倍。另外，这种扩增的 UCB-HSC 和祖细胞在 NOD/SCID 小鼠中植入率显著增加。这些人造的新材料有望对 UCB-HSC 的移植产生较大的影响。而且，在 3D 纳米纤维培养体系中，生长的滋养层细胞可能进一步促进 UCB-HSC 的扩增。

3. 细胞培养条件与 UCB-HSC 的扩增

细胞培养的条件，如培养液成分、培养规模、静态或搅拌培养及代谢产物的去除均可影响 UCB-HSC 的体外扩增。通过静态培养和搅拌培养的 CD34$^+$HSC 扩增的比较显示，搅拌培养 HSC 的植入率高于静态培养的 HSC，而 HSC 的扩增是静态培养优于搅拌培养。如果培养中 HSC 的植入能力降低，则扩增的 HSC 在临床应用中的价值就会降低或消失。因此，基于植入和谱系重建的能力，搅拌培养体系可能比静态培养体系更适合于维持扩增后 HSC 的干细胞特性。在 3D 支架的培养体系中，CD34$^+$的 HSC 的增殖比静态培养的细胞好，在支架培养体系中原始祖细胞的数量较高，并能产生更多的克隆形成单位。这些表明，3D 培养体系在体外培养 UCB-HSC 具有优势。

另外，微囊化（microencapsulated）的滋养层细胞已用于体外扩增 UCB-HSC。在这种培养体系中，永生化的基质细胞或 MSC 被包裹，生物活性物质不断从微囊中释放，并可有效地支持 UCB-HSC 的增殖。由于 UCB-HSC 与微囊的大小和密度不同，扩增后的 UCB-HSC 很容易与微囊中的滋养层细胞分离。因此，这种微囊化的滋养层细胞可能是 UCB-HSC 在体外扩增的良好体系。总之，基于细胞的研究为星状细胞自我更新、分化和凋亡的机制提供了新的见解，为进一步设计体外扩增 UCB-HSC 的新方案提供了有价值的数据和信息。这些研究成果及分子机制方面的发现将改变体外 UCB-HSC 的扩增和干细胞移植的现有观点及前景。

（四）影响 UCB-HSC 移植的因素

1. UCB-HSC 扩增的分子基础

导致 HSC 的干细胞特性（自我更新和多向分化潜能）的因素尚不清楚。然而，目前已在探索体内、外因素对体外扩增 HSC 的干细胞特性的正向或反向调控作用方面取得了相当大的进展。研究显示，大多数的造血细胞因子或生长因子都可促进 HSC 体外扩增的存活或分化或两者同时发生，而形态介导的通路如 Wnt、Notch 和音猬蛋白（sonic hedgehog，Shh）可能通过细胞的存活和诱导自我更新的联合作用共同支持 HSC 的扩增。

尽管胚胎干细胞和成体干细胞都具有自我更新及分化的多能性，但调控干细胞特性的转录因子却各不相同。Oct4、Sox2、Nanog 等转录因子在调控胚胎干细胞的多能性中具有重要作用。其中，Oct4 和 Nanog 是胚胎干细胞多能性的关键因子，当其破坏时可导致胚胎干细胞多能性的丧失。Sox2 与 Oct4 的结合，可形成胚胎干细胞的多能性。在早期胚胎干细胞分化过程中，Oct4 表达迅速而完全停止。Oct4、Sox2 和 Nanog 的协同作用可调控数百种有助于干细胞自我更新或分化基因的表达，其通常结合在目标基因的启动子区域，促进或抑制胚胎干细胞的自我更新或分化。这些转录因子不仅在胚胎干细胞的多能性中起着关键作用，而且还可以触发体细胞向胚胎干细胞样细胞的逆转录分化（retrodifferentiation），当其在体细胞中异位表达（ectopically expressed）时，即为诱导多能干细胞（iPSC）。在成纤维细胞中，Oct4、Sox2、c-Myc、Klf4、Nanog、lin28 通过病毒感染的异位表达，可使体细胞重编程为多能性状态，并在 3～4 周内逆行分化为胚胎干细胞样细胞。由于胚胎干细胞相关基因诱导的 iPSC 可能发育为畸胎瘤，肿瘤的发生与胚胎干细胞相关基因图谱的破坏有关，这些基因在体外扩增的造血干细胞中异位表达的可能性将引起移植的安全性问题。因此，体外扩增的 HSC 不能表达胚胎干细胞的相关基因。

多能 HSC 的自我更新和分化的转录因子与胚胎干细胞不同。目前的研究显示，转录因子 Runx-1、Scl/tail-1、Lomo-2、Mil、Tel、Bmi-1、Dfi-1 和 GATA-2 与 HSC 的自我更新和分化有关。如果分别分离出 Runx-1、

Scl/tal1 和 LMO2，就不会产生血细胞。而且，HSC 中转录因子的水平可能决定其生理或病理状态。这些转录因子的异常高活性可能是由于染色体的易位和随后融合蛋白的形成所致。例如，Bmi-1 的表达对正常和白血病干细胞的发育都有严格的调控。另一方面，多能 HSC 向多能祖细胞和定向前体细胞的分化是由多种不同的转录因子引起的。GAT -1、GAT -2 和 FOG-1b 可促进 HSC 向巨核细胞和红细胞的祖细胞分化；PU.1 和 C/EBPa 可驱动 HSC 分化为粒细胞和巨噬细胞祖细胞；Ikaros 和 PU.1 触发 HSC 分化为普通的淋巴样祖细胞。因此，这些转录因子可能成为从化学和肽库中筛选新药物的重要靶点，以促进 HSC 自我更新并抑制其在体外扩增过程中的谱系变化。

虽然调控 HSC 自我更新和分化的信号转导途径还不完全清楚，但已发现 Notch、Wnt、Shh、Smad 和 FGF/Erk 等多种途径在调控 HSC 的命运和扩展中发挥重要作用。形态形成通路的活化可能导致 HSC 的显著扩增。胚胎或早期发育生长因子，如骨形成蛋白（BMP）、Shh、Notch 受体的配体和 Wnt 蛋白在 HSC 上具有促生长活性。在培养液中加入可溶性 Jagged-1 可活化 Notch-1，通过活化 BMP 通路使多能造血干/祖细胞扩增。可溶性的 Shh 还可通过 BMP 调控促进人 HSC 的适度扩增。最近的研究表明，Wnt 信号通路在体内、外对正常 HSC 的造血作用至关重要。Wnt 通路的激活导致 Notch-1 和 HOXB4 表达增加。HOXB4 是对胚胎发育调控至关重要的同源盒（homeobox）转录因子的家族成员，在胚胎早期发育过程中已成为决定造血功能的重要基因成员。HOXB4 表达可通过 TPO 或 Wnt 上调。与此相反，HOXB4 的功能受到伴侣蛋白（partner protein）PBX1 的限制。HOXB4 过度表达可介导 HSC 再生和竞争性重组。人 HSC 在重组 HOXB4 同种蛋白条件培养液（homeoprotein-conditioned media）中培养后可显著扩增。因此，Wnt 和 HOXB4 信号轴对 HSC 的自我更新和竞争性重组至关重要。

Notch 通路对 HSC 的命运具有重要的作用。Notch 配体，如 Delta 1~3 和 Jagged 1~2，可在体外扩增 HSC。Delta1~3 或 Jagged1~2 与 Notch 受体结合，然后这种受体被 γ-分泌酶切断，导致 Notch 胞内结构域（Notch intracellular domain，NICD）的形成。NICD 进入细胞核与转录因子 CSL 和辅酶因子（cofactors）MAML 形成复合体，活化多种靶基因的转录。Notch 信号的强制活化可提高 HSC 的自我更新和长期的体内再生，而 Notch 信号通路的抑制则会降低 HSC 的自我更新。因此，Notch 信号通路可能是调控 UCB-HSC 体外扩增的良好靶点。

Smad 介导的信号通路在 HSC 命运的测定中也起着重要的作用。TGF-β 家族的配体，如 TGF-β、BMP 及活化蛋白/节点（nodal），通过 Smad 途径传递信号并调控 HSC 的自我更新。TGF-β 结合其受体 2，活化 ALK5 和 ALK1，从而活化 Smad4。活化的 Smad4 和 co-Smad 进入细胞核与靶基因结合，上调细胞周期蛋白依赖性激酶抑制剂 p21 和 p57 的表达，导致 HSC 生长抑制。TGF-β 是一种强的 HSC 体外生长抑制剂。BMP4 在体外参与 HSC 的维持，诱导人 HPC 的增殖和分化。Smad 有 8 种冗余的家族成员，各 Samd 成员在 HSC 自我更新和分化中的作用及机制有待进一步阐明。最近的研究还发现，FGF/Erk 介导的信号通路在干细胞的自我更新和分化中起着非常重要的作用。FGF4 过表达可导致胚胎干细胞自我更新能力丧失，并促进其分化。在胚胎干细胞中，FGF4 信号的缺乏或 Erk1/2 信号缺失会损害细胞的分化。FGF4/Erk 的基因修饰和抑制剂都可用来维持胚胎干细胞的自我更新并避免其分化。而且，FGF/Erk 通路也可能负调控 HSC 的自我更新。此外，作为 JAK-STAT 信号蛋白之一的 STAT3，可以调控胚胎干细胞在自我更新和分化之间的平衡。白血病抑制因子（LIF）刺激 STAT3 并可阻断胚胎干细胞的分化，已广泛应用于 HSC 的分化和保证干细胞的体外扩增。此外，糖原合成酶激酶-3（glycogen synthetase kinase-3，GSK-3）也有助于胚胎干细胞的分化；抑制 GSK-3 可抑制胚胎干细胞的分化。重要的是，GSK-3 抑制剂可以阻断小鼠体内 HSC 的分化，并通过调控 Wnt、Shh 和 Notch 通路的基因靶点促进其再生活性。因此，阻断 GSK-3 通路可能促进 LT-HSC 或 SRC 的体外扩增。

2. 调控 UCB-HSC 扩增的生长因子和细胞因子

在 UCB-HSC 的体外扩增中，造血生长因子和细胞因子具有重要作用。由 SCF、TPO、FL/Flt3L、

IL-3、IL-6、IL-11、EPO 和 GM-CSF 组成的生长因子和细胞因子复合物，已经用于 UCB-HSC 的扩增。在使用这些生长因子和细胞因子组合的方案中，通常在 10～14 天内可把 UCB 的有核细胞从 20 倍扩增到数百倍，但 LT-HSC 或 SRC 的扩展有限。在扩增的这种细胞中，大多数是谱系性的 HPC、前体细胞和成熟细胞。

体内 UCB-HSC 的移植研究表明，只有 LT-HSC 或 SRC 能维持小鼠和人的长期造血。LT-HSC 分别表达 SCF 和 TPO 受体 c-kit 及 c-mpl，而不表达 FL 受体 Flt3。SCF 是干细胞自我更新最重要的生长因子，是 UCB-HSC 体外扩增的关键成分。最近的一项研究表明，SCF 预处理 CD34$^+$的 UCB-HSC 可降低 NOD/SCID 小鼠的长期细胞移植。研究表明，TPO 可以抑制 HSC 的凋亡并支持其生长，而不是促进其扩增。TPO 或 c-mpl 的基因突变小鼠的 HSC 数量减少。因此，尽管 SCF 和 TPO 是体外 UCB-HSC 扩增的重要生长因子，但它们对 LT-HSC 或 SRC 的决定性作用还需要进一步探讨。

3. 促进 UCB-HSC 体外扩增的蛋白质

研究发现，UCB-HSC 体外扩增的一些蛋白质能有效地促进人 UCB 的 LT-HSC 自我更新，包括血管生成素样蛋白（angiopoietin-like protein，angptl）和 IGF 结合蛋白 2（IGF-binding protein 2，IGFBP2）。Angptl-2、3 和 5 表达于基质细胞上，并促进 HSC 的体外扩增。IGFBP2 可以促进 HSC 的体外扩增。这两种蛋白质均已与其他造血生长因子和细胞因子联合应用于体外 UCB-HSC 的扩增。在无血清的培养液中，加入 SCF、TPO、FGF-1、Angptl-5 和 IGFBP2 培养 10 天后，能使人 UCB 中 CD133$^+$细胞的 LT-HSC/SRC 扩增 20 倍；相比之下，尽管不含 Angptl-5 和 IGFBP2 的培养液也能促进有核细胞扩增大约 260 倍，但却不能显著地扩增 LT-HSC。因此，Angptl-5 和 IGFBP2 有助于 UCB 中 LT-HSC 的体外扩增和体内植入。

研究显示，与干细胞相关的转录和信号转导通路活化的其他可溶性蛋白都可增强 HSC 的体外自我更新，这些可溶性蛋白包括 BMP4，HOXB4、Shh、Wnt-3、Notch 配体、增殖蛋白-2（proliferin-2）和 FGF-1。例如，AFT04 基质细胞系分泌的 BMP4 可促进 UCB-HSC 的体外扩增；多梳族基因（polycomb group gene）Bmi-1 的受迫（forced）表达可增加 NOD/SCID 小鼠体内 LT-HSC 的扩增和移入，并使扩增的 UCB-HSC 在无基质细胞、细胞因子依赖的培养液中维持集落形成细胞的活性长达 20 周。HOX 蛋白与 PBX1 的相互作用可调控靶基因的表达，HOX 假肽（decoy peptide）可增强体外 UCB-HSC 扩增，从而使 NOD/SCID 小鼠的 HSC 植入量增加 2 倍。植物甘露糖结合凝集素 NTL 能促进 UCB-HSC 的体外扩增和 NOD/SCID 小鼠骨髓移植后的细胞植入。因此，寻找能使 LT-HSC/SRC 体外扩增的新蛋白将对 UCB-HSC 移植产生重要的临床影响。

4. 提高 UCB-HSC 扩增的小分子物质

（1）细胞铜通过细胞内氧化应激的产生，参与 HPC 的增殖、分化和凋亡的调控。铜螯合剂四乙烯基五胺（tetraethylenepentamine，TEPA）可降低细胞铜含量，促进 HPC 体外扩增，减弱细胞分化。UCB 源性纯化的 CD34$^+$细胞在含有 SCF、TPO、FL、IL-6 和 TEPA 培养液中可生长 3～11 周，未添加 TEPA 的对照组的扩增速度明显减慢。而且，TEPA 可以明显增加早期祖细胞的增殖。把扩增的细胞移植到亚致死剂量照射的 NOD/SCID 小鼠体内表明，体外扩增的 CD133$^+$细胞的移植潜力比未扩增的细胞高出近 3 倍。通过体外扩增的 UCB-HSC 在加入 TEPA 时进行 I/II 期的临床试验显示，90%的晚期造血恶性肿瘤患者在 30 天内中性粒细胞植入，48 天血小板植入；100 天的成活率为 90%，无急性 GVHD 发生。这些数据表明，TEPA 对可移植 UCB-HSC 的体外扩增具有显著的益处。因此，从化学和草药库中寻找小分子可能发现促进可移植 UCB-HSC 体外扩增的新分子。

（2）烟酰胺（nicotinamid）是烟酰胺腺嘌呤二核苷酸（NAD$^+$）的前体，是需要 NAD$^+$的酶的有效抑制剂，包括长寿蛋白（sirtuins）、蛋白质/组蛋白去乙酰化酶。SIRT1 是一种长寿蛋白，其缺乏与 HPCHPC

体外增殖活性增加有关。烟酰胺可延缓细胞分化，增加体外扩增 UCB 的 CD34$^+$细胞的扩增、迁移和植入，并可使 TNC 的扩增提高 400 倍，CD34$^+$细胞增加 80 倍。最新的研究显示，采用无血清培养体系对人 UCB 的 CD34$^+$细胞培养可定向分化为红细胞。

（3）在加入细胞因子的培养液中，嘌呤衍生物 StemRegenin 1（SR1）可增加 CD34$^+$、CD133$^+$、CD90$^+$ 干细胞和祖细胞的数量。SR1 无刺激细胞增殖的作用，但可导致细胞分化的可逆性阻滞。在 NOD/SCID 小鼠模型中，用 SR1 扩增的细胞可导致人造血细胞更高的植入率。SR1 的结合可抑制芳基烃受体（aryl hydrocarbon receptor，AHR），一种细胞核受体，参与药物代谢酶的诱导和造血过程中多种途径的调控，包括 c-MYC、CCAAT-增强结合蛋白（CCAAT-enhancer-binding proteins，C-EBP）、C-X-C 趋化因子受体 4（CXCR4）等。在低氧培养条件下，SR1 和细胞因子可增加细胞扩增的速率。

（4）筛查研究表明，在培养液中加入斑马鱼前列腺素 E2（prostaglandin E2，PGE2）后可导致 HSC 数量增加。二甲基前列腺素 E2（dimethyl prostaglandin E 2，dmPGE2）是 PGE2 的一种稳定衍生物，通过 G 蛋白偶联受体和第二信使环腺苷单磷酸（ cyclic adenosine monophosphate，cAMP）可增加 HSC 归巢、增殖、存活和自我更新相关基因的表达，并可诱导其扩增和长期维持。

五、结语

干细胞为治疗晚期血液恶性肿瘤和自身免疫性疾病，如白血病、糖尿病、心血管疾病、帕金森病和阿尔茨海默病带来了新的希望。然而，从实验到临床的干细胞研究仍然面临着巨大的挑战。可移植 HSC 的缺乏是其主要的障碍，这种可移植 UCB-HSC 体外大量扩增的难题有望突破。由于正常骨髓中可移植 HSC 或 LT-HSC/SRC 的含量较低，患者需要多次移植才能重建造血。通过 UCB-MSC 的体外扩增，可以获得足够数量的 LT-HSC。体外扩增 UCB-HSC 的技术虽已得到广泛的探索，但仍是有限而短暂的。因此，从实验到临床还有很长的路要走。虽然 HSC 可以在培养液中对特定的细胞因子和生长因子产生反应，如 SCF、FL、TPO、IL-3 和 IL-11 无论单独或联合应用都可分化为谱系性造血细胞，但也不可避免地出现程序性细胞死亡或丧失长期再生的能力。由于体外扩张 HSC 需要基质饲养细胞，因此调控干细胞扩增的因素尚未明确。特别是基质细胞与受体和配体介导的 HSC 之间的相互作用，如黏附分子家族和基质蛋白家族可能使 HSC 在体外扩增中出现特性的变化（confound）。因此，体外扩增 HSC 的实验条件必须符合治疗应用的要求。

虽然通过逆转录病毒可把体外扩增 HSC 自我更新的相关基因如 HOXB4 和 Bmi-1，或者使用永生化的基质细胞转化成 HSC，但在移植后细胞转化或肿瘤发生的风险都比较高。目前，正在探索的另一种方法是使用相关的可溶性基因产物，如 HOXB4、Wnt、Angptl 5 和 IGFBP2 进行体外 HSC 的扩增。而且，维持干细胞特性所需信号转导通路的小分子也可改善 UCB-HSC 体外扩增的培养体系。此外，UCB 细胞的岩藻糖基化作用（fucosylation）可使细胞更好地归巢和更快地植入。

为了满足临床的需要，HSC 的扩增需要安全、经济、不含任何细胞转化的风险，保持干细胞自我更新和多向分化的能力，并能在受体中长期再生。为了达到此目的，需要开发适当的培养体系。根据目前的研究，可移植的 HSC 体外扩增的培养体系应该是无血清和无滋养层细胞的。采用小分子固定的 3D 纳米纤维支架既能促进扩增，又能阻止增殖 HSC 的谱系分化。这些小分子物质，如整合蛋白、抗体和基质蛋白，在纳米纤维支架中可建立一种模拟体内干细胞分化的微环境。为了达到此目标，更好地理解干细胞的生物学是必需的。

对 HSC 增殖和分化认识的提高，可引领多种 UCB 移植工程技术在临床的尽早使用。然而，体外扩增 UCB 和未处理 UCB 移植效果的区别、UCB 扩增方法的实际效果都需更多临床试验的证明。而且，多种扩增方法和归巢方法的结合可能会得到更好的结果，但是这些方法的可行性和效力还需要进一步的深入研究。总之，近年来关于 HSC 的研究为 UCB-HSC 在细胞和分子基础上的自我更新、分化和凋亡提供了新的思路，对 UCB-HSC 的体外扩增具有一定的参考价值。这些研究成果将改变以往体外 UCB-HSC 扩增和移植的观点，为体外 UCB-HSC 扩增与移植提供新的策略和技术。

第三节　无关脐带血单位移植的选择

一、概述

在无合适供体的异基因 HSC 移植时，采用 UCB 则优于无关（unrelated）骨髓或者外周血干细胞（peripheral blood stem cell，PBSC）的移植。而且，UCB 移植供体选择的速度也快于其他移植。目前，全球 UCB 的储存不断增长，患者需要一个覆盖世界范围的机构提供合适 UCB 的选择。本文重点介绍不同 UCB 的对比，尤其是不同 UCB 库的 UCB 对质量和植入潜能的影响。

UCB 移植供体的选择主要是根据 HLA 的匹配程度。首先需对 UCB 的 TNC 和 HLA 匹配的水平以及 UCB 库的来源进行具体评估，然后做出选择和最终的决定。目前，可根据 UCB 库和 UCB 检测的标准，通过 UCB 和相关文献的检索，确定其选择的几个方面，其中包括：该份 UCB 移植质量/效能试验的评价，UCB 中 TNC 的剂量与 HLA 不匹配（mismatches）的相互影响，选择允许不匹配的 UCB 和其他需要考虑的移植物特性。这些信息大部分是通过单份 UCB 移植的回顾性研究，也有是双份 UCB 移植的重要数据。不同的 UCB 库有不同而常用的检测程序，纽约血液中心（New York Blood Center，NYBC）的国家 UCB 项目展示了一些新的数据。这些信息来自于单份或双份 UCB 移植治疗无关的血液病和非血液病受体的造血重建，但不完全适合再生医学应用的 UCB。

二、UCB 的质量/效能评价

UCB 的质量是指其产品的移植潜力或效能，从 UCB 的收集到输注给患者整个过程的任何时候都可能受到各种因素的影响。由于不同的 UCB 在质量上的差异很大，因此在实地需要一种可靠的"效价测定法"（potency assay）。在此种情况下，UCB 质量/效能的替代标志物 CD34$^+$细胞的活力已成为其质量的一种可靠指标。理想 UCB 的效能测定，应该通过真实 HSC 的分析进行。在缺乏这种实验的情况下，其他细胞也可用作评估移植潜力和比较 UCB 移植特性的替代物。TNC 的计数是标准化的、可重复的和准确的。TNC 与造血祖细胞如集落形成单位（colony-forming unit，CFU）或者 CD34$^+$细胞显著相关，移植的结果与骨髓植入和移植相关死亡率（transplant-related mortality，TRM）显著相关。因此，TNC 的剂量一直是评价 UCB 效力的公认标准。然而，由于 UCB 在冻存前提取 TNC 的方法不同，其含量也明显不同。例如，通过 AXP 半自动处理系统处理后，从 UCB 中富集到的单核细胞、CD34$^+$细胞和 CFU 细胞的回收率超过 95%，而 TNC 的回收率才 80%。因此，在不去除红细胞的条件下，用不同方法处理的 UCB 之间 TNC 的比较可能并不准确。

而且，在具有相似 TNC 的 UCB 中，HPC 的数量也有相当大的变异性。HPC 虽不是真实的干细胞，但可更好地预测 UCB 植入和存活。早期的研究显示，复苏后 UCB 中 CD34$^+$细胞的剂量与植入的时间相关。而且，输入 UCB 中活的 CD34$^+$细胞的剂量与中性粒细胞的恢复时间有很好的相关性。这些表明，不仅是 CD34$^+$细胞的数量，而且其质量也是移植的重要因素。通过 7-氨基放线菌素 D（7-amino-actinomycin D，7-AAD）拒染法的流式细胞术测定的 CD34$^+$细胞活力显示，在双份 UCB 移植时，CD34$^+$细胞的活力低于 75%的 UCB 移植成功的可能性很低。因此，CD34$^+$细胞活力是决定移植成败的关键因素。此外，CD34$^+$细胞存活率低与集落形成细胞数量少有关。这些结果表明，CD34$^+$细胞活力可以代替 UCB 的整体质量。CBU 中 CD34$^+$细胞成活率低，其破坏的比例较大。剩余的细胞虽然是活的，即 7-AAD 染色显示未死亡，但也可能有损伤，结果导致整个 UCB 的移植潜力被削弱。CFU 在冻存前或复苏后的研究显示，其测定结果与移植相关。

不同实验室对 CFU 和 CD34$^+$细胞的检测结果均不相同，因此很难使用这些指标比较来自不同 UCB 库的 UCB。特别是 CFU，传统的检测方法依赖于操作者的经验，导致结果不可重复。目前，通过传统的分析方法与高分辨率数字成像和电子图像储存相结合，可把形成的细胞集落进行分类、计数，并在以后的任何时候都可测定。此法可使不同实验室对同一样本的检测结果一致，并可标准化，但没有广泛应用。迄今为止，这种方法只能为 HSC 提供一种间接的功能评估，而且数据非常有限。总之，尽管这些方法还存在诸多的局限性，但 TNC 的剂量分析仍是最初对 UCB 使用效力评价的一种指标。还可以辅助应用 CD34$^+$细胞计数和生存能力分析、CFU 测定等其他效力指标。近来的研究强调，CD34$^+$细胞的活性是 UCB 质量/效力的指标。

三、UCB 移植的选择

在 UCB 的选择中，重要的是 TNC 和 HLA 之间的相互影响。通过低/中分辨率可对 UCB 受体的 HLA-A、HLA-B、HLA-C 和 HLA-DRB1 等位基因的匹配水平进行评估。在所有的研究中，较高的 TNC 剂量在一定程度上可以克服 HLA 差异。

研究显示，骨髓移植的速度与 UCB 的 TNC 剂量相关，即患者每千克体重的 TNC 的数量。TNC 剂量是与移植相关的最重要的影响因素：随着 TNC 剂量的增加，植入的时间和概率逐步提高。同时，HLA 的配型也是影响植入时间，以及移植相关疾病和存活的有关因素。HLA 和 TNC 联合作用的研究表明，5/6 匹配的 UCB、冻存前 TNC 剂量>2.5×10^7/kg 的总体存活率（overall survival，OS）达 50% 以上。而如果希望获得相似的存活率，对于 4/6 匹配的 UCB，TNC 剂量需要>5×10^7/kg。

503 例白血病患儿的无关 UCB 移植，以及 282 例患儿的无关骨髓移植比较研究结果显示，1 个 HLA 位点不匹配 UCB 的 TNC<3×10^7/kg 的患者，或者 2 个 HLA 位点不匹配而与 TNC 输注剂量无关 UCB 移植患者的 TRM 较高。在骨髓移植中，6/6 匹配和 5/6 匹配移植的 TNC 剂量>3×10^7/kg 的结果相似。这些研究表明，细胞剂量与移植存活率之间呈对数线性关系。基于这些研究，建议使用 UCB 不匹配位点在 2 个以下且 TNC>2.5×10^7～3.0×10^7/kg。这些建议明确强调的是 TNC 而不是 HLA 配型，因为 TNC 具有较高的 TRM 和较低的细胞剂量。TNC 剂量与中性粒细胞和血小板移植有关，呈剂量依赖关系，随着剂量的增加，移植速度加快，移植率升高。HLA 完全匹配的细胞植入与中性粒细胞的较快植入有关；然而，有 1 个或者 2 个 HLA 位点不匹配移植的患者，在细胞植入的时间上没有差异。

冻存前 TNC 的剂量和 HLA 配型的水平均可影响 TRM 和存活率。在 UCB 的 HLA 完全匹配的移植中，无论是儿童还是成人，结果都相似。为了评价 TNC 剂量和 HLA 配型共同对 TRM 的影响，用 TNC 剂量为 2.5×10^7～4.9×10^7/kg 的 1 个位点不匹配移植患者为对照。与对照相比，接受 TNC 剂量>5×10^7/kg 和 1 个或者 2 个位点不匹配的 UCB 移植患者的 TRM 无差异。然而，TNC 的剂量范围在 2.5×10^7～4.9×10^7/kg 时，有 2 个位点不匹配的 UCB 移植比 1 个位点不匹配的 TRM 高。而且，当 TNC 剂量为 2.5×10^7～4.9×10^7/kg、有 1 个位点不匹配时，与 TNC >5×10^7/kg、2 个位点不匹配的生存率无明显不同。所以，TNC 剂量和 HLA 的匹配与疾病的复发无关。因此，HLA 配型程度越高，患者的 TRM 越低，而不增加复发率。研究显示，选择 4/6 不匹配的 UCB 移植未见抗白血病的效果。

如果没有 HLA 匹配的 UCB，建议选择 1 个位点不匹配 UCB、TNC 剂量>2.5×10^7/kg，或者 2 个位点不匹配 UCB、TNC 剂量>5.0×10^7/kg。然而，需要避免 UCB 中 TNC <2.5×10^7/kg，以及 1 个或者 2 个位点的不匹配。

四、HLA 不匹配 UCB 的选择

如果没有完全匹配的 UCB 可用于移植，则可选择对患者的生存不会产生不利影响而允许不匹配的 UCB。世界骨髓捐献协会（World Marrow Donor Association，WMDA）的资料显示，尽管在全球范围内

已经储存近 65 万份 UCB，但除了少数患者能选择到完全匹配的 UCB 外，大多数患者选择的 UCB 都是不匹配的。因此，应进一步对允许 HLA 不匹配 UCB 的研究。

（一）HLA 不匹配对移植效果的影响

研究发现，当受体和供体都存在 HLA 抗原不匹配时，这种不匹配是双向的。相反的，如果供者或受者在一个位点上是纯合子，这种不匹配是单向的。因此，如果供者在不匹配的位点是纯合子而患者不是，那么只有供体细胞有 HLA 靶点（GVHD 方向）。相反，如果患者在不匹配的位点是纯合子而供者不是，则只有宿主细胞在移植物上有 HLA 靶位点，即为宿主抗移植物方向（host-versus-graft direction，HVG）或排斥方向。

在 1993~2006 年的 1207 例单次 UCB 移植的患者中，98 例患者-供者配对（8.1%）有单向的不匹配：58 例（仅不匹配的 HVG 方向）出现 GVHD，40 例只有排斥反应（仅不匹配的排斥）。70 例（占总数的 6%）患者为完全匹配，其余患者为双向或混合不匹配。在 1565 例单次 UCB 移植的患者中，10% 为 HLA 完全匹配移植。用 5/6 HLA 匹配的受体为对照组，与单向不匹配组比较无差异。这些研究表明，在 UCB 选择时需要评估 HLA 不匹配的方向。

在 NYBC 的 UCB 库存中，大约 6 万份 UCB 中有 1/5 的在一个 HLA-A、HLA-B 或 HLA-DRB1 位点上是纯合子。尽管如此，患者也很难找到合适的供体，因为在一个特定的位点上有一种罕见的抗原。UCB 不匹配的患者更容易出现 GVHD，且移植后的死亡率较高并出现排斥反应，导致更高的复发风险。由于 UCB 的异质性且疾病的类型不同，所以其结果也不相同。

（二）妊娠期间胎儿-母体的相互联系

在妊娠期间，胎儿与母体的免疫相互作用及其对移植受体的影响是研究允许不匹配的另一个领域。胎儿从父亲那里遗传一个 HLA 单倍型，即父亲遗传的抗原（inherited paternal antigen，IPA）；从母亲那里遗传一个 HLA 单倍型，即母亲遗传的抗原（inherited maternal antigen，IMA）。在妊娠期间，细胞的双向胎盘运输使胎儿接触母体细胞，胎盘双向输送来自母体的细胞，同时表达 IMA 和非遗传的母体抗原（non inherited maternal antigen，NIMA），从而导致免疫耐受和 NIMA 特异性的免疫应答。而且，胎儿细胞进入母体循环，母体对胎儿的 IPA 敏感。这种 NIMA 的作用机制是，$CD4^+CD25^+ Fox^+$ 调控 T 细胞的发育可抑制胎儿对 NIMA 的特异性反应。这种调控 T 细胞的存在与 NIMA 在肾脏和 HSC 移植中的作用有关。NIMA 效应的另一种机制是，UCB 携带 NIMA 特异性细胞毒性 $CD8^+$ T 细胞，这些细胞可以在出生时存在，也可以在体外启动后产生，在体外溶解 NIMA 的特异性靶点。

胎儿接触 NIMA 对无关 UCB 移植的结果提示，胎儿时期接触 NIMA 对受体和 UCB 供者之间存在 NIMA 匹配的移植结果较好。1121 例血液系统恶性肿瘤患者接受单次 UCB 治疗时分为 3 组：①HLA 位点完全匹配（$n=62$，占总数的 6%）；②HLA 不匹配，NIMA 匹配（$n=79$，占总数的 7%）；③HLA 不匹配，NIMA 也不匹配（$n=980$）。结果显示，NIMA 匹配移植患者的 TRM 明显改善，且植入率较高，总体死亡率和 GVHD 的发生率都降低。总之，与 NIMA 匹配的 UCB 移植具有良好的作用，可显著提高移植后的存活率。因此，在缺乏完全匹配供体时，HLA 不匹配、NIMA 匹配的 UCB 移植可作为血液恶性肿瘤患者的首选移植物。

为了选择与 NIMA 匹配或者与受体共享 IPA 的 UCB 移植，需要在搜索中包含 UCB 供体母亲的 HLA 分型。全球骨髓捐赠者（BM Donors Worldwide，BMDW）现已实施 HLA 不匹配的搜索策略，但是 NIMA 不匹配 UCB 的搜索需要由 NYBC 和其他欧洲 UCB 库提供的母系 HLA 分型。除了常规搜索外，还可采用鉴别与 NIMA 匹配的 UCB。此时，在这种搜索鉴别的 UCB 中，所有不匹配的都是 NIMA 匹配的。还有一种策略是对每个患者进行检索评估，如果找不到完全匹配的 UCB，则可通过选择母亲样本并评估母亲/UCB HLA 表型来搜索 HLA 不匹配但 NIMA 匹配的 UCB。

（三）提高 IPA 与受体共用 UCB 的疗效

胎儿与母体相互作用的另一个重要生物学特点是在胎儿和 UCB 中存在母体微嵌合体（microchimerism）。当这种 UCB 移植时，母体细胞对胎儿 IPA 敏感，当患者具有与 IPA 相同的抗原时，可能对疗效产生影响。在这些病例中，患者和 UCB 供体共享一个 IPA 靶位点。

845 例急性髓系白血病（AML）或急性淋巴细胞白血病（ALL）患者接受 UCB 的移植时分为两组：一组是具有 1 个、2 个或全部 HLA 的 3 个位点共享 IPA 靶位点的患者（$n=751$）；另一组是没有共享 IPA 靶位点的患者（$n=64$），占所有患者 UCB 配对的 6%。所有患者都接受单次 UCB 移植，两组患者的疾病特征和 TNC 的剂量相似。3 期和 4 期急性 GVHD 的发生率组间无差异。相反，HLA 不匹配组和 IPA 共享位点移植组的复发率明显较低。特别是在接受一次性共享 IPA 靶位点的 HLA 不匹配 UCB 移植的患者中，复发减少最为显著（$HR=0.15$，$P<0.001$）。这种强效的移植物抗白血病作用是由母体的嵌合细胞介导的，与其他 HLA 位点无关。如果可能，血液恶性肿瘤的患者应避免采用无 IPA 靶位点的 UCB 移植。在选择 UCB 时，需要对母系的 HLA 进行分型以便推断 IPA。通过 HLA 供体-受体在抗原水平上的匹配，可对 HLA-A、HLA-B 及 HLA-DRB1 的等位基因水平分型。即使不考虑 HLA-C 或 I 类等位基因水平的匹配，对 OS 和 TRM 的影响也是显著的。进一步的研究还需要解决 HLA-C 的 NIMA 匹配问题。

五、克服单次 UCB 移植时 TNC 数量不足的方法

在小儿患者中，UCB 的 TNC 剂量不是主要障碍：大多数中心的目标是把冻存前的细胞剂量控制在 2.5×10^7/kg 以上，没有明确上限。但需要注意的是，仅仅增加未处理 UCB 的 TNC 剂量并不会显著缩短中性粒细胞恢复的时间。而且，即使使用中等剂量的细胞，移植后的中性粒细胞减少症的时间也很长。为了提高 UCB 细胞的植入率、减少移植后全血细胞减少和相关医学的并发症，可以应用双份 UCB 移植、骨内输注、HSC 体外扩增、系统性地增加 MSC 的数量，使用单倍体相同的 T 细胞缺失的移植物与 UCB 结合，以及使用药物增强 UCB 细胞向骨髓的归巢。这些新的策略，旨在改善无关 UCB 移植的总体效果。

（一）双份 UCB 移植

在双份 UCB 移植中，大多数的病例只有 1 份 UCB 能产生长期的造血。最近的研究显示，中性粒细胞的植入时间与 CBU 中的 TNC 数量和注入活的 CD34$^+$细胞剂量相关。因为目前还不能准确地预测哪份 UCB 将会植入，所以每份 UCB 都应该符合标准，即至少 $TNC>1.5\times10^7\sim2.0\times10^7$/kg 和 5/6 或 4/6 的 HLA 匹配，并且需要考虑到其中 CD34$^+$细胞剂量及活性。虽然在双份 CBU 移植中的 HLA 等位基因匹配的作用尚未评估，但大多数医生采用的是选择单份 UCB 的移植标准，包括 HLA I 类等位基因水平的评价。而且，尚无数据表明双份 UCB 移植之间的不匹配程度对移植有任何的影响。在 84 例血液系统恶性肿瘤患者清髓细胞减少后，通过双份 UCB 移植的结果表明，每份 UCB 的匹配和植入失败率与植入速度之间无相关性。

（二）UCB 的联合移植

外周血中 T 细胞的去除发现，UCB 源性细胞是 HPC 的另一种细胞来源。而且，通过单倍体 CD34$^+$细胞筛选的骨髓与 UCB 联合应用的初步研究结果令人满意。最近，UCB 扩增细胞的移植已作为中性粒细胞的一种桥梁（bridge）应用。这种方法在 UCB 选择方面的优势是 UCB 的 TNC 剂量可能不受限制，因为其他的移植需在移植后的早期提供中性粒细胞。因此，可以选择最佳 HLA 匹配的 UCB。研究显示，

单倍体相合干细胞的移植和低 TNC 剂量的 UCB 联合移植的效果良好。在清髓细胞减少的患者中，TNC 的剂量应为 $1.1\times10^7\sim4.3\times10^7$/kg；低强度预处理的患者应为 $1.24\times10^7\sim2.1\times10^7$/kg。但是，这些尚需进一步的临床研究证实。

六、UCB 储存的质量

（一）UCB 库的标准和监管

UCB 库的标准化程序对于产物的高品质和实验结果的可信度至关重要。随着全球 UCB 库的不断发展，对每 1 例患者进行国内和国际 UCB 的评估非常重要的。成人志愿捐献者的国际检索系统和网络包括 UCB 检索，以便为移植医生提供国际 UCB 的详细目录。目前，世界最大的 UCB 检索系统是美国骨髓捐赠者登记中心（National Marrow Donor Program，NMDP）、世界骨髓库（Bone Marrow Donor Worldwide，BMDW）和欧洲骨髓捐献信息系统（European Marrow Donor Information System，EMDIS），其中的信息大量来自国际 UCB 库。

公共 UCB 库的认证机构是 NetCord/细胞治疗认证基金会（NetCord/Foundation for the Accreditation of Cellular Therapy，FACT）和美国血库协会（American Association of Blood Banks，AABB），负责对这种 UCB 库的检查，评估其是否符合标准，并确保其最佳运作。最近还新增加了对国内和国际 UCB 库的 UCB 中 CD34$^+$细胞的成活率检测，结果是不同 UCB 库的 UCB 之间 CD34$^+$细胞复苏后的存活率差异显著。目前，更广泛的检测包括 UCB 库操作程序可能对其结果的影响。FACT 对 UCB 库的认证表明，这是一种独立而可变量的预测。因此，获得认证的 UCB 对于优化移植的结果是可取的。

美国食品药品监督管理局（FDA）规定，UCB 库的许可程序需要在相同的条件下进行。美国 FDA 法规重点关注的是现行良好操作程序（Current Good Manufacturing Practicesc，cGMP），以确保产品的安全性、质量、特性、效力和纯度，保证从收集 UCB 到其发放和进行移植的所有步骤都经过严密的监测和审查，结果符合预定的标准。欧洲各国的不同机构都有相似的高标准和严格的评价体系。

（二）UCB 复苏后的质量控制

冻存后 UCB 细胞的质量检测标准是 CD34$^+$细胞的含量和活性，以及 CFU 的测定。根据 UCB 库提供的信息进行 UCB 的选择和效力测定，可反映 UCB 冷冻保存时的质量水平。基于不同的实验室和检测结果得出的结论，移植中心复苏后的结果并不总是与 UCB 库的数据相关。而且，根据冻存前的信息准确预测 UCB 移植的效力对于 UCB 的最佳选择至关重要。CD34$^+$细胞含量和活力、CFU 测定评价，可作为 UCB 冷冻后质量的指标。在 UCB 细胞冻存后的复苏时需要考虑的是：必须小心处理这种细胞，进行检测的实验室人员需要具有相关的经验，并能对结果作出说明。而且，冻存袋和样本之间的冻存条件必须一致，才能代表 UCB 的冻存质量。另外，各实验室之间的差异性也需考虑。

NYBC 使用 AXP 系统处理 956 份 UCB 中的 1214 个样品的结果表明，有的 UCB 冻存在两个冻存袋里，经过 6 年的冻存后，所有的这些 UCB 均已发放用于移植。通过 7-AAD 拒染法的流式细胞仪检测结果显示，CD34$^+$细胞平均生存能力为 96%，中位数为 96.5%，标准差为 3%。而且，CD34$^+$细胞的活力与 HPC 的 CFU 形成率相关。因此，CD34$^+$细胞活力是测定 CBU 效价的可靠方法。此外，CFU 的检测可对所有样本中的 HPC 进行功能评估。CD34$^+$细胞的活力是 UCB 的质量指标，而 CD45$^+$细胞活力通常较低，因为它反映的是冻融过程中死亡的粒细胞。而且，这种 CD45$^+$细胞的活力尚未证明对 UCB 移植有任何影响。

比较研究表明，这种活的 CD34$^+$细胞计数之间具有很好的相关性（r^2=0.73，$P<0.0001$），但其活力无明显的临床差异，而且与 CFU 的相关性较差。研究结果显示，UCB 中 CD34$^+$细胞的活力是 UCB 复苏后作为质量检测的一种可靠分析法，而且这与 UCB 植入相关。在 UCB 库的 UCB 发放前，其效能

的检测可以满足用于移植的部分标准。而且,对库存 UCB 的这些质量评价有助于选择合适的 UCB 用于移植。对 UCB 库的这些整体水平的评估可以帮助决策,也可以在 UCB 复苏当天出现意外结果时提供备用方案。

七、患者的诊断及复发风险与 UCB 的选择

在 UCB 的移植中发现,HLA 不匹配较高的 UCB 并不能获得更强的抗白血病效果。而且,也无证据表明 UCB 移植后复发的风险更高。在国际血液和骨髓移植研究中心(Center for International Blood and Marrow Transplant Research,CIBMTR)进行的儿童和成人无关 UCB 或骨髓移植的比较研究中,复发风险没有差异。此外,在 NYBC 以及最近 CIBMTR 对单份 UCB 移植的评价和分析表明,HLA 不匹配的 UCB 移植可降低血液恶性肿瘤患者移植后的复发率。但是,随着不匹配的增加,TRM 也增加。因此,对于血液系统恶性肿瘤患者优先选择 HLA 不匹配数目较多的 UCB 并无临床优势。而且,当只有不匹配的 UCB 可用时,具有某些允许不匹配的 UCB 可能比其他的效果更好。在评估 HLA 不匹配但 NIMA 匹配 UCB 的两项大型回顾性研究中,TRM 均有改善。此外,与受体共享 IPA 靶位点的 HLA 1 个位点不匹配的移植复发率较低。最后,在单方向不匹配的 UCB 受体配对中,仅排斥不匹配的 CBU 在血液系统恶性肿瘤患者中的预后较差。非恶性疾病患者由于各种疾病或先前治疗相关的原因,移植失败的总体概率更高。在 TNC 的剂量较高($>3.5×10^7$/kg)时,HLA 的差异对 UCB 细胞的植入、GVHD、TRM 和存活具有重要影响。

八、影响 UCB 选择的免疫学因素

(一)KIR-L 的相容性

在 UCB 移植中,杀伤-免疫球蛋白受体-配体(killer-immunoglobulin receptor-ligand,KIR-L)的匹配程度与移植后的作用尚不清楚。研究发现,218 例急性白血病患者仅单份 UCB 移植,根据 HLA-A、HLA-B 和 HLA-C 等位基因的高分辨分型,其中 69 对患者的 KIR-L 不相配。在这两组之间,HLA 配型的不匹配数、疾病分期、巨细胞病毒(cytomegalovirus,CMV)血清阳性、清髓或低强度的预处理频率均无差异。经平均 15 个月的随访发现,GVHD 方向的 KIR-L 不相容受体移植可改善白血病患者的生存期和 OS,并降低复发率,特别是 AML 患者。相比之下,在 257 例单份(n=91)或双份(n=166)HLA 不匹配的 UCB 移植的清髓(n=155)或低强度预处理细胞减少(n=102)患者中发现,使用 KIR-L 不匹配的 UCB 移植没有优势。使用 KIR-L 不匹配 UCB 的移植后,任何患者的复发都未减少。在接受清髓预处理的患者中,KIR-L 不匹配 UCB 的移植对评估的任何一项都无统计学意义。在接受低强度预处理后细胞减少的患者中,植入 KIR-L 不匹配的 UCB 后,急性 GVHD 和 TRM 的发生率明显升高,生存期较差。研究显示,当 KIR-L 不相容时,在移植物抗宿主方向上无影响,但在 HVG 或排斥方向不相容时对所有患者的移植均有影响。

(二)供体特异的 HLA 抗体

在 UCB 的移植中,对供体定向特异性抗 HLA 抗体(donor-directed specific anti-HLA antibody,DSA)的作用仍存在争议。研究发现,在 20 例接受清髓化疗的 UCB 移植患者中,与没有供体特异性抗体或完全没有抗体的人相比,20 例有 UCB 特异性抗体的移植受体的植入率明显降低。在 126 例接受双份 UCB 移植的患者中,DSA 和非 DSA 患者的植入率分别是 83% 和 78%,两者之间无相关性。在清髓预处理后接受双份 UCB 移植的 DSA 抗体患者对移植物无反应:在 82 例受者中,95% 没有 HLA 抗体,100% 有非特异性 HLA 抗体(n=16),92% 有 DSA(n=12)。与之相反,在 73 例双份 UCB 移植中有 DSA 的患者

对移植物出现副反应，其中大部分患者接受过抗胸腺细胞球蛋白（antithymocyte globulin，ATG）的治疗。在未检出 DSA 的患者中，移植失败的发生率为 5.5%，在双份 UCB 中有 1 份抗 DSA 的患者占 18.2%（11 例），UCB 都抗 DSA 的患者（9 例）占 57%（P=0.0001）。此外，有 DSA 患者的中性粒细胞恢复延迟，100 天的死亡率更高。294 例患者经过低强度预处理，与 DSA 之间的关系是：14 例有 DSA 的患者中其植入率为 44%，无 DSA 的患者为 81%（P=0.006）。除了在患者、UCB 选择、清髓预处理和免疫抑制方案及 ATG 的使用等方面存在差异外，这些相互矛盾的结果也可能是由于 HLA 抗体的测定和 DSA 阳性患者细胞检测的平均荧光强度的差异造成的。

九、影响 UCB 质量和安全的其他因素

（一）存储的有效期

　　UCB 冻存的时间是一个需要积极研究的领域。通过体外实验和小鼠模型评估显示，虽然经过 10 多年冻存的 UCB 细胞的造血潜能并无明显下降，但收集/处理年份的重要性可能更多地与 UCB 库的规范、设备、标准和检测方法等有关。数家 UCB 库正在评估低温储藏对 UCB 产品的长期影响。NYBC 正在进行 UCB 年度稳定性研究，以对比保存多年的与新保存的 UCB 在复苏后的结果。在这些研究中，对用于临床的不同冻存时间 UCB 进行复苏，并评估冻存细胞和冻存袋的效力、细菌污染、产品的特性，以及容器和标签的稳定性。到目前为止，冻存长达 20 年的 UCB 在体外试验时无效力下降。根据研究显示，产品的有效期需要每年进行评估。

　　此外，133 份冻存的 UCB 经复苏后通过流式细胞术检测的结果显示，冻存时间的中位数为 9 年（范围为 6~16 年），其 CD34$^+$细胞的活性为 96.2%（平均值为 95.2%，标准差为 3.2%）。在 1214 例平均冻存时间为 1.9 年（范围是 0.1~6.4 年）的 UCB 中，复苏后 CD34$^+$细胞的活性是 96.5%（平均 95.8%，标准差 3.0%）。而且，CD34$^+$细胞的活细胞计数与 CFU 的形成显著相关（r^2=0.79，P<0.001）。根据 NYBC 的数据分析结果显示，43 例冻存>8 年（平均 9.2 年）与 300 例冻存 2 年内（平均 1.1 年）采集移植的 UCB 比较，其植入的时间、植入失败率和 OS 均无明显不同。这些结果表明，在不影响 UCB 质量和移植效果的情况下，长期低温保存是可行的。然而，值得注意的是，各 UCB 库之间的冻存程序、仪器和设备，以及随时间的变化可能有很大的不同，NYBC 的这些结果不一定适用于其他 UCB 库。

（二）红细胞数量

　　UCB 中的红细胞数量会影响 UCB 的选择。红细胞数量可以通过 UCB 处理后的红细胞压积，或产品中剩余的红细胞总数进行评估。例如，通过 AXP 半自动系统处理的 UCB 红细胞压积通常低于 50%，大多数低于 30%。相比之下，人工处理的 UCB 红细胞压积高达 60%。去除血浆但充满红细胞的 UCB 可以有高达 70% 的红细胞压积，通常也有较高的冻存体积，所以总的红细胞体积也较大。虽然去除红细胞和留有红细胞的移植效果可能还难以说明，但是去除血浆、保留红细胞的 UCB 和部分去除红细胞的 UCB 移植的结果相同。然而，重要的问题仍然是 UCB 在复苏时的大量红细胞碎片和游离血红蛋白，如果在输注前的 UCB 没有洗涤，就可能出现严重的、有时是致命的输液反应。另一方面，由于复苏后的洗涤很难在离心后从上清中分离单核细胞，可能导致白细胞的大量流失。因此，这种移植物的特性可能成为重度预处理患者肾脏损害的重要考虑因素。

（三）有核红细胞数

　　在 UCB 中，有核红细胞（nucleated red blood cell，NRBC）可以亚细胞比例（sub-stantial proportions）存在。大多数自动血液分析仪在计数时都能计数 NRBC 和白细胞，而 UCB 的 TNC 计数包括这两种细

胞。NRBC 在 UCB 中的 TNC 评价有两种实际意义：第一，NRBC 可能比白细胞更容易溶解，可能导致复苏后细胞回收的总体水平较低；第二，有一种误解认为，NRBC 不是白细胞，基于 TNC 的 UCB 移植能力可能被高估了。通过 1112 例接受由 NYBC 提供的单次 UCB 移植受者的回顾性研究，NRBC 含量对移植影响的评估显示，NRBC 数量与 CFU 相关，表明整体骨髓反应与外周血中未成熟细胞的释放有关。更为重要的是，NRBC 的这种存在不会降低 UCB 的移植潜力，即使数量庞大也不会给 UCB 带来不利影响。

（四）血红蛋白病的筛查

UCB 血红蛋白病的筛查必须使用区分血红蛋白 A、A2、S、C、F 和 H 的方法。如果有血红蛋白病家族史，或检测到除 HbA 和 HbF 以外的任何血红蛋白类型，则需要进一步检测。除 HbA 和 HBF 外，S 型血红蛋白的存在提示镰状细胞特征。镰状细胞病或地中海贫血的 UCB 纯合子，或镰状细胞病和地中海贫血的杂合子都不能用于移植。如果其他供体选择有限，镰状细胞性状或地中海贫血都可以采用杂合子的 UCB。值得注意的是，目前对地中海贫血的分子检测方法，通常采用针对 α-地中海贫血的杂合子评价。由于临床上大多数是单个 α 球蛋白基因缺失的杂合子，所以 α-地中海贫血沉默携带者多见，而这一分子没有临床意义，仍然可以进行 UCB 移植。

（五）血型

UCB 中的 ABO 血型和 Rh 血型是检测中的一部分。考虑到输注反应，ABO 不相符的 UCB 移植在去除红细胞的 UCB 中不会发生，这可能是由于大部分红细胞在冻融过程中溶解，患者体内的水分充足所致。在 503 例患者移植单份或双份的 UCB 中发现，ABO 血型不符对 GVHD 没有任何影响。而且，在 191 例恶性疾病的患者中，在清髓预处理后接受单份 UCB 移植的患者也没有出现因 ABO 不匹配而对 GVHD 或 TRM 有影响。基于这些数据，在 UCB 的选择标准中不用包括 ABO/Rh 的类型选择。

（六）UCB 的冻存体积

大多数自动 UCB 的处理系统都有一个 20ml 预定的最终体积。相反，手动操作的 UCB 的最终体积是可变的。冻存保护剂的浓度和冷冻速率在冻存过程中对 UCB 产物的质量很重要，如果最终的体积没有标准化，这些可能会有所不同。当评价 UCB 的体积时，应该考虑 UCB 的输注方法。如果使用白蛋白-右旋糖酐稀释法，多数的 UCB 库建议稀释 7～8 倍，那么小儿患者的输液量可能会很大。

（七）细菌学与传染病学的筛查检测

NetCord/FACT 和美国 FDA 要求 UCB 的移植必须无菌，细菌和真菌培养物的测试均呈阴性。根据美国 FDA 的要求，对母体样本从 CBU 收集开始的 7 天内进行传染病筛查。这种筛查的标准应在临床实验室改进修正案（Clinical Laboratory Improvement Amendments，CLIA）认证的实验室进行整个母体传染性疾病标志物（infectious disease markers，IDM）的检测。其他国家的母体样本和（或）UCB 样品的检测都需按照 IDM 的检测标准，在 UCB 认可的测试实验室进行。用于测试可获得的存储样本的信息非常重要。值得注意的是，检测的要求和批准的筛查实验会随着时间的变化而变化，因此存储的 UCB 在收集时可以不执行当前所有需要的检测。

（八）UCB 移植的备份

UCB 供体的资格是基于母亲的既往史和风险因素，以及母亲样本的筛查化验结果。在 UCB 的应用中，许多移植中心已实施一项政策，即在移植前至少有一个备用的 UCB 确认，以应对 UCB 运输、复苏、输注或移植失败时出现的问题。这些备用 UCB 应完成 HLA 验证分型，并需要在移植当天准备好发货，以防移植物在复苏时出现意外的问题。备份的 UCB 应该经 HLA 配型证实，在移植当日需要随时准备运输，以确保在复苏过程中不会出现意想不到的问题。备份的 UCB 应保留到患者确实已经植入，但有的 UCB 库对备份而没被应用的 UCB 收取额外的费用。移植中心有权决定在紧急需要时购买这些 UCB。

十、UCB 选择的要点

近 20 年来，UCB 移植领域发生了巨大的变化，无关 UCB 移植的疗效和安全性都有显著提高。尽管如此，未来仍有大量工作要做。随着全球 UCB 库存的不断扩大，有必要对 UCB 的内容和质量进行更精确的评估。UCB 移植的选择仍比较复杂，没有统一的标准，有许多因素与移植物的特性、患者的疾病和临床条件、计划的移植治疗和类型有关。虽然可以为单份或双份无关 UCB 移植的选择提供建议，但移植中心需要根据其具体的研究以及 UCB 复苏后的评估结果和效果开发制定自己的标准。选择 UCB 用于新的扩增或归巢策略或单倍体相同的移植可能略有不同，特别是 TNC 的剂量。对于大多数患者，通过国内和国际的注册机构可能寻找到匹配的 UCB，其选择要点如下。

（一）根据 TNC 的剂量选择

选择的计算方法需要建立 TNC 剂量的阈值，低于此阈值的 UCB 将不做评价。这种 TNC 的剂量取决于是用单份或双份 UCB 移植，或者加有额外的干细胞。大多数推荐 TNC 的最低剂量是单份 UCB 为 $2 \times 10^7 \sim 3 \times 10^7$/kg，双份 UCB 中每份为 $1.5 \times 10^7 \sim 2.0 \times 10^7$/kg。

（二）超出 TNC 剂量阈值的 UCB 要求

（1）HLA 匹配水平的评估，最好有 6 个或 8 个等位基因匹配。许多回顾性的研究显示，最好的结果是 UCB 的完全匹配，6/6 或 8/8 匹配的 UCB 是最佳的选择。但是，全匹配 UCB 的最低 TNC 剂量尚待确定。而且，UCB 的质量最为重要。

（2）如果可能，避免 UCB<3/8 匹配，患者需要选择允许范围的 HLA 不匹配，特别是恶性血液病患者可选择单向（unidirectional）不匹配，以及母亲 HLA 表型为 NIMA/IPA 分配（assignments）。

（3）在双份 UCB 移植时，不要限制 UCB 与 UCB 匹配的选择。

（4）现存 UCB 的效力测定。

（5）UCB 库来源的评价；UCB 的总体质量。

（6）患者相关变量因素的评估，包括 DSA、红细胞含量和 UCB 的体积。

（7）UCB 及其备份移植的鉴定。

第四节　母系供体的 HLA 分型与脐带血的选择

一、概述

在胎儿遗传的 HLA 中，一个是 IPA，另一个是 IMA。在妊娠期间，胎盘双向输送细胞从胎儿到母亲细胞，同时表达 IMA 和 NIMA 可导致 NIMA 的特异性反应。而且，胎儿细胞进入母体循环，母体对胎儿的 IPA 敏感。

研究表明，$CD4^+CD25^+Fox^+$ 的调控性 T 细胞发育可抑制胎儿对 NIMA 的特异性反应。调控性 T 细胞对肾脏移植和 HSC 移植均具有 NIMA 的作用。而且，调控性 T 细胞可抑制供者的同种异体反应产生的 GVHD。但是，其不能消除 $CD8^+$ 细胞的细胞毒性反应，因此不能影响其移植物的抗肿瘤功能。研究显示，UCB 携带的 NIMA 特异的细胞毒性 $CD8^+T$ 细胞存在于出生时或在体外启动后产生，在体外能够溶解

NIMA 的特定目标。并且，UCB 中的细胞毒性和调控性 CD8$^+$细胞在后代中可对抗母体的小 H 抗原。在胎儿组织和 UCB 中，均可检测到少量的母体细胞的微嵌合体。有些母体细胞是记忆性淋巴细胞，可以成活很长时间。这些母亲的 T 细胞对进入母体循环的胎儿细胞表达的 IPA 敏感。与来自父系的供者相比，来自母系供者的单倍体 T 细胞去除移植的优良率可能与抗 IPA 细胞的存在有关。在无关 UCB 移植时，抗 IPA 致敏的母体细胞可与 UCB 一起移植到受体体内。

二、胎儿-母体的相互作用对无关 UCB 移植效果的影响

（一）NIMA 匹配 UCB 的移植效果

在 NIMA 无关 UCB 的疗效研究中，1121 例血液恶性疾病的患者分为 3 组：① 0 个位点 HLA 不匹配（$n=62$，占总数的 6%）的移植；②HLA 和 NIMA 均匹配（$n=79$，占总数的 7%）的移植；③HLA 匹配、NIMA 不匹配（$n=980$）的移植。这种 NIMA 匹配是回顾性的，所以这些匹配仅为偶然出现的。移植的 UCB 未按移植时的 NIMA 选择，并由 NYBC 和国家脐带血计划（National Cord Blood Program，NCBP）提供，均为单次移植。统计学分析显示，NIMA 不匹配 UCB 移植的 TRM 较高。而且，HLA 不匹配、NIMA 匹配移植的总体死亡率和治疗失败率都较低，植入率提高，特别是接受细胞剂量较低的患者。而且，1 个位点 HLA 不匹配而 NIMA 匹配的移植与这两种位点均匹配的移植效果相似。重要的是，AML 患者接受 1 个位点 HLA 不匹配、NIMA 匹配移植后，复发率和 GVHD 的发病率均较低。

在 508 例患者中，NIMA 匹配 UCB 的植入率为 8.5%。而且，TRM 较低、总体生存率较高，5 年生存率是 55%；NIMA 不匹配的为 38%。这种移植对其植入率、GVHD 发生率或复发率均无影响。研究显示，HLA 不匹配而 NIMA 匹配 UCB 的移植均未出现不良反应，其生存率明显提高。这些结果表明，在缺少完全匹配的供者时，HLA 不匹配而 NIMA 匹配的 UCB 移植可以作为血液系统恶性疾病患者的一种好的选择。

（二）与受体共享 IPA 靶位点的 UCB 移植效果

在 845 例 AML 或 ALL 患者的研究中，共分两组：在 1、2 或 3 个全部的 HLA 等位基因位点共享的 IPA 靶位点（$n=751$）组；不共享的 IPA 靶位点（$n=64$）组，占患者-UCB 配对总数的 6%。所有患者都接受单次的 UCB 移植，两组患者的疾病特征和 TNC 的剂量相似。急性 GVHD 的III期和IV期的发生率两组之间无差异。HLA 不匹配而 IPA 匹配移植患者的复发率明显降低。特别是，接受一个位点 HLA 不匹配 UCB 的移植与共享 IPA 靶位点患者的复发率显著降低（HR=0.15，$P<0.001$）。这种强势的移植物抗白血病作用是由母体微嵌合细胞介导的，与其他 HLA 的关联无关。这是首次提出无关 UCB 移植复发的免疫学机制。这些表明，没有共享 IPA 靶位点的 CBU 不应用于血液系统恶性肿瘤患者的治疗。

三、根据供者母体的 HLA 分型进行 UCB 的选择

在 UCB 移植前,对其母亲的 HLA 进行分型可回顾性地分析和评价胎儿-母体相互作用对患者的影响。这些分析应用抗原水平上的 HLA 供-受体匹配，进行 HLA-A、HLA-B 和 HLA-DRB 1 等位基因水平分型。即使不考虑 HLA-C 或 I 类等位基因水平匹配，其对 OS 和 TRM 的影响也是显著的。因此，在 UCB 的选择标准中加入母系 HLA 分型变得越来越重要。要做到这一点，必须提供采集时的母体 DNA 样本和知情同意。为了选择 NIMA 匹配的 UCB 和（或）识别与患者共享 IPA 靶位点的 UCB，可用两种策略进行：①根据注册搜索；②个别患者搜索。BMDW 现在已经实现 HLA 不匹配的搜索策略，但是 NIMA 匹配的 CBU 是基于 NCBP 和其他欧洲 UCB 库提供的母系 HLA 分型。除了常规搜索外，还有一种选项可用于识别 NIMA 匹配的 UCB。此时，这种搜索可识别出所有 HLA 不匹配而 NIMA 匹配的 UCB。这种方法需要

大量已经分型的母源数据，而且其搜索方式需要改变，从而避免这种母源分型。此外，鉴于这种不断增长的数据库，不断进行的分析也在不断处理基于供体和患者的种族/民族，以及不同程度 HLA 不匹配的虚拟匹配的概率。这些分析也将指导孕妇样本的选择，如可优先考虑 TNC 含量高的 UCB 和（或）少数民族的母体样本。

另一方面，单个患者搜索的策略需要识别患者 UCB 匹配的潜力。如果没有完全匹配的 CBU，可以根据 TNC 细胞剂量和（或）移植中心的其他选择标准，选择 5/6 和 4/6 匹配的 UCB。在 UCB 的 HLA 确定分型时，母体 HLA 分型必须进行以评估在所选择的不匹配 UCB 中具有共享 IPA 靶位点和（或）NIMA 匹配的 UCB。在这些情况下，单倍型或等位基因在供体中出现的频率对于估计找到 NIMA 匹配的概率很重要。在此过程中，母体的分型是寻找供者的重要标准。最终的选择将取决于是否有任何具有 NIMA 匹配和（或）IPA 共享靶位点的 CBU，以及适当的 TNC 细胞剂量。

这两种策略都需综合施策，共同运用。母系 HLA 分型的成本可能增加搜索的总费用。然而，特别是对于大量的样本，现有的方法能够快速且相对便宜的进行 HLA 分型。总之，母体样本分型的成本效益必须通过向 UCB 库存添加大量新的、HLA 多样性的 UCB 进行评估。

四、结语

对于需要造血重建的患者，特别是少数民族患者，无关 UCB 的移植已越来越多地作为干细胞的替代来源。尽管世界范围的 UCB 数量不断增加，但仍有很多的患者接受不匹配的 UCB 治疗。选择那些允许范围内不匹配的 UCB 移植，可以改善其治疗结果。越来越多的证据表明，胎儿与母体的相互作用可提高 UCB 的移植效果。通过 UCB 供者母体的 HLA 分型，现在可以对 NIMA 匹配和（或）与受体共享 IPA 靶位点的 UCB 进行识别，从而提高非亲缘关系即无关 UCB 移植的整体疗效。

虽然 NIMA 对移植影响的确切机制还不清楚，但仍然需要在此方面进行更多的研究予以证明。为了克服 NIMA 匹配 UCB 植入率低与较多常见的 HLA 抗原有关的问题，在前瞻性的临床试验中，需要优先选用 NIMA 匹配的 UCB 进行。这种策略需要对 UCB 供体的母亲进行 HLA 分型，以便将 NIMA 作为最终 UCB 的选择。

第五节 脐带血库细胞移植的最适供体与脐带血的选择

一、概述

30 多年前的研究已显示，UCB 是 HSC 和祖细胞的丰富来源。而且，UCB 中的 HSC 有较强的增殖能力，能成功重建小鼠模型的造血系统，并能耐受冻融，有效地恢复造血功能。通过早期采集 UCB 的一系列实验证明，细胞冻存近 25 年复苏后仍有足够的细胞集落形成能力。在这些研究的基础上，1988 年，首次应用同胞匹配的 UCB 移植治疗范科尼贫血（FA）的患儿获得成功，并在移植后 25 年的血液细胞仍处嵌合状态。早期的成功导致接下来应用相关的供者进行 UCB 移植。1993 年，首次应用无关供者的 UCB 移植治疗白血病患儿。此后，UCB 则已成为 HSC 移植供体的一种标准来源（standard source）。

为了满足日益增加的 UCB 需要，公立 UCB 库成立。目前，世界范围有超过 160 家公立 UCB 库，储存的 UCB 超过 60 万份。UCB 的优点包括：供者的风险低，易获得，GVHD 的风险降低，由于细胞的免疫原性低而不需要 HLA 严格的匹配。由于不需要严格的配型，在缺少完全相配的相关或非相关的 UCB 时，患者也能找到一种合适的 UCB。UCB 的缺点包括：植入速度慢，免疫重建延迟，植入失败的比例较高。在现在的研究中，这些缺点已经逐渐减少。植入的延迟和移植失败的原因是由于在 UCB 复苏后的细胞效能降低。

UCB 的效能即为 UCB 及时植入的可能性，这种效能与受体、冻存期间发生的潜在变化，以及在移植复苏时细胞恢复的相关因素有关。与患者相关的因素有并发感染或其潜在疾病引起的骨髓功能障碍，也可能影响移植的速度或概率。本文主要探索评估 UCB 的活性和效能的方法，回顾某些 UCB 的特性与移植后结局的关系，同时讨论正在探索提高 UCB 效力评估的方法。

二、总有核细胞计数

在早期的相关和无关 UCB 的移植中发现，根据患者体重调整的较高数量输注的总有核细胞计数（total nucleated cell count，TNCC）是植入和存活的关键决定性的因素。在 143 例接受相关或无关 UCB 移植的患者中，输注的 UCB 中 TNCC $>3.7×10^7$/kg 的更易于植入并可提高生存率。在 562 例移植无关 UCB 的患儿中，接受 TNCC $<2.5×10^7$/kg UCB 移植的效果较差，植入率较低且相关死亡率增加。这些结果表明，TNCC 的数量是无关 HSC 成功植入的关键。因此，选择最接近 HLA 匹配的供体 UCB 已成为标准行规，该供体 UCB 可提供最高的 TNCC，冻存前最低可接受的 TNCC 为 $≥2.5×10^7$/kg。对于体重较轻的患者，UCB 中的 TNCC 剂量是足够的；但是对于体重较高的患者，TNCC 的数量则成为移植的棘手问题。

2000 年前，UCB 移植的大多数患者都是儿童。在血液系统恶性肿瘤的患儿中，接受 UCB 的 TNCC 移植的平均数为：冻存前和输注时分别是 $5.1×10^7$/kg 和 $3.9×10^7$/kg。而且，大多数患者接受的是 HLA 1～3 个位点不匹配的 UCB 移植。在移植后的 42 天，中性粒细胞的恢复率为 0.79。尽管这种在早期阶段植入的失败率仍然高于其他供体来源的细胞，但在冻存前的 TNCC $≥5.1×10^7$/kg 时，其植入率提高、植入速度更快。这些结果表明，UCB 可作为 HSC 用于移植治疗，以及作为更接近 HLA 匹配的相关或无关的供体细胞应用。而且，较高剂量的 TNCC 与改善儿童恶性和非恶性疾病患者的预后相关。在早期的研究中，成人应用单份无关 UCB 移植的效果较差。在体重较高的患者中，由于单份 UCB 的 TNCC 剂量较低，故疗效也差。在成人患者接受 TNCC 的平均剂量为 1.5～$2.3×10^7$/kg 输注后，与骨髓移植患者比较，其植入率较低、TRM 率较高。在成人血液恶性肿瘤患者中，UCB 移植后 6 个月的中性粒细胞累积植入率和 OS 分别为 0.66 和 0.30。研究表明，只要给予足够的 TNCC 细胞剂量，成人 UCB 移植的疗效提高。然而，由于单份 UCB 的细胞数量有限而难以达到治疗目的，因此需要采取相应的措施弥补这一缺陷。

三、TNCC 数量的增加

用于移植 TNCC 数量的增加可采用双份的 UCB 移植和 UCB 的体外扩增两种方法进行。研究显示，成人接受双份 UCB 的移植不仅可以提高细胞的数量，同时也可增加其植入率和生存率、缩短植入的时间、减少 TRM 的发生率，但是急性 GVHD 的发生率也有所增加。虽然在移植后的最初几周内可以在一小部分患者中检测到这两种 UCB 细胞，但绝大多数患者在 3 个月前仅能检测到其中一种 UCB 的持久植入。因此，对这种双份 UCB 移植后的持久性预测比较困难。早期研究未能证明移植 UCB 与 TNCC、CD34$^+$ 或 CD3$^+$ 细胞剂量，以及冻存或输注、HLA 匹配程度或输注的顺序之间有任何联系。最近，在 84 例成年双份 UCB 移植的受体中发现，在这种细胞数量占优势的 UCB 中，CD3$^+$ 细胞和复苏后活的 CD34$^+$ 细胞的百分比均较高。相反，在小鼠模型的研究中表明，这种 UCB 的优势是通过 CD34 细胞介导的移植物抗移植物（graft-versus-graf）的免疫相互作用实现的。尽管是植入双份 UCB 中的一份占主导地位，结果也得到改善，1 年的无病生存率（DFS）平均为 57%（95% CI，35%～79%）。最近关于双份 UCB 移植的结果表明，当成年人无法获得剂量适当的单份 UCB 时，双份 UCB 移植是一种可行的选择。

四、HLA 配型与 TNCC 的相互作用

HLA 配型是一种与预后有关的重要因素，既具有独立性，又与分型密切相关。550 例恶性血液病患

者的回顾性分析提示，高 TNCC 可克服 HLA 的不匹配。白血病患儿接受无关 UCB 移植的 HLA 配型与 TNCC 剂量相互影响的结果分析显示，HLA 完全匹配或 2 个位点不匹配 UCB 移植的结果无明显不同，但 1 个位点不匹配的、TNCC 剂量 $>3.0\times10^7$/kg 的 UCB 移植的植入率更高，中性粒细胞恢复较快。在 1061 例 患者中，接受 HLA 6/6 匹配的 UCB 移植，1 个位点不匹配的 TNCC $>2.5\times10^7$/kg，或者 2 个位点不匹配的 TNCC $>5.0\times10^7$/kg 的患者移植后的死亡率较低。而且，输注 UCB 中有 1 个位点不匹配、TNCC 为 $2.5\times10^7\sim$ 4.9×10^7/kg 与有 2 个位点不匹配、TNCC $>5.0\times10^7$/kg 患者的生存率无明显差异。因此，HLA 配型与 TNC 剂量之间的相互作用复杂，需要进一步研究以更好地确定供者选择的优先顺序。

五、CD34$^+$细胞的数量

较高的 CD34$^+$细胞剂量是 UCB 移植后预后的重要预测因素。在 102 例患儿输注 UCB 中，CD34$^+$细 胞 $>1.7\times10^5$/kg 时，可提高其植入率和生存率。因此，有的移植中心，把 UCB 中 CD34$^+$细胞的数量作为认 定不同实验室的一种标准。在 435 例经清髓预处理后移植单份 UCB 的患者中，通过多变量分析显示，复 苏后 CD34$^+$细胞剂量是中性粒细胞植入的显著预测因子（$P=0.04$），但复苏后的 CFU 能力显著降低 （$P<0.0001$）。而且，CD34$^+$细胞与血小板的恢复无关，但与移植后 180 天的 OS 率轻度相关。作为 HSC 的表面标志物，CD34$^+$细胞在 UCB 中的存在并不能评估这些细胞的活性。因此，测定 CD34$^+$细胞的活性 很重要。研究显示，在成人双份 UCB 移植时，复苏后 CD34$^+$细胞的活性越高，植入的速度越快。因此， 不同实验室应该确定统一的测定标准，对选择 CD34$^+$细胞的数量和活性进行评估。

六、UCB 的效能作用

尽管尝试通过增加移植细胞的剂量来提高疗效，但是一些 UCB 仍然无法植入。在 159 例因遗传代谢 性疾病而移植 UCB 的患儿中，虽然输注的细胞数量高达 9.7×10^7/kg，但仍有 21% 患者的植入失败。在该 研究中，这种 UCB 移植在冻存前和复苏后的植入参数均与临床移植结果相关。冻存和复苏后的 TNCC、 CD34$^+$细胞和 CFU 与存活率、中性粒细胞和血小板的植入相关。复苏后对输注 CBU 的 CFU 测定结果显 示，最相关的参数是植入率（$P<0.0001$）和存活率（$P=0.01$）。

七、CFU 的作用

研究表明，冻存前 CFU 的剂量对中性粒细胞和血小板的植入的影响比 TNCC 还要大。在 153 例患 儿移植的 UCB 中，冻存前 CFU 的数量和生成率是植入率和 2 年后 OS 率的重要预测指标。这种 CFU- 粒细胞-巨噬细胞（CFU-granulocyte-macrophage，CFU-GM）亚型与中性粒细胞和血小板植入的动力学 有关。在清髓预处理的患儿移植单份 UCB 后，对冻存前和复苏后的 TNCC、CD34$^+$细胞和总 CFU 数量 与临床生存率、中性粒细胞和血小板的恢复进行多变量分析的结果表明，冻存前 CFU 的数量与中性粒 细胞和血小板的恢复相关。而且，复苏后的 CFU 数量是中性粒细胞和血小板恢复的最好（$P<0.0001$） 指标。冻存前 CFU 的生成能力可以作为测量效力的方法，而且这种测定可成为选择供者的有用标准。 然而，由于 CFU 的分析在各实验室之间尚无统一标准，而且耗时，提供其结果需在数周后。因此，目 前其在供体选择中还缺乏广泛地应用；发展一种更迅速获得效力的替代措施将是对 UCB 库和移植机构 的重大补充。

八、UCB 的 Apgar（CBA）评分

对不同移植特性的综合分析将为评估单份 UCB 移植的效力提供一种敏感而具体的方法。为此，Page

等通过清髓预处理后单份 UCB 移植受者的回顾性研究创建了一种新的 UCB 评分系统（Cord Blood Apgar, CBA），以优化 UCB 移植的选择。该系统是根据中性粒细胞植入的单因素分析，选择冻存前或复苏后的移植特性与风险比大小的加权总和。每份 UCB 的移植分为 3 种评分：冻存前的特征评分；在移植时复苏 UCB 的实际测定结果评分；根据冻存前和移植后的特征进行综合评分。这种 CBA 用于这些数据分析的结果显示，在移植 UCB 的患者中，3 种评分中任何一种得分都位于前 4 位患者移植的可能性最大（$P<0.0001$），植入的中位时间较短。在 CBA 和 15 种临床特征的多变量分析中，CBA 的 3 种评分在各自的分析中都是中性粒细胞植入的最佳（$P<0.0001$）预测因子。因此，CBA 是预测 UCB 植入的一种有希望的工具。目前，正在对这种 CBA 现有形式的局限性进行研究。其中主要的问题是 CBA 依赖于 CFU 分析，而 CFU 的分析既无统一标准，又耗费时间。

此外，用于评估 UCB 在冻存和复苏过程中可能造成的损伤而进行的复苏后检测，在供者选择时是难以实施的。为了克服这一缺点，现已开发出一种方法，可以在输注前最后一次确定检测（confirmatory testing）时，通过附在冻存 UCB 上的一种片段（segment）进行效能测定。通过流式细胞仪还可检测一种在 HSC 内高浓度的乙醛脱氢酶（aldehyde dehydrogenase，ALDH）的表达。细胞中的 ALDH 含量可能与移植干细胞的数量相关，而且在骨髓、外周血干细胞（PBSC）和复苏的 UCB 中，移植受者的 ALDH 活性与 CFU 和移植速度密切相关。这些数据显示，UCB 的 ALDH 含量可以预测效力。除了 ALDH 外，这种测定还可以分析 CD34$^+$、CD45$^+$、血型糖蛋白 A$^+$ 和 CFU 的形成。早期的研究表明，ALDH 的活性与 CFU 和植入相关。因此，这种测定可以作为复苏后 UCB 植入效力检测的替代方法，并增强 CBA 的稳定性。

九、提高 UCB 库的效能

1992 年，自首家公共 UCB 库在 NYBC 成立以来，一直在努力扩大供体 UCB 的来源和采集细胞的数量。一般来说，可以通过成功获得 UCB 的供体或提高 UCB 的采集技术而达到这种目的。在采集和处理的大约 5200 例 UCB 中，由怀孕≥34 周分娩健康婴儿的母亲捐赠，这些母亲均符合捐赠者筛选和其他技术规范。可以采用 CFU 分析这些 UCB 的效能，并结合 CD34$^+$ 和 TNCC 综合评价其特性。经多变量分析后发现，有助于改善效能的因素有：从收集到处理 UCB 的时间减少至 10h 以下，捐献者的妊娠时间<38 周，新生儿出生时的体重>3500g，特定的种族/民族。虽然 34～37 周的妊娠时间与 TNCC 的减少相关，但这些出生婴儿的 UCB 采集比接近足月 38～40 周出生婴儿的采集更有效，这一点已被丰富的 CFU 和 CD34$^+$ 细胞含量所证实。而且，>40 周足月产婴儿采集 UCB 中的 CFU 和 CD34$^+$ 细胞总体含量较低。研究表明，出生时的体重增加与 TNCC、CD34$^+$ 或 CFU 含量呈正相关。因此，具有较高数量的 CFU 和 CD34$^+$ 细胞，以及妊娠时间较短的 UCB 可优先收集和选择，但这种 UCB 在处理后的 TNCC 含量可能略低。

在对其他变量进行调整分析后显示，新生儿供体的种族/民族是 UCB 质量和效力的一种强有力而独立的预测因素。而且，与非洲裔美国婴儿相比，白人美国婴儿可能具有更高的 UCB 潜能。在检测 CFU、CD34$^+$ 细胞和 TNCC 的浓度时，通过调整收集 UCB 的体积，来自白人美国婴儿的 UCB 与来自非洲裔美国婴儿的 UCB 相比，尽管收集的体积相似，但其循环细胞的数量更高。这些可能导致人们优先收集白人美国婴儿的血液，但这只有在种族/民族匹配或更好的 HLA 匹配潜能对移植结果无影响时才有意义。种族匹配与接受 UCB 移植治疗的遗传代谢性疾病患儿存活率的提高有关。多变量分析显示，黑人患者的 OS 低于白人或西班牙裔患者。然而，无论种族，接受匹配良好（5 或 6/6 位点）或足够 TNCC（>2.5×10^7/kg）患者的结果都相似。这些结果表明，公共 UCB 库应备有足够高质量和有效的 UCB，以解决广泛的种族多样性和 HLA 配型的需要。为了实现这一目标，重要的是要加强非洲裔美国人捐助者的招募并从这种人群中收集更多的 UCB。

研究表明，采集中可以通过增加采集的体积和缩短采集的时间提高 UCB 的质量。无论分娩的类型怎样，UCB 体积的增加都可提高 UCB 的整体效力。目前，许多 UCB 库可收到来自遥远地点的标本，因此，由于路程而造成处理的延误可能存在。研究发现，在室温条件下 48h 内的细胞活性、TNCC 和 CD34⁺细胞的含量保持稳定，表明在收集后 48h 内必须开始对处理过的 UCB 进行冷冻保存。另有实验证明，在收集 24～96h 后 UCB 中的细胞将会丢失。然而，与那些收集后少于 10h 的细胞相比，在分娩后至少 24h 处理的细胞中，UCF、CD34⁺细胞和 TNCC 的损失显著。这些信息也可整合到临床和技术评分系统中，从而扩展 CBA 评分系统，以确定最有效的 UCB。

随着 UCB 的储存和移植领域的发展，UCB 移植已成为一种成熟的治疗方法，其重点已经转向如何将 UCB 用于 HSC 移植，以及在再生医学新兴领域开发新的适应证。进一步了解干细胞的生物学特性和支持移植的机制也将有助于这些工作的深入开展。这些疗法的成功在很大程度上依赖于能否获得健康、有效而可靠的 UCB 来源。因此，进一步研究 UCB 效力的衡量标准，以及 CBA 评分系统的进一步发展已势在必行。最终目标是准确评估潜在供体 UCB 的效力，从而提高 UCB 移植和其他挽救生命治疗的整体效果。

十、UCB 选择的策略

在 UCB 的选择时应核实 HLA 抗体，不要选择已形成抗体的患者。在抗体筛选时，可能需要重复之前已预订的 UCB。UCB 不必完全匹配，除非与患者的 HLA 是 6/6 匹配。应避免在任何已知的位点上出现两次不匹配。UCB 应在 HLA Ⅰ 和 Ⅱ 位点上进行高分辨率的分型，这可以通过 DNA 片段或容纳的 DNA 进行，达到 HLA-A、HLA-B 和 HLA-DR 位点配型。目前，检测 HLA-C 和 HLA-DQ 位点的信息虽已建立，但尚未使用。在 UCB 移植前，必须进一步确认其身份信息。而且，患者在移植前应准确称量体重。双份 UCB 细胞的剂量与 HLA 的选择如下。

TNC 至少 3.7×10^7/kg，而且每份 UCB 至少 1.5×10^7/kg。当每份 UCB 的 TNC 数量≤2.0×10^7/kg 时，需要更高的细胞剂量才能优于 HLA 匹配。当每份 UCB 的 TNC 数量>2.0×10^7/kg 时，HLA 匹配的程度高才能完胜于细胞剂量，除非在匹配程度较差的 UCB 中存在>50%的细胞剂量。当两份 UCB 相同时，选择 CD34⁺细胞的剂量以高剂量的优先。而且，绝不使用细胞活性低于 90%的细胞。

例如：UCB A　HLA 位点 4/6 匹配，细胞剂量 3×10^7NC/kg
　　　UCB B　HLA 位点 5/6 匹配，细胞剂量 1.7×10^7NC/kg
　　　UCB C　HLA 位点 4/6 匹配，细胞剂量 5.0×10^7NC/kg
　　　选择 A 和 C
又如：UCB A　HLA 位点 4/6 匹配，细胞剂量 3.5×10^7NC/kg
　　　UCB B　HLA 位点 5/6 匹配，细胞剂量 3.0×10^7NC/kg
　　　UCB C　HLA 位点 4/6 匹配，细胞剂量 5.0×10^7NC/kg
　　　选择 B 和 C

十一、结语

为每个患者选择最佳的 UCB 移植是一个不断发展的领域。20 世纪 90 年代，细胞剂量和 HLA 配型已成为 UCB 选择的标准。今日，等位基因水平分型、HLA-C、非遗传性母系等位基因匹配、HLA 抗体、UCB 效力和处理方法几乎都会影响患者的生存。这些对于移植医生有着较好的指导意义，而且这些指导性的技术将会进一步发展。尽管 UCB 移植已经取得很多令人鼓舞的成就，但是一些挑战仍然存在，包括努力减少感染、扩大全球应用、降低成本。随着 UCB 移植领域的不断成熟，已有的努力都有助于患者预后的改善，不久的将来还会在技术、细胞操作、支持性护理、患者和 UCB 的选择等方面带来更大的进步。

（孙　斌　刘晓燕　陈海华　王　雷　张　蕾）

参 考 文 献

Arai F, Suda T. 2007. Maintenance of quiescent hematopoietic stem cells in the osteoblastic niche. Ann NY Acad Sci, 1106: 41-53.

Atala A. 2014. Perinatal Stem Cells. New York: Springer-Varlag New York.

Avery S, Shi W, Lubin M, et al. 2011. Influence of infused cell dose and HLA match on engraftment after double-unit cord blood allografts. Blood, 117(12): 3277-3285.

Ballen K. 2014. Umbilical Cord Blood Banking and Transplantation. Switzer land: Humana Press Springer Cham Heidelberg New York Dordrecht London.

Ballen KK, Gluckman E, Broxmeyer HE. 2013. Umbilical cord blood transplantation: the first 25 years and beyond. Blood, 122(4): 491-498.

Barker JN, Byam CE, Kernan NA, et al. 2010a. Availability of cord blood extends allogeneic hematopoietic stem cell transplant access to racial and ethnic minorities. Biol Blood Marrow Transpl, 16(11): 1541-1548.

Barker JN, Scaradavou A, Stevens CE. 2010b. Combined effect of total nucleated cell dose and HLA-match on transplant outcome in 1061 cord blood recipients with hematological malignancies. Blood, 115: 1843-1849.

Barker JN, Weisdorf DJ, DeFor TE, et al. 2003. Rapid and complete donor chimerism in adult recipients of unrelated donor umbilical cord blood transplantation after reduced-intensity conditioning. Blood, 102: 1915-1919.

Barker JN, Weisdorf DJ, DeFor TE, et al. 2005. Transplantation of two partially HLA-matched umbilical cord blood units to enhance engraftment in adults with hematologic malignancy. Blood, 105: 1343-1347.

Bhattacharya N, Stubblefield P. 2011. Regenerative Medicine Using Pregnancy-Specific Biological Substances. London: Springer-Verlag London Limited.

Brown JA, Boussiotis VA. 2008. Umbilical cord blood transplantation: basic biology and clinical challenges to immune reconstitution. Clin Immunol, 127: 286-297.

Brown JM, Weissman IL. 2004. Progress and prospects in hematopoietic stem cell expansion and transplantation. Exp Hematol, 32: 693-695.

Brunstein CG, Barker JN, Weisdorf DJ, et al. 2007. Umbilical cord blood transplantation after non-myeloablative conditioning: impact on transplant outcomes in 110 adults with hematological disease. Blood, 110: 3064-3070.

Brunstein CG, Gutman JA, Weisdorf DJ, et al. 2010. Allogeneic hematopoietic cell transplantation for hematological malignancy: relative risks and benefits of double umbilical cord blood. Blood, 116: 4693-46939.

Brunstein CG, Noreen H, DeFor TE, et al. 2011. Anti-HLA antibodies in double umbilical cord blood transplantation. Biol Blood Marrow Transpl, 17(11): 1704-1708.

Burlingham WJ, Grailer AP, Heisey DM, et al. 1998. The effect of tolerance to non-inherited maternal HLA antigens on the survival of renal transplants from sibling donors. N Engl J Med, 339: 1657-1664.

Burlingham WJ, Nelson LJ. 2012. Microchimerism in cord blood: mother as anticancer drug. Proc Natl Acad Sci USA, 109: 2190-2191.

Burt RK, Loh Y, Pearce W, et al. 2008. Clinical applications of blooddderived and marrow-derived stem cells for nonmalignant diseases. JAMA, 299: 925-936.

Casteleiro Costa P, Ledwig P, Bergquist A, et al. 2020. Noninvasive white blood cell quantification in umbilical cord blood collection bags with quantitative oblique back-illumination microscopy. Transfusion, 60(3): 588-597.

Chen HQ, Zhang XC, Tang XY, et al. 2006. Hematopoietic growth factors expressed in human aorta-gonad-mesonephros (AGM)-derived stromal cells in vitro. Zhongguo Shi Yan Xue Ye Xue Za Zhi, 14: 999-1003.

Chen L, Shen R, Ye Y, et al. 2007. Precancerous stem cells have the potential for both benign and malignant differentiation. PLoS ONE, 2(3): e293

Choudhery MC, Badowski M, Muise A, et al. 2013. Utility of cryopreserved umbilical cord tissue for regenerative medicine. Curr Stem Cell Res Ther, 8(5): 370-380.

Chua KN, Chai C, Lee PC, et al. 2007. Functional nanofiber scaffolds with different spacers modulate adhesion and expansion of cryopreserved umbilical cord blood hematopoietic stem/progenitor cells. Exp Hematol, 35: 771-781.

Cunha R, Loiseau P, Ruggeri A, et al. 2014. Impact of HLA mismatch direction on outcomes after umbilical cord blood transplantation for hematological malignant disorders: a retrospective Eurocord-EBMT analysis. Bone Marrow Transp, l49:

24-29.

Dahi PB, Barone J, Devlin SM, et al. 2014. Sustained donor engraftment in recipients of double-unit cord blood transplantation is possible despite donor-specific HLA-antibodies. Biol Blood Marrow Transpl, 20(5): 735-739.

Delaney M, Ballen KK. 2010. The role of HLA in umbilical cord blood transplantation. Best Pract Res Clin Hematol, 23: 179-187.

Dong H, Li G, Shang C, et al. 2018. Umbilical cord mesenchymal stem cell (UC-MSC) transplantations for cerebral palsy. Am J Transl Res, 10: 901-906.

Duan YJ, Wang WT, Wei XJ, et al. 2019. Comparison of effect of serum-free culture systems on directional erythroid differentiation of human umbilical cord blood cd34$^+$ cells. Zhongguo Shi Yan Xue Ye Xue Za Zhi, 27(3): 935-941.

Eapen M, Klein PK, Ruggieri A, et al. 2014. Impact of allele-level HLA matching on outcomes after myeloablative single unit umbilical cord blood transplantation for hematologic malignancy. Blood, 123(1): 133-140.

Eapen M, Klein PK, Sanz GF, et al. 2011. Effect of donor-recipient HLA matching at HLA A, B, C, and DRB1 on outcomes after umbilical-cord blood transplantation for leukaemia and myelodysplastic syndrome: a retrospective analysis. Lancet, 12: 1214-1221.

Eapen M, Rubinstein P, Zhang MJ, et al. 2007. Outcomes of transplantation of unrelated donor umbilical cord blood and bone marrow in children with acute leukemia: a comparison study. Lancet, 369: 1947-1954.

Ende N, Chen R, Reddi AS. 2004. Effect of human umbilical cord blood cells on glycemia and insulitis in type 1 diabetic mice. Biochem Biophys Res Commun, 2004; 325: 665-669.

Gluckman E, Broxmeyer HA, Auerbach AD, et al. 1989. Hematopoietic reconstitution in a patient with Fanconi's anemia by means of umbilical-cord blood from an HLA-identical sibling. N Engl J Med, 321(17): 1174-1178.

Gluckman E, Rocha V. 2005. History of the clinical use of umbilical cord blood hematopoietic cells. Cytotherapy, 7: 219-227.

Gluckman E, Ruggeri A, Volt F, et al. 2011. Milestones in umbilical cord blood transplantation. Br J Hematol, 154(4): 441-447.

Gluckman EG, Roch VV, Chastang C. 1997. Use of cord blood cells for banking and transplant. Oncologist, 2: 340-343.

Guttridge MG, Soh TG, Belfield H, et al. 2014. Storage time affects umbilical cord blood viability. Transfusion, 54: 1278-1285.

Guzniczak E, Otto O, Whyte G, et al. 2020. Purifying stem cell-derived red blood cells: a high-throughput label-free downstream processing strategy based on microfluidic spiral inertial separation and membrane filtration. Biotechnol Bioeng, 117(7): 2032-2045.

Hacein-Bey-Abina S, von Kalle C, Schmidt M, et al. 2003. A serious adverse event after successful gene therapy for X-linked severe combined immunodeficiency. N Engl J Med, 348: 255-256.

Harris DT. 1994. GVL and GVHD implications of cord blood. Proceedings of the international conference/workshop on cord blood transplantation and biology/immunology. Blood Cells, 200: 560-565.

Harris DT, Rogers I. 2007. Umbilical cord blood: a unique source of pluripotent stem cells for regenerative medicine. Curr Stem Cell Res Ther, 2: 301-309.

Harrison DE, Stone M, Astle CM. 1990. Effects of transplantation on the primitive immunohematopoietic stem cell. J Exp Med, 172: 431-437.

Hu L, Cheng L, Wang J, et al. 2006. Effects of human yolk sac endothelial cells on supporting expansion of hematopoietic stem/progenitor cells from cord blood. Cell Biol Int, 30: 879-884.

Islami M, Soleimanifar F. 2020. A review of evaluating of hematopoietic stem cells derived from umbilical cord blood's expansion and homing. Curr Stem Cell Res Ther, 15(3): 250-262.

Jones DL, Wagers AJ. 2008. No place like home: anatomy and function of the stem cell niche. Nat Rev Mol Cell Biol, 9: 11-21.

Kogler G, Enszmann J, Rocha V, et al. 2005. High-resolution HLA typing by sequencing for HLA-A, -B, -C, -DR, -DQ in 122 unrelated cord blood/patient pair transplants hardly improves longterm clinical outcome. Bone Marrow Transpl, 36: 1033-1041.

Koller M R, Emerson S G, Palsson B O. 1993. Large-scale expansion of human stem and progenitor cells from bone marrow mononuclear cells in continuous perfusion cultures. Blood, 82(2): 378-384.

Kondo M, Wagers AJ, Manz MG, et al. 2003. Biology of hematopoietic stem cells and progenitors: implications for clinical application. Annu Rev Immunol, 21: 759-806.

Kucia M, Halasa M, Wysoczynski M, et al. 2007. Morphological and molecular characterization of novel population of CXCR4$^+$ SSEA-4$^+$ Oct-4$^+$ very small embryonic-like cells purified from human umbilical cord blood-preliminary report. Leukemia, 21: 297-303.

Kurtzberg J, Prasad VK, Carter SL, et al. 2008. COBLT steering committee results of the cord blood transplantation study (COBLT): clinical outcomes of unrelated donor umbilical cord blood transplantation in pediatric patients with hematologic malignancies. Blood, 112: 4318-4327.

Laughlin MJ, Barker J, Bambach B, et al. 2001. Hematopoietic engraftment and survival in adult recipients of umbilical cord blood from unrelated donors. N Eng J Med, 344: 1815-1822.

Laughlin MJ, Eapen M, Rubinstein P, et al. 2004. Outcomes after transplantation of cord blood or bone marrow from unrelated donors in adults with leukemia. N Eng J Med, 351: 2265-2275.

Li L, Xie T. 2005. Stem cell niche: structure and function. Annu Rev Cell Dev Biol, 21: 605-631.

Li Q, Zhao D, Chen Q, et al. 2019. Wharton's jelly mesenchymal stem cell-based or umbilical vein endothelial cell-based serum-free coculture with cytokines supports the ex vivo expansion/ maintenance of cord blood hematopoietic stem/progenitor cells. Stem Cell Res Ther, 10(1): 376.

Li Y, Ma T, Kniss DA, et al. 2001. Human cord cell hematopoiesis in three-dimensional nonwoven fibrous matrices: in vitro simulation of the marrow microenvironment. J Hematother Stem Cell Res, 10: 355-368.

Lian J, Gu F, Wang H, et al. 2010. Mesenchymal stem cell transplantation for diffuse alveolar hemorrhage in SLE. Nat Rev Rheumatol, 6(8): 486-489.

Liao Y, Cotton M, Tan S, et al. 2012. Rescuing the neonatal brain from hypoxic injury with autologous cord blood. Bone Marrow Transplant, 48(7): 890-900.

Lindenmair A, Hatlapatka T, Kollwig G, et al. 2012. Mesenchymal stem or stromal cells from amnion and umbilical cord tissue and their potential for clinical applications. Cells, 1: 1061-1088.

Lu D, Sanberg PR, Mahmood A, et al. 2002. Intravenous administration of human umbilical cord blood reduces neurological deficit in the rat after traumatic brain injury. Cell Transplant, 11(3): 275-281.

Ma LJ, Gao L, Zhou H, et al. 2006. Effects of human mesenchymal stem cells and fibroblastoid cell line as feeder layers on expansion of umbilical cord blood CD34(+) cells in vitro. Zhongguo Shi Yan Xue Ye Xue Za Zhi, 14: 949-954.

Madlambayan G J, Rogers I, Kirouac D C, et al. 2005. Dynamic changes in cellular and microenvironmental composition can be controlled to elicit in vitro human hematopoietic stem cell expansion. Exp Hematol, 33(10): 1229-1239.

Maeng JY, Kim SY, An BY, et al. 2019. Comparison and correlation among in vitro and in vivo assays to assess cord blood quality according to delivery temperature and time after collection. Transfus Apher Sci, 58(4): 475-483.

Martinez-Agosto JA, Mikkola HK, Hartenstein V, et al. 2007. The hematopoietic stem cell and its niche: a comparative view.Genes Dev, 21: 3044-3060.

Matsuno N, Wake A, Uchida N, et al. 2009. Impact of HLA disparity in the graft-versus-host direction on engraftment in adult patients receiving reduced-intensity cord blood transplantation. Blood, 114: 1689-1695.

Mazurier F, Doedens M, Gan OI, et al. 2003. Characterization of cord blood hematopoietic stem cells. Ann NY Acad Sci, 996: 67-71.

McCullough J, McKenna D, Kadidlo D, et al. 2009. Mislabeled units of umbilical cord blood detected by a quality assurance program at the transplantation center. Blood, 114: 1684-1688.

McGuckin C, Forraz N, Baradez MO, et al. 2005. Production of stem cells with embryonic characteristics from human umbilical cord blood. Cell Prolif, 38: 245-255.

Migliaccio AR, Adamson JW, Stevens CE, et al. 2000. Cell dose and speed of engraftment in placental/umbilical cord blood transplantation: graft progenitor cell content is a better predictor than nucleated cell quantity. Blood, 96: 2717-2722.

Milano F, Nelson LJ, Delaney C. 2013. Fetal maternal immunity and antileukemia activity in cord-blood transplant recipients. Bone Marrow Transpl, 48: 321-322.

Min K, Song J, Kang JY, et al. 2013. Umbilical cord blood therapy potentiated with erythropoietin for children with cerebral palsy: a double- blind, randomized, placebo-controlled trial. Stem Cells, 31: 581-591.

Mohamed SA, Shalaby S, Brakta S, et al. 2019. Umbilical cord blood mesenchymal stem cells as an infertility treatment for chemo-therapy induced premature ovarian insufficiency. Biomedicines, 18: 7.

Mold JE, Michaelsson J, Burt TD, et al. 2008. Maternal alloantigens promote the development of tolerogenic fetal regulatory T cells in utero. Science, 322: 1562-1565.

Mommaas B, Stegehuis Kamp JA, van Halteren AG, et al. 2005. Cord blood comprises ntigenexperienced T cells specific for maternal minor histocompatibility antigen HA-1. Blood, 105: 1823-1827.

Mousa HSE, Abdel Aal SM, Abbas NAT. 2018. Umbilical cord blood-mesenchymal stem cells and carvedilol reduce doxorubicin-induced cardiotoxicity: Possible role of insulin-like growth factor-1. Biomed Pharmacother, 105: 1192-1204.

Mousavi SH, Zarrabi M, Abroun S, et al. 2019. Umbilical cord blood quality and quantity: collection up to transplantation.Asian J Transfus Sci, 13(2): 79-89.

Nawrot M, McKenna DH, Sumstad D, et al. 2011. Interlaboratory assessment of a novel colony-forming unit assay: a multicenter study by the cellular team of biomedical excellence for safer transfusion (BEST) collaborative. Transfusion, 51: 2001-2005.

Newcomb JD, Sanberg PR, Klasko SK, et al. 2007. Umbilical cord blood research: current and future perspectives. Cell Transplant, 16: 151-158.

Nikopoulos GN, Duarte M, Kubu CJ, et al. 2007. Soluble jagged1 attenuates lateral inhibition, allowing for the clonal expansion of neural crest stem cells. Stem Cells, 25: 3133-3142.

Norkin M, Lazarus HM, Wingard JR. 2013. Umbilical cord blood graft enhancement strategies: has the time come to move these into the clinic? Bone Marrow Transp, 148: 884-889.

Okamoto T, Takagi M, Soma T, et al. 2004. Effect of heparin addition on expansion of cord blood hematopoietic progenitor cells in three-dimensional coculture with stromal cells in nonwoven fabrics. J Artif Organs, 7: 194-202.

Page KM, Mendizibal A, BetzShablein R, et al. 2013. Optimizing donor selection for public cord blood banking: influence of maternal, infant, and collection characteristics on cord blood unit quality. Transfusion, 54(2): 340-352.

Page KM, Zhang L, Mendizabal A, et al. 2011. Total colony-forming units are a strong, independent predictor of neutrophil and platelet engraftment after unrelated umbilical cord blood transplantation: a single-center analysis of 435 cord blood transplants. Biol Blood Marrow Transpl, 17: 1362-1374.

Patterson AM, Pelus LM. 2018. Spotlight on glycolysis: a new target for cord blood expansion. Cell Stem Cell, 22: 792-793.

Petz L, Jaing TH, Rosenthal J, et al. 2012. Analysis of 120 pediatric patients with nonmalignant disorders transplanted using unrelated plasma-depleted or-reduced cord blood. Transfusion, 52: 1311-1320.

Ponce DM, Zheng J, Gonzales AM, et al. 2011. Reduced late mortality risk contributes to similar survival after double-unit cord blood transplantation compared with related and unrelated donor hematopoietic stem cell transplantation. Biol Blood Marrow Transpl, 17: 1316-1326.

Prasad VK, Mendizabal A, Parikh SH, et al. 2008. Unrelated donor umbilical cord blood transplantation for inherited metabolic disorders in 159 pediatric patients from a single center: influence of cellular composition of the graft on transplantation outcomes. Blood, 112: 2979-2989.

Prus E, Fibach E. 2007. The effect of the copper chelator tetraethylenepentamine on reactive oxygen species generation by human hematopoietic progenitor cells. Stem Cells Dev, 16: 1053-1056.

Reems JA, Hall KM, Gebru LH, et al. 2008. Development of a novel assay to evaluate the functional potential of umbilical cord blood progenitors. Transfusion, 48: 620-628.

Reza HM, Ng BY, Gimeno FL et al. 2011. Umbilical cord lining stem cells as a novel and promising source for ocular surface regeneration. Stem Cell Rev, 2011; 7: 935-947.

RochaV, Spellman S, Zhang MJ, et al. 2012. Effect ofHLAmatching recipients to donor noninherited maternal antigens on outcomes after mismatched umbilical cord blood transplantation for hematologic malignancy. Biol Blood Marrow Transplant, 18: 1890-1896.

Rogers I, Yamanaka N, Bielecki R, et al. 2007. Identifi cation and analysis of in vitro cultured CD45⁻ positive cells capable of multi-lineage differentiation. Exp Cell Res, 313: 1839-1852.

Romee R, Weisdorf DJ, Brunstein C, et al. 2013. Impact of ABO-mismatch on risk of GVHD after umbilical cord blood transplantation. Bone Marrow Transplant, 48(8): 1046-1049.

Rubinstein P, Carrier C, Scaradavou A, et al. 1998. Outcomes among 562 recipients of placental-blood transplants from unrelated donors. N Engl J Med, 339: 1565-1577.

Rubinstein P, Rosenfi eld RE, Adamson JW, et al. 1993. Stored placental blood for unrelated bone marrow reconstitution. Blood, 81(7): 1679-1690.

Ruggeri A, Rocha V, Masson E, et al. 2013. Impact of donor specific anti-HLA antibodies on graft failure and survival after reduced intensity conditioning-unrelated cord blood transplantation. Hematologica, 98(7): 1154-1160.

Sachdeva A, Gunasekaran V, Malhotra P, et al. 2018. Umbilical cord blood banking: consensus statement of the indian academy of pediatrics. Indian Pediatr, 55: 489-494.

Sands RW, Mooney DJ. 2007. Polymers to direct cell fate by controlling the microenvironment. Curr Opin Biotechnol, 18: 448-453.

Sanz J, Jaramillo FJ, Planelles D, et al. 2014. Impact on outcomes of human leukocyte antigen matching by allelelevel typing in adults with acute myeloid leukemia undergoing umbilical cord blood transplantation. Biol Blood Marrow Transpl, 1: 106-110.

Sarmiento M, Ramirez P, Jara V, et al. 2020. Haploidentical transplantation outcomes are comparable with those obtained with identical human leukocyte antigen allogeneic transplantation in Chilean patients with benign and malignant hemopathies. Hematol Transfus Cell Ther, 42(1): 40-45.

Scaradavou A, Brunstein CG, Eapen M, et al. 2013. Double unit grafts successfully extend the application of umbilical cord blood transplantation on adults with acute leukemia. Blood, 121: 752-758.

Scaradavou A, Carrier C, Mollen N, et al. 1996. Detection of maternal DNA in placental/umbilical cord blood by locusspecific amplification of the non-inherited maternal HLA gene. Blood, 88: 1494-1500.

Scaradavou A. 2012. HLA-mismatched, noninherited maternal antigenmatched unrelated cord blood transplantations have superior survival: how HLA typing the cord blood donor's mother can move the field forward. Biol Blood Marrow Transpl, 18: 1773-1775.

Schuller CE, Jankowski K, Mackenzie K. 2007. Telomere length of cord blood-derived CD34(+) progenitors predicts erythroid proliferative potential. Leukemia, 21: 983-991.

Stavropoulos-Giokas C, Charron D, Navarrete C. 2015. Cord Blood Stem Cells Medicine. the Nether lands: Elsevier Inc Academic Press.

Stevens CE, Carrier C, Carpenter C, et al. 2011. HLA mismatch direction in cord blood transplantation: impact on outcome and implications for cord blood unit selection. Blood, 118: 3969-3978.

Stevens CE, Gladstone J, Taylor PE, et al. 2002. Placental/umbilical cord blood for unrelated-donor bone marrow reconstitution:

relevance of nucleated red blood cells. Blood, 100: 2662-2664.

Sun Y, Shi H, Yin S, et al. 2018. Human mesenchymal stem cell derived exosomes alleviate type 2 diabetes mellitus by reversing peripheral insulin resistance and relieving β-cell destruction. ACS Nano, 12: 7613-7628.

Takagi M. 2005. Cell processing engineering for ex-vivo expansion of hematopoietic cells. J Biosci Bioeng, 99: 189-196.

Takanashi M, AtsutaY, Fujiwara K, et al. 2010. The impact of anti-HLA antibodies on unrelated cord blood transplantations. Blood, 116(15): 2839-2846.

Tanaka H, Matsumura I, Itoh K, et al. 2006. HOX decoy peptide enhances the ex vivo expansion of human umbilical cord blood CD34+ hematopoietic stem cells/hematopoietic progenitor cells. Stem Cells, 24: 2592-2602.

Tanaka J, Morishima Y, Takahashi Y, et al. 2013. Effects of KIR ligand incompatibility on clinical outcomes of umbilical cord blood transplantation withoutATG for acute leukemia in remission. Blood Cancer J, 3(11): e164.

Tse W, Bunting KD, Laughlin MJ. 2008. New insights into cord blood stem cell transplantation. Curr Opin Hematol, 15: 279-284.

Ustun C, Bachonova V, Shanley R, et al. 2014. Importance of donor ethnicity/race matching in unrelated adult and cord blood allogeneic hematopoietic cell transplantation. Leuk Lymphoma, 55(2): 358-364.

Van der Zanden HG, Van Rood JJ, Oudshoorn M, et al. 2014. Noninherited maternal antigens identify acceptable HLA mismatches: benefit to patients and cost-effectiveness for cord blood banks. Biol Blood Marrow Transplant, 20: 1791-1795.

Van Rood JJ, Scaradavou A, Stevens CE. 2012. Stevens. indirect evidence that maternal microchimerism in cord blood mediates a graft-versus-leukemia effect in cord blood transplantation.Proc Natl Acad Sci USA, 109(7): 2509-2514.

Van Rood JJ, Stevens CE, Smits J, et al. 2009. Re-exposure of cord blood to non-inherited maternal HLA antigens improves transplant outcome in hematological malignancies and might enhance its anti-leukemic effect. Proc Natl Acad Sci USA, 106: 19952-19957.

Wagner JE, Kernan NA, Steinbuch M, et al. 1995. Allogeneic sibling umbilical cord blood transplantation in children with malignant and nonmalignant disease. Lancet, 346: 214-219.

Willemze R, Rodrigues CA, Labopin M, et al. 2009. KIR-ligand incompatibility in the graft-versushost direction improves outcomes after umbilical cord blood transplantation for acute leukemia. Leukemia, 23(3): 492-500.

Willing AE, Eve DJ, Sanberg PR. 2007. Umbilical cord blood transfusions for prevention of progressive brain injury and induction of neural recovery: an immunological perspective. Regen Med, 2: 457-464.

Wu KC, Chang YH, Liu HW, et al. 2019. Transplanting human umbilical cord mesenchymal stem cells and hyaluronate hydrogel repairs cartilage of osteoarthritis in the minipig model. Ci Ji Yi Xue Za Zhi, 31: 11-19.

Wu KH, Chan CK, Tsai C, et al. 2011. Effective treatment of severe steroidresistant acute graft-versus-host disease with umbilical cord-derived mesenchymal stem cells. Transplantation, 91(12): 1412-1416.

Xue G, He M, Zhao J, et al. 2011. Intravenous umbilical cord mesenchymal stem cell infusion for the treatment of combined malnutrition nonunion of the humerus and radial nerve injury. Regen Med, 6: 733-741.

Yamaguchi M, Hirayama F, Kanai M, et al. 2001. Serum-free coculture system for ex vivo expansion of human cord blood primitive progenitors and SCID mouse-reconstituting cells using human bone marrow primary stromal cells. Exp Hematol, 29: 174-182.

Yan Besien K, Liu H, Jain N, et al. 2013. Umbilical cord blood transplantation supported by third-party donor cells: rationale, results, and applications. Biol Blood Marrow Transpl, 19: 682-691.

Yan de Ven C, Collins D, Bradley MB, et al. 2007. The potential of umbilical cord blood multipotent stem cells for nonhematopoietic tissue and cell regeneration. Exp Hematol, 35: 1753-1765.

Yang YX, Miao ZC, Zhang HJ, et al. 2007 Establishment and characterization of a human telomerase catalytic subunittransduced fetal bone marrow-derived osteoblastic cell line. Differentiation, 75: 24-34.

Yin T, Li L. 2006.The stem cell niches in bone. J Clin Invest, 116: 1195-1201.

Zhang CC, Kaba M, Iizuka S, et al. 2008. Angiopoietin-like 5 and IGFBP2 stimulate ex vivo expansion of human cord blood hematopoietic stem cells as assayed by NOD/SCID transplantation.Blood, 111: 3415-3423.

Zhang CC, Lodish HF. 2008. Cytokines regulating hematopoietic stem cell function. Curr Opin Hematol, 15: 307-311.

Zhang QY, Dong F, Ema H. 2020. Research advance on in vitro generation of human hematopoietic stem cells for transplantation-review. Zhongguo Shi Yan Xue Ye Xue Za Zhi, 28(1): 320-324.

Zhang Y, Zhu Z, Hua K, et al. 2019. Umbilical cord-derived mesenchymal stem cell transplantation in vaginal replacement in vitroand in a rat model. Am J Transl Res, 10: 3762-3772.

Zimran E, Papa L, Djedaini M, et al. 2020. Expansion and preservation of the functional activity of adult hematopoietic stem cells cultured ex vivo with a histone deacetylase inhibitor. Stem Cells Transl Med, 9(4): 531-542.

第六章 脐带血干细胞的临床应用研究

第一节 脐带血干细胞临床应用概述

一、前言

异基因造血干细胞（HSC）移植是指把健康供体的 HSC 移植到免疫抑制的宿主体内，使新的供体造血形成，并重建机体的免疫功能。在过去的 50 年里，异基因 HSC 移植已经成为治疗许多恶性和非恶性疾病，特别是急性白血病和淋巴增殖性疾病的一种公认的治疗方法。在世界范围内，每年进行的异基因 HSC 移植（HSC transplants，HSCT）超过 2.5 万例。2012 年，欧洲血液和骨髓移植组织（European Blood and Marrow Transplantation，EBMT）共报道 15 351 例异基因 HSCT，主要在 48 个欧洲国家、650 多个移植中心进行。其中，14 165 例为首次移植，71%（$n=10\,080$）治疗的是白血病，15%（$n=2182$）治疗的是淋巴增生性疾病，12%（$n=1734$）治疗的是非恶性疾病。

在过去的 30 年，临床 HSCT 取得了许多进展。其中，最重要的进展之一是可选择的供体增多。多年来，人白细胞抗原（HLA）匹配的兄弟姐妹是唯一而广泛使用的供体。然而，在需要异基因 HSCT 的患者中，只有 25%～30% 的兄弟姐妹是 HLA 匹配的。对于其余的人，首选的策略是通过国际捐献登记机构寻找与 HLA 无关的志愿捐献者。然而，为了把 HSCT 的可能性扩大到更多的患者，越来越多地使用单 HLA 不匹配的无关供体、脐带血（UCB）供体和全单倍型不匹配的家庭成员。2012 年，在 EBMT 调查报告的 15 531 例异基因 HSCT 中，38%（$n=5806$）的捐赠者是 HLA 相同的兄弟姐妹，0.3%（$n=46$）是同卵双胞胎，49%（$n=7530$）是无关志愿者，4%（$n=694$）是无关的 UCB 和 8%（$n=1217$）的其他家庭成员。目前，几乎所有的患者都可以找到替代 HSC 供体，许多回顾性的研究表明，UCB 供体和单倍体匹配家族供体都可替代 HLA 匹配或不匹配的无关供体，且总体结果可接受。是否采用 HLA 不匹配的无关供体、无关的 UCB 或单倍体相同的亲属，取决于患者、疾病和移植的相关因素。这些 HLA 不匹配的供体、UCB 和单倍体相同亲属的优缺点比较见表 6-1。

表 6-1　HLA 不匹配、UCB 和单倍体相同供体移植的结果比较（Rocha and Locatelli，2008）

	不匹配的无关供体	UCB	单倍体相同
HLA 匹配	9～10/10（HLA-A，-B，-C，DRB1± DQB1）的等位基因水平	4～6/6HLA-A 和 HLA-B（抗原）；HLA-DRB1（等位基因）	50%
稀有而可使用的单倍体	2%～10%	20%	N/A
供体的可用性	3～6 个月	1 个月	即用
供体损耗	20%～30%	1%～2%	<1%
供体的风险	低	无	低
细胞剂量	高	低	高
移植后免疫治疗	需要	不需要	需要（限制剂量）
费用	低/中等	高	低
临床优点	良好植入，低复发	低 GVHD	良好植入
临床缺点	增加 GVHD	移植失败；延迟髓系恢复；延迟免疫重建；增加感染	延迟免疫恢复；增加感染；增加复发（T 细胞清除/RIC*）

*RIC，reduced intensity conditioning，低强度预处理。

二、临床 UCB 移植

UCB 移植可把异基因 HSCT 的可能性扩展到缺乏合适的 HLA 匹配供体的患者。在 2012 年 EBMT 组织的调查中，共有 758 例异基因 UCB 移植，其中 8%（$n=58$）是 HLA 完全相同的兄弟姐妹供体，92%（$n=694$）是无关供体，0.8%（$n=6$）是其他家族成员。由于围产期细胞相对不成熟，与骨髓（BM）或外周血（PB）的淋巴细胞比较，UCB 淋巴细胞的同种异体反应性更低。因此，与 BM 和 PB 干细胞移植比较，即使 UCB 与受体的 HLA 不匹配，其耐受性更高，移植物抗宿主病（GVHD）的发生率较低，HLA 匹配程度的要求也更低。一般来说，在移植足够的细胞量而使用 HLA-A 和 HLA-B（低分辨率，抗原）和 HLA-DRB1（高分辨率，等位基因）时，有 1～2 个的 HLA 位点不匹配都可以耐受。因此，可以为绝大多数患者找到适合移植的 UCB 供体，包括那些罕见的单倍型和（或）来自在国际志愿供体登记中代表性不足的少数民族群体的患者。冻存的 UCB 具有诸多的优势：立即可用；避免移植的长时间延迟；无需长期处理和存储供体的耗损；对供体没有相关风险。目前，临床 UCB 移植主要包括以下 4 个方面。

（1）HLA 全相同的兄弟姐妹的 UCB 应用；单份 UCB 或与同一供体的骨髓细胞联合应用。

（2）无关供体冻存的 UCB 应用；一个供体或两个不同供体的 UCB 混合应用。

（3）无关 UCB 的骨内直接注入，在体外扩增培养或与第三方单倍体相同或间充质细胞的联合应用研究。

（4）自体 UCB 细胞的应用；由于缺乏科学数据支持其在临床实践中的常规应用，因此仍存在争议。

三、相关 UCB 细胞在同种异体移植中的临床应用

1988 年，Gluckman 等报道了首例使用 UCB 作为 HSC 来源的异基因移植治疗 1 例范科尼贫血（FA）的 5 岁男孩造血重建。在这个男孩初步诊断后，他的母亲怀了一个小女孩，其 HLA 与她哥哥完全相同且无 FA。在分娩时收集 UCB 冻存，之后移植给她的哥哥。移植非常成功，患者至今健在。此后，又有多例这样的同胞 HLA 完全相同的 UCB 移植。仅在欧洲，就有约 700 余例的这种移植。其中大多数血缘相关 UCB 移植受体是儿童，且绝大多数 UCB 的 HLA 完全相同。由于可获得的 UCB 细胞数量相对较少，这些儿童中约有 150 名患者同时接受过同一供体的 BM 细胞移植。在 519 例血缘相关 UCB 的移植中，第 60 天的中性粒细胞植入率为（91±3）%，平均天数为 22 天（12～80 天）。输注的 CD34$^+$细胞数与中性粒细胞的恢复率有关，如输注的 CD34$^+$细胞剂量>$1.4×10^5$/kg，中性粒细胞的恢复率为（95±2）%；若 CD34$^+$细胞剂量较低，则仅为（90±3）%（$P=0.02$）。100 天的急性 GVHD 和 4 年的慢性 GVHD 发生率分别为（12±3）%和（13±2）%。恶性疾病非复发死亡（nonrelapse mortality，NRM）的 4 年累积发生率为（8±2）%。所有患者 4 年总存活率（overall survival，OS）为（75±2）%，非恶性疾病为（91±3）%，恶性疾病为（56±4）%。

2000 年，Eurocord 研究小组与国际血液和骨髓移植登记处（International Blood and Marrow Transplantation Registry，IBMTR）合作，把 113 例 HLA 完全相同而血缘相关 UCB 移植（1990—1997）与 2052 例同期 HLA 完全相合的血缘相关的 BM 移植（BMT）比较。UCB 移植的总有核细胞（TNC）平均数为 $0.47×10^8$/kg，BMT 为 $3.5×10^8$/kg（$P<0.001$）。结果显示，在移植后的 60 天，与 98%的 BMT（95%CI，97%～99%）相比，89%的 UCB 移植（95%CI，82%～94%）的中性粒细胞恢复较低（$P=0.02$）；在移植后的 100 天，UCB 移植患者急慢性 GVHD 的风险更低，为 14%（95%CI，8%～22%），BMT 为 24%（95%CI，22%～26%），$P=0.02$；在移植后的 3 年，分别为 6%（95%CI，2%～13%）和 15%（95%CI，13%～17%），$P=0.02$。

UCB 移植的 GVHD 发生率较低的原因，可能与其细胞相对的免疫学不成熟有关。UCB 中 T 细胞的抗原幼稚（antigen naïve），与成人血中活化的 T 细胞相比，对同种异体刺激的反应较小，产生效应细胞

因子的水平较低。UCB 中的树突状细胞还具有较低的抗原呈递活性，能减少共刺激分子（CD80，CD86）的表达。另外，UCB 含有更多的调控性 T 细胞（Treg），其具有更大的扩增潜力，可增强抑制功能。在良性和恶性疾病的比较中，UCB 移植 3 年后的 OS 与 BMT 相似，良性疾病分别为 86%（95%CI，75%～94%）和 84%（95%CI，81%～87%），$P = 0.82$；恶性疾病分别为 46%（95%CI，31%～62%）和 55%（95%CI，52%～58%），$P = 0.69$。这些结果表明，UCB 移植均明显优于 BMT。

（一）针对恶性疾病的 UCB 移植

目前，许多研究报道恶性疾病患者 UCB 移植后的结果。在 2010 年，Eurocord 研究小组和 EBMT 报道了 147 例 HLA 完全相同兄弟姐妹的 UCB 移植治疗血液恶性肿瘤患者的风险因素分析和长期预后。UCB 移植于 1990～2008 年进行，平均随访时间为 6.7 年（范围 7 个月至 18 年）。所有的供体都是弟弟妹妹，且患者的诊断早于供体的出生。在 142 例 UCB 移植中，有 60 例在诊断时母亲已经怀孕，出生后的 UCB 立即储存或者使用。在 82 例中，UCB 供体是在诊断后怀孕的，尽管尚不清楚这些妊娠中是否有与 HLA 匹配的供体。患者的平均年龄为 5 岁（范围 1～32 岁），急性白血病是最常见的诊断（$n=109$；74%）。UCB 复苏后，TNC 的平均数为 $4.1×10^7$/kg（95%CI，$1.20×10^7～7.45×10^7$/kg）。第 60 天，中性粒细胞恢复的累积发生率为（90±3）%。输注的 TNC>$4.1×10^7$/kg（HR 1.72，95%CI，$P = 0.003$）和使用甲氨蝶呤预防 GVHD（HR 0.48，95%CI，$P <0.001$）是中性粒细胞恢复的独立预测因素。100 天急性和 2 年慢性 GVHD 的累积发生率分别为（12±3）%和（10±2）%。NRM、复发、无病生存（DFS）和 OS 的 5 年累计发病率分别为（9±2）%、（47±4）%、（44±4）%和（55±4）%。在急性白血病患者亚组分析中，首次完全缓解（first complete remission，CR1）、第 2 次 CR（CR2）、第 3 次 CR（CR3）和难治性疾病移植 5 年 DFS 分别为（57±9）%、（46±7）%、（31±13）%和（21±11）%。在多变量的分析中，较晚移植（2000 年后）（$P=0.003$），输入较高的 TNC 剂量（>$4.1×10^7$/kg）（$P=0.02$）和疾病早期/中期移植（$P=0.04$）均可改善 DFS。因此，血缘相关的 UCB 移植为患有恶性疾病儿童提供了 BM 或外周血干细胞（PBSC）移植的合适替代方案，而且可避免同胞供体的任何风险。然而，细胞剂量可能成为较大儿童的限制因素。

（二）针对非恶性疾病的 UCB 移植

与 UCB 相关的大部分移植与非恶性遗传疾病的儿童有关，血红蛋白病，如地中海贫血（TM）、镰状细胞病（SCD）和 BM 衰竭综合征（如 FA）是最常见的适应证。几年前，Eurocord 研究小组回顾性地分析了 44 例 UCB 移植的结果，其中 TM（$n=33$），SCD（$n=11$）。患者的平均年龄为 5 岁（范围 1～20 岁），TNC 输注的平均数为 $4.0×10^7$/kg（范围 $1.2×10^7～10×10^7$/kg）。8 例患者移植失败（1 例 SCD 和 7 例 TM）。第 60 天中性粒细胞恢复累积发生率为 89%，平均时间为第 23 天（范围 12～60 天）。急性 GVHD（Ⅱ～Ⅳ级）和慢性局限性 GVHD 的评估概率分别为 11%和 6%。平均随访 24 个月（范围 4～76 个月），44 例儿童中有 36 人保持无病状态，移植后随访期间无患者死亡。TM 和 SCD 的 2 年 DFS 分别为 79%和 90%。而且，在使用甲氨蝶呤进行 GVHD 预防治疗的病例，与治疗失败的高风险相关（HR 6.6，95%CI，1.47～25.86；$P=0.01$）。

最近，Eurocord 研究小组与 EBMT 合作，回顾性比较了 485 例 TM 或 SCD 患者进行 HLA 完全相同 UCB 移植（$n=96$）或 BMT（$n=389$）的治疗结果。与早期研究的结果一致，UCB 移植与 BMT 相比，中性粒细胞恢复较差，第 60 天累积发生率分别为（90±4）%和（92±1）%（$P=0.01$）。UCB 移植患者平均粒细胞恢复的平均时间也较慢，平均时间为 23 天（范围 9～606 天），BMT 为 19 天（范围 8～56 天），$P=0.002$。UCB 移植患者不仅急性 GVHD 的发生率较低[（10±3）% vs（21±2）%；$P=0.04$]，且无慢性广泛性的 GVHD。平均随访 70 个月，UCB 移植和 BMT 后 6 年 OS 分别为（95±1）%和（97±2）%（$P = 0.92$）。TM 患者在 BMT 和 UCB 移植后的 6 年 DFS 分别为（86±2）%和（80±5）%，而 SCD 患者相应的 DFS 分别为（92±2）%和（90±5）%。然而，在多变量分析中，UCB 移植与 BMT 患者之间的 DFS 无统计学差异。仅 UCB 移植（$n=96$）

使用甲氨蝶呤（HR 3.81、95%CI、1.40～10.87；P=0.004）及 1999 年后进行移植（HR 0.33、95%CI、0.12～0.89；P = 0.02）是 DFS 的独立预测因子。总之，UCB 移植为 TM 和 SCD 患者提供了良好的预后，甚至可能优于 BMT，因为 GVHD 的发生率更低。

（三）直接相关供体的 UCB 库

由于 HLA 完全相同 UCB 移植的临床效果令人鼓舞，人们对这种针对供体的 UCB 库的使用越来越感兴趣。如果孩子的母亲诊断为恶性或非恶性疾病，而这种疾病可能用 HSC 治愈，当其母亲怀孕时就应该努力把新生儿的 UCB 收集冻存。如果有必要进行 HSCT，且新生的同胞是合适的供体，那么先收集 UCB 可以避免 BM 采集带来的风险和不适，并可降低 GVHD 的发病率。目前，许多研究正在努力系统地识别、收集和储存这种可供家庭直接使用的 UCB。2005～2015 年，英格兰和威尔士的 NHS 血液和移植机构收集到 268 份有针对性 UCB；87%（n=235）是为可能需要进行 HSCT 的现有兄弟姐妹收集的，其余的 13%（n=35）有严重遗传疾病的家族史。其中 65 例（28%）与现有兄弟姐妹的 HLA 匹配，但只有 13 例用于移植；有严重遗传疾病家族史的 UCB 均未使用。在类似的报道中，由于患儿可能需要 HSCT，在 1 名产妇分娩时共收集到 48 份 UCB 单位，只有 1 份使用。因此，虽然这种有针对性的 UCB 库可能起着重要的作用，但其利用率较低，需要仔细考虑哪些 UCB 单位是长期存储的。而且，这种有针对性的 UCB 库存在重要的伦理问题，特别是为了给患儿提供 HLA 匹配的相关供体而怀孕。随着私人 UCB 库的发展和使用，必须尽一切努力确保这些移植和 UCB 库符合当下 UCB 移植所需的国际临床和伦理标准。

四、无关 UCB 在同种异体移植中的临床应用

血缘相关 UCB 移植的结果令人鼓舞，且 GVHD 发病率较低，但有的研究提出使用血缘无关的 UCB，并已建立相应的 UCB 库。1991 年，首家公立 UCB 库在纽约血液中心（New York Blood Center，NYBC）成立。1993 年，1 例 4 岁的急性淋巴细胞性白血病（ALL）患儿接受血缘无关 UCB 的移植。迄今为止，全球超过 130 家公立 UCB 库，已收集 60 余万单位无偿志愿者的 UCB。每个单位的基本 HLA 分型和临床数据都输入可搜索的国际注册数据库中，如骨髓供体世界网和 NetCord 基金会，允许各移植中心确认和查找具有合适潜能的 UCB 单位。由于这些举措，全球已有超过 3 万例无关 UCB 的移植。

随着对成功移植所需最小细胞剂量和 HLA 匹配要求的提高，这种无关 UCB 的移植已取得较大进展。与 BMT 相比，UCB 中平均只含有 10% 的 $CD34^+$ HSC/祖细胞，而在 PBSC 中只有 5%。20 世纪 90 年代后期的研究表明，由于感染，无关低细胞剂量[TNC 和（或）$CD34^+$细胞]的 UCB 移植失败的风险增加，移植后疗效显著延迟，早期移植相关死亡（transplant-related mortality，TRM）风险增加。这种较差的移植结果也与 UCB 和受体之间的 HLA 不匹配数量有关。因此，这些新的认识可直接指导 UCB 的收集和使用，即提高细胞的剂量和使 HLA 不匹配的程度减少。结合支持治疗的改善，这种无关 UCB 移植的结果与使用常规供体的 HSCT 的结果相当。此外，随着成人 UCB 移植的增加，所需输注的 UCB 细胞量增加，双份 UCB 的移植已成一种新的治疗方法。使用两份无关 UCB 的联合移植，可明显降低其失败的风险，并为所有患者提供 UCB 供体 HSCT 的可能。

（一）儿童无关 UCB 的移植

研究证明，儿童无关 UCB 移植与持续的骨髓移植相比，GVHD 发生率较低，其总体疗效与使用常规 HSCT 供体相当。2008 年，首次前瞻性多中心 II 期试验发布了小于 18 岁儿童血液恶性肿瘤的 UCB 移植结果。平均年龄为 7.7 岁（范围 0.9～17.9 岁）的 191 例儿童进行无关 UCB 移植，其中大多数为急性白血病（n=161；84%）。输注 TNC 的平均数和 $CD34^+$细胞剂量分别为 $5.1×10^7$/kg（范围 $1.5×10^7$～$23.7×10^7$/kg）和 $1.9×10^5$/kg（范围 $0.0～25.3×10^5$/kg）。在 75 例（39%）的移植中，UCB 的 HLA-A 和 HLA-B（抗原）

位点与受体的匹配为 5～6/6；HLA-DRB1（等位基因）有 2～3 个位点不匹配。42 天的中性粒细胞恢复、100 天的急性 GVHD、2 年的慢性 GVHD 和 2 年复发的累计发病率分别为 80%（95%CI，75%～85%）、20%（95% CI，14%～26%）、21%（95%CI，15%～28%）和 20%（95%CI，15%～26%）。在多变量分析中，HLA 的匹配（P=0.04）和 TNC 的剂量（P=0.04）为恢复的两个独立因素。2 年 OS 为 50%（95%CI，42%～57%）。而且，巨细胞病毒（CMV）感染（P<0.01）、ABO 匹配（P=0.02）、受体性别（P<0.01）和 TNC 剂量（P=0.04）是 OS 的独立预测因素。因此，这项前瞻性试验为 UCB 供体在儿童恶性疾病中的应用提供了有力的依据。目前，许多回顾性的研究均已报道一系列特殊患儿接受无关 UCB 的移植，其中包括 ALL、急性骨髓性白血病（AML）、骨髓增生异常综合征（MDS）、血红蛋白病、Hurler 综合征、FA 和原发性免疫缺陷。

1. 儿童恶性血液病

1）ALL

尽管单纯化学治疗 ALL 患儿的疗效很好，但仍有 20%～30%需要同种异体的 HSCT。Eurocord 研究小组回顾性地分析表明，在 532 例儿童的无关 UCB 移植中，前体 B 细胞型 ALL 是最常见的表型。患者移植后的 CR 分别是 CR1（n=186）35%、CR2（n=238）45% 和 CR3/晚期疾病（n=108）20%。平均年龄为 6.8 岁。大多数使用单份 UCB 移植，输注 TNC 剂量为 $4×10^7$/kg，且有 1～2 个 HLA 位点不匹配。中性粒细胞恢复、急性 GVHD 和 TRM 的累积发生率分别为 82%、27%和 21%。在多变量分析中，输注的 TNC>$4×10^7$/kg 和移植后的疾病状态（CR1）与恢复有关。2 年复发的累积发病率为 37%，疾病状况和全身照射（total body irradiatio，TBI）是复发的独立预测因素。2 年无白血病生存（leukemia-free surviva，LFS）为 38%（CR1 为 49%，CR2 为 42%，CR3/晚期疾病为 10%）。2012 年，Eurocord 研究小组对移植前监测的 170 例有白血病微小残留病灶（minimal residual disease，MRD）患儿的分析显示，其平均年龄 6.5 岁（范围 1～17 岁），并都经过 MAC 方案的治疗后进行移植。移植后 4 年，复发的累积发生率为（30±3）%。在多变量分析中，移植前 MRD 阳性是复发的独立预测因素[HR 2.2（95%CI，1.2～3.9）；P= 0.001]。移植前 MRD 阴性患者的 LFS 也有提高（54% vs 29%，P = 0.003），MRD 也是 LFS 的独立预测因素（HR 0.5，95%CI，0.3～0.8；P = 0.003）。因此，UCB 移植前的 MRD 评估可能预测儿童在 UCB 移植后复发的风险。因此，应进一步研究降低其移植后复发风险的方法。

2）AML

2003 年，Eurocord 研究小组回顾了 95 例 AML 患儿 UCB 移植的结果。与 ALL 相同的是，大多数都使用的单份 UCB 移植，平均 TNC 剂量 $5.2×10^7$/kg，1～2 个 HLA 位点不匹配。儿童的平均年龄为 4.8 岁（范围 1～15 岁）。第 60 天中性粒细胞的累积恢复率为（78±4）%，第 100 天急性 GVHD 的发生率为（35±5）%。2 年的复发率为（29±5）%，2 年 LFS 移植 CR1 为（59±11）%，CR2 为（50±8）%，复发型为（21±9）%。在多变量分析中，疾病状态和主要 ABO 不相容性与 LFS 和 OS 相关。根据这些发现，Eurocord 研究小组分析了 390 例 AML 儿童 UCB 移植的细胞遗传学和（或）分子标志物。其平均输注的 TNC 和 CD34 细胞剂量分别为 $4.9×10^7$/kg 和 $1.9×10^5$/kg，81% 移植的 UCB 与受体有 1～2 个 HLA 位点不匹配。在这些移植患者中，87% 使用的是 MAC 方案。60 天中性粒细胞的累积恢复率为 85%，与输注的 TNC 剂量和 CD34 细胞剂量显著相关。在第 100 天，急性 GVHD（Ⅱ～Ⅳ级）累积发生率为 34%。在 2 年时，CR1 的 LFS 为 63%，CR2 为 43%，更晚期疾病为 22%。在 CR2 的分组中，预后良好的患者均与细胞遗传学/分子标志物有关（P=0.005），CR 期超过 7 个月（P=0.03）的都与 LFS 的改善相关。总之，当没有 HLA 全匹配的供体可用时，儿童 AML 的 UCB 移植结果令人满意。此外，通过细胞遗传学/分子标志物的检测可以帮助预测儿童在 UCB 移植后的 CR 期可能出现的复发风险，从而可能受益于新的干预措施，进一步改善预后。

3）MDS 和青少年骨髓单核细胞白血病

MDS 是一种罕见的儿童疾病，HSC 移植仍然是唯一的根治方法。在欧洲儿童 MDS 工作组、国际血液和骨髓移植研究中心（Center for International Blood and Marrow Transplant Research，CIBMTR）和 Eurocord 研究小组-EBMT 小组联合，回顾性研究了接受 UCB 移植的 70 例 MDS 儿童（难治性血细胞减少症，$n=33$），难治性贫血伴原始细胞增多（$n=28$）；转化性（transformation）的难治性贫血伴原始细胞增多（$n=9$）。患者平均年龄为 7 岁（范围 1～18 岁），所有患者都接受 MACR 治疗。TNC 剂量为 $5.75×10^7/kg$（范围为 $1×10^7$～$28×10^7/kg$），38 例（54%）HLA 匹配 ≥5/6。第 60 天中性粒细胞累积恢复率为 76%（95%CI，64%～74%）。TNC 剂量 $>6×10^7/kg$（HR 0.55，95%CI，0.33～0.93；$P=0.02$），UCB 的 HLA 匹配 ≥5/6[HR 0.47（95%CI，0.25～0.90）；$P=0.02$]，应用 TBI 预处理方案[HR 0.47（95%CI、0.25～0.85）；$P=0.01$]，单体 7 核型存在（HR 0.58（95%CI，0.33～0.99）；$P=0.045$），这些都能提高移植疗效。3 年 DFS 为 39%（95%CI，33%～45%）。

2001 年之前行 UCB 移植[HR 2.38（95%CI、1.14～5.00）；$P=0.02$]和 7 号染色体以外的核型[HR 2.04（95%CI，1.11～3.70）；$P=0.02$]是移植失败高风险的预测因素。1995～2010 年，Eurocord 研究小组对 110 例单份 UCB 移植治疗骨髓单核细胞白血病患儿的结果分析显示，其平均输注的细胞剂量为 $7.1×10^7/kg$（范围为 $1.7×10^7$～$27.6×10^7/kg$），59%（$n=65$）的 UCB 具有 0～1 个 HLA 位点不匹配。平均随访 44 个月（范围是 3～169 个月）。第 60 天中性粒细胞累积恢复率为（82±4）%，平均时间为 25 天（范围是 10～60 天）。100 天时急性 GVHD（Ⅱ～Ⅳ级）累积发生率为（41±4）%。5 年时的复发累积发生率为（33±5）%，确诊年龄 >1.4 岁，复发率增加[HR 2.8（95%CI，1.4～7.0）；$P=0.004$]。5 年 DFS 和 OS 分别为（44±5）%和（52±5）%。在多变量分析中，确诊年龄 >1.4 岁（$P=0.005$），0～1 个 HLA 位点不匹配（$P=0.009$），单体 7 核型缺乏（$P=0.02$），这些都是有利的 DFS 影响因素。这些研究数据表明，在年龄相对较小的 MDS 儿童中，这种无关 UCB 的移植效果较为理想。

2. 儿童非恶性血液病

1）先天性骨髓衰竭综合征

2016 年，Eurocord 研究小组报道了 93 例 UCB 移植的效果，其中大部分是 FA 的儿童，平均年龄为 8.6 岁（范围 1～45 岁）。收集和输注 TNC 的平均剂量分别为 $5.9×10^7/kg$（范围 $0.8×10^7$～$24.0×10^7/kg$）和 $4.9×10^7/kg$（范围 $1×10^7$～$19.2×10^7/kg$）。其中 37 例 UCB 的 HLA 有 5～6/6 个位点匹配。第 60 天中性粒细胞累积恢复率为（60±5）%。在多变量分析中，凡应用氟达拉滨（$P=0.05$）、TNC 的输注剂量 ≥$4.9×10^7/kg$（$P=0.03$）的中性粒细胞恢复率均可提高。急性 GVHD（Ⅱ～Ⅳ级）和慢性 GVHD 的累积发生率分别为（32±5）%和（16±4）%。如果受体 CMV 血清学为阴性（HR 2.82，95%CI，1.45～5.59；$P<0.001$），输注的 TNC 剂量 ≥$4.9×10^7/kg$[HR 1.75（95%CI，0.99～3.16）；$P=0.05$]，使用氟达拉滨治疗[HR 1.79（95%CI，1.02～3.13）；$P=0.04$]的 3 年 OS 为（40±5）%。

Eurocord 研究小组还回顾了 44 例除 FA 外的先天性 BM 衰竭综合征患者的 UCB 移植的结果，包括先天性纯红细胞再生障碍性贫血[又称 Diamond Blackfan（$n=18$）]、先天性无核细胞性血小板减少症（$n=13$）、先天性角化不良（$n=6$）、重度先天性中性粒细胞减少症（$n=15$）、Shwachman-Diamond 综合征（$n=1$）、分类不明（$n=1$）。平均输注 TNC 剂量 $6.1×10^7/kg$（范围为 $0.3×10^7$～$18×10^7/kg$），3 例使用双份 UCB 移植。第 60 天中性粒细胞累积的恢复率为 55%，其中 17 例在首次移植时失败。100 天时急性 GVHD 的累积发病率为 24%，2 年时慢性 GVHD 的累积发生率为 53%。2 年 OS 为 61%（95%CI，47%～75%），5 岁以下改善明显[RR 0.29（范围 0.1～0.8）；$P=0.02$]，输注 TNC 剂量 ≥$6.1×10^7/kg$[RR 0.31（范围 0.11～0.86）；$P=0.03$]。尽管首次移植失败的发生率较高，但两项研究的结果比较合理。因此，在此临床情况下，推荐选用的 UCB 单位应具有高细胞剂量（输注 TNC> $4×10^7/kg$），最多只允许 1 个 HLA 位点不匹配。此外，由于这些患者很可能在移植前接受多次输血治疗，所以建议对其供体特异性抗 HLA 抗体（donor-specific anti-HLA antibody，DSA）进行检测。

2）代谢性疾病

由于 UCB 移植对遗传性代谢性疾病（如 Hurler 综合征）治愈的潜能和 GVHD 的发生率低，现已成为其治疗的一种有吸引力的选择。2013 年，Eurocord 研究小组回顾了 258 例 Hurler 综合征儿童进行 UCB 的 HSCT（116 例）、非亲属供体（$n=105$）和 HLA 匹配的兄弟姐妹（$n=37$）的治疗结果。儿童平均年龄为 16.7 个月（范围 2.1～228 个月）。在 UCB 的移植中，输注的 TNC 和 CD34$^+$细胞的平均剂量分别为 $8.8×10^7$/kg（范围为 $1.2×10^7$～$32×10^7$/kg）和 $3.0×10^5$/kg（范围 $0.2×10^5$～$105×10^5$/kg）。所有患者的 5 年无病生存率（event-free survival，EFS）和 OS 分别为（63±3）%和（74±3）%。根据供体的结果分析，HLA 匹配的兄弟姐妹供体和 HLA 匹配（6/6）UCB 移植的 5 年 EFS 为 81%，1 个和 2 个 HLA 不匹配的分别为 68%和 57%；匹配和不匹配的无关移植分别为 66%和 41%。在多变量分析中，移植年龄（<16.7 个月）和供体来源是 EFS 的独立预测因素。与 HLA 匹配的兄弟姐妹供体相比，UCB 移植有两个 HLA 基因位点不匹配[HR 2.5（95%CI，1.09～5.87）；$P=0.03$]和 HLA 不匹配的无关移植[HR 2.7（95%CI，1.30～5.54）；$P=0.007$]的 EFS 显著降低。匹配的（10/10）无关供体或 5/6 匹配 UCB 的联合应用可降低（$P=0.07$）EFS。这些结果表明，UCB 移植仍然是治疗 Hurler 综合征的合适选择，但不推荐使用具有两个及更多 HLA 不匹配 UCB 的移植。

3）原发性免疫缺陷病

UCB 移植已成功用于治疗儿童原发性免疫缺陷病。2012 年，Eurocord 研究小组回顾性地比较了 74 例 UCB 移植与 175 例 HLA 不匹配的相关供体（mismatched related donor，MMRD）的移植在重度联合免疫缺陷（SCID）或 Omenn 综合征患者中的疗效。在 UCB 移植中，67%（$n=50$）有 0 或 1 个 HLA 不匹配；5 年 OS 为（57±6）%，MMRD 为（62±4）%（$P=0.68$）。HLA 全匹配（6/6，76%，$n=21$）或单个 HLA 位点不匹配（5/6，62%，$n=29$）的 SCID 患者与 4/6 HLA 不匹配（35%，$n=24$）的比较，其 5 年 OS 更高。这些数据表明，UCB 移植可以用于重症免疫缺陷的治疗，但不推荐使用≥2 个 HLA 不匹配的 UCB 移植。

4）血红蛋白病

无关 UCB 移植和替代供体的使用已用于 TM 和 SCD 的治疗。但用无关 UCB 移植仍有争议，因为一些研究表明这种移植的排斥反应率高。2012 年，Eurocord 研究小组和 CIBMTR 共同发表了一份回顾性的研究，报道了 51 例与无关 UCB 移植治疗儿童的 TM（$n=35$）或 SCD（$n=16$）。25 例有 0～1 个 HLA 位点不匹配，其余有 2～3 个 HLA 不匹配。输注有核细胞的平均数为 $5×10^7$/kg（范围 $1.1×10^7$～$23×10^7$/kg）。移植后的 60 天，含>$5×10^7$/kg 的 UCB 移植的累计有效率为（63±9）%，低剂量组仅为（32±8）%。27 例患者首次移植失败（TM 20 例、SCD 7 例）是导致治疗失败的主要原因。第 100 天时的急性 GVHD 累积发生率为（23±2）%。TM 患者的 OS 和 DFS 分别为（62±9）%和（21±7）%，SCD 患者分别为（94±6）%和（50±9）%。在多变量分析中，随着输注 TNC 剂量的增加（>$5×10^7$/kg），植入率[HR 2.2（95%CI，0.96～3.6）；$P=0.05$]和 DFS[HR 0.4（95%CI，0.2～0.8）；$P=0.01$]均有显著提高。这些数据表明，血红蛋白病的 UCB 移植的失败发生率较高。因此，建议患有血红蛋白病的儿童，只能考虑高细胞剂量的 UCB 移植。

3. 儿童 UCB 的移植与其他来源细胞移植结果的比较

由于注册的供体数量和（或）可冻存的 UCB 数量持续上升，对于许多儿童在搜索时可以选择多个供体。因此，为了帮助临床医生选择最合适的供体，一些回顾性研究试图直接比较儿童急性白血病的 UCB 移植与血缘无关 BM 移植的结果。总体而言，接受 UCB 移植一般能较快地进行实施。但与 BMT 相比，在 UCB 移植中，中性粒细胞和血小板恢复延迟，急性 GVHD 降低，OS 并无显著差异。Eurocord 研究小组报告 UCB 移植的 TRM 更高[HR 2.13（95%CI，1.20～3.76）；$P<0.01$]，主要是由于植入延迟引起感染的相关死亡。随后的 Meta 分析结果显示，161 例儿童的 UCB 移植与 316 例儿童无血缘关系的 BMT 比较，其急性 GVHD 的发病率和 2 年 OS 均无差异，但 UCB 移植的慢性 GVHD 的发生率较低。这些结果可能与所有早期的研究都使用低分辨率的 HLA-A 和 HLA-B 分型，以及高分辨率的 HLA-DRB1 分型仅用于

BMT 的 HLA 分型有关。然而，目前对无关 BMT 供体的选择采用的是高分辨率的等位基因 I 类（HLA-A，-B 和-C）和 II 类（DRB1±DQB1）进行。

UCB 移植与 BMT（HLA 匹配和不匹配）相比，不匹配的 UCB 移植在第 42 天的中性粒细胞累积恢复率显著降低（$P<0.0001$），匹配的 UCB 移植也显示出中性粒细胞的恢复降低（$P=0.06$）。与 HLA 匹配的 BMT 相比，使用 HLA 两个位点不匹配的 UCB（任何细胞剂量），或使用细胞剂量低（$TNC<3\times10^7/kg$）的 HLA 1 个位点不匹配 UCB 的 TRM 较高。使用 HLA 匹配 BMT 的 5 年 LFS 是 38%，HLA 不匹配的是 37%；HLA 匹配的 UCB 为 60%，HLA 1 个位点不匹配并采用 $TNC<3\times10^7/kg$ 的 UCB 为 36%，但使用 $TNC>3\times10^7/kg$ 的为 45%；使用 HLA 2 个位点匹配的 UCB 为 33%。这些数据表明，无关 UCB 的移植是一种可接受的替代方案，可用于儿童无关 HLA 匹配的 BM 移植。然而，在选择是否使用无亲缘关系的骨髓供体或 UCB 时，必须考虑其他因素，包括移植的紧迫性、可用的细胞剂量和 HLA 匹配的程度。

（二）成人无关 UCB 的移植

最初，UCB 移植的使用主要限于儿童，主要是因为成人可用的细胞剂量（按受体每千克体重算）较低且 TRM 较高。然而，在过去 10 年中无关 UCB 的移植在成人中的应用越来越多。迄今为止，在欧洲已经进行超过 1 万例无关 UCB 的移植，并向 Eurocord 研究小组报告，其中近 50% 的移植是在成人中进行。自 2004 年以来，接受 UCB 移植的成年人数增加，从 2006 年起，成年 UCB 移植的人数已超过儿童的人数。这一增长主要是由于 UCB 的收集和选择得到改善。UCB 移植的新发展包括使用双份 UCB 移植和 RIC 方案、更明确的适应证和更丰富的移植中心经验。越来越多的研究表明，与 HLA 匹配或不匹配的无关供体相比，UCB 对成人的效果相似。与儿童相比，成人 UCB 的移植大多数是用于恶性疾病，且使用双份 UCB 移植。

1. 成人恶性血液病

1）ALL

在成人急性白血病无关 UCB 移植的大规模研究中，多数都是把 ALL 和 AML 的结果合为一体。然而，较小的单中心研究显示成人 ALL 的 UCB 移植效果都较好。日本对 256 例成人 ALL 患者 UCB 移植的研究结果显示，患者的平均年龄为 40 岁（范围 16～74 岁），39% 患者的费城染色体阳性（Ph+）；所有患者均为单份 UCB 移植，TNC 输入剂量的均值为 $2.50\times10^7/kg$（范围 1.51×10^7～$5.00\times10^7/kg$）。2 年 DFS 和 OS 率分别为 36%（95%CI，33%～39%）和 42%（95%CI，39%～45%）。在多变量分析中，小于 51 岁的年轻患者（HR 1.9，95%CI，1.3～2.8；$P=0.001$）在移植后疾病缓解[HR 2.2（95%CI，1.5～3.2）；$P<0.0001$]，无急性 GVHD（III～IV 级）[HR 2.0（95%CI，1.2～3.2）；$P=0.006$]，慢性 GVHD 的存在[HR 2.4（95%CI，1.1～5.1）；$P=0.02$]与 OS 的改善无关。

最近，Eurocord 研究小组和 EBMT 的急性白血病工作组（Acute Leukemia Working Party，ALWP）对 421 例 ALL 成年患者 UCB 移植后的结果进行了大量的回顾性调查。B-ALL 是最常见的表型（$n=271$；65%），CR1 患者有 46%（$n=195$），CR2 为 32%（$n=136$），22%（$n=90$）为移植的晚期患者。患者的平均年龄为 32 岁（范围 18～76 岁）。59% 患者采用的单份 UCB 移植（$n=248$），收集的 TNC 剂量平均数为 $4.0\times10^7/kg$（范围 1.4×10^7～$9.4\times10^7/kg$）。61% 的 UCB 移植使用≥2 个 HLA 不匹配的 UCB 和 MAC 方案（74%）。60 天中性粒细胞的累积恢复率为（78±2）%。100 天的急性 GVHD 和慢性 GVHD 的累积发生率分别为（33±2）% 和（26±2）%。2 年 NRM 为（42±2）%，年龄小于 35 岁，移植时的 CR 和 RIC 方案可降低 NRM。2 年的复发率为（28±2）%，移植时的 CR 和 MAC 与较低的复发率相关。CR1 患者的 2 年 LFS 估计为 39%，CR2 为 31%，晚期为 8%。在多变量分析中，年龄≥35 岁（HR 1.3，95%CI，1.1～1.7；$P=0.03$）、疾病晚期患者[HR 2.8（95%CI，2.2～3.7）；$P<0.0001$]、MAC 使用[HR 1.4（95%CI，1.1～1.9）；$P=0.03$]与低的 LFS 相关。这些结果表明，对于那些没有与 HLA 完全相同的兄弟姐妹的成人患者来

说，无关 UCB 移植是一种重要的选择。然而，需要进一步的研究来确定最佳的预处理方案以减少 NRM，而不增加这一高危人群的复发。此外，UCB 移植后的辅助治疗，如酪氨酸激酶抑制剂是否可进一步改善疗效，仍待进一步探讨。

2）AML

在成人 AML 的治疗中，UCB 移植是许多缺乏 HLA 匹配供体患者的一种潜在治疗方法。2013 年，Eurocord 研究小组回顾了从 2000～2011 年 604 例成人 AML 的 UCB 移植结果，其平均年龄 41 岁，38%（$n=229$）为 CR1，38%（$n=228$）为 CR2～3，其余 24%（$n=147$）为疾病晚期患者。在诊断时进一步评估患者（$n=339$）的数据，31% 的患者通过细胞遗传学和分子预后标志物列为高危患者。40% 的患者（$n=243$）使用双份 UCB 移植，TNC 和 CD34$^+$ 细胞平均输注的剂量分别为 $3.1×10^7$/kg 和 $1.2×10^5$/kg。其中 39% 为 0～1 个 HLA 位点不匹配，其余 61% 有 2～3 个 HLA 位点不匹配。约 49% 的患者使用的 RIC 方案。中性粒细胞恢复、急性 GVHD（Ⅱ～Ⅳ）和 1 年 TRM 的累积发生率分别为 80%、26% 和 21%。2 年复发累积发生率为 38%；CR1 患者为 27%，CR2～3 为 29%，晚期为 56%。在预处理方案的亚组分析中，用 MAC 治疗患者 CR1 的 2 年 LFS 为 50%，CR2～3 为 5%，晚期为 17%。使用 RIC 进行 UCB 移植相应的 2 年 LFS 分别为 35%、44% 和 18%。虽然需要更长时间的随访（平均随访仅 13 个月），但此项研究为成人 AML 患者的 UCB 移植的总体结果提供了有用的数据，以及根据患者的病情和年龄决定其治疗及预处理的方案。

3）MDS

与急性白血病相比，成年 MDS 患者 UCB 移植的疗效较差。2011 年，Eurocord 研究小组和 EBMT 报道了 108 例 MDS（$n=69$）或继发性 AML（$n=39$）成人患者的 UCB 移植治疗结果，平均年龄为 43 岁（范围 18～72 岁）。77 例（71%）患者接受单份 UCB 移植，57 例（53%）患者接受 MAC 治疗。60 天时中性粒细胞的累积恢复率为（78±4）%，平均时间为 23 天（范围 6～51 天）。MAC 治疗后，2 年 NRM 为（49±5）% 并显著升高[HR 2.38（95%CI，1.32～4.17）；$P=0.009$]。2 年 DFS 和 OS 分别为（30±5）% 和（34±5）%。高风险疾病（原始细胞 > 5%，IPSS ≥ int-2）患者的 DFS 明显恶化[HR 0.57（95%CI，0.32～0.99）；$P=0.047$]。

4）淋巴样恶性肿瘤

UCB 移植对淋巴瘤或慢性淋巴细胞白血病（chronic lymphoid leukemia，CLL）的治疗也展现出良好的应用前景。Eurocord 研究小组和 EBMT 的淋巴瘤工作组，对 104 例成人淋巴样恶性肿瘤的治疗进行了评估。患者平均年龄 41 岁，范围在 16～65 岁，均进行无关 UCB 的移植。78 例（75%）患者接受单份 UCB 移植，64 名（62%）行 RIC 方案治疗。1 年无进展生存期（progression-free survival，PFS）和 OS 分别为 40% 和 48%。化疗敏感患者的 PFS 改善[HR 0.54，95%CI，0.31～0.93；$P=0.03$]，接受较高的细胞剂量（≥$2×10^7$/kg）[HR 0.49，95%CI，0.29～0.84；$P=0.009$]及随后使用低剂量的 TBI[HR 0.40，95%CI，0.23～0.69；$P=0.001$]。

2. 成人单份无关 UCB 的移植

随着单份 UCB 移植越来越多地用于治疗成年患者，因此有必要了解其与常规 BMT 结果的比较，特别是考虑到 UCB 中较低的细胞剂量。3 项回顾性的研究直接比较了成人单份 UCB 移植与相关或不相关 BMT 的疗效。结果表明，与 BMT 比较，UCB 移植可延迟中性粒细胞和血小板的恢复，降低急性或慢性 GVHD 的发生率。然而，TRM 和 DFS 的差异明显。Eurocord 研究小组对 98 例 UCB 移植和 584 例 HLA 匹配 BMT 的结果比较显示，其 TRM[HR 1.13（95%CI，0.78～1.64）；$P=0.50$]和 LFS[HR 0.95（95%CI，0.72～1.25）；$P=0.70$]的组间差异无统计学意义（$P=0.70$）。IBMTR 和 NUCBP 对 150 例 UCB 移植和 450 例 HLA 匹配的 BMT 比较表明，UCB 组的 TRM 较高[HR 1.89（95% CI，1.45～2.48）；$P<0.001$]，而且 DFS 降低[HR 1.48（95%CI，1.18～1.86）；$P=0.001$]。但是，UCB 移植与 HLA 不匹配的 BMT 比较无明显的差异性。相反，日本对 68 例 UCB 移植与 45 例 BMT 比较的结果表明，UCB 组的 TRM 较低[HR 0.32（95%CI，0.12～0.86）；$P=0.02$]，而 DFS 提高[HR 0.27（95%CI，0.14～0.51）；$P<0.01$]。这些研究不仅比较了不同

非随机研究的困难，特别是与 HLA 匹配和不匹配的 UCB 及 BMT 的不同组合。而且通过 Meta 分析，比较了 316 例成人 UCB 移植和 996 例无关 BMT，结果表明，UCB 移植后中性粒细胞恢复延迟，但 TRM 和 DFS 无明显差异。

2010 年，Eurocord 研究小组与 CIBMTR 合作，对 165 例无关 UCB 移植与 1360 例无关供体 HSCT（BM 472 例，PBSC 888 例）在成人急性白血病患者（>16 岁）中的结果比较显示，UCB 移植在抗原水平的 HLA-A 和 HLA-B 匹配，在等位基因水平的 HLA-DRB1 匹配（$n=10$），或在 1～2 个抗原水平的不匹配（$n=155$）。该项分析只符合当前推荐 UCB 移植的选择标准：HLA≤2/6 位点不匹配，TNC 的冻存剂量> $2.5×10^7$/kg。PBSC 和 BMT 在高分辨率（等位基因）的 HLA-A、HLA-B、HLA-C 和 DRB1 匹配（分别为 $n=632$ 和 $n=332$），或在 HLA 1 个位点不匹配（$n=256$ 和 $n=140$）。与 PBSC（96%）和 BM（93%）相比，UCB 移植（80%）第 42 天的平均粒细胞恢复率显著较低（$P<0.0001$）。与 HLA 匹配的 PBSC 相比，UCB 移植的急性 GVHD（Ⅱ～Ⅳ级）较低[HR 0.57（95%CI，0.42～0.77）；$P<0.01$]，但与 HLA 匹配的 BMT 相比无统计学意义[HR 0.78（95% CI，0.56～1.08）；$P=0.13$]。然而，与 HLA 匹配的 PBSC 和 BMT 相比，UCB 移植的慢性 GVHD 较低[HR 0.38（95%CI，0.27～0.53）；$P<0.01$ 和 HR 0.63（95%CI，0.44～0.90）；$P=0.01$]。与等位基因匹配的 PBSC[HR 1.62（95%CI，1.18～2.23）；$P<0.01$]或 BMT[HR 1.69（95%CI，1.19～2.39）；$P<0.01$]相比，UCB 移植后 TRM 较高。但在 UCB 移植后的 LFS 与 HLA 匹配或 HLA 1 个位点的 PBSC 或 BM 移植比较无显著差异。这些结果表明，当无 HLA 匹配的供体可用或需要紧急 HSCT 时，均可以考虑应用 UCB 移植。

3. 成人无关双份 UCB 的移植

为了克服较大儿童和成年人输注 UCB 细胞剂量低的问题，2001 年的研究表明，两个不同供体而 HLA 匹配的 UCB 移植是可行的。虽然同时输注两份不同的 UCB，但通常只有其中一个可提供长期供体移植的免疫应答。然而，尽管大多数接受双 UCB 移植患者比单份移植患者的反应略重，但两组之间骨髓恢复的累积发生率没有差异。对于恶性疾病，使用双份 UCB 移植可能还有更多的免疫学优点。在 177 例清髓 UCB 移植的急性白血病（ALL 88 例，AML 89 例）患者中，接受双份 UCB 移植患者的累积复发率（仅 CR1/2）显著降低[RR 0.5（95%CI，0.2～1.0）；$P=0.04$]。这些研究提示，使用两份 UCB 移植可能具有更强的早期移植物抗白血病（graft-versus-leukemia，GVL）效应。单份和双份 UCB 移植受者的 DFS 无显著差异性，分别为 40%（95%CI，30%～51%）和 51%（95%CI，41%～62%）（$P=0.35$），这可能与样本的数量有限相关。使用双份 UCB 的移植可降低复发风险并改善 LFS，但仅发生在使用 RIC 方案治疗的 CR1 患者中。Eurocord 研究小组报道，在 104 例淋巴样恶性肿瘤患者接受 UCB 移植的治疗中，非霍奇金淋巴瘤（NHL）61 例，霍奇金淋巴瘤（HL）29 例，CLL 14 例，与单份 UCB 移植相比，双份 UCB 移植 1 年的复发或进展的风险显著降低（13% vs 38%，$P=0.009$）。在多变量的分析中，这仍然有显著的差异性[RR 0.28（95%CI，0.09～0.87）；$P=0.03$]。

双份 UCB 移植已导致接受 UCB 移植的成人患者数量大幅增加，许多回顾性研究的结果也支持其有效性和安全性。2011 年，Eurocord 研究小组报道了 35 例患有高危血液病患者双份 UCB 移植的结果。TNC 和 CD34$^+$ 细胞平均输注剂量分别为 $4×10^7$/kg（范围 $1.8×10^7$～$9.7×10^7$/kg）和 $3×10^5$/kg（范围 $0.5×10^5$～$7.5×10^5$/kg）。第 60 天中性粒细胞的累积恢复率为（72±8）%，平均时间为 25 天（范围 11～42 天）。预测的 2 年 OS 是（48±8）%。同样地，在对 136 例血液恶性肿瘤患者 UCB 移植后的长期随访研究中，第 60 天中性粒细胞的累积恢复率为 91%（95%CI，89%～94%），2 年 TRM 为 27%（95%CI，23%～31%），3 年 OS 和 PFS 分别为 41%（95%CI，34%～51%）和 35%（95%CI，24%～44%）。

最近，Eurocord 研究小组和 EBMT 比较了 239 例使用 MAC 方案治疗的 CR1 急性白血病患者的单份（156 例）和双份（83 例）UCB 移植的结果。单份和双份 UCB 移植在第 60 天中性粒细胞的累积恢复率相似，分别为（82±6）% vs（90±6）%。然而，TNC 剂量>$3.2×10^7$/kg 是提高中性粒细胞移植成功率的独立相关因素[HR 0.63（95%CI，0.36～0.86）；P=0.01]。在本研究中，双份 UCB 移植在第 100 天的急性 GVHD（Ⅱ～Ⅳ级）发病率较高，但 2 年的复发率相似。移植后 2 年的 LFS 为（43±3）%。在亚组分析中，与双份 UCB 移植相比，使用非塞替派/白消安/氟达拉滨（thiotepa / busulfan / fludarabine，TBF）方案治疗的单份 UCB 移植的 LFS 较低[HR 1.6（95%CI，1.03～2.49）；P=0.03]。然而，使用 TBF 疗法的单份 UCB 移植与双份 UCB 移植的 LFS 没有差异性（P=0.98）。这些发现表明，当使用足够的细胞剂量（TNC>2.5×10^7/kg）和特异性 MAC 方案（如 TBF）时，患血液恶性肿瘤的成人患者进行单份 UCB 移植的总体效果与双份 UCB 移植的结果相似，但这些结果还需要进一步的观察确认。

为了比较双份 UCB 移植与其他供体细胞移植的结果，在 536 例恶性肿瘤患者进行移植的回顾性研究中，包括 AML 211 例、ALL 236 例、CML70 例和 MDS 19 例。这些患者的 HLA 等位基因 8/8 匹配的相关供体（matched related donor，MRD）204 例，匹配的无关供体（matched unrelated donor，MUD）152 例，单等位基因不匹配无关供体（（mismatched unrelated donor，MMUD）52 例或双份 UCB 移植（n=128）。大多数患者是成年人，平均年龄为 25 岁（范围 10～46 岁），全部接受环磷酰胺和 TBI 的 MAC 方案治疗。在 UCB 移植中，TNC 的平均剂量为 4.0×10^7/kg（范围 2×10^7～30×10^7/kg）。无论单份还是双份 UCB 移植，61%的均与受体有≥2 个 HLA 位点不匹配。与其他供体来源的细胞相比，双份 UCB 移植可显著降低中性粒细胞的恢复、急性Ⅱ～Ⅳ级 GVHD 和慢性 GVHD 的累积发生率。双份 UCB 移植后 2 年发生 NRM 的风险[34%（95%CI，25.42%）]高于 MRD[24%（95%CI，17.39%）]和 MUD 移植[14%（95%CI），9.20%]。相反，双份 UCB 移植后 5 年复发风险较低[UCB 15%（95%CI，9.22%）；MRD 43%（95%CI，35.52%）；MUD 37%（95%CI，29.46%）；MMUD 35%（95%CI，21.48%）]。总体而言，5 年的 LFS 相似[UCB 51%（95%CI，41.59%）；MRD 33%（95%CI，26.41%）；MUD 48%（95%CI，40.56%）；MMUD 38 %（95%CI，25.51%）]。因此，在无 HLA 匹配的情况下，双份 UCB 移植后的 LFS 与 MUD 的结果相当，可为需要 HSCT 的成人患者提供合适的替代方案。

随着双份 UCB 移植在成人中的使用持续增加，RIC 方案应用也相应扩大，使老年人获益于其中。在 110 例血液病的成年患者进行 UCB 移植的结果中，采用非清髓方案，包括 1 次性 200 cGy 的 TBI、氟达拉滨和环磷酰胺（TCF）。受试者的平均年龄为 51 岁（范围 17～69 岁），85%（n=93）为双份 UCB 移植，TNC 和 CD34$^+$细胞输注的平均剂量为 3.7×10^7/kg（范围为 1.1×10^7～5.3×10^7/kg）和 4.7×10^5/kg（范围 0.7×10^5～18.8×10^5/kg）。而且，单份和双份 UCB 移植的细胞剂量相似，TNC 分别为 3.3×10^7/kg vs 3.7×10^7/kg（P=0.2），CD34 细胞分别为 3.8×10^5/kg vs 4.9×10^5/kg（P=0.60）。92%患者中性粒细胞恢复的平均时间为第 12 天（范围 0～32 天）。3 年 TRM、DFS 和 OS 分别为 26%（95%CI，18%～34%）、38%（95%CI，28%～48%）和 45%（95%CI，34%～56%）。SFGM-TC 和 Eurocord 研究小组对 155 例 RIC UCB 移植的结果分析显示，60 天时，中性粒细胞的累积恢复率为（80±3）%，高 CD34 细胞剂量（>1.2×10^5/kg，HR1.51；P=0.04）、高 HLA 匹配（0～1 HLA 不匹配，HR1.5；P=0.05）可提高中性粒细胞的恢复。18 个月 TRM 累积发生率为（18±3）%，预测 OS 和 DFS 分别为（62±5）%和（51±4）%。这些研究表明，UCB 移植后使用 RIC 方案治疗的结果较好，并已成为全球许多 UCB 移植后的基础疗法，特别是对老年患者。然而，与 MAC 方案治疗一样，UCB 细胞剂量和 HLA 匹配仍然是影响整体结果的重要因素，特别是植入成活的关键因素。

研究表明，血液恶性肿瘤的 RIC UCB 移植结果与常规 HSC 供体的 RIC 移植相似。对 160 例双份 UCB 移植和 414 例无关 PBSC 移植的分析结果显示，所有患者均为 ALL（n=50）和 AML（n=523）的 18 岁以上成年人。分为 4 组进行：接受 TBI /环磷酰胺/氟达拉滨（UCB-TCF）治疗的 UCB 移植组（n=120）；UCB 移植接受其他 RIC 方案的治疗组（即 UCB 其他组，n=40）；HLA 全匹配（8/8）的 PBSC 移植组（n=313）；单 HLA 不匹配（7/8）的 PBSC 移植组（n=111）。与 HLA 匹配的 PBSC 移植组相比，使用 TCF 治疗的双份 UCB 移植后，TRM 和总体死亡率相似（RR 0.72，P=0.72；RR 0.93，P=0.60），但在使用其他 RIC 方案治疗的双份 UCB 移植后，TRM 和总体死亡率升高（2.70，P=0.0001；HR 1.79，P=0.004）。然而，与单 HLA 不匹配的 PBSC 移植相比，使用 TCF 治疗的双份 UCB 移植后的 TRM 降低，总体死亡率相似（RR

0.57，*P*=0.04；RR 0.87，*P*=0.41）。UCB-TCF 组、UCB 其他组、PBSC HLA 匹配和 PBSC HLA 不匹配移植组的 2 年 OS 分别为 37%（95%CI，28%～48%）、19%（95%CI，4%～34%）、44%（95%CI，38%～50%）和 37%（95% CI，27%～46%）。在成年急性白血病患者中，使用 TCF RIC 方案的双份 UCB 移植与使用 HLA 不匹配无关 PBSC 移植的结果相似。但是，并非所有的 RIC 方案治疗均可得到相同的结果。

最近的研究显示，50 岁以上老年患者的 RIC HSCT 与 CR 中的 AML 对不同供体（匹配同胞、无关或 UCB）移植的比较表明，匹配同胞、无关或 UCB 移植的 TRM 3 年累积发生率分别为 18%（95%CI，10%～28%）、14%（95%CI，5%～28%）和 24%（95%CI，15%～34%）（*P*=0.22）。相应的，3 年 LFS 分别为 48%（95%CI，38%～62%）、57%（95%CI，42%～78%）和 33%（95%CI，23%～45%）（*P*=0.009）。然而，在多变量分析中，与同胞 HSCT 相比，使用无关供者（HR 1.26，95%CI，0.58～2.73；*P*=0.56）或 UCB 的移植（HR 1.23，95%CI，0.72～2.08；*P*=0.45）与 LFS 无显著性差异。因此，这些数据支持继续使用 RIC 无关的 UCB 移植治疗老年 AML 患者，与使用常规供体来源的移植具有可比性。

五、UCB 移植的选择

（一）细胞剂量和 HLA 匹配

选择 UCB 细胞进行 HSCT 时，两个最重要的考虑因素是细胞剂量和受体与 UCB 之间 HLA 的匹配程度。许多回顾性的研究发现，这些是植入和包括生存期在内的整体结果的关键独立因素。Eurocord 研究小组报道，550 例恶性疾病患者单份 UCB 移植时的细胞剂量与 HLA 之间存在差异性的相互作用。60 天时所有患者中性粒细胞的累积恢复率为 74%（95%CI，70%～78%），其中 HLA 位点全匹配（6/6）UCB 移植的发生率为 83%，至少 3 个 HLA 位点不匹配的 UCB 移植为 53%。在多变量分析中，HLA 的不匹配数（HR 0.79，95%CI，0.68～0.91；*P*=0.001）和冻存 TNC 剂量（≥4×10⁷/kg）（HR 1.004，95%CI，1.001～1.006；*P*<0.0001）为中性粒细胞恢复的独立因素。通过细胞剂量与 HLA 之间相互作用的比较，503 例 UCB 移植和 282 例无关 BMT 治疗儿童急性白血病的结果显示，第 42 天时无关 BMT 或 HLA 匹配（6/6）UCB 移植后的中性粒细胞恢复概率相似。1 个 HLA 不匹配（5/6）的 UCB 移植和较高的细胞剂量（>3.0×10⁷/kg），可增加移植的成功率。然而，2 个 HLA 等位基因（4/6）不匹配 UCB 的移植未发现这种细胞剂量的效应。这些结果表明，细胞剂量可能无法克服 2 个或更多 HLA 不匹配所增加的不利影响。

2010 年，Barker 等通过收集的 TNC 剂量与 HLA 匹配之间的相互作用对 1061 例 UCB 移植的回顾性分析表明，所有患者均接受 MAC 方案和单份 UCB 移植治疗急性白血病或骨髓增生异常，其 TNC 剂量与中性粒细胞和血小板的植入呈剂量效应关系（dose-responsive manner）。TNC 的参考剂量为 2.5×10⁷～4.9×10⁷/kg，当 TNC 为 0.7×10⁷～2.4×10⁷/kg 时，中性粒细胞移植的 HR 为 0.7（95%CI，0.6～0.8）（*P*<0.001）；TNC 为 5.0×10⁷～9.9×10⁷/kg 时的 HR 为 1.2（95%CI，1.0～1.5）（*P*<0.001）；TNC>10.0×10⁷/kg 时的 HR 为 1.8（95%CI，1.3～2.5）（*P*<0.001）。同样，HLA 匹配程度也与移植成活有关。以 1 个 HLA 位点不匹配为参考（5/6），全匹配（6/6）UCB 移植的中性粒细胞植入的 HR 为 1.8（95%CI，1.3～2.5）（*P*<0.001）；2 个 HLA 位点不匹配的为 1.0（95%CI，0.9～1.20）（*P*=0.90）；3 个 HLA 位点不匹配的为 0.8（95%CI，0.6～1.1）（*P*=0.16）。分析 TNC 剂量与 HLA 匹配之间的相互作用（参考以 1 个 HLA 位点不匹配和 TNC 2.5×10⁷～5.0×10⁷/kg 的 UCB）对移植成活的影响，TRM 和总的死亡率表明，无论 TNC 的剂量如何，HLA 匹配的 UCB 移植是最好的结果；其次是 1 个 HLA 位点不匹配的 UCB 和 TNC>2.5×10⁷/kg，或者 2 个 HLA 位点不匹配的 UCB 和 TNC> 5.0×10⁷/kg 的移植。使用 2 个 HLA 位点不匹配的 UCB 和 TNC>5.0×10⁷/kg 的移植，比 1 个 HLA 位点不匹配的 UCB 和 TNC 剂量>2.5×10⁷/kg 植入更快，但生存率无显著性差异。在 UCB 的移植中，2 个 HLA 位点不匹配和 TNC 2.5×10⁷～5.0×10⁷/kg 的患者死亡率较高，其次是 1～2 个 HLA 位点不匹配和 TNC<2.5×10⁷/kg；或者不论细胞剂量的大小，>2 个 HLA 位点不匹配的 UCB 移植患者。在最近的一项分析中，对 1658 例血液恶性疾病进行 UCB 移植的结果显示，通过高分辨率对 HLA-A、HLA-B、

HLA-C 和 HLA-DRB1 进行分型，TNC<$3.0×10^7$/kg 与明显更高的 NRM 相关，而与 HLA 匹配无关。然而，与 TNC>$3.0×10^7$/kg 的 UCB 相比，细胞剂量的进一步增加与 NRM 的进一步改善无关。

在所有的这些分析中，都研究了恶性疾病患者细胞剂量与 HLA 匹配之间的相互作用。然而，在非恶性条件下，如血红蛋白病，所需的 UCB 细胞剂量及其与 HLA 匹配的相互作用可能有所不同。这是因为非恶性疾病的患者完全可以造血和（或）在移植前不太可能接受化疗或免疫抑制的治疗。此外，这些患者之前接受多次输血，形成抗 HLA 抗体的风险增加，从而增加移植失败和死亡的风险。

2009 年，Eurocord 发表了指导临床医生选择 CB 移植的建议，考虑了诊断、细胞剂量和 HLA 不配型的影响。对于恶性疾病，目前的建议是 TNC 的最低收集剂量为 $3.0×10^7$～$3.5×10^7$/kg 或输注剂量为 $2.5×10^7$～$3.0×10^7$/kg。如果单份 UCB 达不到这种细胞剂量，则应考虑双份 UCB 移植。理想的选择应是 HLA-A 和 HLA-B 抗原全匹配（6/6）；HLA-DRB1 等位基因匹配的 UCB，如果没有全匹配 HLA，可以使用单或双抗原不匹配（5/6 或 4/6 HLA 匹配）的 UCB。最近，Eapen 等人的研究也表明，当 HLA-A、HLA-B、HLA-C 和 HLA-DRB1 使用高分辨率的 HLA 分型时，HLA 等位基因不匹配对 NRM 有重要影响。而且，在 2 个抗原位点不匹配（4/6 HLA 匹配）的 UCB 中有 42%存在≥4 个等位基因不匹配，且与较高的 NRM 相关。因此建议，如果可能，应再次进行高分辨率的 HLA 分型，特别是仅在 HLA 4/6 个位点匹配的 UCB。在考虑位点特异性效应时，HLA-A、HLA-C 或 HLA-DRB1 的单个等位基因不匹配可增加 3 倍的 NRM。虽然由于 HLA-B 和 HLA-C 位点处于连锁不平衡状态，因此识别该位点的可能性相对较低，但在 HLA-B 位点发生单独的等位基因不匹配的耐受性较好。增加细胞剂量可能减少 HLA 不匹配的影响，但当 UCB 的 HLA≥3（3/6）或≥4（4/8）个位点不匹配时，不推荐将其作为常规使用。非恶性疾病的患者应接受较高的 TNC 剂量以增加植入成活率，在收集时不应<$4.0×10^7$/kg 或输注时<$3.5×10^7$/kg。HLA 匹配在治疗非恶性疾病时，对植入成活、GVHD、TRM 和生存率也有重要作用。通过增加细胞剂量，可部分减少 HLA 不匹配的影响。但是，通常应避免在 TNC 剂量<$3.5×10^7$/kg 时 HLA 含有≥2 个位点不匹配的 UCB 移植。双份 UCB 移植治疗非恶性疾病的试验仍然有限，在此种情况下不得作为常规推荐。目前，UCB 的选择标准见表 6-2。

表 6-2　UCB 异基因移植的选择建议与适合 UCB 异基因的 HSCT 选择标准（Stavropoulos-Giokas et al. 2015）

1. 初选 UCB 的考虑

   ①受体和 UCB 的 HLA 配型；

   ②UCB 的细胞剂量；

   ③患者的诊断；

   ④避免受体体内有与 UCB 匹配的任何抗 HLA 特异性的抗体。

2. HLA 配型建议

   目前，HLA 的配型是根据 HLA-A 和 HLA-B（抗原）的低分辨率，以及 HLA-DRB1（等位基因）的高分辨率分型。如果有多份 UCB 潜在可用，应考虑进一步的 HLA-A、HLA-B、HLA-C 和 HLA-DRB1 的等位基因分型。

   ①选择 HLA（6/6 或 8/8）匹配的 UCB。

   ②当 HLA 匹配的 UCB 难以获得时，可选择 HLA 4/6 或 5/6 个位点匹配的 UCB；避免 HLA-DRB1 与 UCB 不匹配；如果有多份 UCB 与 HLA 4/6 个位点匹配可用的话，则应避免采用≥4 等位基因不匹配的 UCB。

   ③不推荐 HLA≤3/6 个位点匹配的 UCB。

   HLA 等位基因分型对 UCB 移植的影响，仅在用于清髓预处理方案进行单份 UCB 移植的恶性肿瘤患者中分析。

   其他考虑：不推荐根据 HLA 不匹配的方向（direction of HLA mismatches）选择 UCB。

3. 细胞剂量的建议

   恶性疾病

   有核细胞剂量：冻存的 TNC≥$3.0×10^7$～$3.5×10^7$/kg；复苏后≥$2.5×10^7$～$3.0×10^7$/kg

   CD34$^+$细胞剂量：冻存时 $1.0×10^5$～$1.7×10^5$/kg；复苏后 $1.0×10^7$～$1.2×10^7$/kg

其他考虑：

如果输注的 TNC 剂量为 $1.0×10^7$～$2.0×10^7$/kg，则应考虑 $CD34^+$ 细胞剂量和（或）CFU-GM。

在双 UCB 移植中，冻存时的 TNC 剂量至少每份 UCB 应 $≥1.5×10^7$/kg。

非恶性疾病

有核细胞剂量：冻存的 TNC $≥4.0×10^7$/kg；复苏后 $≥3.5×10^7$/kg

$CD34^+$ 细胞剂量：冻存时或复苏后都要 $>1.7×10^5$/kg

其他考虑

对于 BM 衰竭综合征的再生障碍性贫血、先天性骨髓衰竭或血红蛋白病患者，冻存时的 TNC 剂量应 $≥5×10^7$/kg。

4. 其他选择标准（如果有多份 UCB 可用）

①使用认证的 UCB 库（确保安全性和可靠性）

②ABO 相容性（避免主要的 ABO 不匹配）

③NIMA*（采用 NIMA 匹配的 UCB；作为临床试验的一部分）

不建议选择 KIR**配体相容的和 HLA 不匹配方向的 UCB

* NIMA，noninherited maternal antigen，非遗传性母体抗原。

**KIR，killer cell immunoglobulin receptor，杀伤细胞免疫球蛋白受体。

（二）UCB 选择的其他注意事项

除细胞剂量和 HLA 匹配外，在选择 UCB 移植时还需要考虑一些其他的因素。

1. 移植细胞的标志物

UCB 移植细胞表型标志物测定的最佳方法，以及这些标志物与移植后的临床结果有何关系均有待于确定。在大多数的研究中，均对冻存和（或）复苏后的 TNC 剂量做过报道。然而，当根据冻存前的计数来选择 UCB 时，复苏后平均约有 20% 的有核细胞损失。$CD34^+$ 细胞剂量可能是较好的表型标志物，因为其能更准确地反映 HSC 的含量。复苏后，CD34 细胞的损失也可能不那么明显。然而，以前缺乏 $CD34^+$ 定量标准化的方法可能与旧的 CD34 计数不准有关。

尚待解决的另一个问题是 TNC 和（或）$CD34^+$ 细胞活性与临床结果的关系，因为用于细胞活性检测的技术在不同的移植中心或随着时间的推移均有所不同。在双份 UCB 移植中，有活性的 $CD34^+$ 细胞剂量与植入的结果相关。虽然 TNC 或 $CD34^+$ 的剂量与移植的效果有关，但这些标志物可能不一定与功能性的 HSC 相关。在 UCB 移植中，粒细胞-巨噬细胞集落形成单位（CFU-GM）可能具有很好的 HSC 潜能，但很少有研究表明其与预后有明确的相关性。因此，由于现有的技术水平，很难把这种细胞标志物用于常规 UCB 移植的选择。然而，如果可能，应收集复苏后 CFU-GM 的有关结果，以帮助治疗医师对 UCB 移植失败的研究。

2. HLA-C 匹配的影响因素

虽然 HLA-A 和 HLA-B 的抗原水平（低或中分辨率）的 HLA 匹配及 HLA-DRB1 等位基因水平匹配仍是当前 UCB 移植选择的标准，但一些研究分析了 HLA-C 附加匹配的影响。2011 年，Eurocord 研究小组与 CIBMTR 合作，回顾性分析了 AML（$n=727$）或 MDS（$n=76$）进行的 803 例单份 UCB 移植对这种 HLA-C（抗原水平）附加匹配的影响。结果显示，移植第 28 天 HLA 3/4 个位点不匹配移植的中性粒细胞恢复明显降低[匹配 70%（95%CI，57%～79%）]；1 个不匹配的是 64%（95%CI，55%～71%）；2 个不匹配的是 64%（95%CI，57%～69%）；3 个不匹配的是 54%（95%CI，48%～60%）；4 个不匹配的是 44%（95%CI，32%～55%）。

更具体地说，当 HLA-DRB1 不匹配且其他任何 HLA 的 2 个位点不匹配时，或在 HLA-A 上存在 3 个或 4 个位点不匹配时，均与中性粒细胞的浸润增加有关。与 HLA 匹配的 UCB（n=69；HR 1.00）相比，在 2 个位点不匹配[n=259；HR 3.27（95%CI，1.42～7.54）；P=0.006]、3 个不匹配[n=253；HR 3.34（95%CI，1.45～7.71）；P=0.005]和 4 个不匹配[n=75；HR 3.51（95%CI，1.44～8.58）；P=0.006]的 TRM 均较高。此外，与完全匹配的 UCB 单位（8/8）[HR 3.97（95%CI，1.27～12.40）；P=0.02]相比，HLA-C 不匹配 UCB 移植的 TRM 更高。与 HLA-A、HLA-B 或 HLA-DRB1 单个位点不匹配[HR 1.70（95%CI，1.06～2.74）]的 UCB 移植比较，HLA-C（n=234）有 1 个位点不匹配的 HLA-A、HLA-B 或 HLA-DRB1 的 TRM 也增高。因此，建议对 HLA-C 进行再次匹配。

3. 等位基因分型

在无关的 BMT 中，当前供体的选择可根据 HLA Ⅰ类（HLA-A、HLA-B 和 HLA-C）和 Ⅱ类（DRB1±DQB1）基因位点的高分辨率分型进行。这些 HLA 位点的等位基因差异与较差的移植结果有关。2005 年，Koegleret 等对 122 例 UCB 移植的 HLA-A、HLA-B 和 HLA-DRB1 重新采用等位基因分型，其结果出现显著变化。当使用新的等位基因水平 HLA 分型时，最初报道的 HLA 匹配的 16 个位点中只有 9 个（6/6）保持完全匹配。当对 HLA-C 和 HLA-DQB1 进行再次分型时，9～10/10 等位基因的匹配率只有 14%，6～8/10 为 63%，其余 23% 的匹配率更为广泛。2008 年，UCB 移植研究（Cord Blood Transplant Study，COBLT）组织对 179 例儿科 UCB 移植的 HLA-A、HLA-B 和 HLA-DRB1 通过高分辨率分型的结果显示，9% 的移植为 HLA 6/6 的匹配，65% 是 HLA 1～2 个等位基因不匹配，26% 是 HLA >2 个位点不匹配。当用常规方法分型，即 HLA-A 和 HLA-B 进行低分辨分型和 HLA-DRB1 用高分辨率分型时，其匹配的结果是 9%（6/6）、89%（4～5/6）和 3%（3/6）。高分辨率分型的 HLA 匹配（5～6/6）与急性重度 GVHD 的发生率降低有关（P=0.02），但对中性粒细胞或血小板的植入无影响。虽然通过高分辨率分型在 6/6 匹配的移植患者中生存的趋势有改善，但无统计学意义。

最近，CIBMTR/Eurocord 研究小组对 1658 例血液恶性肿瘤患者进行 MAC 单份 UCB 移植，并通过高分辨率对 HLA-A、HLA-B、HLA-C 和 HLA-DRB1 分型及与全匹配（10/10）比较，≥3 个等位基因不匹配时第 28 天的中性粒细胞恢复率显著降低（3 个不匹配的 OR 为 0.56[（95%CI，0.36～0.88），P=0.01]；4 个不匹配的 OR 为 0.55[（95%CI，0.34～0.88），P=0.01]；5 个不匹配的 OR 为 0.45[（95%CI，0.25～0.82），P=0.009]。与 1 或 2 个等位基因（8～9/10）不匹配相比，≥3 等位基因不匹配时中性粒细胞恢复率也降低[3～4 个不匹配的 OR 为 0.69（95%CI，0.55～0.86），P=0.38]；5 个不匹配的 OR 为 0.56（95%CI，0.35～0.89），P=0.01]。NRM 也与高分辨率不匹配的数量显著相关。HLA-A、HLA-C 或 HLA-DRB1 的单个等位基因不匹配与 NRM 增加有关[HR 3.05（95%CI，1.52～6.14），P=0.02；HR 3.04（95%CI，1.28～7.20），P=0.01；HR 2.93（95%CI，1.38～6.25），P=0.005]。这些结果表明，尽管在 1 或 2 个等位基因不匹配可以接受，但还是应选择最佳的 HLA 等位基因匹配。然而，由于移植失败和 NRM 的风险增加，3 个或 3 个以上等位基因不匹配的 UCB 移植应该谨慎使用。因此，需要进一步的研究来证实这些发现，并评估高分辨率 HLA 匹配对 UCB 供体可用性的影响。

4. HLA 不匹配的指导

尽管可用于移植而冻存的 UCB 数量不断增加，但大多数 UCB 的移植仍然采用 HLA 至少 1 个抗原/等位基因不匹配的 UCB。如果受体在 HLA 位点上是纯合子，而 UCB 供体在同一位点上是杂合子的有 1 个抗原/等位基因与受体匹配，则在宿主抗移植物（host-versus-graft，HVG）的方向上存在不匹配亦即排斥的风险。相反，如果 UCB 供体是纯合子，而受体是在同一 HLA 位点上只有 1 个抗原/等位基因与供体匹配的杂合子，这种不匹配是在移植物抗宿主（graft-versus-host，GVH）的方向上。当这种受体和供体存在不匹配的抗原/等位基因时，这种不匹配为双向的。

在选择 UCB 时，是否应考虑 HLA 不匹配的方向仍具有争议。在 1202 例单次 UCB 移植患者的一项回顾性研究中，有 890 例为双向 HLA 不匹配，58 例为 GVH 不匹配，40 例为 HVG 不匹配，145 例属其他的匹配形式。与单次双向不匹配相比，HVG 不匹配的受体仅有移植成活率降低的趋势[HR0.7（95%CI，0.4～1.1）；P=0.1]。相反，那些没有 HLA 不匹配或 GVH 不匹配患者的移植率提高[HR1.5（95%CI，1.1～2.0），P=0.006；HR1.6（95%CI，1.2～2.2），P=0.003]。在恶性病患者的亚组分析中，在 GVH 方向 HLA 不匹配 UCB 移植受体的总体死亡率较低[HR 0.5（95%CI，0.3～0.9）；P=0.02]。在日本的一项研究中，2977 例白血病或 MDS 患者的单次 UCB 移植，与单次双向不匹配移植相比，在 GVH 方向 HLA 不匹配的仅显示中性粒细胞和血小板的恢复，但无显著性意义（P=0.08 和 P=0.05）。然而，与单次双向不匹配的移植相比，仅在 GVH 方向或 HVG 方向的 HLA 不匹配与总体死亡率无关。Eurocord 研究小组最近报道，在 1565 例单次 UCB 移植中，HLA 不匹配方向对总体死亡率或生存率没有显著影响。因此，这些虽然可能影响移植的结果，但从目前公布的数据看，仍然支持根据 HLA 不匹配方向常规选择 UCB 的移植。

5. 抗 HLA 抗体

供体异性性抗体（donor specific antibody，DSA）可能对 UCB 移植细胞的植入具有重要意义。由于大多数 UCB 移植的 HLA 是不匹配的，因此应考虑受体体内抗 HLA 抗体的存在，特别是针对脐带中不匹配的抗原/等位基因。一项回顾性的研究显示，在 386 例 MAC 单次 UCB 移植中有 89 例的抗 HLA 抗体阳性，其中 20 例对 UCB 内的 HLA 抗原具有特异性。在抗体阴性组的中性粒细胞的累积恢复率为 83%（95%CI，79%～87%），抗 HLA 抗体阳性组为 73%（95%CI，61%～82%），DSA 阳性组为 32%（95%CI，13%～53%）。多变量的分析显示，DSA 患者的中性粒细胞和血小板恢复明显低于 DSA 阴性组，分别为 RR 0.23（95%CI，0.09～0.56，P=0.001）和 RR 0.31（95%CI，0.12～0.81，P=0.02）。

在双份 UCB 的移植中，DSA 的影响显示不同的结果。在 73 例双份 UCB 移植的分析结果显示，DSA 阴性、单一阳性和双阳性移植失败的发生率分别为 5.5%、18.2% 和 57.1%（P=0.0001）；DSA 阳性患者 3 年的 OS（0.0% vs 45.0%，P=0.04）降低。最近，Eurocord 研究小组的分析结果表明，294 例 RIC 无关 UCB 移植（60% 为双份 UCB 移植）中，5% 的受体具有 DSA。第 60 天中性粒细胞的植入（44% vs 81%；P=0.006）和 1 年的 TRM（46% vs 32%；P=0.06）均低于 DSA。因此，在移植前应对受体进行抗 HLA 抗体的筛选，而且只能选择与受体中任何抗 HLA 抗体的特异性不匹配的 UCB 移植。

6. 杀伤细胞免疫球蛋白样受体

在 HSCT 中，自然杀伤（NK）细胞的同种异体反应源于 NK 细胞自身 MHC Ⅰ 类分子的抑制性受体，即杀伤细胞免疫球蛋白样受体（killer cell immunoglobulin-like receptor，KIR）与 MHC Ⅰ 类抗原之间的不匹配。在单倍体相同和 HLA 不匹配的无关 HSCT 中，供体在 GVHD 方向上的 KIR 配体的不相容与减少复发和改善 LFS 相关。因此，Eurocord 研究小组对 218 例急性白血病（AML，n=94；ALL，n=124）患者接受单份无关 UCB 移植预后的 KIR 相容性的评估显示，GVH 方向的 KIR 配体不相容 UCB 移植的复发率较低[HR 0.53（95%CI，0.3～0.99）；P=0.05]，OS 升高[HR 2.0（95%CI，1.2～3.2）；P=0.004]。这些在 AML 患者中更为显著，其中 2 年复发 5% vs 36%（P=0.005），2 年 LFS 为 73% vs 38%（P=0.01）。2009 年，Minnesota 研究小组对 257 例恶性疾病接受 UCB 移植患者 KIR 配体匹配的分析结果表明，在 MAC 组中，KIR 不匹配对 TRM、复发或生存无显著影响。在 RIC 组中，KIR 配体不匹配可导致急性 Ⅲ～Ⅳ 级的 GVHD 发生率[42%（95%CI，27%～59%）vs 13%（95%CI，5%～21%）；P<0.01]和 TRM[27%（95%CI，12%～42%）vs 12%（95%CI，5%～19%）；P=0.03]显著升高，生存率降低[32%（95%CI，15%～59%）vs 52%（95%CI，47%～67%）；P=0.03]。2013 年，Tanaka 等人也发现在 643 例含 T 细胞、未进行抗胸腺细胞球蛋白（ATG）处理的单份 UCB 移植中，GVH 方向的 KIR 配体不相容与 GVHD、复发、NRM 或 OS 之间无关。同样，在双份 UCB 移植中，80 例 KIR 配体相容或不相容组的植入、复发、PFS

或 OS 之间均无差异。因此,目前的数据不支持常规使用 KIR 匹配来选择 UCB 移植,但需进一步研究。

7. 非遗传性母体抗原

胎儿接触到非遗传性母体抗原(noninherited maternal antigen,NIMA)可促进移植受体的持久耐受性。在 1059 例单次 UCB 移植中,HLA 1~2 个抗原位点不匹配对 NIMA 匹配的研究显示,这些患者中有 79 例受体的抗原不匹配,而这种抗原与 NIMA 供体完全相同。NIMA 匹配的移植可提高中性粒细胞的恢复[RR 1.3(95%CI,1.01~1.7);$P=0.04$],降低 TRM[RR 0.7(95%CI,0.5~0.97);$P=0.03$]和总体死亡率[RR 0.7(95%CI,0.5~0.97);$P=0.03$]。而且,Eurocord 研究小组等的结果也与此相似。然而,在这些研究中 NIMA 匹配的频率低于 10%,因此可能不适用于常规应用。UCB 库正在越来越多地从供体的母亲那里获取 UCB 的 HLA 数据,以便进行更大规模的研究。在满足其他选择标准之后,根据 NIMA 的匹配选择 UCB 移植已成为可能。

8. ABO 相容性

在成人恶性血液病患者的无关单次 UCB 移植中,受体和 UCB 之间的主要 ABO 不相容性曾被认为与 OS 和 DFS[RR 1.55(95%CI,1.05~2.29);$P=0.03$]的降低有关。但在最近对 694 例单份和双份 UCB 移植的研究表明,GVHD、TRM、DFS 或 OS 的发生率与 ABO 的不匹配并无显著的相关性。因此,虽然在 UCB 和受体之间的 ABO 匹配良好而且可用,但也不能降低细胞剂量和 HLA 匹配的选择标准。

9. UCB 库的程序、质量和认证

收集、处理和存储 UCB 的技术可以显著影响 UCB 移植的最终质量和 TNC 及 CD34$^+$细胞的数量。分娩后,立即通过脐静脉的无菌穿刺和引流收集 UCB。虽然通过收集胎盘血管和(或)胎盘灌注可额外获得更多的 UCB,但是这种技术是否可用于常规 UCB 收集而不增加母体细胞的污染尚待确定。确认和规范 UCB 加工及冻存的操作程序,使细胞最大限度地回收并确保在不同 UCB 库之间的可靠性是必需的。与室温储存相比,立即处理和(或)在 4℃储存的 UCB 在复苏后的细胞回收率和活性都更高。使用现代自动化系统进行 UCB 的红细胞去除和减少体积可改进 UCB 的加工,但此过程仍可导致相关细胞的损失。冻存、复苏和洗涤 UCB 还会导致 20%的细胞损失。因此,尽可能减少 UCB 加工且改进处理的方法可提高细胞的回收率,以及增加输注的细胞数量。在 UCB 选择时,一个共同关注的问题是存储时间对 UCB 的影响以及随后对移植结果的影响。美国和欧洲的一些 UCB 库成立于 20 世纪 90 年代初,一些建立较早的库已超过 20 年。目前,虽无 UCB 存储时间对其结果影响的正式报道,但 Eurocord 研究小组对 1351 例无关 MAC 单次 UCB 平均储存时间为 2.3 年(0.3~14 年)的移植结果显示,UCB 存储的时间对中性粒细胞恢复或 OS 均无显著影响。

随着全球无关 UCB 库数量的增加,可用于移植的 UCB 数量也不断增多。而且,随着 UCB 移植数量的增加、选择标准的提高以及更多的国际合作,越来越多的 UCB 可在全球范围内使用。因此,许多移植中心和国家监管机构意识到需要国际的标准以规范 UCB 的采集、处理、检测、存储、选择和使用。NetCord 成立于 1998 年,是 Eurocord 研究小组的国际 UCB 库,旨在提供高质量的 UCB,使其用于同种异体 HSCT。通过网络(www.netcord.org),还可使用其成员库的 UCB 进行无关供体的移植。约有 25 个 UCB 库是 NetCord 的成员,占全球 UCB 的 50%左右。2016 年,NetCord 和细胞治疗认证基金会(Foundation for the Accreditation of Cellular Therapy,FACT)发布了第 6 版《脐带血采集、储存和发放管理国际标准》。这些标准的主要目标是促进高质量的医疗实践、实验室处理和 UCB 库的管理,以实现统一而高质量的胎盘和 UCB 细胞的移植。这些标准涵盖以下方面:供体管理;UCB 收集、处理和检测;UCB 细胞的冻存和低温储存;UCB 上市、搜索、选择和预订;临床移植中心的使用。为了符合这些标准,UCB 库必须使用经过验证的方法、设备和试剂,并且必须有一个文件化的质量管理程序。认证过程包括提交书面文件和现场检查。

NetCord-FACT 认证的 UCB 库每 3 年重新检查一次。

六、提高 UCB 移植效果的新策略

在异基因 HSCT 中使用 UCB 细胞的主要问题仍然是输注的细胞剂量低，特别是在治疗成人患者或非恶性疾病的患者时。这可导致移植失败的风险增加 10%～20%，以及造血和免疫重建延迟。因此，除了使用双份 UCB 移植和 RIC 方案外，许多其他实验方法目前也在研究中，以增加输注 HSC 剂量和（或）改善其移植的效果（表 6-3）。

表 6-3 提高 UCB 移植效果的策略（Stavropoulos-Giokas et al.，2015）

1. 增加细胞剂量

   ①改进 UCB 收集、处理、冻存和复苏

   ②双份 UCB 移植

   ③UCB 的体外扩张培养

   ④用同一供体的 UCB 与 BM 一起输注

   ⑤用 UCB 与第三方供体细胞一起输注

2. 改善 UCB 的 HSC 向骨髓的输送和归巢

   ①UCB 的直接骨内输注

   ②抑制 CD26 肽酶

   ③UCB 的 HSC/HPC 的体外岩藻糖基化（fucosylation）处理

3. 改进 UCB 的选择

   ①增强 HLA 的匹配（HLA-C；HLA-A、HLA-B、HLA-C 和 HLA-DRB1 的高分辨率检测）

   ②供体特异性 HLA 抗体的检测

   ③KIR 配型

   ④NIMA 配型

   ⑤ABO 配型

4. 改进移植条件

   ①低强度预处理

   ②改进 GVH 病的预防

5. 移植后生长因子/细胞因子的应用

   ①粒细胞集落刺激因子（granulocyte colony stimulating factor，GCSF）/干细胞因子（stem cell factor SCF）

   ②促血小板生成素肽：罗米司亭（romiplostim）或激动剂：艾曲波帕（eltrombopag）

6. 辅助细胞的输注

   ①MSC

   ②调控性 T 细胞

（一）UCB 的扩增培养

UCB 的体外扩增培养已成功用于增加 HSC 的数量以进行长期的移植，同时可增加定向祖细胞的数量使其尽早恢复造血。扩增培养的 UCB 既可单独使用，也可与未经扩增培养的 UCB 一起使用。虽然这种扩增的 UCB 可使早期造血恢复，但通常是这种未经处理的 UCB 可以长期植入。UCB 扩增培养主要有 3 种方法：①液体培养；②与间充质基质细胞共培养；③连续的灌注培养。在液体培养中，分离的 CD34$^+$ 或 CD133$^+$HSC 在生长因子的作用下扩增，包括 SCF、血小板生成素（TPO）、GCSF 和（或）FMS 样酪氨酸激酶 3 配体（FMS-like tyrosine kinase 3 ligand，FLT-3-L）。

研究表明，CD34$^+$细胞可从部分 UCB 中分离获得，在液体培养中扩增，在 MAC 方案处理后，再注入原有 UCB 的剩余部分。这种改良的方法是通过加入铜螯合剂 TEPA 或固定化的（immobilized）Notch

配体 delta-1 进行，随后在 I / II 期临床试验中测试。这两种方法扩增的平均倍数分别为 219（范围 2～260）和 562（范围 146～1496）。而且，两项试验在 10 例患者中均有 9 例移植成功。

在共培养系统中，间充质基质细胞为 HSC 增殖提供了支持性的造血微环境。在 24 例双份 UCB 的移植中，只有 1 份 UCB 在体外扩增时加入 MSC。TNC 和 $CD34^+$ 细胞分别扩增 12.2 倍和 30.1 倍，TNC 输入的平均剂量为 $8.34×10^7/kg$，比常规未经处理的双份 UCB 移植高。在这 24 例患者中，有 23 例中性粒细胞恢复的平均时间为 15 天（范围 9～42 天）。这与双份 UCB 移植的 80 例 CIBMTR 历史对照（平均时间为 24 天（范围 12～52 天）相比，效果良好。

在连续灌注系统的培养中，分离的 HSC 持续用新鲜培养液和气体交换维持其培养。在 I 期研究中，TNC 扩增的平均倍数达到 2.4（范围 1.0～8.5）。在注入扩增后以及 UCB 的剩余部分的 26 例患者中，21 例的中性粒细胞恢复的平均时间为 22 天（范围 13～40 天）。这些结果表明，这 3 种 UCB 扩增培养的方法都有应用前景，但这些方法实际改善 UCB 移植后的临床结果仍有待确定。而且，尚需确定的是这种定向祖细胞数量的增加是否与长期 HSC 的扩张有关。目前，正在用 MPC（Mesoblast）和（或）Nicord® 等方法对 UCB 的扩增进行前瞻性的临床试验和商业化的扩增培养。

（二）骨内注射

UCB 静脉注射受体后，细胞通过周围循环进入 BM 微血管系统。经过细胞黏附和迁移等一系列高度调控的过程，使 HSC 和 HPC 归巢到 BM 微环境（niche），并在此植入、增殖和分化为正常的造血细胞。动物实验表明，据估计，仅有约 10% 的 HSC/HPC 进入 BM，其余的阻隔在肺脏、肝脏和脾脏中。因此，为了解决此问题，现已采用把 UCB 直接注入骨内。Eurocord 研究小组通过骨内注射单份 UCB 移植（$n=87$）与静脉输注双份 UCB 移植（$n=149$）的结果显示，骨内注入在第 30 天和 180 天可分别提高中性粒细胞（76% vs 62%；$P=0.01$）和血小板（74% vs 64%；$P=0.003$）的恢复时间。在多变量分析中，与静脉输注移植的相比，骨内 UCB 移植可提高中性粒细胞[HR 1.5（95%CI，1.04～2.17）；$P=0.03$]和血小板的恢复[HR 1.97（95%CI，1.35～2.29）；$P=0.004$]，而且也可降低急性 GVHD 发生率，并有提高 DFS 的趋势。目前，正在用 UCB 细胞进行较大规模血液恶性肿瘤的骨内输注的 II 期临床试验。

（三）促进 UCB 的 HSC 归巢

HSC 向 BM 微环境归巢、迁移和植入高度依赖于趋化剂（chemoattractan）、基质细胞源性因子-1（stromalcell-derived factor-1，SDF-1）和趋化因子（C-X-C 基序）配体 12（CXCL12）。由 BM 内皮细胞产生的 SDF-1 水平随预处理方案和 HSC 输注后 SDF-1 的不断增加而迁移到 BM。SDF-1 在 HSC 表面与其受体 CXCR4（融合蛋白/CD184）结合，并活化穿过内皮细胞黏附和迁移所需的一系列细胞骨架。在小鼠模型中发现，抑制细胞膜结合的胞外肽酶——二肽酶-4（peptidase dipeptidyl peptidase-4，即 CD26）可增强 UCB 的 $CD34^+$ 细胞长期植入，因为 CD26 可分解 SDF-1。UCB-HSC 的岩藻糖基化（加入果糖）也需要与 BM 微血管系统中表达的细胞黏附分子（P 选择蛋白和 E 选择蛋白）相互作用。在小鼠模型的研究中显示，用鸟苷二磷酸岩藻糖和 α1-3 岩藻糖基转移酶 VI 处理 UCB-HSC，可提高其对 P 选择蛋白和 E 选择蛋白的黏附并提高 HSC 的植入。这些临床前的生物学特征，为今后 UCB 移植的临床研究提供了重要的领域。因此，目前正在进行 CD26 肽酶抑制剂（西他列汀）和 UCB 岩藻糖基化的多中心 II 期临床试验。

（四）生长因子的使用

体内重组生长因子的使用可以加速中性粒细胞和血小板的恢复。Gluckman 等人对 550 例血液恶性肿瘤患者接受 UCB 移植的研究结果表明，60% 的患者加入 GCSF 后可提高中性粒细胞恢复的独立相关性[HR 1.66（95%CI，1.34～2.05）；$P<0.0001$]。在最近的 UCB 移植时，TPO 肽的类拟物（罗米司亭）和（或）非肽小分子 TPO 受体（c-Mpl）激动剂（艾曲波帕）均已应用。在小鼠模型的研究中，艾曲波帕可增加人

类 UCB 的 CD34$^+$、CD45$^+$和 CD41$^+$细胞的扩增数量，并可提高血小板和白细胞的数量。因此，目前正在对 UCB 移植中艾曲波帕的应用进行早期阶段的招募试验。

（五）UCB 与第三方细胞的联合输注

为了克服 UCB 细胞剂量低的问题，现已采用第三方单倍体相同家族成员的细胞共同输注。虽然单倍体移植可支持早期细胞的恢复，但 UCB 通常可提供长期的植入。2010 年，通过 55 例高危骨髓增生和淋巴组织增生性疾病患者进行联合 UCB/单倍体移植的结果显示，UCB 的 TNC 和 CD34$^+$细胞平均剂量分别为 2.39×10^7/kg（范围 1.14×10^7~4.30×10^7/kg）和 1.1×10^5/kg（范围在 0.35×10^5~3.7×10^5/kg）。联合第三方单倍体相同的 CD34$^+$和（或）CD133$^+$细胞的平均剂量为 2.4×10^6/kg（范围为 1.05×10^6~3.34×10^6/kg）。中性粒细胞恢复的最大累积发生率为 96%（95%CI，91%~100%），平均时间为 10 天（范围 9~36 天）。全 UCB 嵌合的累积发生率为 91%（95%CI，84%~99%），平均时间为 44 天（11~186 天）。

在类似的报道中，45 例患者使用 RIC 方案（氟达拉滨、美法仑和 ATG）治疗后进行无关 UCB 以及单倍体家族成员 CD34$^+$细胞的联合移植。第 50 天中性粒细胞恢复的累积发生率为 95%（95%CI，87%~100%），平均时间为 11 天。在第 30、100 和 180 天，UCB 细胞分别占 PB 细胞的平均数为 10%、78%和 95%。急性和慢性 GVHD 的累积发生率分别为 25%（95%CI，11%~39%）和 6%，1 年 TRM 为 28%（95%CI，13%~43%），复发率为 30%（95%CI，14%~44%），OS 为 55%（95%CI，39%~71%）。在一项前瞻性的研究中，50 例血液恶性肿瘤患者在 MAC 方案治疗后，接受 UCB/单倍体相同的移植治疗结果是，48 例患者在 20 天内成功植入，中性粒细胞恢复的平均时间为 13 天（范围 11~20 天）。而且，所有幸存的患者都获得持续的单倍体植入。这些结果表明，UCB 和单倍体相同的联合移植可以改善早期细胞的恢复。目前，在血液病中正在进行双份 UCB 移植和单倍体/UCB 联合移植的 II 期/III 期试验的比较研究。

七、结语

在过去的 25 年里，UCB 移植取得了显著的进展。目前，当无 HLA 匹配的同胞或无关供体时，UCB 移植可为传统的 HSC 移植提供一种替代的方案。足够的 UCB 细胞剂量（如 TNC 在收集时≥3.0×10^7/kg，输注时≥2.5×10^7/kg）和适当的 HLA 匹配[HLA-A、HLA-B（抗原）和 HLADRB1（等位基因）的位点≤2 不匹配]，可使植入和 TRM 的比率不断提高，但 GVHD 的发生率仍然很低，DFS 和 OS 与现在使用的其他供体来源的细胞移植相当。在儿童的良、恶性疾病治疗时，使用相关或无关的单份 UCB 移植都有很好的效果。然而，由于非恶性疾病移植的失败率高，推荐使用更高的细胞剂量和（或）更严格的 HLA 匹配。在以恶性疾病为主要移植适应证的成人中，采用无关的双份 UCB 移植和 RIC 方案可增加 UCB 移植对老年患者的适用性，减少移植的失败率和 TRM。因此，DFS 与现在使用的 HLA 匹配或不匹配的无关供体相似。但是，并不是所有的预处理方案都有相同的结果。随着对这些疾病的生物学理解的提高，以及预后细胞遗传学和分子标志物的使用更加普遍，通过识别 UCB 移植后复发风险高的患者可能进一步改善其疗效。

虽然 UCB 移植的总体效果良好，但仍需进一步提高。随着高质量冻存 UCB 可用性的增加，选择细胞剂量较高和（或）HLA 匹配程度更高的 UCB 移植已成为可能。此外，通过额外的选择标准，如 HLA-C 匹配，高分辨率的等位基因匹配和 NIMA 匹配也许可以提高疗效，但也可能减少供体的选择。虽然在过去几年中，体外扩增 UCB 的应用没有显著增加，但其他的发展如骨内注射、生长因子（GSCF/罗米司亭/艾曲波帕）的使用，以及第三方或辅助细胞的联合输注都显示出良好的前景。

最后，还有一个重要的问题没有得到回答，那就是在未来的 5~10 年里，UCB 移植与其他供体来源的移植有何不同？在过去的几年里，每年进行的 UCB 移植的数量似乎已经趋于稳定。事实上，在 2012 年的 EBMT 调查中，UCB 移植的数量从 2011 年的 833 例下降到 2012 年的 758 例。相比之下，随着单倍体相同 HSCT 新方法的发展和疗效的提高，其移植数量增加了 24%，达到 1217 例。与 UCB 移植相比，单倍体相同的供体更易获得，成本也减少很多。然而，单倍体移植的不足是，使用的 RIC 方案和 T 细胞的清除可延迟免疫重建，且具有高的复发风险。由于这些原因，可以预见的是，UCB 的移植今后将继续在血液疾病的治疗中发挥重要的作用。

第二节　脐带血临床治疗应用的潜能

一、概述

自 1988 年以来，UCB 作为骨髓移植的替代物已在常规移植中应用。而且，UCB 库也已在全球建立。在制备 UCB 时，为了冻存干细胞，其中的白细胞、红细胞、血小板和血浆均被丢弃。UCB 使用的所有关注点只是为了干细胞的移植。然而，干细胞只占脐带全血有核细胞的 0.01%，其余 99.99% 全被废弃。UCB 可作为自体或同种异体输血的又一血液成分的来源，但这种作用却一直未予重视。

胎盘血管中含有 75~125ml 血液。这种曾被浪费的资源现已作为自体输血的一种手段，最近又成为同种异体输血的资源。假设每个孕妇分娩时丢弃约 100ml 的 UCB，再乘以每天分娩的孕妇数，这很容易估计出其巨大的浪费量。与此同时，血库的供血者却很少。由于所收集的 UCB 体积一般较小，因此其在成人输注的应用中是有限的。但是，这对新生儿和低体重儿是有效的，且在世界各地的有关病例中得到成功地应用。据估计，约 80% 出生体重不足 1500g 的婴儿至少接受过 1 次红细胞输注。

在全世界范围内，UCB 干细胞移植正得到广泛的应用。然而，由于世界范围内的战争、恐怖主义、自然灾害和流行病的增加，UCB 的输注应用也相应增加。目前，有关患者自体和同种异体 UCB 输注的临床试验已有不少。尽管自体 UCB 的输注更为常见，但对于同种异体 UCB 移植的研究业已展开，以更好地适应儿童和成人的移植需要。

UCB 重要的血液学特征主要包括：血红蛋白、红细胞压积、平均红细胞体积、白细胞和胎儿血红蛋白水平均较高，而凝血因子水平较低。UCB 输注的优点是红细胞抗原的表达减少，免疫球蛋白水平较低且无天然抗体。而且，其中含有可供移植用的未成熟有核细胞。这可能引起 GVHD 反应，但不伴有白细胞减少。然而，在 UCB 使用之前进行血液照射可减少 GVHD 发病的风险，使得这种同种异体 UCB 红细胞成为一种有效的治疗方式，特别适用于早产儿和较低体重的新生儿。本文主要介绍 UCB 成分在输血中的安全性和治疗的可行性。

二、UCB 是输血治疗的重要来源

UCB 除了作为 HSCT 来源之外，人们对其临床应用也越来越感兴趣。其中，一个替代方案是以输血为目标。这种替代方法十分有趣，因为 UCB 资源丰富但大多数都被丢弃，未予充分利用。自体血可作为儿童和成人红细胞输血方式的首选来源，因为其可减少同种异体输血的传染病传播和输血反应。在分娩时脐带被钳住后，就可获得 UCB 作为新生儿自体输血的来源，主要应用于早产和低体重新生儿。鉴于新生儿的输血量通常为 10~20ml/kg 体重，充足的 UCB 至少可提供 1~2 次的自体输血，即使极低体重的新生儿也可以。因此，UCB 是红细胞的一种可替代来源，因为大多数妊娠 24~27 周的新生儿都需要红细胞输血。

目前，临床已对新生儿、儿科和成人患者进行自体和异体 UCB 红细胞的输血试验。尽管 UCB 可作为输血成分的一种替代来源，但与成人血液收集相比，不足之处是其血容量较少且细菌污染的风险较高；优点是免疫学反应较低。

与成人供体的血液比较，UCB 的主要成分是红细胞、血小板浓缩液及血浆，其中最有用和最具潜力的成分是红细胞。由于 UCB 量较少，可能难以满足输血时需要的血小板剂量。与成人血液相比，新生儿血浆的凝血因子较少，红细胞抗原表达较弱，抗红细胞抗体缺乏；其中，高浓度的祖细胞可能增加有核细胞的植入，尤其对于免疫抑制的受体，可导致嵌合现象甚至 GVHD。但是，通过白细胞清除处理（leukoreduction process）后这种风险可以显著降低。

三、人 UCB 的特性

（一）新生儿的血液学参数

在新生儿血液中，血容量和每千克体重的红细胞总数（erythrocyte mass），以及血红蛋白浓度、红细胞压积和平均红细胞体积（MCV）均比成人的血液成分高。新生儿血液的红细胞可存活约 60 天，与成人血液相比时间缩短。新生儿红细胞的寿命为 60～80 天，缩短的原因可能与 MCV 的增高使红细胞的渗透脆性增加有关。新生儿的白细胞数也较高，主要是单核细胞。新生儿和成人血液血小板数之间无差异。足月新生儿和成人血液参数见表 6-4。

表 6-4 足月产新生儿和成人的血液学参考值（Bhattacharya and Stubblefield，2011）

	新生儿		成人	
	均值	−2S.D（最小～最大）	均值	−2S.D（最小～最大）
血容量/（ml/kg）	86.1		65	（55～75）
红细胞总数/（ml/kg）	43.1		27.5	（25～30）
Hb	16.2	13.5	f: 14.0　m: 15.5	f: 12　m: 13.5
Hct/%	51	42	f: 41　m: 47	f: 36　m: 41
红细胞	4.7	3.9	f: 4.6　m: 5.2	f: 4　m: 15.2
MCV	108	98	90	80
MCH	34	31	30	26
MCHC	33	30	34	31
网织红细胞/（10^6/μl）	0.074	（0.049～0.15）	0.092	（0.058～0.146）
白细胞（总数）	18.1	（9～30）	7.4	（4.5～11）
中性粒细胞	11	（6～26）	4.4	（1.8～7.7）
淋巴细胞	5.5	（2～11）	2.5	（1～4.8）
单核细胞	1.1		0.3	
嗜酸性粒细胞	0.4		0.2	

注：Hb，hemoglobin，血红蛋白；Hct，hematocrit，红细胞压积；MCH，mean corpuscular hemoglobin，平均红细胞血红蛋白；MCHC，mean corpuscular hemoglobin concentration，平均红细胞血红蛋白浓度；MCV，mean corpuscular volume，平均红细胞容积；−2 S.D，minus 2 standard deviation，减 2 个标准差；f，female，女性；m，male，男性

（二）新生儿的血红蛋白

在出生时，大约 75% 的血红蛋白是胎儿血红蛋白（fetal hemoglobin，HbF）。随着新生儿长大，HbF 浓度降低，成人血红蛋白（adult hemoglobin，HbA）成为主要的红细胞血红蛋白，如表 6-5 所示。HbF 比 HbA 运输氧气的能力高 50%。每克 HbF 可携带 2.08ml 氧气，而 HbA 仅携带 1.39ml。HbF 也可携带高浓度的 2，3-二磷酸甘油酸（2，3- diphosphoglycerate，2，3-DPG）。由于 2，3-DPG 可将氧解离曲线右移，因此其可增加氧的释放。这种特性是输血的重要指标。由于胎儿血中的 HbF 丰富，只要增加少量的红细胞压积及血液黏稠度，就可提供充足的组织氧化所需的氧气。因此，HbF 可以用于缺血相关性贫血和镰状细胞性贫血患者的输血治疗。

表 6-5　从出生到 2 岁的血红蛋白浓度（此浓度直至成年不变，Bhattacharya and Stubblefield，2011）

年龄	HbF %均值	±2 S.D	HbA %均值	HbA 2/%均值	±2 S.D
新生儿	75	61～80	25.0	0	
1 个月	60	46～67	39.2	0.8	0.4～1.3
6 个月	7	2.7～13	90.5	2.5	2.1～3.1
1 岁	2	1.3～5	95.3	2.7	2.0～3.3
2 岁	0.6	0.2～1	96.6	2.8	2.1～3.5

注：HbA，血红蛋白 A；HbA2，血红蛋白 A2；HbF，血红蛋白 F；S.D，标准差。

（三）UCB 的凝血因子特征

新生儿，特别是早产儿的肝脏发育不全和维生素 K 的生理缺乏导致血浆中促凝和抗凝因子的浓度降低（表 6-6 和表 6-7）。由于 UCB 量少，且凝血因子浓度较低，使其在治疗凝血障碍性疾病时效果较差。

表 6-6　足月产和早产新生儿及成人血浆中的凝血因子比较（Bhattacharya and Stubblefield，2011）

因子	足月新生儿		早产新生儿		成人	
	均值	−2 S.D	均值	−2 S.D	均值	−2 S.D
纤维蛋白原/（mg/dl）	246	150	240	150	278	156
F.Ⅱ/（U/ml）	0.45	0.22	0.35	0.21	1.08	0.7
F.Ⅷ/（U/ml）	1.68	0.5	1.36	0.21	0.99	0.5
F.Ⅸ/（U/ml）	0.4	0.2	0.35	0.1	1.09	0.5
F.Ⅻ/（U/ml）	0.33	0.23	0.22	0.09	0.08	0.52
抗凝血酶/（U/ml）	0.4	0.25	0.35	0.1	—	—
C 蛋白/（U/ml）	0.24	0.18	0.28	0.12	—	—

表 6-7　新生儿和成人血浆中的凝血抑制因子比较（Bhattacharya and Stubblefield，2011）

凝血抑制因子	新生儿		成人	
	均值	范围	均值	范围
抗凝血酶Ⅱ	59.4	42～80	99.8	65～130
C 蛋白抗原/%	32.5	21～47	100.8	68～125
活化 C 蛋白/%	28.2	14～42	98.8	68～129
S 蛋白（总数）/%	38.5	22～55	99.6	72～128
S 蛋白（游离）/%	49.3	33～67	98.7	72～128

（四）UCB 的免疫学特征

胎盘屏障可阻止胎儿接触存在于母体循环中的抗原，对细菌和病毒病原体特别有效。因此，新生儿的这种特性是真正的免疫学纯洁（immunological purity）。分娩后，新生儿在子宫外第一次接触抗原的刺激。在考虑使用 UCB 进行输血时，这一点非常重要。UCB 的主要免疫学特征见表 6-8～表 6-10。从出生到成年，其 IgA 水平增加 4～15 倍，IgM 增加 4～30 倍，而总 IgG 水平仅增加 2 倍，其中 IgG2 是增加最多的亚类。补体 C3 和 C4 水平无显著差别。免疫球蛋白水平的这些差异性是由于新生儿与新抗原和病原体的接触逐渐增多所致。

表 6-8　血液的免疫球蛋白水平（Bhattacharya and Stubblefield，2011）

年龄	0～30 天范围（95%）	16 岁以上范围（95%）
IgA/（mg/dl）	1～20	89～322
IgM/（mg/dl）	12～117	59～360
IgG/（mg/dl）	221～1 031	632～2 108

表 6-9　早产儿和足月产新生儿及成人血液中的 IgG 亚类（Bhattacharya and Stubblefield，2011）

IgG 亚类	早产儿范围（95%）	足月产新生儿范围（95%）	成人范围（95%）
IgG1	3.4～9.7	5.8～13.7	4.8～9.5
IgG2	0.7～1.7	0.6～5.2	1.1～6.9
IgG3	0.2～0.5	0.2～1.2	0.3～0.8
IgG4	0.2～0.7	0.2～1.0	0.2～1.1

表 6-10　血液的补体水平（Bhattacharya and Stubblefield，2011）

补体	0～5 天范围（95%）	成人范围（95%）
C3	0.26～1.04	0.45～0.83
C4	0.06～0.37	0.11～0.41

（五）红细胞抗原与抗体

人红细胞在细胞膜上表达多态性抗原，由于不相容性可引起溶血反应。导致溶血最重要的抗体是天然的 IgM 和获得性的 IgG。尽管如此，最重要的抗原血型是 ABH。在出生后的 3 个月，抗这些抗原的天然抗体则可达到成人水平。抗-A 和抗-B 抗体属于 IgM，是补体系统强效的活化剂，可造成严重和致命的血管内溶血。健康的新生儿血液不含获得性抗体，因为它还没有发育成抗红细胞抗原的天然抗体。新生儿红细胞不表达某些红细胞抗原，如 Kelly 抗原，只轻微表达 A 和 B 抗原。因此，与成人红细胞相比其免疫原性较低。在 UCB 中，最重要的抗原见表 6-11。

表 6-11　UCB 的主要抗原（Bhattacharya and Stubblefield，2011）

抗原表达	新生儿	1～2 周	1 岁	成人
I	弱	弱	强	3 岁以后增强
i	强	强	不可检测	不可检测
ABH	弱	逐渐增加	强	强
LU$^{a and b}$	弱	弱	弱	15 岁以后增强
Lewis	不可检测	可检测	强	强

四、UCB 的成分

在一般情况下，给患者的输血不输全血，而是在输血之前将全血加工成红细胞、血小板和血浆单位。由于早产儿或低体重新生儿往往需要输血，且比足月产新生儿接受的输血量更多，此时 UCB 则成为具有良好血液成分的输血来源。每千克体重可以收集到 15～20ml 的 UCB。研究表明，某些因素可能增加 UCB 的收集量。而且，收集到的 UCB 体积与新生儿、胎盘重量和孕龄有关。新生儿红细胞有高浓度的 HbF，其携带氧气的能力比 HbA 更大。UCB 的主要问题是其含量小，但是通过使用多份 UCB 的联合应用可以补偿这种不足。新生儿血浆缺乏凝血因子，且没有天然的抗红细胞抗原抗体。凝血因子的缺乏使其不能用于治疗出血性疾病，但其血栓形成较少。因此，用 UCB 全血或者血浆纠正血容量时具有很大的优势。而且，在输新生儿血浆时，由于其缺乏红细胞的天然抗体，可降低溶血的风险。因此，当使用 UCB 全血输血时，不需要离心分离其红细胞。

当使用成人全血时，为了保留血浆中凝血因子的活性，需要对其进行离心分离。当不需要保留这种活性时，可以通过沉降法做全血的分离。由于沉降法不需要昂贵的全血离心机，因此便宜且简单，非常适合贫困地区和发展中国家。通过沉淀可以分离出 UCB 中的红细胞和白细胞，且可无质量损耗储存 35 天。新生儿血小板浓度与成人血液没有差异，但其收集的体积较小，整个 UCB 单位的总量也较小。因此，用 UCB 的血小板进行输血治疗的意义不大。

研究表明，在 UCB 的输血中，红细胞是最有意义的成分。由于 UCB 的体积小和凝血活性低，因此其血浆和血小板在输血中的潜在用途很小。单份 UCB 的这种小体积红细胞可以通过多份 UCB 的联合应用而得到补偿。UCB 的 HbF 携氧能力较高，血栓形成和抗原性均较低，天然抗体缺乏的特性使其成为红细胞输血的最佳来源。成人的同种异体 UCB 输血显示，由于短暂自发的植入，这种受体的循环 CD34$^+$ 细胞数量增加。因此，由于有核细胞的植入，可能出现 GVHD 的风险。在输血前，通过白细胞分离或照射可有效地消除这种风险。尽管理论上存在 GVHD 的风险，但其发病率相当低，甚至一些研究表明，这种移植不足以引起这样的风险。

五、储存 UCB 的特征和质量

在正常体重的足月新生儿中，可收集到的 UCB 平均体积为 80～90ml。早产和低体重新生儿收集的体积较低，60%可达到 15ml 以上。UCB 可以以全血的形式储存，也可在离心或过滤后以不同组分的形式分别储存。UCB 收集时可能发生细菌污染。然而，通过合适的采血技术，这种污染率可以降低到 2%以下。因此，UCB 的这种低污染率必须与规避同源红细胞的益处仔细权衡考虑。UCB 的储存可长达 35 天。与同期储存的成人红细胞相比，UCB 的溶血率为（0.1±8.8）%，高于成人血的（0.2±0.1）%；游离血红蛋白为（416.9±254）g/L，高于成人血的（82.8±42.4）g/L；pH 为 6.1±0.1，低于成人血的 6.8±0.1。尽管如此，无白细胞的 UCB 含有核细胞，而在成人血中的这些细胞可以被清除。在储存 2～3 周后，UCB 中的钾含量开始显著增加。为了避免与输血相关的高钾血症导致心律失常，因此 UCB 的安全储存时间限制在最多 3 周。在无白细胞的 UCB 储存过程中，TNF 降低，TGF-β1 增加。在成人同种异体血液的储存期间，细胞因子浓度的改变可引起潜在的免疫调控作用。为什么 UCB 会发生如此变化尚不清楚。

六、UCB 收集、制备和储存的建议

与成人血液相比，在收集 UCB 时可能存在较高的细菌污染风险，但通过无菌收集技术和细菌生长的测试可降低这种风险。足月和健康新生儿 UCB 的收集，可增加和推广其在红细胞输血中的应用。孕妇在分娩前约 2 周可以进行血清学检查，若结果为阳性，应避免收集这种 UCB。建立无菌收集技术、培训产科医生及工作人员非常重要。在 UCB 收集后应尽快通过重力滤过系统（gravity filter systems）减少白细胞，并把样品送去进行微生物学检测。这种 UCB 的储存时间不应超过 3 周，并在给新生儿输血时进行照射处理。

UCB 也具有不成熟而可植活的有核细胞，在无白细胞清除的情况下诱发 GVHD，但这种风险很小。研究显示，UCB 在新生儿自体输血和儿童或成人的同种异体输血时可以安全使用，且发生免疫和非免疫反应的风险均较低。正常体重的足月健康新生儿的 UCB 经离心后，平均可收集到 80ml 的全血和 27～30ml 的红细胞。通过 UCB 的储存，清除有核细胞的这种白细胞减少可减少溶血和高血钾症。为了减少由溶血和高血钾症引起的输血风险，储存期应从 35 天减少到 21 天。在使用前通过照射可消除 GVHD 的风险，因此同种异体的红细胞是一种有效的治疗选择，特别是对早产儿和体重较轻的新生儿。

在延长储存期间，血浆钾增加，红细胞的 2，3-DPG 含量降低。此外，形态学也发生变化，包括红细胞变形能力降低和渗透脆性增高。研究表明，在储存 21 天后，红细胞中的 2，3-DPG 完全消失。全血的血浆和红细胞分离的标准技术是以离心力为基础。然而，由于用于血液处理的设备（如离心机）和红细胞的后续处理费用昂贵，因此实用性较低。在进行这些加工处理时，通过重力滤过系统的作用具有较好的优势。研究表明，通过这种中空纤维滤过系统可以分离出各个组分，且达到适合后期临床应用的质量标准。该方法的优点之一是所有步骤均在室温下进行，不需要其他设备，并可以在无电的情况下进行。这些表明，该系统在资源匮乏的国家是一种理想的选择。

七、同种异体 UCB 输血的传染病风险

同种异体输血的风险之一是病毒传播，但其发生率极低。据估计，每次输血感染获得性人免疫缺陷病毒（human immunodeficiency virus，HIV）的风险为 1/1 万（0.001%）至 1/10 万（0.0001%），感染乙型肝炎的风险为 1/5 万（0.002%）。尽管通过输入成人血液传播感染性疾病的风险很小，但使用 UCB 还可进一步降低这种风险，因为胎盘屏障会减少母婴垂直传播的机会。这在非洲的一些国家尤为重要，那里超过 50% 成人的 HIV 阳性。

八、UCB 输血的治疗作用

首次自体 UCB 红细胞输血于 1995 年在 1 例新生儿进行。随后的研究表明，这是一种安全而可行的方法。从这一进程中获益最多的是早产儿和体重较轻的新生儿，主要是有心肺疾病和贫血的新生儿。大量流行病学和实验研究表明，宫内发育不良导致的出生体重偏低与成人的多种疾病相关，如 2 型糖尿病、高血压、高脂血症、心血管疾病、脑卒中和肾脏疾病。

自体 UCB 只能提供约 40% 新生儿的输血需求，因此 60% 的新生儿还需要使用同种异体血液。2001 年，首次报道 UCB 用于同种异体的输血。这种输血包括多种疾病相关的数百例儿童和成年贫血患者，如获得性免疫缺陷综合征、强直性脊柱炎、再生障碍性贫血、良性前列腺肥大、癌症、慢性肾功能衰竭、糖尿病、麻风病、疟疾、类风湿关节炎、系统性红斑狼疮、β 地中海贫血和结核病等，都已经接受成千上万的同种异体 UCB 输注，均无免疫学或非免疫学反应。UCB 红细胞输血的临床研究见表 6-12。

表 6-12　UCB 红细胞的输注（Bhattacharya and Stubblefield，2011）

贫血原因	输血类型	输注单位	患者数	患者年龄
早产新生儿	Auto	1	1	新生儿
地中海贫血，AA，AS，BPH，CRF，RA，SLE	Alo	174	62	9～78
早产新生儿	Auto	52	52	新生儿
地中海贫血，癌症，AA，AS，RA 和 SLE	Alo	413	129	2～86
β 地中海贫血	Alo	92	14	0.5～38
结核病	Alo	106	21	—
RA	Alo	78	28	—
癌症	Alo	82	6	—
癌症	Alo	—	72	—
DM	Alo	78	39	48～74
AIDS	Alo	123	16	—
麻风	Alo	74	16	12～72
疟疾	Alo	94	39	8～72

注：AA，aplastic anemia，再生障碍性贫血；AIDS，acquired immune deficiency syndrome，获得性免疫缺陷综合征；Alo，allogeneic，同种异体；AS，ankylosing spondylitis，强直性脊柱炎；Auto，autologous，自体；BPH，benign prostatic hypertrophy，良性前列腺肥大；CRF，chronic renal failure，慢性肾功能衰竭；DM，diabetes mellitus，糖尿病；RA，rheumatoid arthritis，类风湿关节炎；SLE，systemic lupus erythematosus，系统性红斑狼疮。

新生儿特别是早产儿，是所有患者中输血量最大的。据估计，80% 的出生体重不足 1.5kg 的早产儿，以及近 100% 的出生体重小于 1.0kg 的早产儿每年都需要输血。少数婴儿接受其他血液成分，如新鲜冻存血浆、冷凝蛋白质和血小板。因此，血液成分输注特别是红细胞，对许多早产儿确实有好处，对新生儿学专家是必不可少的治疗手段。许多早产儿在生命的前几周都需要输血，尤其是出生体重低于 1.0kg 的早

产儿要进行多次红细胞输血，其中输血的次数通常与初始血红蛋白值、出生体重和孕龄相关。大多数新生儿的红细胞输注量为（10±20）ml/kg。

在患有严重呼吸系统疾病的新生儿中，如为需要大量氧气并用呼吸机支持的新生儿，通常应将红细胞压积维持在 40% 以上，血红蛋白浓度维持在 130g/L 以上。新生儿红细胞输血的适应证为：①在短时间内失去 5%～10% 的血容量；②严重呼吸和（或）心脏疾病（血红蛋白高于 130g/L，红细胞压积大于 40%）患儿输血后改善效果有限；③纠正患有心肺疾病或生长异常患儿的贫血（血红蛋白高于 100g/L，红细胞压积大于 30%）。目前，用于血红蛋白和红细胞压积的最低值的风险和疗效尚未在随机对照的临床试验中进行测试。

（一）UCB 红细胞在贫血患者输血中的应用

极低体重早产儿贫血需要输注同种异体或自体红细胞是临床常见的问题。这种输血的 70% 都在生命的第 1 个月进行，两个最常见的原因是早产儿的生理性贫血和重复采血引起的失血。与足月新生儿（100～110g/L）相比，早产儿贫血的 Hb（65～90g/L）更低，而且发生得更早（4～8 周）。在极低体重新生儿中，造成贫血和需要输注红细胞的原因包括：这种失血量的多少与重症监护的严重程度和持续时间、促红细胞生成素治疗失败、快速增重引起的血液稀释等有关。尽管限制供体的暴光和进行输血的数量，但早产儿由于医源性失血和心肺功能不稳定仍需要红细胞的输注。数以百计的婴儿和成人贫血患者也都接受过同种异体 UCB 的输注，包括麻风、结核病、癌症、类风湿关节炎和 HIV 阳性患者等。

（二）UCB 在镰状细胞贫血患者中的应用

大多数镰状细胞贫血患者在一生中都会接受输血。然而，红细胞输血潜在的不良反应之一是红细胞压积和血液黏稠度增高，这可能导致疾病的病情加重，并引发更多的镰状细胞病变出现。为了减少由于红细胞增多引起的高黏度风险，对这些患者输入 UCB 是一种最佳的方法。UCB 具有高浓度的 HbF，具有比正常血红蛋白更高的氧结合能力。因此使用 UCB 治疗镰状细胞病或其他血红蛋白病，理论上可以接受较少体积的血液而获得相同的氧气量。当部分血管闭塞而局部仍有血流或形成侧支循环时，HbF 会向该部位提供更多的氧气。由于 UCB 黏稠度低、流变性好，有利于再灌注。

（三）UCB 对疟疾患者的输血治疗

疟疾每年造成 100 多万人死亡，主要发生在资源落后的国家。其基本病变是贫血，主要发生在儿童身上。在 UCB 中，胎儿血红蛋白的高氧亲和力和抗疟作用是疟疾患者输血的又一优势。如果不予输血，疟疾患者往往不能生存。研究表明，UCB 可用于对疟疾贫血患者输血。

（四）UCB 在糖尿病患者中的应用

糖尿病（DM）是所有人群和年龄组中最常见的内分泌疾病。尽管还有一些其他的临床表现，但在具有蛋白尿或肾功能减退的患者中，贫血是糖尿病常见的并发症。由于胎儿血红蛋白比正常血红蛋白运送氧气的能力高 50%，理论上使用 UCB 的红细胞治疗 DM 贫血患者是非常有用的，因为这些患者大多数的微循环已遭损坏。

流行病学和实验研究都表明，由于孕妇营养不良导致胎儿在宫内生长受损、出生体重偏低，与成人后对葡萄糖耐受不良、胰岛素抵抗和 2 型糖尿病（T2D）的发病率增高有关。母亲营养不良是一个不可避免的世界性问题，因此很难预防低出生体重儿在成年时不发生 T2D。研究显示，给低体重新生儿输 UCB 可预防 T2D 及成人的有关疾病。

（五）UCB 在急性缺血性脑卒中患者中的应用

脑卒中是全球神经功能障碍的主要原因。由于神经元死亡和退化，脑卒中后脑功能恢复有限。虽然早期再灌注治疗可以改善预后，但溶栓不能逆转缺血性神经元死亡，并有脑出血的风险。根据一些实验数据显示，输入 UCB 可增加缺血性脑卒中后脑功能的恢复。因为 UCB 中的 HbF 浓度较高，与 HbA 相比，具有更大的氧结合能力，从而改善缺血组织中的氧合作用。HbF 可为缺血区域存活的神经元传送更多的氧气。

脐静脉血还具有高浓度的白细胞介素-1 受体拮抗剂（interleukin-1 receptor antagonist，IL-ra），特别是在早产儿和足月产儿中。IL-ra 是有效的抗炎细胞因子，是新的临床脑卒中试验的靶标。UCB 中含有的 IL-ra，可能潜在地减轻脑卒中患者缺血后的炎症级联反应（inflammatory cascade）。因此，UCB 输血可以促进急性缺血性脑卒中患者的功能恢复，减轻由脑卒中和其他脑性疾病导致的残疾。UCB 的收集将与人口的增长同步进行，人口稠密的国家能够有效利用其资源，以更低的成本治疗脑卒中。

九、结语

胎盘和脐带曾被认为是生物废物，通常被丢弃。然而由于以下原因，UCB 是红细胞输注的一种有效来源：①来源丰富；②收集无风险；③胎儿血红蛋白可提高 50% 以上的携氧能力；④不表达或弱表达某些红细胞抗原，因此相比于成人血，其免疫源性较低；⑤不含或含有非常低水平的天然和获得性红细胞抗体。

UCB 易于收集、加工和存储，因此在不发达国家、资源短缺地区或战时，UCB 都极为重要。其安全储存的时间最长不应超过 3 周，以避免高钾血症的风险。

同种异体和自体 UCB 红细胞的输注在许多临床中均可使用，其感染、污染或免疫反应的风险极低。UCB 红细胞的输注可应用于新生儿，或缺血性疾病的成年患者。促进 UCB 输血的进一步发展，可使更多的成年和儿童患者从这种可行而有效的临床治疗中受益。

第三节　脐带血干细胞的体外扩增培养与临床应用

一、UCB 干细胞的体外扩增培养

UCB 为癌症大剂量化疗或遗传性疾病患者的治疗提供了一种替代输血的来源，而且现已成为血液恶性肿瘤患者一种标准的治疗方法，并已用于成人患者的 UCB 移植。然而，在通常情况下，由于 UCB 的数量少、细胞剂量低，不仅使其应用受到限制，而且移植后可导致其植入延迟。体外扩增培养是一种正在探索的从 UCB 中获得大量细胞的方法。因此，体外扩增培养的目的是产生更多有潜力的定向祖细胞，提供快而短期的移植。通过加入造血生长因子（hematopoietic growth factor，HGF）的体外培养，UCB 中的 HSC 可分化为成熟的祖细胞。

（一）体外扩增培养细胞可促进快速植入

在临床试验中，已经证明体外扩增培养细胞可增加移植潜能。研究显示，使用体外扩增培养和未经培养的 PBPC CD34$^+$细胞治疗骨髓抑制患者的比较结果表明，扩增培养细胞治疗患者的中性粒细胞植入较快，最快植入的在移植后第 4 天就可见到。而且，这种植入的时间与 CD34$^+$细胞剂量的关系很小，但与被移植者每千克体重所含的总有核细胞（TNC）数密切相关。扩增培养细胞的涂片显示，其中成熟中性粒细胞的比例很高。因此，这种扩增培养的目的是促进 UCB 细胞分化产生高比例的成熟中性粒细胞，同时也促进成熟祖细胞的产生。

（二）UCB 体外扩增产品的选择

在 UCB 产品体外扩增系统的研发中，从袋装培养液到生物反应器已有很多种类。研究证明，理想的扩增必须选择 CD34$^+$ 细胞或 CD133$^+$ 细胞。通过干细胞因子（stem cell factor，SCF）、粒细胞集落刺激因子（granulocyte colony stimulating factor，G-CSF）和血小板生成素（thrombopoietin，Tpo）组成的 HGF 混合培养液对 UCB 单核细胞（mono nuclear cells，MNC）进行培养，仅扩增 1.4 倍的总细胞，成熟祖细胞（GM-CFC）扩增 0.8 倍，红系祖细胞（erythroid progenitors，BFU-E）扩增 0.3 倍。相比之下，选择 CD34$^+$ 细胞的 UCB 培养，总细胞的扩增达 113 倍，GM-CFC 扩增 73 倍，BFU-E 扩增 49 倍。基于这些结果，临床试验已经开始选择有 CD34 细胞的 UCB 扩增。而且，对这种临床产品的加工得出以下两个结论。

（1）虽然可以从 CD34$^+$ 细胞中大量扩增 TNC 和定向祖细胞，但很少能达到选择前的总细胞数。标准的 UCB 产品有 1×10^9 个 TNC，其中 0.5% 的为 CD34$^+$ 细胞，选择培养后的扩增最多可获得 5×10^6 个 CD34$^+$ 细胞。因此，在培养 10～14 天之后，至少需要扩增 200 倍的 TNC 才能达到选择培养前的水平。

（2）在无特殊要求的 UCB 移植中，其临床试验可采用冻存保存的 UCB 产品进行。选择冻存的 UCB 产品可导致 50% 或者以上的 CD34$^+$ 细胞损失，并且其纯度还低。在选择后的 CD34 细胞至少需要扩增 400 倍，才能获得与开始时相等的 TNC 数量。临床研究表明，选择 CD34 细胞产品的纯度可影响扩增水平。CD34$^+$ 细胞的平均纯度为 47.5%（范围 14%～81%），TNC 扩增的平均数是 56 倍。选择产品纯度大于 50% 时，扩增的平均数为 139 倍，而纯度低于 50% 时只有 32 倍。

因此，与未经扩增培养的产品相比，经 CD34 细胞选择的产品极少使体外扩增的总细胞数增加。

（三）临床应用的扩增培养液

目前，UCB 产品在体外扩增需要各种培养液、HGF 混合培养液、培养瓶和培养袋等。大多数的培养方案都是在 5%CO$_2$ 培养箱中培养 10～21 天，因此使用的临床级 HGF 和培养液开发封闭式的培养系统符合监管机构的要求至关重要。在培养系统中，应包含 SCF、G-CSF 和 Tpo 3 种成分组成的 HGF，因为这种 HGF 培养液符合药品生产质量管理规范（GMP）的标准。其他 HGF 的加入可能增强扩增潜力，但是由于缺乏 GMP 的等级而限制了其临床应用。同样的，培养液也必须按照 GMP 的标准生产，不然会限制其销售。临床试验表明，Sigma 生产的 Stemline II 扩增培养液符合 GMP 级别，现已在临床应用的细胞扩增培养中使用。

（四）体外扩增细胞的临床试验评估

尽管有数以百计临床前的研究对 UCB 产品体外扩增的结果进行评估，但具有临床潜力的仅为少数。临床试验的结果显示，用扩增培养的细胞进行移植，其植入率无显著变化。而且，目前的这些培养条件还不能扩增出适当的细胞数量，或产生的数量还不能影响中性粒细胞或血小板恢复的时间。从冻存的 UCB 产品中选择 CD34$^+$ 细胞或 CD133$^+$ 细胞的要求，可显著降低经适当扩增的 UCB 产品以提高植入率的潜能。

（五）UCB-MNC 在 MSC 滋养层上的体外扩增培养

一种扩增 UCB 单核细胞（UCB-MNC）的共培养体系，即用间充质干细胞（MSC）作为滋养层细胞培养 UCB-MNC 的体系已建立。研究表明，MSC 可产生多种刺激造血细胞生长的 HGF 和黏附分子。而且，TNC 可扩增 10～20 倍，GM-CFC 扩增 18 倍，CD34$^+$ 细胞扩增 16～37 倍。通过 MSC 滋养层上面的共培养对冻存 UCB 产品体外扩增能力的研究显示，在 UCB 细胞复苏和洗涤后，其平均 TNC 为 3.3×10^8 个（范围 1.4×10^8～3.6×10^8）。对于 50kg 的受体，这些 UCB 细胞只能提供 TNC 0.73×10^7/kg，在 5 个扩增产品中，无一达到 TNC 最低的目标剂量（1×10^7）。

把每个产品的 MNC 加到 MSC 滋养层上面即可进行扩增培养。每个产品用 10 个 T162-cm^2 培养瓶，每个瓶内含 10% 的 UCB-MNC。在含有 SCF、G-CSF 和 Tpo 的 Stemline II 培养液中培养 14 天后，扩增的 TNC 平均增加 9 倍，范围为 6.5～24 倍。扩增后的 TNC 数量平均为 21.6×10^8（范围 11×10^8～79×10^8），见表 6-13。在共培养中，成熟祖细胞（GM-CFC）的扩增倍数平均为 46 倍。对于 50kg 的受体，扩增的

UCB 细胞可达 4.3×10^7 TNC/kg（范围 $2.2 \times 10^7 \sim 16 \times 10^7$ TNC/kg），5 个扩增产品都达到最低目标剂量（TNC 1×10^7/kg）。对 100kg 的受体，所有扩增产品的细胞数都超过 TNC 1×10^7/kg（表 6-14）。

表 6-13 冻存 UCB 的 TNC 体外扩增培养

	实验编号					平均数
	1	2	3	4	5	
UCB-MNC（$\times 10^8$ TNC）	3.6	2.2	1.4	3.3	3.3	3.3
扩增后（$\times 10^8$ TNC）	44.6	19	11	21.6	79.3	21.6
扩增倍数（$\times 10^8$ TNC）	12	9	7	6.5	24	9

表 6-14 体重 50kg 和 100kg 受体的细胞数量

	实验编号					平均数
	1	2	3	4	5	
受体体重 50kg						
UCB-MNC（$\times 10^7$ TNC/kg）	0.7	0.4	0.3	0.7	0.7	0.7
扩增后（$\times 10^7$ TNC/kg）	8.9	3.8	2.2	4.3	15.9	3.8
受体体重 100kg						
UCB-MNC（$\times 10^7$ TNC/kg）	0.4	0.2	0.1	0.3	0.3	0.3
扩增后（$\times 10^7$ TNC/kg）	4.5	1.9	1.1	2.2	7.9	2.2

研究表明，共培养的扩增培养具有两个潜在优势：①可能增加植入；②低细胞剂量的 UCB 扩增产品具有较好的匹配程度。两种 UCB 的混合应用可增加细胞的剂量，但是大多数患者接受的是双抗原不匹配的 UCB 移植。匹配较好的 UCB 可常规应用，但在细胞剂量低时不适宜。这种扩增的 UCB 细胞至少受体可较好匹配，并可减少 GVHD 的发生。

（六）结语

尽管对 UCB 细胞体外扩增的研究已有 10 多年，但临床始终未能证明这种扩增细胞对受体植入时间的显著作用。目前，正在研究的新方法希望这种扩增培养的细胞能更快地植入并为 UCB 移植提供最佳的方案。迄今为止，尚不清楚这种快速植入需要的细胞。一旦识别这种细胞的表型，则可对其进行最佳的培养。这些问题需要继续的临床试验，并应发展大动物模型的研究，以揭示需要何种细胞及多少数量才能提供一种最佳的造血细胞移植。

二、脐带血干细胞的临床应用

（一）概述

大约 30% 的患者可与兄弟姐妹供体匹配，并可接受同种异体干细胞移植治疗潜在疾病（underlying disease）。从 1987 年开始，美国国家骨髓捐献者登记中心（NMDP）通过与无关供体的联系，已注册登记 1 万名志愿者。目前，NMDP 与其合作的国际机构共注册有 1600 余万无关供体。其中大约 60% 白种人患者、20%～45% 非洲裔美国人和其他非欧洲（non-European）患者，能够找到匹配的无关供体（MUD）进行移植。因此，每年仍有 5000 例患者可选择替代供体移植。对于这些剩余的患者，干细胞来源的选择包括不匹配相关供体（通常为单倍体相同）、UCB 或不匹配无关供体（MMUD）。

自 1988 年首次人 UCB 移植成功治疗 1 例 FA 儿童以来，UCB 已经成为 HSC 的可替代来源并得到迅速发展。与 BM 或 PBPC 相比，UCB 的优点包括采集相对容易、无供体纠纷、可加工处理和长期冻存，这些使其成为 HSC 的理想来源。其他优点包括：对母体或新生儿几乎无风险；与接受无关 BM 移植的患者比较，UCB 移植可以平均提前 25～36 天植入；感染传播疾病的风险低；与 BM 和外周血干细胞（PBSC）移植比较，UCB 细胞的免疫原性和对 HLA 配型的要求均相对较低，发生 GVHD 的风险也低，而 BM 或 PBPC 需要供体和患者的 HLA 高度匹配。UCB 部分 HLA 不匹配的 GVHD 发生率降低，可能是由于 UCB 中的 T 细胞数量较少且淋巴细胞的免疫原性相对较低。部分 HLA 不匹配的这种耐受性可增加供体获得造血细胞移植（hematopoietic cell transplantation，HCT）的机会，特别是对于非欧洲的少数民族和混合种族的患者，他们通常难以获得匹配的相关供体（MRD）或无关供体。

在 UCB 移植发展的前 10 年，其重要的进展是界定了可接受临床结果需要的 TNC 数和 CD34⁺ 细胞剂量的阈值。UCB 移植由相关受体拓展到无关受体，适用范围扩大到患有血液系统恶性肿瘤的成年患者。与 BM 和 PBSC 移植相比，较低的细胞剂量是 UCB 移植的主要限制，特别是儿童和成人患者。UCB 移植受体平均获得（receive）的 CD34⁺ 干细胞/祖细胞数量是常规 BM 移植受体的 1/10、PBSC 受体的 1/20。此结果可导致中性粒细胞和血小板植入及免疫重建的时间显著延迟，也可导致 UCB 移植失败和早期移植相关死亡（transplant-related mortality，TRM）的风险增加。

UCB 移植第 2 个 10 年取得显著效果。尤其是接受 UCB 移植治疗的成年患者的预后得到改善，因为对细胞剂量阈值要求的认识改善了 UCB 收集、冻存及其库存，因此可以获得更高细胞剂量的 UCB。而且，通过改善护理质量、优化预处理方案也提高了疗效。初步报道显示，UCB 移植受体的结果与接受传统供体的结果相当。双脐带血移植（double cord blood transplant，dCBT）可显著降低移植失败的风险，也扩展了 HCT 的使用，并可把 UCB 移植用于几乎所有无适合供体的患者。UCB 是目前公认的同种异体 HSC 的来源。1989～2012 年的 20 多年来，NMDP 对世界各地的儿科和成人患者进行 BM、PBPC 和 UCB 移植的数量不断增长，见图 6-1。然而，dCBT 并没使中性粒细胞恢复或免疫重建加快，且 TNC 和 CD34⁺ 细胞的剂量仍然是 UCB 移植的主要限制因素。dCBT 的建立拓展了不适合单份 UCB 移植患者的应用，更重要的是 dCBT 已经在 UCB 移植领域取得重大进展，特别是在体外的扩增培养。因为这种 dCBT 不仅解决了单份 UCB 移植存在的问题，而且可在体内跟踪其效果。

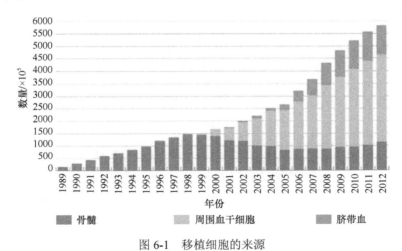

图 6-1　移植细胞的来源

（二）UCB 移植在儿科患者中的应用

UCB 移植研究学会（Cord Blood Transplantation Study，COBLT）对 191 例儿科恶性血液病患者的研究表明，尽管其中 77% 的患者有高风险疾病，但在移植后 1 年的总生存率（overall survival，OS）为 57.3% 。此结果与注册和单中心研究机构（Registry and Single Center）发表的早期的无病生存率（disease-free survival，DFS）为 50%～60%、晚期和活动期疾病的生存率为 10%～30% 相比更为有利。国际血液和骨髓移植研究中心（Center for International Blood and Marrow Transplant Research，CIBMTR）对 503 例 16

岁以下急性白血病患儿进行 4～6/6 HLA 位点匹配的 UCB 移植，对 282 例进行 7～8/8 HLA-MUD 的 BM 移植，研究结果显示，与 8/8 等位基因匹配的无关 BM 的"黄金标准"比较，UCB 移植的效果更好。因此，患有高危急性白血病而无 MRD 的儿童均可进行 HLA 匹配或不匹配的 UCB 移植。而且，1 个抗原不匹配的低细胞剂量 UCB 的植入速率与 2 个抗原不匹配的结果相似，而 1 个抗原不匹配的高细胞剂量 UCB 的植入更快。这些表明，细胞剂量的差异可部分补偿 HLA 不匹配的程度。

UCB 移植还可治疗儿童代谢性疾病、血红蛋白病和免疫缺陷病等。Kurtzberg 等人通过 UCB 移植对儿童的 Krabbe's 病和 Hurler's 综合征等遗传代谢紊乱性疾病治疗的初步结果令人鼓舞。CIBMTR 注册的研究表明，与其他供体来源的细胞相比，UCB 移植对重症联合免疫缺陷患者的治疗结果也比较满意。

（三）UCB 移植在成人患者中的应用

2001 年，Laughlin 等人首次对 68 例晚期血液系统恶性肿瘤的患者进行 UCB 移植，结果证明成人患者经 MAC 后的 UCB 移植是可行的，而且 EFS 为 26%。与儿科病例比较，高剂量冻存的有核细胞（≥2.4×10^7/kg）可使中性粒细胞的恢复更快。而且，较高剂量冻存的 CD34$^+$细胞（≥1.2×10^5/kg）与较好的 EFS 率有关。在本研究中，患者年龄与 HLA 匹配程度都不影响 EFS。COBLT 的前瞻性研究显示，在 34 例平均年龄为 34 岁的成年患者中，接受 MAC 治疗晚期恶性肿瘤患者的 6 个月生存率为 30%。之后，再接受 UCB 移植患者的结果得到改善。与 MUD 移植相比，尽管接受 MAC 治疗的急性白血病患者在 UCB 移植后的植入延迟，但两者的 DFS、TRM 和复发率相似。研究发现，与 HLA 位点 6/6 匹配的 MUD 移植相比，UCB 移植的 TRM 较高而 DFS 较低，DFS 与 HLA 位点 5/6 匹配的 MUD 移植的结果相似。然而，UCB 与 PBPC 移植的比较研究尚无报道。

Eurocord 研究小组和 CIBMTR 对成人急性白血病的治疗进行了研究。根据 HLA-A、HLA-B、HLA-C 和 HLA-DRB1 基因位点进行成年供体等位基因水平的 HLA 分型，包括 8/8 和 7/8 匹配的供体，所有 UCB 的 HLA-A、B 位点均为抗原水平，DRB1 为等位基因水平。UCB 的 HLA 有 4/6、5/6 和 6/6 匹配。在 UCB 移植的患者中，接受单份而经过冻存的 TNC 为 2.5×10^7/kg。多元回归分析显示，与其他来源的干细胞相比，UCB 移植患者的 TRM 较高，复发率和 GVHD 的发生率较低，但 DFS 率相当（图 6-2）。这些研究结果表明，当 UCB 的细胞数量足够时，对成人进行移植是可行的。因此在缺乏 HLA 匹配供体的患者中，UCB 可为同种异体 HCT 提供一种移植治疗的选择机会。

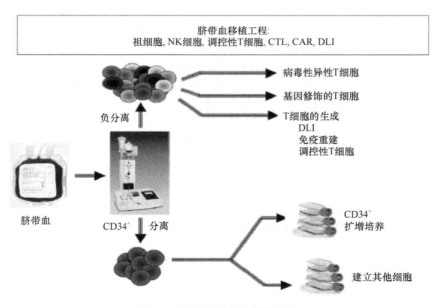

图 6-2　脐带血移植工程的潜能

（四）双份 UCB 移植

在成人的 UCB 移植中，由于按每千克体重计数单份 UCB 的祖细胞数相对较低而受到限制，导致造血恢复延迟和植入率增加。对大多数中等身材的成人研究显示，单份 UCB 不能达到推荐的 $2.5×10^7$/kg 的有核细胞剂量。为了克服这种细胞剂量的不足，Barker 等人率先对 21 例血液恶性肿瘤的成人患者在 MAC 治疗后进行 dCBT，效果安全而令人满意。所有患者中性粒细胞的植入平均时间为 23 天（范围 15~41 天），第 21 天时，大多数患者在分子水平的分析只检测到 2 份 UCB 中的 1 份。而且，这种单份的 UCB 对患者具有长期造血的作用。研究证明，在这种 MAC 的患者中 $CD3^+$ 细胞的剂量与 UCB 作用相关；但在非 MAC 的患者中，$CD3^+$ 细胞剂量和 HLA 匹配是与 UCB 作用相关的独立因素。为了研究 dCBT 的生物学，Eldjerou 等人通过 39 例患者移植的细胞建立了体外和小鼠模型。通过每份 UCB 的单核细胞和 $CD34^+$ 细胞的单独实验及 dCBT 的混合实验，对 NOD/SCID/IL2R-γ 裸小鼠进行多系移植（multilineage engraftment）的结果显示，在 21 例中有 18 例的 MNC dCBT 显示与人临床植入相关的单份 UCB 作用（$P<0.001$）。在用 $CD34^-$ 细胞选择的 dCBT 中，UCB 和临床相关的作用消失。但是，加入 $CD34^-$ 细胞后可恢复与人移植相关的这种 UCB 作用。这种作用可能与 $CD34^-$ 细胞介导的移植物抗移植物（graft-versus-graft，GVG）免疫相互作用有关。然而，dCBT 后单供体优势的这种生物学机制尚在探讨中。

dCBT 的另一种限制因素是较高的急性 GVHD 发生率。在 dCBT 受体中，Ⅱ~Ⅳ级急性 GVHD 的发生率较高（58%，$n=185$）。相比之下，单份 UCB 移植受体的发生率为（39%，$n=80$）。这被认为是由于Ⅱ级皮肤 GVHD 发生率增加。在单份和双份 UCB 移植的这两个组中，Ⅲ~Ⅳ级 GVHD 的发生率相同；然而，与单份 UCB 移植相比，dCBT 的 1 年 TRM 显著降低（39% 和 24%）。

在 104 例成人淋巴恶性肿瘤的患者中，与单份 UCB 移植相比，dCBT 的复发风险显著降低（分别为 38% 和 13%）。而且，在最近的一项前瞻性比较单份 UCB 移植和 dCBT 的研究中，根据 UCB 最大的细胞剂量对成人患者进行治疗，结果 dCBT 比单份 UCB 移植的复发率更低（30.4% 和 59.3%）。在这种移植物抗恶性肿瘤的增强作用中，可能是由于双份 UCB 的输注产生了更大的同种异体反应，但这些作用机制都在进一步研究。

研究显示，白血病患者在 MAC 治疗后，进行 MRD（$n=204$）、MUD（$n=152$）或 1 个抗原-MMUD（$n=52$）移植，并与 dCBT（$n=128$）的结果比较，其复发率分别是 MRD 43%、MUD 37%、MMUD 35% 和 dCBT 15%，dCBT 显著降低。但是，与 MRD（24%）、MUD（14%）相比，dCBT 的 TRM 更高（34%）。dUCB 移植后的 DFS 与 MRD 和 MUD 移植后的 DFS 相似。这些表明，在没有 HLA 匹配的供体时，可以使用双份 HLA 匹配的 UCB 移植。当 1 份 UCB 中的这种细胞剂量达到要求时，dCBT 是否优于单份 UCB 的移植尚待进一步探讨。血液和骨髓移植临床试验网（Blood and Marrow Transplant Clinical Trials Network，BMT-CTN）对 224 例急性白血病患儿，随机采用单份和双份 UCB 进行 MAC HCT。结果显示，在第 42 天，两组中性粒细胞的植入无差异性，分别为 89% 和 86%。移植 2 年后的复发率（13% 和 14%）和 DFS（68% 和 64%）仍无差异性。因此，当单份 UCB 细胞剂量不足时，也可应用 dCBT，这在成年患者中很常见。

目前，当成年患者和较大的患儿无法获得足够的单份 UCB 时，可使用双份 UCB 移植以达到足够的细胞剂量，而且这种 dCBT 已在 HCT 的使用中快速增加。然而，尽管使用这种方法可将细胞剂量扩大两倍，但中性粒细胞的恢复时间并无显著改变，平均在 MAC 治疗后的第 26 天。与接受匹配的和 MMUD 的受体相比，TRM 在 dCBT 受体中更高，大多数 TRM 发生在移植后首个 100 天内。分析 dCBT 受体发生 TRM 的危险因素显示，如果恢复时间 ≥26 天，即大于 dCBT 受体平均的植入时间，那么伴有骨髓恢复延迟患者的 TRM 就更高（到 ANC>500/μl 的时间）。因此，中性粒细胞恢复的显著延迟仍是 UCB 移植成功的关键障碍，这可通过 UCB 的 HSC 和祖细胞的体外扩增，以及增强 UCB 细胞的归巢予以克服。

（五）低强度预处理方案治疗后的 UCB 移植

在 HCT 移植推广到成人时，低强度预处理（reduced intensity conditioning，RIC）方案特别重要。Barker 等人报道，对氟达拉滨、环磷酰胺和低剂量全身照射（total body irradiation，TBI）方案能很好耐受的患者，其中性粒细胞恢复较快，而且持续的供体细胞植入率为 94%，TRM 的发生率也低。采用氟达拉滨、美法仑和兔抗胸腺细胞球蛋白的 RIC 方案，其 1 年 DFS 为 67%。在使用氟达拉滨、环磷酰胺和 TBI 的 RIC 方案中，1 年 TRM 为 24%，DFS 为 50%。研究表明，对无法耐受更大强度预处理方案的患者，可采用 RIC 方案的 UCB 移植。

研究显示，急性白血病的成人患者通过 RIC 方案治疗后，进行 dCBT（$n=161$），并用 HLA 位点 8/8（$n=313$）或 7/8（$n=111$）匹配的 PBPC 移植。结果是接受 200cGy TBI、环磷酰胺和氟达拉滨（TBI 200cGy，cyclophosphamide and fludarabine，TCF）预处理治疗的患者，在 dCBT 后的结果与其他的结果相似。在用其他预处理方案治疗的 dCBT 患者中，TRM 较高，但 OS 和 DFS 均较低。研究表明，尽管接受 dCBT 后的中性粒细胞恢复较慢，但在应用 TCF 预处理治疗的 dCBT 和 PBPC 移植后的 TRM 均无显著性差异。在 RIC HCT 后，干细胞来源之间的这种复发风险并无差异，这与急性白血病患者接受 MAC 方案治疗后应用 dCBT 的复发率较低形成对比。使用 RIC dCBT 的这种方法可视为扩大移植治疗应用的一种策略，特别是对于那些患有血液恶性肿瘤却可能由于年龄、并发症和无 HLA-MUD 而排除在治疗之外的患者。

BMT-CTN 已完成两项平行的 II 期临床试验，以研究 RIC 方案替代供体 HCT 后的重复性和适用性，并与 HLA 单倍体相同的相关供体骨髓移植进行比较。每项研究治疗 50 例患者，所有患者一律采用氟达拉滨、环磷酰胺和低剂量 TBI 的 RIC 方案治疗。结果显示，接受 dCBT 的 TRM 显著增高（UCB 为 24%，BM 为 7%），而接受骨髓 HCT 的复发率显著升高（UCB 为 31%，BM 为 45%）。1 年的 DFS 相似，UCB 移植为 46%，骨髓 HCT 为 48%。但是，1 年后的结果随着时间的推移可能会影响 OS。

Ponce 等人提出，可以任选其一的高剂量 MAC 方案或者非清髓预处理方案。这种方案强度较低，但仍属清髓方案。在 30 例成年急性白血病或骨髓异常增生的患者中，此方案包含环磷酰胺 50mg/kg、氟达拉滨 150mg/kg、塞替派 10mg/kg、全身照射 400cGy，以及环孢菌素 A/霉酚酸酯（mycophenolate mofetil）免疫抑制剂。97% 的患者平均植入天数为 26 天，血小板植入率在第 180 天为 93%。TRM 在第 180 天为 20%，移植后 2 年的复发率为 11%，2 年 DFS 为 60%。此方案可成为年轻成年患者高剂量 MAC 方案的一种潜在的替代方案。

（六）UCB 的移植

UCB 干细胞和祖细胞的体外扩增培养不仅可增强 UCB 的植入，也是目前正处于临床研究阶段的 UCB 移植工程的一个领域。作为克服 UCB 移植受体免疫重建延迟问题的一种方法，通过 UCB 移植建立的这种免疫治疗正在临床前和临床中进行积极研究。目前，在临床中建立的多病毒特异性（multivirus-specific）细胞毒性 T 细胞已用于病毒感染的治疗。由于血液恶性肿瘤患者在 HCT 后的复发仍是一种主要障碍，通过基因修饰表达 CD19 或 CD20 CAR 以防止复发的 UCB 源性 T 细胞/NK 细胞的体外扩增，在未来可能作为更好的疾病控制手段。在将来，根据个人最大危险因素的需要可制备个体化的 UCB，并建立适合临床要求的特定细胞类型。

（七）UCB 干细胞和祖细胞扩增培养的移植效果

由单份或双份 UCB 移植提供的这种低的总细胞数和干细胞剂量，可导致造血恢复的显著延迟和初次移植失败的风险增加，特别是成人患者。目前，在临床研究中有多种策略旨在克服 UCB 移植应用中的这一障碍。这些策略主要集中在 UCB 移植细胞剂量的有关方法，其中包括单份和双份 UCB 移植、UCB 的体外扩增培养、UCB 细胞的直接骨内注射、UCB 细胞与单倍体相同 T 细胞清除的联合移植、在培养系统中加入 MSC，以及使用药剂提高 UCB 细胞向骨髓的归巢作用。

作为缩短中性粒细胞植入时间并降低移植失败率的一种方法，UCB 源性 HSC 和祖细胞的体外扩增培养正在研究中。研究显示，最有希望的是通过 Notch 配体 Delta 1 的工程化形式在体外建立可以增加 UCB 的 CD34$^+$ 干细胞和祖细胞的数量，以减少移植时间。而且，此法安全、临床可行，并可显著缩短中性粒细胞的恢复时间。17 例患者中性粒细胞恢复（ANC≥500）的平均时间为 11 天，与同期使用相同预处理方案和 dCBT 治疗的患者（n=36）比较，其中性粒细胞恢复的平均时间为 25 天。这种扩增培养的细胞移植几乎在一周时出现初始骨髓的植活，表明这种扩增细胞可使骨髓快速恢复的能力增强。而且除了 2 例患者外，其他所有受试患者的中性粒细胞都在 21 天前植活，这与其扩增细胞是否在体内的持久存活无关。体外扩增的这种 UCB 细胞在培养前对 CD34$^+$ 细胞进行阳性选择，而其中的阴性细胞未在移植时输入。

研究显示，用 MSC 与 UCB 细胞共培养可使 TNC 增加 10～20 倍，CD34$^+$ 细胞增加 16～40 倍。UCB 单核细胞与第三方单倍体相同家族成员的骨髓源性 MSC 或中胚层的常备 Stro3$^+$ MSC（off-the-shelf Stro3$^+$ MSC）在体外共培养的结果表明，这两种 MSC 的效果相似，中性粒细胞植入时间为 15 天，血小板植入为 42 天。在大多数患者中，长期植入是由未扩增的 UCB 细胞所致。在 31 例血液恶性肿瘤的成年患者进行的 dCBT 中，其中 1 份 UCB 是用同种异体的 MSC 在体外扩增培养的，与历史对照组的 80 例接受未经处理的 dCBT 患者比较，结果显示，接受扩增培养的 dCBT 受体的中性粒细胞平均植入时间为 15 天，显著降低，历史对照组平均为 24 天。血小板植入的平均时间（42 天）也显著降低，历史对照组平均为 49 天。研究显示，与未处理的 UCB 相比，用生长因子（SCF、血小板生成素、IL-6 和 FMS 样酪氨酸激酶 3）和烟酰胺（吡啶-3-甲酰胺）在体外培养 UCB 源性 CD34$^+$ 细胞可促进向 SDF-1 迁移，以及促进向 BM 的归巢。

（八）提高 UCB 细胞向 BM 的归巢作用

虽然 UCB 细胞植入的延迟和失败可能与 TNC 和 CD34$^+$ 细胞的剂量低有关，但也可能与 CD34$^+$ 细胞在移植后向 BM 归巢的缺陷有关。尽管这是植入过程的一个关键部分，但对输入干细胞向骨髓归巢的这种调控机制知之甚少。通过纠正 UCB 源性祖细胞表面分子的岩藻糖基化降低，可能提高其向 BM 归巢的作用 。用 NOD-SCID IL-2R 裸小鼠（NSG）模型，研究岩藻糖基化对人 UCB CD34$^+$ 细胞植入率及幅度影响的结果显示，用经过或未经过 FT-VI 治疗的 UCB CD34$^+$ 细胞给亚致死剂量照射的 NSG 小鼠静脉注射，并在人 UCB 细胞植活后通过眼眶后连续采集 PB 血，再用流式细胞术分析 PB 样品中人的 CD45$^+$ 细胞。与接受相同数量未经治疗的人 CD34$^+$ 细胞的小鼠相比，经 FT-VI 治疗的 UCB CD34$^+$ 细胞的受体显示人细胞的植入更快、幅度更大。移植后 8 周，接受 FT-VI 治疗的 UCB CD34$^+$ 细胞的小鼠在 PB 中人的 CD45$^+$ 细胞比例大于未经治疗的 UCB CD34$^+$ 的小鼠。这些数据表明，FT-VI 治疗不仅可提高 UCB CD34$^+$ 细胞的植入率和幅度，而且也不影响长期的植入。最近，在 dCBT 患者的一项临床试验中，其中的 1 份 UCB 采用了岩藻糖基化的处理。在未来的试验中，通过 UCB 的扩增与岩藻糖基化的结合，可能对患者产生最大限度且快速的造血恢复。

（九）前列腺素的归巢作用

研究证明，前列腺素 E2（PGE2）可以增强 HSC 的归巢、存活和增殖作用。最近的临床试验研究显示，用 dmPGE2 对单份或双份 UCB 体外扩增培养后进行输注，其中性粒细胞恢复增快，平均为 17 天。而且，用 dmPGE2 培养的这种 UCB 在大多数受体中具有长期的作用。此外，通过抑制 CD34$^+$UCB 细胞表面蛋白 CD26/二肽肽酶（dipeptidylpeptidase，DPPIV），可增强亚致死照射 NOD/ SCID 小鼠的植入。

（十）提高 UCB 免疫细胞的作用

在 UCB 移植后，主要的风险包括：免疫重建延迟；病毒和其他感染的发病率及死亡率增加；GVHD

的发生，特别是 dCBT；尤其在移植前患有慢性病的高危患者的复发。为了解决这些广泛应用 UCB 的主要障碍，目前正在对不同 UCB 源性的免疫细胞进行临床研究，希望提高其生存率。

（十一）UCB 扩增中的多病毒特异性细胞毒性 T 细胞

UCB 移植的发病率和死亡率与巨细胞病毒（cytomegalovirus，CMV）、EB 病毒（Epstein Barr virus，EBV）和腺病毒（adenovirus，ADV）等病毒感染密切相关。这种病毒感染的易感性由 UCB 天然抗原不耐受所致，与成人供体的外周血液比较，UCB 含有较高比例的幼稚 T 细胞。病毒特异性记忆 T 细胞可以保护机体免受病毒感染，防止复发。目前，抗病毒药物相关的副作用增加了骨髓移植领域对病毒性疾病免疫治疗方法研究的高度重视。通过供体淋巴细胞输入过继转移 T 细胞已用于治疗同种异体 HSCT 后的病毒感染，但这也与 GVHD 的风险有关。相反，外周血衍化针对 CMV、EBV 和 AD 的特异性细胞毒性 T 细胞（cytotoxic T lymphocyte，CTL）可在没有 GVHD 的情况下迅速重建 PSCT 后的抗病毒免疫。Hanley 等人用 AD5f35pp65 转导 UCB 来源的抗原提呈细胞（antigen presenting cell，APC），包括树突状细胞和 EBV 转化的淋巴母细胞系，可产生大量自体 UCB 来源的对 CMV、AD 和 EBV 具有特异性的 T 细胞。用 UCB 衍化的多病毒特异性 T 细胞进行 UCB 移植后，病毒感染的预防和治疗的临床试验结果显示，10 例患者用从 UCB 中分离的 80% 进行单份 UCB 移植，所有患者在 <60 天时的中性粒细胞和血小板均已分别植入。剩余的 20%UCB 建立为多病毒特异性 CTL，并输入 7 例患者体内。这些患者在 UCB 移植后，接受 CLT 治疗的平均时间为 83 天（范围 63～146 天），结果无一出现与输入相关的毒性反应或 GVHD。除了 2 例患者外，没有发现病毒感染，并且在 UCB 移植后 2 个月至 2 年内都无 CMV、EBV 和 AD 的感染/再活化。在这两例患者中，一例患者在 UCB 移植后的初期曾出现 CMV 再活化，但在输入两次 CTL 后其病毒得以清除。该患者在粪便中检出 AD 抗原阳性，未对其采取其他的治疗，并且在 UCB 移植后 2 年以上也无症状及病毒感染。另一例患者在外周血中检测到 EBV DNA，但未经抗病毒治疗而控制。为了确定 UCB CTL 的持续时间，通过自适应生物技术（adaptive biotechnologies）进行深度 T 细胞受体测序（deep T cell receptor sequencing）的结果显示，所有测试患者在 UCB 移植后 1 年内，在输入的 CTL 中均可检测到 T 细胞克隆，但这种克隆在 CTL 输入前不存在。这些表明，在 UCB 移植后，给患者输入 UCB 衍化的病毒特异性 CTL 是安全的，可以促进病毒特异性 T 细胞的重建，并在体内控制病毒的再活化和感染。

（十二）UCB 源性 NK 细胞

NK 细胞是一种天然的免疫细胞，通过 I 类分子和抑制受体的缺失来识别非己。虽然 UCB 中 NK 细胞的比例与成人外周血的比例相似，但在 UCB 的 NK 细胞的表型和功能尚不成熟。与外周血 NK 细胞相比，休眠 UCB NK 细胞的细胞毒性更低，但是随着细胞因子的刺激，UCB NK 细胞的细胞毒性可以迅速提高到与外周血 NK 细胞相当的水平。研究显示，细胞因子、抗原提呈细胞和 G-REX 透气装置均可使 NK 细胞在体外扩增培养。而且，UCB NK 细胞在体外对多种血液肿瘤靶细胞具有溶解的功能。然而，体外扩增的 UCB NK 细胞在临床中的作用仍在研究。在难治性 AML 患者的 II 期临床试验中，正在通过 T 细胞清除的 dCBT 与移植后 IL-2 治疗对这种 NK 细胞的体外扩增和体内的功能进行研究。在骨髓瘤患者的 dCBT 时，其中一份是扩增的 NK 细胞，另一份是用 UCB 扩增的 NK 细胞作为自体干细胞移植的辅助治疗。

（十三）UCB 源性调控 T 细胞

调节性 T 细胞（regulatory T cell，Trceu）是 $CD4^+$ T 细胞的一种亚型，共表达 CD25（IL-2Rα 链）和高水平的 Foxp3，并且依赖于 IL-2。这种新的、基于 UCB 细胞的方法，可以潜在地降低 GVHD 的风险。Brunstein 等人从 1/3 UCB 中获得扩增的调节性 T 细胞，并将其输入 23 例接受 dCBT 的患者，结果未发现与调节性 T 细胞有关的急性毒性反应。

（十四）UCB 源性 T 细胞对白血病抗原重新定向的特异性

利用体外扩增 T 细胞表达的外源性受体即嵌合抗原受体（chimeric antigen receptors，CAR）靶向恶性肿瘤，是一种治疗血液学恶性肿瘤和实体肿瘤的新方法。近年来，通过转基因可使 UCB 源性 T 细胞表达 CD19 和 CD20 CAR。在移植后第 49 天（±7 天），使用睡美人系统（sleeping beauty system）产生表达 CD19 的脐带血 T 细胞输注的临床试验正在进行中。

（十五）结语

对于需要移植但无法获得 HLA 匹配的供体患者，UCB 已越来越多的用于同种异体造血的一种来源。为了克服单份 UCB 细胞剂量低的限制，dCBT 已被许多患者采用，并与其他供体来源的结果相似。目前正在开发的新策略包括：通过体外扩增和归巢可改善 UCB 细胞的植入，通过输入具有抗病毒和抗白血病特异性的 UCB 源性 NK 细胞和 CTL 可增强免疫重建。同时，研究人员也在不断地评估 Treg 以减少 GVHD 的发生率。尽管 UCB 作为同种异体干细胞的来源有诸多优点，但 UCB 免疫细胞应用于临床仍处于初级阶段。虽然输入 UCB 衍化的多病毒特异性 T 细胞在单份 UCB 移植中显示出希望，但该技术尚未在 dCBT 中应用。此外，使用 UCB 衍化的白血病特异性 T 细胞和 NK 细胞的作用等问题尚需在临床中进一步探讨。然而，UCB 衍化的免疫治疗最终有可能显著改善患者的预后。可以预见的是，通过多个中心的联合临床试验，将有助于确定这些方法的有效性。

第四节 脐带血间充质干细胞在临床医学中的潜在作用

一、概述

MSC 是从各种组织包括 UCB 中分离并能在塑质培养器皿上贴壁生长，而且在体外具有多向分化能力的一种细胞。用于分离这些细胞的培养技术不同，贴壁细胞的特性和功能也有很大的差异。由于不同实验室细胞培养技术的异质性，国际细胞治疗学会（ISCT）已统一使用 MSC 的标准，而且提出 MSC 应称为多能间充质基质细胞，而这种叫法的 MSC 是具有干细胞活性的另一种亚类细胞。随后，ISCT 又进一步把 MSC 的标准定义为：①在标准培养条件下可以贴壁到塑质培养器皿上；②CD105、CD73 和 CD90 表达阳性，CD45、CD34、CD14、CD11b、CD79α、CD19 和 HLA-DR 表达阴性；③在体外能够分化为成骨细胞、脂肪细胞和软骨细胞等，且能通过细胞培养的染色确认。

目前，已从脐带沃顿胶（Wharton's jelly）、UCB、骨髓和脂肪等各种组织中分离出 MSC。而且，其能够分化为成纤维细胞、脂肪细胞、肌细胞、骨细胞、软骨细胞、肝细胞、心肌细胞、神经细胞和基质细胞等。由于 MSC 的这些多向分化的潜能，加上扩增培养技术的熟练，使得其在临床上已作为细胞治疗得到广泛的应用。本章重点介绍 MSC 在 HCT 中的优缺点，主要包括 GVHD 的治疗、促进 HSC 的植入和造血恢复，以及在移植领域之外的应用。

二、GVHD

目前，许多血液疾病都需使用 HCT 治疗。GVHD 是供体针对受体细胞的一种免疫反应，可累及多种器官，而且始终是 HCT 的主要并发症。研究显示，在无关供体和 HLA 匹配的兄弟姐妹进行 HCT 后，GVHD 占死亡病例的 14%~15%。这与负责免疫的 T 细胞有关，只要移植异体组织或器官，包括受体不能排除供体的 T 细胞，就有可能发生 GVHD。体外研究显示，MSC 能够有效抑制 T 细胞和 B 细胞增殖，降低 NK 细胞的细胞毒性，以及抑制树突状细胞的分化。由于 MSC 的这些免疫调控特性，用其对 GVHD 治疗的研究已不断开展。

由于 HCT 供体和受体的差异、不同的免疫抑制方案、治疗时的不同病情以及 MSC 治疗方案等的差异，MSC 治疗 GVHD 的临床应用很难进行全面的 Meta 分析。诸多血液疾病已在 HCT 治疗后发生 GVHD，包括多发性骨髓瘤（MM）、非霍奇金淋巴瘤（NHL）、急性髓系白血病（AML）、霍奇金病（HD）、急性淋巴细胞性贫血（ALL）、再生障碍性贫血，以及其他癌症和良性疾病。由于在疾病过程中涉及的细胞不同，每一种诊断可能与患者不同的免疫系统有关，但这些免疫系统并不完全清楚。受体的年龄、之前进行的 HCT 治疗、预处理方案的不同都可以影响 MSC 治疗的效果。虽然一些试验已经用 MSC 对 GVHD 进行预防性治疗，但大多数都是在出现 GVHD 的临床表现后才进行治疗。由于 GVHD 的分级、受累的器官、治疗时机、疾病的进展，以及先前 GVHD 治疗的失败等不同，在受体之间也存在复杂而不同的影响因素。

HCT 可以来自骨髓、外周血动员细胞、自体 UCB、HLA 匹配和不匹配的供体，每一种都可能在受体中引发不同的免疫反应。细胞剂量、多次输血，以及多次输注后不同的 HLA 状态都有所不同。在不同的研究之中，用于治疗的 MSC 也存在较大的差异。HLA 匹配与不匹配、第三方来源的供体，以及治疗剂量和治疗时间在应用时都各不相同。用于 MSC 的鉴定、分离的标准、细胞表面标志物、MSC 的来源（如骨髓、UCB 与脂肪组织），以及 MSC 扩增的方案和扩增的质量等都不尽一致。因此，在对比分析 MSC 治疗 GVHD 的结果时，必须考虑到这些重要的差异。

三、急性 GVHD

根据移植后 100 天的临床表现，GVHD 可分为急性（aGVHD）和慢性（cGVHD）两种。此定义已在累及的器官和组织学分级的基础上进一步得到阐明。近 50% 的 HCT 受体可出现 aGVHD，其中只有 30%～50% 对一线药物类固醇有反应。最近的研究表明，抗类固醇的 GVHD 患者的 2 年生存率仅为 10%。采用多药物免疫抑制剂治疗 GVHD 也会损害患者的健康，因为除了易受感染外，还会产生代谢副作用。MSC 在治疗抗类固醇的 aGVHD 方面有一定的应用前景。Ringden 等人报道，8 例抗类固醇治疗的 II～IV 级 aGVHD 患者，通过匹配和（或）不匹配供体的两种剂量（$0.7×10^6$ 个细胞/kg 体重和 $9.0×10^6$ 个细胞/kg 体重）治疗后，6 例患者有整体反应，其中 4 例完全有效。MSC 治疗组的平均生存期为 1.5 年，与没有接受 MSC 治疗的对照患者（0.5 年）相比，显著延长。虽然该研究的样本数量有限，但结果表明 aGVHD 通过 HLA 匹配和不匹配的 MSC 治疗后完全有效。

在 II 期临床的研究中，55 例抗类固醇治疗的 III～IV 级 aGVHD 患者在首次 MSC 治疗后，27 例患者完全有效，2 例部分有效，26 例无效。在无效的 23 例患者中，通过多次 MSC 输注后，5 例患者完全有效，5 例部分有效，1 例随着 MSC 剂量的增加而出现疗效，12 例无效。与 3 个器官受累组（58%）的患者相比，累及 1～2 个器官患者的有效率更高（78%）。在第三方、HLA 完全相同和单倍体完全相同 MSC 中，有效性均无差异。而且研究结果发现，50% 完全有效的患者在满 2 年时仍然存活。

Prasad 等人采用前干细胞蛋白（prochymal）预处理通用的成人 MSC 后，对小儿难治性 aGVHD 患者进行治疗。一共 12 例患者，年龄在 0.4～15 岁之间。其中 2 例患者使用的 MSC 剂量为 $8.0×10^6$ 个细胞/kg 体重，其余 10 例为 $2.0×10^6$ 个细胞/kg 体重，每周使用 2 次，持续 4 周，平均数为 8 次。结果显示 58% 的患者完全有效，17% 部分有效，25% 的结果是喜忧参半。在随访 611 天后，这些患者中的 5 例仍然活着，其中 68% 的患者均为完全有效。

在用依那西普（etanercept）和 MSC 对 12 例 aGVHD 患者的治疗中，12 个月时移植相关的死亡率为 42%，抗类固醇的 aGVHD 患者的死亡率为 80%。其中 7 例患者完全有效，4 例部分有效，1 例无效。在 30 个月的随访中，55% 的患者还活着。与部分有效和无效相比，完全有效患者的生存优势明显。而且，这些患者在 MSC 治疗时也都接受过依那西普的治疗。随着供体年龄的增长，MSC 培养的增长速度下降，这可能影响 MSC 的疗效。另在 10 例难治性或复发性 aGVHD 患者中，通过 MSC $0.6×10^6$～$2.9×10^6$ 个细胞/kg 体重的 4 种细胞剂量治疗，只有 1 例完全有效。另有 13 例使用 MSC 治疗的患者，其中 2 例完全有效，平均随访 257 天后还有 4 例患者存活。尽管这些数据令人沮丧，但可能与在这些研究中的受体、HCT 供体、MSC 供体和治疗方案之间的差异有关。

四、慢性 GVHD

在 HLA 相同的 HCT 后，生存超过 100 天的患者需要对 cGVHD 进行长期的免疫抑制治疗，其中 1/3 以上的患者对一线治疗无效。最近提出的 cGVHD 总体生存率和非复发死亡率风险评分的 10 种相关因素是：年龄、既往 aGVHD、从移植到 cGVHD 的时间、供体类型、移植时的疾病状态、GVHD 预防、性别不匹配、血清胆红素、卡氏评分（Karnofsky score）和血小板计数。虽然这种风险评分可以帮助预测患者的预后，但这些患者的长期成活率仍然只有 10%。cGVHD 患者的标准一线治疗是泼尼松和钙调磷酸酶抑制剂（calcineurin inhibitors，CNI），没有标准的二线疗法。虽然 MSC 可能作为 cGVHD 的一种治疗策略，但由于研究数量和样本数量较少，尚无确凿证据支持在这种情况下应该使用 MSC。

在一项使用 MSC 治疗 8 例 cGVHD 患者的试验中，1 例完全有效，3 例部分有效，4 例无效。对 19 例难治性 cGVHD 的患者使用 MSC $0.6×10^6$ 个细胞/kg 体重的治疗显示，14 例患者出现不同程度的疗效，2 年生存率为 77.7%。在 5 名患者中停用免疫抑制剂，另有 5 名患者的用量减少至 50%。由于这些治疗的病例数有限和结果不同，用 MSC 治疗 cGVHD 仍有争议。在 HCT 后，疾病的发展过程往往会持续更长的时间，在这些患者中已经尝试过多种治疗方法，这也进一步的混淆了 MSC 治疗方式的疗效。

五、GVHD 的预防

预防 GVHD 可降低 HCT 相关的发病率和死亡率。在 GVHD 发病前进行 MSC 治疗可进一步了解疗效，并可排除 MSC 对没有 GVHD 所呈现的免疫复杂性患者的作用，以及 MSC 移植前常采用的一些治疗措施。Lazarus 等人的研究显示，56 例患者在 HCT 的同一天接受 MSC $1.0×10^6$、$2.5×10^6$ 和 $5.0×10^6$ 个细胞/kg 体重的治疗，其 aGVHD 和 cGVHD 的发生率与未接受 MSC 治疗的患者相同。

在另一项研究中，10 例在 HCT 时接受 MSC 治疗的患者与 15 例没有接受 MSC 治疗的患者比较，其平均治疗剂量为 $3.4×10^5$ 个细胞/kg 体重，显著低于之前的研究。MSC 治疗组发生 aGVHD 的比例为 11.1%，而未治疗组为 53.3%；发生 cGVHD 的比例分别为 14.3% 和 28.6%。然而，MSC 治疗组的复发率为 60.0%，显著高于无 MSC 治疗的 20.0%，且 3 年生存率 MSC 治疗的是 30.0%，无 MSC 治疗的是 66.7%。与本研究相反的是，20 例非清髓预处理的患者，在接受 HCT 前的 30~120min 给予第三方来源的 MSC。其结果是 1 年无复发死亡率降低，无进展生存期和总体生存期提高，但复发率相似。而且，MSC 的联合输注也未能消除 HCT 的移植物抗肿瘤效应。这些可能与本研究的患者是在非清髓预处理的情况下进行的 MSC 治疗有关。

Bernardo 等人对 UCB 移植的儿科患者进行父系 MSC 治疗的结果显示，13 例患者用 $1.9×10^6$MSC/kg 体重和 UCB 细胞共移植。接受 MSC 治疗的患者中 31% 发生Ⅱ级 aGVHD，而只接受 UBC 移植对照组的发生率为 41%。4 例经 MSC 治疗后发生 aGVHD 的患者对后续剂量的 MSC 治疗有效。在经 MSC 治疗的患者中没有发现Ⅱ级或Ⅳ级的 aGVHD 或 cGVHD，这与对照组相比有所减少。在对照组中有 26% 发生Ⅲ级和Ⅳ级 aGVHD，11% 发生 cGVHD。虽然其样本数量较小，但这些结果表明，接受 UCB 移植的同时进行 MSC 治疗可能消除 GVHD 并降低移植早期相关的死亡率。

在 19 例患者中，接受 HCT 后平均 28 天而无临床表现前进行 MSC 移植的效果显示，与 19 例没接受 MSC 治疗的对照患者比较，只有 1 例 MSC 治疗的患者发生Ⅱ级 aGVHD，而且其总死亡率由 22.2% 降至 5.3%。6 例对照组患者发生Ⅱ-Ⅳ级 aGVHD。本研究与其他研究的一个重要差别是，在接受 HCT 时不用

MSC 治疗，而是在出现 GVHD 的任何体征前再给予 MSC 输注。这些结果表明，这种方法可能是未来很有希望的一种治疗方式。

六、造血恢复与 HCT 植入

HCT 后早期的并发症发病率和死亡率多与组织损伤、移植失败或感染有关。预处理方案导致患者的造血能力衰竭，从而可增加机会性感染和出血的可能性。虽然在提高清髓预处理方案中已取得进展，非清髓预处理方案的成功使用也降低了发病率，但 HCT 后的副作用和第 1 年的死亡数仍有很大的改善空间。由于中性粒细胞和血小板的减少，患者的感染和出血风险增加。由于感染源的初始障碍异常，这种预处理方案引起的组织损伤可增加感染的可能性。提高造血恢复率可以减少这些副作用的发生，从而降低与HCT 相关的发病率和死亡率。

HCT 受体需要植入供体细胞以消除血液系统疾病。通常，患者需要多次 HCT 才能见到效果。患者在每次 HCT 前都需进行预处理方案治疗，这也进一步增加了出现副作用的机会。此外，患者在等待适合的HCT 供体时，可能会死于血液恶性肿瘤。研究表明，通过 MSC 治疗可加速造血恢复和提高植入效果，但其中的一些疗效差异，可能与治疗方案的不同有关。

七、造血重建

MSC 可以支持造血祖细胞生成巨核细胞和血小板，而且其表达和分泌的细胞因子也可促进造血细胞的分化，是构成骨髓微环境的重要组成部分，并支持造血和提高造血恢复的能力。Koc 等人对 28 例接受大剂量化疗的患者，用自体外周血干细胞和 MSC 进行治疗。其中性粒细胞数大于 500 个/μl 及血小板数大于 20 000 个/μl 的平均时间分别为 8 天和 8.5 天。HCT 和 MSC 来源于自体，在清髓预处理方案治疗后可以迅速恢复。

在血液恶性肿瘤患者进行清髓预处理方案的治疗中，接受匹配同胞供体的 HCT 和 MSC 治疗可促进造血功能的恢复。在 46 例患者中，中性粒细胞和血小板恢复的平均时间分别为 14 天和 20.5 天。与自体移植相比，其恢复的时间略有延迟，这表明自体细胞具有优势。但在治疗血液恶性肿瘤的患者时，需要同种异体的捐赠者及合适的人选。

Ball 等人对 14 例儿科患者进行 MSC 和 HCT 共移植，接受 HCT 的为相关捐献者的单倍体。其中性粒细胞和血小板的恢复与对照相比，接受 MSC 患者的白细胞恢复时间明显提前。研究表明，与供体不匹配的 MSC 同样可用于儿科患者，因为儿童与成人在接受 HCT 治疗后的作用不尽相同。

这些研究证明，在进行清髓预处理方案后使用 MSC 可以改善造血功能的恢复。然而，当 UCB 作为HCT 来源共移植 MSC 时并未发现类似的满意结果，可能是由于 UCB 移植呈现出的免疫学反应不同。对 10 例患者进行较低剂量 MSC 治疗无效的结果表明，MSC 的剂量对其疗效具有重要作用。需有对照的Ⅲ期临床试验对 MSC 共输注进行进一步研究。

八、HCT 植入

成功的 HCT 是指植入供体细胞后能成功地治疗多种血液疾病。MSC 可能促进 HCT 的植入，这是由于其对于骨髓微环境和免疫抑制的作用。为了研究 MSC 对骨髓移植的影响，通过首次 HCT 和失败后第2 次 HCT 的结果表明，7 例患者在 HCT 时给予 MSC，其中 4 例是在最初的 HCT 时给予，3 例是在移植失败需要再移植时给予。在 MSC 和 HCT 1 个月后，7 例患者全都显示 100% 捐献者的嵌合体。虽然随访时间较短，但是由于在这些再移植的患者中出现的这种嵌合体，其结果令人满意。

在 46 例接受 MSC 和 HCT 共移植的患者中，HCT 来源为骨髓或者外周血的结果显示，26% 患者复发的平均天数为 213.5 天。14 例在接受 HCT 的同时用 MSC 治疗的儿科患者，以及 47 例没有接受 MSC 治疗对照组的结果显示，在 28 个月的随访中，MSC 治疗组均未发生移植失败；对照组中 7 例发生移植失败。在 15 例接受 UCB 移植和 MSC 共移植的患者中，3 年存活率为 75%，未接受 MSC 的患者 3 年存活率为 48%。尽管这些治疗方案有相当大的差异，但是这些结果也能表明，通过 MSC 的使用能够起到防止移植失败的作用。

九、MSC 的潜在用途

MSC 具有独特的特征，可用于多种临床疾病的治疗。MSC 的免疫抑制作用可能增加实体器官移植的诱导方案，并降低这些诱导方案的相关毒性。Tan 等人在活体肾脏受体使用自体 MSC 的治疗中，53 例患者接受标准剂量的 CNI 和 MSC 治疗，52 例接受低剂量的 CNI 和 MSC 治疗，对照组 51 例患者接受抗 IL-2 抗体和标准剂量的 CNI 治疗。患者在肾脏再灌注时和移植后 2 周接受 MSC 治疗。结果显示，7%～8% 的 MSC 治疗组和 21.6% 的对照组出现急性排斥反应。而且，接受 MSC 治疗的患者都没有出现抗类固醇的排斥反应，但在对照组中 4 例患者出现。经 MSC 治疗患者的肾功能恢复更快，机会性感染的风险也降低。

MSC 的潜在用途在其他疾病中也很多，例如，SLE 和 MS 都是由于患者的免疫系统攻击其自身器官和组织而引起的自身免疫性疾病。SLE 可以累及多个不同的器官，其预后常以 SLE 疾病活动指数（SLE disease activity index，SLEDAI）来衡量。在 4 例难治性 SLE 患者的 MSC 治疗中，所有患者均出现肾损伤，表现为蛋白尿和肌酐升高。其中 2 例患者可停止这种环磷酰胺的治疗，另外 2 例在接受 12～18 个月的随访中只能接受较低剂量的环磷酰胺治疗。这 4 例患者均有 SLEDAI 的改善和蛋白尿的减少。另在 13 例 SLE 患者的 MSC 治疗中，随访 12 个月。与对照组相比，在随访的第 1 周，以及第 1、3、6 和 12 个月发现使用 MSC 治疗患者的蛋白尿全部减少。11 例患者出现抗 dsDNA 的降低，这是常用于表示 SLE 活性的标志抗体。其中 8 例皮肤受累的患者在 MSC 治疗后也有所改善。

MS 可影响神经系统，在临床上通常出现视觉的改变。观察 MS 进展的指标为扩大残疾状态评分（expanded disability status score，DESS）。在 15 例接受 MSC 治疗的 MS 患者中，EDSS 提高。另一项对 10 例继发进展性的 MS 患者进行 MSC 治疗，发现其视力提高、视觉诱发电位潜伏期缩短，同时视神经区扩大。

MSC 还可用于心肌梗死、脑卒中、肝硬化和创伤愈合等的治疗，而且均显示较好的疗效。在 8 例肝硬化患者中通过 MSC 治疗后，其终末期肝病模型（model for end-stage liver disease，MELD）的评分和国际标准化比值显著降低。在 13 例活动或非愈合创伤患者的伤口处，直接在纤维蛋白喷雾中应用 MSC 后发现新的弹性纤维的生成。而且，对糖尿病小鼠人造伤口局部用 MSC 治疗后可持续刺激伤口的修复。接受 MSC 肌内注射的糖尿病患者，足部溃疡的愈合率和肢体灌注都有显著改善。在 10 例由于椎间盘退变引起的慢性腰背痛患者中，在髓核注入 MSC 后疼痛和残疾症状均有改善。用 MSC 治疗复杂性肛周瘘的患者，可提高其疗效。最新的研究显示，UCB 源性 MSC 可在三维球体的形成（3D spheroid formation）中上调超氧化物歧化酶 2 而促进治疗效果。

虽然这些研究的病例数不多，且应用 MSC 治疗的方式和分离/扩增技术各不相同，但这些数据确实证明了 MSC 可用于多种疾病的治疗。未来的研究可以进一步探讨 MSC 有关作用的机制，促进疗效的提高和更广范围的应用。

第五节 脐带源性间充质干细胞的临床应用

一、概述

目前，干细胞在治疗通过药物难以控制进展的疾病和（或）疾病相关表现方面具有巨大的潜力。而且，干细胞还可用于再生正常细胞和组织，同时替换病变细胞和组织，以恢复体内平衡和正常组织的功能。虽然目前有关胚胎干细胞（ESC）存在伦理学争议，特别是当终止（潜在）生命以获得可用于治疗和潜在治愈另一个生病个体的干细胞时。然而，成体干细胞在用于患者的治疗时只需适当的教育和知情同意，不存在以上的伦理问题。事实上，成体干细胞治疗已经应用 50 多年，从 20 世纪 50 年代首例骨髓移植开始到今天的器官移植。随着干细胞的研究向下一代细胞和再生医学疗法的方向发展，目前正在探索一种新的作为原始干细胞的宝贵来源，亦即围产期干细胞。

在过去的几十年里，对围产期干细胞的兴趣越来越浓厚，这是一种基于细胞的治疗方法，也是再生药物产品的起始原料。从广义上讲，围产期干细胞是衍化于与妊娠相关的各种组织来源的干细胞，这些来源包括脐带血（UCB）、脐带（UC）组织/沃顿胶（WJ）、羊水、羊膜、胎盘组织和胎盘血。具体地说，围产期干细胞是指从胎儿或母系那里获得的干细胞，具体名称取决于组织的实际来源。

围产期干细胞既不是 ESC，也不是成体干细胞（adult stem cell，ASC）。围产期干细胞代表了一种新的范例（new paradigm），它具有胚胎和 ASC 的两种特性。例如，围产期干细胞比 ASC 更具有多能性，但不像 ESC 那样具有全能性。来源于 WJ 的 MSC（WJ-MSC），如人 ESC 表达的 Oct-4、Nanog 和 sox-2 调控基因，其表达与维持人 ESC 的多能性有关。此外，这些基因在从体细胞诱导多能干细胞（iPSC）的过程中受到调控。然而，这些基因不在 ASC 来源的组织（如 BM）中表达。不像人 ESC 和 ASC 那样，围产期干细胞不致瘤。与人 ESC 相似的是围产期干细胞的端粒长，在衰老之前具有更大的再生潜力。然而，ASC 的端粒较短，因此，ASC 的再生潜力较弱，衰老相对较快。相反，围产期干细胞代表了一种既具有人 ESC 又具有 ASC 特性的干细胞来源，且无任何疑虑。本文重点介绍脐带组织和 WJ 中的这种围产期干细胞的有关特性，以及在再生医学的临床应用中的潜在作用。

二、脐带 MSC 的造血重建

在干细胞和再生医学疗法中，脐带组织 WJ 的围产期 MSC 具有广泛的临床应用价值。干细胞疗法是指经过简单处理即可用于临床的原代细胞治疗，如 UCB。再生医学治疗是指经过培养扩增和（或）遗传或其他生物学修饰的干细胞疗法，如 Osiris'Prochymal®现成的骨髓 MSC 产品。

在与 UCB 相关的移植中，脐带组织源性 MSC 具有细胞治疗的效果。UCB 的 HSC 是一种重要的围产期 HSC 来源。目前，UCB 源性 HSC 可用于治疗一系列与血液相关的疾病，因为这些细胞具有重建血液和免疫系统的能力。然而，UCB 和 UCB 相关移植的一个主要缺点是 UCB 的体积有限，而且其收集只能在分娩时的某个时间点上进行。在胎儿娩出后，夹紧脐带的胎儿端并切断，使胎儿与母体分离。在收集 UCB 时，可把一根连接在采血袋上含有抗凝血剂溶液如柠檬酸磷酸葡萄糖（citrate phosphate dextrose，CPD）的针头插入脐带内 3 支血管中最粗大的一支即脐带静脉内。收集的 UCB 体积有限而可变，这与 HSC 的数量直接相关。当这种 UCB 的体积与可得到的这种 HSC 数量直接相关时，可以通过 1 次单份 UCB 的募捐而获得有限的干细胞数量。移植用的 HSC 数量（即剂量）越大，UCB 移植的效果越好。目前，正在探讨提高 UCB 移植效率的有关方法，包括体外 HSC 扩增培养技术、提高向骨髓归巢的能力、直接骨内注射和多份 UCB 的联合移植。

而且，一种更为直接而重要的方法，即用 MSC 与单份 UCB 的联合移植法，正在研究中，其基本原理是 MSC 可提高 HSC 移植效果达数倍之多。在 HCT 中，骨髓一直是一种金标准的来源。如果自体骨髓正常无病或健康的 HLA 与同种异体的供体匹配，则是造血重建的首选干细胞来源。其主要特点是，达到可以进行 HCT 的时间相对较短。适于进行 HCT 的常用标准是，连续 3 天绝对中性粒细胞计数（ANC）超过 500 个/μl，巨核细胞计数在 2 万～5 万个/μl 之间。平均来说，骨髓达到这种 ANC 的时间需要 18 天。中性粒细胞的植入时间平均需要 22～27 天，这显著优于目前的 UCB 移植。这种差异的原因可能是：骨髓含有 HSC 和 MSC，以及每种干细胞分化的子代细胞，而 UCB 主要含 HSC 及其分化的子代细胞。当用自体或从 HLA 匹配供体移植的细胞中移植骨髓时，HSC 和 MSC 均可植入。因为 HSC 和 MSC 具有协同作用，可以保持适当的血液和免疫细胞的产生及维持生命的功能，并保持适当的体内平衡。另一方面，UCB 是 HSC 的丰富来源，但不是 MSC 的良好来源。MSC 是为血液和免疫功能提供支持的蛋白质工厂，通过产生生长因子和细胞因子而发出信号，并提示 HSC 执行特定的功能以维持适当的造血活动。由于这种相互依赖的关系，最近发现 MSC 有可能在共移植到患病和受损血液的患者时，在植入和维持适当血液形成的过程中发挥关键作用。

MSC 不仅存在于成人骨髓（BM-MSC）和脂肪组织中，也可以在出生后的组织尤其是脐带的 WJ 组织中发现。人脐带包含 3 条血管，即一条脐静脉和两条脐动脉。血管周围的组织称为 WJ。这是羊膜上皮和脐带血管之间的脐带原始黏液和结缔组织。这种凝胶状物质由 Wharton 在 1656 年首次观察到，它由蛋白多糖和各种类型的胶原蛋白组成。WJ 的主要功能是防止脐带血管的压缩、扭转和弯曲，从而为发育中的胎儿提供氧气、葡萄糖和氨基酸的双向流动，同时也带走胎儿和胎盘产生的二氧化碳及其他废物。在WJ 中的细胞是原始的 MSC，在胚胎发生期间（E10.5 之前）可能由发育中的脊髓迁移到主动脉-性腺-中肾（aorta-gonad-mesonephros，AGM）区域，并包裹于结缔组织基质中。

WJ 具有很强的治疗效果，特别在围产期是 MSC 的丰富来源。WJ 衍化的 MSC 具有即刻的治疗作用，可潜在地将 UCB 的移植效率提高到目前骨髓移植的水平。这可能与 UCB 中含有丰富的 HSC 有关，但其中缺乏大量的 MSC。在人骨髓腔中，MSC 可产生和分泌支持并促进 HSC 的有丝分裂活性、存活、扩增、分化、自我更新及维持中胚层细胞（如骨细胞、脂肪细胞和软骨细胞）的多谱系分化的各种细胞因子。在 UCB 中，大量 MSC 的单一缺少可能是提高 UCB 衍化 HSC 的有效利用和潜在使用的生物学关键，而不依赖任何的体外操作技术，也不需要多单位输注。虽然 UCB 中大量 MSC 缺少，但由于其存在于脐带中血管周围的 WJ 组织中，在这种 UCB 中，由 MSC 产生和分泌的这些细胞因子和有关因子都可在 HSC 中见到。据推测，在 WJ 中由 MSC 产生的因子可以在子宫内的 UCB 中获得，主要是通过 WJ 扩散到血液中。此外，MSC 也可存在于胎盘和羊膜中，并进一步为局部 UCB 提供维护。

为了充分利用由 MSC 分泌的旁分泌因子及其对 UCB HSC 的功能作用，目前对脐带组织 WJ 中的 MSC 已进行保存和冻存研究。原生态的 MSC 是脐带内的主要 MSC，在不经体外处理和扩增培养的条件下可以最低限度的获取。脐带组织的原生 MSC 可以复苏，随后用于提高 UCB 单位的移植潜力。在临床前试验中，人脐带 MSC 与人 UCB 共移植到 NOD／SCID（非肥胖型糖尿病/严重联合免疫缺陷型）IL2 受体（IL2R）γ 裸小鼠中，其结果是人 HSC 移植的数量增加 3～6 倍。这些结果表明，衍化而低温保存的原生态的 MSC 和体外扩增培养的脐带 MSC 均可进行后期的加工处理，并保持冻存后的功能活性。但是，体外扩增培养的 WJ-MSC 在移植时，需要的细胞数量比原生态的 WJ-MSC 移植的细胞数量更多。这一结果表明，即使体外扩增培养的 MSC 数量增加，但其效能受限。

临床试验表明，在造血移植中，MSC 具有安全而潜在的功效。28 例乳腺癌患者的自体骨髓经美国食品药品监督管理局（FDA）的审批和 GMP 标准合格后，进行 MSC 的体外扩增培养。然后，将其输注到这 28 例接受动员外周血（MPB）移植的患者体内。这既是成人 HSC 的另一种来源，又可提高造血移植的成功率。而且，也未发现与扩增培养的 MSC 在静脉输注时相关的毒性。在所有患者中均出现造血移植后的快速恢复，中性粒细胞恢复（>500 个/μl）平均为 8 天（6～11 天），血小板计数恢复到 2 万个/μl 和 5 万个/μl 的时间平均 8.5 天（4～19 天）和 13.5 天（7～44 天）。

在最近的一项临床试验研究中，将来自供体脐带的 WJ-MSC 在体外扩增培养后，与 UCB 共移植 5 例患者并与单独 UCB 移植的 9 例患者比较，结果是其中性粒细胞和血小板的移入速度明显较快（分别为 $P=0.02$ 和 $P=0.01$）。而且，共移植患者的中性粒细胞和血小板的恢复时间分别为 7～13 天（平均 11 天）和 22～41 天（平均 32 天）；单独 UCB 移植的患者为 19～39 天（平均 25 天）和 55～113 天（平均 69 天）。虽然 5 例共移植的患者没有观察到不良反应，但仍需进行进一步的临床研究，以确保 WJ-MSC 的安全性和有效性。

目前，MSC 加速 UCB 造血移植的作用机制虽不清楚，但可能与以下因素有关：MSC 在归巢过程中可能促进 HSC 的更多存活，使其更快的植入。随着 HSC 存活的增加，更多的 HSC 可以到达骨髓，随后移入。这种相同的机制在骨髓微环境和体外共培养的实验中均已观察到。MSC 也可能增加 UCB HSC 的归巢能力，直接作用于在骨髓移植中具有 HSC 归巢和植入作用的基质细胞衍化因子-1（stromal cell derived factor-1，SDF-1）归巢受体（即 CXCR4；CXC 受体 4），提高其敏感性。或者，MSC 可以通过抑制宿主初始的局部免疫应答间接增加归巢能力，因为通过静脉内注射（IV）UCB 已观察到这种初始的免疫应答。在先天性免疫特别是自然杀伤细胞（NK）细胞中，发挥作用的细胞迅速破坏在 NOD/SCID 小鼠体内移植的 UCB 细胞，这可能是由于在动物模型中 NK 细胞的残留泄漏（leakiness）所致。然而，当把 UCB 细胞 IV 移植到无残留 NK 细胞的 NOD / SCID IL2Rγ 裸小鼠时，其造血植入增加 6 倍，证明在移植同种异体移植物中初始宿主免疫应答的关键作用。MSC 抑制初始免疫应答的这种作用，可使更多数量具活力的 HSC 归巢并植入 BM 微环境。而且，MSC 与 UCB HSC 的共培养可以促进 HSC 的扩增。但与未处理的天然 HSC 比较，这种扩增的活性较低，可能是由于体外培养扩增期间 HSC 存活的数量减少。

（一）脐带组织的 MSC 库

由于 MSC 的潜在临床应用，在造血和非造血疾病的适应证中，来自脐带的 MSC 目前正在与 UCB 一起存储，用于未来的临床移植。在胎儿发育过程中，陷入脐带内相同而天然的 MSC 可以很容易地从 WJ 中收集和收获。否则，如果不收集，这种细胞和组织就会作为医疗废物丢弃。这种易于收集的方法比从骨髓和脂肪组织收集 ASC 具有明显的优势，因为捐献者必须接受侵入性的外科手术。这一因素加上脐带源性 MSC 的旺盛扩增能力，使 WJ-MSC 在自体和同种异体细胞以及再生医学疗法中，能够作为几乎无穷无尽的 MSC 供应来源。

在分娩时捐赠者的 UCB 收集后，整个脐带被剪断，放在一个无菌收集罐中。分别收集 UCB 和脐带组织，再单独放置在一个无菌盒中并运送到各自的脐带血库，用经过验证的手动或自动化方法处理并冻存整个收集的 UCB 细胞，其中包括多核和无核的血细胞或富含单核细胞的这种 HSC。这些细胞可加入冻存袋内置–196℃的液氮中冻存，备用于以后的治疗。

目前，脐带组织中 MSC 的储存主要有两种方法。第一种方法是把脐带组织机械地切碎成小块，冻存后需要时再做处理。该方法的优点是处理脐带组织相对简单、快速和便宜；缺点是由于 MSC 仍在这种组织块中，在冻存后和患者使用前的细胞均需要更多的后续处理。在输注患者之前，处理和收集细胞的时间需要数周至数月，因为组织中的这种细胞需要培养和扩增才能达到细胞的最终要求。

第二种方法称为 AuxoCell 法，是利用从脐带组织内提取天然的 MSC 而不显著改变组织内的这种天然细胞的生物学特性。此法使用机械切碎和（或）酶消化组织，以释放天然的 MSC。这种释放的天然 MSC 容易收集并冻存为单细胞悬液，非常类似于 UCB。该法的优点是具有高效而天然 MSC 的这种衍化细胞，可以直接移植到当时的患者体内，而且就像 UCB 一样无需任何意义上的操作；其缺点是比仅冻存切碎组织的费用相对昂贵，耗时且复杂。尽管这两种方法都能使 MSC 成为产品，但这些细胞产品在生物学上却截然不同。由于第一种方法冻存的是组织而不是细胞，当需要移植时需要在体外人工的环境中将细胞从这种冻存的组织中培养生长数周至数月。这种操作可显著降低在体外扩增细胞相对于其天然状态的增殖能力。为此，虽然在理论上可从冻存切碎的脐带组织中提取天然 MSC，但实际上复苏后 MSC 的恢复效率比未冻存的新鲜脐带组织的天然 MSC 提取的效率高约 10%。

UCB 的处理可在不改变细胞的生物学性质，并且无需在体外扩增等任何操作的时间范围内从整个 UCB 中提取天然的单核细胞群体。在 UCB 收集后，可以使用相同的方法从脐带组织中提取天然 MSC，而不改变衍化 MSC 的天然生物学特性。一旦这种提取的 MSC 被收集和冻存，其代表的是最初在 WJ 中发现胚胎发育的第 4～12 天的原始 MSC。当把这种天然 MSC 置于体外培养瓶或生物反应器中培养后，这些细胞产物可在生物学上发生变化，因为它们不再是同一个母体，而是在孵箱、培养瓶、生物反应器和培养液的人工生物学条件下培养的细胞后代。

尽管这是为了维持这种 MSC 的天然特性而进行的体外培养扩增，实际上 MSC 的经典定义为黏附于涂层塑料表面的细胞，其表达的标志物是 CD90、CD73、CD105、CD44 和 CD29，而不表达 CD45、CD14 和 CD34，并具有分化为骨细胞、软骨细胞和脂肪细胞等的多向分化能力。这种人为的定义只是一种对 MSC 在体外特性的描述，并非是对体内 MSC 的实际天然性质的定义。脂肪组织、牙髓、脐带组织或骨髓中的天然 MSC 在体内是不会黏附于塑料上的，尽管原生态的 MSC 具有衍化作用并可接种到经处理的塑料瓶内培养，但这种细胞是选择性地黏附到涂层的塑料培养瓶上并扩增。MSC 的扩增培养可导致 MSC 效力的丧失，因为天然 MSC 的活性会逐渐丧失而得不到补充，并可导致体外老化和衰老的加速。与未处理的天然 WJ-MSC 比较，在相同的 UCB 和 WJ-MSC 剂量下共移植时，WJ 衍化的 MSC 的造血移植率较低。由于这些原因，现已分别开发从 UCB 和组织中收集天然 HSC 和 MSC 的方法，因为这些天然细胞具有最有效的干细胞活性，这样就可以发挥每种干细胞的全部治疗作用，而不改变每种干细胞的这种先天生物和（或）遗传性质。

（二）移植物抗宿主病（GVHD）

MSC 的其他特性使其成为超越 UCB 造血移植的候选干细胞，现已在各种再生医学疗法中应用。最近的研究表明，WJ-MSC 可能用于治疗 GVHD。GVHD 是一种移植物的免疫细胞对宿主组织引起免疫应答的疾病，可导致以前接受骨髓移植的患者出现衰弱性疾病，其并发症包括皮疹、腹泻及肝脏损伤。用 BM-MSC 治疗重度 GVHD 患者的结果显示，几乎一半的类固醇难治性急性 GVHD 患者对其治疗有效。而且，不管供体 MSC 的 HLA 匹配与否，均有治疗效果。在治疗 2 年后，近半数的患者对 BM-MSC 的治疗均有疗效而且存活。研究表明，供体的年龄以及体外培养方法和时间都是重要的可变因素。因此，今后需要进一步地认识和控制 GVHD 与其他疾病的临床研究。

由于供体年龄和体外操作是 BM-MSC 的重要可变因素，通过 WJ-MSC 的作用可能抑制这些变量因素的影响。虽然 WJ-MSC 尚未在 GVHD 临床中进行测试，但是由于这些 MSC 在伦理上安全可行，所以可减少与供体相关的变异性。此外，WJ-MSC 的端粒相对较长，倍增时间更短，多能性更强，并且衰老的时间更长，因此，WJ-MSC 可能是更适合治疗 GVHD 的首选 MSC 来源。

造血和 MSC 均具有很大的治疗潜力。HSC 特别是源自围产期的 UCB，目前正在临床试验中用于治疗许多造血和非造血疾病。在临床上，特别是那些从骨髓和脂肪组织中衍化的 MSC 的安全性和有效性都是显而易见的。随着该领域的进一步发展，对 WJ-MSC 安全性和有效性的深入临床研究，不仅可以加速 UCB 的造血移植，还可以调控组织修复/更新、免疫抑制和中胚层组织的形成，并对 GVHD、伤口愈合及运动相关损伤等各种疾病进行治疗。

三、脐带源性间充质干细胞在再生医学与组织工程中的应用

虽然从基础到临床已对 MSC 进行大量的研究，但是由于 HSC 移植和 GVHD 治疗的增加，MSC 已在组织工程和再生医学中广泛地应用。研究表明，源自脐带组织的围产期 MSC 即 WJ-MSC 可以代替成年 BM-MSC。这不仅因其再生能力更强，而且也是临床疗效较好的 MSC 主要来源。

尽管 MSC 可从不同来源的组织中衍化得到，但脐带是其容易获得的一种来源。由于多种原因，脐带 MSC 在再生和移植医学中是具有发展前途的一种干细胞。这种 WJ-MSC 具有在合成支架上和体外培养时生长及分化的能力。而且，其优点除了可提高其细胞的获得和减少伦理问题的优势外，WJ-MSC 还是非免疫原性的，具有强大的免疫抑制作用。免疫相关基因的研究表明，WJ-MSC 表达众多的免疫耐受基因，而不表达有害的免疫应答基因。

最近的研究显示，WJ-MSC 不仅表达正常的 I 类 MHC 基因，也表达非经典的 I 类 MHC 基因（如 HLA-E、HLA-F 和 HLA-G）。混合淋巴细胞反应（mixed lymphocyte reaction，MLR）实验表明，WJ-MSC 无诱导作用，但实际可抑制免疫细胞的刺激性增殖，并且这种抑制作用呈剂量依赖性。尽管免疫原性低，但与 WJ-MSC 免疫性有关的机制尚未充分阐明，目前正在积极探讨中。而且，WJ-MSC 移植对身体免疫细胞的影响也未得到完全验证，尚需要进一步研究。

目前的实验证据已从根本上说明 MSC 具有相同的功能，即无论其组织来源如何，都具有免疫调控、分化能力和干细胞表型标志物的相似性。包括胎盘和 WJ 在内的各种组织来源的 MSC，均表达 CD29、CD44、CD73、CD90 和 CD105。而且，从胎盘和骨髓源性 MSC 的形态及生长动力学不仅相同，其转录本（transcriptomes）也都类似。研究表明，不管 MSC 的起源如何，均具有免疫赦免特性，因此可以移植到同种异体的受体内。

不管 MSC 的来源如何，通过良好的质量控制，收集到的细胞均能与其细胞表面标志物的表达特性相符。在不久的将来，MSC 的转录本模式和表型都可在组织工程和伤口愈合中应用。由于 MSC 的功能与组织来源无关，因此在未来的几年里围产期 MSC 的潜在应用范围可能更加广泛。然而，除了 MSC 的经典定义外，其来源对多能性和扩增的能力有重要的意义。例如，WJ 源性 MSC 形成于最早的个体发育期，与成人 BM-MSC 比较在扩增能力上有明显的差异。而且，BM-MSC 的数量和效力随着年龄的增加而明显下降，表现为在体外成纤维细胞集落形成单位（colony forming unit fibroblast，CFU-F）和增殖潜力降低，群体倍增时间延长，端粒酶活性降低，衰老的时间更短。然而，WJ-MSC 保持着相同的多能分化潜力，具有相对较高的 CFU-F 和增殖能力，端粒酶活性更高，群体倍增时间较短，衰老时间更长，且不失去干细胞的效能。因此，WJ-MSC 似乎比骨髓中的 MSC 更加原始，而且是一种比成年脂肪或骨髓中衍化的 MSC 更为早期的细胞。

（一）创伤修复

尽管围产期 MSC 具有潜在的临床应用价值，但这种干细胞在伤口愈合方面的作用最有意义。仅在美国每年有 500 万由于糖尿病、静脉淤滞疾病、血管机能不全或创伤发生新的急性和慢性创伤的病例。这些伤害给美国的卫生系统带来沉重的负担。在这些创伤患者中，一半以上不能用现有的疗法治愈，而需要手术重建或肢体截肢。有趣的是，在一个世纪前开始利用围产期组织的疗伤特点，通过胎盘进行刀枪伤等创伤的治疗。

在急性伤口的愈合过程中，机体需要调动各种细胞参与这种修复，而且每种细胞都是特定的在治愈过程的指定时间段发挥作用。一个复杂的途径可调控新组织的迁移和组装，以及清除相关的损坏组织。这包括细胞和细胞外基质的相互作用、各种旁分泌作用，以及各种生长因子和抗菌防御机制的分泌。

MSC 可在伤口愈合的炎症、增殖和重建三个阶段的各个检查点（checkpoints）行使其功能，而且其作用大致有三个方面：①炎症的抑制与免疫调控；②旁分泌的作用，包括对细胞的存活、增殖、迁移，以及促进血管的新生和生成；③新组织的建立和重建。

1. 炎症的抑制作用

MSC 通过抑制干扰素-γ 和肿瘤坏死因子-α（TNF-α）而抑制炎症反应，这是一种对急性伤口反应的早期作用。MSC 还可调控 T 细胞的增殖，进一步抑制整个的炎症反应。而且，MSC 可促进抗炎细胞因子白细胞介素-4（interleukin-4，IL-4）和 IL-10 的表达。MSC 的这种抗炎特性是因为大多数非愈合的伤口并没有在伤口愈合的急性炎症期进入增生和重建的阶段。由于糖尿病或静脉淤滞的微血管疾病，这些伤口可阻止在一种慢性炎症的环境里保持其非愈合状态，如果没有一种治疗策略可减轻这种慢性炎症的影响，通常是不会愈合的。因此，MSC 对慢性炎性伤口的治愈很有吸引力。

2. 旁分泌促进局部细胞的扩增和重塑作用

虽然把 MSC 移植到伤口时可能对伤口的重建产生直接的作用，但这种作用需要干细胞和祖细胞移植后的长期繁衍。而且 MSC 可能是通过局部宿主细胞的旁分泌信号对伤口产生作用。大量的数据表明：①MSC 可分泌高水平的组织修复因子，如转化生长因子-β（transforming growth factor-beta，TGF-β）、碱性成纤维细胞生长因子（basic fi broblast growth factor，bFGF）、血小板衍化生长因子（platelet derived growth factor，PDGF）、表皮生长因子（epidermal growth factor，EGF）和角质细胞生长因子（keratinocyte growth factor，KGF）；②MSC 能有效地促进血管生成；③对伤口修复和重建的细胞包括真皮成纤维细胞、角质形成细胞和上皮细胞，通过 MSC 的共培养及其培养液的作用促进其功能的发挥。

3. 围产期 MSC 的皮肤替代品作用

MSC 对伤口愈合的这些新作用已导致混合疗法的发展，利用 MSC 可增强皮肤替代品或细胞基质的作用。这些产品可能结合细胞外基质和局部细胞的相互作用，这些作用对创伤的表皮细胞再生（reepithelialization）至关重要，因为 MSC 的这种存在可增加旁分泌。目前，这种混合治疗方法对无法治疗的慢性创伤带来了希望。

（二）肝细胞的分化与功能

MSC 能够分化成不同的细胞谱系，这是对现有临床器官移植手术的一种极有前景的补充。由于肝移植供体的持续短缺，从人脐带中获得的 MSC 具有显著的潜力，可作为一种宝贵的资源为成功的临床应用提供必要的肝细胞。研究显示，WJ-MSC 可分化为肝细胞。而且，这种分化后的肝细胞仍可继续表达许多重要的免疫调控分子。分别把 MSC 接种到未经处理的塑料、基质胶（matrigel）和人非细胞基质三种不同的载体上发现，在肝脏再生中未分化的 MSC 不仅可以通过可靠的方式进行分离，而且这些细胞也可表达加速急性肝损伤恢复的肝源性的特性。

（三）肺的修复

2009 年墨尔本大学的研究结果表明，脐带源性 MSC 具有抗纤维化的特性，能够增强急性呼吸窘迫综合征（ARDS）的临床治疗效果。ARDS 的病理学特征是肺组织难治性的损伤、组织纤维增生直接导致上皮和内皮细胞的损伤，以及肺泡毛细血管屏障的受累。这些患者在双侧肺感染出现缺血性低氧血症，可能是因吸入性损伤、肺挫伤、肺炎和溺水等疾病直接损伤的最终结果。该病的治疗策略包括改善表面活性剂的治疗、血管扩张剂、吸入治疗或抗感染药物。最近的研究提示，加速上皮细胞的恢复和减少 ARDS 的纤维组织增生可能有助于治疗。因此，在这种治疗中通过 WJ-MSC 可能修复肺损伤并预防纤维化而发挥关键的作用。

用硫酸博莱霉素处理小鼠诱导的肺损伤模型，经 MSC 治疗组与不治疗对照组的结果比较，经 MSC 治疗组在小气道生长培养液中没有活过 14 天，也未分化成形态典型的肺细胞。在健康小鼠注射 14～28 天后，双肺中的 MSC 在扩增培养时未发现其贴壁生长，而且细胞与培养孔分离。这些研究表明，组织损伤是吸引和保留这些细胞的必要条件。

在肺损伤的修复中，尽管 MSC 可短暂的参与其中而不能分化成肺组织，但对博莱霉素诱导小鼠肺损伤的纤维化有效。然而，在伤后 7 天注射 MSC 可减少肺部渗出性的渗透物和早期纤维化。这些研究表明，这种早期炎症的治疗可能减轻其后的胶原沉积。而且，介导炎症反应的所有细胞因子的表达显著增加，但在 MSC 治疗后与炎症和纤维化有关的细胞因子的表达均减少。这些结果令人振奋，因为除了 MSC 的这种治疗作用外，还没有其他安全有效的治疗剂可以促进肺部的修复。

（四）骨骼肌系统的应用

1. 骨的再生

大量的临床研究证明，骨髓、骨髓浓缩物和体外细胞制剂均可促进严重骨骼愈合缺陷、骨不愈合或骨坏死的愈合。但是，此时的经皮注射技术尚未在骨骼愈合缺陷中进行。无论如何，由于其生物学潜能和低相关风险性，有关研究已用骨髓吸出物通过各种开放手术对高胫骨骨切除的愈合进行治疗。这些治疗包括与冻干骨碎片的组合、同种异体骨移植治疗大小不同的骨缺损，以及钛合金固定与重组骨形成蛋白 7（BMP7）的异位骨形成。

研究显示，3 例节段性骨缺损的患者通过体外扩增的 MSC 与羟基磷灰石（hydroxyapatite，HA）联合使用使其骨再生获得成功。当 46 例受损骨患者接受体外扩增的骨髓细胞和富血小板血浆的治疗，与没有细胞治疗的 20 例对照组比较，其愈合率显著提高。

2. 全层软骨缺损

在 2 例患者中，用体外扩增的 MSC 和胶原凝胶结构一起接种到全尺寸的髌骨缺损上，再覆盖一段骨膜，并填充好缺损，最后进行密封。在 1 年随访中，患者的预后有显著的改善。在使用类似的方法治疗 1 例股内侧股骨髁上软骨缺损的患者时，同样获得类似而确切的临床和组织学结果。虽然这些结果充满了希望，但关于软骨缺损的临床数据仍然是十分有限。

3. 关节炎

任何对骨关节炎（osteoarthritis，OA）或类风湿性关节炎（rheumatoid arthritis，RA）的再生医学治疗都不太可能长期有效。对于 OA 的治疗，在关节内注射 MSC 悬液是最简单的方法。此法可把细胞分布在整个关节腔内以提供其治疗作用。然而，这些数据是初步的，而且长期的评估需要对照和随机的临床试验来确定其有效性。

由于其免疫抑制作用，自体和同种异体的 MSC 已考虑应用于 RA 等自身免疫性疾病的治疗。在 4 例难治性 RA 患者中，通过同种异体 MSC 的移植是安全的，其中 2 例患者的临床改善，但均未达到缓解期。然而，这种治疗方法由于疾病复发和标准疗法的成功与近年来拮抗剂的使用而没有进一步的探索。为了代替全身的移植效果，通过基因修饰试验和临床研究，现已将成纤维细胞用于其治疗中，这种细胞可以把抗炎细胞因子输送到患病的关节腔内。然而，这种昂贵和费力的遗传疗法是否会有广泛的临床应用价值还有待观察，并且安全问题仍然存在于对非危及生命疾病的治疗中。

4. 肌腱修复与再生

在再生骨科领域中，MSC 已在半月板损伤、椎间盘、韧带和肌腱或肌肉损伤的治疗中表现出明显效果。而且，目前正在使用自体或同种异体的 MSC 进行临床试验。因此，这些基于细胞治疗方法的联合应用，也可支持这些临床应用治疗发展的可行性。早期的临床试验将阐明这些方法是否会影响到更广泛而更有效的临床应用。可以想象，在通常无法达到预期疗效时，干细胞可能是一种理想的补充疗法，可以作为提高现有医疗水平的一种手段。对于每个具体的应用对象，是否需要添加来自全血、骨髓浓缩物或体外加工的细胞制剂仍待进一步探讨。

治疗增强的另一个巨大潜力是促进内源性组织干细胞的再生。研究显示，通过原位刺激再生细胞的 MSC 可对旁分泌和营养功能产生作用。通过 MSC 的应用可间接升高这种"治疗自动扶梯"（therapeutic escalator）的作用，并导致其他肌肉骨骼组织如软骨的再生，其在临床中也无令人满意的治疗方案。然而，由国际和国家监管机构应用的细胞，包括体外扩增或加工细胞，都被认为是先进的治疗药物。遵守这些严格的标准将有助于确保工作的效率和创新的干细胞干预的安全性，同时也可以保护研究参与者。采用

MSC 修复软骨和肌腱损伤的研究，在各期的临床试验中安全而有效。仍然需要通过大量的比较和随机的临床试验，把 MSC 的疗法与标准治疗方式进行充分的比较。在其他领域，如半月板、椎间盘、韧带或肌肉的再生，MSC 仅在实验中获得一些成功。

（五）骨骼肌组织工程细胞悬液的注入与支架细胞的接种

MSC 对肌肉骨骼系统的再生疗法有很好的应用前景。MSC 可以很容易地分化成包括骨、软骨、半月板、韧带和肌腱在内的细胞谱系，这些都是易于复制的方法。为了更好地应用于肌肉骨骼系统，需要对自体 MSC 进行取材、加工和诱导。而且已从单步式方法（如直接注射未加工或浓缩的血液或抽吸的骨髓）发展到多步骤的处理（如由天然或合成支架组成的预制结构，用未分化和分化的 MSC 接种到支架上）。由于所涉及的每一种治疗成分的复杂性，以及单独和组合的不同模式，目前还没有针对给定的整形外科应用而完全开发的确定性治疗。然而，许多技术目前都已在临床上广泛地使用。

细胞向肌肉骨骼系统递送的最简单方法是直接注射细胞。根据应用的不同，悬液可以直接注射到病变组织中，其中的细胞最终可进入靶部位并通过自分泌或旁分泌途径刺激修复。此法可用于关节炎、肌腱炎或肌腱断裂的 MSC 注射治疗。然而，在大的组织缺陷需要恢复时，通常把细胞通过支架递送至靶组织。在移植到体内前，先把干细胞亚群接种到这种支架结构上，并且用于再生骨骼或软骨的结构缺陷。

任何干细胞治疗成功的一个重要问题是细胞的质量，包括细胞的完整性、年龄、衰老、增殖能力、分化能力和完整的旁分泌功能。在此方面，使用围产期的干细胞最终可能比使用 ASC 更能增加这些外科手术的成功率，并为患者带来更好的疗效。此外，由于体外细胞的制剂受到额外的外部影响以及对这些细胞应激因子的影响，这种不需任何复杂的处理并具有高效能衍化作用的天然 MSC 可以直接移植到患者体内，在未来类似的外科手术中发挥更大的作用。

四、结语

WJ-MSC 是一种原始的围产期 MSC 的有效来源，未来有可能成为 MSC 来源的金标准。尽管在临床上，WJ-MSC 的发展落后于骨髓和脂肪源性 MSC，但预计在不久的将来会在一些临床适应证中取得成功，并成为再生医学疗法有用的种子细胞材料。这种围产期干细胞在细胞治疗和再生医学中具有很大的潜力，可用于治疗的疾病包括：造血疾病和癌症、免疫相关疾病（如 GVHD）、自身免疫相关疾病（如类风湿关节炎、克罗恩病、糖尿病和狼疮）、肌肉骨骼损伤（如肌腱、韧带、肌肉和骨骼）、神经退行性疾病（如帕金森病和阿尔茨海默病）、心血管相关损伤（如急性心肌梗死和中风），以及伤口的修复。虽然本文对 WJ-MSC 的一些潜在治疗用途做了简介，但还有诸多的疾病和问题均需要付出更大的努力，对其治疗患者的安全性和有效性进行研究。

（李　妍　李亚雄　赵　俊　边志超）

参 考 文 献

Adamkiewicz TV, Szabolcs P, Haight A, et al. 2007. Unrelated cord blood transplantation in children with sickle cell disease: review of four-center experience. Pediatr Transpl, 11(6): 641-644.

Anzalone R, Lo Iacono M, Corrao S, et al. 2011. Human Wharton's jelly-derived mesenchymal stem cells express several immunomodulatory molecules both in their naïve state and hepatocyte-like differentiated progeny: prospects for their use in liver diseases. Abstracts Placenta, 32: S326-340.

Arcese W, Rocha V, Labopin M, et al. 2006. Eurocord-netcord transplant G unrelated cord blood transplants in adults with hematologic malignancies. Haematologica, 91(2): 223-230.

Atsuta Y, Morishima Y, Suzuki R, et al. 2012. Comparison of unrelated cord blood transplantation and HLA-mismatched unrelated bone marrow transplantation for adults with leukemia. Biology of blood and marrow transplantation. J Am Soc Blood Marrow Transplant, 18(5): 780-787.

Bachanova V, Verneris MR, DeFor T, et al. 2009. Prolonged survival in adults with acute lymphoblastic leukemia after reduced-intensity conditioning with cord blood or sibling donor transplantation. Blood, 113(13): 2902-2905.

Ball LM, Bernardo ME, Roelofs H, et al. 2007. Cotransplantation of ex vivo expanded mesenchymal stem cells accelerates lymphocyte recovery and may reduce the risk of graft failure in haploidentical hematopoietic stem-cell transplantation. Blood, 110(7): 2764-2767.

Ballen KK, King RJ, Chitphakdithai P, et al. 2008. The national marrow donor program 20 years of unrelated donor hematopoietic cell transplantation. Biol Blood Marrow Transpl, 14(s9): 2-7.

Ballen KK, Spitzer TR, Yeap BY, et al. 2007. Double unrelated reduced-intensity umbilical cord blood transplantation in adults. Biol Blood Marrow Transpl, 13(1): 82-89.

Bang OY, Lee JS, Lee PH, et al. 2005. Autologous mesenchymal stem cell transplantation in stroke patients. Ann Neurol, 57(6): 874-882.

Barker JN, Abboud M, Rice RD, et al. 2009. A "no-wash" albumin-dextran dilution strategy for cord blood unit thaw: high rate of engraftment and a low incidence of serious infusion reactions. Biol Blood Marrow Transplant, 15(12): 1596-1602.

Barker JN, Byam CE, Kernan NA, et al. 2010. Availability of cord blood extends allogeneic hematopoietic stem cell transplant access to racial and ethnic minorities. Biol Blood Marrow Transpl: J Am Soc Blood Marrow Transpl, 16(11): 1541-1548.

Barker JN, Davies SM, DeFor T, et al. 2001. Survival after transplantation of unrelated donor umbilical cord blood is comparable to that of human leukocyte antigen-matched unrelated donor bone marrow: results of a matched-pair analysis.Blood, 97(10): 2957-2961.

Barker JN, Krepski TP, DeFor TE, et al. 2002. Searching for unrelated donor hematopoietic stem cells: availability and speed of umbilical cord blood versus bone marrow. Biol Blood Marrow Transpl, 8(5): 257-260.

Barker JN, Scaradavou A, Stevens CE. 2010. Combined effect of total nucleated cell dose and HLA match on transplantation outcome in 1061 cord blood recipients with hematologic malignancies. Blood, 115(9): 1843-1849.

Barker JN, Weisdorf DJ, DeFor TE, et al. 2003. Rapid and complete donor chimerism in adult recipients of unrelated donor umbilical cord blood transplantation after reduced-intensity conditioning. Blood, 102(5): 1915-1919.

Barker JN, Weisdorf DJ, DeFor TE, et al. 2005. Transplantation of 2 partially HLA-matched umbilical cord blood units to enhance engraftment in adults with hematologic malignancy. Blood, 105(3): 1343-1347.

Barker JN, Weisdorf DJ, Wagner JE. 2001. Creation of a double chimera after the transplantation of umbilical-cord blood from two partially matched unrelated donors. N Engl J Med, 344(24): 1870-1871.

Baron F, Lechanteur C, Willems E, et al. 2010. Cotransplantation of mesenchymal stem cells might prevent death from graft-versus-host disease (GVHD) without abrogating graft-versustumor effects after HLA-mismatched allogeneic transplantation following nonmyeloablative conditioning. Biol Blood Marrow Transplant, 16(6): 838-847.

Bernardo ME, Ball LM, Cometa AM, et al. Co-infusion of ex vivo-expanded, parental MSC prevents life-threatening acute GVHD, but does not reduce the risk of graft failure in pediatric patients undergoing allogeneic umbilical cord blood transplantation. Bone Marrow Transplant, 46(2): 200-207.

Bhattacharya N, Mukherijee K, Chettri MK, et al. 2001. A study report of 174 units of placental umbilical cord whole blood transfusion in 62 patients as a rich source of fetal hemoglobin supply in different indications of blood transfusion. Clin Exp Obstet Gynecol, 28(1): 47-52.

Bhattacharya N. 2004. Placental umbilical cord whole blood transfusion. J Am Coll Surg, 4(12): 347-348.

Bhattacharya N. 2005a. Placental umbilical cord whole blood transfusion: a safe and genuine blood substitute for patients of the under-resourced world at emergency. J Am Coll Surg, 200(4): 557-563.

Bhattacharya N. 2005b. Placental umbilical cord blood transfusion in transfusion-dependent beta thalassemic patients: a preliminary communication. Clin Exp Obstet Gynecol, 32(2): 102-106.

Bhattacharya N. 2006a. Placental umbilical cord blood transfusion: a novel method of treatment of patients with malaria in the background of anemia. Clin Exp Obstet Gynecol, 33(1): 39-43.

Bhattacharya N. 2006b. A preliminary report of 123 units of placental umbilical cord whole blood transfusion in HIV-positive patients with anemia and emaciation. Clin Exp Obstet Gynecol, 33(2): 117-121.

Bhattacharya N. 2006c. A preliminary study of placental umbilical cord whole blood transfusion in under resourced patients with malaria in the background of anaemia. Malar J, 5: 20.

Bhattacharya N. 2006d. A study of placental umbilical cord whole blood transfusion in 72 patients with anemia and emaciation in the background of cancer. Eur J Gynaecol Oncol, 27(2): 155-161.

Bhattacharya N. 2006e. Placental umbilical cord blood transfusion: a new method of treatment of patients with diabetes and microalbuminuria in the background of anemia. Clin Exp Obstet Gynecol, 33(3): 164-168.

Bhattacharya N. 2006f. Placental umbilical cord whole blood transfusion to combat anemia in the background of advanced rheumatoid arthritis and emaciation and its potential role as immunoadjuvant therapy. Clin Exp Obstet Gynecol, 33(1): 28-33.

Bhattacharya N. 2006g. Placental umbilical cord whole blood transfusion to combat anemia in the background of tuberculosis and emaciation and its potential role as an immuno-adjuvant therapy for the under-resourced people of the world. Clin Exp Obstet Gynecol, 33(2): 99-104.

Bhattacharya N. 2006h. Spontaneous transient rise of CD34 cells in peripheral blood after 72 hours in patients suffering from advanced malignancy with anemia: effect and prognostic implications of treatment with placental umbilical cord whole blood transfusion. Eur J Gynaecol Oncol, 27(3): 286-290.

Bhattacharya N. 2006i. Transient spontaneous engraftment of CD34 hematopoietic cord blood stem cells as seen in peripheral blood: treatment of leprosy patients with anemia by placental umbilical cord whole blood transfusion. Clin Exp Obstet Gynecol, 33(3): 159-163.

Bhattacharya N, Stubblefield P. 2011. Regenerative Medicine Using Pregnancy-specific Biological Substances. London: Springer-Verlag London Limited.

Bizzetto R, Bonfim C, Rocha V, et al. 2011. Outcomes after related and unrelated umbilical cord blood transplantation for hereditary bone marrow failure syndromes other than Fanconi anemia. Haematologica, 96(1): 134-141.

Boelens JJ, Aldenhoven M, Purtill D, et al. 2013. Outcomes of transplantation using various hematopoietic cell sources in children with Hurler syndrome after myeloablative conditioning.Blood, 121(19): 3981-3987.

Bradley MB, Satwani P, Baldinger L, et al. 2007. Reduced intensity allogeneic umbilical cord blood transplantation in children and adolescent recipients with malignant and non-malignant diseases. Bone Marrow Transpl, 40(7): 621-631.

Briddell R, Kern BP, Zilm KL, et al. 1997. Purification of CD34$^+$ cells is essential for optimal ex vivo expansion of umbilical cord blood cells. J Hematother, 6: 145-150.

Briddell R, Litkenhaus F, Foertsch G, et al. 2011. Recovery of viable MSC isolated from fresh umbilical cord tissue, measured after cryopreservation, is on average 8-fold higher when compared to recovery of viable MSC isolated from previously cryopreserved umbilical cord tissue ASH annual meeting abstracts. Blood, 118(21): 4398.

Brittberg M. 2008. Autologous chondrocyte implantation—technique and long-term follow-up. Injury. 39(s1): 40-49.

Broxmeyer HE, Cooper S, Hass DM, et al. 2009. Experimental basis of cord blood transplantation. Bone Marrow Transplant, 44(10): 627-633.

Broxmeyer HE, Lee MR, Hangoc G, et al. 2011.Hematopoietic stem/progenitor cells, generation of induced pluripotent stem cells, and isolation of endothelial progenitors from 21- to 23.5-year cryopreserved cord blood. Blood, 117(18): 4773-4777.

Brune T, Fill S, Heim G, et al. 2007. Quality and stability of red cells derived from gravity-separated placental blood with a hollow-fiber system. Transfusion, 47: 2271-2275.

Brune T, Garritsen H, Hentschel R, et al.2003.Efficacy, recovery, and safety of RBCs from autologous placental blood: clinical experience in 52 newborns. Transfusion, 43(9): 1210-1216.

Brune T, Garritsen HS, Witteler R, et al. 2002. Autologous placental blood transfusion for the therapy of anaemic neonates. Biol Neonate, 81: 236-243.

Brunstein CG, Barker JN, Weisdorf DJ, et al. 2007. Umbilical cord blood transplantation after nonmyeloablative conditioning: impact on transplantation outcomes in 110 adults with hematologic disease. Blood, 110(8): 3064-3070.

Brunstein CG, Eapen M, Ahn KW, et al. 2012. Reduced intensity conditioning transplantation in acute leukemia: the effect of source of unrelated donor stem cells on outcomes. Blood, Jun 7, 119(23): 5591-5598.

Brunstein CG, Fuchs EJ, Carter SL, et al. 2011. Alternative donor transplantation after reduced intensity conditioning: results of parallel phase 2 trials using partially HLA-mismatched related bone marrow or unrelated double umbilical cord blood grafts. Blood, 118(2): 282-288.

Brunstein CG, Gutman JA, Weisdorf DJ, et al. 2010. Allogeneic hematopoietic cell transplantation for hematologic malignancy: relative risks and benefits of double umbilical cord blood. Blood, 116(22): 4693-4699.

Brunstein CG, Miller JS, Cao Q, et al. 2011a. Infusion of ex vivo expanded T regulatory cells in adults transplanted with umbilical cord blood: safety profile and detection kinetics. Blood, 117(3): 1061-1070.

Brunstein CG, Noreen H, DeFor TE, et al. 2011b. Anti-HLA antibodies in double umbilical cord blood transplantation. Biology of blood and marrow transplantation. J Am Soc Blood Marrow Transplant, 17(11): 1704-1708.

Brunstein CG, Wagner JE, Weisdorf DJ, et al. 2009. Negative effect of KIR alloreactivity in recipients of umbilical cord blood transplant depends on transplantation conditioning intensity. Blood, 113(22): 5628-5634.

Campagnoli C, Roberts I, Kumar S, et al. 2001. Identification of mesenchymal stem/progenitor cells in human first-trimester fetal blood, liver, and bone marrow. Blood, 98(8): 2396-2402.

Can A, Karahuseyinoglu S. 2007. Concise review: human umbilical cord stroma with regard to the source of fetus-derived stem cells. Stem Cells, 25(11): 2886-2895.

Canabarro R, Sporleder H, Gomes T, et al. 2007. Immunophenotypic evaluation, and physiological and laboratory correlations of hematopoietic stem cells from umbilical cord blood. Biocell, 31(3): 397-403.

Chaudhuri A, Hollands P, Bhattacharya N. 2007. Placental umbilical cord blood transfusion in acute. Ischaemic stroke. Med Hypotheses, 69: 1267-1271.

Chaudhuri A. 2007. Treating stroke in the 21st century. Lancet, 369(9567): 1079-1080.

Chen H, Zhang N, Li T, et al. 2012. Human umbilical cord Wharton's jelly stem cells: immune property genes assay and effect of transplantation on the immune cells of heart failure patients. Cell Immunol, 276: 83-90.

Chen J, Wang RX, Chen F, et al. 2014. Combination of a haploidentical SCT with an unrelated cord blood unit: a singlearm prospective study. Bone Marrow Transplant, 49(2): 206-211.

Chen L, Cohen AC, Lewis DB. 2006. Impaired allogeneic activation and T-helper 1 differentiation of human cord blood naive CD4 T cells.Biology of blood and marrow transplantation. J Am Soc Blood Marrow Transplant, 12(2): 160-171.

Chen SL, Fang WW, Ye F, et al. Effect on left ventricular function of intracoronary transplantation of autologous bone marrow mesenchymal stem cell in patients with acute myocardial infarction. Am J Cardiol, 94(1): 92-95.

Cheng L, Qasba P, Vanguri P, et al. Human mesenchymal stem cells support megakaryocyte and pro-platelet formation from CD34(+) hematopoietic progenitor cells. J Cell Physiol, 184(1): 58-69.

Christopherson 2nd KW, Hangoc G, Broxmeyer HE. 2002. Cell surface peptidase CD26/dipeptidylpeptidase IV regulates CXCL12/ stromal cell-derived factor-1 alpha-mediated chemotaxis of human cord blood CD34$^+$ progenitor cells. J Immunol, 169(12): 7000-7008.

Christopherson 2nd KW, Hangoc G, Mantel CR. 2004. Modulation of hematopoietic stem cell homing and engraftment by CD26. Science, 305(5686): 1000-1003.

Christopherson 2nd KW, Paganessi LA, Napier S, et al. 2007. CD26 inhibition on CD34$^+$ or lineage-human umbilical cord blood donor hematopoietic stem cells/hematopoietic progenitor cells improves long-term engraftment into NOD/SCID/Beta2null immunodeficient mice. Stem Cells Dev, 16(3): 355-360.

Connick P, Kolappan M, Crawley C, et al. Autologous mesenchymal stem cells for the treatment of secondary progressive multiple sclerosis: an open-label phase 2a proof-of-concept study. Lancet Neurol, 11(2): 150-156.

Cunha R, Loiseau P, Ruggeri A, et al. 2014. Impact of HLA mismatch direction on outcomes after umbilical cord blood transplantation for hematological malignant disorders: a retrospective Eurocord -EBMT analysis. Bone Marrow Transplant, 49(1): 24-29.

Cutler C, Kim HT, Sun L, et al. 2011a. Donor-specific anti-HLA antibodies predict outcome in double umbilical cord blood transplantation. Blood, 118(25): 6691-6697.

Cutler C, Stevenson K, Kim HT, et al. 2011b. Double umbilical cord blood transplantation with reduced intensity conditioning and sirolimus-based GVHD prophylaxis. Bone Marrow Transpl, 46(5): 659-667.

Dallari D, Savarino L, Stagni C, et al. 2007. Enhanced tibial osteotomy healing with use of bone grafts supplemented with platelet gel or platelet gel and bone marrow stromal cells. J Bone Joint Surg Am, 89: 2413-2420.

Dazzi F, Marelli Berg FM. 2008. Mesenchymal stem cells for graftversus-host disease: close encounters with tcells. Eur J Immunol, 38(6): 1479-1482.

De Lima M, McMannis J, Gee A, et al. 2008. Transplantation of ex vivo expanded cord blood cells using the copper chelator tetraethylenepentamine: a phase I/II clinical trial. Bone Marrow Transpl, 41(9): 771-778.

De Lima M, McNiece I, Robinson SN, et al. 2012. Cord-blood engraftment with ex vivo mesenchymal-cell coculture. N Engl J Med, 367(24): 2305-2315.

Deans RJ, Moseley AB. 2000. Mesenchymal stem cells: biology and potential clinical uses. Exp Hematol, 28: 875-884.

Deeg HJ. 2007. How I treat refractory acute GVHD. Blood, 109(10): 4119-4126.

Delaney C, Gutman JA, Appelbaum FR. 2009. Cord blood transplantation for haematological malignancies: conditioning regimens, dou?ble cord transplant and infectious complications. Br J Haematol, 147(2): 207-216.

Delaney C, Heimfeld S, Brashem Stein C, et al. 2010. Notch-mediated expansion of human cord blood progenitor cells capable of rapid myeloid reconstitution. Nat Med, 16(2): 232-236.

Di Nicola M, Carlo Stella C, Magni M. 2002. Human bone marrow stromal cells suppress tlymphocyte proliferation induced by cellular or nonspecific mitogenic stimuli. Blood, 99(10): 3838-3843.

Doubrovina E, Oflaz Sozmen B, Prockop SE, et al. 2012. Adoptive immunotherapy with unselected or EBV-specific T cells for biopsy-proven EBV+ lymphomas after allogeneic hematopoietic cell transplantation. Blood, 119(11): 2644-2656.

Eapen M, Klein JP, Ruggeri A, et al. 2014. Impact of allele-level HLA matching on outcomes after myeloablative single unit umbilical cord blood transplantation for hematologic malignancy. Blood, 123(1): 133-140.

Eapen M, Klein JP, Sanz GF, et al. 2011. Effect of donor-recipient HLA matching at HLA A, B, C, and DRB1 on outcomes after umbilical-cord blood transplantation for leukaemia and myelodysplastic syndrome: a retrospective analysis. Lancet Oncol, 12(13): 1214-1221.

Eapen M, Rocha V, Sanz G, et al. 2010. Effect of graft source on unrelated donor haemopoietic stem-cell transplantation in adults with acute leukaemia: a retro?spective analysis. Lancet Oncol, 11(7): 653-660.

Eapen M, Rubinstein P, Zhang MJ, et al. 2007. Outcomes of transplantation of unrelated donor umbilical cord blood and bone marrow in children with acute leukaemia: a comparison study. Lancet, 369(9577): 1947-1954.

Eichler H, Schaible T, Richter E, et al. 2000. Cord blood as a source of autologous erythrocytes for transfusion to preterm infants. Transfusion, 40: 1111-1117.

Eldjerou LK, Chaudhury S, Baisre de Leon A, et al. 2010. An in vivo model of double-unit cord blood transplantation that correlates with clinical engraftment. Blood, 116(19): 3999-4006.

Ende N, Reddi AS. 2006. Administration of human umbilical cord blood to low birth weight infants may prevent the subsequent development of type 2 diabetes. Med Hypotheses, 66: 1157-1160.

Escolar ML, Poe MD, Provenzale JM, et al. 2005. Transplantation of umbilical-cord blood in babies with infantile Krabbe's disease. N Engl J Med, 352(20): 2069-2081.

Falanga V, Iwamoto S, Chartier M, et al. 2007. Autologous bone marrow-derived cultured mesenchymal stem cells delivered in a fibrin spray accelerate healing in murine and human cutaneous wounds. Tissue Eng, 13(6): 1299-1312.

Fernandes JF, Rocha V, Labopin M, et al. 2012. Transplantation in patients with SCID: mismatched related stem cells or unrelated cord blood? Blood, 119(12): 2949-2955.

Ferrara JL, Levine JE, Reddy P, et al. 2009. Graft-versus-host disease. Lancet, 373(9674): 1550-1561.

Frassoni F, Gualandi F, Podestà M, et al. 2008. Direct intrabone transplant of unrelated cord-blood cells in acute leukaemia: a phase I/II study. Lancet Oncol, 9(9): 831-839.

Friedman R, Betancur M, Boissel L, et al. 2007. Umbilical cord mesenchymal stem cells: adjuvants for human cell transplantation. Biol Blood Marrow Transplant, 13(12): 1477-1486.

Garcia Olmo D, Herreros D, Pascual I, et al. 2009. Expanded adipose-derived stem cells for the treatment of complex perianal fistula: a phase II clinical trial. Dis Colon Rectum, 52(1): 79-86.

Garfall A, Kim HT, Sun L, et al. 2013. KIR ligand incompatibility is not associated with relapse reduction after double umbilical cord blood transplantation. Bone Marrow Transplant, 48(7): 1000-1002.

Garritsen HSP, Brune T, Louwen F, et al. 2003. Autologous red cells derived from cord blood: collection, preparation, storage and quality controls with optimal additive storage medium (Sag-mannitol). Transfus Med, 13: 303-310.

Gluckman E, Broxmeyer HA, Auerbach AD, et al. 1989.Hematopoietic reconstitution in a patient with Fanconi's anemia by means of umbilical-cord blood from an HLA identical sibling. N Engl J Med, 321(17): 1174-1178.

Gluckman E, Rocha V, Arcese W, et al. 2004.Factors associated with outcomes of unrelated cord blood transplant: guidelines for donor choice. Exp Hematol, 32(4): 397-407.

Gluckman E, Rocha V, Ionescu I, et al. 2007.Results of unrelated cord blood transplant in fanconi anemia patients: risk factor analysis for engraftment and survival biology of blood and marrow transplantation. J Am Soc Blood Marrow Transplant, 13(9): 1073-1082.

Gluckman E, Rocha V. 2004.Cord blood transplantation for children with acute leukaemia: a Eurocord registry analysis. Blood Cells Mol Dis, 33(3): 271-273.

Gluckman E, Ruggeri A, Rocha V, et al. 2011a. National marrow donor P family-directed umbilical cord blood banking. Haematologica, 96(11): 1700-1707.

Gluckman E, Ruggeri A, Volt F, et al. 2011b. Milestones in umbilical cord blood transplantation. Br J Haematol, 154(4): 441-447.

Godfrey WR, Spoden DJ, Ge YG, et al. 2005. Cord blood CD4(+)CD25(+)-derived T regulatory cell lines express FoxP3 protein and manifest potent suppressor function. Blood, 105(2): 750-758.

Gonzalo Daganzo R, Regidor C, Martín Donaire T, et al. 2009. Results of a pilot study on the use of third-party donor mesenchymal stromal cells in cord blood transplantation in adults. Cytotherapy, 11(3): 278-288.

Gotherstrom C, Ringden O, Westgren M, et al. 2003.Immunomodulatory effects of human foetal liver-derived mesenchymal stem cells. Bone Marrow Transplant, 32(3): 265-272.

Gotherstrom C, West A, Liden J, et al. 2005. Difference in gene expression between human fetal liver and adult bone marrow mesenchymal stem cells. Haematologica, 90(8): 1017-1026.

Goussetis E, Peristeri I, Kitra V, et al. 2011. Low usage rate of banked sibling cord blood units in hematopoietic stem cell transplantation for children with hematological malignancies: implications for directed cord blood banking policies. Blood Cells Mol Dis, 46(2): 177-181.

Guillot PV, Gotherstrom C, Chan J, et al. 2007. Human first-trimester fetal MSC express pluripotency markers and grow faster and have longer telomeres than adult MSC. Stem Cells, 25(3): 646-654.

Gutman JA, Turtle CJ, Manley TJ, et al. 2010. Single-unit dominance after double-unit umbilical cord blood transplantation coincides with a specific CD8[+] T-cell response against the nonengrafted unit. Blood, 115(4): 757-765.

Hanley PJ, Cruz CR, Savoldo B, et al. 2009. Functionally active virus-specific T cells that target CMV, adenovirus, and EBV can be expanded from naive T-cell populations in cord blood and will target a range of viral epitopes. Blood, 114(9): 1958-1967.

Hare JM, Traverse JH, Henry TD, et al. 2009. A randomized, double-blind, placebo-controlled, dose-escalation study of intravenous adult human mesenchymal stem cells (prochymal) after acute myocardial infarction. J Am Coll Cardiol, 54(24): 2277-2286.

Hassall O, Bedu Addo G, Adarkwa M, et al. 2003. Umbilical cord blood for transfusion in children with severe anaemia in under-resourced countries. Lancet, 361: 678-679.

Hernigou P, Beaujean F. 2002.Treatment of osteonecrosis with autologous bone marrow grafting. Clin Orthop Relat Res, 405: 14-23.

Herr AL, Kabbara N, Bonfim CM, et al. 2010. Long-term follow-up and factors influencing outcomes after related HLA-identical cord blood transplantation for patients with malignancies: an analysis on behalf of Eurocord-EBMT. Blood, 116(11): 1849-1856.

Herrmann R, Sturm M, Shaw K, et al. 2012. Mesenchymal stromal cell therapy for steroid-refractory acute and chronic graft versus host disease: A phase 1 study. Int J Hematol, 95(2): 182-188.

Heslop HE, Slobod KS, Pule MA, et al. 2010. Long-term outcome of EBV-specific T-cell infusions to prevent or treat EBV-related lymphoproliferative disease in transplant recipients. Blood, 115(5): 925-935.

Hidalgo A, Frenette PS. 2005. Enforced fucosylation of neonatal CD34[+] cells generates selectin ligands that enhance the initial interactions with microvessels but not homing to bone marrow. Blood, 105(2): 567-575.

Hogan MV, Bagayoko N, James R, et al. 2011. Tissue engineering solutions for tendon repair. J Am Acad Orthop Surg, 19: 134-142.

Hoggatt J, Singh P, Sampath J, et al. 2009. Prostaglandin E2 enhances hematopoietic stem cell homing, survival, and proliferation. Blood, 113(22): 5444-5455.

Honmou O, Houkin K, Matsunaga T, et al. 2011. Intravenous administration of auto serum-expanded autologous mesenchymal stem cells in stroke. Brain, 134(6): 1790-1807.

Horwitz EM, Le Blanc K, Dominici M, et al. 2005. Clarification of the nomenclature for MSC: the international society for cellular therapy position statement. Cytotherapy, 7(5): 393-395.

Hosono S, Mugishima H, Fujita H, et al. 2008. Umbilical cord milking reduces the need for red cell transfusions and improves neonatal adaptation in infants born at less than 29 weeks' gestation: a randomised controlled trial. Arch Dis Child Fetal Neonatal Ed, 93(1): 14-19.

Hosono S, Mugishima H, Shimada M, et al. 2006. Prediction of transfusions in extremely low-birthweight infants in the erythropoietin era. Pediatr Int, 48: 572-576.

Hsu SL, Liang R, Woo SL. 2010. Functional tissue engineering of ligament healing. Sports Med Arthrosc Rehabil Ther Technol, 2: 12.

Hwang WY, Samuel M, Tan D, et al. 2007. A metaanalysis of unrelated donor umbilical cord blood transplantation versus unrelated donor bone marrow transplantation in adult and pediatric patients. Biol Blood Marrow Transplant J Am Soc Blood Marrow Transplant, 13(4): 444-453.

Jagasia M, Arora M, Flowers ME, et al. 2012. Risk factors for acute GVHD and survival after hematopoietic cell transplantation. Blood, 119(1): 296-307.

Jansen M, Brand A, von Lindern JS, et al. 2006. Potential use of autologous umbilical cord blood red blood cells for early transfusion needs of premature infants. Transfusion, 46: 1049-1056.

Jaroscak J, Goltry K, Smith A, et al. 2003. Augmentation of umbilical cord blood (UCB) transplantation with ex vivo-expanded UCB cells: results of a phase 1 trial using the aastromreplicell system. Blood, 101(12): 5061-5067.

Jiang XX, Zhang Y, Liu B, et al. 2005. Human mesenchymal stem cells inhibit differentiation and function of monocyte-derived dendritic cells. Blood, 105(10): 4120-4126.

Kamani NR, Walters MC, Carter S, et al. 2012. Unrelated donor cord blood transplantation for children with severe sickle cell disease: results of one cohort from the phase II study from the blood and marrow transplant clinical trials network (BMT CTN). Biol Blood Marrow Transpl Aug, 18(8): 1265-1272.

Karussis D, Karageorgiou C, Vaknin Dembinsky A, et al. 2010. Safety and immunological effects of mesenchymal stem cell transplantation in patients with multiple sclerosis and amyotrophic lateral sclerosis. Arch Neurol, 67(10): 1187-1194.

Katritsis DG, Sotiropoulou PA, Karvouni E, et al. 2005. Transcoronary transplantation of autologous mesenchymal stem cells and endothelial progenitors into infarcted human myocardium. Catheter Cardiovasc Interv, 65(3): 321-329.

Kebriaei P, Isola L, Bahceci E, et al. 2009. Adult human mesenchymal stem cells added to corticosteroid therapy for the treatment of acute graft-versus-host disease. Biol Blood Marrow Transplant, 15(7): 804-811.

Kharaziha P, Hellström PM, Noorinayer B, et al. 2009. Improvement of liver function in liver cirrhosis patients after autologous mesenchymal stem cell injection: a phase I-II clinical trial. Eur J Gastroenterol Hepatol, 21(10): 1199-1205.

Kim YJ, Broxmeyer HE. 2011. Immune regulatory cells in umbilical cord blood and their potential roles in transplantation tolerance. Crit Rev Oncol Hematol, 79(2): 112-126.

KindwallKeller TL, Hegerfeldt Y, Meyerson HJ, et al. 2012. Prospective study of one- versus two-unit umbilical cord blood transplantation following reduced intensity con?ditioning in adults with hematological malignancies. Bone Marrow Transpl Jul, 47(7): 924-933.

Kitoh H, Kitakoji T, Tsuchiya H, et al. 2007. Distraction osteogenesis of the lower extremity in patients with achondroplasia/ hypochondroplasia treated with transplantation of culture expanded bone marrow cells and platelet-rich plasma. J Pediatr Orthop, 27: 629-634.

Kitoh H, Kitakoji T, Tsuchiya H, et al. 2007. Transplantation of culture expanded bone marrow cells and platelet rich plasma in distraction osteogenesis of the long bones. Bone, 40: 522-528.

Knutsen AP, Wall DA. 2000. Umbilical cord blood transplantation in severe T-cell immunodeficiency disorders: two-year experience. J Clin Immunol, 20(6): 466-476.

Koç ON, Gerson SL, Cooper BW, et al. 2000. Rapid hematopoietic recovery after coinfusion of autologous-blood stem cells and cultureexpanded marrow mesenchymal stem cells in advanced breast cancer patients receiving highdose chemotherapy. J Clin Oncol, 18(2): 307-316.

Koc S, Leisenring W, Flowers ME, et al. 2002. Therapy for chronic graft-versus-host disease: a randomized trial comparing cyclosporine plus prednisone versus prednisone alone. Blood, 100(1): 48-51.

Kogler G, Enczmann J, Rocha V, et al. 2005.Highresolution HLA typing by sequencing for HLA-A, -B, -C, -DR, -DQ in 122 unrelated cord blood/patient pair transplants hardly improves longterm clinical outcome. Bone Marrow Transplant, 36(12): 1033-1041.

Kohn DB, Dotti G, Brentjens R, et al. 2011. CARs on track in the clinic. Mol Ther: J Am Soc Gene Ther, 19(3): 432-438.

Kotter I, Schmalzing M, Henes J, et al. 2008.Current value of stem-cell transplantation in autoimmune diseases. Z Rheumatol, 67: 716-722.

Kuroda R, Ishida K, Matsumoto T, et al. 2007. Treatment of a fullthickness articular cartilage defect in the femoral condyle of an athlete with autologous bone-marrow stromal cells. Osteoarthritis Cartilage, 15: 226-231.

Kurtzberg J, Prasad VK, Carter SL, et al. 2008. Results of the cord blood transplantation study (COBLT): clinical outcomes of unrelated donor umbilical cord blood transplantation in pediatric patients with hematologic malignancies. Blood, 112(10): 4318-4327.

Larghero J, Vija L, Lecourt S, et al. 2009. Mesenchymal stem cells and immunomodulation: toward new immunosuppressive strategies for the treatment of autoimmune diseases? Rev Med Interne, 30: 287-299.

Lasala GP, Silva JA, Kusnick BA, et al. 2011. Combination stem cell therapy for the treatment of medically refractory coronary ischemia: a phase I study. Cardiovasc Revasc Med, 12(1): 29-34.

Lasky LC, Lane TA, Miller JP, et al. 2002. In utero or ex utero cord blood collection: which is better? Transfusion, 42(10): 1261-1267.

Laughlin MJ, Barker J, Bambach B, et al. 2001. Hematopoietic engraftment and survival in adult recipients of umbilical-cord blood from unrelated donors. N Engl J Med, 344(24): 1815-1822.

Laughlin MJ, Eapen M, Rubinstein P, et al. 2004. Outcomes after transplantation of cord blood or bone marrow from unrelated donors in adults with leukemia. N Engl J Med, 351(22): 2265-2275.

Lazarus HM, Koc ON, Devine SM, et al. 2005. Cotransplantation of HLA-identical sibling culture-expanded mesenchymal stem cells and hematopoietic stem cells in hematologic malignancy patients. Biol Blood Marrow Transplant, 11(5): 389-398.

Le Blanc K, Frassoni F, Ball L, et al. 2008. Mesenchymal stem cells for treatment of steroid-resistant, severe, acute graft-versus-host disease: a phase II study. Lancet, 371(9624): 1579-1586.

Le Blanc K, Samuelsson H, Gustafsson B, et al. 2007. Transplantation of mesenchymal stem cells to enhance engraftment of hematopoietic stem cells. Leukemia. 21(8): 1733-1738.

Lee M, Song BR, Kim DH, et al. 2020. Up-regulation of superoxide dismutase 2 in 3d spheroid formation promotes therapeutic potency of human umbilical cord blood-derived mesenchymal stem cells.Antioxidants (Basel), 9(1): 66.

Lee SJ, Klein J, Haagenson M, et al. 2007. High-resolution donor-recipient HLA matching contributes to the success of unrelated donor marrow transplantation. Blood, 110(13): 4576-4583.

Lee SJ, Vogelsang G, Flowers ME. 2003. Chronic graft-versus-host disease. Biol Blood Marrow Transplant, 9(4): 215-233.

Leen AM, Myers GD, Sili U, et al. 2006. Monoculture-derived T lymphocytes specific for multiple viruses expand and produce clinically relevant effects in immunocompromised individuals. Nat Med, 12(10): 1160-1166.

Lepperdinger G. 2011. Inflammation and mesenchymal stem cell aging.Curr Opin Immunol, 23: 518-524.

Liang J, Li X, Zhang H, et al. 2012. Allogeneic mesenchymal stem cells transplantation in patients with refractory RA. Clin Rheumatol, 31: 157-161.

Liang J, Zhang H, Hua B, et al. 2010. Allogenicmesenchymal stem cells transplantation in refractory systemic lupus erythematosus: a pilot clinical study. Ann Rheum Dis, 69(8): 1423-1429.

Liu H, Rich ES, Godley L, et al. 2011. Reduced-intensity conditioning with combined haploidentical and cord blood transplantation results in rapid engraftment, low GVHD, and durable remissions. Blood, 118(24): 6438-6445.

Liu S, Yuan M, Hou K, et al. 2012. Immune characterization of mesenchymal stem cells in human umbilical cord Wharton's jelly and derived cartilage cells. Cell Immunol, 278: 35-44.

Locatelli F, Crotta A, Ruggeri A, et al. 2013. Analysis of risk factors influencing outcomes after cord blood transplantation in children with juvenile myelomonocytic leukemia: a EUROCORD, EBMT, EWOG-MDS, CIBMTR study. Blood, 122(12): 2135-2141.

Locatelli F, Kabbara N, Ruggeri A, et al. 2013. Outcome of patients with hemoglobinopathies given either cord blood or bone marrow transplantation from an HLA-identical sibling. Blood, 122(6): 1072-1078.

Locatelli F, Rocha V, Reed W, et al. 2003. Related umbilical cord blood transplantation in patients with thalassemia and sickle cell disease. Blood, 101(6): 2137-2143.

Louis I, Wagner E, Dieng MM, et al. 2012. Impact of storage temperature and processing delays on cord blood quality: discrepancy between functional in vitro and in vivo assays. Transfusion, 52(11): 2401-2405.

Lu D, Chen B, Liang Z, et al. 2011. Comparison of bone marrow mesenchymal stem cells with bone marrow-derived mononuclear cells for treatment of diabetic critical limb ischemia and foot ulcer: a double-blind, randomized, controlled trial. Diabetes Res Clin Pract, 92(1): 26-36.

Luban NLC. 2004. Neonatal red blood cell transfusions. Vox Sang, 87(s2): 184-188.

Lui PP, Rui YF, Ni M, et al. 2011. Tenogenic differentiation of stem cells for tendon repair what is the current evidence? J Tissue Eng Regen Med, 5: 144-163.

Lurie S, Mamet Y. 2000. Red blood cell survival and kinetics during pregnancy. Eur J Obstet Gynecol Reprod Biol, 93(2): 185-192.

Maccario R, Podestà M, Moretta A, et al. 2005. Interaction of human mesenchymal stem cells with cells involved in alloantigen-specific immune response favors the differentiation of CD4$^+$ T-cell subsets expressing a regulatory/suppressive phenotype. Haematologica, 90(4): 516-525.

Macmillan ML, Blazar BR, DeFor TE, et al. 2009. Transplantation of ex-vivo culture expanded parental haploidentical mesenchymal stem cells to promote engraftment in pediatric recipients of unrelated donor umbilical cord blood: Results of a phase I-II clinical trial. Bone Marrow Transplant, 43(6): 447-454.

MacMillan ML, Weisdorf DJ, Brunstein CG, et al. 2009. Acute graft-versus-host disease after unrelated donor umbilical cord blood transplantation: analysis of risk factors. Blood, 113(11): 2410-2415.

MacMillan ML, Weisdorf DJ, Wagner JE, et al. 2002. Response of 443 patients to steroids as primary therapy for acute graft-versus-host disease: comparison of grading systems. Biol Blood Marrow Transplant, 8(7): 387-394.

Majhail NS, Brunstein CG, Shanley R, et al. 2012. Reduced-intensity hematopoietic cell transplantation in older patients with AML/MDS: umbilical cord blood is a feasible option for patients without HLA-matched sibling donors. Bone Marrow Transplant, 47(4): 494-498.

Makris EA, Hadidi P, Athanasiou KA. 2011. The knee meniscus: structure-function, pathophysiology, current repair techniques, and prospects for regeneration. Biomaterials, 32: 7411-7431.

Marcacci M, Kon E, Moukhachev V, et al. 2007. Stem cells associated with macroporous bioceramics for long bone repair: 6- to 7-year outcome of a pilot clinical study. Tissue Eng, 13: 947-955.

Martin PJ, Uberti JP, Soiffer RJ, et al. 2010. Prochymal improves response rates in patients with steroid-refractory acute graft versus host disease (SR-GVHD) involving the liver and gut: results of a randomized, placebo-controlled, multicenter phase III trial in GVHD. Biol Blood Marrow Transplant, 16(2 S): 169-170.

Matsumura T, Kami M, Yamaguchi T, et al. 2012. Allogeneic cord blood transplantation for adult acute lymphoblastic leukemia: retrospective survey involving 256 patients in Japan. Leukemia, 26(7): 1482-1486.

Maung KK, Horwitz ME.2019. Current and future perspectives on allogeneic transplantation using ex vivo expansion or manipulation of umbilical cord blood cells. Int J Hematol, 110(1): 50-58.

Maxson S, Lopez EA, Yoo D, et al. 2012. Concise review: role of mesenchymal stem cells in wound repair. Stem Cells Transl Med, 1: 142-149.

McManus MP, Wang L, Calder C, et al. 2012. Comparison of pre-cryopreserved and post-thaw-and-wash-nucleated cell count on major outcomes following unrelated cord blood transplant in children. Pediatr Transplant, 16(5): 438-442.

McNiece I, Harrington J, Turney J, et al. 2004. Ex vivo expansion of cord blood mononuclear cells on mesenchymal stem cells (MSC). Cytotherapy, 6(4): 311-317.

McNiece I, Jones R, Bearman S, et al. 2000. Ex vivo expanded peripheral blood progenitor cells provide rapid neutrophil recovery in breast cancer patients following high dose chemotherapy. Blood, 96: 3001-3007.

McNiece I, Kubegov D, Kerzic P, et al. Increased expansion and differentiation of cord blood products using a two step expansion culture. Exp Hematol, 28(10): 1181-1186.

McNiece IK, Almeida Porada G, Shpall EJ, et al. 2002. Ex vivo expanded cord blood cells provide rapid engraftment in fetal sheep but lack long term engrafting potential. Exp Hematol, 30(6): 612-616.

Meyerrose T, Olson S, Pontow S, et al. 2010. Mesenchymal stem cells for the sustained in vivo delivery of bioactive factors. Adv

Drug Deliv Rev, 62: 1167-1174.

Michel G, Rocha V, Chevret S, et al. 2003. Unrelated cord blood transplantation for childhood acute myeloid leukemia: a eurocord group analysis. Blood, 102(13): 4290-4297.

Micklethwaite KP, Savoldo B, Hanley PJ, et al. 2010. Derivation of human T lymphocytes from cord blood and peripheral blood with antiviral and antileukemic specificity from a single culture as protection against infection and relapse after stem cell transplantation. Blood, 115(13): 2695-2703.

Miller JS, Soignier Y, Panoskaltsis Mortari A, et al. 2005. Successful adoptive transfer and in vivo expansion of human haploidentical NK cells in patients with cancer. Blood, 105(8): 3051-3057.

Mitchell C, Richards S, Harrison CJ, et al.2010. Long-term followup of the United Kingdom medical research council protocols for childhood acute lymphoblastic leukaemia, 1980-2001. Leukemia, 24(2): 406-418.

Miyakoshi S, Kami M, Tanimoto T, et al. 2007. Tacrolimus as prophylaxis for acute graft-versus-host disease in reduced intensity cord blood transplanta?tion for adult patients with advanced hematologic diseases. Transplantation, 84(3): 316-322.

Miyakoshi S, Yuji K, Kami M, et al. 2004. Successful engraftment after reduced-intensity umbilical cord blood transplantation for adult patients with advanced hematological dis?eases. Clin Cancer Res, 10(11): 3586-3592.

Moodley Y, Atienza D, Manuelpillai U, et al. 2009. Human umbilical cord mesenchymal stem cells reduce fibrosis of bleomycin-induced lung injury. Am J Pathol, 175(1): 303-313.

Ning H, Yang F, Jiang M, et al. 2008. The correlation between cotransplantation of mesenchymal stem cells and higher recurrence rate in hematologic malignancy patients: outcome of a pilot clinical study. Leukemia, 22(3): 593-599.

Nolta JA, Hanley MB, Kohn DB. 1994. Sustained human hematopoiesis in immunodeficient mice by cotransplantation of marrow stroma expressing human interleukin-3: analysis of gene transduction of long-lived progenitors. Blood, 83(10): 3041-3051.

Nolta JA, Thiemann FT, Arakawa Hoyt J, et al. 2002. The AFT024 stromal cell line supports long-term ex vivo maintenance of engrafting multipotent human hematopoietic progenitors. Leukemia, 16: 352-361.

Noth U, Rackwitz L, Steinert AF, et al. 2010. Cell delivery therapeutics for musculoskeletal regeneration. Adv Drug Deliv Rev, 62: 765-783.

Noth U, Reichert J, Reppenhagen S, et al. 2007. Cell based therapy for the treatment of femoral head necrosis. Orthopade, 36: 466-471.

Noth U, Steinert AF, Tuan RS. 2008. Technology insight: adult mesenchymal stem cells for osteoarthritis therapy. Nat Clin Pract Rheumatol, 4: 371-380.

Ohnuma K, Isoyama K, Ikuta K, et al. 2001. Cord blood transplantation from HLA-mismatched unrelated donors as a treatment for children with haematological malignancies. Br J Haematol, 112(4): 981-987.

Oran B, Dolan M, Cao Q, et al. 2011. Monosomal karyotype provides better prognostic prediction after allogeneic stem cell transplantation in patients with acute myelogenous leukemia. Biol Blood Marrow Transpl, 17(3): 356-364.

Oran B, Wagner JE, DeFor TE, et al. 2011. Effect of conditioning regimen intensity on acute myeloid leukemia outcomes after umbilical cord blood transplantation. Biol Blood Marrow Transpl: J Am Soc Blood Marrow Transpl, 17(9): 1327-1334.

Orozco L, Soler R, Morera C, et al. 2011. Intervertebral disc repair by autologous mesenchymal bone marrow cells: a pilot study. Transplantation, 92(7): 822-828.

Paquette R, Dergham S, Karpf E, et al. 2001. Ex vivo expanded unselected peripheral blood: Progenitor cells reduce posttransplantation neutropenia, thrombocytopenia, and anemia in patients with breast cancer. Blood 96: 2385-2390.

Park KD, Marti L, Kurtzberg J, et al. 2006. In vitro priming and expansion of cytomegalovirus-specific Th1 and Tc1 T cells from naive cord blood lymphocytes. Blood, 108(5): 1770-1773.

Parmar S, Robinson SN, Komanduri K, et al. 2006. Ex vivo expanded umbilical cord blood T cells maintain naive phenotype and TCR diversity. Cytotherapy, 8(2): 149-157.

Passweg JR, Baldomero H, Peters C, et al. 2014. European society for b, marrow transplantation E hematopoietic SCT in europe: data and trends in 2012 with special consideration of pediatric transplantation. Bone Marrow Transplant, 49(6): 744-750.

Peffault de Latour R, Brunstein CG, Porcher R, et al. 2013. Similar overall survival using sibling, unrelated donor, and cord blood grafts after reduced-intensity conditioning for older patients with acute myelogenous leukemia. Biol Blood Marrow Transplant, 19(9): 1355-1360.

Peggs KS, Thomson K, Samuel E, et al. 2011. Directly selected cytomegalovirus-reactive donor T cells confer rapid and safe systemic reconstitution of virus-specific immunity following stem cell transplantation. Clin Infect Dis: Official Publ Infect Dis Soc Am, 52(1): 49-57.

Peled A, Kollet O, Ponomaryov T, et al. 2000. The chemokine SDF-1 activates the integrins LFA-1, VLA-4, and VLA-5 on immature human CD34(+) cells: role in transendothelial/stromal migration and engraftment of NOD/SCID mice. Blood, 95(11): 3289-3296.

Peled T, Landau E, Mandel J, et al. 2004. Linear polyamine copper chelator tetraethylenepentamine augments long-term ex vivo expansion of cord blood-derived CD34$^+$ cells and increases their engraftment potential in NOD/SCID mice. Exp Hematol,

32(6): 547-555.

Peled T, Shoham H, Aschengrau D, et al. 2012. Nicotinamide, a SIRT1 inhibitor, inhibits differentiation and facilitates expansion of hematopoietic progenitor cells with enhanced bone marrow homing and engraftment. Exp Hematol, 40(4): 342-355.

Pérez Simon JA, López Villar O, Andreu EJ, et al. 2011. Mesenchymal stem cells expanded in vitro with human serum for the treatment of acute and chronic graft-versus-host disease: Results of a phase I/II clinical trial. Haematologica, 96(7): 1072-1076.

Pino S, Brehm MA, Covassin-Barberis L, et al. 2010. Development of novel major histocompatibility complex class i and class II-deficient NOD-SCID IL2R gamma chain knockout mice for modeling human xenogeneic graft-versushost disease mouse models for drug discovery proetzel, G and wiles M V. Methods Mol Biol, 602: 105-117.

Ponce DM, Sauter CS, Devlin SM, et al. 2013. A novel reduced-intensity conditioning regimen induces a high incidence of sustained donor-derived neutrophil and platelet engraftment after double-unit cord blood transplantation. Biol Blood Marrow Transpl: J Am Soc Blood Marrow Transpl, 19(5): 799-803.

Ponomaryov T, Peled A, Petit I, et al. 2000. Induction of the chemokine stromal-derived factor-1 following DNA damage improves human stem cell function. J Clin Invest, 106(11): 1331-1339.

Prasad VK, Lucas KG, Kleiner GI, et al. 2011. Efficacy and safety of ex vivo cultured adult human mesenchymal stem cells (Prochy mal™) in pediatric patients with severe refractory acute graft-versus-host disease in a compas?sionate use study. Biol Blood Marrow Transplant, 17(4): 534-541.

Prasad VK, Mendizabal A, Parikh SH, et al. 2008. Unrelated donor umbilical cord blood transplantation for inherited metabolic disorders in 159 pediatric patients from a single center: influence of cellular composition of the graft on transplantation outcomes. Blood, 112(7): 2979-2989.

Prince MH, Simmons PJ, Whitty G, et al. 2004. Improved haematopoietic recovery following transplantation with ex vivo expanded mobilized blood cells. Br J Haematol, 126: 536-545.

Quarto R, Mastrogiacomo M, Cancedda R, et al. 2001. Repair of large bone defects with the use of autologous bone marrow stromal cells. N Engl J Med, 344: 385-386.

Quintero AJ, Wright VJ, Fu FH, et al. 2009. Stem cells for the treatment of skeletal muscle injury. Clin Sports Med, 28: 1-11.

Ramirez P, Wagner JE, DeFor TE, et al. 2012. Factors predicting single-unit predominance after double umbilical cord blood transplantation. Bone Marrow Transpl, 47(6): 799-803.

Ringdén O, Uzunel M, Rasmusson I, et al. 2006. Mesenchymal stem cells for treatment of therapy-resistant graft-versus-host disease. Transplantation, 81(10): 1390-1397.

Robin M, Sanz GF, Ionescu I, et al. 2011. Unrelated cord blood transplantation in adults with myelodysplasia or secondary acute myeloblastic leukemia: a survey on behalf of Eurocord and CLWP of EBMT. Leukemia, 25(1): 75-81.

Robinson SN, Ng J, Niu T, et al. 2006. Superior ex vivo cord blood expansion following co-culture with bone marrow-derived mesenchymal stem cells. Bone Marrow Transpl, 37(4): 359-366.

Robinson SN, Simmons PJ, Thomas MW, et al. 2012. Ex vivo fucosylation improves human cord blood engraftment in NOD-SCID IL-2 Rgamma(null) mice. Exp Hematol Jun, 40(6): 445-456.

Rocha V, Cornish J, Sievers EL, et al. 2001. Comparison of outcomes of unrelated bone marrow and umbilical cord blood transplants in children with acute leukemia. Blood, 97(10): 2962-2971.

Rocha V, Gluckman E, Eurocord Netcord R, et al. 2009. Improving outcomes of cord blood transplantation: HLA matching, cell dose and other graft- and transplantation-related factors. Br J Haematol, 147(2): 262-274.

Rocha V, Gluckman E. 2009. Improving outcomes of cord blood transplan? tation: HLA matching, cell dose and other graft- and transplantation?related factors. Br J Haematol, 147(2): 262-274.

Rocha V, Labopin M, Ruggeri A, et al. 2013. Unrelated cord blood transplantation: outcomes after singleunit intrabone injection compared with double-unit intravenous injection in patients with hematological malignancies. Transplantation, 95(10): 1284-1291.

Rocha V, Labopin M, Sanz G, et al. 2004. Transplants of umbilical-cord blood or bone marrow from unrelated donors in adults with acute leukemia. N Engl J Med, 351(22): 2276-2285.

Rocha V, Locatelli F. 2008. Searching for alternative hematopoietic stem cell donors for pediatric patients. Bone Marrow Transplant, 41(2): 207-214.

Rocha V, Mohty M, Gluckman E, et al. 2009. Reduced-intensity condi? tioning regimens before unrelated cord blood transplantation in adults with acute leukaemia and other haematological malignancies. Curr Opin Oncol, 21(s1): 31-34.

Rocha V, Spellman S, Zhang MJ, et al. 2012.Effect of HLA-matching recipients to donor noninherited maternal antigens on outcomes after mismatched umbilical cord blood transplantation for hematologic malignancy. Biol Blood Marrow Transplant, 18(12): 1890-1896.

Rodrigues CA, Sanz G, Brunstein CG, et al. 2009. Analysis of risk factors for outcomes after unrelated cord blood transplantation in adults with lymphoid malignancies: a study by the Eurocord-Netcord and lymphoma working party of the European group for blood and marrow transplantation. J Clin Oncol, 27(2): 256-263.

Romee R, Weisdorf DJ, Brunstein C, et al. 2013. Impact of ABO-mismatch on risk of GVHD after umbilical cord blood transplantation. Bone Marrow Transplant, 48(8): 1046-1049.

Roseff SD, Luban NLC, Manno CS. 2002. Guidelines for assessing appropriateness pediatric transfusion. Transfusion, 42: 1398-1413.

Ruggeri A, Eapen M, Scaravadou A, et al. 2011. Umbilical cord blood transplantation for children with thalassemia and sickle cell disease. Biol Blood Marrow Transplant, 17(9): 1375-1382.

Ruggeri A, Michel G, Dalle JH, et al. 2012. Impact of pretransplant minimal residual disease after cord blood transplantation for childhood acute lymphoblastic leukemia in remission: an Eurocord, PDWP-EBMT analysis. Leukemia, 26(12): 2455-2461.

Ruggeri A, Peffault de Latour R, Carmagnat M, et al. 2011. Outcomes, infections, and immune reconstitution after double cord blood transplantation in patients with high-risk hematological diseases. Transplant Infect Dis Off J Transplant Soc, 13(5): 456-465.

Ruggeri A, Sanz G, Bittencourt H, et al. 2014. Comparison of outcomes after single or double cord bloodtransplantation in adults with acute leukemia using different types of myeloablative conditioning regimen, a retrospective study on behalf of eurocord and the acute leukemia working party of EBMT. Leukemia, 28(4): 779-786.

Ruggeri L, Mancusi A, Burchielli E, et al. 2008. NK cell alloreactivity and allogeneic hematopoietic stem cell transplantation. Blood Cells Mol Dis, 40(1): 84-90.

Sahin AO, Buitenhuis M. 2012. Molecular mechanisms underlying adhesion and migration of hematopoietic stem cells. Cell Adhesion Migr, 6(1): 39-48.

Sauter C, Abboud M, Jia X, et al. 2011. Serious infection risk and immune recovery after double-unit cord blood transplantation without antithymocyte globulin. Biol Blood Marrow Transpl: J Am Soc Blood Marrow Transpl, 17(10): 1460-1471.

Schmid U, Thielemann F, Weise K, et al. 2007. A novel therapeutic approach to bone replacement: vitalisation of industrial processed allogenic bone graft with autologous bone marrow. Z Orthop Unfall, 145: 221-229.

Secco M, Zucconi E, Vieira NM, et al. 2008. Multipotent stem cells from umbilical cord: cord is richer than blood! Stem Cells, 26(1): 146-150.

Segal BG, Palis J. 2001. Hematology of the Newborn. //Beutler E, eds. Williams Hematology. 6th ed. New York: McGraw-Hill.

Serrano LM, Pfeiffer T, Olivares S, et al. 2006. Differentiation of naive cord-blood T cells into CD19-specific cytolytic effectors for posttransplantation adoptive immunotherapy. Blood, 107(7): 2643-2652.

Shultz LD, Lyons BL, Burzenski LM, et al. 2005. Human lymphoid and myeloid cell development in NOD/LtSz-scid IL2R gamma null mice engrafted with mobilized human hemopoietic stem cells. J Immunol, 174(10): 6477-6489.

Siegel G, Schaefer R, Dazzi F. 2009. The immunosuppressive properties of mesenchymal stem cells. Transplantation, 87(s9): 45-48.

Smythe J, Armitage S, McDonald D, et al. 2007. Directed sibling cord blood banking for transplantation: the 10-year experience in the national blood service in England. Stem Cells, 25(8): 2087-2093.

Spaggiari GM, Capobianco A, Becchetti S, et al. 2006. Mesenchymal stem cell? natural killer cell interactions: evidence that activated NK cells are capable of killing MSC, whereas MSC can inhibit IL-2-induced NK-cell proliferation. Blood, 107(4): 1484-1490.

Staba SL, Escolar ML, Poe M, et al. 2004. Cord-blood transplants from unrelated donors in patients with Hurler's syndrome. N Engl J Med, 350(19): 1960-1969.

Steinert AF, Ghivizzani SC, Rethwilm A, et al. 2007. Major biological obstacles for persistent cell-based regeneration of articular cartilage. Arthritis Res Ther, 9: 213.

Steinert AF, Rackwitz L, Gilbert F, et al. 2012. Concise review: the clinical application of mesenchymal stem cells for musculoskeletal regeneration: current status and perspectives. Stem Cells Transl Med, 1: 237-247.

Stevens CE, Carrier C, Carpenter C, et al. 2011. HLA mismatch direction in cord blood transplantation: impact on outcome and implications for cord blood unit selection. Blood, 118(14): 3969-3978.

Stewart BL, Storer B, Storek J, et al. 2004. Duration of immunosuppressive treatment for chronic graft-versus-host disease. Blood, 104(12): 3501-3506.

Sun H, Tsai Y, Nowak I, et al, 2012. A thrombopoietin receptor agonist, enhances human umbilical cord blood hematopoietic stem/primitive progenitor cell expansion and promotes multi-lineage hematopoiesis. Stem Cell Res, 9(2): 77-86.

Sun L, Akiyama K, Zhang H, et al. 2009. Mesenchymal stem cell transplantation reverses multiorgan dysfunction in systemic lupus erythematosus mice and humans. Stem Cells, 27(6): 1421-1432.

Taghizadeh RR, Cetrulo KJ, Cetrulo CL. 2011a. Wharton's jelly stem cells: future clinical applications. Placenta, 32(s4): 311-315.

Taghizadeh RR, Pollok KE, Betancur M, et al. 2011b. Wharton's jelly derived mesenchymal stem cells: regenerative medicine beyond umbilical cord blood. Placenta, 32(s4): 339.

Takahashi S, Iseki T, Ooi J, et al. 2004. Singleinstitute comparative analysis of unrelated bone marrow transplantation and cord blood transplantation for adult patients with hematologic malignancies. Blood, 104(12): 3813-3820.

Takanashi M, Atsuta Y, Fujiwara K, et al. 2010. The impact of anti-HLA antibodies on unrelated cord blood transplantations.

Blood, 116(15): 2839-2346.

Tan J, Wu W, Xu X, et al. 2012. Induction therapy with autologous mesenchymal stem cells in living-related kidney transplants: a randomized controlled trial. JAMA. 307(11): 1169-1177.

Torikai H, Reik A, Liu PQ, et al. 2012. A foundation for universal T-cell based immunotherapy: t cells engineered to express a CD19-specific chimeric-antigen-receptor and eliminate expression of endogenous TCR. Blood, 119(24): 5697-5705.

Tracy SA, Chalphin AV, Kycia I, et al. 2020. Hematogenous donor cell routing pathway after transamniotic stem cell therapy. Stem Cells Dev, 29(12): 755-760.

Troyer DL, Weiss ML. 2008. Concise review: Wharton's jelly-derived cells are a primitive stromal cell population. Stem Cells, 26(3): 591-599.

Tucunduva L, Ruggeri A, Sanz G, et al. 2014. Risk factors for outcomes after unrelated cord blood transplantation for adults with acute lymphoblastic leukemia: a report on behalf of eurocord and the acute leukemia working party of the european group for blood and marrow transplantation. Bone Marrow Transplant, 49(7): 887-894.

Turetta M, Masier A, Calore C, et al. 2006. Differentiation of mesenchymal stem cells (MSC) from human umbilical cord (HUC) into hepatocyte-like cells. Dig Liver Dis, 38: S136.

Uchida N, Wake A, Takagi S, et al. 2008. Umbilical cord blood transplantation after reduced-intensity conditioning for elderly patients with hematologic diseases. Biol Blood Marrow Transpl, 14(5): 583-590.

Van Rood JJ, Stevens CE, Smits J, et al. 2009. Reexposure of cord blood to noninherited maternal HLA antigens improves transplant outcome in hematological malignancies. Proc Natl Acad Sci USA, 106(47): 19952-19957.

Verneris MR, Brunstein CG, Barker J, et al. 2009. Relapse risk after umbilical cord blood transplantation: enhanced graft-versus-leukemia effect in recipients of 2 units. Blood, 114(19): 4293-4299.

Verneris MR, Miller JS. 2009. The phenotypic and functional characteristics of umbilical cord blood and peripheral blood natural killer cells. Br J Haematol, 147(2): 185-191.

Von Bonin M, Stölzel F, Goedecke A, et al. 2009. Treatment of refractory acute GVHD with third-party MSC expanded in platelet lysate-containing medium. Bone Marrow Transplant, 43(3): 245-251.

Wagner JE, Barker JN, DeFor TE, et al. 2002. Transplantation of unrelated donor umbilical cord blood in 102 patients with malignant and nonmalignant diseases: influence of CD34 cell dose and HLA disparity on treatment-related mortality and survival. Blood, 100(5): 1611-1618.

Wakitani S, Mitsuoka T, Nakamura N, et al. 2004. Autologous bone marrow stromal cell transplantation for repair of full-thickness articular cartilage defects in human patellae: two case reports. Cell Transplant, 13: 595-600.

Wall DA, Carter SL, Kernan NA, et al. 2005. Busulfan/melphalan/antithymocyte globulin followed by unrelated donor cord blood transplantation for treatment of infant leukemia and leukemia in young children: the cord blood transplantation study (COBLT) experience. Biol Blood Marrow Transpl, 11(8): 637-646.

Wallet HL, Sobh M, Morisset S, et al. 2013. Double umbilical cord blood transplantation for hematological malignancies: a long-term analysis from the SFGM-TC registry. Exp Hematol, 41(11): 924-933.

Walsh TS, Salch EED. 2006.Anaemia during critical illness. Br J Anaesth, 97: 278-291.

Wang XY, Lan Y, He WY, et al. 2008. Identification of mesenchymal stem cells in aorta-gonad-mesonephros and yolk sac of human embryos. Blood, 111(4): 2436-2443.

Weiss ML, Anderson C, Medicetty S, et al. 2008. Immune properties of human umbilical cord Wharton's jelly-derived cells. Stem Cells, 26(11): 2865-2874.

Weiss ML, Medicetty S, Bledsoe AR, et al. 2006. Human umbilical cord matrix stem cells: preliminary characterization and effect of transplantation in a rodent model of Parkinson's disease. Stem Cells, 24(3): 781-792.

Weng JY, Du X, Geng SX, et al. 2010. Mesenchymal stem cell as salvage treatment for refractory chronic GVHD. Bone Marrow Transplant, 45(12): 1732-1740.

Widing L, Bechensteen AG, Mirlashari MR, et al. 2007. Evaluation of nonleukoreduced red blood cell transfusion units collected at delivery from the placenta. Transfusion, 47: 1481-1487.

Willemze R, Rodrigues CA, Labopin M, et al. 2009. Acute leukaemia working party of the E. KIR-ligand incompatibility in the graft-versus-host direction improves outcomes after umbilical cord blood transplantation for acute leukemia. Leukemia, 23(3): 492-500.

Williams AR, Trachtenberg B, Velazquez DL, et al. 2011. Intramyocardial stem cell injection in patients with ischemic cardiomyopathy: functional recovery and reverse remodeling. Circ Res, 108(7): 792-796.

Wu KH, Sheu JN, Wu HP, et al. 2013. Co-transplantation of umbilical cord-derived mesenchymal stem cells promote hemato-poietic engraftment in cord blood transplantation: a pilot study.Transplantation, 95(5): 773-777.

Wysoczynski M, Kucia M, Ratajczak J, et al. 2007. Cleavage fragments of the third complement component (C3) enhance stromal derived factor-1 (SDF-1)-mediated platelet production during reactive postbleeding thrombocytosis. Leukemia, 21(5): 973-982.

Wysoczynski M, Reca R, Lee H, et al. 2009. Defective engraftment of C3aR$^{-/-}$ hematopoietic stem progenitor cells shows a novel role of the C3a-C3aR axis in bone marrow homing. Leukemia, 23(8): 1455-1461.

Xia L, McDaniel JM, Yago T, et al. 2004. Surface fucosylation of human cord blood cells augments binding to P-selectin and E-selectin and enhances engraftment in bone marrow. Blood, 104(10): 3091-3096.

Yamazaki S, Inaba K, Tarbell KV, et al. 2006. Dendritic cells expand antigen-specific Foxp3[+] CD25[+] CD4[+] regulatory T cells including suppressors of alloreactivity. Immunol Rev, 212: 314-329.

Yuji K, Miyakoshi S, Kato D, et al. 2005. Reduced-intensity unrelated cord blood transplantation for patients with advanced malignant lymphoma. Biol Blood Marrow Transpl, 11(4): 314-318.

第七章 脐带血干细胞的再生医学研究

第一节 人脐带血的胚胎样干细胞对再生医学的意义

一、概述

2005 年，科学家们首次从人脐带血（UCB）中分离出多能干细胞，其表面标志物和细胞形态与胚胎干细胞（embryonic stem cell，ESC）相似，这种细胞被称为 UCB 的胚胎样干细胞，这些细胞可在体外扩增培养。研究证实，非胚胎组织也可以表达 ESC 标志物。这些胚胎样干细胞可以分化成所有 3 个胚层的细胞和组织。这是国际上首例从 UCB 和脐带沃顿胶（WJ）中提取并建立的干细胞系。UCB 的胚胎样干细胞表达胚胎样干细胞标志物 Oct 4，并可在体外的生物容器中生长。

再生医学是指通过研究人体正常的结构与功能及创伤修复的机制，寻找有效的生物学方法进行修复、替代和重建损伤的人体细胞，促进机体修复与再生，维持组织和器官的功能。它可分为两个方面：一方面修复坏死的组织，另一方面对坏死的组织或器官进行移植替代。再生医学作为一种新兴医学，将是未来世界范围最重要的发展方向。再生医学的焦点集中在干细胞的应用，但是干细胞的应用仍具有伦理学的争议。目前，可以应用一些方法来避免其伦理学争议的干细胞代表是围产期干细胞，其中主要包括 UCB 源性干细胞等。干细胞为人体组织来源的相对非特异性细胞，在人体的干细胞可以分为 3 种来源：①ESC，来源于人流后的胚胎组织；②成体干细胞，来源于成体组织，包括骨髓、肌肉和脂肪等组织；③脐带干细胞，来源于连接胎儿和母体的 UCB 液，或者脐带的 WJ 和胎盘组织。

在实验室，干细胞能够诱导和分化成多种不同的组织类型。这种潜能使得科学家和临床医生提出再生医学的构想，通过干细胞及药物的辅助疗法以修复由于疾病损伤的组织和器官。目前对于干细胞的应用仍有许多伦理学争议，尤其是人 ESC，因为其需要破坏胚胎在实验室进行增殖。所以，目前可被大众所接受的是脐带源性的干细胞。

二、UCB 干细胞

人的 UCB 采集自分娩后的胎盘或脐带，其中富含高度增殖的干细胞和祖细胞。UCB 的采集，对母亲和婴儿没有伤害，并能被冻存若干年以便将来应用。与从成体骨髓中获得的干细胞相比，UCB 比较幼稚，具有更长的端粒和更高的分化潜能。UCB 经常作为出生后的废物而被丢弃。

众所周知的骨髓移植，是先用放化疗破坏患者骨髓，再重建造血系统和免疫系统。其于 20 世纪 70 年代开始用于临床治疗，所有的移植均需经患者和志愿者的 HLA 配型。1939 年，Halbrecht 曾提出 UCB 可作为输血的细胞来源。随后，Ende 首次应用 8 份 UCB 移植来恢复 1 例 16 岁白血病患儿的造血系统。虽然免疫学家不赞成这种治疗方法，但是已经证实多份的 UCB 可以应用于造血系统移植。

UCB 中含有造血的祖细胞和干细胞，经 HLA 配型后可以应用于骨髓移植。1988 年，一个北卡罗来纳州的 5 岁 FA 患儿接受来自其同胞妹妹 HLA 配型成功的 UCB 移植。20 年后该患者依然存活而且状态较好，经过移植后，他的免疫系统和造血系统已经重建。自此又出现了 60 多例 HLA 配型成功的 UCB 的移植，美国明尼苏达州大学 Wagner 等人因此创立一个志愿者机构，收集用 UCB 移植重建患儿造血系统并治疗一些并发症的报告。这些成功的临床观察使得出现了非相关 UCB 移植供者，并于 1991 年在纽约成立了首家国际 UCB 库，现在仍是国际范围最大的 UCB 中心。自 1996 年起，我国也建立了多家 UCB

库，并在北京、天津、上海、广东、四川、山东等地初具规模，推动了 UCB 移植的广泛临床应用。

另外，UCB 中也包括一些非造血干细胞（HSC），其可分化为全身不同类型的细胞。Kogler 等提出的 UCB 源性的非定向成体干细胞 （USSC）是非造血细胞，在体内外能分化为不同的种类。USSC 能形成所有三个胚层的细胞类型，包括成骨细胞、肝细胞和神经细胞等。UCB 来源的细胞能分化为间充质干细胞（MSC）、软骨细胞、骨细胞、脂肪细胞、神经细胞、肌细胞、肝细胞、胰腺细胞、心肌细胞、表皮细胞和内皮集落形成细胞（endothelial colony forming cell，ECFC）。

研究发现，在造血移植后 UCB 来源的细胞定居于动物和人的多种器官内，包括肝脏、肺、胰腺、骨骼肌和大脑。另外，移植人 UCB 的小鼠在非血液系统中发现高醛脱氢酶的活性，包括肝脏、肺、肾脏、心脏、胰腺、软骨、大脑和视网膜。此外，UCB 来源的细胞能分化为组织特异性细胞，并可通过旁分泌作用影响活化组织的修复。而且，移植的 UCB 细胞能够形成比血液系统多的细胞类型。这可能与 UCB 中的胚胎样干细胞，或者是存在组织特异性的非造血祖细胞有关。

UCB 具有多能性，并且其易于收集、处理、检测和储存，已经成为许多学科的再生医学中应用的细胞来源，包括神经科、心脏科、整形科和内分泌科等。

三、UCB 治疗血液系统疾病

UCB 可以用于造血系统和免疫系统的重建，自从 20 世纪 90 年代开始，已应用 UCB 进行治疗的疾病包括：癌症（如淋巴瘤和白血病），先天性基因疾病（如镰状细胞贫血、β-珠蛋白生成障碍性贫血），免疫缺陷（如重症联合免疫缺陷），骨髓衰竭综合征（如 FA、再生障碍性贫血），一些代谢性疾病（如克拉伯病）等。

在较长的一段时间内，由于 UCB 中细胞的数量和体积的限制，UCB 移植仅能应用于儿童和青少年，成人则应用骨髓移植和动员的周围血移植。然而，近 15 年的数据显示，虽然 UCB 植入延迟，但是效果和骨髓移植一样，并且其优势是允许一定程度上的 HLA 错配，而且还不需要骨髓抑制即可进行。近几年的临床研究证实，成人应用 UCB 移植植入也可以获得成功。但是其中的细胞数量有限，有两种方法可以弥补这种不足：①人工扩增培养以增加细胞数；②用 2 份甚至 3 份的 UCB 联合移植。Proctor 等研究者在没有适合的骨髓供体时，选择移植多份 UCB 治疗成人化疗后的复发性急性淋巴细胞白血病。1 份是配型成功的 UCB，其他 6 份为存在错配的 UCB。不幸的是，在成功植入 8 个月后，由于存在微小残留病灶，导致了白血病的复发。但是，研究证明应用 2 份或 3 份的 UCB 移植优于骨髓移植，这使得小剂量 UCB 的应用成为可能。UCB 移植的成功，使得出现超过 2 万份移植应用于治疗血液和免疫系统疾病。

四、UCB 治疗神经系统疾病

神经系统的损伤来源于外伤、遗传性、神经退化和其他一些疾病。神经系统恢复的不完全将会导致明显持续性的残疾。目前，没有一种合适的支持和根治性疗法，主要是缓解症状为主。作为一种针对神经疾病成因的治疗方法，细胞疗法主要是抗炎、保护神经和具有再生潜能。UCB 的修复机制主要是营养作用和旁分泌的影响，细胞迁移和分化为特异细胞。UCB 可应用于神经系统疾病的治疗，包括儿童的遗传性疾病、缺血后的脑卒中和成人的神经变性等。

许多体外的研究显示，UCB 细胞基因转染后，通过添加一些生长因子和化学试剂，体外培养可形成神经元、星形胶质细胞、少突胶质细胞和小胶质细胞。可以通过表型和功能学鉴定其神经的分化。通过分析神经特异性的标志物和蛋白质的表达进行表型的鉴定。

UCB 修复的机制存在几种可能性：移植的细胞能够产生营养性的因素，通过抗炎和保护神经，提高宿主细胞的存活；通过增加突触的形成，促进损伤大脑的血管新生及内源性神经干细胞的迁移和增殖。

干细胞能够迁移、增殖、分化成神经元和胶质细胞，在髓鞘再生中起重要作用。另外，一些神经疾病的产生可活化凋亡信号，这些疾病能吸引细胞到大脑损伤的部位。因此，UCB 源性细胞能保护和恢复损伤大脑的神经传递。

（一）缺血性脑损伤

应用 UCB 移植可以修复脑损伤，因此可以治疗患儿的遗传性疾病。UCB 来源细胞还可以应用于脑中风临床模型、新生儿缺血缺氧性脑病（hypoxic-ischemic encephalopathy，HIE）、创伤性脑损伤和脊髓损伤等。这些损伤都是急性损伤，受影响区域的细胞类型不同，所以治疗措施应该是提高这些区域存活细胞的再生修复、抗炎、神经再生、突触发生和血管形成。

在脑缺血、颅内出血、脊髓损伤的动物模型中，应用 UCB 移植后出现新的神经细胞再生。在不同的模型中出现了神经的保护作用、血管的形成和神经元的再生。例如，结扎新生小鼠单侧颈动脉 7 天，形成 HIE 模型。如果不进行治疗，将出现大脑损伤和对侧的痉挛性瘫痪。在缺血出现一天后，Meier 等经腹膜移植人 UCB，2 周后这些细胞迁移到损伤区域。虽然病理学上该损伤的区域没有变化，但移植后没有出现痉挛瘫痪，提示了脑功能的恢复。在幼兔 HIE 模型中，已标志的人 UCB 来源的细胞在 24h 到达大脑，可以持续超过 1 周，经 MRI 证实大脑损伤的程度降低。在严重损伤的动物模型中，给予 UCB 干细胞后，短期整体运动功能均提高。Ballabh 通过腹膜内注射甘油导致早产的幼兔制成颅内缺血模型 IVH，该模型存在脑积水和白质的脱髓鞘。在甘油作用 24～72h 后注射 UCB 干细胞，可以成功地阻止脑积水的形成。

研究应用静脉注射自体的 UCB 治疗幼儿脑瘫、HIE 和大脑损伤。184 例患者移植自体的 UCB 干细胞，其中儿童脑瘫占 76%，先天脑积水占 12%，先天性脑损伤占 12%。患者静脉注射泰诺、苯那君或者甲泼尼龙中的一种进行治疗。大约 1.5% 的患者在 UCB 干细胞注射后出现高敏反应（如荨麻疹和哮喘），经药物干预后症状缓解。经过 3 年的随访，没有其他不良反应的出现，证实该方法的安全性。随后，研究将 1～6 岁的患儿随机分组分别给予 UCB 和安慰剂，1～2 年后通过运动、认知、成像观察这两组的不同。结果发现，移植组所有患者的症状均得到改善。

在美国，已经进行了 UCB 治疗脑瘫、新生儿 HIE、中风、急性脑损伤和孤独症的临床研究。研究应用静脉或非静脉注射治疗患儿的脑损伤，应用异体的 UCB 静脉移植治疗神经系统疾病。总之，副作用比较小且是短暂的，包括发热、头痛和眩晕。

Duke 大学的研究人员对于 HIE 新生儿进行 I 期临床试验，给出生 72h 中到重度脑病患儿输注 1、2和 4 倍剂量新鲜的、非冻存自体的 UCB。对照组的患儿未输注 UCB。输注细胞的患儿生存率增加，1 年后运动功能普遍提高。II 期的随机试验正在进行中。如果这种治疗能提高婴儿脑损伤的恢复，UCB 移植就有可能成为一种潜在的治疗方法。作为一种选择，UCB 的采集应该成为一种常规操作。UCB 应该一直被储存直至婴儿需要时使用。如果自体的 UCB 不使用，应在知情同意下移交给政府机构应用于再生医学研究。

（二）神经变性疾病

应用细胞治疗的神经变性疾病主要是帕金森病，该疾病是由于黑质纹状体多巴胺能神经元的退行性变影响运动系统，如出现静止震颤、僵化和运动功能的减退。超过 300 例帕金森病的患者已应用了基质细胞移植进行治疗。一些患者已经发现运动功能有持久性的改善，包括能够减少多巴胺能调控，症状轻的患者有明显临床疗效。因为无法应用人胎儿组织，应用其他细胞来源产生多巴胺就成为热点。神经元表达多巴胺基因，在体外试验中，UCB 来源的细胞能够产生和释放多巴胺。在帕金森病的小鼠，在纹状体中注射人脐带来源的 MSC，能够改善运动功能，效果要比移植腺病毒转染 VEGF 的细胞明显。这些研究证实，UCB 可以作为治疗帕金森病的干细胞来源。

UCB 源性细胞已经在阿尔茨海默病（Alzheimer's disease，AD）的体内和体外模型中应用。将 UCB

来源的 MSC 用于治疗转基因小鼠模型，发现小鼠的脑中出现小胶质细胞活动，β 淀粉样蛋白减少。移植 UCB 的小鼠出现认知功能的增强和寿命的延长。具体机制还不是完全清楚，可能是 UCB 细胞增强了小胶质细胞对 β 淀粉样蛋白沉积的反应，提高了吞噬 β 淀粉样蛋白的作用，阻止了宿主细胞的凋亡。除上述缺血性脑损伤和神经变性疾病外，UCB 对儿童遗传性脑病和自闭症（autism）等神经系统疾病均有其再生修复作用，详见本书第十一章第四节。

五、UCB 治疗心血管疾病

再生医学研究可以治疗多种心脏疾病，包括缺血性损伤、心衰甚至是心脏瓣膜的人工替代。早期的研究中，冠状动脉注射骨髓来源的干细胞，缩小了心肌梗死的范围。许多动物模型应用骨髓来源的干细胞或 MSC 增加心脏的灌注，缩小梗死的范围，减少左心室的重构。人体的研究中，超过 2600 例急性或慢性缺血性心肌病的患者应用自体骨髓干细胞移植是安全的。统计学分析 50 例患者移植骨髓 MSC 后发现，不仅促进了左心室的功能，缩小梗死范围，重构缺血性心肌，也增加了生存率，减少了再梗死和支架内血栓的形成。对于急性的心肌梗死，在心肌梗死 7 天内应用细胞移植治疗并没有出现明显的效果，7~30 天后出现明显的效果。该效果有剂量依赖性，少于 4×10^7 的细胞没有明显效果。应用自体的骨髓干细胞治疗急性心肌梗死正处于 III 期临床试验阶段。而异体来源的骨髓干细胞产物静脉输注治疗急性心肌梗死，现在处于 II 期临床研究中。

UCB 源性干细胞要优于患者来源的干细胞，包括避免老龄化的影响和增殖潜能，并能避免经动员后的采集给患者带来心血管疾病的危险。体外试验中，UCB 来源的细胞成功分化为心肌细胞，胎羊经子宫腔内注射和大鼠经冠状动脉内注射人 UCB 来源的细胞后，这些细胞可出现在心室、瓣膜、浦肯野纤维系统中。UCB 干细胞和其他 HSC 的植入，机制并不是干细胞直接替代损伤组织。在急性和慢性心肌梗死的猪模型中，移植 UCB 细胞能增强心脏功能。该结果显示，UCB 细胞能调控心肌对损伤的反应，因此增加了宿主细胞的存活和再生，最终减少了损伤并恢复了心脏的功能。具体机制可能是释放细胞因子和生长因子，促进细胞保护和新血管的形成，活化了宿主心肌干细胞的再生，其他组织干细胞在循环中分化为替代的心肌细胞。扩张性心肌病和缺血性心肌病已经开始应用 UCB 进行临床试验。

在再生医学中，不同来源细胞在心脏中的植入都是一项挑战。心脏中的血流速度较快，经冠状动脉移植后的干细胞，定植前大多数容易在循环系统中被冲散。另外，由于缺血环境导致干细胞存活减少，所以提高细胞在循环中和损伤区域的定居可提高注射细胞的有效率。

干细胞也应用于周围血管疾病中的严重肢体缺血患者。Asahara 首先提出循环造血系内皮细胞前体细胞（endothelial precursors，EPC）表达表面标志物 CD34、CD133 和 Flk-1/KDR，其可在体外分化为内皮细胞，移植后有助于血管的形成。在早期临床模型中，UCB 和骨髓干细胞都会促进血管的形成和改善症状。人体研究证实，骨髓细胞可改善临床症状和增加毛细血管密度。肢体缺血的患者肌肉注射 UCB 细胞，患者的溃疡愈合速度加快。

六、UCB 治疗糖尿病

1 型糖尿病是由于产生胰岛素的胰岛 β 细胞的缺陷，导致胰岛素的终生依赖。因此，治疗时首先需要再生出缺陷的胰岛 β 细胞，减少长期胰岛素应用的后遗症是治疗成功的关键，而且还需要调控免疫应答反应阻止胰岛 β 细胞的损伤。UCB 来源的细胞在这两个方面都起到重要作用。

UCB 来源胰岛素分泌细胞，可以在 UCB 移植的患者中检出。与之相反，在骨髓移植的患者中并没有检测到供者的胰岛细胞。在体外试验中证明，来源于 UCB 间充质细胞的胰岛 β 细胞能够产生胰岛素。然而，它们对于不同水平的葡萄糖的调控能力是有争议的。一些动物模型显示，注射 UCB 间充质细胞和

UCB 来源的胰岛生成细胞，能降低血中葡萄糖水平和提高生存率。Haller 应用自体的 UCB 移植治疗 24 例 3～6 岁儿童 1 型糖尿病，显示了对于小儿的安全性。应用 UCB 移植治疗糖尿病 3 个月，细胞的数量为 $1.88×10^7$ 个细胞/kg 体重。UCB 单独移植或联合应用维生素 D 和二十二碳六烯酸（docosahexaenoic acid, DHA），胰岛 β 细胞分泌 C 肽水平（外源性胰岛产物）持续降低，减少了对胰岛素的依赖，并且移植 6 个月后免疫调控性 T 细胞增加，表明其具有免疫调控功能。

七、UCB 治疗骨和胶原性疾病

详见本书第十九章第二节。

八、结语

当政府花费大量投资用于 ESC 的临床研究时，UCB 已经治疗了超过 2 万例患者。如果新的临床试验能够进行，不仅是 1 型糖尿病，而且会有越来越多患者通过输注储存的 UCB 得以存活。许多公立 UCB 库急需临床数据证明适用人群范围。迄今为止，没有一例患者应用 ESC 来进行治疗。主要伦理学争议就是胚胎是否能够用于细胞治疗，而应用 UCB 则可以避免伦理学问题。然而如果没有储存 UCB 干细胞，将很难进行培养，也就很难进行相关的应用。目前应用 UCB 仍然存在一定的争议，甚至有许多血液学家推测自体 UCB 的治疗很难实现。然而一旦付诸实践，许多患者将需要应用储存的 UCB。这时产科将会在 UCB 的应用中起到重要作用。

20 年前，UCB 仅能治疗 1～2 种疾病，10 年以前仅有少数应用。现在有近 80 种疾病可用其治疗。在该医疗领域需要投入更多的支持和资金。UCB 干细胞的治疗将在急需干细胞治疗的患者中取得重大的成绩。据推测，在未来的 10 年间，肝脏、胰腺及神经系统疾病可以应用干细胞治疗。未来的设想是 UCB 库将出现在任何城市，下一步需要努力使之成为现实。

再生医学给疾病的治疗带来了巨大影响，能够救治尚无有效治疗方法的千百万的患者。UCB 成为这些疾病更好的多能干细胞来源。另外，UCB 干细胞除了能分化为不同的细胞类型之外，与其他来源的细胞相比主要的一个优势是其比其他来源的细胞更具可操作性。在分娩后 UCB 更容易被收集并且对供者没有危险，能够被保存，没有任何社会性的争论。这一特征使得再生医学可以应用于大众，虽然是异体移植，但不需要高剂量的化疗药物，而且能长期的植入。

如果 UCB 在再生医学中如预期一样起到重要作用，这不仅可影响许多疾病的治疗，也为解决公立 UCB 库和私人 UCB 库的矛盾提供了一种选择。UCB 的采集应该有标准的程序，由医院和产科提供。产妇更易于接受以私人的方式保存她们的 UCB。因此，公立的 UCB 库应该提出一种方法长期储存供者的 UCB。除了应用异体 HSC 移植，UCB 库中的一小部分还可以应用于再生医学研究。

细胞学治疗对于传统制药的定义和理解提出巨大挑战。许多问题还不清楚，包括理想的细胞来源、操作的程序、剂量和给药方法、时间和免疫抑制剂的作用等。应用同源性细胞移植与异体细胞移植的风险不同。目前，再生医学已经发展并处于临床前试验水平。一些验证理论的试验正在进行，但处于 II 期或 III 期临床试验。因此，在再生医学成为常规临床应用前还有许多地方需要学习和验证。

第二节　脐带血间充质干细胞库的细胞移植与再生医学

一、概述

传统上认为骨髓和动员周围血（mobilized peripheral blood，MPB）已经成为自体和异体 HSC 移植治疗骨髓和血液疾病的主要来源。近年来，UCB 已经成为替代骨髓和 MPB 用于 HSC 移植的又一种来源。

人 UCB 已经在 HSC 移植的临床应用中展现出优势，已经治疗超过 2 万例血液和非血液系统疾病。在过去 20 年中，保存在公立和私人 UCB 库中的 UCB 已经应用于临床。然而，UCB 应用的不足之处是其中的 HSC 移植的数量较少。通过体外扩增 HSC 的数量，或者多份 UCB 联合应用可以克服这一缺点。但是，临床上尚无成功应用体外扩增 HSC 的先例，而多份 UCB 移植又受限于 HLA 配型，成功的比例较小。一种新的方法是联合脐带来源的 MSC 一起移植。最近的研究证明，这种脐带血间充质干细胞（umbilical cord blood-mesenchymal stem cell，UCB-MSC）的联合移植，比单独移植 UCB 干细胞更能增加 HSC 的移植成功率。因此，可以从脐带中提取 MSC 并保存。在干细胞库中储存来源于同一个新生儿的脐带 MSC 和 HSC，未来可应用于再生医学中的造血和非造血性疾病。

二、造血作用与造血移植

人体造血过程主要是在骨髓腔中进行的，在造血过程中不同的调控机制下，由两种不同的细胞持续更新形成。HSC 能产生和分化为髓系细胞，如红细胞、巨核细胞、粒细胞、T 细胞和 B 细胞。在骨髓腔内也存在 MSC，可生成中胚层的细胞类型（如骨细胞、脂肪细胞、软骨细胞和肌细胞）。另外，MSC 可通过旁分泌提供必需的细胞因子，为 HSC 提供支持作用，调控 HSC 生存、分化和自我更新。MSC 能够分泌 IL-1a、IL-6、IL-7、IL-8、IL-11、IL-12、IL-14、IL-15、巨噬细胞集落刺激因子（MCSF）、Flt-3 配体（FL）、干细胞因子（SCF）、淋巴刺激因子（LIF）和粒细胞-巨噬细胞集落刺激因子（GM-CSF）。HSC 定居在骨的骨膜内面，即经常提及的骨髓微环境。由 MSC 产生的旁分泌因子，在细胞和细胞间相互传递，致使细胞自我更新、生存、增殖和分化。MSC 和 HSC 的共生关系组成了造血系统，维持了长期的造血作用。调控共生关系的机制是比较复杂的，目前还处于研究阶段。因此，研究的重点是理解 HSC 自我更新、再生和产生功能的调控机制。

由于骨髓中存在再生潜能较强的干细胞，可应用自体的或异体的骨髓移植治疗血液相关的疾病（如白血病、地中海贫血、再障和镰状红细胞贫血）。HSC 植入可以恢复患者的造血功能。1957 年首次成功地应用骨髓进行移植，当时两位患者被诊断为晚期白血病，全身经非致死量照射后，应用其双胞兄弟的骨髓移植。骨髓移植成效非常显著，但是不久又复发了。然而，这是重大发现，骨髓移植可以应用于临床，在随后的若干年仍可移植。但是，对于骨髓移植仍有许多需要解决的问题，例如，从供体的髂嵴部位采集骨髓是有创性的，而且对于健康人存在潜在的风险。为了减少对供者的风险，可以用 MPB 循环中的 HSC 采集。

周围血经不同剂量的 G-CSF 或 GM-CSF 动员后，采集骨髓来源的 HSC。G-CSF 或 GM-CSF 诱导骨髓微环境中生成 VCAM-1（血管细胞黏附因子 1），促进造血祖细胞（hemopoietic progenitor cell，HPC）释放入循环中，使造血再生。然而 G-CSF 或 GM-CSF 可以造成健康供者的骨髓微环境的永久损伤或者 HSC 的消耗，这对供者是有害的。因此，必须严格控制 G-CSF 或 GM-CSF 的剂量，其对于健康供者的慢性影响还不清楚。

采集的当天，用血浆分离置换法收集 MPB 的 HSC，同时进行移植（尤其是异体的移植）或保存供日后移植。临床随机分组的试验证实了 MPB 的植入早于未动员的骨髓移植。这种快速的植入可减少感染的风险，无需输注血小板，同时缩短了住院的天数，因此可减少患者的花费。

另外，生长因子作用下的骨髓和周围血的 HSC 移植的结果相同。G-CSF 刺激的自体骨髓移植的植入与 MPB 的植入一样迅速，骨髓中包含 40% CD34$^+$的细胞。CD34 是 HSC 表达的表面糖蛋白，不仅在 HSC 表达，作为下游的 HPC，如髓系和淋巴细胞系也表达 CD34。然而，应用 G-CSF 动员 MPB 与非动员的骨髓，总体成活率均是 3.6 年。但是血小板和粒细胞的恢复速度，经 G-CSF 动员 MPB 要更快一些。研究结果证实，G-CSF 加速了 HSC 的成熟，导致植入速度更快。生长因子调控的 HSC 能表达 CXCR4（趋化因子 CXC 的调控受体 4）、趋化因子结合基质受体来源因子 1（SDF-1 或 CXCL12）。CXCR4 的表达增加了 HSC 体内的归巢，导致了 HSC 的局部增加。研究发现，在 NOD/SCID 小鼠中（非糖尿病/联合免疫缺陷）UCB-MSC 的联合移植，可上调 GM-CSF 的产物，增加 UCB 的归巢能力，并明显增加造血的移植率。该结果不仅证实了移植后的 HSC 归巢能力的重要性，而且由于 MSC 产生的因子，提高了 HSC 的移植成功率。

然而，骨髓移植的限制除了采集时供者存在致病的风险外，对于异体移植来说是没有合适的 HLA 配型的供者。供受者的 HLA 配型是影响移植结果的一个重要因素。非相关性移植，国家骨髓供者库（national marrow donor pool，NMDP）需要检测 HLA 的 6～8 个位点的 HLA-A、HLA-B、HLA-C 和 HLA-DR。由于缺乏合适的 HLA 配型，确定供者的时间大约是 49 天。

三、UCB 是 HSC 和 MSC 的来源

临床应用的 HSC 移植可来源于成体组织，以及新生儿的脐带、胎盘和羊膜组织。目前，UCB 和胎盘中存在 HSC；脐带、胎盘、羊膜和羊水中存在 MSC。UCB 中含有新生儿的 HSC，与骨髓和周围血相比免疫原性低，细胞数量多。UCB HSC 还能够提供长期的造血作用，且不给患者带来危险。UCB 中的 HSC 较多而 MSC 较少，脐带中的 MSC 数量较多。

脐带起源于胎儿的卵黄囊和尿囊。脐带在胚胎发育的 5 周后形成，替代卵黄囊成为胎儿发育的主要营养来源。正常的脐带有一条脐带静脉（为胎儿提供营养物质和氧气）和两条脐带动脉（排出 CO_2 和废物）。血管周围是富含蛋白多糖和胶原的基质，即 WJ，其主要作用是保护血管防止被挤压扭曲，能够在母体和胎儿之间提供双向的血流。脐带 MSC 主要在 WJ 中，与骨髓 MSC 一样，具有中胚层分化的潜能（如骨、软骨、肌肉和脂肪）。采集过程是无创性的，不会增加母亲和胎儿感染、出血和慢性疾病的风险。

WJ 中的 MSC 比较原始，在胚胎形成时存在于连接的组织基质中的主动脉-性腺-中肾（aorta-gonad-mesonephros，AGM）区域。在早期的胚胎形成过程中，造血的作用先出现在卵黄囊，随后出现在 AGM 区域。在胚胎形成后的 4～12 天，造血和间充质细胞通过脐带向胎盘移动。第二次通过脐带从胎盘到胎儿的肝脏移动，最终到骨髓并终生定居。这些移动的造血细胞是 HPC，与原始的 MSC 一样。科学家推测在胚胎早期发育过程中这些细胞从胎盘通过脐带移动，导致在 WJ 中植入 MSC。

脐带 MSC 的增殖潜能与成体骨髓 MSC 不同。骨髓 MSC 的数量和潜能随着年龄的增长不断下降，揭示出成纤维细胞集落生成单位（CFU-F）形成能力更低、增殖潜能低、端粒更短、倍增时间更长、衰老的时间更短。然而，脐带 MSC 保持了分化的多能性、相对更高的 CFU-F 和增殖潜能、更长的端粒、更短的倍增时间、更长的衰老时间，干细胞的数量也更多。因此，UCB-MSC 比成体 MSC（如骨髓、脂肪和牙髓）更原始，代表了早期的 MSC。

四、UCB 的 HSC 移植

UCB 来源的细胞已经在自体或异体的造血移植中应用，包括治疗急性淋巴细胞白血病（ALL）、急性非淋巴细胞白血病（AML）、慢性非淋巴细胞白血病（CML）、非霍奇金淋巴瘤、重型再障、镰状红细胞性贫血、地中海贫血和许多其他疾病。而且，还应用 UCB 治疗一些非血液系统的疾病，包括神经母细胞瘤、糖尿病、脑瘫和创伤性脑损伤。与骨髓相比，UCB 源性细胞显示出集落形成细胞（CFC）群的增殖更快、长期培养的原始细胞（LTC-IC）有更快的自我更新的能力、NOD/SCID 小鼠的植入率更高。虽然 UCB 中的 HSC 比例多于骨髓中 HSC，患者的植入却需要更长的时间。这主要是由于收集 UCB 体积小而总单核细胞（TNC）数量有限。UCB 移植后中性粒细胞的恢复时间是 22～27 天，而骨髓移植后恢复的时间是 18 天。同样的，UCB 干细胞移植后 60 天，75% 的患者有 UCB 的植入，而骨髓移植后 89% 的患者有植入。另外，UCB 移植后出现急慢性白血病概率更高：移植后 2 年的生存率，UCB 移植是 36% 而骨髓移

植是 42%；3 年以后生存率，UCB 移植是 26%而骨髓移植是 35%。

UCB 植入延迟的主要原因是采集的 UCB 体积有限。采集 UCB 的体积小，其中含有的 TNC 总量少，导致中性粒细胞和血小板的恢复速度慢，植入的时间延长。因为采集的 UCB 体积是受限的，所以 UCB 中含有的 HSC 的数量是有限的。移植需要的 UCB 中 TNC 的数量是 $2.5 \times 10^7 \sim 3 \times 10^7$ 个细胞/kg 体重，一份 UCB 对于体重 50kg 以内的患儿是足够的，而对于体重较大的患者或者成人是不够的。

尽管存在这些缺点，UCB 干细胞的应用仍然是热点，因为 UCB 中 HSC 的比例较高，HLA 错配的风险较低。另外，UCB 可被收集和低温保存，并且没有供者 HSC 的消耗问题。UCB HLA 配型的时间较短，大约是 13.5 天，而骨髓移植配型的时间约为 49 天。UCB 采集来自医疗的废弃物，具有无创性。UCB 移植后出现移植物抗宿主病（GVHD）的概率更低。UCB 移植允许更大程度的 HLA 错配（3~6 个 HLA 等位基因相同即可），而骨髓的移植需要 6~8 个 HLA 等位基因相同。而且，UCB 的 HSC 的增殖能力更高。

由于 UCB 移植的前景广阔，为了克服 UCB 移植的缺点做了许多试验。一种方法是体外扩增 UCB HSC 的数量。过去的 40 年中，此方面的试验已经超过 2300 例。应用不同的方法体外扩增 UCB HSC，例如，芳烃、BMP、Wnt、HOXB4 和 Notch 信号的调控；与 MSC 饲养层共培养；在培养的过程中去除分化细胞。另外，可以通过抑制不对称分裂激酶，抑制 HSC 不对称分裂。然而，体外扩增的最大障碍是不能维持离体后 HSC 的生存。

尽管缺乏体外成功扩增 HSC 的案例，但是存在一些临床已经应用公认的体外扩增 UCB 干细胞的方法。首先需要评价有效性和安全性。其次是减少移植后白细胞数的降低、移植相关死亡率（transplant related mortality，TRM）和植入时间。目前扩增后的 HSC 的临床应用效力较低，而且更容易出现急性和慢性的 GVHD。移植后的相关疾病的出现率更高，导致更高的复发率和较低的生存率。这些观察说明长期 HSC 的耗尽，不足以维持 HSC 的体外存活。因此，UCB 干细胞体外扩增的机制还需要明确。

第二种方法是应用多份 UCB 移植来克服 UCB 细胞数量的局限。然而，寻找严格满足移植标准的 UCB 比较困难。该标准包括复苏后的 TNC 细胞数量、生存能力、集落的形成、CD34$^+$细胞的比例，尤其是需要有合适的 HLA 配型（至少是 3~6 个位点相配）。但是，患者移植多份 UCB 的 100 天后，仅显示有一份 UCB 干细胞的植入。这些结果显示植入需要的 HSC 的数量较少，或者是其中一份的 UCB 能优先进入骨髓。然而，多份 UCB 移植可弥补 UCB 细胞数量的不足，并提高适合于异体造血移植的 UCB 的数量。

另外有研究证实，SDF-1 途径可以提高 HSC 从 UCB 到骨髓微环境的归巢能力，增加 HSC 的植入。研究中通过增加 C3 补充分裂片段（C3a）、纤连蛋白、纤维蛋白原、透明质酸等因素，增加 HSC 更好的植入。HSC 经股动脉输注能够更好地增加干细胞归巢的能力，但却能引起更多的人体疾病。

此外，还可以通过增加 UCB 中间充质细胞的数量来增加有效的 UCB 植入的数量。在骨髓中，MSC 能产生和分泌不同的因子，促进 HSC 的有丝分裂活动、扩增与分化，导致 HSC 的自我更新，同时维持中胚层细胞的多向分化。增加 UCB 中 MSC 数量，可以增加 UCB HSC 植入和维持多能性。虽然 UCB 中 MSC 的数量缺乏，但 MSC 产生和分泌的细胞因子却在 UCB 中比较明显，因为 MSC 存在于脐带组织 WJ 中的血管周围。假设这些因子由 WJ 中的 MSC 分泌，在子宫中可以从 WJ 经 UCB 扩散入血。另外，在胎盘和羊膜中存在 MSC，能够为更多的 UCB 提供支持。

MSC 可以通过旁分泌产生作用于 UCB 干细胞的细胞因子，所以应该在干细胞库中保存来自脐带 WJ 的 MSC。脐带中存在未经体外操作和扩增的先天 MSC。脐带中获得的先天 MSC 能提高 UCB 植入的数量。事实上，许多试验已经研究了体内共植入来自脐带 WJ 的 MSC 和 UCB 的影响，一组是来自脐带中的先天 MSC，另一组是体外培养和扩增的脐带 MSC。NOD/SCID 的 IL2 受体缺陷小鼠，联合移植人 UCB 干细胞和脐带 MSC，发现人 HSC 的植入明显增加。相同的效果需要更多数量的扩增的脐带 MSC，结果证实，虽然体外扩增可增加 MSC 的数量，但却消耗了间充质的效能。

临床试验证实，MSC 促进 HSC 的植入是安全而有效的。一组临床试验采集了 28 例乳腺癌患者的自体骨髓，在美国食品药品监督管理局（FDA）的 GMP 程序下进行 MSC 培养和扩增。28 例已经接受 MPB

的乳腺癌患者输入自体的骨髓 MSC，显示了 HSC 的植入率增加。静脉注射扩增的 MSC 没有毒性。所有患者的 HSC 都迅速植入，中性粒细胞恢复的平均时间为 8 天，恢复血小板的平均时间为 8.5 天。该研究并没有分析 MSC 促进 HSC 植入的机制。进一步的随机临床试验表明，共移植 MSC 能加速 HSC 植入，并能够治疗 GVHD，需要更多的试验证明注射 MSC 对于造血作用的安全性和有效性。

虽然 MSC 能够增加 UCB 的 HSC 植入的明确机制还不清楚，但是可以推测 MSC 作用的可能机制。MSC 能够提高 HSC 在定居过程中的存活，因此更快地植入。MSC 通过增加 SDF-1 受体的敏感性，提高了 UCB 中 HSC 的定居能力。另外，MSC 通过抑制宿主局部的免疫反应，可间接提高其定居能力。所以，给无 NK 细胞的 NOD/SCID IL2R 受体缺陷小鼠静脉输注 UCB 细胞时，HSC 的植入成倍的增加，这就证明宿主自体的免疫可影响异体 HSC 的植入。MSC 能够抑制原始的免疫反应，因此在骨髓微环境中可增加 HSC 植入的数量。在骨髓微环境中，MSC 能够提高 UCB-HSC 的局部扩增。实验表明，MSC 和 UCB-HSC 共培养能够增加 HSC 的扩增，然而体外扩增的 HSC 的活性与比例明显减少。

而且，一些试验已经证明了静脉输注自体或异体的 MSC 的临床有效性和安全性，临床应用 MSC 治疗血液性和非血液性疾病的安全性和有效性正处于试验中。临床应用骨髓 MSC 范围包括 GVHD、Crohn's 病、感染性肠疾病和 1 型糖尿病。这些研究均发现 MSC 具有免疫抑制功能。临床研究发现，MSC 能够促进组织自我更新、再生和创伤修复，因此可以应用于急性心肌梗死（acute myocardial infarction，AMI）、肺部疾病、充血性心衰、周围血管疾病、外周动脉疾病、严重肢体缺血、缺血性脑卒中、创伤性脑损伤、多发性硬化、帕金森病甚至是脊髓损伤。另外，MSC 有中胚层的再生能力，可应用于关节炎、病灶骨再生和运动医学的多系统疾病。

五、脐带组织的 MSC 库

由于 MSC 有巨大的临床应用潜能，可应用于血液和非血液的疾病，所以脐带来源的 MSC 也可以储存于 UCB 库，日后可以用于临床移植。在胚胎发育早期经胎盘就已经植入天然的 MSC，在分娩后很容易从脐带的 WJ 中获得。因为骨髓和脂肪干细胞的提取需要经过有创性的手术，所以脐带 MSC 更容易获得。另外，脐带来源的 MSC 能够广泛扩增，这种增殖能力可以应用于再生医学治疗。

在分娩时，采集供者的 UCB 后，剪断结扎脐带，放入取材用广口瓶中。UCB 和脐带被共同运送至生产中心，可以应用手动或自动方法采集 UCB，另外经过一系列的处理分离脐带组织。最终，脐带来源的细胞被保存在 25ml 冻存袋中，与相关的 UCB 一同保存。脐带来源的 MSC 以一定的速率被冻存，然后放入液氮中长期保存，同时做质量控制使其远离病原体和污染物。每一份样本都通过流式细胞仪鉴定其表面标志物，包括 CD105（内皮糖蛋白受体）、CD73 糖蛋白、CD90、CD44（定居相关的细胞黏附分子）、CD29（即整合蛋白 b1）、HLA-A/B/C、HLA-DR、CD34 和 CD45。另需进一步鉴定 CFU-F、扩增潜能、成骨、成软骨和成脂的多系分化潜能。FDA 规定在输注前进行无菌检测和明确的特征标志物检测。

UCB 能够被批准应用是由于可以从整个 UCB 中提取天然的单个核细胞，不经任何体外的操作，没有改变其生物学特征。同样的，从 UCB 中提取的天然 MSC 不会改变天然 MSC 的生物学特性。MSC 被采集和冻存，代表在胚胎发育的 WJ 中天然存在 MSC。一旦 MSC 放入培养皿或生物容器中培养，细胞产物的生物学特性就会发生改变，不再能代表它们的原代细胞，仅是从人工的生物环境获得子代细胞。

虽然，培养扩增的目的是维持干细胞的天然特性，但是事实并非如此。MSC 被定义为能够黏附在塑料表面，表达间充质表面标志物如 CD90、CD73、CD105、CD44 和 CD29，不表达 HSC 表面标志物 CD45、CD14、CD34，有多系的分化潜能，可以成骨、成软骨和成脂肪。虽然定义了确定的 MSC 特性，但是并没有确定体内天然存在的 MSC 的特性。天然的 MSC 来源于脂肪、牙髓、脐带组织或者骨髓，在体内并不具有塑料黏附性，一旦将其放入塑料容器中，它们选择性地黏附于塑料上并扩增。MSC 的培养扩增导致了其缺乏间充质的特性，天然间充质的特性逐渐丧失，在体外出现增龄性变化和逐渐衰老。当共同移植了相同剂量的 UCB 和脐带 MSC 后，经培养扩增后的 MSC 与天然的 MSC 相比，对于 HSC 的植入影响更低。由于这个原因，需要有新的办法从 UCB 和脐带组织中采集天然的 HSC 和 MSC，因为天然的细胞拥有更多的干细胞潜能，而临床上最希望应用未改变天然生物学特性的干细胞。

HSC 和 MSC 的巨大治疗潜能，尤其是来源于 UCB 的干细胞，目前已应用于治疗血液的和非血液疾病。大多数研究的中心都是其临床应用的安全性和有效性，尤其是骨髓和脂肪源性干细胞。随着研究的发展，现已把其重点集中到对脐带 WJ 的 MSC 应用于临床的安全性和有效性，这不仅可加速 UCB 干细胞的植入，而且可以调控组织的修复或新生，并可用于神经变性疾病、糖尿病和运动系统损伤的治疗。细胞治疗在再生医学中展示出良好的前景，但是需要更多的试验证明治疗患者的安全性和有效性。

第三节 脐带血间充质干细胞的再生作用

一、造血活动的产生

在哺乳动物的发育过程中，造血活动出现在不同的部位。首次造血活动出现在卵黄囊腹侧造血岛，形成原始有核红细胞，运输胚胎发育中需要的氧气。第二次的造血活动位于胎儿的肝脏，产生原始 HSC。出生以后，造血活动最终位于骨髓。因此，胚胎、胎儿和成人的造血活动都与干细胞相关，在不同时间，造血活动中的干细胞移动到不同的区域，形成不同形式的细胞。

造血活动由不同的干细胞团维持，位于卵黄囊的祖细胞，不能重构完整的造血系统。肝脏造血期，在胎儿肝脏微环境，HSC 可自我更新和分化，这对于 HSC 起到了关键的作用。最终 HSC 定居在骨髓。虽然 HSC 可以被动员到血液中，但在血液中却不能行使它们的功能，仅能在骨髓的造血微环境中能执行功能。这意味着干细胞不是一个独立的发育单位，仅能在特异的微环境中行使其功能。

在哺乳动物的胎盘中，脐带连接着正在发育的胎儿与母亲。脐带包含两根脐动脉和一根脐静脉，提供从胎盘来的含氧气和养料的血液给胎儿。脐带静脉对应着肝脏被分为两部分。其中一个分支是肝脏门静脉，提供给肝脏血液。另一个分支（静脉导管）使得主要进入的血液（大约 80%）绕开肝脏血流直接进入腔静脉，使得血液返回心脏。

大约 20 年前的研究发现，与成人 HSC 相比，UCB 中 HSC 的含量较高，并具有更原始和更高的增殖潜能。在 2000 年之后，又发现在 UCB 中存在 MSC。因此，在哺乳动物的胎盘中，UCB 中不仅包含血液，还包含仅在骨髓中存在的干细胞。而且，这种 UCB-MSC 能够促进造血，修复成人的造血作用。

在大多数孕妇中，可在母体的循环系统中检测到胎儿的祖细胞。在分娩后的 10 年内，在母体的循环和骨髓中仍可以检测到胎儿的 CD34$^+$细胞或 MSC。目前的研究证实了胎儿的祖细胞在分娩后仍然存在，可以回到母体损伤的组织中并有不同表型（怀孕相关的祖细胞）。因此，妊娠的最后几周在 UCB 中存在 HSC，它使得胎儿肝脏微环境中的 HSC 形成集落，能够支持 HSC 的自我更新。1974 年，Knudtzon 提出 UCB 中存在相对成熟的 HPC，随后提出了 UCB 中 HPC 的主要特征。在妊娠的 17～41 周观察到这些细胞进行迁移，UCB 中 CD34$^+$细胞的比例减少。这种减少与造血活动从肝脏转变到骨髓的过程相一致。在发育过程中存在造血活动迁移的特性，不仅是 HPC 的迁移，也包含其他造血成分如基质细胞一起迁移到骨髓，提供了适合的造血微环境。为了推测微环境的作用，有研究建立了一个能够调控胎儿造血的微环境模型，观测不同造血器官中祖细胞的移动。因此，科学家普遍认为 UCB 中存在着 MSC。从胎儿肝脏微环境到新形成的骨髓，基质的祖细胞和造血细胞一起通过 UCB 移动。

众所周知，细胞微环境在调控正常的 HSC 增殖、分化和再生中起到重要作用。造血微环境由基质细胞组成，其中包括 MSC，通过直接的细胞接触或者是因子分泌间接作用，维持了干细胞的静止和分化。

胎儿 HSC 主要的特征是能够快速自我更新，而成人骨髓的 HSC 大多都沉默，自我更新受限制。这主要是由于在发育过程中两者的微环境的细胞和分子性质不同。胎儿肝脏基质细胞中 Wnt 信号通路的调控因子高表达，所以胎儿肝脏基质细胞比成人骨髓细胞更能调控 HSC 的扩增。而在骨髓中，Notch 信号占主导。因此，在人体发育过程中的细胞和分子水平，造血微环境是有利于 HPC 增殖的环境。

二、UCB-MSC 的特性

首次发现在 UCB 中存在 MSC，是将 UCB 的单个核细胞放入含胎牛血清培养液中培养，出现了一层贴壁的间充质样的细胞。UCB-MSC 为成纤维细胞样细胞，传代后增殖的倍增时间为 48h。细胞周期分析显示 85% 的细胞处于 G_0/G_1 期，5% 的细胞处于 G_0 期，是静止细胞。UCB-MSC 的乙酸萘酯酶、过碘酸席夫实验强阳性，通过流式细胞仪分析免疫表型，显示表达同种的抗原，包括间充质相关的抗原（SH2、SH3、SH4）和 α 平滑肌肌动蛋白。另外，UCB-MSC 表达非特异的骨髓抗原（CD14、CD34、CD45、CD49d、CD106），不表达内皮相关的抗原（CD31 和 vWF）。而且，UCB-MSC 和骨髓 MSC 在生物学特性上有着相似性。

除了确定 UCB-MSC 特性外，Erices 的研究显示了如下结果：不是所有的 UCB 来源的单个核细胞都能在培养中长成间充质样的干细胞。这些研究中，培养的起始黏附细胞形态和特征如多个核破骨细胞一样，能够抵抗酒石酸酸性磷酸酶的活化，表达 CD45 和 CD51/CD61 抗原。这些结果证实，在 UCB 循环中存在成熟的成骨细胞和祖细胞。早产儿的 UCB 中含有更多的间充质祖细胞。妊娠中期的胎儿血中含有更多的基质细胞。这些观察证明，早产胎儿比起正常产胎儿，UCB 循环中存在更多的 HPC。

UCB-MSC 能够分化为成骨细胞、脂肪细胞、软骨样细胞、神经样细胞，通过免疫荧光和 RT-PCR 检测到其表达神经原的特异蛋白标志物。最近的研究显示，UCB-MSC 能支持 CD34$^+$HSC 的体外自我更新、增殖和分化。UCB-MSC 通过细胞间直接接触或者是间接调控，维持 HSC 的自我更新。这些研究显示，UCB-MSC 不仅调控生长因子的产生，而且调控了细胞间的连接。

三、胎盘组织和脐带中的 MSC

胎盘组织含有不同类型的细胞，包括 MSC 和羊膜源性表皮细胞，亦即称为 MSC 和间充质基质细胞，从胎盘的羊膜或绒毛膜区域分离，也可来自脐带。基质细胞不具备干细胞自我更新的特性。羊膜、绒毛膜和脐带的 MSC 可机械分离或经酶的消化获得。在原代培养和传代后，贴壁细胞表达特异的抗原（包括 CD105$^+$、CD90$^+$、CD73$^+$、CD34$^-$、CD45$^-$ 和 Oct-4$^+$），不同于 UCB-MSC，还表达胚胎的标志物 Oct-4。胎盘的 MSC 经过适合的刺激后分化为脂肪细胞、软骨、骨、骨骼肌细胞。这些细胞具有较强的造血支持功能。另外，UCB-MSC 也具有造血的支持功能。

四、UCB-MSC 的临床再生应用

随着骨髓源性祖细胞的生物学和临床应用潜能的不断深入，相继出现了细胞和基因的治疗。在骨髓抑制后，HSC 和 MSC 共同移植能够促进 HSC 的植入。同时，作为许多间充质细胞系的祖细胞，MSC 可以应用于细胞治疗。它们可以促进损伤部位间充质组织再生，如骨、软骨和骨骼肌。骨髓源性 MSC 经体外培养能分化为心肌细胞，目前已经在心血管疾病患者的临床试验中应用。虽然再生医学中的 UCB-MSC 应用还需证实，但是这些细胞可代表组织的祖细胞。

由于其增殖率高，体外扩增 UCB-MSC 周期缩短，也使传代细胞更不容易凋亡。胎儿的细胞，即 UCB-MSC 有更强的跨内皮能力，这有利于损伤组织的修复。异种移植研究发现，在免疫缺陷小鼠全身注射人 UCB-MSC 几个月后，其许多组织中存在人 UCB-MSC。这些结果证明，UCB-MSC 有归巢和存活的

能力。在致敏过程中，UCB-MSC 表达 HLA-I 抗原，经过长期的干扰素-γ 照射后表达 HLA-II。因此，UCB-MSC 可用于异体移植，或体外促进成人 CD34$^+$周围血祖细胞的扩增。可以体外培养和扩增 UCB-MSC，其中，选择性的应用了替代胎牛血清进行扩增。UCB-MSC 由于具有独特的分化特性和低免疫原性等其他特性，可能成为治疗多种临床疾病的新方法。

第四节　脐带血、脐带和胎盘非造血干细胞在再生医学中的应用

一、概述

在胎儿发育的过程中，许多特异性干细胞生成、扩增、移动和分化，参与形成胎儿、脐带和胎盘。它们中的一些仅在发育过程中的胎儿器官中存在，其他的在 UCB、脐带和胎盘中存在。从胎儿中收集这些细胞存在着伦理学争议，然而从流产的胎儿中收集却存在着生物学问题（细胞的生存能力较弱、存在病原体）和天生的质量问题。胎儿的干细胞有一种来源不会有技术或伦理性问题，即来源于 UCB、脐带和胎盘，这些被认为是分娩后的医疗废弃材料。UCB、脐带和胎盘中的细胞是胎儿发育早期残留的细胞，属于休眠细胞。

胎儿干细胞与成体干细胞研究和临床应用相似，最早发现和应用于临床的是胎儿的 HSC。应用不同的方法来检测胎儿干细胞的组织特异形态学和功能学的特征。这些被检测的细胞与 HSC 有着不同的细胞表面标志物、不同的形态、不同的体外培养系统和多能分化的能力。目前在 UCB、脐带和胎盘中尚不能将不同作者描述的干/祖细胞标准统一。在体外培养的环境中可以检测表面标志物，观察细胞的形态，形成统一的标准。

胎儿干细胞能够分化为不同的组织和移动到组织损伤的部位。它们能够形成新的细胞，替代损伤或疾病坏死的组织，也能够通过局部细胞的活化调控修复的过程。一些干/祖细胞具有较强的免疫调控能力。对比成体干细胞，胎儿的干细胞有更强的增殖分化潜能（较长的端粒和端粒活性），使 DNA 损伤的数量减少，降低移植过程中病原体的传播风险。来自于 UCB、脐带和胎盘的细胞的实用性及生物特征使得它们可以在未来应用于临床。

二、UCB 中的非 HSC

Broxmeyer 在 UCB 早期的研究中，首次应用同种异体的 UCB 干细胞进行移植，并试图从 UCB 中分离非 HSC（即 MSC 和祖细胞），但未成功。部分研究显示，在 UCB 的早期存在 MSC，其在胚胎发育的早期起到一定的生理学作用，但是在分娩后期不存在。早期的研究结果显示，体内移植 UCB 单个核的细胞对于损伤如脑缺血等是有效的。该研究确定了在胎儿组织中存在其他的 HSC，并能够应用于临床。

（一）UCB 的 MSC

MSC 一般的标准为：体外培养具有塑料黏附性，表达 CD105、CD73、CD90，不表达 CD45、CD34、CD14、CD11b、CD79a 或 CD19、HLA-DR，能分化为骨、脂肪和软骨。这些标准不能鉴定 UCB 中的 MSC，只能在胎儿发育的早期或中期（相当于 26 周）存在。早期的 MSC 在体外至少能扩增 20 代，并表达 CD29、CD44、SH2、SH3 和 SH4、平滑肌动蛋白、纤连蛋白、波形蛋白，不表达 CD45、CD34、CD14、CD68、vWF 和 HLA-DR。在体外培养环境中，这种细胞可表达多能干细胞标志物 Oct-4、Nanog、Rex-1、SSEA-3、SSEA-4、Tra-1-60 和 Tra-1-81。与成体骨髓来源 MSC 相比，胎儿 MSC 有更长的端粒、更强的端粒酶活性，表达 TERT，迅速扩增，随后静止。早期的 UCB-MSC 能够分化成骨、软骨和脂肪，能够在培养中支持 UCB CD34$^+$细胞的生长。同样的，中期的胎儿血 MSC 能够分化为脂肪、软骨和骨，它们的

表型是 CD34⁻、CD45⁻、CD44⁺、CD71⁺、CD90⁺和 CD105⁺。早期发现 MSC 仅存在于早期胎儿时期，而后由于检测技术的提高发现在成熟 UCB 中也存在 MSC。

从分娩后的 UCB 中分离 MSC，分离的成功率相对比较低（20%～50%收集率），扩增率也比较低。收集和扩增 UCB-MSC 的程序应该标准化，但是随着胎龄的增加，胎儿血 MSC 的数量减少，临床应用 UCB 中 MSC 的主要障碍是在 UCB 中的 MSC 的比例低。在体外培养的 UCB 中的 MSC 是纺锤形状的，生长具有塑料黏附性，表达 MSC 典型的表面标志物。

UCB-MSC 表达不同的细胞因子，包括白细胞介素和细胞生长因子。在合适的刺激下，MSC 分泌 ENA-78、GM-CSF、GRO、IL-1b、IL-6、IL-8、MCP-1、OSM、VEGF、FGF-9、GCP-2、IGFBP-1、IGFBP-2、IGFBP-3、IGFBP-4、IP-10、LIF、MIF、MIP-3a、PARC、PIGF、TGF-β2、TGF-β3、TIMP-1 和 TIMP-2；在正常培养环境下表达 L-4、IL-5、IL-7、IL-13、TGF-β1 和 TNF-α 等。其可对多种环境信号起反应，可以表达和分泌大量的细胞内信号分子，这解释了在组织损伤过程和免疫调控中，MSC 能通过分泌作用影响细胞的修复。UCB 的间充质干细胞能分化成 3 种胚系的细胞，包括脂肪细胞、软骨细胞、成骨细胞、神经胶质细胞、肝细胞、骨骼肌细胞和心肌细胞等，并可以组成造血微环境。

（二）UCB 中的胚胎样干细胞

在 UCB 干细胞研究之前已提出胚胎样干细胞的概念。2001 年，Vacanti 等人又提出孢子样细胞（spore-like cell）的概念，这种细胞是组织中的一种静止细胞，直到因损伤或疾病时而活化，以使受影响的组织再生。而且，这种细胞可在极端的温度或者是缺氧状态下生存，体积较小，细胞核比例大而细胞质较少，线粒体也较少，在组织中一直处于休眠状态，在胎儿的组织中数量比较多。McGuckin 等人首次描述了这种细胞的直径是 2～3 μm，表达 TRA-1-60、TRA-1-81、SSEA-4、SSEA-3 和 Oct-4，不表达 CD45、CD33、CD7、CD235a 和 SSEA-1。随后，Ratajczak 等人发现在 UCB 中存在着直径 3～5 μm 的小细胞，表型是 CXCR4⁺、Oct-4⁺、SSEA-1⁺、Sca-1⁺、lin-和 CD45⁻，表达转录因子 Oct-4、Nanog 及一些在骨骼肌细胞、心肌、神经元、肝脏、胰腺、表皮和肠上皮的标志物。UCB 中胚胎样干细胞的特性尚需进一步研究，以应用于临床。由于这种细胞在成体组织中呈静止状态而容易提取，可能应用于自体或异体移植。

（三）USSC

2004 年的研究发现，UCB 中存在多能干细胞。这些细胞在 UCB 中密度较低，但在体外能成功地扩增到 $1×10^{15}$ 个。USSC 与 MSC 类似，都是纺锤形状，具有塑料黏附性，能够在添加胎牛血清而无生长因子的培养液中生长。端粒的长度，比起骨髓 MSC 要长，随着细胞的分裂减短。体内、体外试验证实 USSC 具有多向分化潜能。在体外试验中它们能够分化为骨、软骨、脂肪、造血和神经细胞；在体内试验中，通过移植给不同的动物，证实能分化为骨、软骨、神经细胞，能够形成肝细胞和心肌细胞。当移植给非损伤的胎羊模型时，USSC 参与了 5%的造血形成。移植细胞的动物模型没有出现任何致瘤性。USSC 表达的表面标志物与 MSC 的特征相似，不表达 HSC 的特异性标志物，但表达间充质和多能干细胞的标志物：CD14⁻、CD33⁻、CD34⁻、CD45⁻、CD49b⁻、CD49c⁻、CD49f⁻、CD50⁻、CD62E⁻、CD62L⁻、CD62P⁻、CD106⁻、CD117⁻、血型蛋白 A⁻、HLA-DR-、CD13⁺、CD29⁺、CD44⁺、CD49e⁺、CD90⁺、CD105⁺、波形蛋白⁺、细胞角蛋白 8⁺和细胞角蛋白 18⁺等。USSC 不表达骨髓干细胞表面标志物 CD50、CD62L、CD106 和 HAS1。与之相反，USSC 表达内皮细胞的标志物 CD8 和 CD1。USSC 能在体外扩增到 20 代，其主要缺点是在 UCB 中的比例较低，大约占 UCB 采集的 35%。

在不同的试验设计中，以上几种干细胞的特性有所不同。所以，不同的环境中干细胞由于多能性分化为不同的细胞系，所以其形态就不相似。Kogler 等人的研究发现，USSC 比经典的 MSC 能分化为更多的细胞系，不仅可以形成脂肪、软骨和骨，而且还能分化为神经、心肌和造血细胞。

三、脐带 MSC

脐带是连接胎儿和胎盘的重要结构，它可以在母体和胎儿之间运输氧气、营养物质、调控因子和养料。胎儿的血液循环经过脐带和胎盘的脉管系统，所以会有许多不同种类的细胞定居在脐带和胎盘中。脐带的所有成分都是具有胎儿属性的。脐带中具有两条动脉和一条静脉，周围包绕着 WJ。脐带的上皮来源于羊膜。脐带 MSC 也称为脐带基质细胞（umbilical cord stromal cell，UCSC），这些细胞具有脐带间充质基质细胞的形态，以及增殖和多向分化的特性。脐带 MSC 从 WJ 中分离，也可来源于周围血管区域，或者来源于脐带静脉的内皮下。来源于 WJ 的细胞比前静脉细胞更原始、更具有增殖能力，而脐带静脉的间充质细胞比骨髓来源的干细胞更具有分化的能力。应用两种方法进行体外培养，包括胰酶消化法和剪碎 WJ 贴壁法。脐带 MSC 与其他的 MSC 相同，均具有塑料黏附性，可在血清培养液中生长，不需要添加其他的生长因子。与 UCB 相反，来源于脐带中的间充质细胞经收集，能在体外扩增到 30 代，倍增时间是 24h。在相同的培养条件下，从 UCB 中收集到的 MSC 为 10%，而从脐带中收集到的是 100%。

脐带 MSC 分泌细胞因子 SCF、LIF、M-CSF、Flt-3、IL-6、GM-CSF、G-CSF、SDF-1、VEGF-1，不表达 IL-3、LIFr 和 TERT。在体外，脐带 MSC 能分化为骨细胞、软骨细胞、脂肪细胞，还能分化为心肌细胞、神经胶质细胞、肝细胞和骨骼肌细胞。脐带 MSC 分化后能成功构建人工血管和心血管。有研究证明，脐带是祖细胞的来源，在体外经由 VEGF 和 bFGF 的刺激后，表达内皮特异性蛋白，如 PECAM 和 CD34，在体内和体外模型中形成表皮特征的细胞。

四、胎盘干细胞

来源于胎儿和母体部分的组织结构比较复杂。分离胎盘组织胎儿部分的细胞，试验证实其母体部分不足 1%。根据其采集的区域不同区分细胞的种类，羊膜内皮细胞来自羊膜区域，羊膜间充质基质细胞来自羊膜间充质基质区域，绒毛膜间充质基质细胞和绒毛膜滋养细胞来自绒毛膜间充质区域和绒毛膜滋养层。这些细胞中的羊膜和绒毛膜间充质细胞与成人骨髓 MSC 相似，在体外培养中表面标志物的表达和分化特性均相似。这些细胞不表达 HSC 标志物（CD34、CD45、HLA-DR），而表达 MSC 标志物（CD73、CD90、CD105）。羊膜内皮细胞的特性比较复杂，增殖的时间比 MSC 短，体外能培养 2~6 代，在 EGF 存在时需要高密度培养，培养的时间不同，选择性的标志物（HLA-A/B/C、CD90）表达也不同。后者的结果说明，羊膜内皮细胞培养的环境不同，其属性也不同。

（一）羊膜和绒毛膜的间充质基质细胞

羊膜 MSC 分离自成熟的胎盘。羊膜必须从胎盘胎儿面分离，不能混入母体部分。分离法为两步消化法，首先用胰酶，其次用胶原酶。贴壁细胞在体外扩增与骨髓干细胞类似。细胞传两代后表达骨髓干细胞标志物，不表达 HSC 标志物。绒毛膜 MSC 分离自绒毛膜。滋养层通过机械分离和中性蛋白酶消化去除，用胶原酶或者添加 DNase 的胶原酶处理后，进行体外培养。在体外培养这些细胞能够分化成软骨细胞、骨细胞、脂肪细胞、骨骼肌细胞、心肌细胞、上皮细胞、神经细胞和胰岛细胞。

（二）羊膜上皮细胞

羊膜上皮细胞用胰酶消化的方法从绒毛膜中分离。这些操作后形成均匀的细胞悬液，体外培养黏附于塑料上。与 MSC 相反，羊膜上皮细胞需要培养在添加 EGF 的含胎牛血清 DMEM 培养液中生长。细胞培养 2~6 代，具有上皮细胞形态，表达 CD90 和 HLA-A/B/C 抗原，起初的表达水平比较低，可作为分选上皮细胞的标志物。细胞表达多能干细胞标志物（SOX-2、Oct-4 和 Nanog）。与胎盘 MSC 相反，上皮细胞不表达 CD49d。羊膜上皮细胞具有多能性，可以分化为脂细胞、骨细胞、软骨细胞、骨骼肌细胞、心肌细胞、神经细胞、胰腺细胞和造血细胞。

五、胎儿非 HSC 的临床应用

胎儿非 HSC 较成体干细胞在临床上的应用具有很多优势。这些组织和器官（脐带、UCB、胎盘）在分娩后即废弃，容易被分离，没有任何伦理和医疗纠纷。所有的胎儿细胞比成体细胞有更高的增殖潜能和分化潜能，更长的端粒，更高的端粒活性，更容易在体外扩增，不易有分化限制。胎儿的 MSC 的表达特性与成体 MSC 相似。胎儿非 HSC 的最好来源为脐带；干细胞的数量多于配型成功的 UCB 干细胞。胎盘来源干细胞的数量多于 UCB，但是需要更复杂的操作和更多的酶消化步骤，且在操作中需要防止母体细胞的混入。

最具临床应用前景的是胎儿 MSC。这些细胞在所有的胎儿组织中均存在，但含量很低。它们表达多能标志物、胚胎标志物，不仅能分化为脂肪细胞、骨细胞和软骨细胞，而且会生成神经和胶质细胞、肝细胞、肝脏基质细胞、胰岛细胞、骨骼肌细胞、心肌细胞和造血基质，与 CD34$^+$ 的细胞或者胚胎细胞共培养能促进造血的形成。胎儿 MSC 未来的临床应用也许包括再生医学的细胞替代治疗。另外，可以在细胞毒理或者药物检测中应用 MSC 和祖细胞。在损伤过程中，胎儿 MSC 也具调控作用，虽然它们不直接形成损伤的细胞，但是它们能够调控愈合的过程，减慢疾病中组织的损伤。它们已经应用于心肌梗死、缺血、脑中风和帕金森病的动物模型中，能够在细胞间起到调控的作用。另外，MSC 能够迁移到损伤的部位，也能够到肿瘤生长的部位，所以能够成为肿瘤靶治疗的工具。MSC 能够调控异体细胞的免疫反应，也可以减轻移植物抗宿主反应或宿主抗移植物反应。

六、结语

UCB、脐带和胎盘中的非 HSC 根据不同的培养方法、分化特性和途径，以及不同研究者的分类可以分为多种细胞类型，其中主要包括 USSC、UCB 间充质细胞、UCB 内皮祖细胞、UCB 胚胎样干细胞、UCSC、人 UCB 血管周围细胞（human umbilical cord perivascular cell，HUCPVC）、胎盘干细胞和羊膜上皮细胞等。这些胎儿非 HSC 为具有高增殖潜能的多能细胞，由于这种细胞的生物学特性，以及分离、体外扩增和冻存方法简便易行，因此使其成为临床应用的重要可选择性材料。

第五节　脐带血干细胞对再生医学的联合细胞治疗

一、概述

1988 年，Gluckman 等成功移植了 1 例 UCB 干细胞。这位患者患有范科尼贫血，还有严重的再障。该患者经低剂量环磷酰胺处理和胸腹联合照射后，输注其同胞妹妹的 UCB。患者的贫血治愈并在 20 年后依然生存。从第 1 例 UCB 移植以来，大约有 1 万例患者应用 UCB 移植。UCB 主要应用于大剂量化疗后的恶性疾病患者。一些非恶性疾病后也可移植 UCB 治疗，包括溶酶体疾病、血红蛋白病、再障和范科尼贫血。由于 UCB 临床的成功应用，许多 UCB 库也应运而生。数以万计的 UCB 储存在 UCB 库中，使其成为干细胞临床应用的绝好来源。然而，UCB 的现存问题集中在治疗疾病的干细胞的来源。本节主要讲述 UCB 干细胞的生物学特征和应用细胞治疗疾病的范围。

二、UCB 产品的细胞数量

UCB 中提取的单个核细胞数量，主要与操作人员的经验和收集的效率相关。UCB 中的细胞数量会影响到经化疗后 HSC 的植入率；其中的 TNC、CD34$^+$细胞、骨髓前祖细胞的数量都与结果相关。UCB 中的细胞包括 HSC、原始祖细胞、成熟祖细胞和成熟的功能细胞。UCB 中 HSC 的数量与来源于骨髓和动员后周围血中的 HSC 数量相似，而祖细胞数量却较低。临床移植 UCB 的患者，中性粒细胞和血小板的恢复比移植骨髓和动员后周围血的患者要慢。但是移植 UCB 的患者能够长期植入，这说明 UCB 中含有足够长期植入的细胞，以及少量短期植入的成熟前祖细胞。

UCB 中包含非造血系的干细胞。许多研究证实了 UCB 中包含不同种类干细胞，UCB 来源的干细胞是多能性的。Kogle 等的研究证实，UCB 中的 USSC 包含 MSC，其分化潜能为多能性的。

三、MSC 及其特性

许多哺乳动物的骨髓中存在祖细胞，能在体外培养产生黏附的基质细胞克隆群。骨髓基质代表了非造血系的连接组织，为造血细胞的发生提供支持结构。骨髓基质组织中包含许多不同的细胞，如网状细胞、脂肪细胞、成骨细胞、血管内皮细胞、血管壁上的平滑肌细胞和巨噬细胞。Dexter 等人提出，骨髓基质微环境中出现的造血活动表明，基质样的培养系统能维持 HSC 的生存。

MSC 由于其具有黏附性而被分离。骨髓中的单个核细胞低密度生长于 20% 胎牛血清的基础培养液中，2~3 天后出现黏附的细胞。不黏附的细胞被移除后添加新的培养液直至形成融合。MSC 经胰蛋白酶消化后收集，进而传代以扩增 MSC 的数量。应用不同的培养环境分离出不同的细胞，然而这些细胞的形态非常相同。国际细胞研究协会（ISCT）规定了 MSC 的表型特征。人 MSC 的标准：①MSC 必须在其生长环境中具有黏附性；②MSC 必须表达 CD105、CD73 和 CD90，不表达 CD45、CD34、CD14 、CD11b、CD79α、CD19 和 HLA-DR 表面标志物；③MSC 必须在体外能分化为骨细胞、脂肪和软骨细胞。

MSC 样的细胞分离自 UCB 或者 WJ。MSC 在 UCB 中的含量较低，仅有 30%。来源于骨髓的 MSC 可应用于心肌再生的治疗，并且由于其可利用性、免疫特性和安全有效性，使其得以应用。小鼠和猪心肌梗死模型植入 MSC 的研究证实：①有助心肌梗死后的恢复；②梗死区域会有血管再生；③减少坏死区域胶原的沉积；④细胞表达收缩蛋白和肌节蛋白，但缺少真正的肌节功能。心血管患者经冠状动脉、外周静脉或者心肌组织内注射同源异体的人 MSC，所有患者均发现在心肌梗死后部位有好转。

MSC 是异体移植的最好选择，因为其 MHC II 和 ICAM 的表达低，并能对 T 细胞介导的免疫反应耐受。MSC 由于 T 细胞免疫耐受不刺激增殖反应，甚至在促炎因子作用下都不产生反应。研究显示，MSC 有显著的免疫调控作用，抑制 T 细胞增殖，延长皮肤异体移植物的存活，减少移植物抗宿主反应。在体外培养中，人 MSC 可以改变树突状细胞、T 细胞和自然杀伤细胞细胞因子分泌的特性，抑制促炎因子分泌（TNF-α，IFN-γ），增加抑制细胞因子（IL-10）的表达。体内研究证实，胎羊移植人 MSC 后，在不同部位分化为不同细胞类型，包括骨骼肌细胞和心肌细胞，在多种组织中可以维持近 13 个月没有排斥反应。体内研究应用小鼠、犬、山羊和狒狒证实，异体的 MSC 能够植入这些物种，没有刺激机体产生全身的抗体或者诱发宿主淋巴细胞的增殖反应。这些结果结合 MSC 能有效地修复心肌，证实 MSC 可以应用同种异体移植甚至异种移植促进组织再生。

UCB 来源的 MSC 在临床上的应用仍需进一步证实。研究集中在由 UCB 来源的干细胞和由 WJ 来源的 MSC 能够分化为组织特异的细胞。干细胞的不同来源能够为临床治疗提供更多的选择。

四、干细胞微环境

干细胞增殖和分化的调控发生于微环境（niche）下和干细胞微环境单元中。HSC 定居在骨髓的由基质细胞组成的造血微环境中，这些细胞包括 MSC、纤维细胞和网织红细胞等。HSC 在骨髓基质中保持静止状态。这些基质细胞产生细胞因子和生长因子，这些因子可以调控 HSC 的增殖和分化。体外 MSC 能支持 HSC 的增殖和分化，经过 6 周后产生 HPC。如果微环境破坏，如患者接受了大剂量的化疗制剂，正常的机体稳态被破坏，血液细胞出现缺失。

培养的基质细胞与心脏组织的 MSC 具有相同的特性。心肌梗死患者缺血的组织不能再生，原因是心肌基质细胞的损坏。一些研究证实，存留的干/祖细胞可以通过旁分泌因子促进修复。其他的研究显示，心肌细胞是由 MSC 生成的。MSC 促使缺血组织基质再生，并使心肌干/祖细胞能再生心肌细胞。细胞治疗有可能促使细胞微环境单元恢复，或者促进心肌干/祖细胞的增殖和分化。

五、UCB-MSC 的体外扩增培养

应用液体培养液和生物培养袋可以体外扩增 UCB 细胞，选择 CD34$^+$ 或者 CD133$^+$ 细胞进行扩增。1997 年，有研究在培养液中添加 HGF、SCF、G-CSF 和 TPO 培养 UCB 单个核细胞扩增了 1.4 倍，成熟祖细胞（GM-CFC）扩增了 0.8 倍，红系祖细胞（BFU-E）扩增了 0.3 倍。同时，UCB 中 CD34$^+$ 的细胞能扩增 113 倍，GM-CFC 扩增 73 倍，BFU-E 扩增 49 倍。据此，通过扩增 CD34$^+$ 细胞的临床应用研究可得出以下两个结论。

（1）虽然能扩增 TNC 的数量并且认为 CD34$^+$ 的细胞即为祖细胞，但却很难获得分选前单个核细胞的数量。UCB 分选前总体单个核细胞数量为 1×10^9，包含 0.5% CD34$^+$ 细胞，即能获得 5×10^6 CD34$^+$ 细胞。因此，培养 10～14 天则需要至少 200 倍的扩增才能获得分选前细胞的水平。

（2）UCB 的临床应用需要应用冻存的 UCB，这种冻存的 UCB 会导致 CD34$^+$ 细胞减少大约 50%。恢复这 50% 的 CD34$^+$ 细胞就需要扩增 400 倍，才能达到与冻存前总体单核细胞水平相等的数量。因此，应用 CD34 分选细胞需要体外扩增以增加细胞的数量。

这些研究证实，现有的培养环境不能扩增到足够用于移植的细胞数量，所以需要从冻存的 UCB 中选择 CD34$^+$ 或 CD133$^+$ 细胞，减少 UCB 的扩增次数，提高植入的效率。因为 MSC 能支持 HSC 的生长，所以可以采用共培养系统在 MSC 饲养层细胞中培养 UCB 单个核细胞。MSC 能产生大量的 HGF 和黏附分子，刺激 HSC 的生长。在这种培养条件下，TNC 可以扩增 10～20 倍，GM-CFC 可扩增 18 倍，CD34$^+$ 细胞扩增 16～37 倍。

在 UCB 中，平均的 TNC 数为 3.3×10^8 个细胞。假设一个 50kg 的患者，这些 UCB 仅能提供 0.73×10^7 个细胞/kg，想达到最小的目的剂量（1×10^7 个细胞）需要扩增 5 倍。每种单个核细胞都可在预制备的 MSC 饲养层上面扩增培养。每种细胞可用 10 个 T162cm^2 的培养瓶培养，每瓶含 10% 的 UCB 单核细胞。在含有 SCF、G-CSF 和 Tpo 的干细胞系培养液 II（stemline II media）中体外培养 14 天后，TNC 平均扩增 9 倍，范围为 6.5～24 倍。TNC 的数量可达 21.6×10^8 个细胞，而成熟祖细胞（GM-CFC）的扩增为 46 倍。

六、结语

UCB 干细胞能够修复机体损伤的组织和器官，但这种干细胞需要一种合适的微环境维持其生存和增殖。炎症伴随的细胞死亡和损伤可导致细胞及微环境的进一步损伤，联合的细胞治疗可促进这种损伤组织的修复。MSC 是一种独特的细胞，其免疫特性能降低移植物的排斥反应和免疫的活化。应用 MSC 能修复干细胞的微环境，确保干细胞能够在一种适合的微环境中再生。干细胞在再生医学中的应用尚需进一步探讨，以便早日在临床的治疗中应用。

第六节 脐带血再生作用的动物实验研究

一、UCB 移植进展

UCB 已经成为骨髓移植的干细胞来源，早期用于小儿的造血系统恶性肿瘤、骨髓衰竭或是先天性代

谢异常性疾病，目前可以应用于成人。20 世纪 30 年代起，UCB 就已经成为周围血输注的替代。早在 1972 年，急性淋巴细胞性白血病患儿，在 6-巯基嘌呤和肾上腺激素治疗后，应用 UCB 作为 HSC 的来源进行移植。虽然临床结果没有任何影响，但是移植 38 天后，经血红素标志物显示 HSC 出现了分化。在 1970～1980 年，UCB 体外培养形成高密度集落，所以可作为干细胞的来源。首例 UCB 移植是 1989 年 Gluckman 等人应用其妹妹的 UCB 治疗 1 例 5 岁 FA 的患儿，患者治愈并在 20 年后依然健康。从此，UCB 移植快速成为缺乏供者的患儿的选择。由于患儿的体重较轻，克服了 UCB 干细胞数量少的局限。有 7000～8000 例患者接受了 UCB 移植。与骨髓移植相比，UCB 移植具有一些优点和缺点。UCB 移植的优点包括不需要严格的 HLA 配型、GVHD 发病率较低、污染的风险也低；其缺点包括植入的延迟、干细胞数量较少、缺少供体淋巴细胞的融合。

应用 UCB 移植治疗造血系统恶性疾病，已经成为标准医疗程序。UCB 移植的基本步骤为：患者先经清髓或非清髓处理，然后输注 UCB 的单个核细胞，$1.5\sim2.5\times10^7$ 个细胞/kg。UCB 移植的配型不像骨髓和周围血那样严格，4/6HLA 位点相合即可。标准程序是患者通过全身性放疗后应用环磷酰胺、白消安、依托泊苷等化疗药或抗胸腺球蛋白药物进行骨髓抑制。非清髓的患者通过放疗后输注抗胸腺球蛋白、白消安、氟达拉滨清除宿主的淋巴细胞。虽然相同的药物同时可用于清髓或非清髓，但可通过减低浓度或减少剂量控制其效果。非清髓的环境使得患者出现 GVHD，然而患者在骨髓抑制期没有任何的应激反应。

研究显示，在清髓的条件下可应用 UCB 移植治疗恶性疾病。有两项研究在缺少 HLA 成功配型的供者应用 UCB 移植。其中一项研究分析了 682 例急性白血病患者接受非相关性的干细胞移植。在这些患者中，98 例进行 UCB 移植，584 例进行骨髓移植。骨髓移植是 HLA6/6 位点相合，而 UCB 移植是 HLA 4/6 位点相合。研究显示，UCB 移植后出现的 GVHD 比例少。这两种移植相关的死亡率、复发率和无病生存率均相同。UCB 移植后的中性粒细胞的恢复延迟。从这些结果得出结论：非相关性的 UCB 移植能够应用于没有 HLA 成功配型的急性白血病患者。第二项研究是对比白血病患者接受了 1～2 个 HLA 位点错配的 UCB 移植和接受 1 个 HLA 位点错配的骨髓移植。接受骨髓错配的和接受 UCB 错配的患者在死亡率和移植后的复发率上接近。研究得出结论：HLA 错配的 UCB 移植可以作为缺少 HLA 配型供者的一个选择。

非清髓移植也可治疗一些恶性疾病。它可以破坏患者的造血系统以减少移植物抗宿主反应。另一个优势是非清髓保留了周围血 T 细胞微环境，能够提高宿主 T 细胞功能的重建。但是这种理论也提高了移植物抗宿主反应。在一项研究中，13 例严重的血液系统恶性肿瘤的患者在非清髓的环境下，移植部分错配的 UCB 单个核细胞剂量为 2.07×10^7 个细胞/kg 体重。移植后的 4～24 周，8 个患者转变为供者嵌合状态。UCB 移植后患者的平均存活为 288 天。在另一个研究中，20 例恶性淋巴瘤患者放疗后，接受了低剂量的氟达拉滨、美法仑化疗，然后输注配型是 4/6 或 5/6HLA 位点相合的、剂量为 2.75×10^7 个细胞/kg 体重的 UCB 细胞。15 例患者在大约 20 天后出现中性粒细胞的恢复。10 例患者完全植入，1 年后患者的无病生存率是 50%。这些研究显示，虽然植入的速度比异体骨髓移植有所延迟，但是 UCB 移植治疗恶性疾病仍是一个较好的选择。

总体来说，对于清髓的患者，UCB 移植的缺点是能够植入的供者的细胞数量较低。UCB 中 CD34$^+$ 细胞的数量，若植入骨髓需要增加 10 倍。研究发现，由于 UCB 中 CD34$^+$ 细胞的数量较少，会导致造血系统恢复时间延长。因此，有研究试图通过体外扩增的方法提高 UCB 中干细胞的数量。研究应用 Aastrom Replicell 系统，在培养液添加胎牛血清、马血清、PIXY321、flt-3 配体和红细胞生成素，显示单个核细胞扩增了 2.4 倍，CFU-GM 扩增 82 倍，CD34$^+$ 细胞扩增 0.5 倍。患者在 UCB 移植后 12 天，再给予加强剂量输注。研究中没有出现任何与输注扩增的细胞相关的不良反应发生。另一种增加 UCB 细胞数量的方法是输注两份不同供者的 UCB、输注动员的周围血干细胞和输注 MSC。

因为 UCB 与骨髓相比更易于获得，所以可以应用其快速的植入治疗非恶性疾病。应用 UCB 能重建免疫系统的细胞是有免疫活性的，可以为酶缺乏的患者增加有功能活性的酶，应用 UCB 修复特定的组织。有研究应用 UCB 移植治疗免疫系统异常，8 例患儿有 T 细胞免疫缺陷，包括严重的联合免疫缺陷综合征、先天性白细胞缺乏症、胸腺发育不全、联合免疫缺陷疾病和 Wiskott-Aldrich 综合征。经过清髓处理后，分别输注 3/6（2 例）、4/6（4 例）和 5/6（2 例）HLA 配型的 UCB。除 1 例外，所有人均有植入（平均中性粒细胞恢复时间是 12 天）。没有植入的患者，给予第二份 UCB 移植后，出现了造血的活动。UCB 移植的患者也出现了 GVHD，研究认为非相关的 UCB 可以作为没有 HLA 成功配型的严重 T 细胞免疫缺陷患者的干细胞来源。另外一项研究对于 12 例有原始免疫缺陷的患者移植 UCB，细胞量为 7×10^7/kg，出现相同的结果。所有患者中性粒细胞恢复时间平均是 22 天；11 例患者有完全的供者的 T 细胞，在移植后的 1 年，6 例患者完全供者 B 细胞嵌合，IgG 水平正常，对于破伤风和乙肝疫苗出现特异抗体反应。在骨髓缺陷疾病中，9 例再障患者接受了非相关性 UCB 移植。应用环磷酰胺和抗胸腺球蛋白进行非清髓处理，其中 7 例患者成功造血植入。在移植后的 32 个月，患者有造血的植入并且处于无病生存。

干细胞能通过引入功能细胞纠正免疫紊乱。例如，地中海贫血是一种 β-血红蛋白基因突变的造血系统疾病，纯合子状态导致严重的贫血。5 例患儿接受了非相关性的 1 个或者 2 个 HLA 位点错配的 UCB 移植，剂量为 8.8×10^7 个细胞/kg 体重。患者应用白消安、环磷酰胺和抗胸腺球蛋白进行预处理。患者的中性粒细胞恢复时间是 12 天，血小板恢复时间是 46 天。在移植后的大约 303 天，所有患者均完全与供者嵌合。

UCB 移植也可以治疗先天性代谢紊乱。例如，Krabbe's 疾病是一种神经变性疾病，患儿通常 2 岁前死亡，其病因是由于缺乏溶酶体水解酶 β-半乳糖苷酶而导致髓鞘的破坏。该酶的主要作用是降解半乳糖酰基鞘氨醇和鞘氨醇半乳糖苷。鞘磷脂的积累可导致一系列的病理学改变，最终导致髓鞘脱失和神经系统的破坏。Escolar 等给 Krabbe's 病患儿输注 UCB 干细胞后，其结果是神经系统得以改善。在 25 例 Krabbe's 病患者的治疗中，11 例是年轻无症状的患者，14 例是年长有症状的患者。清髓后给予 UCB 移植，无症状的 100%植入，3 年以上 100%的存活，而且中枢的髓鞘形成，细胞出现正常的功能；有症状的患者治疗后临床达到 100%的供者植入，3 年后 43%出现最小的神经改善并存活。研究显示，在 UCB 细胞的基因治疗后，通过循环系统进入全身到达需要的部位，使细胞恢复正常功能。研究指出，由于有缺陷的小胶质细胞对正常的骨髓抑制试剂抵抗，所以无法去除这些细胞，使其能长期存活。因此，UCB 细胞比酶消化的野生型细胞更有治愈潜能，其优势可应用于再生医学研究。

二、UCB 应用的再生医学研究

许多研究证实，UCB 中的干细胞能分化为不同的组织。例如，应用化学试剂进行培养的 UCB 间充质细胞与新分离的细胞一样，在培养中能够分化为心肌样细胞，具有跳动能力。骨髓来源的细胞能够分化为心肌细胞，而 UCB 也能分化为心肌细胞，并与骨髓细胞有相同的表型。在骨髓来源分化的心肌细胞试验中，培养新鲜的细胞出现电生理功能和合适的缝隙连接。研究显示，骨髓 MSC 与心肌细胞接触，能诱导分化为心肌细胞。体内试验证实，骨髓干细胞对心脏病有治疗作用，而体外试验证实，骨髓来源心肌细胞能够治疗心律失常。UCB 来源的心肌细胞也具有相似的特性。

肝脏中定居的天然干细胞称为卵圆细胞（hepatic oval cell，HOC），表达 HSC 标志物，如 CD34 和 c-kit，在体内能够由骨髓来源的细胞分化。研究证实，应用 HGF 或者联合 FGF-4 作用，能够体外诱导分化的肝样细胞分泌白蛋白。体外损伤模型试验显示，UCB 能够加速分化为肝样细胞。UCB 细胞可以从间充质状态分化为肝样细胞。

许多研究显示，UCB 细胞可以分化为神经细胞系。但是，干细胞能够分化为神经元还是其他的中间状态的细胞，还值得继续研究。一些研究显示，在干细胞分化的过程中，在形成神经元前，UCB 细胞经历间充质时期，而其他研究描述了这一单个核细胞的中间状态。通过在神经局部微环境中或者在成人大脑中诱导分化。这些研究证实 UCB 细胞对于治疗神经退行性病变有效。

许多动物模型用于评价 UCB 移植治疗退行性病变的潜能，通过这些研究为 UCB 能够应用于临床提供了大量的例证。在肌肉的再生中存在着先天和获得性疾病。例如，假肥大性肌营养不良是由于基因的缺陷导致肌肉的退化，一般患者在 30 岁前由于肌肉衰竭而死亡。临床上已经应用 UCB 治疗这种基因缺陷性疾病。这些疾病的可选择性治疗是补充包含着正常基因的干细胞。最初的研究是应用骨髓干细胞。众所周知，骨髓干细胞能够分化为许多肌肉样的细胞。例如，应用野生型鼠的骨髓移植，移植后肌肉退化模型鼠能够延长和提高生存率，肌肉力量和呼吸功能与对照组相比均增强。同样的，在小鼠 mdx^- 肌营养不良模型中，移植野生型供者鼠的骨髓，结果导致 mdx^+ 细胞迁移并改善损伤肌肉的功能。与之相类似，对于 dysferlin 缺陷小鼠（肢体性肌营养不良模型）应用 UCB 移植，全身性的输注人 UCB 单个核细胞或 UCBCD34$^+$ 细胞，在小鼠的肌肉中可出现人 dysferlin 阳性细胞的植入。而且，增加输注细胞的数量可增加其治疗的效果。对有免疫活性的小鼠可直接肌肉内注射人 UCB 单个核细胞，表明人的细胞可整合入新生的肌肉细胞内。

在相对早期肌肉疾病应用干细胞的研究中，干细胞可以治疗心肌梗死。心肌梗死的患者经常应用支架和抗血栓的制剂，然而由于心肌细胞的坏死，形成了组织损伤，导致患者梗死后病理改变出现充血性心衰。干细胞治疗的理论，能够替代坏死细胞的功能，并且增加局部灌注使得休眠的细胞活化后出现功能。临床研究发现，骨髓干细胞能够减少右心室的重构并可恢复右心室的射血分数。骨髓中 CD34$^+$ 的细胞能产生这种效果，因为在周围血中 CD34$^+$ 细胞也对梗死后的心脏功能有益处。在 UCB 中 CD34$^+$ 细胞含量较高，有心肌分化潜能，因此在心肌梗死的动物模型中可以应用 UCB 进行治疗。Hirata 等对于心肌梗死模型大鼠全身输注人 UCB CD34$^+$ 细胞，数量为 2×10^5 个，提高了其右心室的射血分数。显微镜观察显示，人的细胞已经植入心肌组织。另外，心肌梗死后模型应用 UCB 来源的 CD133 细胞，进行了心肌细胞再生的研究。研究者给心肌梗死后的裸鼠输注 CD133$^+$ 细胞，7 天后右心室收缩力提高 42%，而对照组在 30 天后心肌收缩力下降（39±10)%。另外，对照组的心室壁厚度变薄。为了增加 UCB 的细胞数量，体外扩增内皮祖细胞并应用后修复心肌梗死。在内皮分化培养液中，培养 UCB 细胞数量扩增了 40 倍。这些细胞能够在心肌梗死的动物模型中维护右心室的射血分数。应用大动物猪心肌梗死模型的右冠状动脉前降支灌注 1×10^8 的培养 UCB 来源干细胞 4 周后，发现区域灌注的室壁运动和右室射血分数与对照组相比均有提高。这些研究均证实，UCB 能够全身或局部输注治疗心肌梗死。

脑卒中是死亡率和致残性极高的疾病。虽然临床上已有其治疗的标准化流程，但没有确切的临床疗效。理论上可直接注射生长因子以刺激神经再生，或者增加灌注使得神经元细胞进入细胞周期。可以通过全身注射生长因子 FGF-2 评估这些方法的效果。虽然一些患者的急性脑卒中症状得到了改善，但是出现了低血压等副反应，使得其停止了临床Ⅲ期实验。另外，可以局部注射来源于畸胎瘤细胞系 NT-2 的神经元。研究发现一些患者在注射部位的新陈代谢活动虽然有所增加，但其试验效果不是十分明显。由于 UCB 细胞能够分泌许多神经因子，因此可以在脑卒中的动物模型中应用这些细胞。在大脑动脉闭塞鼠模型中，用环孢素免疫抑制后，静脉内或纹状体内移植人 UCB 细胞。移植后的动物，被动回避实验能力更强，总体的行为水平恢复更好。

另外，仅通过静脉移植的动物的能力也有明显的提高。这些研究显示，全身输注 UCB 对脑卒中的治疗是可行的。为了确定 UCB 输注的剂量与神经恢复相关，大脑动脉闭塞鼠模型输注人 UCB 细胞数量分别设定为 $1 \times 10^4 \sim 5 \times 10^7$ 个细胞。研究观察到行为的恢复有剂量依赖性，同时梗死的范围与细胞的剂量也存在相应的关系。在大脑动脉闭塞鼠模型中，UCB 细胞表达胚胎标志物 Oct-4、Rex-1 和 Sox-2 而没有造血的标志物，能够明显改善行为学的缺陷。虽然许多实验证实 UCB 细胞存在神经保护和神经再生的效果，但是这些效果的机制尚不清楚。例如，UCB 可以促进血管再生，研究发现在输注细胞的脑卒中模型中，应用血管生成抑制因子可以阻止其效果。另外，由于细胞也可以分泌细胞因子，所以移植的细胞不必进入大脑内便可起到调控的作用。

另外，在肌肉退化、心肌梗死和脑卒中等方面，UCB 干细胞均能产生临床效果，在众多动物模型中（如酶缺陷、自身免疫性糖尿病、肝脏疾病、甚至癌症中）均可应用。因为这些临床前研究有积极结果，在 UCB 中有众多的干细胞的活化，因此可以在再生医学中得到应用。目前 1 型糖尿病患者的临床试验中已经应用自体的 UCB 细胞来恢复其胰岛功能。UCB 移植无法在再生学应用的一个可能原因是其与骨髓、周围血或者是脂肪来源干细胞相反，大多数患者没有自体 UCB 可利用。这就造成需要异体的 HLA 配型的 UCB。

如果 UCB 能够应用于再生医学，存在 HLA 配型的供者，那么与其他细胞治疗相比将更为实用、更为便宜，而且不经过预处理就能够应用于临床。另外，UCB 的一个特性是其对于再生医学的活性是全身性的，在不同的组织损伤模型中，可以进行局部输注与全身输注，效果均比较明显。最新的研究显示，用超顺磁性氧化铁标记的人脐带间充质干细胞在聋猪中移植后，通过追踪表明具有治疗作用。

（宋　楠　岳红利　刘晓燕　温　妮）

参 考 文 献

Al Naem M, Bourebaba L, Kucharczyk K, et al. 2020. Therapeutic mesenchymal stromal stem cells: Isolation, characterization and role in equine regenerative medicine and metabolic disorders. Stem Cell Rev Rep, 16(2): 301-322.

Ammerman JM, Libricz J, Ammerman MD. 2013. The role of osteocel plus as a fusion substrate in minimally invasive instrumented transforaminal lumbar interbody fusion. Clin Neurol Neurosurg, 115(7): 991-994.

Ara T, Tokoyoda K, Sugiyama T, et al. 2003. Long-term hematopoietic stem cells require stromal cell-derived factor-1 for colonizing bone marrow during ontogeny. Immunity, 19: 257-267.

Archundia A, Aceves JL, Lopez Hernandez M, et al. 2005. Direct cardiac injection of G-CSF mobilized bone-marrow stem-cells improves ventricular function in old myocardial infarction. Life Sci, 78: 279-283.

Arien-Zakay H, Lecht S, Bercu MM, et al. 2009. Neuroprotection by cord blood neural progenitors involves antioxidants, neurotrophic and angiogenic factors. Exp Neurol, 216(1): 83-94.

Badillo AT, Flake AW. 2006. The regulatory role of stromal microenvironments in fetal hematopoietic ontogeny. Stem Cell Rev, 2: 241-246.

Baksh D, Yao R, Tuan RS. 2007. Comparison of proliferative and multilineage differentiation potential of human mesenchymal stem cells derived from umbilical cord and bone marrow. Stem Cells, 25: 1384-1392.

Barker JN, Weisdorf DJ, DeFor TE, et al. 2005. Transplantation of 2 partially HLA-matched umbilical cord blood units to enhance engraftment in adults with hematologic malignancy. Blood, 105: 1343-1347.

Bhattacharya A, Slatter MA, Chapman CE, et al. 2005. Single centre experience of umbilical cord stem cell transplantation for primary immunodeficiency. Bone Marrow Transplant, 36: 295-299.

Bhattacharya N, Stubblefield P. 2011. Regenerative Medicine Using Pregnancy-specific Biological Substances. USA: Boston. MA Springer-Verlag London Limited.

Bogousslavsky J, Victor SJ, Salinas EO, et al. 2002. Fiblast (trafermin) in acute stroke: results of the European-Australian phase II/III safety and efficacy trial. Cerebrovasc Dis, 14: 239-251.

Böhm AM, Dirckx N, Tower RJ, et al. 2019. Activation of skeletal stem and progenitor cells for bone regeneration is driven by pdgfrβ signaling. Dev Cell, 51(2): 236-254.

Boozer S, Lehman N, Lakshmipathy U, et al. 2009. Global characterization and genomic stability of human multistem, a multipotent adult progenitor cell. J Stem Cells, 4(1): 17-28.

Borlongan CV, Hadman M, Sanberg CD, et al. 2004. Central nervous system entry of peripherally injected umbilical cord blood cells is not required for neuroprotection in stroke. Stroke, 35: 2385-2389.

Bosch J, Houben AP, Radke TF, et al. 2012. Distinct differentiation potential of 'MSC' derived from cord blood and umbilical cord: are cord-derived cells true mesenchymal stromal cells? Stem Cells Dev, 21(11): 1977-1988.

Bradley MB, Cairo MS. 2005. Cord blood immunology and stem cell transplantation. Hum Immunol, 66: 431-446.

Briddell R, Kern BP, Zilm KL, et al. 1997. Purification of CD34+ cells is essential for optimal ex vivo expansion of umbilical cord blood cells. J Hematotherapy, 6: 145-150.

Broxmeyer HE, Douglas GW, Hangoc G, et al. 1989. Human umbilical cord blood as a potential source of transplantable hematopoietic stem/progenitor cells. Proc Natl Acad Sci USA, 86: 3828-3832.

Caimi PF, Reese J, Lee Z, et al. 2010. Emerging therapeutic approaches for multipotent mesenchymal stromal cells. Curr Opin Hematol, 17(6): 505-513.

Casey ML, MacDonald PC. 1999. Interstitial collagen synthesis and processing in human amnion: a property of the mesenchymal cells. Biol Reprod, 55: 1253-1260.

Cetrulo KJ, Cetrulo CL, Taghizadeh RR. 2013. Perinatal Stem Cells. USA.NY: Wiley-Blackwell.

Chao NJ, Koh LP, Long GD, et al. 2004. Adult recipients of umbilical cord blood transplants after nonmyeloablative preparative regimens. Biol Blood Marrow Transplant, 10: 569-575.

Chien CC, Yen BL, Lee FK, et al. 2006. In vitro differentiation of human placenta-derived multipotent cells into hepatocytelike cells. Stem Cells, 24: 1759-1768.

Chua CO, Chahboune H, Braun A, et al. 2009. Consequences of intraventricular hemorrhage in a rabbit pup model. Stroke, 40(10): 3369-3377.

Connolly JF, Guse R, Tiedeman J, et al. 1991. Autologous marrow injection as a substitute for operative grafting of tibial nonunions. Clin Orthop Relat Res, 266: 259-270.

Cornetta K, Laughlin M, Carter S, et al. 2005. Umbilical cord blood transplantation in adults: results of the prospective cord blood transplantation (COBLT). Biol Blood Marrow Transplant, 11: 149-160.

Cotten CM, Murtha AP, Goldberg RN, et al. 2014. Feasibility of autologous cord blood cells for infants with hypoxic-ischemic encephalopathy. J Pediatr, 164: 973-979.

Csaszar E, Kirouac DC, Yu M, et al. 2012. Rapid expansion of human hematopoietic stem cells by automated control of inhibitory feedback signaling. Cell Stem Cell, 10(2): 218-229.

de Melo BAG, França CG, Dávila JL, et al. 2020. Hyaluronic acid and fibrin from L-PRP form semi-IPNs with tunable properties suitable for use in regenerative medicine. Mater Sci Eng C Mater Biol Appl, 109: 110547.

Delaney C, Ratajczak MZ, Laughlin MJ. 2010. Strategies to enhance umbilical cord blood stem cell engraftment in adult patients. Expert Rev Hematol, 3(3): 273-283.

Dominici M, Le Blanc K, Mueller I, et al. 2006. Minimal criteria for defining multipotent mesenchymal stromal cells the international society for cellular therapy position statement. Cytotherapy, 8(4): 315-317.

El Baz H, Demerdash Z, Kamel M, et al. 2020. Induction of hepatic regeneration in an experimental model using hepatocyte-differentiated mesenchymal stem cells. Cell Reprogram, 22(3): 134-146.

Elfenbein GJ, Sackstein R. 2004. Primed marrow for autologous and allogeneic transplantation: a review comparing primed marrow to mobilized blood and steady-state marrow. Exp Hematol, 32(4): 327-339.

Ende N, Chen R, Reddi AS. 2006. Administration of human umbilical cord blood cells delays the onset of prostate cancer and increases the lifespan of the TRAMP mouse. Cancer Lett, 231: 123-128.

Erices A, Conget P, Minguell JJ. 2000. Mesenchymal progenitor cells in human umbilical cord blood. Br J Haemat, 109: 235-242.

Escolar ML, Poe MD, Provenzale JM, et al. 2005. Transplantation of umbilical-cord blood in babies with infantile Krabbe's disease. N Engl J Med, 352: 2069-2081.

Fan CG, Zhang QJ, Tang FW, et al. 2005. Human umbilical cord blood cells express neurotrophic factors. Neurosci Lett, 380: 322-325.

Friedman R, Betancur M, Boissel L, et al. 2007. Umbilical cord mesenchymal stem cells: adjuvants for human cell transplantation. Biol Blood Marrow Transplant, 13(12): 1477-1486.

Fu YS, Cheng YC, Lin MY, et al. 2006. Conversion of human umbilical cord mesenchymal stem cells in Wharton's jelly to dopaminergic neurons in vitro: potential therapeutic application for Parkinsonism. Stem Cells, 24: 115-124.

Gao K, He S, Kumar P, et al. 2020. Clonal isolation of endothelial colony-forming cells from early gestation chorionic villi of human placenta for fetal tissue regeneration. World J Stem Cells, 12(2): 123-138.

Ge J, Li Y, Qian J, et al. 2006. Efficacy of emergent transcatheter transplantation of stem cells for treatment of acute myocardial infarction (TCT-STAMI). Heart, 92: 1764-1767.

George TJ, Sugrue MW, George SN, et al. 2006. Factors associated with parameters of engraftment potential of umbilical cord blood. Transfusion, 46(10): 1803-1812.

Gluckman E, Broxmeyer HE, Auerbach AD, et al. 1989. Hematopoietic reconstitution in a patient with Fanconi's anemia by means of umbilical-cord blood from a HLAidentical sibling. N Engl J Med, 321: 1174-1178.

Gluckman E, Rocha V. 2006. Donor selection for unrelated cord blood transplants. Curr Opin Immunol, 18(5): 565-570.

Graves SS, Hogan W, Kuhr CS, et al. 2007. Stable trichimerism after marrow grafting from 2 DLA identical canine donors and nonmyeloablative conditioning. Blood, 110(1): 418-423.

Guillot PV, Gotherstrom C, Chan J, et al. 2007. Human first-trimester fetal MSC express pluripotency markers and grow faster and have longer telomeres than adult MSC. Stem Cells, 25(3): 646-654.

Gupta PK, ChullikanaA, Parakh R, et al. 2013. A double blind randomized placebo controlled phase I/II study assessing the safety and efficacy of allogeneic bone marrow derived mesenchymal stem cell in critical limb ischemia. J Transl Med, 11: 143.

Gussoni E, Bennett RR, Muskiewicz KR, et al. 2002. Long-term persistence of donor nuclei in a duchenne muscular dystrophy patient receiving bone marrow transplantation. J Clin Invest, 110(6): 807-814.

Hagiwara H, Ohsawa Y, Asakura S, et al. 2006. Bone marrow transplantation improves outcome in a mouse model of congenital muscular dystrophy. FEBS Lett, 580: 4463-4468.

Haller MJ, Wasserfall CH, McGrail KM, et al. 2009. Autologous umbilical cord blood transfusion in very young children with type 1 diabetes. Diabetes Care, 32(11): 2041-2046.

Hare JM, Traverse JH, Henry TD, et al. 2009. A randomized, double-blind, placebo-controlled, dose-escalation study of intravenous adult human mesenchymal stem cells (prochymal) after acute myocardial infarction. J Am Coll Cardiol, 54(24): 2277-2286.

Harris DT. 2009. Non-haematological uses of cord blood stem cells. Br J Haematol, 147(2): 177-184.

Haylock DN, Nilsson SK. 2005. Stem cell regulation by the hematopoietic stem cell niche. Cell Cycle, 4(10): 1353-1355.

Hiroyama T, Sudo K, Aoki N, et al. 2008. Human umbilical cordderived cells can often serve as feeder cells to maintain primate embryonic stem cells in a state capable of producing hematopoietic cells. Cell Biol Int, 31: 1-7.

Hofmeister CC, Zhang J, Knight KL, et al. 2007. Ex vivo expansion of umbilical cord blood stem cells for transplantation: growing knowledge from the hematopoietic niche. Bone Marrow Transplant, 39(1): 11-23.

Hogan CJ, Shpall EJ, McNulty O, et al. 1997. Engraftment and development of human CD34(+)-enriched cells from umbilical cord blood in NOD/LtSz-scid/scid mice. Blood, 90(1): 85-96.

Huang CJ, Butler AE, Moran A, et al. 2011. A low frequency of pancreatic islet insulin-expressing cells derived from cord blood stem cell allografts in humans. Diabetologia, 54(5): 1066-1074.

Imamura R, Miyamoto T, Yoshimoto G, et al. 2005. Mobilization of human lymphoid progenitors after treatment with granulocyte colony-stimulating factor. J Immunol, 175(4): 2647-2654.

Jäger M, Degistirici O, Knipper A, et al. 2007. Bone healing and migration of cord blood-derived stem cells into a critical size femoral defect after xenotransplantation. J Bone Miner Res, 22: 1224-1233.

Jaing TH, Hung IJ, Yang CP, et al. 2005. Rapid and complete donor chimerism after unrelated mismatched cord blood transplantation in 5 children with beta-thalassemia major. Biol Blood Marrow Transplant, 11: 349-353.

Jurga M, Markiewicz I, Sarnowska A, et al. 2006. Neurogenic potential of human umbilical cord blood: neural-like stem cells depend on previous long-term culture conditions. J Neurosci Res, 83: 627-637.

Kadivar M, Khatami S, Mortazavi Y, et al. 2006. In vitro cardiomyogenic potential of human umbilical vein-derived mesenchymal stem cells. Biochem Biophys Res Commun, 340: 639-647.

Kang JH, Lee CK, Kim JR, et al. 2007. Estrogen stimulates the neuronal differentiation of human umbilical cord blood mesenchymal stem cells. Neuroreport, 18: 35-38.

Kelly SS, Sola CBS, De Lima M, et al. 2009. Ex vivo expansion of cord blood. Bone Marrow Transplant, 44(10): 673-681.

Klyushnenkova E, Mosa JD, Zernetkina V, et al. 2005. T cell responses to allogeneic human mesenchymal stem cells: immunogenicity, tolerance, and suppression. J Biomed Sci, 12(1): 47-57.

Koc ON, Gerson SL, Cooper BW, et al. 2000. Rapid hematopoietic recovery after coinfusion of autologous-blood stem cells and cultureexpanded marrow mesenchymal stem cells in advanced breast cancer patients receiving highdose chemotherapy. J Clin Oncol, 18(2): 307.

Kogler G, Sensken S, Wernet P. 2006. Comparative generation and characterization of pluripotent unrestricted somatic stem cells with mesenchymal stem cells from human cord blood. Exp Hematol, 34: 1589-1595.

Kolf CM, Cho E, Tuan RS. 2007. Biology of adult mesenchymal stem cells: regulation of niche, self-renewal and differentiation. Arthritis Res Ther, 9: 204.

Kondziolka D, Wechsler L, Goldstein S, et al. 2000. Transplantation of cultured human neuronal cells for patients with stroke. Neurology, 55: 565-569.

Kucia M, Halasa M, Wysoczynski M, et al. 2007. Morphological and molecular characterization of novel population of CXCR4$^+$ SSEA-4$^+$ Oct-4$^+$ very small embryonic-like cells purified from human cord blood: preliminary report. Leukemia, 21: 297-303.

Kucia M, Reca R, Miekus K, et al. 2005. Traffcking of normal stem cells and metastasis of cancer stem cells involve similar mechanisms: pivotal role of the SDF-1–CXCR4 axis. Stem Cells, 23: 879-894.

Kwon DR, Park GY, Lee SC. 2019. Regenerative effects of mesenchymal stem cells by dosage in a chronic rotator cuff tendon tear in a rabbit model. Regen Med, 14(11): 1001-1012.

Laughlin MJ, Barker J, Bambach B, et al. 2001. Hematopoietic engraftment and survival in adult recipients of umbilicalcord blood from unrelated donors. N Engl J Med, 344(24): 1815-1822.

Laughlin MJ, Eapen M, Rubinstein P, et al. 2004. Outcomes after transplantation of cord blood or bone marrow from unrelated donors in adults with leukemia. N Engl J Med, 351(22): 2265-2275.

Lazarus HM, Koc ON, Devine SM, et al. 2005. Cotransplantation of HLA-identical sibling culture-expanded mesenchymal stem cells and hematopoietic stem cells in hematologic malignancy patients. Biol Blood Marrow Transplant, 11(5): 389-398.

Le Blanc K, Ringden O. 2005. Immunobiology of human mesenchymal stem cells and future use in hematopoietic stem cell transplantation. Biol Blood Marrow Transplant, 11(5): 321-334.

Leary AG, Ogawa M. 1987. Blast cell colony assay for umbilical cord blood and adult bone marrow progenitors. Blood, 69: 953-956.

Leor J, Guetta E, Feinberg MS, et al. 2006. Human umbilical cord blood-derived CD133[+]cells enhance function and repair of the infarcted myocardium. Stem Cells, 24(3): 772-780.

Lichtman MA. 1981. The ultrastructure of the hematopoietic microenvironment of the marrow: a review. Exp Hematol, 9: 391.

Lietchy KW, MacKenzie TC, Shaaban AF, et al. 2000. Human mesenchymal stem cells engraft and demonstrate site-specific differentiation after in utero transplantation in sheep. Nat Med, 6(11): 1282-1286.

Locatelli F, Rocha V, Chastang C, et al. 1999. Factors associated with outcome after cord blood transplantation in children with acute leukemia. Blood, 93(11): 3662-3671.

Ma N, Ladilov Y, Moebius JM, et al. 2006. Characterization of two populations of mesenchymal progenitor cells in umbilical cord blood. Cardiovasc Res, 71: 158-169.

Magro E, Regidor C, Cabrera R, et al. 2006. Early hematopoietic recovery after single unit unrelated cord blood transplantation in adults supported by co-infusion of mobilized stem cells from a third party donor. Haematologica, 91: 640-648.

Mahmud N, Pang W, Cobbs C, et al. 2004. Studies on the route of administration and role of conditioning with radiation on unrelated allogeneic mismatched mesenchymal stem cell engraftment in a nonhuman primate model. Exp Hematol, 32(5): 494-501.

Majhail NS, Brunstein CG, Wagner JE. 2006. Double umbilical cord blood transplantation. Curr Opin Immunol, 18(5): 571-575.

Manca MF, Zwart I, Beo J, et al. 2008. Characterization of mesenchymal stromal cells derived from full-term umbilical cord blood. Cytotherapy, 10: 54-68.

Mannon PJ. 2011. Remestemcel-L: human mesenchymal stem cells as an emerging therapy for Crohn's disease. Expert Opin Biol Ther, 11(9): 1249-1256.

Martin MA, Bhatia M. 2005. Analysis of the human fetal liver hematopoietic. Stem Cells Dev, 14: 493-504.

Mays RW, Van't Hof W, Ting AE, et al. 2007. Development of adult pluripotent stem cell therapies for ischemic injury and disease. Expert Opin Biol Ther, 7(2): 173-184.

McGrath K, Palis J. 2008. Ontogeny of erythropoiesis in the mammalian embryo. Curr Top Dev Biol, 82: 1-22.

McNiece I, Briddell R, Stoney G, et al. 1997. Large scale isolation of CD34[+] cells using the amgen cell selection device results in high levels of purity and recovery. J Hematotherapy, 6(1): 5-11.

Meier C, Middelanis J, Wasielewski B, et al. 2006. Spastic paresis after perinatal brain damage in rats is reduced by human cord blood mononuclear cells. Pediatr Res, 59(2): 244-249.

Miao Z, Jin J, Chen L, et al. 2006. Isolation of mesenchymal stem cells from human placenta: comparison with human bone marrow mesenchymal stem cells. Cell Biol Int, 30: 681-687.

Migliaccio AR, Adamson JW, Stevens CE, et al. 2000. Cell dose and speed of engraftment in placental/umbilical cord blood transplantation: graft progenitor cell content is a better predictor than nucleated cell quantity. Blood, 96(8): 2717-2722.

Miki T, Lehmann T, Cai H, et al. 2005. Stem cell characteristics of amniotic epithelial cells. Stem Cells, 23: 1549-1559.

Min JJ, Ahn Y, Moon S, et al. 2006. In vivo bioluminescence imaging of cord blood derived mesenchymal stem cell transplantation into rat myocardium. Ann Nucl Med, 20: 165-170.

Minguell JJ, Erices A. 2006. Mesenchymal stem cells and the treatment of cardiac disease. Exp Biol Med, 231: 39-49.

Nguyen Huu S, Dubernard G, Aractingi S, et al. 2006. Feto-maternal cell traffcking: a transfer of pregnancy associated progenitor cells. Stem Cell Rev, 2: 111-116.

Nikolic WV, Hou H, Town T, et al. 2008. Peripherally administered human umbilical cord blood cells reduce parenchymal and vascular beta-amyloid deposits in Alzheimer mice. Stem Cells Dev, 17(3): 423-439.

Nishiyama N, Miyoshi S, Hida N, et al. 2007. The significant cardiomyogenic potential of human umbilical cord blood-derived mesenchymal stem cells in vitro. Stem Cells, 25(8): 2017-2024.

Nolta JA, Thiemann FT, Arakawa Hoyt J, et al. 2002. The AFT024 stromal cell line supports long-term ex vivo maintenance of engrafting multipotent human hematopoietic progenitors. Leukemia, 16: 352-361.

Nunes VA, Cavacana N, Canovas M, et al. 2007. Stem cells from umbilical cord blood differentiate into myotubes and express dystrophin in vitro only after exposure to in vivo muscle environment. Biol Cell, 99: 185-196.

Pearson T, Shultz LD, Miller D, et al. 2008. Non-obese diabetic–recombination activating gene-1 (NOD–Rag 1 null) interleukin (IL)-2 receptor common gamma chain (IL 2 rγnull) null mice: a radioresistant model for human lymphohaematopoietic engraftment. Clin Exp Immunol, 154(2): 270-284.

Petit I, Szyper-Kravitz M, Nagler A, et al. 2002. G-CSF induces stem cell mobilization by decreasing bone marrow SDF-1 and up-regulating CXCR4. Nat Immunol, 3(7): 687-694.

Pijnappels DA, Schalij MJ, van Tuyn J, et al. 2006. Progressive increase in conduction velocity across human mesenchymal stem cells is mediated by enhanced electrical coupling. Cardiovasc Res, 72: 282-291.

Pittenger MF, Mackay AM, Beck CB, et al. 1999. Multilineage potential of adult human mesenchymal stem cells. Science, 284: 143-147.

Prasad VK, Mendizabal A, Parikh SH, et al. 2008. Unrelated donor umbilical cord blood transplantation for inherited metabolic disorders in 159 pediatric patients from a single center: influence of cellular composition of the graft on transplantation outcomes. Blood, 112(7): 2979-2989.

Quevedo HC, Hatzistergos KE, Oskouei BN, et al. 2009. Allogeneic mesenchymal stem cells restore cardiac function in chronic ischemic cardiomyopathy via trilineage differentiating capacity. Proc Natl Acad Sci USA, 106(33): 14022-14027.

Rachakatla RS, Marini F, Weiss ML, et al. 2007. Development of human umbilical cord matrix stem cell-based gene therapy for experimental lung tumors. Cancer Gene Ther, 14: 828-835.

Rak Kwon D, Jung S, Jang J, et al. 2020. A 3-Dimensional bioprinted scaffold with human umbilical cord blood-mesenchymal stem cell simproves regeneration of chronic full-thickness rotator cuff tear in a rabbit model. Am J Sports Med, 48(4): 947-958.

Reinisch A, Bartmann C, Rohde E, et al. 2007. Humanized system to propagate cord blood-derived multipotent mesenchymal stromal cells for clinical application. Regen Med, 2: 371-382.

Rocha V, Labopin M, Sanz G, et al. 2004. Transplants of umbilical-cord blood or bone marrow from unrelated donors in adults with acute leukemia. N Engl J Med, 351(22): 2276-2285.

Sane MS, Tang H, Misra N, et al. 2019. Characterization of an umbilical cord blood sourced product suitable for allogeneic applications. Regen Med, 14(8): 769-789.

Sanz GF, Saavedra S, Jimenez C, et al. 2001. Unrelated donor cord blood transplantation in adults with chronic myelogenous leukemia: results in nine patients from a single institution. Bone Marrow Transplant, 27: 693-701.

Schoemans H, Theunissen K, Maertens J, et al. 2006. Adult umbilical cord blood transplantation: a comprehensive review. Bone Marrow Transplant, 38: 83-93.

Secco M, Zucconi E, Vieira NM, et al. 2008. Multipotent stem cells from umbilical cord: cord is richer than blood! Stem Cells, 26(1): 146-150.

Sharma AD, Cantz T, Richter R, et al. 2005. Human cord blood stem cells generate human cytokeratin 18-negative hepatocyte-like cells in injured mouse liver. Am J Pathol, 167: 555-564.

Sherley JL. 2002. Asymmetric cell kinetics genes: the key to expansion of adult stem cells in culture. Stem Cells, 20(6): 561-572.

Shields LE, Andrews RG. 1998. Gestational age changes in circulating CD34[+] hematopoietic stem/progenitor cells in fetal cord blood. Am J Obstet Gynecol, 178: 931-937.

Soncini M, Vertua E, Gibelli L, et al. 2007. Isolation and characterization of mesenchymal cells from human fetal membranes. J Tissue Eng Regen Med, 1: 296-305.

Styczynski J, Cheung YK, Garvin J, et al. 2004. Outcomes of unrelated cord blood transplantation in pediatric recipients. Bone Marrow Transplant, 34: 129-136.

Sun J, Allison J, McLaughlin C, et al. 2010. Differences in quality between privately and publicly banked umbilical cord blood units: a pilot study of autologous cord blood infusion in children with acquired neurologic disorders. Transfusion, 50(9): 1980-1987.

Takahashi S, Ooi J, Tomonari A, et al. 2006. Post transplantation engraftment and safety of cord blood transplantation with grafts containing relatively low cell doses in adults. Int J Hematol, 84(4): 359-362.

Tang XP, Zhang M, Yang X, et al. 2006. Differentiation of human umbilical cord blood stem cells into hepatocytes in vivo and in vitro. World J Gastroenterol, 12: 4014-4019.

Thomas ED, Lochte HL, Cannon JH, et al. 1959. Supralehtal whole body irradiation and isologous marrow transplantation in man. J Clin Invest, 38(10): 1709-1716.

Tisato V, Naresh K, Girdlestone J, et al. 2007. Mesenchymal stem cells of cord blood origin are effective at preventing but not treating graft-versus-host disease. Leukemia, 21: 1992-1999.

Tracy ET, Zhang CY, Gentry T, et al. 2011. Isolation and expansion of oligodendrocyte progenitor cells from cryopreserved human umbilical cord blood. Cytotherapy, 13(6): 722-729.

Tracy SA, Chalphin AV, Kycia I, et al. 2020. Hematogenous donor cell routing pathway after transamniotic stem cell therapy. Stem Cells Dev, 29(12): 755-760.

Troyer DL, Weiss ML. 2008. Wharton's jelly-derived cells are a primitive stromal cell population. Stem Cells, 26(3): 591-599.

Urbanek K, Ceselli D, Rota M, et al. 2006. Stem cell niches in the adult mouse heart. Proc Natl Acad Sci, 103: 9226-9231.

Vacanti MP, Roy A, Cortiella J, et al. 2001. Identification and initial characterization of spore-like cells in adult mammals. J Cell Biochem, 80: 455-460.

van de Ven C, Collins D, Bradley MB, et al. 2007. The potential of umbilical cord blood multipotent stem cells for nonhematopoietic tissue and cell regeneration. Exp Hematol, 35(12): 1753-1765.

Vanelli P, Beltrami S, Cesana E, et al. 2004. Cardiac precursors in human bone marrow and cord blood: in vitro cell cardiogenesis. Ital Heart J, 5: 384-388.

Vendrame M, Gemma C, de Mesquita D, et al. 2005. Antiinflammatory effects of human cord blood cells in a rat model of stroke. Stem Cells Dev, 14: 595-604.

Wagner JE, Ishida Yamamoto A, McGrath JA, et al. 2010. Bone marrowtransplantation for recessive dystrophic epidermolysis bullosa. N Engl J Med, 363(7): 629-639.

Wagner W, Wein F, Roderburg C, et al. 2007. Adhesion of hematopoietic progenitor cells to human mesenchymal stem cells as a model for cell–cell interaction. Exp Hematol, 35: 314-332.

Wang JF, Wang LJ, Wu YF, et al. 2004. Mesenchymal stem/progenitor cells in human umbilical cord blood as support for ex vivo expansion of CD34(+) hematopoietic stem cells and for chondrogenic differentiation. Haematologica, 89: 837-844.

Wang X Y, Lan Y, He W Y, et al. 2008. Identification of mesenchymal stem cells in aorta-gonad-mesonephros and yolk sac of human embryos. Blood, 111(4): 2436-2443.

Weisel KC, Gao Y, Shieh JH, et al. 2006. Stromal cell lines from the aorta-gonado-mesonephros region are potent supporters of murine and human hematopoiesis. Exp Hematol, 34: 1505-1516.

Weiss L. 1976. The hematopoietic microenvironment of the bone marrow: an ultrastructural study of the stroma in rats. Anatom Rec, 186: 161.

Weiss ML, Medicetty S, Bledsoe AR, et al. 2006. Human umbilical cord matrix stem cells: preliminary characterization and effect of transplantation in a rodent model of Parkinson's disease. Stem Cells, 24: 781-792.

Wexler SA, Donaldson C, Denning Kendall P, et al. 2003. Adult bone marrow is a rich source of human mesenchymal"stem" cells but umbilical cord and mobilized adult blood are not. Br J Haematol, 121: 368-374.

Willing AE, Lixian J, Milliken M, et al. 2003. Intravenous versus intrastriatal cord blood administration in a rodent model of stroke. J Neurosci Res, 73: 296-307.

Wu KH, Zhou B, Mo XM, et al. 2007. Therapeutic potential of human umbilical cord-derived stem cells in ischemic diseases. Transplant Proc, 39(5): 1620-1622.

Wysoczynski M, Reca R, Lee H, et al. 2009. Defective engraftment of C3aR$^{-/-}$ hematopoietic stem progenitor cells shows a novel role of the C3a-C3aR axis in bone marrow homing. Leukemia, 23(8): 1455-1461.

Xiong N, Zhang Z, Huang J, et al. 2011. VEGF-expressing human umbilical cord mesenchymal stem cells, an improved therapy strategy for Parkinson's disease. Gene Ther, 18(4): 394-402.

Xu L, Yuan S, Chen W, et al. 2020. Transplantation and tracking of the human umbilical cord mesenchymal stem cell labeled with superparamagnetic iron oxide in deaf pigs. Anat Rec (Hoboken), 303(3): 494-505.

Yong KL, Fahey A, Pahal G, et al. 2002. Fetal haemopoietic cells display enhanced migration across endothelium. Br J Haematol, 116: 392-400.

Yoshida S, Ishikawa F, Kawano N, et al. 2005. Human cord blood–derived cells generate insulin-producing cells in vivo. Stem Cells, 23: 1409-1416.

Yu M, Xiao Z, Shen L, et al. 2004. Mid-trimester fetal blodderived adherent cells share characteristics similar to mesenchymal stem cells but full-term umbilical cord blood does not. Br J Haematol, 124: 666-675.

Zhang X, Mitsuru A, Igura K, et al. 2006. Mesenchymal progenitor cells derived from chorionic villi of human placenta for cartilage tissue engineering. Biochem Biophys Res Commun, 340: 944-952.

第八章　脐带血干细胞移植治疗的作用研究

第一节　脐带血干细胞移植的靶向归巢作用

一、概述

脐带血（UCB）是造血祖细胞和干细胞（hematopoietic progenitor and stem cell，HP/SC）的一种可行的来源，可用于那些不能进行异基因造血干细胞（HSC）移植（HSCT）的供体患者。对于许多血液系统恶性肿瘤患者，HSCT 是唯一可提供治愈选择的治疗方法。然而，许多患者没有人白细胞抗原（HLA）匹配的相关或无关的成人供体，能够匹配相关的同胞供体患者的概率仅为 25%～30%。此外，根据种族背景，在登记处能够找到 HLA 匹配志愿者的无关供体的机会为 10%～60%。因此，对没有 HLA 匹配志愿者供体的大量患者，UCB 是 HSC 的重要替代无关供者的来源。

研究显示，UCB 与骨髓或动员周围血的 HSC 的优点和缺点不同。UCB 的优点包括，快速的可用性和不太严格的 HLA 匹配要求。UCB 含有独特的幼稚免疫细胞表型和较低的移植物抗宿主病（GVHD）。这使得 HLA 匹配要求不那么严格，一个或两个 HLA 不匹配的供体基因受体都可以接受。最近的研究表明，这种不匹配 UCB 移植的结果与 HLA 匹配的无关供体的 HSCT 效果相似。

尽管 UCBT 治疗有效且应用比较灵活，但主要的缺点仍是植入的延迟。在 UCB 中，有核细胞（NC）数量的不足与延迟植入之间存在直接的相关性，并可导致疗效较差和移植相关死亡率的增加。鉴于在单个 UCB 单位中观察到的 NC 剂量通常较低，目前已研究出多种策略以克服接受 UCBT 成人中的延迟植入。这些策略包括使用双 UCB 单位、骨内输注 UCB 细胞、体外扩增 UCB 细胞，以及促进 HP/SC 归巢到骨髓的微环境中。

本文主要讨论 HSC 归巢（HSC homing）的机制、如何针对这一过程使干细胞植入增加，以及可能改善接受 UCBT 患者的预后结果。目前的研究显示，可用于改善归巢的 4 种主要方法包括：体外岩藻糖基化，体外用前列腺素 E2 处理 UCB 细胞，通过体外补体片段 C3a 引发 UCB 细胞，全身使用 CD26/DPP-IV 抑制剂。这些令人兴奋的实验室工作，可能即将转化为改善临床治疗的效果。

二、干细胞归巢的机制

归巢是输入的 HSC 与骨髓窦状内皮细胞积极地相互作用，在骨髓腔内迁移并滞留的初始过程。输入的 HSC 通过骨髓窦状血管流动，直到选择蛋白和整合蛋白的出现才开始细胞的滚动与黏附的过程。骨髓窦状内皮细胞表达 E-选择蛋白和 P-选择蛋白，是膜结合的 C 型凝集蛋白，与 HSC 上表达的细胞表面糖基化配体结合。内皮细胞上的这种配体 P-选择蛋白糖蛋白配体 1（P-selectin glycoprotein ligand 1，PSGL-1）可与 HSC 上的 P-选择蛋白相互作用以诱导 HSC 滚动和黏附。通过抗 P-选择蛋白和 E-选择蛋白的单克隆抗体治疗小鼠，以及在遗传学缺乏这两种选择蛋白的小鼠进行 HSCT 研究证明，P-选择蛋白和 PSGL-1 之间的相互作用对 HSC 的归巢具有重要的作用。

与选择蛋白无关的是，整合蛋白可增加 CD34 细胞与骨髓内皮细胞的黏附。在 HSC 的黏附中，α4β1 整合蛋白（一种非常晚期的抗原，VLA-4）和血管细胞黏附分子-1（vascular cell adhesion molecule-1，VCAM-1）的相互作用具有主导作用。在小鼠研究中，阻断 VLA-4 或 VCAM-1 的抗体可显著降低移植骨髓细胞归巢至致死辐射受体的骨髓中。虽然不如 VLA-4 与 VCAM-1 的结合有效，但另一种整合蛋白，即白细胞功能相关抗原-1（leukocyte function-associated antigen-1，LFA-1）与其受体[细胞内黏附分子-1（intracellular adhesion molecule-1，ICAM-1]的结合，在生理条件下业已证明对干细胞的归巢具有重要作用。

经过寻迹（rolling）、结合（tethering）和黏附后，HP/SC 必须穿过骨髓窦状内皮细胞向血管外的骨髓腔迁移，通过趋化因子、基质细胞衍化因子 1α（stromal-cell-derived factor1α，SDF-1α）及其受体 CXC 趋化因子受体 4（CXC chemokine receptor 4，CXCR4）的相互作用实现移行。而且，SDF-1α：CXCR4 轴在 HSC 归巢中起关键作用。在 HSCT 预处理方案的高剂量化学疗法和（或）放射疗法中，可导致体内骨髓基质细胞 SDF-1α 表达的增加。这种增加的机制可能是由于预处理方案引起的组织损伤，从而导致分泌趋化因子、细胞因子和蛋白水解酶水平的显著增加，这对干细胞的迁移和再增殖具有深远的影响。此外，当 SDF-1α：CXCR4 轴受阻时，人类 HP/SC 在免疫缺陷小鼠中的成功归巢和植入显著降低。

研究显示，SDF-1α 可增加细胞表面 VLA-4 和 LFA-1 的表达。在免疫缺陷小鼠中，单次高剂量的 SDF-1α 可增加人 HSC 再增殖。在体外，用 SDF-1α 预处理人 HP 细胞也可增加这些细胞在非肥胖性糖尿病/重症联合免疫缺陷（NOD/SCID）小鼠中的植入。这些都进一步支持 SDF-1α：CXCR4 轴的关键作用，人脐带血细胞 CXCR4 的过度表达与 NOD/SCID 小鼠植入增加相关。此外，在移植前用 CXCR4 中和抗体处理脐带血 CXCR4⁻细胞也可在 NOD/SCID 小鼠中低水平移植，表明体内移植后可迅速上调细胞表面的 CXCR4 表达。

最后，移行后的细胞通过在 HP/SC 上高表达的钙敏感受体迁移并滞留在骨髓的骨内膜微环境时，HP/SC 归巢完成。这一个过程在移植后的数小时内即可发生，并且不超过 1～2 天。因此，HP/SC 通过整合蛋白、选择蛋白和 SDF-1 与内皮细胞和骨髓基质细胞的相互作用，使移植的干细胞能够正常归巢到骨髓的微环境中。目前，研究人员正致力于开发增强 HP/SC 归巢的方法，以提高 UCBT 的植入。

三、提高 UCB 植入对 HP/SC 靶向归巢的方法

（一）体外岩藻糖基化的作用

如上所述，选择蛋白及其配体是启动 HP/SC 归巢的必要条件。PSGL-1 是最具代表性的选择蛋白配体。在体内，PSGL-1 可介导白细胞与 P-选择蛋白结合和滚动。为了使 PSGL-1 与 P-选择蛋白结合，必须用酪氨酸硫酸盐修饰 PSGL-1 的一个小的 N 端区域，并用唾液酸化 Lewis x（sLex）片段修饰两个 O-聚糖核。这种修饰是通过 α1-3 岩藻糖化，并形成如 sLex 末端的聚糖组分。研究发现，人 UCB CD34⁺细胞对经过辐照的 NOD/SCID 小鼠骨髓的依赖性不如成人骨髓或周围血的 CD34⁺细胞。Xia 等人的研究显示，UCB 细胞的体外岩藻糖基化可以通过改进岩藻糖基化 PSGL-1 与 P-选择蛋白和 E-选择蛋白的结合而提高 HP/SC 在 UCB 的归巢作用及植入效果。

当用鸟苷二磷酸（guanosine diphosphate，GDP）岩藻糖和外源 α1-3 岩藻糖基转移酶（α1-fucosyltransferase，FT）对 UCB 细胞进行短暂的岩藻糖基化处理时，则可能导致这些细胞与两种选择蛋白的结合增加，这将导致受照射 NOD/SCID 小鼠的植入增强。流式细胞术分析表明，大约 25% 的 UCB CD34 细胞不表达 sLex，并且大多数没有 sLex 的细胞不与 P-选择蛋白或 E-选择蛋白结合。通过 FTVI 体外处理 UCB CD34 细胞的短暂岩藻糖基化，一种外源性 α1-3FV 和 GDP 岩藻糖可增强与选择蛋白的结合。而且，与对照生理盐水或假处理的 UCB 单核细胞相比，人 HP 的植入显著提高。

Robinson 等人的研究显示，在另一种小鼠系统的实验中用 FTV I 在体外的岩藻糖基化可增加 UCB CD34 细胞的归巢和植入。进一步的岩藻糖基化临床前研究表明，在 CD34 细胞中这种主要内源性 α1-3FV 是 FTV II 而不是 FTV I。在体外研究还发现，FTV II 在修饰 UCB CD34 细胞的功能性选择蛋白配体方面比 FTV I 更有效。

根据小鼠异种移植模型的临床前数据显示，人 UCB 祖细胞通过重组人 FTV I 即 ASC-101 的体外处理后，与未处理的 UCB 祖细胞相比，可更快和更高水平地在人体内植入。因此，这也开启了体外岩藻糖基

化的多中心临床试验。1～80 岁患有多种血液系统恶性肿瘤的患者，都可根据年龄和疾病类型选择清髓处理或低强度的预处理方案。在双 UCB 单位移植时，NC 的最低剂量为 1.5×10^7 个细胞/kg 体重。未经处理而含有较高数量的这种 NC 单位可首先输注，而较小单位的细胞经复苏和洗涤后，在室温下用 ASC-101 和基质 GDP-岩藻糖处理 30min。这种试验的主要观察指标是在 42 天内移植患者的数量以及平均的植入时间。体外岩藻糖基化似乎是安全可行的，并可增加岩藻糖基化 CD34$^+$细胞的比例（33%～99%）。在接受低强度预处理和可进行移植评估的前 7 例患者中，中性粒细胞绝对计数（absolute neutrophil count，ANC）0.5×10^9/L 的中位时间为 14（12～28）天，血小板计数 20×10^9/L 的中位时间为 33（18～100）天。其中，1 例患者出现继发性移植失败。在 6 例植入的患者中，4 例出现岩藻糖基化单位的植入，另外 2 例出现无岩藻糖基化单位的植入。这些表明，除增强归巢外的其他因素也与长期植入有关。如果这种试验的结果不够稳定，可能需要研究其他体外岩藻糖基化的方法，如 FTV II。此外，更有意义的是，在测试体外岩藻糖基化作用对移植的影响时，只需单独处理 UCB 单位。

（二）前列腺素 E_2 的体外处理

前列腺素 E_2（prostaglandin E_2，PGE_2）是一种调控性类花生酸，在人体的许多生理过程中起着重要作用，其中一个角色就是造血。PGE_2 剂量依赖性地抑制体内骨髓细胞生成，但可刺激红系和多系祖细胞。在斑马鱼中，增强 PGE_2 合成的试剂可增加造血干细胞数量，阻断前列腺素合成的试剂可减少干细胞数量。在同一项研究中，体外暴露于稳定的 PGE_2 可增加小鼠骨髓中长期复制 HP/SC 的频率。研究表明，小鼠和人类 HSC 均可表达 PGE_2 受体，并且 HP/SC 短期体外暴露于 PGE_2 可增强其归巢，并导致 HSC 在移植后 20 周内增加 4 倍。

用 PGE_2 处理的人 UCB 细胞移植 NOD/SCID 小鼠的研究表明，UCB 细胞向骨髓归巢的作用增强。而且，其中部分作用是在 HP/SC 上的 CXCR4 表达增加所致。人 CD34$^+$细胞和内皮细胞暴露于 PGE_2 后，其 CXCR4 增加。此外，通过脉冲暴露于稳定的 PGE_2 衍生物 16,16-二甲基前列腺素 E_2（dimethyl prostaglandin E_2，$dmPGE_2$）可显著增强 UCB CD34$^+$细胞对 SDF-1 的趋化性，并通过选择性 CXCR4 的拮抗剂 AMD3100 阻断其迁移，表明通过这种 CXCR4 受体介导一种特殊效应。$dmPGE_2$ 的进一步研究证明，其在长期灵长类动物移植研究中是安全的。

在 I 期临床试验中，为改善人体低强度双 UCB 移植后的植入，并评估 $dmPGE_2$ 体外处理的安全性和有效性，在双 UCB 单位移植时，只需用一个单位 $dmPGE_2$ 处理。该研究结果表明，用 $dmPGE_2$ 体外孵育 30min 不会导致显著的细胞损失，CD34$^+$细胞的活细胞平均回收率为 90%。而且，其不良反应均可控制，也无患者出现原发性移植物失败。中性粒细胞植入的中位时间为 17（14～31）天，比同期未经处理 UCB 单位移植类似的对照患者所需时间明显缩短[平均为 21 天（$P = 0.04$）]。血小板植入的中位时间为 43（26～60）天，12 例患者中有 11 例在第 60 天时血小板植入。嵌合评估显示，12 例患者中有 10 例出现 $dmPGE_2$ 处理 UCB 单位的早期而持续的植入，与未经处理的细胞比较，这种处理细胞对造血作用的贡献率为 100%。根据这些阳性的研究结果，目前正在扩大对 $dmPGE_2$ 随机的 II 期临床试验研究，以及在一个单位 UCB 移植时体外用 $dmPGE_2$ 处理脐血细胞的测试研究。

（三）补体片段 C3a 的体外活化处理

最近的研究显示，补体片段 C3a 在造血中具有重要的作用。正常人 CD34$^+$细胞及谱系扩增的造血前体细胞，均可表达补体 C3a 过敏毒素受体 C3aR。而且，骨髓基质细胞可分泌 C3a，C3a 能活化 C3aR 使 HP/SC 对 SDF-1 的反应敏感。C3aR 介导的信号转导可增加 HP/SC 对 SDF-1 的趋化反应，同时增强跨内皮下基膜的迁移。在小鼠的移植实验中，C3a 可致敏小鼠 Sca-1$^+$细胞比未处理的细胞在致死性照射小鼠中的植入速度快。人 CD34$^+$细胞的 C3a 致敏可导致 CXCR4 受体与膜脂筏（membrane lipid raft）结合，CXCR4 的这种结合可使造血细胞对 SDF-1 的反应最敏感。

临床前的研究表明，C3a 引发 CD34$^+$细胞可能有助于增强 UCB 移植物的归巢和植入。在临床试验中，对非清髓预处理的双 UCB 单位移植血液系统恶性肿瘤的成年患者已进行安全性和潜在疗效的评估。在双 UCB 单位移植时，需要最小的 NC 剂量为 3×10^7 个细胞/kg 体重，每个单位的最小 NC 剂量为 1.5×10^7 个细胞/kg 体重。一个单位的 UCB 无需处理，双单位 UCB 处理在复苏后，用 1μg/ml 的 C3a 固定浓度在室温下作用 15min。由于采用非清髓预处理方案，早期中性粒细胞的恢复不能作为自体重建效果的终点。虽然这项试验可证明 C3a 引发的安全性和耐受性，但在治疗的 29 例患者中有 9 例除 1～3 级的高血压外，虽然其他输注毒性最小，但并没有发现嵌合体向治疗单位倾斜的增加。29 例患者中有 27 例在移植后第 42 天显示中性粒细胞恢复，其中只有 9 例出现 C3a 的致敏单位造血，18 例出现未处理单位的造血。这些表明，该方法无法有效促进干细胞的归巢和植入。在移植后第 42 天达到中性粒细胞恢复的 29 名患者中，只有 9 名患者从 C3a 引发的单位获得了造血功能，18 名来自未经处理的单位，这表明这种方法有一定效果。然而，研究人员提出，可能需要优化启动条件，如更高的 C3a 浓度或 37℃的孵化，以提高疗效。但是，这需要进一步的研究来证明这种方法的潜在用途。

（四）CD26/DPP-IV 系统的抑制作用

SDF-1α：CXCR4 轴在干细胞归巢中起关键作用，并通过 CD26/DPP-IV 酶进行调控。CD26 是一种二肽基肽酶活性的膜相关蛋白，可切割和灭活 SDF-1α。CD26 切割 SDF-1α 的 N 端二肽，导致截短形式的 SDF-1，其不能活化 CXCR4 但仍可与 CXCR4 结合。CD26 在正常 CD34$^+$细胞表面表达，UCB CD34$^+$细胞的亚群主要是 CXCR4 表达细胞。此外，CD26 在血浆中以催化活性可溶性形式循环。CD26/DPP-IV 抑制可促进 CD34$^+$细胞沿 SDF-1 梯度的迁移。此外，小鼠 HP/SC 中抑制 CD26/DPP-IV 或 CD26 的纯合缺失与体内干细胞再增殖能力的增加有关。

人 UCB 造血祖细胞（HPC）的表型分析表明，只有人 UCB CD34$^+$细胞亚群[（8.6±2.1）%]表达催化活性的 CD26/DPP-IV。通过 DPP-IV 的抑制剂抑二肽蛋白 A（dipbiin A）处理 CD34$^+$CD26$^+$ UCB 细胞可增强这些细胞的 SDF-1α 迁移反应。这些表明，CD26/DPP-IV 具有重要的生物学意义，这大致相当于 CD26$^-$CD34$^+$细胞迁移反应的作用。研究表明，抑二肽蛋白 A 的处理可阻断 UCB 细胞中总 CD34$^+$的大部分 DPP-IV 活性，但这种处理不影响 CD34$^+$CD26$^-$细胞的迁移，表明抑制剂的这种作用是特异性的。

在小鼠模型的研究中，进一步发现 CD26/DPP-IV 抑制的潜力。该模型显示在移植前用抑二肽蛋白 A 体外预处理供体小鼠 HP/SC 15～30min 可显著增加短期的归巢和长期的植入。用这种抑制剂预处理人 CD34$^+$ UCB 细胞后，移植给亚致死照射 NOD/SCID 的小鼠，其体内的植入增加。而且，当移植的 CD34$^+$细胞数量相对较低时，CD26/DPP-IV 抑制移植的增强作用更明显，这在 CD34$^+$细胞数量有限的 UCB 移植中尤为重要。

CD26/DPP-IV 的全身性抑制作用，也可导致人和小鼠骨髓 HP/SC 在临床前模型中的植入增强。虽然目前尚不清楚 DPP-IV 的这种全身抑制作用是否等同于在移植前细胞的体外处理，但这种全身 CD26/DPP-IV 的抑制作用可能比体外的抑制具有更为重要的价值。由于移植物的体外处理昂贵，并且需要规范（GMP）的实验室，因此使用临床批准的 DPP-IV 抑制剂进行体内药理学抑制，使其更容易和更直接进行临床转化。

目前，在体内的药理学抑制作用研究显示，DPP-IV 可增强成人血液恶性肿瘤患者一个单位 UCB 移植的植入。西他列汀是经美国食品药品监督管理局（FDA）批准，可用于治疗 2 型糖尿病的口服 DPP-IV 抑制剂。这是一种高选择性的 DPP-IV 抑制剂，并且在高剂量时对人体试验也是安全的。用高剂量西他列汀治疗一个单位 UCB 移植的晚期血液系统恶性肿瘤患者的结果显示，中位年龄为 39（21～58）岁的 24 例患者通过清髓预处理方案治疗后，在预处理的前 1 天到预处理后的第 2 天口服西格列汀 600mg/d，第 0 天进行单次 UCB 移植。根据健康志愿者的研究表明，西他列汀的药效学剂量为单次 600mg，给药后血浆 DPP-IV 抑制率>90%，持续时间超过 24h。要求 UCB 单位的最小 NC 剂量为 2.5×10^7/kg，并且至少在 6 个 HLA 基因位点中有 4 个匹配。17 例患者接受红细胞清除的 UCB 移植，在 6 个 HLA 基因位点中有 4

个（n=10）或 5 个（n=7）匹配，NC 剂量的中位数为 3.6（2.5～5.2）×10^7个细胞/kg 体重，植入的中位时间为 21（13～50）天，在 50 天时的累计发生率为 94%（95%CI，84～100%）。而且，在成人患者接受单次或双次 UCB 移植的植入中位时间也在 22 天或更长。虽然西格列汀耐受性良好，但对血浆 DPP-IV 活性的抑制，在使用的这种剂量时并不持续。在给药后 2h，血浆 DPP-IV 活性降低至平均 23%，但抑制在 12～18h 后迅速消失（图 8-1A）。重要的是，血浆 DPP-IV 活性-时间曲线下的面积与移植有显著的相关性（图 8-1B），表明血浆 DPP-IV 活性可能是衡量骨髓微环境中 DPP-IV 活性的良好替代指标，而对 DPP-IV 的持续抑制可能会进一步改善移植的效果。药代动力学-药效学模型的研究表明，每日多次给药可以更好地改善 DPP-IV 的抑制作用。因此，随后改为每 12h 和每 8h 一次 600mg 的西格列汀。每 12h 给药 600mg 的耐受性良好，但每 8h 给药 600mg 出现 5 级限剂量毒性（grade 5 dose-limiting toxicity），即毛细血管渗漏综合征和多器官衰竭反应。每天两次给予西格列汀可出现更持久血浆 DPP-IV 活性的抑制作用（图 8-1C）。在此研究的基础上通过多中心的Ⅱ期临床试验，以 NC 的植入为主要终点，用西格列汀 600mg/12 h 对成人血液系统恶性肿瘤患者体内进行 DPP-IV 抑制作用的研究。

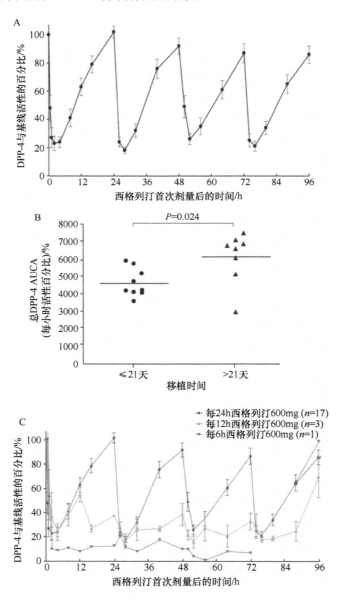

图 8-1　西格列汀对 UCB 移植患者血浆 DPP-IV 的抑制作用（Ballen，2014）

四、结语

虽然 UCB 是造血干细胞的重要替代来源，可以对没有 HLA 匹配的志愿者供体患者进行移植，但延迟植入仍然是 UCB 移植的一种主要限制因素。尽管现已制定多种增强植入和早期血细胞计数恢复的策略，但对该领域的人来说，重要的是要认识到这样的策略相对简单且价格合理，以便将该技术应用于可能从 UCB 移植中受益的更多患者。目前，体外多种操作方法学的经费问题仍然受到广泛关注，包括脐带血细胞体外大量的扩增、单倍体融合细胞或多脐带血单位的应用等。通过 HP/SC 的归巢作用增强移植效果的方法，包括体外岩藻糖基化、dmPGE$_2$ 启动、CD26/DPP-IV 药物抑制等，更为简单，提供较大的实际应用优势和更少的费用，特别是可以成功地用于单 UCB 单位的移植。这些技术的进一步研究，确定其相对的效率对于推进该领域的不断发展将是重要的。但是必须认识到，靶向干细胞归巢方法的研究不一定采取竞争的策略。与任何一种方法相比，针对归巢不同方面的组合方法可能最终在移植能力方面取得更大的改善。例如，用 dmPGE$_2$ 体外启动与西格列汀体内的 DPP-IV 抑制作用相结合可能是一种简单的方法。在未来的几年内，还可能出现实现干细胞归巢到骨髓微环境的靶向治疗，以及实现有限的干细胞数量更快植入的最佳组合方法。通过这些方式，希望能够克服植入的障碍，充分展示 UCB 移植的优势。

第二节 脐带血造血干细胞的骨内移植与疗效

一、植入与造血恢复的速度

在造血细胞移植（hematopoietic cell transplantation，HCT）的历史上，几乎所有病例都是采用输注造血细胞的方式进行。这种方式的主要依据为，注入的细胞能够找到其发育的微环境。在啮齿类动物研究中发现，只有不到 10% 的这种注射细胞能够在造血器官中"播种"，但在临床上鲜有对此问题的关注。尽管这种移植始终是一个问题，但在移植后到底有多少细胞归巢于微环境并未引起很大的关注。据记载，即使在移植多年后，造血再生器官也从未恢复到正常值。因此，HSC 的"衰竭"仍然是一个有趣的问题。这不仅与"播种"的效率有关，也与移植后 HSC 的"扩增"能力有关。

在临床实践中，细胞剂量与移植结果相关的概念是近年来才提出的；较高的细胞剂量与较低的不复发死亡率（nonrelapse mortality，NRM）有关。然而，动员周围血的利用使细胞剂量效应成为一个非常复杂的问题。

二、移植后 HSC 的移居

在哺乳动物整个生命过程中，迁移能力是 HSC 的一种重要特性。这一特性表明骨髓（BM）细胞分裂的差异，以及信号和细胞之间的频繁交流。同样，在 BM 移植中这种迁移和接种的能力是 HSC 静脉注射的基础。如果没有 HSC 和微环境之间的这种相互作用，造血细胞的移植就不会发生。全身静脉注射（IV）后，HSC 必须先穿过肺微血管网，然后通过血流输送到机体组织。因此，肺是一种过滤器，会减少血液中 BM 细胞的数量。一旦这些细胞到达左心房，HSC 在心脏输出时则被稀释，并按分馏定律（fractionation law）预测的数学规则首次传送到不同结构的组织中。这一原理适用于所有组织提取率高的物质，并预测给药分子（或细胞）到达特定器官的比例，即等于给药分子（或细胞）在心脏输出量中的比例。这种简单的理论意味着大量的 HSC 首先会接触到大脑、肾脏和脾脏等灌流丰富的区域，而到达骨髓的 HSC 数量非常少。显然，这种"首次约会"的相关性与这些器官中 HSC 的特定提取率有关，即这些细胞在每种特定组织中从血液中逃逸的速度。研究证明，小鼠祖细胞和人 CD34$^+$ 细胞在几小时内就从受体动物的血液中逃逸。这些研究提示，准确评估移植后 HSC 的流向是了解其归巢特征的关键，从而验证为提高 BM

移植的有效性而所用方法的有效性。

由于多种原因，此问题的解决一直很难，因为传统方法的灵敏性太低。而且，HSC 的清除、分布和归巢的快速性都要求高的时间分辨率，才能在体内识别这些细胞在全身及不同器官和血液中的动力学。

根据这些考虑，核医学现已成为细胞局部应用程序监测的一种金标准，因为这些细胞在靶组织中的滞留时间可以通过局部的放射性进行精确地监测评价。而且，通过这种示踪的细胞在一定时间范围内的分析是非常有用。随着示踪细胞从血液中的清除，根据组织摄取的时间趋势可以定量估计不同组织中的细胞归巢情况。通过早期移植的定量分析发现，更原始的造血祖细胞在识别骨髓细胞方面具有优势，表现为谱系阴性和谱系阳性骨髓细胞在归巢和播种率方面的差异。假设归巢是由移植的 HSC 表达的预先存在的黏附分子介导的，那么对骨髓基质的亲和力可能是不同分化水平的骨髓细胞的固有特性决定的。一般来说，与谱系阳性细胞相比，2%～10%输注谱系的阴性细胞在体内骨髓基质中的归巢和植入效率可提高 20～30 倍。这一过程发生在生理学层面，在分化过程中基质黏附丧失，成熟细胞释放入周围循环。然而，通过黏附分子选择的 HSC 并不能准确预测其归巢能力和移植能力。在植入过程发生的这种早期行为可能表明以下两种情况。

（1）在介导细胞-基质相互作用的分子通路中存在功能冗余，因此单一通路的堵塞对归巢和植入的影响很小。

（2）通过在相对较小的骨髓腔内绕过周围循环进行局部移植，可以改善注射 HSC 的播种和移入，避免 HSC 在肺和其他器官中大量滞留与丢失，从而提高植入效率。此外，根据附加的生理情况，HSC 可以到达远程的骨髓站点。

三、骨内移植

1999 年，造血细胞临床骨内移植（intra-bone transplant，IBT）首次进行。研究发现，UCB 细胞移植的儿童在移植后 1 年比骨髓移植的儿童有长期克隆启动细胞（long-term colony-initiating cell，LTC-IC），但中性粒细胞和血小板的恢复较慢。文献报道：①在条件性非肥胖性糖尿病/重症联合免疫缺陷（NOD/SCID）患者中注射等量的 CD34 后，UCB 细胞与 BM 细胞或动员周围血（MPB）细胞相比，CD34 细胞的比例更高；②UCB 祖细胞的数量不足，大约比标准骨髓收获的少 10 倍，这很难维持其快速的植入。但是，UCB 祖细胞具有比成体骨髓细胞或周围血干细胞更容易在分化和成熟方面自我更新的潜能。而且，同种异体骨髓移植的患者永远都难以恢复这种 LTC-IC 的储备能力。

研究显示，C57BL 小鼠受照射后注入胎儿神经细胞（fetal neural cell，FNC），对照组动物注射同基因的骨髓细胞，其结果并未观察到 FNC 对供体造血功能的影响。因此认为，注入胫骨的 FNC，可克服骨髓细胞植入的问题。FNC 注射后，局部或其他造血部位未见造血；但是，在造血细胞移植的对照小鼠中发现，直接 IBT 的小鼠中的植入比静脉移植的小鼠高 10 倍。这些表明，IBT 与更好的植入相关。

在 IBT 的病理生理学机制研究中，Lewis 大鼠用同基因动物的 HSC 根据 CD90 表达进行纯化处理，之后用 mTc-依沙美肟（exametazime）标记后 IV 或 IBT，并应用动态放射性核素显像技术评价细胞在心脏、肺、脾脏、肝脏和前肢中的迁移及分布；采用图解法评估 HSC 的组织吸收。其结果显示，90%以上的细胞在几分钟内可从注入的骨中逃逸到血流中。然而，这种短暂的接触可极大地改变 HSC 的动力学，与 IV 比较可减少在肺内的滞留，缩短在血液中的持久性。更重要的是，IBT 可减少肺对移植细胞的吸收，远端 BM 的归巢率也增加 4 倍。这些实验提示，这种首次与造血微环境的进入接触即可改变移植 HSC 的命运，并为 BM 的归巢提供了最终的目的地。研究显示，肺微循环的这种穿越能力是确定 HSC 移植治疗潜能的重要一步。IBT 对细胞动力学的这一显著作用，有力地支持了特定的信号通路可选择性地调控 HSC 与骨髓窦样内皮细胞表面的相互作用，而且这一发现间接地表明，一旦从原始状态获得并保存数小时后（冷冻 UCB 细胞的时间更长），HSC 的天然特性可能发生相应的改变。

然而，这种直接的分析主要受到该过滤器下游器官细胞补充评估的限制。事实上，后者的放射性含量可反映两种不同的 HSC 池：一种是实际被器官吸收的 HSC 池，另一种是仍在 HSC 池中循环的 HSC 池。这种简单的 HSC 动力学随注射方案的不同而变化。移植 HSC 的这种播种效率仍有争议。虽然移植 HSC 的 BM 归巢率极低，但最近的实验证明永久 BM 重建的低频率不仅是由低的 BM 归巢引起的，而且是由于最初移植的细胞无法维持自我更新。

细胞动力学研究表明，注射骨微环境与 IBT 后 HSC 的命运相关。而且，在受照射的肺微循环中，黏附分子（如血管细胞黏附分子和细胞间黏附分子）上调。显然，在全身照射（total body irradiation，TBI）后 BM 归巢相对减少，与成熟的异基因移植前需要宿主预处理的临床方案并不冲突。在动物实验模型和患者中发现，移植干细胞高水平再增殖的持久植入在很大程度上依赖于这一过程。研究显示，细胞归巢仅是 BM 再增殖的开始，随后更依赖于供体细胞和受体细胞之间的相互作用和竞争机制。在 IBT 后 HSC 淋巴结征募的巨大差异表明，这种首次与受体骨的相互作用可能是一种能够改变供者和受体造血系统相互作用的因素。

四、技术因素

在 IBT 研究中，UCB 单位可从多个 UCB 库获得。人白细胞抗原（HLA）-A、HLA-B 和 HLA-DRB1 的分型可选择最佳的供体与受体匹配，并优先选择 HLA-DRB1 的匹配单位。HLA-DRB1 等位基因采用高分辨率 DNA 分型、聚合酶链反应（PCR）序列特异性引物和基于序列的分型方法测定。I 类抗原或等位基因水平的最低要求是 4/6 HLA 匹配，冻存前测定的有核细胞数为 $1×10^7$ 个细胞/kg 体重。

根据患者特点和移植前的治疗，对不同预处理方案的患者进行移植准备。大多数患者在移植前的第 6、第 5 和第 4 天分别接受 10～12Gy 的 TBI，具体可分为每天 1 次或每天 2 次的照射，并在移植前第 2 天和第 1 天接受 60mg/（kg·d）的环磷酰胺治疗处理。部分患者在移植前第 8 天用 8mg/kg 噻替帕、第 7～5 天用苏消安（treosulfan）、第 7～3 天用氟达拉滨治疗。部分患者在移植前 6～2 天给予氟达拉滨联合 50 mg/kg 体重的环磷酰胺，移植前 1 天给予单次 2 Gy TBI 的低强度预处理治疗。

在移植前第 7 天，每日用 1mg/kg 体重环孢素静脉注射，如无 GVHD 发生，可从移植后第 90 天开始逐渐减量到第 180 天。环孢素的血清浓度可维持在 150～300μg/L。移植后第 1～28 天，用 15mg/kg 体重的霉酚酸酯每天口服 2 次。在移植前第 3～2 天，每天服用 3mg/kg 体重抗胸腺细胞球蛋白。没有患者因预防 GVHD 而服用类固醇，但可用粒细胞集落刺激因子治疗。

五、UCB 单位的处理与 IBT

UCB 单位在 37℃水浴中复苏后，用生理盐水洗涤细胞去除二甲基亚砜，然后加入右旋糖酐和人白蛋白。UCB 细胞再悬浮于 20ml 生理盐水中并加入右旋糖酐和白蛋白，分别吸入 4 个 5ml 的注射器内。首先局部麻醉，再进行 IBT 的骨髓抽吸。麻醉用异丙酚，这是一种短效的 IV 类镇静药物，可用于成人和儿童全身麻醉的诱导、全身麻醉的维持和镇静。从麻醉开始，整个 IBT 过程持续 8～15min。由于无需插管，患者侧卧位即可。一旦镇静效果出现，用标准的 14 号骨髓穿刺针刺入髂嵴后上方几厘米，然后进行约 1ml 的抽吸，以确定穿刺针已插入骨髓腔内且是安全的。随后，插入含有 4～5ml UCB 细胞悬液的注射器，然后轻轻地注入。最后，在距离上一次注射点 3～5cm 的部位，把所有剩余的细胞悬液注入。

在用 UCB 进行 90 例 IBT 的第一组患者中，85 例和 5 例患者的 HLA 配型分别为 4/6 和 5/6，54% 的患者处于疾病晚期且临床病情差。中位输注总有核细胞（TNC）和 CD34$^+$细胞分别为 $2.5×10^7$ 个细胞/kg 体重和 1.4（0.6～4.3）$×10^5$ 个细胞/kg 体重；在移植后第 30 天，中性粒细胞（polymorphonuclear，PMN）和血小板（platelet，PLT）恢复的累积发生率（cumulative incidence，CI）分别为 82% 和 75%，平均移植时间分别为 23 天和 36 天。TNC 剂量对 PMN 和 PLT 的恢复无影响，而 CD34$^+$细胞数量的影响也不明显。

在另外的第二组 30 例患者中，TNC 和 CD34$^+$细胞分别为 2.06（0.3～3.92）×10^{7}个细胞/kg 体重和 0.54（0.23～2.9）×10^{5}个细胞/kg 体重。在这些患者中，注入 CD34$^+$细胞的数量与 PMN 和 PLT 的恢复及 NRM 相关。这两组 CD34$^+$细胞对 PMN 和 PLT 恢复影响的差异，可能因为第二组注入的 CD34$^+$细胞要低得多，而且已低于阈值剂量。在这两组共 120 例患者中，60%的患者没有急性 GVHD（aGVHD），只有 2 例出现 III 级 aGVHD，而且没有一例发生 IV 级。这些结果表明，骨内的 UCBT 与骨髓和血小板的更快恢复、极低的 aGVHD 发生率/严重程度有关。

这种低 GVHD 的发生率，对于成人接受 UCB 移植有利。研究表明，导致 aGVHD 发病率低的原因可能有两种综合的因素。首先，淋巴细胞的转运是免疫系统的一种关键因素。其中可能只有部分移植的 T 细胞会到达淋巴器官，在淋巴器官的这种 T 细胞会像静脉注射后那样，立即与宿主抗原提呈细胞对抗。其次，注射的 T 细胞立即与骨髓微环境（niches）中的间充质干细胞和成骨细胞接触，这些细胞是有效的免疫抑制剂。在 IBT 的动物模型中，与静脉注射相比，GVHD 的发病率也有所下降。

GVHD 发病率的降低通常与复发率的增加有关，这是由于其对白血病细胞的作用，即移植物抗白血病疾病。UCBT 并不完全遵循这一模式，因为慢性 GVHD 发病率的降低似乎并不增加白血病的复发率。因此，这些研究结果可能扩大为更多患者提供移植的可能性。

六、同种异体的 UCBT 并无 HSC 的潜力

研究显示，UCB 与 BM 相比具有较好的增殖潜能。而且，这在体外和体内都是如此。体外祖细胞有再克隆的能力，而 BM 祖细胞无此作用。在体内，UCB 的 CD34$^+$细胞比 NOD/SCID 小鼠的增殖能力更强，在 UCBT 的临床中，LTC-IC 测量的造血细胞池比 BMT 后大约高 1 个对数（1 log）级别。因此，UCBT 后造血参数恢复缓慢仍然是一种悖论。研究发现，细胞剂量对中性粒细胞或血小板的恢复没有影响，表明通过 IBT 造血时，细胞剂量的阈值确实比静脉给药的低得多。而且，这种移植的免疫恢复仍然缓慢，UCB HSC 的这种增殖潜力也不会转化为更好的效果。成功接受 UCBT 治疗的患者可能有一个更年轻而长期的造血淋巴系统，但这是否会转化为某种生存优势还不得而知。

第三节　脐带血与成人相关和无关供体移植效果的比较

一、概述

UCB 作为供体细胞的来源之一，与相关或无关供体的周围血及骨髓造血干细胞相比，理论上具有诸多优势。由于 UCB 的免疫不成熟，在 GVHD 风险没有显著增加的情况下，可高度耐受 HLA 错配。此外，移植过程常因供体搜索、评估、干细胞动员和收集而延迟时间，而 UCB 的预提取及储存相对较易，从而可加快移植的过程。另一方面，与常规成人供体相比，UCB 单位的造血祖细胞数量较少，可延长植入和免疫重建的时间。研究表明，每千克体重有核细胞的总数越多，UCB 造血干细胞移植（HSCT）后的成活率越高。由于 UCB 每单位所含的有核细胞剂量平均约为 1×10^9，因此大多数 UCB 可能仅适用于儿童和体重较小的成年人，进而限制了其应用。

为了更好地了解 UCB 移植的效用，将其疗效、安全性在相关与无关供体之间针对同种异体 HSCT 的整体效果作比较是必要的。迄今为止，还没有前瞻性研究来评估不同供体干细胞来源对同种异体 HSCT 患者预后的影响，因为每个患者的捐赠者本身存在差异性。然而，有多项回顾性研究比较了在清髓和低强度/非清髓预处理后，分别应用 UCB、配型相合的相关供体（MRD）和无关供体（URD）进行同种异

体 HSCT 的结果。

已有大量研究通过成人患者的移植成功率、移植失败率、死亡率（nonrelapse mortality，NRM）、急性和慢性 GVHD、疾病复发率、无病生存率（disease free survival，DFS）和总体存活率（overall survival，OS）几个方面来回顾不同供体来源（UCB、MRD、URD）对同种异体 HSCT 预后的影响，同时总结其临床结果的总体趋势，以及 UCB 移植的优化方法，从而提高其作为供体干细胞来源的效率。

二、清髓预处理方案

（一）UCB 与相关供体的比较

通过回顾性的研究数据比较，可以分析 UCB 和相关供体在成人清髓后的同种异体 HSCT 效果。在此条件下，UCB 移植后的中性粒细胞和血小板植入需要更长时间，移植失败率和 NRM 更高，但慢性 GVHD 的发生率较低。DFS 和 OS 在这两种供体来源间无显著差异。

日本 Takahashi 团队的比较研究表明，171 例成人血液系统恶性肿瘤患者在接受单份 UCB 的移植后与 MRD HSCT 的患者相比，中性粒细胞和血小板植入的中位时间较长。而且，UCB HSCT 的移植失败率较高，但此项数据没有统计学意义。在接受 UCB HSCT 的患者中，严重急性 GVHD 和广泛慢性 GVHD 的发病率较低。100 天 NRM 和 3 年 DFS 在两组之间无显著差异。

在 2001～2008 年的一项回顾性研究中，对比接受双份 UCB、MRD 和 URD[匹配型非亲缘供体（matched unrelated donor，MUD）和错配型非亲缘供体（mismatched unrelated donor，MMUD）] HSCT 患者的临床预后。结果显示，与接受 MRD HSCT 的患者相比，接受 UCB 的患者植入中性粒细胞和血小板的中位时间较长，并在 2 年内慢性 GVHD 的发生率更低，但接受双份 UCB 的患者的 5 年 NRM 更高。值得一提的是，在接受双份 UCB 的患者中，5 年后复发的累积发生率显著降低，两个供体来源之间的 5 年 DFS 无明显差异。

其他研究也都显示，与 MRD HSCT 相比，清髓后 UCB 移植患者的 NRM 发生率更高。在最近一项对费城染色体阴性的急性淋巴细胞白血病患者的研究中，UCB HSCT 接受者的 3 年 NRM 为 27%，而 MRD 接受者的 3 年 NRM 为 13 %（$P = 0.0001$）。这同样表明，在多种血液系统恶性肿瘤的患者中，接受 UCB 的患者 180 天 NRM 较高，因移植失败、感染和术后出血而导致 100 天内的早期死亡率较高。而且，UCB 和 MRD 受体之间的移植失败率有显著的统计学意义。

在双份 UCB 移植 HLA 错配程度较高的病例中，其复发率不仅较低，而且可以导致更有效的抗恶性肿瘤移植物的产生。在一项针对晚期慢性粒细胞白血病（CML）患者的小型回顾性研究中，大多数患者接受的单次 UCB 移植，与 MRD 患者相比复发率更低。其他接受 UCB 移植患者的复发率也有所降低，但无统计学意义。这些发现表明，UCB 与 MRD HSCT 相比，可能会产生更强的抗恶性肿瘤移植物，尤其是使用双份 UCB，其慢性 GVHD 发生率也会明显降低，但确切的机制尚不清楚。

就 GVHD 而言，所有研究的共同发现是，与 MRD 移植相比，UCB 移植患者中慢性 GVHD 的累积发病率更低，而急性 GVHD 的发病率较高。但日本的研究显示，显著急性 GVHD 的累积发病率也相对较低。在日本人的研究中，其有利结果可归因于日本群体的同质性，因此有限的单倍型可导致相对较低的异反应性。所以非 HLA 免疫介质和宿主防御基因中较低的多态性，可能影响急性 GVHD 的严重程度。

（二）UCB 与无关供体的比较

在接受清髓后 UCB 与 MUD 或 MMU 移植的患者中，UCB 移植患者的中性粒细胞和血小板植入的时间更长，移植失败和 NRM 的风险更高，急性和慢性 GVHD 的累积发病率更低。研究显示，在 DFS 和 OS 方面的结果尚存在矛盾。

在欧洲脐带血和欧洲血液及骨髓移植小组（EBMT）报道的一项随访研究中，98 例接受 UCB 移植和

584 例接受无关清髓骨髓移植的急性白血病患者的预后显示，所有骨髓移植均为 HLA 匹配，而 94%的 UCB 移植为不匹配（$P = 0.001$）。UCB 移植患者的中性粒细胞恢复较慢，急性 GVHD 的发病率较低，但复发率、DFS、OS 和慢性 GVHD 的发病率等其他结果与骨髓移植患者无显著性差异。

相比之下，国际骨髓移植注册中心和国际脐带血中心的数据显示，UCB 移植与 MMUD 移植相比，骨髓 HSCT 效果更好。在接受 MUD、MMUD 和单次 UCB 移植的白血病患者中，UCB 移植后中性粒细胞和血小板植入的中位时间较长。接受 UCB 或 MMUD 干细胞移植（stem cell transplant，SCT）的患者与接受 MUD 移植的患者相比，慢性 GVHD 和 NRM 的发生率更高。与 MUD 和 MMUD 移植患者相比，UCB 移植患者的多发慢性 GVHD 的发生率更低。MUD 移植患者的 3 年 DFS 高于接受 UCB 或 MMUD 移植的患者。所有组别的复发率和急性 GVHD 的发病率无显著性差异。

与 MUD HSCT 相比，UCB 移植患者的造血功能恢复较慢，NRM 更低，急性 GVHD 的发生率也低。在接受 UCB 移植的患者中，2 年 DFS 为 74 %，MUD 患者的为 44 %。与接受 MUD 和 MMUD 患者相比，UCB 移植患者的急性和慢性 GVHD 的累积发病率均较低。与无关供体相比，UCB 移植患者的 NRM 比率较高，但复发率、DFS 和 OS 均无显著性差异。这些研究结果之间的差异，可能与 HLA 的匹配程度、移植治疗的病种不同、患者群体的个体差异和研究方法等多种因素有关。

三、低强度的预处理方案

（一）UCB 与相关供体的比较

在低强度和非清髓性预处理的 HSCT 中，对恶性血液病的疗效主要依赖于抗恶性肿瘤移植物的效应。在过去的 10 年中，低强度和非清髓性预处理方案的出现明显地促进了同种异体 HSCT 在血液系统恶性肿瘤的老年患者中的应用，其中大多数应用的是周围血来源的 HSC。在 UCB 移植的早期，曾担心 UCB 本身的干细胞数量较低会限制其在低强度预处理方案中的应用。虽经研究证实，低强度清髓预处理后的 UCB 移植也是可靠的。但与相关供体移植相比，这种替代供体的选择仍欠缺经验。

在接受低强度或非清髓性预处理的 UCB 和 MRD HSCT 的研究中，88 %患者为双份 UCB 移植的恶性血液病患者，年龄都>55 岁。在 UCB 移植后的失败率较高，但 1 年内慢性 GVHD 的发生率较低。但是，这两组的急性 GVHD、NRM、DFS 或 OS 累积发病率均相似。在低强度预处理方案的治疗中，用 UCB 移植的 NRM 率明显高于 MRD，造血恢复的时间更长。但与周围血 MRD 或 MUD HSCT 相比，UCB 移植患者的复发率、慢性 GVHD 的发生率和复发死亡率都相对较低，但移植的失败率较高，且两组之间的 NRM、DFS 和 OS 相似。

（二）UCB 与无关供体的比较

综述所有低强度/非清髓性预处理治疗的患者中 UCB 与 URD HSCT 的比较结果是：接受 UCB 移植患者的中性粒细胞和血小板恢复时间较长，NRM 更高，但慢性 GVHD 的发生率更低，而且所有移植患者的 DFS 和 OS 均无显著性差异。

在一项双份 UCB 移植与周围血的 URD（MUD 或 MMUD）移植患者的比较研究中，4 个治疗组分别是：①双 UCB -TCF（$n=120$），即全身照射（total body irradiation）200 cGy+环磷酰胺（cyclophosphamide）+氟达拉滨（fludarabine）；②双 UCB -其他低强度预处理方案（$n=40$）；③MUD（$n=313$）；④MMUD（$n=111$）。与既往的研究相似，UCB 移植的中性粒细胞和血小板恢复时间更长，移植失败率更高。与 MUD HSCT 相比，双份 UCB-TCF 组慢性 GVHD 的相对发病率较低。两组的 TRM、DFS 和 OS 无显著差异。接受双份 UCB-TCF 组的 NRM 低于 MMUD 组。UCB 移植与其他低强度预处理方案相比，NRM 较高，OS 和 DFS 较低。这些表明，预处理方案或实验本身可能在临床效果方面发挥重要作用。

2004～2008 年，在 Dana-Farber 癌症研究所和马萨诸塞州总医院的一项回顾性分析中，不同恶性血液病患者接受低强度预处理后用双份 UCB 移植（n=64）和 MUD 移植（n=221）的结果显示，与 MUD 组相比，UCB 组的 2 年 NRM 明显高于 MUD 组，但 UCB 组的 2 年慢性 GVHD 累积发病率明显低于 MUD 组。UCB 移植后患者的复发率呈降低趋势，但两组患者的 DFS 和 OS 无显著差异。在低强度预处理方案中，只有一项研究的 UCB 移植患者的 NRM 高于 MUD，其他的 NRM 均明显升高。而且，其中三项的研究也证实慢性 GVHD 在 UCB 患者中的发病率低于 MUD 患者。

四、发展趋势

总的来说，UCB HSCT 患者与相关和无关供体的 HSCT 相比，UCB 移植的造血恢复时间较长、移植失败或排斥发生率较高，NRM 的发生率升高。而且，接受 UCB 移植患者的慢性 GVHD 发生率比相关和无关供体的低，但复发率几乎无差异或略低。最重要的是，长期的 DFS 和 OS 在各供体间具有可比性。因此，对于缺乏完全匹配的成人相关或无关供体患者，UCB 可作为清髓和低强度预处理后干细胞治疗的来源。

显然，从这些回顾性的比较分析中得出的结论有很大的局限性，这可能解释了不同研究之间发现的一些差异。以下因素可能有助于了解这些差异存在的原因：①患者选择的异质性；②移植时的疾病状态；③移植时机；④所使用的预处理方案；⑤GVHD 预防方案；⑥ATG 的使用；⑦单份和双份 UCB 移植；⑧周围血和骨髓移植的差异。前瞻性的随机研究是比较不同供体干细胞来源的理想方法，但由于 HLA 匹配要求、资金限制、供体可用性以及供体评估延迟等运筹问题（logistical issues），使这种前瞻性的随机研究难以进行。

成人 UCB 移植与相关和无关供体的比较，与儿童 UCB HSCT 的经验一致。在儿科的 UCB 移植时，其植活较低，急性和慢性 GVHD 的发生率也都较低，但与相关和无关供体相比，复发率、DFS 和 OS 相似。虽然在低强度/非清髓性预处理方案中的经验有限，但与接受清髓处理的异基因 HSCT 的成人患者相比，所得结论相似。

UCB 移植后出现的血液和免疫系统重建的延迟，可能导致早期 NRM 增加和住院时间延长。与成人骨髓或周围血源性干细胞相比，以上结果可能是由于 UCB 移植的干细胞剂量较低且免疫不成熟所致。UCB HSCT 的医疗费用比较显示，清髓或非清髓的 UCB HSCT 治疗 100 天的总费用均高于 MRD 移植。移植后并发症、移植失败和住院时间延长是 UCB HSCT 费用较高的主要原因。提高 UCB 移植成功率和改善免疫重建延迟的策略有助于改善 UCB HSCT 的预后，这也是目前研究的活跃领域。

除了 UCB HSCT 的早期 NRM 增加之外，免疫重建的延迟也可导致发病率和死亡率的增高。在双份 UCB 与匹配后相关/无关供体 HSCT 的比较研究中，UCB 移植 100 天后的死亡率更高。接受 UCB 移植患者的 2 年 NRM 为 29%，相比之下，URD 的 NRM 为 9%，MRD 仅为 8%。在 UCB 受体中，感染不仅是死亡的主要原因，而且也使病毒感染和晚期移植并发症发生的风险更高。

在清髓或低强度预处理的患者中，UCB 移植后慢性 GVHD 的发病率均比 MRD 和 URD 低。其原因可能是由于 UCB 中的淋巴细胞功能和表型不成熟导致的异体反应降低，或是因为 UCB 中的 T 细胞剂量较低。与成人骨髓或周围血干细胞相比，UCB 含有更多未受抗原刺激的非特异性 T 细胞，这可能导致免疫耐受性增强和异体反应降低。然而，急性 GVHD 的发病率与 URD 相比是喜忧参半。单次和双次 UCB 移植的使用可能解释急性 GVHD 的一些差异，因为双次 UCB 的应用可使急性 GVHD 的发生率更高。

总的来说，与 MRD 和 URD 相比，UCB 虽然有较高的 NRM，但慢性 GVHD、DFS 和 OS 都较低，其复发率是否降低尚不明确。尽管慢性 GVHD 的发病率较低，但 UCB 受体的抗恶性肿瘤移植物效应似乎得以保持，这是正常成人供体移植物所没有的。这种作用可能与未受损的 UCB 自然杀伤（natural killer，NK）细胞和抗肿瘤移植物效应的介导有关。在动物模型中，供体来源的异基因 NK 细胞不仅可提供移植物抗恶性肿瘤特性，还可通过靶向受体的抗原提呈细胞保护其免受 GVHD 的侵袭。鉴于 UCB 含有与成人周围血移植物相似水平的 NK 细胞，这可解释为何成熟 T 细胞也能保持移植物抗恶性肿瘤的效果。目前，尚不清楚 UCB HSCT 的抗肿瘤活性是否具有与常规供体移植所得的抗恶性肿瘤移植物相同的生理机制。

五、未来方向

UCB 移植的最大局限性是，与相关和无关供体比较，由于植活及免疫重建的延迟导致的 NRM 发生率较高，以及移植失败或排斥反应的发生率较高。未来的策略应侧重于加速移植和改善免疫重建，以改善 UCB 移植患者的预后。这些策略主要包括 UCB 直接注入骨髓间隙中、干细胞扩增技术、干细胞微环境的修饰或干细胞归巢功能的增强等，都是目前临床研究的主题并迫切期待最终的结果。

另一个改善 UCB 移植预后的策略是，选择足够的细胞剂量和 HLA 匹配的 UCB 单位。在过去的几年里，研究人员已经发现一些其他的因素，如 HLA 抗体、非遗传性母体等位基因的匹配以及高分辨的 HLA 匹配，这些因素可能进一步影响 UCB 移植患者的预后。随着对这些因素及其相互作用复杂性的深入了解，建立更加完善的 UCB 库，更好地优化 UCB 单位的选择，从而改善预后。由于前瞻性研究受到运筹等方面的一些限制，很难进行，比较各种移植物来源效果的回顾性研究也同样存在明显的局限性。因此，需要多机构的合作，共同研究同质患者群体可供选择的供体策略。

由于 UCB HSCT 一年后的发病率和死亡率都较高，故在不久的将来，如果全球许多移植中心无法找到匹配的亲属或非亲属供体，UCB 仍将是一个可供选择的供体来源。但较低 GVHD 的发生率以及更加有效的移植物抗恶性肿瘤效应，可能使 UCB HSCT 更受欢迎。随着增强细胞植入和免疫重建的创新，在未来 10 年 UCB HSCT 的 NRM 显著减少，从而使 UCB 在特定患者群体中作为供体来源优于匹配的相关或不相关供体。那些疾病复发风险较高的、年轻的患者，可能从这种潜在而有效的移植物抗恶性肿瘤效应和慢性 GVHD 的低发病率中获得更多的效益。

六、结语

本文比较了清髓或低强度/非清髓预处理的成人患者经 UCB 移植，与 MRD 和 URD 供体移植的临床效果。这些结果的比较研究都是回顾性的，在患者、移植和方法相关的异质性方面存在明显的局限性。尽管存在这种异质性，但仍有较好的参考意义。与 MRD 和 URD 相比，UCB HSCT 受体的中性粒细胞和血小板植活的时间较长，移植失败和 NRM 的发生率较高，但急性和慢性 GVHD 的发生率较低。而且，UCB 移植患者的复发率不高，与 MRD 和 URD 受体的 DFS 和 OS 无明显差异。这些表明，在缺乏匹配良好的成人供体时，UCB 是成人患者的一种可行性干细胞来源。

第四节　脐带血提高植入细胞生物相容性的可能性

一、概述

影响肾脏、肝脏、心脏等不同器官的退行性疾病，往往最终导致组织或器官功能的丧失。目前，这些疾病的大多数治疗是通过医疗仪器或使用不同来源的组织来部分恢复其功能。这些治疗方法通常配合药物治疗，以提高植入细胞的功效。这种持续的监测和辅助的药物治疗往往昂贵而烦琐。与同类组织相比，这种综合医疗设备（synthetic medical devices）由于其耐用性高，在一定程度上可以克服这些问题。然而，在某些需要矫正治疗的疾病中，似乎不可能代替人造移植物，也不需要更换膀胱、心脏组织等器官。与体内这种医疗设备相关的主要问题是生物反应导致的性能失效，这是由吸附在材料表面的蛋白质和病理细胞调控的。通常可对材料的表面进行改良，使其具有生物相容性。通过引入特定的表面基团，固定具有特定构象的蛋白质或者通过固定某些细胞系可达到此效果。还可采用一些策略修饰这种材料/生物学界面。这种细胞介导的治疗方法是通过增加组织的再生，改善人造移植物的集成作用。例如，内皮化血管移植物可以提高血液相容性；利用富含血小板的血浆促进牙周炎组织再生等。

从器官形态发生和伤口愈合的经验表明，在组织再生过程中特定的趋化因子依次释放。组织再生和伤口愈合是任何组织损伤后的重要事件，无论是外伤还是植入的医疗设备。这里的不同之处在于，当医用植入物放置于手术创面时，植入物表面与辅助药物一起似乎调控正常的伤口愈合过程。通过模仿生物学和生物过程的不同技术，对这些医疗设备进行表面修饰可提高生物相容性，这在今天已得到广泛的研究。为了促进伤口愈合，细胞从邻近环境移行到伤口部位。通过细胞外基质（extracellularmatrix，ECM）蛋白的内皮化和固定作用，可制备成生物兼容表面（biofriendly surface）。尽管如此，但也不能忽视免疫排斥反应。干细胞是解决此问题的另一个选择，因为 HLA 匹配的干细胞不易引起免疫排斥。

UCB 是生长因子、免疫抑制趋化因子和干细胞的丰富来源。本文主要介绍利用 UCB 作为干细胞、生长因子和免疫抑制细胞因子的混合物，将植入物整合到生物环境中的可能性。

二、退化性疾病的治疗方法

许多影响各种重要器官的退化性疾病可导致该组织或器官的功能丧失。在执行诸如心脏、血管和骨骼等机械功能的器官方面，正在使用人工合成的植入物。然而，就正在进行激素合成的器官而言，如胰腺或心脏瓣膜等器官功能的部分丧失，这种人工合成的植入物似乎不如同种或异种组织的植入物。在所有这些病例中，组织工程似乎是一种替代方法。有关重要器官退化性疾病的治疗策略与发展趋势，见表 8-1。目前，组织工程策略要么是部分功能恢复（如人工胰腺），要么是利用内皮化作用进行表面修饰。在这些病例中，对异体组织的免疫反应似乎是一个重要的问题。尽管有这些同种异体或免疫保护的体外培养组织移植物，但仍然有人尝试在损伤部位进行组织再生，在多孔支架和生物活性分子的作用下通过嵌合形态发生（chimeric morphoneogenesis）实现。在伤口处，同种异体细胞的数量对于组织再生、伤口愈合和材料与身体的整合非常重要，这是为了避免过度生长的其他细胞可能迁移到该部位。

表 8-1　不同退行性疾病的治疗

器官	疾病	治疗	需要解决的问题	未来发展趋势
血管	动脉瘤病 腹部动脉瘤 腘窝动脉瘤 晚期脑动脉瘤 动脉粥样硬化 外伤	手术干预及替代生物及人工血管移植	假内膜增生和早期血栓形成	血管移植物的组织工程和内皮化
心瓣膜	对称性瓣膜心脏病	外科介入和机械装置及同种异体和人造血管移植	与人工血管相比，组织血管移植的半衰期较短	血管组织和移植物的组织工程
肝脏	肝性脑病	全肝移植 肝组织再生	肝脏来源的缺乏	肝辅助器、用于肝组织再生
肾脏	慢性肾功能衰竭	肾脏移植、血液透析 长期腹部透析	—	肾组织再生
胰腺	糖尿病	增加胰岛素的合成和利用或直接胰岛素治疗	长期药物治疗的耐受性可导致肾脏和肝脏等器官的相关病变	胰岛组织的再生

三、干细胞可塑性

干细胞是一种可塑性（plasticity）很强的细胞，具有全能性并与所有细胞谱系兼容。这种细胞具有自我更新和产生分化后代细胞的能力，在人体的肝脏、肌肉、大脑、血液、骨骼甚至牙齿等几乎所有部位都存在这种细胞。下面重点介绍利用 UCB 进行生物材料表面修饰所需的体内组织工程的潜力。

HSC 和成体干细胞存在于各种组织的干细胞微环境（niches）中，有助于受损组织的更新和再生。生长和分化因子的特定信号分子刺激这些干细胞的分化，首先是传递扩增细胞，然后到达最终分化的细胞系。干细胞可以分化成不同的细胞系，也可在改变的环境中进行转分化或去分化。跨越不同细胞谱系界线的可塑性引起极大的科学关注，并已引发研究人员对调控不同分化的分子机制进行探讨。这可能对今后退行性疾病的治疗带来福音。UCB 是干细胞的丰富来源，正在广泛研究用于骨髓移植（BMT）。UCB干细胞（cord blood stem cell，CBSC）与胚胎干细胞和骨髓干细胞等其他来源的干细胞不同，具有快速的集落诱导能力和较少的免疫反应。然而，干细胞在应用前必须分化成相应的细胞系。不然，未分化的干细胞可能导致畸胎瘤的形成。目前，已有不同的生长和分化因子可提供这些干细胞增殖和分化的能力。

四、细胞增殖与分化的药物仿生诱导因子

1935 年，诺贝尔奖获得者汉斯·斯宾曼（Hans Spenman）教授首次发现，胚胎组织中产生的诱导信号可以调控邻近组织的分化。这引起人们对认识这种诱导刺激及其在调控形态发生的分子机制中作用的科学兴趣。目前认为，诱导性化学刺激可以是可溶性形式（如生长因子和细胞因子等），也可以是不溶性的形式，如 ECM 蛋白的肽序列或粘连蛋白（如纤连蛋白或玻璃连接蛋白）。这两种诱导刺激似乎都通过与特定受体结合而进行跨膜信号传递。这些受体是 G 蛋白偶联作用于不同类型的效应酶，如腺苷酸环化酶、磷酸二酯酶和磷脂酶 C，并通过像 cAMP 这样的次级信使，作用于特定的磷酸酶和蛋白激酶。这将启动不同的细胞骨架和核细胞活化过程，导致包括分化和增殖等的不同细胞效应。研究显示，生长因子和基质诱导的这种刺激在细胞增殖中具有协同作用。

在伤口中形成的血栓除了阻止失血外，还充当细胞迁移和生长的支架。这种生物活性分子通过血小板和受损细胞立即递送到受伤部位。伤口部位经过中性粒细胞、巨噬细胞的初步清洁后，再清除颗粒物并合成生长因子。在成纤维细胞的参与下合成胶原，形成 ECM 的基本结构单元。在正常伤口愈合过程中，所有这些细胞间的交流由特定的诱导信号（细胞因子和生长因子）依次调控，在感染或有异种生物存在时会发生改变。然而，这些感应信号的组合以及确切的作用机制远未被了解。

为了模拟这些可溶性活性分子的生物递送模式，不同领域采用了不同的组织培养技术。两种不同细胞系的共培养现已成功用于组织工程。否则，这是利用血清进行组织培养的基本原则。而且，目前已将特异性分化因子与血清结合用于组织工程和干细胞分化。这是共培养系统的另一种成功的方法。利用这种不同生物活性分子开发用于特定组织再生的混合培养液似乎有很大的市场潜力，并吸引了大量的研究。例如，人重组促红细胞生成素、GM-CSF 和 G-CSF 等造血生长因子已在同种异体和自体干细胞移植中广泛应用。

UCB 是这种生物活性分子和干细胞的丰富来源。在体内，这些分子和细胞形成母体和胎儿之间的接触，而且不引发免疫反应，还可调控邻近细胞系的生长。然而，其潜在的生物活性界面的种植体（implant）尚待探索（表 8-2）。

表 8-2　干细胞分化的生长及分化因子

生长因子	组织
干细胞自我更新时抑制分化	
白细胞抑制因子（LIF）	通过活化 Oct-4 多能基因的转录抑制分化
分化因子	
转化生长因子 α	生长与增殖
骨形成蛋白（BMP）	BMP 用于软骨分化及形成
成纤维细胞生长因子（FGF）	生长与增殖
Hedghog、Notch 和 Wnt	生长与增殖

续表

生长因子	组织
血小板源性生长因子	生长与增殖
胰岛素样生长因子	生长与增殖
表皮生长因子	生长与增殖

　　除了这种可溶性的诱导信号外，ECM 沉淀蛋白肽序列的不溶性信号可产生细胞生长和分化的跨膜信号（表 8-3）。在伤口部位，这些可溶和不可溶的信号可指导细胞的迁移与增殖。这些表明，在受体活化之后，细胞内部存在信号相关性。下一个突破性的进展，可能是绕过这种组织工程材料的免疫反应，这将是一种由体液反应调控的组织整合。而且，这可能有助于降低植入材料的免疫排斥反应。

表 8-3　细胞外基质的不溶性诱导信号

肽序列	亲本蛋白
RGD	纤连蛋白，胶原蛋白，纤维蛋白原，层粘连蛋白，玻连蛋白血管性血友病因子，巢蛋白，细胞黏附蛋白，血小板反应蛋白
YIGSR	层粘连蛋白
IKVAV	层粘连蛋白
LRE	层粘连蛋白
REDV	纤连蛋白
DGEA	胶原蛋白
GXG	血小板反应蛋白
VGVAPG	弹性蛋白

五、植入细胞的免疫应答

　　受精卵（胚胎）通过胎盘与母体接触而获取营养。尽管有父系 MHC 组织相容性抗原存在，但母体免疫系统对胚胎耐受的原因引起人们的广泛研究。这种接触部位局部的免疫反应通过接触部位局部产生的抗免疫细胞因子受到抑制。研究表明，孕妇在怀孕期间的免疫系统可以增强或抑制胎儿胎盘单位的发育。而且，T 细胞和非 T 细胞产生的细胞因子（IL-3、GM-CSF、TGF-α、IL-4 和 IL-10）有利于胎儿的存活和生长。相比之下，其他细胞因子，如 IFN-α、TNF-α 和 TNF-α，可能危及妊娠。根据细胞因子的分泌作用，人淋巴细胞可分为 $CD4^+$ 细胞和两种 T 辅助细胞[T 辅助细胞 1（Th1）和 T 辅助细胞 2（Th2）]。Th1 细胞产生 IFN-α 和 TNF-α，Th2 细胞产生 IL-4 和 IL-5。其中维持胎儿存活的细胞因子网络主要属于 Th2 通路，而妊娠失败与 Th1 型细胞因子的优势有关。体外研究表明，黄体酮可促进 Th2 样细胞的优先发育，并可短暂增强 IL-4 的产生，而松弛素是另一种由黄体衍生的激素，主要促进 Th1 样细胞的发育。此外，在脐带发育过程中，脐带血中包含的 Th2 细胞因子比原免疫（proimmune）细胞因子多。在尿路感染和相关胎儿流产时，Th1 细胞因子的产生增加，表明在维持妊娠中的内分泌和免疫调节作用。

　　无论是组织细胞还是人工产品的植入物，放置在伤口即植入物的部位时都是一种等效反应。当身体把植入物识别为异种生物时，首先试图破坏这种植入物；如果不可能，则借助纤维囊进行包裹隔离。如果由于滤过物、植入物磨损、植入物部位感染等各种原因导致持续的炎症反应，则会引起对这种植入物的免疫反应。根据植入物形成异种生物的溶解度、大小和表面化学性质，可以分为 I～IV 型。大多数用于开发植入物的材料都经过临床前的各种免疫反应测试，并符合植入的要求。然而，考虑到用于临床前研究的动物与人之间各种微生物发病机制的差异，也需遵循一定的临床评估方案，以避免在植入过程中出现任何超敏感性的级联反应。由于可溶性滤过物抗体的形成而产生的体液免疫，以及细胞介导的针对颗粒材料的免疫反应都会影响生物材料。由于生物材料表面识别而产生的细胞介导免疫会引发慢性炎症反应，这种反应又会补充活化体液免疫系统，进而决定植入物的命运。在慢性炎症反应中，植入部位淋巴细胞的性质及其细胞因子的反应可调控细胞-细胞信号的转导。其中，Th1 细胞的反应较高导致植入物部位过度分泌 IL-1、IFN-α、TNF-α 和 TNF-α。本质上，这些淋巴因子是促进炎症反应的。

胎儿和植入物的比较表明，植入物暴露的范围较大，因此释放的促炎因子也多，随着时间的推移，植入物部位的环境变化，这种模式可向组织整合或免疫排斥转变。植入部位的淋巴细胞通过不同细胞因子的分布调控这种转变，这类似于母胎系统（fetomaternal system）的维持。与胎儿不同的是，植入物没有识别为异种生物时通常会与组织整合，否则就被纤维囊隔离。在此种情况下，长期慢性的炎症反应可能导致植入物的性能失效。目前发展的趋势是把这种植入物整合到体内，而且现已采用不同的表面修饰技术使表面看起来更加自然。这些技术包括内皮化、用黏附蛋白或肽类物质等包被植入物的表面。但是，免疫排斥反应的这种可能性不能完全忽视。由于植入物的适当整合需要体内平衡的完全恢复，所以不需要像胎儿那样的双向作用，而是与循环系统形成完整的回路即可。多孔基质法结合适当的工程原理可缓解施加的应力，这可能是实现这一目标最有希望的方法，从血管移植到髋关节置换的各个领域。在这些多孔结构的组织中可重新获得整合，但速度较慢。

UCB 可降低免疫反应的这种能力对于植入物的修饰是一种良好的候选细胞。高浓度的 Th2 细胞因子可能是 UCB 淋巴细胞活化降低的原因。与 BMT 比较，CBSC 是一种低免疫应答的细胞。如果所有的预防措施都像 BMT 一样小心谨慎，这种低的应答可能改变植入部位的免疫反应。在巨噬细胞集落刺激因子等特定生物活性信号的帮助下，通过改变细胞因子的结构可以进一步提高 UCB 免疫耐受的潜能。这是因为 UCB 含有生长因子、干细胞和免疫抑制趋化因子等组织再生的所有基本需求。

六、结语

UCB 作为"鸡尾酒"（cocktail）样的混合物可改变材料-生物相互作用的界面，使植入物与邻近组织快速整合。母胎系统的免疫功能与植入物在宿主环境中的免疫功能有很好的相关性。利用 UCB 进行植入物整合，可以模拟 Th2 细胞因子在调控胎儿神经系统维持中的作用。这种组织的整合应在植入部位有足够的血液供应和适当的体内平衡，如在母胎系统一样以避免任何坏死和慢性炎症。UCB 中存在的生长因子能够充分增强植入部位的血管生成，并促进邻近组织的生长和整合。一旦组织的再生作用启动，UCB 中的干细胞可以根据植入部位的诱导刺激分化成任何的细胞系。UCB 可在其植入部位引入含有生长激素、抗免疫细胞因子和干细胞等的鸡尾酒样新环境，使植入物快速有效地再生，并与组织整合。

（谢　冰　常　鹏　张晨亮　滕海燕）

参 考 文 献

Adams DN, Kao EY, Hypolite CL, 2005. Growth cones turn and migrate up an immobilized gradient of the laminin IKVAV peptide. J Neurobiol, 62: 134-147.

Adams GB, Chabner KT, Alley IR, et al. 2006. Stem cell engraftment at the endosteal niche is specified by the calcium-sensing receptor. Nature, 439: 599-603.

Ang LP, Tan　DT, Seah CJ, et al. 2005. The use of human serum in supporting the in vitro and in vivo proliferation of human conjunctival epithelial cells. Br J Ophthalmol, 89: 748-752.

Atsuta Y, Suzuki R, Nagamura-Inoue T, et al. 2009. Disease-specific analyses of unrelated cord blood transplantation compared with unrelated bone marrow transplantation in adult patients with acute leukemia. Blood, 113: 1631-1638.

Ballen KK, Barker JN. 2013. Has umbilical cord blood transplantation for AML become mainstream? Curr Opin Hematol, 20: 144-149.

Ballen KK, Gluckman E, Broxmeyer HE. 2013. Umbilical cord blood transplantation: the first 25 years and beyond. Blood, 122: 491-498.

Ballen KK, Koreth J, Chen YB, et al. 2012. Selection of optimal alternative graft source: mismatched unrelated donor, umbilical cord blood, or haploidentical transplant. Blood, 119: 1972-1980.

Ballen KK, Spitzer TR, Yeap BY, et al. 2007. Double unrelated reduced-intensity umbilical cord blood transplantation in adults. Biol Blood Marrow Transplant, 13: 82-89.

Ballen KK, Wilson M, Wuu J, et al. 2001. Bigger is better: maternal and neonatal predictors of hematopoietic potential of umbilical cord blood units. Bone Marrow Transplant, 27: 7-14.

Barker JN, Weisdorf DJ, DeFor TE, et al. 2005. Transplantation of 2 partially HLA-matched umbilical cord blood units to enhance engraftment in adults with hematologic malignancy. Blood, 105: 1343-1347.

Baron F, Maris MB, Sandmaier BM, et al. 2005. Graft-versus-tumor effects after allogeneic hematopoietic cell transplantation with nonmyeloablative conditioning. J Clin Oncol, 23: 1993-2003.

Bergman AJ, Stevens C, Zhou Y, et al. 2006. Pharmacokinetic and pharmacodynamic properties of multiple oral doses of sitagliptin, a dipeptidyl peptidase-IV inhibitor: a double-blind, randomized, placebo-controlled study in healthy male volunteers. Clin Ther, 28: 55-72.

Bhattacharya N, Stubblefield P. 2009. Frontiers of Cord Blood Science. UK. London: Springer-Verlag London Limited.

Boitano AE, Wang J, Romeo R, et al. 2010. Aryl hydrocarbon receptor antagonists promote the expansion of human hematopoietic stem cells. Science, 329: 1345-1348.

Bonig H, Priestley GV, Papayannopoulou T. 2006. Hierarchy of molecular-pathway usage in bone marrow homing and its shift by cytokines. Blood, 107: 79-86.

Brenner S, Whiting-Theobald N, Kawai T, et al. 2004. CXCR4-transgene expression significantly improves marrow engraftment of cultured hematopoietic stem cells. Stem Cells, 22: 1128-1133.

Brown JA, Stevenson K, Kim HT, et al. 2010. Clearance of CMV viremia and survival after double umbilical cord blood transplantation in adults depends on reconstitution of thymopoiesis. Blood, 115: 4111-4119.

Broxmeyer HE, Farag S. 2013. Background and future considerations for human cord blood hematopoietic cell transplantation, including economic concerns. Stem Cells Dev, 22(s1): 103-110.

Broxmeyer HE, Hangoc G, Cooper S, et al. 2007. AMD3100 and CD26 modulate mobilization, engraftment, and survival of hematopoietic stem and progenitor cells mediated by the SDF-1/CXCL12-CXCR4 axis. Ann N Y Acad Sci, 1106: 1-19.

Broxmeyer HE, Hoggatt J, O'Leary HA, et al. 2012. Dipeptidylpeptidase 4 negatively regulates colony-stimulating factor activity and stress hematopoiesis. Nat Med, 18: 1786-1796.

Brunner AM, Kim HT, Coughlin E, et al. 2013. Outcomes in patients age 70 or older undergoing allogeneic hematopoietic stem cell transplantation for hematologic malignancies. Biol Blood Marrow Transplant, 19: 1374-1380.

Brunstein CG, Eapen M, Ahn KW, et al. 2012. Reduced-intensity conditioning transplantation in acute leukemia: the effect of source of unrelated donor stem cells on outcomes. Blood, 119: 5591-5598.

Brunstein CG, Gutman JA, Weisdorf DJ, et al. 2010. Allogeneic hematopoietic cell transplantation for hematologic malignancy: relative risks and benefits of double umbilical cord blood. Blood, 116: 4693-4699.

Brunstein CG, McKenna DH, DeFor TE, et al. 2013. Complement fragment 3a priming of umbilical cord blood progenitors: safety profile. Biol Blood Marrow Transpl, 19: 1474-1479.

Campbell TB, Broxmeyer HE. 2008. CD26 inhibition and hematopoiesis: a novel approach to enhance transplantation. Front Biosci, 13: 1795-1805.

Campbell TB, Hangoc G, Liu Y. 2007. Inhibition of CD26 in human cord blood CD34 cells enhances their engraftment of nonobese diabetic/severe combined immunodeficiency mice. Stem Cells Dev, 16: 347-354.

Cashman J, Dykstra B, Clark Lewis I, et al. 2002. Changes in the proliferative activity of human hematopoietic stem cells in NOD/SCID mice and enhancement of their transplantability after in vivo treatment with cell cycle inhibitors. J Exp Med, 196: 1141-1149.

Castello S, Podesta M, Menditto VG, et al. 2004. Intra-bone marrow injection of bone marrow and cord blood cells: an alternative way of transplantation associated with a higher seeding efficiency. Exp Hematol, 32: 782-787.

Chambers I, Smith A. 2004. Self-renewal of teratocarcinoma and embryonic stem cells. Oncogene, 23: 7150-7160.

Chan C, Berthiaume F, Nath BD, et al. 2004. Hepatic tissue engineering for adjunct and temporary liver support: critical technologies. Liver Transpl, 10: 1331-1342.

Chang H, Brown CW, Matzuk MM. 2002. Genetic analysis of the mammalian transforming growth factor-beta superfamily. Endocr Rev, 23: 787-823.

Chen D, Zhao M, Harris SE, 2004. Signal transduction and biological functions of bone morphogenetic proteins. Front Biosci, 9: 349-358.

Chen Y, Lebrun JJ, Vale W. 1996. Regulation of transforming growth factor beta- and activin-induced transcription by mammalian Mad proteins. Proc Natl Acad Sci USA, 93: 12992-12997.

Chen YB, Aldridge J, Kim HT, et al. 2012. Reduced-intensity conditioning stem cell transplantation: comparison of double umbilical cord blood and unrelated donor grafts. Biol Blood Marrow Transplant, 18: 805-812.

Cheng CL, Gao TQ, Wang Z, et al. 2005. Role of insulin/insulin-like growth factor 1 signaling pathway in longevity. World J Gastroenterol, 11: 1891-1895.

Christopherson KW 2nd, Hangoc G, Mantel CR, et al. 2004. Modulation of hematopoietic stem cell homing and engraftment by CD26. Science, 305: 1000-1003.

Cohen Y, Nagler A. 2004. Umbilical cord blood transplantation - how, when and for whom? Blood Rev, 18: 167-179.

Crump MP, Gong JH, Loetscher P, et al. 1997. Solution structure and basis for functional activity of stromal cell-derived factor-1: dissociation of CXCR4 activation from binding and inhibition of HIV-1. EMBO J, 16: 6996-7007.

Cutler C, Ballen KK. 2012. Improving outcomes in umbilical cord blood transplantation: state of the art. Blood Rev, 26: 241-246.

Cutler C, Kim HT, Sun L, et al. 2011. Donor-specific anti-HLA antibodies predict outcome in double umbilical cord blood transplantation. Blood, 118: 6691-6697.

Cutler C, Multani P, Robbins D, et al. 2013. Prostaglandin-modulated umbilical cord blood hematopoietic stem cell transplantation. Blood, 122: 3074-3081.

Cutler C, Stevenson K, Kim HT, et al. 2011. Double umbilical cord blood transplantation with reduced intensity conditioning and sirolimus-based GVHD prophylaxis. Bone Marrow Transplant, 46: 659-667.

Daly CD, Campbell GR, Walker PJ, et al. 2004. In vivo engineering of blood vessels. Front Biosci, 9: 1915-1924.

de Lima M, McMannis J, Gee A, et al. 2008. Transplantation of ex vivo expanded cord blood cells using the copper chelator tetraethylenepentamine: a phase I/II clinical trial. Bone Marrow Transpl, 41: 771-778.

Delaney C, Varnum-Finney B, Aoyama K, et al. 2005. Dose-dependent effects of the Notch ligand Delta1 on ex vivo differentiation and in vivo marrow repopulating ability of cord blood cells. Blood, 106: 2693-2699.

Delaney M, Ballen KK. 2010. The role of HLA in umbilical cord blood transplantation. Best Pract Res Clin Haematol, 23: 179-187.

Delaney M, Cutler CS, Haspel RL, et al. 2009. High-resolution HLA matching in double-umbilical- cord-blood reduced-intensity transplantation in adults. Transfusion, 49: 995-1002.

Durinx C, Lambeir AM, Bosmans E, et al. 2000. Molecular characterization of dipeptidyl peptidase activity in serum: soluble CD26/dipeptidyl peptidase IV is responsible for the release of X-Pro dipeptides. Eur J Biochem, 267: 5608-5613.

Eapen M, Klein JP, Sanz GF, et al. 2011. Effect of donor-recipient HLA matching at HLA A, B, C, and DRB1 on outcomes after umbilical-cord blood transplantation for leukaemia and myelodysplastic syndrome: a retrospective analysis. Lancet Oncol, 12: 1214-1221.

Eapen M, Rocha V, Sanz G, et al. 2010. Effect of graft source on unrelated donor haemopoietic stem-cell transplantation in adults with acute leukaemia: a retrospective analysis. Lancet Oncol, 11(7): 653-660.

Eapen M, Rubinstein P, Zhang MJ, et al. 2007. Outcomes of transplantation of unrelated donor umbilical cord blood and bone marrow in children with acute leukaemia: a comparison study. Lancet, 369: 1947-1954.

Elsner HA, Blasczyk R. 2004. Immunogenetics of HLA null alleles: implications for blood stem cell transplantation. Tissue Antigens, 64: 687-695.

Farag SS, Srivastava S, Messina Graham S, et al. 2013. In vivo DPP-4 inhibition to enhance engraftment of single-unit cord blood transplants in adults with hematological malignancies. Stem Cells Dev, 22: 1007-1015.

Floquet N, Hery-Huynh S, Dauchez M, 2004. Structural characterization of VGVAPG, an elastin derived peptide. Biopolymers, 76: 266-280.

Frassoni F, Gualandi F, Podestà M. 2008. Direct intrabone transplant of unrelated cord-blood cells in acute leukaemia: a phase I/II study. Lancet Oncol, 9: 831-989.

Frassoni F, Podesta M, Maccario R, et al. 2003. Cord blood transplantation provides better reconstitution of haematopoietic reservoir compared with bone marrow transplantation. Blood, 102: 1138-1141.

Frenette PS, Subbarao S, Mazo IB, et al. 1998. Endothelial selectins and vascular cell adhesion molecule-1 promote hematopoietic progenitor homing to bone marrow. Proc Natl Acad Sci U S A, 95: 14423-14428.

Fukui J, Inaba M, Ueda Y, et al. 2007. Prevention of graft-versus-host disease by intra-bone marrow injection of donor T cells. Stem Cells, 25: 1595-1601.

Genove E, Shen C, Zhang S, et al. 2005. The effect of functionalized self-assembling peptide scaffolds on human aortic endothelial cell function. Biomaterials, 26: 3341-3351.

Giralt S, Logan B, Rizzo D, et al. 2007. Reduced-intensity conditioning for unrelated donor progenitor cell transplantation: long-term follow-up of the first 285 reported to the national marrow donor program. Biol Blood Marrow Transplant, 13: 844-852.

Girotti A, Reguera J, Rodriguez-Cabello JC, et al. 2004. Design and bioproduction of a recombinant multi(bio)functional elastin-like protein polymer containing cell adhesion sequences for tissue engineering purposes. J Mater Sci Mater Med, 15: 479-484.

Glimm H, Tang P, Clark L I, et al. 2002. Ex vivo treatment of proliferating human cord blood stem cells with stroma-derived factor-1 enhances their ability to engraft NOD/SCID mice. Blood, 99: 3454-3457.

Goessling W, Allen RS, Guan X, et al. 2011. Prostaglandin E2 enhances human cord blood stem cell xenotransplants and shows long-term safety in preclinical nonhuman primate transplant models. Cell Stem Cell, 8: 445-458.

Goichberg P, Kalinkovich A, Borodovsky N, et al. 2006. cAMP-induced PKCzeta activation increases functional CXCR4 expression on human CD34 hematopoietic progenitors. Blood, 107: 870-879.

Gorin NC, Labopin M, Rocha V, et al. 2003. Marrow versus peripheral blood for geno-identical allogeneic stem cell transplantation in acute myelocytic leukemia: influence of dose and stem cell source shows better outcome with rich marrow. Blood, 102: 3043-3051.

Grageda E. 2004. Platelet-rich plasma and bone graft materials: a review and a standardized research protocol. Implant Dent, 13: 301-309.

Grewal SS, Barker JN, Davies SM, et al. 2003. Unrelated donor hematopoietic cell transplantation: marrow or umbilical cord blood? Blood, 101: 4233-4244.

Hatse S, Princen K, Bridger G, et al. 2002. Chemokine receptor inhibition by AMD3100 is strictly confined to CXCR4. FEBS Lett, 527: 255-262.

Hayashi M, Tomita M, Yoshizato K. 2001. Production of EGF-collagen chimeric protein which shows the mitogenic activity. Biochim Biophys Acta, 1528: 187-195.

Heng BC, Cao T, Lee EH. 2004. Directing stem cell differentiation into the chondrogenic lineage in vitro. Stem Cells, 22: 1152-1167.

Hidalgo A, Weiss LA, Frenette PS. 2002. Functional selectin ligands mediating human CD34$^+$ cell interactions with bone marrow endothelium are enhanced postnatally. J Clin Invest, 110: 559-569.

Ho VT, Soiffer RJ. 2001. The history and future of T-cell depletion as graft-versus-host disease prophylaxis for allogeneic hematopoietic stem cell transplantation. Blood, 98: 3192-3204.

Hoggatt J, Singh P, Sampath J, et al. 2009. Prostaglandin E2 enhances hematopoietic stem cell homing, survival, and proliferation. Blood, 113: 5444-5455.

Hopkins RA. 2005. Tissue engineering of heart valves: decellularized valve scaffolds. Circulation, 111: 2712-2714.

Hussein E, DeFor T, Wagner JE, et al. 2020. Evaluation of post-thaw CFU-GM: clinical utility and role in quality assessment of umbilical cord blood in patients receiving single unit transplant. Transfusion, 60(1): 144-154.

Hwang WY, Samuel M, Tan D, et al. 2007. A meta-analysis of unrelated donor umbilical cord blood transplantation versus unrelated donor bone marrow transplantation in adult and pediatric patients. Biol Blood Marrow Transplant, 13: 444-453.

Islami M, Payandeh Z, Dalir Abdolahinia E, et al. 2019. Fucosylated umbilical cord blood hematopoietic stem cell expansion on selectin-coated scaffolds. J Cell Physiol, 234(12): 22593-22603.

Itoh S, Matsuda A, Kobayashi H, et al. 2005. Effects of a laminin peptide (YIGSR) immobilized on crab-tendon chitosan tubes on nerve regeneration. J Biomed Mater Res B Appl Biomater, 73: 375-382.

Jansen J, Hanks S, Thompson JM, 2005. Transplantation of hematopoietic stem cells from the peripheral blood. J Cell Mol Med, 9: 37-50.

Jetmore A, Plett PA, Tong X, et al. 2002. Homing efficiency, cell cycle kinetics, and survival of quiescent and cycling human CD34 cells transplanted into conditioned NOD/SCID recipients. Blood, 99: 1585-1593.

Joachim R, Zenclussen AC, Polgar B, et al. 2003. The progesterone derivative dydrogesterone abrogates murine stress-triggered abortion by inducing a Th2 biased local immune response. Steroids, 68: 931-940.

Kakisis JD, Liapis CD, Breuer C, et sl. 2005. Artificial blood vessel: the holy grail of peripheral vascular surgery. J Vasc Surg, 41: 349-354.

Kanematsu A, Yamamoto S, Ozeki M, 2004. Collage- nous matrices as release carriers of exogenous growth factors. Biomaterials, 25: 4513-4520.

Kashiwakura I, Takahashi TA. 2005. Fibroblast growth factor and ex vivo expansion of hematopoietic progenitor cells. Leuk Lymphoma, 46: 329-333.

Katayama Y, Hidalgo A, Furie BC, et al. 2003. PSGL-1 participates in E-selectin-mediated progenitor homing to bone marrow: evidence for cooperation between E-selectin ligands and alpha4 integrin. Blood, 102: 2060-2067.

Kim KR, Rhee SD, Kim HY, et al. 2005. KR-62436, 6-{2- [2-(5-cyano-4, 5-dihydropyrazol-1-yl)-2-oxoethylamino]ethylamino} nicotinonitr ile, is a novel dipeptidyl peptidase-IV (DPP-IV) inhibitor with anti-hyperglycemic activity. Eur J Pharmacol, 518: 63-70.

Kumar P, Defor TE, Brunstein C, et al. 2008. Allogeneic hematopoietic stem cell transplantation in adult acute lymphocytic leukemia: impact of donor source on survival. Biol Blood Marrow Transplant, 14: 1394-1400.

Kushida T, Inaba M, Hisha H, et al. 2001. Intra-bone marrow injection of allogeneic bone marrow cells: a powerful new strategy for treatment of intractable autoimmune diseases in MRL/lpr mice. Blood, 97: 3292-3299.

Lambeir AM, Proost P, Durinx C, et al. 2001. Kinetic investigation of chemokine truncation by CD26/dipeptidyl peptidase IV reveals a striking selectivity within the chemokine family. J Biol Chem, 276: 29839-29845.

Lapidot T, Dar A, Kollet O. 2005. How do stem cells find their way home? Blood, 106: 1901-1910.

Laughlin MJ, Eapen M, Rubinstein P, et al. 2004. Outcomes after transplantation of cord blood or bone marrow from unrelated donors in adults with leukemia. N Engl J Med, 351: 2265-2275.

Le Bourgeois AM, Guillaume T, Guillanme T, et al. 2013. Comparison of outcomes after two standards-of-care reduced-intensity conditioning regimens and two different graft sources for allogeneic stem cell transplantation in adults with hematologic diseases: a single-center analysis. Biol Blood Marrow Transplant, 19: 934-939.

Lee SJ. 2000. Cytokine delivery and tissue engineering. Yonsei Med J, 41: 704-719.

Li G, Kim YJ, Broxmeyer HE. 2005. Macrophage colony-stimulating factor drives cord blood monocyte differentiation into IL-10(high)IL-12absent dendritic cells with tolerogenic potential. J Immunol, 174: 4706-4717.

Lin MT, Storer B, Martin PJ, et al. 2003. Relation of an interleukin-10 promoter polymorphism to graft-versus-host disease and survival after hematopoietic-cell transplantation. N Engl J Med, 349: 2201-2210.

Lin MT, Storer B, Martin PJ, et al. 2005. Genetic variation in the IL-10 pathway modulates severity of acute graft-versus-host disease following hematopoietic cell transplantation: synergism between IL-10 genotype of patient and IL-10 receptor beta genotype of donor. Blood, 106: 3995-4001.

Locatelli F, Rocha V, Chastang C, et al. 1999. Factors associated with outcome after cord blood transplantation in children with acute leukemia. Blood, 93(11): 3662-3671.

Logan J, Fowler JS, Volkow ND, et al. 1996. Distribution volume ratio without blood sampling from graphical analysis of PET data. J Cereb Blood Flow Metab, 16: 834-840.

Lutolf MP, Hubbell JA. 2005. Synthetic biomaterials as instructive extracellular microenvironments for morphogenesis in tissue engineering. Nat Biotechnol, 23: 47-55.

Luzak B, Golanski J, Rozalski M, et al. 2003. Inhibition of collagen-induced platelet reactivity by DGEA peptide. Acta Biochim Pol, 50: 1119-1128.

MacMillan ML, Weisdorf DJ, Brunstein CG, et al. 2009. Acute graft-versus-host disease after unrelated donor umbilical cord blood transplantation: analysis of risk factors. Blood, 113: 2410-2415.

Magrassi L, Castello S, Ciardelli L, et al. 2003. Freshly dissociated fetal neural stem/progenitor cells do not turn into blood. Mol Cell Neurosci, 22: 179-187.

Majhail NS, Brunstein CG, Tomblyn M, et al. 2008. Reduced-intensity allogeneic transplant in patients older than 55 years: unrelated umbilical cord blood is safe and effective for patients without a matched related donor. Biol Blood Marrow Transplant, 14: 282-289.

Majhail NS, Mothukuri JM, Brunstein CG, et al. 2009. Costs of hematopoietic cell transplantation: comparison of umbilical cord blood and matched related donor transplantation and the impact of posttransplant complications. Biol Blood Marrow Transplant, 15: 564-573.

Maly P, Thall A, Petryniak B, et al. 1996. The alpha(1, 3)fucosyltransferase Fuc-TVII controls leukocyte trafficking through an essential role in L-, E-, and P-selectin ligand biosynthesis. Cell, 86: 643-653.

Maris MB, Niederwieser D, Sandmaier BM, et al. 2003. HLA-matched unrelated donor hematopoietic cell transplantation after nonmyeloablative conditioning for patients with hematologic malignancies. Blood, 102: 2021-2030.

Marks DI, Woo KA, Zhong X, et al. 2014. Unrelated umbilical cord blood transplant for adult acute lymphoblastic leukemia in first and second complete remission: a comparison with allografts from adult unrelated donors. Haematologica, 99(2): 322-328.

Massollo M, Podestà M, Marini C, et al. 2010. Contact with the bone marrow microenvironment readdresses the fate of transplanted hematopoietic stem cells. Exp Hematol, 38: 968-977.

Matsuda A, Kobayashi H, Itoh S, et al. 2005. Immobilization of laminin peptide in molecularly aligned chitosan by covalent bonding. Biomaterials, 26: 2273-2279.

McEver RP. 2001. Adhesive interactions of leukocytes, platelets, and the vessel wall during hemostasis and inflammation. Thromb Haemost, 86: 746-756.

McEver RP. 2002. Selectins: lectins that initiate cell adhesion under flow. Curr Opin Cell Biol, 14: 581-586.

McNiece IK, Almeida Porada G, Shpall EJ, et al. 2002. Ex vivo expanded cord blood cells provide rapid engraftment in fetal sheep but lack long-term engrafting potential. Exp Hematol, 30: 612-616.

Meinhart JG, Schense JC, Schima H, et al. 2005. Enhanced endothelial cell retention on shear-stressed synthetic vascular grafts precoated with RGD- cross-linked fibrin. Tissue Eng, 11: 887-895.

Miller SB. 2006. Prostaglandins in health and disease: an overview. Semin Arthritis Rheum, 36: 37-49.

Miyamoto M. 2001. Current progress and perspectives in cell therapy for diabetes mellitus. Hum Cell, 14: 293-300.

Miyamoto S, Katz B Z, Latrenie R, et al. 1998. Fibronectin and integrin in cell adhesion, signaling, and morphogenesis, in morphogenesis: cellular interations. Ann N Y Acad Sci, 857: 143-154.

Mizuno M, Fujisawa R, Kuboki Y. 2000. Type I collagen-induced osteoblastic differentiation of bone-marrow cells mediated by collagen-alpha2beta1 integrin interaction. J Cell Physiol, 184: 207-213.

Montesinos P, Sanz J, Cantero S, et al. 2009. Incidence, risk factors, and outcome of cytomegalovirus infection and disease in patients receiving prophylaxis with oral valganciclovir or intra- venous ganciclovir after umbilical cord blood transplantation. Biol Blood Marrow Transplant, 15: 730-740.

Moroni E, Dell'Era P, Rusnati M, 2002. Fibroblast growth factors and their receptors in hematopoiesis and hematological tumors. J Hematother Stem Cell Res, 11: 19-32.

Nieden Z. 2005. Embryonic stem cell therapy for osteodegenerative diseases. Biotech Int, 17: 2.

Nishiwaki S, Miyamura K, Ohashi K, et al. 2013. Impact of a donor source on adult philadelphia chromosome-negative acute lymphoblastic leukemia: a retrospective analysis from the adult acute lymphoblastic leukemia working group of the Japan society for hematopoietic cell transplantation. Ann Oncol, 24: 1594-1602.

Nomura A, Takada H, Jin CH, et al. 2001. Functional analyses of cord blood natural killer cells and T cells: a distinctive interleukin-18 response. Exp Hematol, 29: 1169-1176.

North TE, Goessling W, Walkley CR, et al. 2007. Prostaglandin E2 regulates vertebrate haematopoietic stem cell homeostasis. Nature, 447: 1007-1011.

Odelberg SJ. 2002. Inducing cellular dedifferentiation: a potential method for enhancing endogenous regeneration in mammals. Semin Cell Dev Biol, 13: 335-343.

Okada M, Yoshihara S, Taniguchi K, et al. 2012. Intrabone marrow transplantation of unwashed cord blood using reduced-intensity conditioning treatment: a phase I study. Biol Blood Marrow Transpl, 18: 633-639.

Papayannopoulou T, Craddock C, Nakamoto B, et al. 1995. The VLA4/VCAM- 1 adhesion pathway defines contrasting mechanisms of lodgement of transplanted murine hemopoietic progenitors between bone marrow and spleen. Proc Natl Acad Sci USA, 92: 9647-5961.

Papayannopoulou T, Priestley GV, Nakamoto B, et al. 2001. Molecular pathways in bone marrow homing: dominant role of alpha(4)beta(1) over beta(2)-integrins and selectins. Blood, 98: 2403-2411.

Pawlowski KJ, Rittgers SE, Schmidt SP, et al. 2004. Endothelial cell seeding of polymeric vascular grafts. Front Biosci, 9: 1412-1421.

Peled A, Grabovsky V, Habler L, et al. 1999. The chemokine SDF-1 stimulates integrin-mediated arrest of CD34$^+$ cells on vascular endothelium under shear flow. J Clin Invest, 104: 1199-1211.

Peled A, Kollet O, Ponomaryov T, et al. 2000. The chemokine SDF-1 activates the integrins LFA-1, VLA-4, and VLA-5 on immature human CD34() cells: role in transendothelial/stromal migration and engraftment of NOD/SCID mice. Blood, 95: 3289-3296.

Peled A, Petit I, Kollet O, et al. 1999. Dependence of human stem cell engraftment and repopulation of NOD/SCID mice on CXCR4. Science, 283: 845-848.

Peled T, Glukhman E, Hasson N, et al. 2005. Chelatable cellular copper modulates differentiation and self-renewal of cord blood-derived hematopoietic progenitor cells. Exp Hematol, 33: 1092-1100.

Peled T, Landau E, Prus E, et al. 2002. Cellular copper content modulates differentiation and self-renewal in cultures of cord blood-derived CD34 cells. Br J Haematol, 116: 655-661.

Podesta M, Piaggio G, Frassoni F, et al. 1998. The assessment of the hematopoietic reservoir after immunosuppressive therapy or bone marrow transplantation in severe aplastic anemia. Blood, 91: 1959-1965.

Ponce DM, Zheng J, Gonzales AM, et al. 2011. Reduced late mortality risk contributes to similar survival after double-unit cord blood transplantation compared with related and unrelated donor hematopoietic stem cell transplantation. Biol Blood Marrow Transplant, 17: 1316-1326.

Popat UR, Oran B, Hosing CM, et al. 2013. Ex vivo fucosylation of cord blood accelerates neutrophil and platelet engraftment. Blood, 122: 691.

Ratajczak J, Reca R, Kucia M, et al. 2004. Mobilization studies in mice deficient in either C3 or C3a receptor (C3aR) reveal a novel role for complement in retention of hematopoietic stem/progenitor cells in bone marrow. Blood, 103: 2071-2078.

Ratajczak MZ, Reca R, Wysoczynski M, et al. 2006. Modulation of the SDF 1-CXCR4 axis by the third complement component (C3)-implications for trafficking of CXCR4 stem cells. Exp Hematol, 34: 986-995.

Reca R, Mastellos D, Majka M, et al. 2003. Functional receptor for C3a anaphylatoxin is expressed by normal hematopoietic stem/progenitor cells, and C3a enhances their homing-related responses to SDF-1. Blood, 101: 3784-3793.

Robinson SN, Simmons PJ, Thomas MW, et al. 2012. Ex vivo fucosylation improves human cord blood engraftment in NOD-SCID IL-2Rgamma(null) mice. Exp Hematol, 40: 445-456.

Rocha V, Cornish J, Sievers EL, et al. 2001. Comparison of outcomes of unrelated bone marrow and umbilical cord blood transplants in children with acute leukaemia. Blood, 97: 2962-2971.

Rocha V, Crotta A, Ruggeri A, et al. 2010. Double cord blood transplantation: extending the use of unrelated umbilical cord blood cells for patients with hematological diseases. Best Pract Res Clin Haematol, 23: 223-229.

Rocha V, Labopin M, Ruggeri A, et al. 2013. Unrelated cord blood transplantation: outcomes after single-unit intrabone injection compared with double-unit intravenous injection in patients with hematological malignancies. Transplantation, 95: 1284-1291.

Rocha V, Labopin M, Sanz G, et al. 2004a. Transplants of umbilical-cord blood or bone marrow from unrelated donors in adults with acute leukemia. N Engl J Med, 351: 2276-2285.

Rocha V, Sanz G, Gluckman E. 2004b. Eurocord and european blood and marrow transplant group umbilical cord blood transplantation. Curr Opin Hematol, 11: 375-385.

Rodrigues CA, Rocha V, Dreger P, et al. 2014. Alternative donor hematopoietic stem cell transplantation for mature lymphoid malignancies after reduced-intensity condition- ing regimen: similar outcomes with umbilical cord blood and unrelated donor peripheral blood. Haematologica, 99(2): 370-377.

Rosu-Myles M, Gallacher L, Murdoch B, et al. 2000. The human hematopoietic stem cell compartment is heterogeneous for CXCR4 expression. Proc Natl Acad Sci U S A, 97: 14626-14631.

Rubinstein P, Carrier C, Scaradavou A, et al. 1998. Outcomes among 562 recipients of placental-blood transplants from unrelated donors. N Engl J Med, 339: 1565-1577.

Rubinstein P, Dobrila L, Rosenfield RE, et al. 1995. Processing and cryopreservation of placental/umbilical cord blood for unrelated bone marrow reconstitution. Proc Natl Acad Sci U S A, 92: 10119-10122.

Ruggeri L, Capanni M, Urbani E, et al. 2002. Effectiveness of donor natural killer cell alloreactivity in mismatched hematopoietic transplants. Science, 295: 2097-2100.

Ruiz P, Zacharievich N, Viciana AL, et al. 1998. Peripheral CD34 progenitor cells express CD26 and contain increased dipeptidyl peptidase IV activity. Acta Haematol, 100: 110-112.

Salcedo R, Zhang X, Young HA, et al. 2003. Angiogenic effects of prostaglandin E2 are mediated by up-regulation of CXCR4 on human microvascular endothelial cells. Blood, 102: 1966-1977.

Sanz J, Boluda JC, Martin C, et al. 2012. Single-unit umbilical cord blood trans- plantation from unrelated donors in patients with hematological malignancy using busulfan, thiotepa, fludarabine and ATG as myeloablative conditioning regimen. Bone Marrow Transpl, 47: 1287-1293.

Sapirstein LA, Goodwin RS. 1958. Measurement of blood flow in the human hand with radioactive potassium. J Appl Physiol, 13: 81-84.

Sarmiento M, Ramirez P, Jara V, et al. 2020. Haploidentical transplantation outcomes are comparable with those obtained with identical human leukocyte antigen allogeneic transplantation in Chilean patients with benign and malignant hemopathies. Hematol Transfus Cell Ther, 42(1): 40-45.

Sasaki K, Kurata K, Funayama K, et al. 1994. Expression cloning of a novel alpha 1, 3-fucosyltransferase that is involved in biosynthesis of the sialyl Lewis x carbohydrate determinants in leukocytes. J Biol Chem, 269: 14730-14737.

Sawada A, Inoue M, Koyama Sato M, et al . 2014. Umbilical cord blood as an alternative source of reduced-intensity hematopoietic stem cell transplantation for chronic Epstein-Barr virus- associated T- or NK-cell lymphoproliferative diseases. Biol Blood Marrow Transplant, 20: 214-221.

Sierra J, Storer B, Hansen JA, et al. 1997. Transplantation of marrow cells from unrelated donors for treatment of high-risk acute leukemia: the effect of leukemic burden, donor HLA-matching and marrow cell dose. Blood, 89: 4226-4235.

Sigal A, Bleijs DA, Grabovsky V, et al. 2000. The LFA-1 integrin supports rolling adhesions on ICAM-1 under physiological shear flow in a permissive cellular environment. J Immunol, 165: 442-452.

Solves P, Sanz J, Gómez I, et al. 2019. Comparison of transfusion requirements in adult patients undergoing Haploidentical or single-unit umbilical cord blood stem cell transplantation. Eur J Haematol, 103(3): 172-177.

Szabolcs P, Park KD, Reese M, et al. 2003. Coexistent naive phenotype and higher cycling rate of cord blood T cells as compared to adult peripheral blood. Exp Hematol, 31: 708-714.

Takagi J. 2004. Structural basis for ligand recognition by RGD (Arg-Gly-Asp)-dependent integrins. Biochem Soc Trans, 32(3): 403-406.

Takahashi S, Iseki T, Ooi J, et al. 2004. Single-institute comparative analysis of unrelated bone marrow transplantation and cord blood transplantation for adult patients with hematologic malignancies. Blood, 104: 3813-3820.

Takahashi S, Ooi J, Tomonari A, et al. 2007. Comparative single-institute analysis of cord blood transplantation from unrelated donors with bone marrow or peripheral blood stem-cell trans- plants from related donors in adult patients with hematologic malignancies after myeloablative conditioning regimen. Blood, 109: 1322-1330.

Taupin P. 2010. Ex vivo fucosylation to improve the engraftment capability and therapeutic potential of human cord blood stem cells. Drug Discov Today, 15: 698-699.

Tegoshi H, Hasegawa G, Obayashi H, et al. 2002. Polymorphisms of interferon-gamma gene CA- repeat and interleukin-10 promoter region (-592A/C) in Japanese type I diabetes. Human Immunol, 63: 121-128.

Tiranathanagul K, Eiam Ong S, Humes HD. 2005. The future of renal support: high-flux dialysis to bioartificial kidneys. Crit Care Clin, 21: 379-394.

Tomblyn MB, Arora M, Baker KS, et al. 2009. Myeloablative hematopoietic cell transplantation for acute lymphoblastic leukemia:

analysis of graft sources and long-term outcome. J Clin Oncol, 27: 3634-3641.

Tozum TF, Demiralp B. 2003. Platelet-rich plasma: a promising innovation in dentistry. J Can Dent Assoc, 69: 664.

Tsai RY, Kittappa R, McKay RD. 2002. Plasticity, niches, and the use of stem cells. Dev Cell, 2: 707-712.

Vacanti JP, Langer R. 1999. Tissue engineering: the design and fabrication of living replacement devices for surgical reconstruction and transplantation. Lancet, 354(s1): 132-134.

Van Hennik PB, De Koning AE, Ploemacher RE. 1999. Seeding efficiency of primitive human hematopoietic cells in nonobese diabetic/severe combined immune deficiency mice: implications for stem cell frequency assessment. Blood, 94: 3055-3061.

Velez de Mendizabal N, Strother RM, Farag SS, et al. 2014. Modelling the sitagliptin effect on dipeptidyl peptidase-4 activity in adults with haematological malignancies after umbilical cord blood haematopoietic cell transplantation. Clin Pharmacokinet, 53(3): 247-259.

Vestweber D, Blanks JE. 1999. Mechanisms that regulate the function of the selectins and their ligands. Physiol Rev, 79: 181-213.

Wagner JE, Barker JN, DeFor TE, et al. 2002. Transplantation of unrelated donor umbilical cord blood in 102 patients with malignant and nonmalignant diseases: influence of CD34 cell dose and HLA disparity on treatment-related mortality and survival. Blood, 100: 1611-1618.

Wan X, Sato H, Miyaji H, et al. 2013. Fucosyltransferase Ⅶ im- proves the function of selectin ligands on cord blood hematopoietic stem cells. Glycobiology, 23: 1184-1191.

Watt FM. 2004. Unexpected hedgehog-wnt interactions in epithelial differentiation. Trends Mol Med, 10: 577-580.

Wright N, Hidalgo A, Rodriguez Frade JM, et al. 2002. The chemokine stromal cell-derived factor-1 alpha modulates alpha 4 beta 7 integrin-mediated lymphocyte adhesion to mucosal addressin cell adhesion molecule-1 and fibronectin. J Immunol, 168: 5268-5277.

Wysoczynski M, Kucia M, Ratajczak J, et al. 2007. Cleavage fragments of the third comple-ment component (C3) enhance stromal derived factor-1 (SDF-1)-mediated platelet production during reactive postbleeding thrombocytosis. Leukemia, 21: 973-982.

Wysoczynski M, Reca R, Ratajczak J, et al. 2005. Incorporation of CXCR4 into membrane lipid rafts primes homing-related responses of hematopoietic stem/progenitor cells to an SDF-1 gradient. Blood, 105: 40-48.

Xia L, McDaniel JM, Yago T, et al. 2004. Surface fucosylation of human cord blood cells augments binding to P-selectin and E-selectin and enhances engraftment in bone marrow. Blood, 104: 3091-3096.

Yakar S, Pennisi P, Wu Y, 2005. Clinical relevance of systemic and local IGF-I. Endocr Dev, 9: 11-16.

Yang J, Hirata T, Croce K, et al. 1999. Targeted gene disruption demonstrates that P-selectin glycoprotein ligand 1 (PSGL-1) is required for P-selectin-mediated but not E-selectin-mediated neutrophil rolling and migration. J Exp Med, 190: 1769-1782.

Zandstra PW, Le HV, Daley GQ, et al. 2000. Leukemia inhibitory factor (LIF) concentration modulates embryonic stem cell self-renewal and differentiation independently of proliferation. Biotechnol Bioeng, 69: 607-617.

Zanjani ED, Flake AW, Almeida Porada G, et al. 1999. Homing of human cells in the fetal sheep model: modulation by antibodies activating or inhibiting very late activation antigen-4-dependent function. Blood, 94: 2515-2522.

Zebedin Brandl E, Themanns M, Kazemi Z, et al. 2020. Regimen-dependent synergism and antagonism of treprostinil and vildagliptin in hematopoietic cell transplantation. J Mol Med (Berl), 98(2): 233-243.

Zheng C, Tang B, Yao W, et al. 2013. Comparison of unrelated cord blood transplantation and HLA- matched sibling hematopoietic stem cell transplantation for patients with chronic myeloid leukemia in advanced stage. Biol Blood Marrow Transplant, 19: 1708-1712.

第九章　脐带血干细胞的免疫治疗潜能

第一节　脐带血干细胞的免疫豁免特性

一、概述

目前的理论普遍认为，脐带血移植与骨髓移植类似，都能诱发中性粒细胞减少的相关疾病及导致 GVHD 的发生。在过去的几十年中，人们一直认为脐带血输血是一种没有免疫抑制的输血方式。第一例脐带血输血开展于 1939 年，这是在特定的情况下将脐带血作为周围血液的替代品。而且研究认为，脐带血富含携氧能力高的胎儿血红蛋白，对人体极为有利。20 世纪 70 年代初，脐带血造血干细胞的研究引起学术界的广泛关注。Ende 等人报道，一种脐带血单个核细胞与高剂量的化疗药物联合应用后，可加速急性白血病粒细胞的恢复。此方法表明，这种联合治疗既具有可行性，其副作用也较少。该作者进一步从同等剂量的脐带血中提取干细胞对放疗损伤进行治疗，结果证明这种脐带血干细胞具有缓解放疗损伤的作用。

1989 年，通过同胞脐带血对一例 5 岁范科尼贫血（FA）患者的治疗结果发现，其与骨髓移植的治疗效果相近。从脐带血移植开展以来，其发展迅速。研究指出，脐带血与骨髓相比，对匹配要求的严格程度较轻、引起 GVHD 和污染的风险均较低。迄今为止，已经使用脐带血进行 8000 多例移植手术。随着脐带血移植技术的大力开展与广泛应用，许多国家和地区已建立脐带血库以满足移植的要求。目前，已在许多国家和地区建立公共非营利性脐带血库，大约有 28 万多个储存的脐带血可供异基因移植使用。另外，在不同国家和地区还有许多私立的脐带血库为个人的移植提供便利条件。因此，脐带血已成为骨髓造血干细胞移植的替代物。这不仅可减少由于储存导致的自体脐带血代谢紊乱、基因突变等风险，而且还可减小其失效甚至致瘤性转化等应用时的不良反应。

除了极少数的例外情况，目前脐带血移植在应用前都会进行预处理以消除受体的内源性造血细胞。这些少数的例外情况包括：Kurtzberg 使用脐带血治疗脑瘫的研究和用自体脐带血治疗 1 型糖尿病的临床试验，以及美国脐带血的使用等。Bhattacharya 等对脐带血应用于类风湿性关节炎、艾滋病、贫血和癌症等疾病治疗的安全性和疗效进行分析的结果显示，其应用不会造成免疫抑制的发生，而且应用极为广泛。北科国际、干细胞生物和 BioEden 实验室等多家国际医疗机构对大量的患者应用新鲜或体外扩增培养的脐带血干细胞进行治疗，其疗效显著。对于需要干细胞修复/再生受损组织的患者，当造血功能不佳时，脐带血将是干细胞的理想来源，因为其可更好地解决同种异体免疫的问题。

目前，大多数干细胞临床应用是采用自体骨髓/动员细胞治疗心脏衰竭、肝功能衰竭和周围动脉疾病。但是，数量的限制以及随着年龄的增长，细胞增殖活性降低、细胞不断退化等问题均限制了自体细胞的应用。与其他自体干细胞相比，脐带血干细胞优势明显，其不仅具有更高的再生能力，而且数量较大，可避免像骨髓干细胞等需要进行动员的问题，还可规避许多高风险的复杂程序。然而，同种异体脐带血干细胞的应用可能需解决的问题包括：为什么接受没有免疫抑制的脐带血的患者还会出现 GVHD？在接受标准治疗方案的患者中，临床表现如何？脐带血移植后细胞是否会被代谢掉？如果是的话，其疗效如何评价？在脐带血中，是干细胞的作用还是其他类型细胞的共同参与？下面将对这些问题进行简要介绍。

二、脐带血造血干细胞

目前，应用脐带血治疗的主要原因是其富含大量的造血干细胞。研究显示，在出生前胎儿循环中的干细胞数不断增加，大约在每 100 个有核细胞中就有一个 CD34+细胞。而且，脐带血和骨髓中 CD34+细胞的浓度大致相同。与骨髓中的 CD34+细胞比较，脐带血中的 CD34+细胞具有更强的扩增和集落形成能力，但在体外分化能力较弱。脐带血 CD34+细胞能够大量扩增，表明其内部含有大量的长期培养启动细胞（long-term culture initiating cell，LTCIC）和重症联合免疫缺陷（severe combined immunodeficiency，SCID）的再生细胞。脐带血在造血重建和连续传代等方面的能力均与骨髓不同，这与脐带血细胞的端粒酶表达水平高有关。脐带血 CD34 细胞不仅能够分化成造血谱系细胞，而且具有极高的可塑性。

研究表明，脐带血 CD34+细胞可诱导分化为心肌细胞、血管内皮细胞、肺泡上皮细胞、肾细胞、平滑肌、肝细胞和神经元等。在脐带血中还存在另一种造血干细胞，即祖细胞中的 CD34−细胞，其具有增强造血能力和避免 SCID 产生的作用。CD34−细胞的体外扩增培养发现，其中一部分细胞可转化为 CD34+的细胞，说明其可能是 CD34+造血细胞的前体。Aldagen 公司开发出一种新型的细胞纯化系统，可以从脐带血中纯化出高表达乙醛脱氢酶的造血干细胞。体内和体外的检测发现，乙醛脱氢酶的高表达与细胞的活性相关，并且这种纯化方式可以将 CD34−细胞一并纯化出来。这些表明，脐带血造血干细胞通常存在不同的细胞表型。

三、脐带血造血干细胞的免疫调控

研究显示，CD34 造血干细胞可以通过其分泌的细胞因子 TGF-β 自我增殖。早期 CD34 造血祖细胞可大量分泌 TGF-β 使其处于 G_0 期，抗体或反义寡核苷酸可抑制其自分泌环而促进干细胞增殖。这种细胞因子的局部分泌作用，不局限于对干细胞本身的效应，对其他细胞也发挥重要作用。研究表明，CD34 细胞可以进入淋巴结参与骨髓以外 T 细胞的各种相互作用。TGF-β 是一种可以抑制多种免疫活动的细胞因子，其中对树突状细胞（dendritic cell，DC）的成熟、T 细胞的活化以及 NK 细胞的活性都具有抑制作用。

此外，TGF-β 还可诱导调节性 T 细胞（regulatory Tcell，Trcell）的生成。这种调节性 T 细胞具有抑制 T 细胞的能力，同时可对中性粒细胞、巨噬细胞和 DC 的功能产生抑制作用。因此，造血干细胞可能通过分泌 TGF-β 受体而产生免疫抑制作用。20 世纪 80 年代初的研究发现，一种"自然抑制"细胞能够形成血细胞、造血干细胞，也能以非特异性抗原的方式抑制 T 细胞的活化。这种细胞可能是骨髓中的抗原非特异性免疫调控细胞。通过骨髓和周围血单个核细胞的混合淋巴细胞反应的结果表明，在骨髓中存在一种抑制细胞，不仅可以抑制抗原应答，也可以通过抑制有丝分裂而抑制淋巴细胞增殖作用。这些抑制性细胞不仅表达髓系祖细胞的标志物 CD31，也可以表达 IL-3 受体。

最近的研究表明，骨髓造血干细胞在许多情况下具有免疫抑制作用，如肿瘤、怀孕和受伤后其均可发挥免疫抑制作用。在癌症的研究中证明，骨髓造血干细胞与诱导分化、肿瘤动员及肿瘤免疫抑制相关。鉴于 CD34 细胞本质上具有免疫抑制功能，研究提示，大量的 CD34 细胞可以用来诱导耐受或者参与免疫调控。据报道，造血干细胞移植的耐受性与移植物中的 CD34 含量高低密切相关。CD34 诱导免疫抑制的一种可能途径是通过 Fas 配体的表达，杀死活化的 T 细胞，表达 Fas。此外，人混合淋巴细胞反应应答细胞可以特异性地诱导刺激细胞凋亡，而不是由骨髓获得的第三方 CD34 细胞发挥这一作用。总之，脐带血造血干细胞成分具有免疫调控活性。在没有免疫抑制的情况下，这种免疫调控活性能发挥多大程度的作用目前尚不得而知。

四、脐带血的 MSC

间充质干细胞（mesenchyme stem cell，MSC）的经典定义为贴壁生长，富含 CD90、CD105、CD73 标志物，并且缺乏 CD14、CD34、CD45 标志物的表达，用诱导分化剂处理后能够分化为脂肪细胞、软骨细胞与体外骨细胞的非造血细胞。20 世纪 60 年代末，首次在骨髓中发现 MSC 的存在，但是最近的研究指出，MSC 可以从脂肪、心脏、脐带沃顿胶（Wharton's jelly，WJ）、牙髓、周围血、脐带血，甚至还可从月经血中获取。虽然脐带血中 MSC 成分相对较少，但是其中提取的 MSC 可以在体外大量扩增，而且可以参与脐带血移植相关的各种再生作用。MSC 的数量对于脐带血的免疫特性方面具有重要的影响，因为任何来源的 MSC 均已证明在各种条件下均可发挥免疫抑制作用，并在免疫抑制中起到非常重要的调控作用。免疫抑制的机制目前已部分确定，例如，前列腺素 E_2 和白细胞介素-10 的表达、色氨酸的分解代谢酶吲哚胺 2，3 双加氧酶的表达，以及半乳凝素-1 的表达等均是免疫抑制产生的原因。

此外，MSC 也有通过抑制 DC 的成熟而发挥非特异性免疫反应的调控能力和抗原提呈能力。免疫抑制活性不依赖于 MSC 的长期培养，因为利用新分离的核辐射照射骨髓源性 MSC 也可诱导异体 T 细胞的凋亡。MSC 具有诱导抗原特异性 T 调控细胞（具有 CD4$^+$ 和 CD25$^+$ 表型）的扩增能力。多发性硬化小鼠模型和实验性自身免疫性脑脊髓炎模型的实验显示，MSC 可以抑制抗原特异的免疫反应。而且，这种免疫抑制特性无需匹配即可发挥治疗效果。

目前许多研究者通过试验及临床研究指出，同种异体骨髓源性 MSC 具有治疗 GVHD、成骨不全症、Hurler 综合征、异染性脑白质病变以及加速造血干细胞的移植作用。Osiris 治疗公司已经成功地完成同种异体骨髓源性 MSC 治疗安全性的第一阶段研究，并正在努力开展应用骨髓源性 MSC 进行 1 型糖尿病的 II 期及III期临床试验、Crohn 病和同种异体骨髓移植的 GVHD 的临床试验。这些试验均采用双盲法进行，将异体 MSC 通过静脉注射的方式给药。目前，研究人员在 1 期临床试验中使用其 MultiStem 技术在体外扩增多能成体祖细胞（multipotent adult progenitor cell，MAPC）用于心肌梗死后的心脏修复。研究者采用异体成人骨髓源性体细胞（human adult bone marrow-derived somatic cell，hABM-SC）对心肌梗死后细胞的恢复进行 I 期临床试验治疗。异基因脐带血和胎盘 MSC 也已分别用于心力衰竭的治疗。

由于 MSC 可以逃避免疫系统的监控，因此难以确定接受脐带血移植的患者是否真的与供者 MSC 嵌合。虽然这些研究尚未在临床上进行，但体外试验的结果显示，接受脐带血移植的患者可与供者 MSC 嵌合。众所周知，胎盘并不能完全屏蔽细胞转运。研究显示，MSC 可以通过活化血管内皮细胞生长因子受体以及整合蛋白依赖性功能而实现在胎盘中转运的目的。临床研究表明，胎儿源性细胞在妊娠数十年后的母体中仍可存在。这种胎儿细胞可能具有修复/再生的作用，因为其大多数存在于母体受伤的区域周围。最近的研究表明，在母体受伤的肺组织周围发现胎儿源性带有 Y 染色体的组织。而且，从胎儿到母体的运输方式起源于间充质细胞。因此，异基因脐带血的这种调控作用能否提供一种"种子细胞"移植受体的组织，以及扩增培养并提供对组织的修复功能仍值得探讨。

五、脐带血非干细胞成分的低免疫性

脐带血中除了具有未成熟的周围血细胞以外，还含有类似于周围血的免疫细胞。因此，大量的研究表明，脐带血与周围血相比，整体的免疫原性较低。而且，脐带血中的 DC 与混合淋巴细胞反应时抗原提呈能力较弱，可支持丝裂原诱导的 T 细胞增殖，拥有一个主要淋巴细胞表型，缺乏共刺激分子。脐带血 DC 的祖细胞同样具有一些特性，如敏感性强和具有人工免疫抑制剂的功能。当对脐带血和周围血源性 DC 进行刺激凋亡或坏死细胞免疫应答能力测试时，周围血源性 DC 可上调其刺激分子与 T 细胞的刺激，而脐带血的 DC 无此特性。但是，这两种来源的 DC 都可被脂多糖有效地活化。

研究表明，小鼠的脐带血造血祖细胞可产生一种强烈抑制 DC 的表型。被抑制的 DC 可引起 CD4$^+$ CD25$^+$Treg 的表达，并抑制混合淋巴细胞反应。而且，脐带血 DC 可分泌大量的主要组织相容性复合体 II（major histocompatibility complex class-II，MHC II），引起其刺激分子表达缺失。这种类型的外泌体可在自身免疫性疾病的预防过程中发挥重要的作用。鉴于脐带血 DC 的不成熟性和抗炎活性，脐带血与其他有核细胞比较，其免疫原性较低。脐带血移植与肝移植相比，人淋巴细胞抗原（human lymphocyte antigen，HLA）匹配的肝移植不影响其移植物的存活率。研究表明，肝脏中占主导地位的 DC 主要是淋巴表型的细胞，与脐带血中的相似。而且，脐带血中的各种免疫细胞的不成熟性可能与其免疫抑制的作用相关。

六、脐带血的免疫效应

与周围血一样，脐带血中含有大量的免疫细胞，其中，主要包括 T 细胞（也称为 T 调控细胞）、NK、NKT 和 γδT 细胞。脐带血中的 T 细胞已经开始向抗炎表型的细胞分化，其中 CD4$^+$ T 细胞与成熟的 DC 相比，在成人血源性 CD4$^+$T 细胞活化时的干扰素 γ 和 IL-10 含量显著降低。而且，有丝分裂原的低反应性和 IL-2 的低水平也与成人 T 细胞的表达相关。但是，这并不能说明脐带血 T 细胞不具备炎症和 Th1 免疫攻击的能力。因为，在某些脐带血移植的患者中同样出现 GVHD 这种常见的临床症状。这种"空舱"（empty compartment）的状态为 T 细胞的侵袭性与免疫反应提供了必要的微环境，这种方式不需要中间第二信使的参与。研究发现，T 细胞可以刺激抗体及免疫抵抗的产生。此外，在采用类似于脐带血移植预处理方案检测抗肿瘤反应的结果时发现，脐带血移植不引发抗肿瘤反应。

除了传统的 T 细胞外，脐带血中还含有一种具有免疫抑制活性的 T 细胞（Treg 细胞），其在免疫功能中的作用是以抗原特异性方式控制免疫活化。在动物模型中的研究发现，Treg 的耗竭与自身免疫和移植排斥有关。在妊娠者及癌症患者中，Treg 细胞的功能增强。这些 T 细胞通常具有 CD4$^+$和 CD25$^+$表型，可以抵抗 FasL 介导的细胞凋亡，其抑制能力可以达到周围血中 T 细胞的数倍。而且，Treg 细胞可以促进 CD4$^+$CD25$^-$表型的 T 细胞增殖。与成人周围血比较，脐带血中的这类细胞表达频率较高。研究证明，Treg 细胞与动物模型中的自身免疫性疾病和自身免疫的保护有关，并可在试验中对免疫疾病起到缓解作用。由此可见，脐带血中 Treg 细胞的含量高与其免疫抑制密切相关，这也可解释为什么脐带血干细胞与其他来源的干细胞相比，更具备降低 GVHD 的能力，而且可能在免疫失调疾病的治疗中具有重要的作用。

七、脐带血无免疫抑制移植的临床安全性

研究发现，异基因脐带血输入的临床安全性较好。Hassal 等人通过 100 余例非 HLA 配型脐带血输注患者的研究结果显示，这些患者在接受治疗过程中均无任何安全问题出现，也无患儿在接受治疗后发生 GVHD。并且，迄今为止也未见到同种异体脐带血移植的免疫抑制反应。在 129 例（肿瘤、红斑狼疮、贫血、风湿免疫疾病和其他疾病）患者中，共接受 413 个单位脐带血的移植，人均 3.2 个单位，治疗后均未出现与治疗相关的副作用。同时发现，在同种异体脐带血移植后的 CD34 细胞可短暂的上升。这些结果充分表明，脐带血的应用不仅安全，而且在移植中不需要担心其植入会引起免疫抑制或者 GVHD 的问题。

八、脐带血无 GVHD 反应的原因

在血液学实践中，尽管脐带血源性干细胞导致 GVDH 的发病率下降，但其他来源的干细胞用于疾病治疗时仍可发生 GVHD。但问题是，当患者接受脐带血并且没有免疫抑制的同时，为何不出现 GVHD？一个可能的解释是，在清髓的实际操作中可能诱发 GVHD。因为，在临床实践中用于受体内源性干细胞的清髓方案同时也可毁坏 T 细胞和 B 细胞单元（compartment），因此，通过干细胞移植修复造血功能时，这种 T 细胞单元通过其胸腺的作用也可重建。但这种胸腺在新生儿期后迅速萎缩，因此导致胸腺功能下降，进而发生自身反应性 T 细胞的异常。研究表明，把 T 细胞植入到一个淋巴细胞耗尽的宿主体内可导致一种具有 T 细胞独立受体的 T 细胞快速扩增。在此过程中，T 细胞失去对其刺激信号的依赖，使其对诱导产生抗性。事实上，许多自身免疫性疾病与 T 细胞数量的暂时减少有关，之后这种重新恢复自我平衡的趋势允许活化自我反应的 T 细胞。因此，GVHD 实际上是由 T 细胞进入到一个"单元"内，而不是由于同种异体差异造成的。在免疫介导性流产妇女的多次临床试验中，当应用父系淋巴细胞剂量高达 2×10^9 个时也无 GVHD 发生。这种父系淋巴细胞数量已高于在脐带血移植时的有核细胞数（1.5×10^7～3×10^7 个细胞/kg 体重）。

九、治疗效果

大量的研究表明，脐带血在无免疫学反应或副作用的应用时是安全的。但在不使用免疫抑制时，异基因干细胞的治疗效果如何？研究显示，由于脐带血各种成分的低免疫源性，这种异基因干细胞可能在受体免疫的调控下存活。在 1 例 50 岁的心脏衰竭并患有非缺血性心肌病的患者中，通过静脉注射由脐带血扩增的 CD34$^+$细胞进行 MSC 治疗。经 6 个月的治疗后，其生活质量明显改善，左心室射血分数从 30%～40%增加至 50%～55%。在 4 例 Buerger's 病的患者中，当接受异基因脐带血源性间充质细胞的治疗后，其症状明显改善并可增加缺血区血管的新生。对 27 例肌肉萎缩性侧索硬化症的患者，平均每例接受 20 个单位异基因脐带血的治疗，其结果不仅可显著改善肺功能，而且 Karnofsky 评分也具有统计学意义。研究提示，这些治疗作用可能与 MSC 能够逃避免疫攻击并介导治疗的效果有关。而且，移植细胞介导的同种异体免疫反应可能对部分治疗发挥一定的促进作用。

在怀孕期间，胎盘形成的大小取决于父母之间遗传信息的匹配程度。20 世纪 70 年代早期的研究表明，近交系小鼠的胎盘重量降低。最近的研究显示，母体免疫系统和胎儿抗原之间的同种异体反应与血管生成细胞因子和胎盘生长因子产生的增加有关。同种异体免疫反应可能有抗炎作用，在用患者周围血单个核细胞进行女性患者注射后，将引起自发性免疫介导的堕胎。虽然这些妇女无 GVHD 发生，但可出现炎症细胞因子的抑制作用。对 25 例不明原因反复流产的妇女进行父系或第三方白细胞（其浓度与脐带血相似）的输注治疗后，检测 T 细胞表达及其调控表型的数量发现，各种 T 细胞数量均有所增加。而且，Treg 细胞的增加与患者是否能够成功受孕具有相关性。在 11 例类风湿性关节炎的患者中，每 6 周注射一次 0.3×10^9～2.5×10^9 同种异体白细胞，经治疗后其疼痛、生活质量以及客观的检测指标均明显改善。这些结果表明，脐带血的治疗效果并非完全与干细胞的作用有关。

十、结语

在缺乏免疫抑制剂的情况下，异基因脐带血治疗领域的研究还处于初级阶段。虽然人们越来越多地接受脐带血可以用于非造血疾病的治疗，但大多数的血液学家不愿对该领域进行探索，因为这些科学家认为移植物抗宿主或宿主抗移植物的免疫反应是难以避免的。但是，已有的科学原理和临床研究都表明，异基因脐带血的应用是安全的，也并未诱发免疫学反应。目前，尽管有关疗效的数据有限，但在未来几年内将会进行大量的研究。有关脐带血再生试验的研究可能在中风中进行，因为在这种受伤组织中的"造血干细胞"可能产生一种趋化因子。大量的动物试验表明，脐带血可以治疗中风，其在动物模型中可刺激神经发生、缩小梗死面积和恢复动物的行为特征。而且，在这种中风模型中无论其细胞是植入脑内或静脉注射均有较好的治疗效果。鉴于炎症介质在类风湿性关节炎病理学中的特有作用，这可能是临床试验的一个很好迹象，特别是异基因周围血本身具有一定的治疗效果。脐带血的临床应用已在中风患者中显示出一些治疗效果，而且没有病理性血管的生成。

未来的研究应进一步探索脐带血和其他药物的联合治疗，特别是有关自身免疫等问题。例如，目前已在临床广泛使用的细胞因子，如粒细胞集落刺激因子（granulocyte colony-stimulating factor，G-CSF），既可促进脐带血中 CD34$^+$细胞的扩增，又可引起短暂的免疫调控。这种效应可能对诸如自身免疫这样的疾病具有治疗作用。又如，已经证明 G-CSF 的应用可以抑制非肥胖糖尿病（nonobese diabetic，NOD）模型的糖尿病发作，并可预防糖尿病，动员的干细胞和 T 细胞单元之间相互作用而上调 Treg 细胞的活性。其他研究表明，G-CSF 的应用可以预防 GVHD、狼疮和多发性硬化症等疾病模型中的病理免疫反应。此外，其他造血刺激细胞因子，如 M-CSF 和 GM-CSF 在各种环境中也都具有免疫抑制/免疫耐受的作用。因此，在脐带血治疗时与这些因子的联合应用可能是一种有前途的治疗方法，并可获得更佳的治疗效果。

第二节　脐带血干细胞的免疫原性与调控作用

一、概述

研究显示，脐带血干细胞在细胞治疗中具有很大的潜能。在大小不同的动物模型中，这些细胞均具有跨越异种和同种异体屏障而刺激宿主免疫系统的能力。因此，脐带血干细胞的免疫原性已成为研究的重点。目前，有关脐带血免疫调控作用的研究大多数来源于其间充质即间充质干细胞（MSC）。然而，由于这种 MSC 缺乏非均一性，因此很难直接与单个细胞簇群的特性比较。由于脐带 MSC 来自胎儿母体/胎盘组织中，在天然的环境中这些细胞具有遗传的免疫耐受性。

二、脐带和骨髓 MSC 的免疫调控机制

参与免疫调控的细胞在免疫系统的正常功能中起着重要的作用，这些细胞可下调任何正常的生理免疫反应。这种调控作用是否通过细胞的接触、可溶性细胞因子的介导，或者这两者都参与仍是研究的一个活跃领域。目前，脐带 Treg 和 MSC 都已成为研究的重点。

尽管最初的研究没有报道在 CB 或 UC 的成分中存在 MSC，但最近的研究表明，这种 MSC 可以从 UC 和 UCB 中获取和扩增，而且其特性是：①可以体外培养；②具有特定的细胞表面标志物，如 CD105、CD73 和 CD90，缺乏造血标志物如 CD45 和 CD34 的表达；③在适当的条件下可以分化成骨细胞、软骨细胞、脂肪细胞和神经谱系细胞等。脐带组织或血液的 MSC 与骨髓 MSC 的特性非常相似。这两种 MSC 的区别是：脐带 MSC 在体外的扩增和增殖速度较快，两种 MSC 的成脂能力均较低。虽然脐带血与骨髓 MSC 的特性相似，但是也有差别。由于各实验室的培养条件不同，所得生物学潜力的数据也不一样。

MSC 在体内的特性和功能仍然难以理解。目前的研究认为，MSC 的部分功能可能是支持成人器官内间充质组织的形成，由于其具有的分化潜能而成为一种有用的干细胞来源，并用于组织的修复和再生，以及在造血细胞移植中增强植入作用。这些作用均需要与宿主免疫系统的相互作用，其后 MSC 可在调控获得性与先天性这种致命的免疫应答中发挥积极的作用。由于 MSC 的幼稚特性，大多数的研究都集中在其免疫保护的作用方面。而且，有些脐带源性 MSC 样细胞（UC-derived MSC-like cell）还具有免疫刺激作用。

三、先天性免疫系统

先天性免疫系统是机体的第一道防线，其作用机制是通过大量的细胞和分子保护宿主免受不断进化的微生物的影响，参与其中的细胞包括粒细胞、NK 细胞、单核细胞/巨噬细胞和 DC 等。

中性粒细胞是对细菌感染防御至关重要的细胞，其可以很容易地动员起来，因此对外来刺激反应迅速。中性粒细胞发挥抗菌功能的一种方式是通过呼吸系统的爆发机制，在这种机制中，以很高的速度消耗氧气。MSC 具有抑制呼吸爆发和延迟中性粒细胞凋亡的能力，这种作用机制可能是由 IL-6 介导的。最近的研究显示，MSC 在炎症性疾病中通过放大中性粒细胞的功能，可与 T 细胞受体 TLR-3 和 TLR-4 特异性结合。通过 TLR-3 活化 MSC 可增强中性粒细胞由 IL-6、IFN-β 和 GM-CSF 介导的功能。TLR-4 介导的效应主要依赖于 GM-CSF。因此，MSC 的介导作用可能延长中性粒细胞存活时间并增强其功能。

巨噬细胞是由在不同组织中的单核细胞产生的细胞。MSC 对巨噬细胞功能的影响似乎有限。最近的研究表明，小鼠 MSC 可明显抑制小鼠巨噬细胞产生的炎症因子 TNF-α、IL-6、IL-12 和 IFN-γ。而且，MSC 可增加抗炎细胞因子 IL-10 的产生。MSC 可以通过活化的巨噬细胞调控 TNF-α 和 IL-6 产生前列腺素 E_2（prostaglandin E_2，PGE_2），同时也可下调同一巨噬细胞上 CD86 和 MHC II的表达。在体外，MSC

还可间接通过巨噬细胞刺激 T 细胞的增殖。而且，这些调控型的巨噬细胞具有更强的吞噬能力，并可进一步增强获得性免疫应答的功能。研究还表明，MSC 可以阻止单核细胞成熟为 DC。但是，MSC 对单核细胞和巨噬细胞安全应用的效果仍需进一步探讨。

自然杀伤（natural killer，NK）细胞在参与获得性免疫系统中是最重要的细胞之一，其可通过分泌溶解性蛋白（lytic protein），如穿孔蛋白和颗粒酶（perforin and granzyme）发挥强大的抗肿瘤和抗病毒效应。NK 细胞也可分泌强效的炎性细胞因子，如肿瘤坏死因子-α 和 IFN-γ。NK 细胞的功能受细胞表面受体的严格调控，这些细胞受体既能提供抑制信号，又能提供刺激活化的信号。在获得性免疫系统中的所有细胞中，MSC 介导的 NK 细胞效应已得到深入的研究。NK 细胞活性的调控可下调其表面活化的配体，如 NKp30、NKG2D 和 DNAM-1 的表达。吲哚胺 3-双加氧酶（indoleamine 3-dioxygenase，IDO，一种关键的调控蛋白，参与色氨酸代谢）和 PGE$_2$ 是 MSC 诱导 NK 细胞抑制的关键介质。当用 IL-2 活化 NK 细胞后可杀伤 MSC。但是当 MSC 受到 IFN-γ 的刺激后可上调 MHC I，并抑制 NK 细胞介导的细胞裂解。这些研究表明，细胞因子的环境可能在一定条件下影响 NK 细胞和 MSC 的相互作用，并影响 MSC 的治疗效果。

DC 处于获得性与先天性免疫之中，为参与多种免疫应答的专业抗原提呈细胞。DC 的抗原提呈能力，以及通过体液、细胞或调节效应的极化反应，使其成为 MSC 治疗中的一种引人关注的细胞。尽管人与小鼠之间的基因有众多的差异，但其 DC 有许多重要的相似之处。在抗原提呈中，骨髓 DC 具有重要的作用。当其成熟后可以表达 CD80 和 CD86，并上调 MHC I 和 II。在与 MSC 共培养时，骨髓 DC 可下调 MHC I 和 II 类分子及其刺激分子的表达。这些结果表明，在免疫系统中 MSC 具有抑制 DC 的作用，也可刺激 DC，使调控炎症反应的 IL-10 增加。而且，通过调控 DC 可以治疗 GVHD。这些研究证明，MSC 具有广泛的应用价值。

四、获得性免疫系统

获得性免疫是一种非常特殊的应答反应，其依赖于抗原提呈细胞（antigen presenting cell，APC）与 B 细胞和 T 细胞等效应细胞之间的紧密协同作用。其中的抗原类型、表现模式，无论是通过 MHC I 还是 MHC II，以及由专业 APC 释放的细胞因子都是决定免疫应答形成的方式。这种应答高度依赖于 T 辅助细胞（CD4$^+$ Th 细胞）、B 细胞和细胞毒性 T 细胞的参与。Th2 或体液反应的极化作用由细胞因子，如 IL-4、IL-5 和 IL-6 的分泌介导，而 Th1 或细胞反应则由细胞因子如 IL-2、IL-12 和 IFN-γ 进行调控。

在先天性和获得性免疫系统中，DC 具有桥接的作用。缺乏成熟的 DC 可阻止 T 细胞和 B 细胞的活化，未成熟而幼稚的 DC 具有免疫"耐受原性"（tolerogenic）。在自然状态下，DC 可直接或通过细胞因子的间接作用影响免疫应答。MSC 可以调控不成熟的 DC 诱导 Treg 的免疫抑制和免疫耐受性。然而，MSC 也可能是一种非专业性的 APC，具有免疫抑制特性。

研究提示，MSC 对 T 细胞的影响可能不受 MHC 限制。相反，MSC 可以将 T 细胞的增殖阻滞于 G$_0$ 期。这可能是一个重要的发现，因为任何与遗传背景无关的 MSC，都能在没有宿主免疫系统抵抗的情况下，在体内具有相同的效应。如果这种效应存在的话，这将证明 MSC 进行移植治疗时可以不需要 MHC 匹配，因为这不会导致免疫排斥或者过敏反应。但是，如果脐带 MSC 样细胞的 MHC 错配，则可导致免疫排斥反应。而且，MSC 这种非专业性的 APC 免疫抑制作用可促进抗肿瘤反应。最近的研究显示，MSC 不仅对 T 细胞的免疫应答具有多种调控作用，而且对 B 细胞的获得性免疫应答的细胞增殖、抗体产生和细胞因子的分泌等功能均具有调控作用。

五、脐带血干细胞的天然耐受性

1953 年，Medawar 等人通过胎儿同种异体移植对脐带细胞的免疫调控能力进行研究，并提出了免疫耐受性的概念。但是，当时的研究并未对这种免疫耐受的细胞和分子机制完全了解，只是发现在先天性及获得性免疫系统具有重要的作用。研究显示，脐带 MSC 不能诱导 MHC Ⅱ类上调，即使在干扰素 γ 刺激的炎症状态下也不能诱导 MHC Ⅱ上调。但是，骨髓或脂肪源性 MSC 的作用则与此相反。

在人的滋养层细胞中，HLA-A 和 HLA-B 分子不表达，而 HLA-C 及非经典的 HLA-E 和 HLA-G 分子的表达似乎在免疫耐受方面起着重要作用。非经典 HLA 分子可与子宫内 NK（uterine natural killer，uNK）细胞上的杀伤免疫球蛋白受体（killer immunoglobulin receptor，KIR）相互作用而发挥重要的调控作用。这些特殊的非细胞毒性细胞参与到膜蜕化的过程中，既是黏膜完整性和动脉功能的守护者，也是滋养层入侵的控制者。所有 uNK 细胞均表达 HLA-G 和 HLA-E 受体，HLA-C 是与人 NK 细胞上的 KIR 相互作用的最重要分子。HLA-G 还可与 DC 相互作用使其无法刺激细胞毒性 T 细胞的活化。因此，在妊娠中，通过胎盘中的 HLA-G 抑制 DC 受体上的白细胞免疫球蛋白样受体，可能下调母体 T 细胞介导的反应。

研究表明，T 辅助（Th）细胞可诱导母胎的免疫耐受性。Th2 细胞及其相关的细胞因子可影响 Th1 细胞的免疫应答，该系统的失调可导致胎儿流产。此外，人类妊娠的并发症，如自然流产，与母亲血清中的 Th2 向 Th1 细胞因子谱的转移相关。在妊娠期间，Treg 细胞一旦活化则可抑制多种免疫反应；另外，同种异源性胎儿可规避母体免疫系统的免疫排斥反应。例如，CD95L（Fas 配体）的表达可促进活化淋巴细胞表达 CD95（Fas）而凋亡。在缺乏 CD95L 功能的妊娠小鼠中，在胎盘与蜕膜的界面上可出现大量淋巴细胞的浸润和坏死，形成小的胎窝（small litters），导致胎儿的吸收增加。

在胎儿-母体耐受中，由于脐带 MSC 的这些重要作用，可能成为一种治疗用理想细胞。一般认为，这种细胞可称为 MSC 或 "MSC 样"（MSC-like）细胞，存在于脐带、脐带血、脐带内皮细胞或细胞基质即 WJ 中。在同种异体和异种异体的模型中，脐带 MSC 已在不同的条件下广泛应用。这些应用可能与免疫原性的缺乏有关，或者更多的是受到研究技术的影响。

六、免疫耐受性与免疫原性

近年来的研究显示，脐带 MSC 不仅具有较少的免疫原性，而且可以减轻组织再生的炎症反应。在神经退行性疾病的动物模型如脑缺血和中风中，脐带血 MSC 可以增强细胞的存活并减少炎性细胞的浸润。而且，通过调控宿主的炎症反应和氧化应激反应可改善新生大鼠的超氧化物诱发的肺损伤。Weiss 等人的研究表明，猪脐带 MSC 可以成功地移植到啮齿动物的大脑或血液中而无免疫抑制反应。显微镜的检测显示，这种 MSC 似乎可以避免免疫探测或清除，并能存活 4 周。研究提示，细胞移植是一种细胞注入的非免疫原性状态。研究表明，人脐带 MSC 具有免疫抑制能力，可以抑制同种异体和异种异体淋巴细胞增殖的不良刺激。在条件培养液中，脐带 MSC 可以显著抑制由 PHA 在体外系统中越过同种异体和异种异体的遗传屏障后诱导脾细胞和周围血淋巴细胞的增殖作用。而且，这种免疫抑制作用呈剂量依赖性。

细胞因子的预处理对于脐带 MSC 的 MHC 抗原和刺激分子，如 CD80 和 CD86 的表达有不同的影响。在不同的哺乳动物模型中，脐带和脐带血 MSC 均可诱导 MHC I 的表达，但不诱导 MHC Ⅱ的表达。通过促炎细胞因子，如 IFN-γ、IL-1 和 TNF-α 的预处理可以上调 MSC 的 MHC，但不能上调刺激分子，也不诱导其增殖反应。脐带 MSC 即使分化成软骨细胞或神经元样细胞，仍不引起同种异体的免疫反应。当把未分化和分化的人脐带血细胞注入小鼠后，在这种异种移植中仅出现弱的免疫刺激反应。

脐带 MSC 可分泌大量造血生长因子和细胞因子（如 TGF-β、GM-CSF、G-CSF、IL-1、IL-8 和 IL-11），参与免疫调控和炎症反应。实验表明，人脐带血 MSC 产生的可溶性因子能抑制细胞的增殖反应。但在某些情况下，细胞的这种增殖作用是增强的。在刺激细胞与人脐带血 MSC 近距离接触而 "活化" 时，可以产生抑制因子。

研究表明，用人脐带和脐带血 MSC 静脉注射联合移植 NOD/SCID 小鼠模型可加速人造血干细胞（HSC）的恢复。这种联合移植可能是脐带 MSC 为干细胞提供了一种基质的作用。但是，这种现象只是短时间的存在，在移植 6 周后则不复存在。在体外扩增的脐带血 MSC 和造血祖细胞，均可增强小鼠的免疫重建能力。同样，在临床中，两个或两个以上的脐带 MSC 移植后可以促进其细胞的植入。一般来说，一条脐带的 MSC 可能重建 100%的骨髓空间，而且罕见混合嵌合体出现。研究显示，MSC 不仅具有低免疫原性和免疫耐受原性，而且有活化免疫系统的能力。

七、结语

MSC 是一种相对较新的免疫调控细胞，对获得性免疫与免疫应答均具调控作用。虽然这种免疫学机制的研究大多是在骨髓 MSC 中进行，但经脐带和骨髓 MSC 的比较研究表明，这两者之间的相似性大于其差异性。而且，在体外培养时脐带 MSC 的生长能力比骨髓 MSC 的更强，其免疫排斥的作用更低。这些效应是否是通过细胞因子或细胞之间的直接接触诱导，或间接改变辅助效应细胞的功能，如增强 Treg 的发育或诱导免疫偏差，均需进一步研究。这种调控免疫反应的能力在移植和自身免疫方面已提供许多令人感兴趣的问题。

在血液肿瘤学领域，脐带 MSC 的使用似乎相对安全，但长期的影响仍未确定。尽管 MSC 应用的潜能很大，但仍然不可滥用。MSC 可能促进肿瘤生长或刺激有害的免疫应答，均需进一步研究。脐带血 MSC 具有技术和功能方面的诸多优势，可能为广大患者带来治疗应用的福音。在未来的临床研究中，应更多关注 MSC 对自身免疫性疾病和器官移植等的优化治疗效果。

第三节　脐带血的免疫调控作用

在过去的 10 年中，细胞疗法的主要成就之一是为临床应用提供免疫调控剂。目前，脐带 MSC 作为细胞治疗的来源已广泛地应用于临床。本文重点介绍 Treg 和脐带 MSC 相互作用的特点及临床使用概况。

一、T 细胞的调控

（一）定义和属性

在 20 世纪 70 年代，首先提出 T 细胞是一种抑制免疫反应的调控细胞。此后，这些细胞的个体发育、分化和功能都得到广泛的研究和鉴定，在自我耐受和免疫平衡的诱导及维持中起着至关重要的作用。

Treg 与传统的 T 细胞不同，其可在 $CD25^+$ T 细胞上表达 IL-2 受体 α 链，并在 $CD4^+$ T 细胞上表达叉头样转录因子 P3（FOXP3）。人 $CD4^+$ $Foxp3^+$ T 细胞具有高度的异质性，而且 CD25 和 FOXP3 的表达与 Treg 的抑制活性并非一致。利用转录组学和 Foxp3 基因甲基化的单细胞分析显示，在人类存在两种主要的 $CD4^+$ $Foxp3^+$ Treg：第一种是天然 Treg（nTreg），主要是 $CD45RA^+$；第二种是活化 Treg 样细胞（$CD45RO^+$）。后者在体外具有很强的抑制作用，一旦活化可以增殖并转化为 $CD45RO^+$ 的效应 Treg（effTreg）。活化 Treg 样细胞在周围传统的 T 细胞中产生，并具有非调控功能和产生促炎性细胞因子的能力。nTreg 和 effTreg 细胞都在胸腺内生成，活化 Treg 样细胞来源于传统的 T 细胞并在周围特异性的微环境中发育。目前，活化 Treg 样细胞的个体发生颇具争议，特别是关于这种细胞是适应性的还是诱导 Treg（iTreg）细胞的一部分尚不明确。这些细胞如何以及为何在不同的刺激下，能够发育和维持其抑制活性尚不清楚。

Treg 细胞几乎能够抑制所有免疫细胞的活化、增殖和效应功能，这些免疫细胞亚群包括 $CD4^+$ 和 $CD8^+$ T 细胞、NK 细胞、NKT 细胞、B 细胞和 APC。Treg 的发育需要那些识别自我 MHC，但 T 细胞受体（T-cell receptor，TCR）的这种选择反映出传统 T 细胞的特点。事实上，由于其主要的功能是控制 T 细胞对自身抗原的反应性，因此胸腺生成的 Treg 具有识别自体抗原的能力，并可与具有潜在危险性的传统 T 细胞进行竞争性的结合。尽管 TCR 的参与对其活化作用至关重要，但这种抑制功能似乎是以一种与来源无关（cognate- independent）的方式进行的。而且，这种 Treg 在抑制异常和过度免疫反应中具有关键性作用。

（二）Treg 细胞的治疗作用

研究表明，Treg 细胞的定量或定性异常可能是免疫介导性疾病的发病机制。因此，重构这些异常是一种可行的途径。虽然通过雷帕霉素（sirolimus）或小剂量的 IL-2 可在体内诱导扩增患者的 Treg，但是 Treg 的这种过继转移作用已引起相当大的兴趣和关注。目前，有超过 150 项注册的临床试验（http://www.clinicaltrials.gov）正在为临床研究招募患者，以评估在多种疾病中 Treg 治疗的效果及可行性。

尽管目前的临床前数据令人鼓舞，但是把 Treg 转化成临床的应用还存在一些限制因素。Treg 分离的主要障碍是缺乏特异的细胞表面标志物，而且在体外经过临床级别的扩增后再导入体内的 Treg 需要确定其稳定的抑制活性。虽然传统 T 细胞（Tconv）在活化后可短暂的表达 FOXP3，但这种表达产物仍是人 T 细胞中 Treg 最重要而功能性的标志物。然而，由于其表达在细胞内，因此不能进行活细胞的分类。目前，虽然已经提出多种不同的标志物，但迄今为止对特异性的问题仍无定论。尽管 CD25$^+$ T 细胞是一种抑制细胞和效应细胞的混合细胞，但 CD25 表达细胞的检测仍是目前鉴定 Treg 最实用的方法。研究表明，Treg 特异的去甲基化区域（Treg-specific demethylation region，TSDR）的一种特定的表观遗传状态与 Treg 的抑制功能有关。而且，只有一些特定的 CpG 低甲基化模式是 FOXP3 表达和 Treg 特有基因稳定性的关键调控因子。目前，尽管这些研究仅在小鼠模型进行，但这种 TSDR 的研究可为临床应用上功能稳定的 Treg 的选择和制备提供指导。

通过独立的标志物，用自动磁珠活化细胞分选法（automated magnetic bead-activatedcell sorting，MACS）和荧光活化细胞分选法（fluorescence-activated cell sorting，FACS）可对 Treg 细胞进行分离。尽管这两种方法都符合 GMP 的规范，但第一种方法的主要限制是非 Treg 细胞的大量污染。相反，FACS 法对 Treg 细胞的选择纯度高达 98% 以上，但现有的技术不太适合 GMP 的分离过程，因此需要在高度专业化中心进行。另一个重要的问题是 Treg 细胞在体外扩增和注入体内后的存活及稳定性，其细胞数量通常在注射后可短暂性地增加，随后降低，同时需要考虑何时进行治疗。大多数的临床前研究证明，Treg 细胞可预防疾病的发展，并可以抑制疾病的产生。当在炎症微环境时，Treg 细胞能够产生大量的促炎细胞因子，或在体内转化为效应 T 细胞发挥其抗炎作用。

（三）脐带中的 Treg 细胞

人 Treg 细胞最早出现在胸腺中，在妊娠 13 周时与其他 T 细胞一起迁出胸腺并迅速再现，在妊娠 14 周时可在周围血中检测到。在怀孕中期第一次增加后，其数量开始逐渐减少，最后到出生时达到稳定阶段，其比例与孕龄呈负相关。而且，在新生儿和成人之间的 CD4$^+$Foxp3$^+$ T 细胞的表达无显著性差异。在成人周围血和脐带血中，其 CD4$^+$CD25$^+$ 细胞的比例也不具有可比性。脐带血中的 Treg 细胞主要是天然表型（naïve phenotype，nTreg），成人周围血的 Treg 细胞主要是活化表型（effTreg），这也反映出脐带血 Treg 的这种天然属性。这种 nTreg 与 effTreg 细胞的比例随年龄的增长而逐渐降低。

研究显示，脐带血 nTreg 在体外和体内都能获得完全而有效的抑制活性，这对使用这些细胞进行治疗具有实际意义。因为通过体外的扩增可以得到足够的细胞数量，还可诱导 nTreg 获得更加成熟的细胞表型。脐带血 Treg 的分离不仅可行，而且已首次应用于临床试验。脐带血的 Treg 既性质特别，也比周围血的来源丰富。成人周围血的 Treg 是一种非常异质性的细胞，在 CD4$^+$ 中不同亚群的细胞与 CD25 不同细胞密度之间的分离效果较差。然而，脐带血的 Treg 细胞似乎更具有均匀性，因此其纯化比较容易。nTreg 和 effTreg 不仅在 CD45RA 和 CD45RO 的表达中不同，而且在 CD25 表达的强度上也有差异。研究表明，脐带血的 CD25$^+$nTreg T 细胞更具有均一性，主要由 CD25^{dim} nTreg 细胞组成，其中 CD25^{dim} 可以影响成人周围血中 Treg 的抑制功能。在成人周围血中，CD4$^+$CD25$^+$ 只有很小的一部分由 effTreg 或 nTreg 细胞组成，而大部分由 Treg 样细胞活化的 CD25^{dim} 组成。

脐带血是 Treg 的重要来源，一个单位的脐带血可获得 Treg 需要的绝对细胞数。最近的研究显示，通过多个同种异体脐带血单位的联合可以达到治疗的细胞剂量，而无需进行任何体外扩增。而且，无论是在体外还是体内对 Treg 细胞的抑制作用均无影响。但是，这种方法在临床中的安全性和有效性，以及体外大规模的扩增仍是 Treg 广泛应用的主要限制因素之一。其中有两个相关的问题需要解决：①扩增效率与其按照 GMP 规定程序之间的矛盾问题；②在体外刺激时，Treg 细胞可能失去抑制能力或者获得炎症的特性。

研究表明，脐带血 Treg 细胞与成人周围血的 Treg 细胞相似，可以在体外通过重组 IL-2 和抗 CD3/CD28 刺激其增殖，而且在某些疾病的动物模型体内仍然具有抑制功能。在体外，应用含有成人周围血中表达的 OX40 和 4-1BB 的人工改良培养液，培养脐带血 Treg 细胞后可以扩增 1250 倍。OX40 和 4-1BB 是肿瘤坏死因子受体家族的两个成员，其可为 Treg 的扩增和生存提供信号。更为重要的是，这种成人周围血的特异性抗原（antigens，Ag）是 Ag-特异性 Treg 生成和扩增的必需分子。近年来，通过多克隆扩增对应细胞的 Ag-特异性 Treg 不同亚群细胞，对影响治疗最终结果的可能性进行评估。虽然体外多克隆扩增 Treg 的过继转移治疗可以促进同种异体胰岛细胞移植或自身免疫性疾病的免疫耐受，但是同种抗原或 Ag 特异性 Treg 细胞可以更好地预防组织排斥、自身免疫性疾病和 1 型糖尿病。然而，这些细胞生产相关的一些重要障碍应予考虑。目前，Ag-特异性 Treg 细胞生产的程序相当复杂和昂贵，而且在体外扩增后自动活化 Treg 细胞的生长仍是一种重要的弊端。可用的技术和临床级别的细胞扩增标准，只能在高度专业化的机构和可控实验的条件下进行，用成人周围血这样的细胞可作为 Treg 扩增的刺激因子。在体外扩增时，Treg 可能丧失其调控功能。在脐带血的 Treg 细胞中主要由 nTreg 细胞组成，这种 nTreg 细胞亚群可保持 FOXP3 的表达和 TSDR 脱甲基化水平的较高稳定性。在体外刺激时，与成人周围血的 effTreg 比较，抗细胞凋亡的能力更强。

目前经大量的研究表明，脐带血 Treg 细胞对器官移植、GVHD 的治疗和自身免疫性疾病等治疗均安全有效，且可延长其存活期。

二、MSC

MSC 在科学和临床实践中得到广泛的应用并普遍接受，但也面临许多与其实际意义相关的、有争议的挑战。MSC 由一种高度异质性的成纤维样细胞组成，在体外培养和扩增时可在塑料瓶上贴壁生长。而且，在特定诱导条件下大部分的细胞可以分化为成骨细胞、脂肪细胞和软骨细胞谱系等细胞，但这种祖细胞的有效性和实际意义仍不清楚。这种细胞缺乏造血细胞和内皮细胞标志物的表达，如 CD45、CD34、CD14、CD11b、CD79a、CD19、HLA-DR 和 CD31；当表达一些非特异性分子如 CD105、CD73 和 CD90 时，可参与细胞之间的相互接触。尽管最近的研究提出一些新的标志物，但对 MSC 的性质仍不明确，因此导致其研究比较困难。而且，符合早期研究标准的细胞形态、分化阶段、增殖率和功能特性均大不相同。这种复杂性是因培养操控导致，还是 MSC 亚群在体内先天的异质性所致仍不清楚。

骨髓 MSC 在临床研究中最为常用，其他的来源也在寻找中。由于伦理和专利的原因，脂肪和脐带组织已成为 MSC 最具吸引力的来源。

（一）脐带血 MSC 的免疫生物学

与 Treg 细胞一样，MSC 几乎对所有类型的获得性和先天性免疫反应均具有较强的免疫抑制和免疫调控作用。MSC 可以非选择性和非特异性地抑制 CD4$^+$ 和 CD8$^+$ T 细胞，而且还能调控 NK 细胞的活性，并抑制 B 细胞的终末分化和 DC 的成熟及功能。MSC 的这种免疫抑制活性由自体和异体的 MSC 介导，并具有免疫生物学的可塑性。MSC 的这种免疫抑制作用只有在炎症环境中才能发挥作用，而且需要炎性细胞因子如干扰素（IFN-γ）、白细胞介素-1β 和肿瘤坏死因子-α 的参与，但在所有类型的炎症反应中并非效果相同。MSC 还可在特定浓度的 IFN-γ 中获得抗原提呈功能。此外，MSC 的免疫抑制特性也受 Toll 样受体 4 刺激的影响。

在体外试验中，脐带血 MSC 的免疫抑制特性与骨髓 MSC 比较相似或者更高。这些体外的研究结果能否反映不同来源 MSC 临床效力的差异尚不清楚。目前，在体外的研究提示，这种可溶性细胞因子的分泌是免疫调控的一种基本方式。其中，最重要的机制可能是通过接触不同的分子，如吲哚胺-2，3-二氧合酶、转化生长因子 β1、肝细胞生长因子、前列腺素 E_2（PGE_2），以及可溶性人白细胞抗原 G（HLA-G）参与必需氨基酸的代谢。在病毒感染的反应中，这些途径可以通过其他类型的细胞，如巨噬细胞、MDCS、纤维细胞，甚至上皮细胞共同应对这种反应。因此，不同的组织来源和（或）不同的细胞亚群可能不一定对免疫调控产生影响，而是对周围的环境做出更好的反应。脐带 MSC 的优势不仅是易于分离和扩增，而且幼稚和（或）更不成熟的细胞可能是一种更为广泛的效应分子。例如，脐带血 MSC 不表达 TLR-4，可损害 MSC 免疫抑制功能，从而使其在治疗败血症患者时尤为有效。

MSC 表达 HLA 分子和 CD40、CD80 或 CD86 等刺激分子的水平较低，这与其在体外识别同种异体反应的淋巴细胞的逃避能力一致。在动物模型和人的研究中均已证明，第三方的 MSC 与 MHC 屏障交叉反应的这种治疗效果是 MSC 免疫豁免的一种特性。在低剂量 IFN-γ 的条件下，可诱导 MSC 表达 MHC II，并具有抗原提呈作用而不是免疫抑制作用。而且，在输注后产生的记忆 T 细胞可能排斥同种异体的 MSC。在这种排斥反应后，MSC 的治疗活性也能得到保护。第三方、单倍体相同或与 MHC 相容的 MSC 之间的类似的治疗效果表明，在 MSC 治疗的作用中，免疫豁免功能可有可无。研究提示，MSC 的活性可能在一些临床治疗中起着决定性的作用。在小鼠 GVHD 的实验模型中，与单纯静脉注射的 MSC 对照比较，用海藻酸盐包裹的小鼠 MSC 可以持续更长时间，并提高其存活率。此外，某些疾病与 MSC 性质的改变也有关，而且排除这种改变可能影响其治疗效果或促进原发疾病的复发。

（二）脐带 MSC 对造血干细胞移植和实体器官移植的作用

脐带 MSC 能够产生可溶性信号和细胞因子支持造血，其移植后可以对造血恢复产生积极的作用，以及具有支持造血重建的能力。在 MSC 移植前的预处理可能导致造血微环境的损伤及延缓造血恢复，但这种预处理也能预防移植的失败。在 50 例经清髓预处理进行造血干细胞移植治疗的复发性/难治性的恶性血液病患者中，采用体外扩增的脐带 MSC 联合移植进行治疗。结果发现，中性粒细胞和血小板移植后的中位植入时间分别为 12 天和 14 天，2 年疾病无进展的生存率为 66%。在 21 例重度再生障碍性贫血的患者中，除未进行 T 细胞的清除外，其他治疗效果均相同。虽然这些表明 MSC 的治疗似乎很有希望，但在其输注后进行造血干细胞移植患者的血液动力学并无改善。而且，MSC 的输注虽然安全，但其疗效以及与疾病的潜在机制均需进一步探讨。此外，在 MSC 治疗时的其他相关疗法或不同的预处理方案可能改变患者的炎症微环境而严重影响治疗的效果。

通过第三方 MSC 治疗的免疫调控作用，可延长狒狒皮肤移植的存活时间。大量接受实体器官移植的患者通过 MSC 的治疗，显示出对移植排斥的保护作用。在唯一的随机临床试验中，156 例接受活体捐献肾移植的患者通过 MSC 治疗，以作为标准的抗 IL-2 受体抗体诱导疗法的替代作用进行评估。其中，第 53 和 52 例患者用标准剂量或减少剂量的钙调磷酸酶抑制剂（calcineurin，CNI）处理 MSC 后用于治疗，第 51 例对照组的患者用 IL-2 受体抗体加标准剂量的 CNI 治疗。不管 CNI 剂量如何，应用 MSC 治疗的患者虽然在 1 年内发生了急性排斥反应，但是在移植后的第 1 个月，移植的肾功能恢复更快，并在 1 年时的肾脏功能较治疗初期更好。虽然这些研究表明，MSC 的注入似乎可促进移植的存活，但这样的数据并不很多。因此，MSC 对异体移植排斥反应的治疗以及在临床中的应用需要进一步的证实和进行更大规模的研究。

（三）脐带血 MSC 对 GVHD 的治疗

研究表明，MSC 可以用于有关激素抵抗 GVHD 的治疗。而且，其对成人和儿童治疗的总体反应率分别达到 60% 和 70%。对 MSC 治疗全反应的患者与部分反应或无反应的患者相比，其总体生存率更高。迄今为止，在临床研究中输注骨髓 MSC 的数量从 4×10^5 个细胞/kg 体重到 1×10^7 个细胞/kg 体重不等，在其临床效果与使用的细胞剂量之间无显著相关性，在治疗的反应中亦无明显的规律性。尽管大多数的研究都使用骨髓 MSC，但脐带 MSC 的这些作用已成为一种无可争辩而有效的替代品。在 192 例与类固醇有关的急性 GVHD 和 260 例激素抵抗性的急性 GVHD 患者的骨髓 MSC 治疗中，由于缺乏随机和大批量的安慰剂对照试验，其治疗效果尚无明确结论。在重症疾病中，脐带 MSC 的有效缓解作用率至少可达 50%，而且这种作用与移植时的炎症环境相关。

（四）脐带 MSC 对免疫调控异常疾病的治疗作用

脐带 MSC 免疫调控的特性除对 GVHD 和炎性疾病具有疗效外，还对克罗恩病（Crohn's disease）、系统性红斑狼疮（systemic lupus erythematosus，SLE）、多发性硬化症、类风湿性关节炎等疾病均有治疗效果。2010 年，首次使用脐带 MSC 治疗 16 例重症和难治性 SLE 的结果显示，所有患者的肾功能明显改善，其病情活动度明显减轻，周围血中 Treg 细胞增加，Th1 和 Th2 相关细胞因子之间平衡得以重建。

三、结语

由于脐带组织的诸多优势，现已为免疫再生医学提供了极好的机会。脐带 MSC 和 Treg 细胞的有效免疫调控潜能已为临床带来新的、有效的治疗工具。目前，世界各地已有 1000 余例患者接受不同条件的 MSC 治疗。通过分析得知，其结果安全有效，无明显的毒副反应。但是，这种细胞的分离与扩增的最佳方案、鉴定和预计效能的测定以及患者最终的疗效均需进行大量的探讨。炎症性疾病是社会的一大负担，这些新工具的优化将对医疗保健和生活质量产生深远的影响。

第四节　脐带血移植治疗的免疫重建

一、概述

用脐带血细胞（UCB）作为造血干细胞移植（HSCT）来源的临床治疗效果显著，同时对脐带血的独特细胞成分和生物学的认识也不断发展。尽管脐带血移植（UCBT）的临床试验有很多不同的结果，但对于 UCB 受体的造血重建功能影响方面有些共同特点。第一，与成体干细胞的受体比较，中性粒细胞和血小板的植入时间延迟。第二，在 UCBT（dUCBT）中存在多种与人白细胞抗原（HLA）不匹配的因子，但是对其他干细胞来源的 GVHD 没有典型的负面临床影响。第三，尽管有抗病毒和抗真菌的预防措施，但在 UCBT 受体中的感染仍是导致死亡的一个重要原因。目前，虽然与感染相关的死亡率为 8%，但病毒活化尤其是巨细胞病毒（CMV）、Epstein-Barr 病毒（EBV）、人类疱疹病毒 6 型和腺病毒仍是较大的问题，尤其对成人受体更为重要。

二、天然性免疫的中性粒细胞植入与嵌合

在造血和免疫重建中，第一个可量化的步骤是中性粒细胞的植入。这种情况发生在 dUCBT 后的延迟动力学，成体干细胞的中性粒细胞植入时间至少延长 1 周。移植的失败可能发生在多达 20% 的 dUCBT 受体中，以及 7% 的成人骨髓（BM）和更低百分比的周围血干细胞（PBSC）受体中。中性粒细胞的重建与注入的总有核细胞（total nucleated cell，TNC）数、CD34$^+$祖细胞和骨髓集落形成单位相关。HLA 增加程度的不同与中性粒细胞恢复快慢有关。最近的研究发现，受体已有的抗 HLA 抗体和脐带血表达不匹配抗原的存在，与移植失败率的增加、中性粒细胞植入时间延长、超过 100 天的移植相关死亡率（transplant-related mortality，TRM)、较低的无进展存活率(progression-free survival，PFS)和总存活率(overall survival，OS)相关。

为了提供更高剂量的干细胞，成人患者通常采用两个单位的脐带血进行。此法似乎可增加中性粒细胞植入的动力学，尤其在成人受体中。根据 dUCBT 的试验结果，增加一个单位的移植优势通常是在移植后的早期可出现中性粒细胞的建立。研究显示，76%的受体在 21 天内出现周围血或骨髓的嵌合体。这种成功率与较高的 TNC 数量、TNC 活力、CD34$^+$含量、输液方式和 HLA 匹配程度相关。而且，CD3$^+$T 细胞剂量和 CD34$^+$细胞的活力对脐带血 MSC 的植入具有功效。最近研究表明，由干扰素-γ 和表达 CD8$^+$效应 T 细胞介导的这种非显性(nondominant)免疫排斥反应与这种显性(dominant)脐带中的幼稚前体细胞相关。

三、干细胞移植后获得性免疫的淋巴细胞重建

在同种异体 HSCT 后，淋巴细胞亚群的数量和功能重建遵循一般模式，而与干细胞的来源无关。在骨髓发育不全的初始阶段之后，接下来的几个月可以通过定量和定性的方式补充淋巴细胞的不足。先天性免疫细胞疾病在移植后的早期即可恢复，但由于细胞和体液的获得性免疫在长时间内受损，使受体特别容易受到病毒和真菌的感染。NK 细胞首先恢复，最初由 IFN-γ 诱导产生的 CD56$^+$CD16$^-$亚群细胞大量扩增；在最初的几个月中，NK 细胞可有效地杀死 KIR 配体阴性的细胞。在移植后的数月内，血液单核细胞和组织巨噬细胞的数量正常化，但移植后第一年的功能尚存在争议。在 CD8$^+$T 细胞恢复后，接着是 DC，然后是 B 细胞和 CD4$^+$T 细胞逐步恢复。

(一)T 细胞的重建

T 细胞的恢复分为两个阶段。第一阶段是在干细胞移植或者受体残留 T 细胞中存在的幼稚和记忆细胞。这些细胞受到抗原刺激后在周围血中扩增，并进行选择和定向分化。通过自体缩氨酸/MHC 低亲和力的相互作用进行恒定性扩增，是由淋巴细胞减少和高水平的细胞因子所致，对 T 细胞的多样性没有影响。在这段时间内，周围血中 T 细胞扩增的抗原识别受脐带血中 T 细胞启动作用的限制，并且随着时间的推移逐渐变得越来越少。在此期间，供体或残留的受体记忆 T 细胞可提供对抗病原体感染的保护作用。然而，在这些细胞中，有许多不表达的、进入次级淋巴器官所需的归巢受体，并与专业 APC 和 B 细胞进行有效的相互作用。CD4$^+$ T 细胞的移植内容，特别是记忆或效应细胞可影响早期 CD4$^+$T 细胞计数，并可能影响感染的发生。预处理方案、移植物成分、HLA 不匹配、暴露于感染、免疫抑制和急性 GVHD 的发病率都影响此阶段的扩增，使每个个体的重建都是独一无二的。

胸腺依赖性 T 细胞的新生是 T 细胞重建的第二阶段。此过程需要将骨髓源性祖细胞归巢到胸腺中，祖细胞分化为 T 细胞谱系，T 细胞受体重排、成熟、输出并迁移到周围微环境中，并进行抗原识别和转化为效应或记忆表型的细胞。这一过程对于维持幼稚 T 细胞的恒定供应和抗原识别的作用至关重要。这一阶段的重建需要数月至数年的时间，在此期间，受体仍然极易受到病毒、真菌和包囊细菌的影响。与干细胞中成熟的 T 细胞不同的是，供体干细胞产生的幼稚 T 细胞在受体胸腺环境中进行阳性和阴性选择。因此，在此阶段的 T 细胞恢复与年龄相关的胸腺退化、移植前的细胞毒疗法、骨髓和胸腺微环境的损伤，以及在 GVHD 时的同种异体反应性刺激都具有密切的联系。

(二)胸腺的监控功能

胸腺细胞的恢复及 T 细胞从胸腺的迁出主要可通过流式细胞仪和测量 TCR 切除环(TCR excision circle，TREC)中含有的幼稚 T 细胞的数量加以量化。由胸腺迁出的 CD45RA$^+$CD31$^+$细胞，可以通过测量在重组过程中切除的 TCR 位点即信号连接 TREC(signal-joint TREC，sjTREC)，以及在 TCR 链重组

（TREC）中产生的切除环（TREC），或者通过这两者的比例进行体外游离 DNA 环的计算。CD3$^+$T 细胞计数或血液中每毫升 TREC 的绝对数量可反映迁出胸腺的细胞数量；TREC 含 T 细胞的数量随着快速增殖而减少。基于 TREC 的分析，CD8$^+$T 细胞的胸腺再生和由此产生的多样化比 CD4$^+$T 细胞更快。在移植后 1 年，胸腺活性、T 细胞的多样性与患者结果之间的相关性，如 GVHD、严重感染、嵌合体和复发等都是十分明确的。然而，在最初的 6 个月里需要更准确和更可靠的免疫重建测量。

（三）B 细胞与 DC

不同 B 细胞的重建时间都是 2 年。CD19$^+$CD24$^+$CD38$^+$的过渡性 B 细胞首先增加，然后是成熟的 B 细胞。移植后早期的抗体主要是受体来源的，然后过渡到供体类型的抗体。由于免疫球蛋白基因的重组、免疫球蛋白类型的转换和产生的受损，记忆 B 细胞的长期缺陷可导致对肺炎链球菌、流感嗜血杆菌和其他微生物的长期易感性。低水平的上皮细胞、外膜细胞、滤泡和周围血中 DC 的正常化需要 6 个月至 1 年。

四、脐带血和成体干细胞移植后淋巴细胞恢复的比较

临床研究显示，在脐带血移植后淋巴样细胞的恢复比成人供体移植后的恢复慢。用抗胸腺细胞球蛋白（anti-thymocyte globulin，ATG）的清髓方案（myeloablative conditioning，MAC）处理的受体，经一个单位 UCB T 细胞受体治疗后，在 30 天和 60 天内的绝对淋巴细胞数量较低。绝对淋巴细胞计数的快速恢复与 UCB T 细胞受体整体存活率的提高相关。在单一 UCB T 细胞受体治疗后的 30 天时，经包括 ATG 在内的低强度预处理（reduced-intensity conditioning，RIC）后的受体，其 NK 细胞水平可迅速持续地提高到健康供体的正常水平，同时把 B 细胞的大量扩增也提高到高于正常的水平。CD4 和 CD8 T 细胞的增加至少在移植后的 6 个月才出现。移植 1 年时，CD8$^+$T 细胞数接近正常水平，但 CD4$^+$T 细胞计数仍维持在正常水平的一半左右。在此种情况下，经 UCB T 细胞受体治疗后 TREC 的量化检测只有 10% 的胸腺生成，而 TREC 水平明显低于自体或异体成人的 HSCT。在 UCB T 细胞受体治疗后，CD4$^+$和 CD8$^+$T 细胞都含很少的幼稚细胞，其中占优势的细胞是效应记忆 CD4$^+$T 细胞和晚期效应记忆 CD8$^+$细胞。而且，胸腺细胞的生成与临床效果的改善有关。

在 dUCB T 细胞受体的淋巴细胞重组后，UCB T 细胞组的结果再次证明 NK 和 B 细胞的快速恢复，这些细胞的水平从 3 个月到 24 个月保持在较高水平。T 细胞的重建，特别是幼稚的记忆 CD4$^+$、CD4$^+$CD25$^+$Tregs 和 CD8$^+$T 细胞在 dUCB T 细胞后的前 6 个月显著降低。在 100 天内，dUCBT 受体的感染率为 59%，总体为 69%，显著高于在 MUD PBSC 后的 8% 和 33% 的感染率。复发率和治疗相关死亡率（treatment-related mortality，TRM）均无差别。在 dUCB T 细胞后的 6 个月和 12 个月中，CD4$^+$/CD8$^+$ T 细胞和 Treg 的数量显著减少。在 dUCB T 受体中，巨细胞病毒重新活化的累积发生率为 0.84，而 MRD/MUD 受体是 0.53，结果再次证明在 dUCB T 细胞后病毒的易感性增加。

通过不同预处理方案处理的 UCB T 细胞受体与 9/10 不匹配的无关成人 HSCT 受体比较，显示出幼稚 CD4$^+$T 细胞、CD8$^+$T 细胞、Treg 及幼稚 B 细胞的细胞动力学类似。这两组患者的绝对 CD4$^+$T 细胞数都非常低，在 1 年时仅为 500 个/L，而且有大量的幼稚 B 细胞。在多变量分析中，移植后 3 个月的 CD4$^+$细胞计数较低而 CD8$^+$较高。这与整体感染和病毒感染的风险增加有关，而与细菌感染无关。较高数量的记忆 CD4$^+$ T 细胞可以预防感染，在 3 个月时晚期效应记忆 CD8$^+$亚型细胞的数量较高时，预示病毒的感染率高。在 18 个月后，不匹配无关成人供体和 UCB T 细胞受体的累积感染发病率分别为 57% 和 72%。因此，与成体干细胞受者相比，UCB 受体的幼稚 B 细胞和 NK 细胞数量的恢复更快，其次是延迟性 CD4$^+$和 CD8$^+$ T 细胞的恢复，以及受损 T 细胞免疫应答功能的恢复。胸腺细胞动力学的恢复可能受到年龄、预处理方案的强度以及使用 ATG 对体内 T 细胞耗竭的影响。

五、脐带血特有的细胞成分

（一）脐带血干细胞的特性

髓系和淋巴细胞重建的延迟反映出脐带细胞中的独特组成和功能。与 BM 和 PBS 比较，CUCB 中含有大约一半的 B 细胞、CD4$^+$和 CD8$^+$T 细胞。在移植后的早期，CD4$^+$的细胞数受移植的 CD4$^+$T 细胞数量的影响。脐带血干细胞在培养中表现出更为原始、存活时间更长、增殖能力更强等特点。脐带血中含有大量未成熟的集落形成细胞。在对细胞因子的反应中，脐带血干细胞有不同程度的扩增能力，可导致细胞周期和归巢能力的变化。在脐带血中 CD133$^+$原始干细胞的比例较高，可导致 Notch1 水平和 NF-κB 信号增加。这种增殖潜能的优越性表明，应用相对较少的脐带血干细胞即可在体内发挥良好的作用。

（二）脐带血 T 细胞

与成人血中受抗原刺激的 T 细胞为主要细胞相比，脐带血 T 细胞几乎都是幼稚细胞。UCB 单核细胞分泌多种细胞因子和淋巴因子的能力降低，特别是在同种异体移植细胞活化后白细胞介素-2、IFN-γ 和 TNF-β 的水平更低。UCB T 细胞与成人 T 细胞不同，其可表达端粒酶。众多的 UCB T 细胞可以积极参与循环并进入细胞凋亡，但这些增殖性 T 细胞是一种幼稚细胞的表型，而且不需要抗原刺激就可大量而稳定地扩增。由于中心活化信号分子 NFAT2c 即活化 T 细胞的核转录因子表达的减少，UCB T 细胞可能比成人 T 细胞具有更明显的活化作用。幼稚 UCB T 细胞具有支持 T 辅助 2 型（Th2）功能谱系的作用，受刺激时 IL-13 和 IFN-γ 的产生比成人的幼稚 T 细胞更加有效。在 Th1 的分化中，T-bet 和 STAT4 的表达起着关键作用，这种表达可使 UCB CD4$^+$T 细胞减少。这种功能可能受到母胎界面因素的影响，如受到 IL-10、IL-4、前列腺素 E$_2$ 的影响，并通过 Fas 配体的表达抑制活化的 T 细胞。抗原特异性 CD8$^+$UCB T 细胞更有可能在多克隆刺激达到终端时分化，与成人 T 细胞相比可产生较少的 IFN-γ 同源缩氨酸反应。UCB T 细胞所特有的这些特征可能影响 GVHD 的发病率，以及在 UCBT 后的机会性感染。

CD25$^+$ Foxp3$^+$ Treg 细胞在 UCB 的频率相对较高，并且比成人血液中的 Treg 更能扩增出抗 CD3/抗 CD28 和 IL-2。细胞毒性 T 细胞抗原-4（cytotoxic T lymphocyte antigen-4，CTLA-4）表达和细胞因子产生的变化与成人 Treg 的不同。在多克隆 T 细胞活化后，UCB Treg 似乎具有更强的抑制作用，这可能对 GVHD 预防用药产生抗性。然而，关于 UCB Treg 如何有效地抑制抗原特异性的反应尚存在相互矛盾的数据。

（三）脐带血的抗原提呈细胞

UCB DC 显示受损的抗原提呈功能，与成人 DC 相比，在混合淋巴细胞反应中对 T 细胞只有微弱的刺激作用。而且，HLA-DR、CD40、CD80、CD83 和 CD86 的上调作用较小；Toll 样受体 4（TLR-4）下游的信号较弱；活化后 TNF-α 和 IL-12 的分泌减少。与成人 DC 相比，浆细胞样 DC 比髓细胞 DC 的比例更高。Th1 应答相关基因和趋化因子的表达较低，这可能有助于诱导免疫耐受性。但也有研究提示，长时间的刺激可以恢复 UCB DC 的活性，并有助于延缓 GVHD 的产生。以上表明，UCB T 细胞和 DC 的编程与成人的不同。

（四）脐带血 NK 细胞与 B 细胞

UCB NK 细胞的功能成熟，在正常或高于正常水平时表达细胞毒性穿孔蛋白和颗粒酶，并对 IL-12 或 IL-15 的刺激反应与成人 NK 细胞的反应相似。然而，大多数研究显示其抗靶细胞的有效裂解酶活性和 IFN-γ 的产生能力均比骨髓 NK 细胞的低，表达黏附分子的能力受损，并与靶细胞形成免疫突触。其中的一些缺陷可以通过 IL-15 的刺激，或在体外用 IL-2 进行扩增而得到逆转。UCB B 细胞中含有较高比例的 CD5$^+$B1 细胞和 CD23$^-$未成熟的 B 细胞。在 UCB 的前 B 细胞中，相对缺乏末端脱氧核苷酸转移酶（terminal deoxynucleotidyl transferase，TdT）的表达，并很少产生免疫球蛋白重链（immunoglobulin heavy，IgH）

基因的重排。在 UCBT 后，这可能会延迟 B 细胞的成熟。

六、免疫多样性的定性重组

（一）免疫能力标准的测定

在 UCBT 后，T 细胞和 B 细胞的数量与其功能无关。通过幼稚淋巴细胞亚群的流式细胞检测，以及对胸腺新近迁出的细胞和对 TREC 的量化分析，可以推测胸腺细胞的活性及更加有效的免疫功能恢复方式。这些研究指出，减少有关机会性的感染可以提高生存率。对特定病原体 T 细胞重组的分析也可作为整体免疫功能的一种指标。抗原特异性 T 细胞的反应，如 CMV 或 EBV 反应，可以通过酶联免疫吸附斑点法（enzyme-linked immunosorbent spot，ELISPOT）对细胞因子的分泌，以及通过细胞内染色和 MHC 多聚体染色法对细胞因子的产生进行定量跟踪检测。例如，在成人 HSCT 后 3 个月，可以对功能性细胞毒性 CD8$^+$T 细胞和 CMV 性 CD4$^+$T 细胞进行测定。然而，每一种分析都有其局限性，并且只能反映单一或受到限定的病原体/抗原的反应性。

（二）TCR 测序的多样性

利用聚合酶链反应（polymerase chain reaction，PCR）和针对个体 Vβ 亚家族特有的引物可评估 TCRβ 链互补决定区（complementarity determining region 3，CDR3）的长度，这不仅可以作为 T 细胞多样性或多克隆性的一种指标，而且可以揭示 UCB 移植中的 αβT 细胞的多克隆性。目前，这种量化 T 细胞的方法已被多重 PCR 技术和高通量的测序所取代。虽然检测的方法因底物 Vβ 而异（如互补 DNA 与基因组 DNA、混合比排序的 T 细胞），但是通过独特 V 和 Jβ 引物、不同生物信息分析的计算，以及 T 细胞多样性的变量统计学处理均已显示，TCR 测序是一种强有力的工具，可对整个 T 细胞进行量化并对个体 T 细胞克隆跟踪观察。该技术通过 TCRαβγδ 基因和 IgH 基因的测序，可对 T 细胞和 B 细胞的多样性进行分析。

在 T 细胞没有耗尽的情况下，MRD、MUD 和 UCB 成年患者的 TCR 光谱类型显示，几乎在所有的受体中，T 细胞多样性较低的程度可达一年之多。而且，在多样性与 UCBT 后 100 天内出现的感染率较高之间没有明显的相关性。在 HSCT 后的 90 天内，大多数受体的 B 细胞呈多样化。TCR 测序显示，在 MRD/MUD 和 UCBT 受体中有类似的 T 细胞多样性指数。而且，这些受体的 TREC 水平相似，这两个指标都比健康人对照组的多样性值低。因此，TCR 测序多样性的这种结果可以作为胸腺生成的一种指标。研究表明，CD4$^+$ T 细胞的多样性是 CD8$^+$ T 细胞的 50 倍。这种 CD8$^+$ T 细胞的多样性包括所有异体 HSCT（未用 ATG 清除 T 细胞的周围血或 dUCBT）的受体和健康个体。而且，在 dUCBT 的 6 个月后，CD4$^+$ 和 CD8$^+$T 细胞的受体比 PBSC 和 TCD PBSC 受体的多样性更高。有些受体的多样性很低，但 T 细胞计数正常，表明这种多样性与计数之间尚无一致性。最近的数据表明，在 UCBT 后的前 3 个月，TCR 多样性的减少可能预示其存活率低。

多样性的 T 细胞和 B 细胞可能是致病病原体特异性免疫的中心，但 TCR 的多样性可有效控制人体感染的证据很有限。最近，CD8$^+$TCR 的多样性和 CMV 特异性抗体（一种前病毒复活的产物）水平之间的负相关性已在正常供体中得到证实。CD8$^+$ T 细胞的多样性似乎比 CMV 特异性四聚体结合细胞的数量更有意义。在 PBSC 或 UCB 的 HSCT 后，CD4$^+$ 和 CD8$^+$T 细胞的 TCR 多样性水平降低与 CMV 或 EBV 感染有关，其因果关系尚不清楚。因此，TCR 系列可能是一种有价值的早期指标，可以量化功能性 T 细胞的恢复，并用于评估增强免疫重建策略的效果。

七、脐带血干细胞移植后的功能重建与特异抗原的免疫性

迄今为止，在 HSCT 后功能重建最相关的指标通常是针对疱疹病毒的特异性免疫进行研究。这与在

UCBT 后 CMV 的重新活化率和疾病的发生率分别为 22%～100% 和 6%～16% 有关，这种较宽的比例范围反映出研究人群与治疗方案的异质性。特别是经过 ATG 处理的受体，EBV、人疱疹病毒 6 和水痘带状疱疹病毒（Varicella zoster virus，VZV）的再活化率分别为 21%、87%～100% 和 46%。EB 病毒再活化是导致发病的一个重要原因，UCBT 是其中一个重要而独立的危险因素。在 UCBT 后，其传染性并发症的总体发病率是否高于成体干细胞 HSCT 尚有争议。

在 UCBT 之后，对抗原特异性免疫的恢复并不一致。在 UCBT 后的 4 年多时间，用 ATG 处理后的 153 例儿科受体只有 66 例可检测到 T 细胞对单纯疱疹病毒、CMV 和 VZV4 的活化。在这组患者中，分别在 UCBT 后的 29 天、44 天和 94 天内发现针对单纯疱疹病毒、CMV 和 VZV 的 T 细胞。这些抗原-特异性的 T 细胞反应可降低与感染相关的死亡率，同时证明在 UCBT 后病原-特异性的免疫力对预后具有有利的影响。绝对的淋巴细胞计数即 CD3、CD4、CD8 和 CD19 与抗原-特异性 T 细胞反应的恢复无关。也有研究显示，在 UCBT 后的 100 天时，成人 UCB 受体发现血中有 44% CMV-特异性 CD4$^+$ 和 50% 的 CD8$^+$ T 细胞；在这些个体中，CMV-特异性 CD8$^+$T 细胞的平均水平已经与健康人 CMV 血清的阳性水平接近。

八、脐带血干细胞移植后改善免疫重建的途径

（一）中性粒细胞移植

为了避免早期感染，通过改善骨髓/先天免疫移植动力学的有关策略正在研究中。改善脐带祖细胞的归巢和植入的方法包括：岩藻糖基化、纤连蛋白、透明质酸和前列腺素 E_2 的体内应用；抑制 CD26/二肽基肽酶 IV 以提高 SDF-1/CXCR4 介导的趋化性；中性粒细胞直接注入髂嵴部位。祖细胞的早期和晚期扩增均可缩短中性粒细胞的植入时间，通过体外与同种异体 MSC 的共培养则可达到这种扩增目的。可以通过 Notch 配体刺激控制信号通路，在培养液中加入铜螯合剂、碳氢化合物受体拮抗剂或其他药剂均可以抑制干细胞分化，并提高 CD34$^+$ 细胞的数量。用 UCB 干细胞与辅助细胞一起联合输注，以达到早期中性粒细胞的恢复。正在研究的这种细胞来源包括：成人供体动员的造血干细胞、脐带或单倍体捐献者的中性粒细胞、单倍体 MSC、在体外扩增的成体干细胞或基质细胞。尽管中性粒细胞的植入有一定作用，但使用这一方法对临床效果的确切影响迄今尚未得到有力的证明。

（二）提高获得性免疫力

在应用抗 CD3/抗 CD28 扩增后，UCB T 细胞可保留其幼稚表型和多克隆 TCR 多样性，这表明体外操作并不减少 T 细胞的多样性。在 UCBT 后，可以采用细胞因子促进淋巴细胞的多样性和功能。例如，应用低剂量 IL-2 可以增强 NK 细胞的数量和活性，应用 IL-7 可以提高幼稚 T 细胞的扩增和生存，应用 IL-15 和 IL-21 可以改善记忆 CD8$^+$ T 细胞的增殖及功能。此外，采用 UCB 产品特定成分的细胞疗法也在进行中。第一，从幼稚 UCB T 细胞扩增具有功能活性的 T 细胞可识别 CMV、EBV 和腺病毒，并能在 dUCBT 后作为预防和治疗剂使用。UCB 源性抗原-特异性 T 细胞是针对肿瘤和白血病抗原生成的，例如，由 T 细胞（MART）-1 和 CD19 形成的嵌合抗原受体可以识别黑色素瘤相关抗原。第二，UCB Treg 已在体外用于 IL-2 扩增，并能保留转化生长因子 β（transforming growth factor-beta，TGF-β）的分泌和抑制效力。在 dUCBT 后，输入体外扩增的 UCB Treg 未见复发、感染或早期死亡率增加。与对照组相比，UCB Treg 的输入可降低急性 GVHD 的发病率。第三，使用 UCB NK 细胞可以预防疾病的复发。因此，尽管 UCBT 对进一步的免疫调控作用可能是有益的，但是 UCB 成分本身就可以满足这种需求。

九、结语

与成体干细胞相比，脐带血造血干细胞移植具有独特的中性粒细胞和淋巴细胞重建的动力学特征，

这对 UCBT 后的临床治疗和疗效均有影响。虽然细胞亚群恢复的一般顺序和最初外围寡克隆扩增的模式都依赖于胸腺的重建，但脐带单位中含有的干细胞、NK 细胞、T 细胞和 APC 都具有与成人不同的增殖能力和细胞内信号转导能力。在 UCBT 后，淋巴细胞亚群的数量恢复随着受体年龄和预处理方案的变化而变得复杂，但是其特征越来越好。目前评估免疫多样性功能重建的相关方法仍不清楚。幼稚细胞的恢复、TREC、TCR 序列的多克隆性/多样性，以及针对个体病原体的活性测定都是相互关联的。这些检测方法正在与传染病和其他临床结果相结合。目前，UCBT 面临的挑战是脐带干细胞数量的扩增、改善胸腺的功能和 T 细胞祖细胞的归巢/植入，并增强淋巴细胞亚群以减轻 GVHD 和感染性并发症，同时保留移植物抗肿瘤效应。提高 UCBT 效果的许多新方法正在临床研发中，对免疫学的恢复进行长期跟踪和综合评估很有必要。总之，UCBT 是一种与成体干细胞的 HSCT 显著不同的免疫学平台。

第五节 免疫缺陷与代谢性疾病

一、免疫缺陷病

（一）概述

原发性免疫缺陷（primary immune deficiency，PID）是罕见的疾病，虽然发病率较低，但早期死亡率较高。1968 年，第一例接受造血干细胞移植（HSCT）治疗的是一例严重联合免疫缺陷（severe combined immune deficiency，SCID）患儿，用其姐妹的人白细胞抗原（HLA）完全相同的骨髓移植治疗获得成功。此后，HSCT 已成为严重 PID 儿童的治疗标准。这种移植可能治愈大多数的 PID 患者，采用匹配的干细胞移植是首选，但是在这种治疗方法应用过程中只有少数患者能够如愿获得良好的供体。临床上还采用了不匹配的相关供体（mismatched-related donor，MMRD）、匹配的无关供体（matched-unrelated donor，MURD）和脐带血（umbilical cord blood，UCB），其结果因疾病和干细胞来源而异。目前，还没有可用于 MRD 的 PID 患者的最佳干细胞来源。UCB 已引起广泛的关注，其原因是：①对有危及生命的高感染风险的患者仍然适用；②在天然受体中潜在病毒传播的风险较低；③即使 HLA 不匹配，GVHD 的风险也较低；④在少数民族和（或）有血缘关系的患者中找到一种可以接受的 HLA-匹配的可能性更高；⑤UCB 干细胞比成人供体的自我更新能力更大。目前，在 PID 中使用 UCB 的研究很少，但已逐渐推广应用。PID 包括多种疾病，所有这些疾病都十分罕见。本文重点介绍比较常见的 SCID 和维-奥德里奇综合征（Wiskott-Aldrich syndrome，WAS）的表现及治疗。

（二）SCID

这是一种罕见的遗传性疾病，其特点是缺乏 T 细胞和 B 细胞的功能，可以导致患儿反复感染和早期死亡。SCID 表型可由多个基因的突变所致，这些基因编码免疫系统的组成部分，包括细胞因子受体链或抗原受体发育所需的信号分子和基因。除了因腺苷脱氨酶（adenosine deaminase，ADA）缺乏而导致 SCID 的患者可以采用酶替代疗法外，对 SCID 患儿唯一行之有效的治疗是进行同种异体 HSCT。从历史上看，大多数 SCID 患者在诊断时都有活动性感染，这对 HSCT 的成功会产生负面影响。在新生儿出生时，可通过血液斑点 TREC 法进行 SCID 的筛查。低或无 TREC 可能是由于胸腺生成不足或 T 细胞的过度损失造成。利用 TREC 的这种分析，将有助于患者的早期诊断和治疗。无论诊断方法如何，由于该病致命性的感染风险，必须尽快进行 HSCT 治疗。研究表明，在生命的最初几个月进行 HSCT 治疗的效果很好。由于 SCID 是一种遗传性疾病，只有不到 25% 的患儿可能有一个健康的 MRD 可用于治疗，因此经常需要寻找替代性的干细胞来源。MMRD 通常是直接而可用的供体来源，即使没有进行预处理的受体，此法通常也能获得 T 细胞的嵌合体。在接受 MMRD 移植的 SCID 受体中，大多数患者缺乏充足的 B 细胞和骨髓供移植治疗，并缺乏长期的免疫重建效果，生存期很短。

与 MMRD 相似，UCB 是一种很有吸引力的替代来源。因为这种来源的干细胞已有存储并随时可用，不会延误诊断后的应用。因此，UCB 移植不仅不影响 SCID 的治疗，而且在植入 SCID 患者体内后，在 100 天时中性粒细胞的植入率为 77%，GVHD 的发生率为 13%，患者 2 年总生存率为 71%。该病患儿在移植后最常见的死亡原因是 GVHD 和感染。UCB 和骨髓 MSC 治疗的比较显示，这两种治疗 5 年的总生存率无显著性差异，但 UCB 受体的慢性 GVHD 的发生率较高。在 UCB 输注前，经过和没有经过化疗预处理受体的植入与免疫重建的效果相似。虽然 UCB 对 SCID 患儿的移植治疗是一种安全而有效的干细胞来源，但仍需进一步的探讨。

（三）WAS

这是一种罕见的 X-染色体的免疫缺陷，发病率为 1～10 个男性/100 万人中，其特点是湿疹、血小板减少症和反复呼吸道感染。1968 年，第一例 WAS 患者应用 HSCT 获得成功，其中的支持治疗包括输血和脾切除术，以及采用 MRD 进行移植。这些患者的长期随访表明，在移植早期同时使用清髓（myeloablative，MA）和免疫抑制治疗，大多数患者都能存活，而且其血小板计数和免疫功能均正常。然而，也有研究建议，不要使用替代献血者，因为很少有接受 MMRD 或 MURD 骨髓的患者存活，而脾切除术本身就可提供生存的机会和较好的生活质量，尤其对于 5 岁以上的患者。随着移植实践和支持性护理措施的改善，对 WAS 儿童替代供体移植的效果已经进行了重新评估。虽然 MURD 的移植有效，但除少数病例外，大多数的 MMRD 和单倍体移植结果常不令人满意。移植排斥反应发生率比例较高，而且常发生致命性的 EBV 感染，可导致移植后淋巴组织增生性疾病。研究显示，持续的 UCB 移植可出现低的 GVHD 及良好的整体生存率。在 57 例患者中，15 例接受 UCB 移植的 5 年 OS 和正常生存率（failure-free survival，FFS）分别为 80% 和 71.4%。此结果与用 MRD 和 MURD 对照的结果相似，其 OS 和 FFS 分别为 81.8%/64.3% 和 80%/75.2%。这些结果表明，UCB 移植可以用于 WAS 的治疗。

（四）其他免疫缺陷的治疗

用 UCB 移植治疗其他 PID 的疾病包括：噬血细胞淋巴组织细胞增多症、IPEX、慢性肉芽肿病（chronic granulomatous disease，CGD）、严重先天性中性粒细胞减少、Shwachman-Diamond 综合征和 X-染色体淋巴组织增生性疾病等。这些患者中的大多数在 UCB 移植前都接受过预处理治疗，总的疗效均较好。

（五）结语

UCB 移植是 PID 患者的一种可行的替代治疗方案，当 MRD 不能立即获得时可应用此方法。在 PID 患者的治疗中，UCB 有诸多优势。而且，UCB 供者库的扩增可能为任何需要 HSCT 的 PID 患者提供合适匹配的脐带血单位。甚至，对少数民族受体找到适当匹配的 URD 也有可能。此外，UCB 还可提供使用现代分子遗传诊断技术的机会，特别是胚胎植入前根据 HLA 分型的基因诊断。该技术允许在早期胚胎的单个细胞中进行 HLA 分型和疾病的筛查。不受特定疾病影响的胚胎和与受影响的兄弟姐妹匹配的 HLA 可用于移植。随后，如果妊娠成功，UCB 可在出生时收集并移植到受影响的兄弟姐妹，并为高危夫妇提供一个未受该病影响的儿童。

同时，UCB 对 PID 的治疗仍有许多问题有待解决。在 PID 患者移植 UCB 后，与整体死亡率相关的因素包括感染和 HLA 不匹配。在 UCB 移植前的某个时间点上，感染几乎是普遍存在的问题。在 UCB 移植时，活动性感染会对结果产生负面影响，并与存活率不高有关。因此，在 UCB 移植前控制感染非常重要。虽对本病性质的判断很难，但对新生儿应在感染发生前尽早诊断，尤其对 SCID 患儿更是如此。此外，尽管不需要严格的 HLA 匹配是使用 UCB 的一种优势，但是较高程度的差异（≥HLA 2 抗原错配）可能在 PID 的 UCB 移植后对其生存带来负面影响。克服这些缺点的策略是：UCB 干细胞的体外扩增，病毒特异性 T 细胞的扩增，脐带血 Treg 细胞的联合输注。虽然对于 UCB 移植在 PID 中的免疫作用还不清楚，但已有研究显示，供体 T 细胞、B 细胞和 NK 细胞移植后，这种 T 细胞功能的恢复期为 60～100 天，NK 细胞功能的恢复期为 180 天。这些研究表明，通过 UCB 的这种过继免疫治疗可能在未来有助于克服这种疾病的有关障碍。目前，在这些疾病的患者中，由于缺乏与同种异体 HCT 相同的供体，因此，基因疗法也正在 ADA-SCID、X-染色体的 SCID、WAS 以及 CGD 等的研究中进行。

二、代谢性疾病

（一）溶酶体贮积病

1955 年，de Duve 博士首先提出溶酶体的概念；1974 年，又因证实过氧化物酶小体是细胞结构和功能的重要组织而获得诺贝尔奖。溶酶体是一种在细胞内低 pH 的细胞器，含有多种水解酶，有 50 余种溶酶体贮积病（lysosomal storage diseases，LSD）与这些酶的功能障碍有关。这些障碍是单基因缺陷，其中绝大多数都是遗传上的常染色体隐性遗传。虽然单独发病的病例很少，但这些疾病的累积发病率估计在 1/7000 左右。这些酶的功能丧失可导致底物的堆积，其中主要是因酶特性的改变。研究显示，在 Hunter 综合征患者中发现，成纤维细胞的这些堆积物能够在正常个体培养的成纤维细胞中逆转。而且，从正常细胞中获得的媒介物可以显著减少受影响细胞中堆积物的数量。在同种异体 HSCT 时，这种交叉-校正（cross-correction）的原则对 LSD 的治疗十分重要。研究表明，应用同种异体 HSCT 可以治疗 LSD，因为供体的细胞可以为患有这些疾病的受体提供持续的酶原。

（二）干细胞移植对溶酶体障碍的治疗

HSCT 是在细胞交叉-校正潜力的前提下进行，同种异体移植为 LSD 的治疗提供了可能。研究显示，干细胞移植后可以改善患者糖胺聚糖（glycosaminoglycans，GAG）的排泄，器官肿大水平随之减轻，在 MPS I 中己醛糖酸盐水解酶（α-L-iduronidase）和有缺陷的酶均恢复到正常的水平。1984 年，一例 Maroteaux-Lamy（MPS VI）患者通过与正常酶水平匹配供体的干细胞移植治疗后，白细胞中的酶水平正常，但在肝脏中的水平只有正常的 16%。虽然移植后的酶水平可能是"正常的"，但这只是在血细胞水平上的正常，并不能代表其他部位如骨骼、心脏瓣膜、角膜或中枢神经系统中的酶水平。此后，HSCT 还在其他黏多糖类疾病中得到应用，包括 Hunter 综合征（Hunter syndrome，MPS II）、Sanfilippo 综合征（Sanfilippo syndrome，MPS III）、Maroteaux-Lamy 综合征（Maroteaux-Lamy syndrome，MPS VI）和 Sly 综合征（MPS VII）。此外，通过移植对其他溶酶体疾病的治疗包括：岩藻糖苷贮积症、甘露糖苷贮积症（α-mannosidosis）、天冬氨酰基葡萄糖胺尿、法伯病（Farber's disease）、戈谢病（Gaucher's disease）、GM1 神经节苷脂贮积病、泰-萨克斯病（Tay-Sachs disease）、Sandhoff 氏病（Sandhoff's disease）、Niemann Pick A/B 病、沃尔曼病（Wolman disease），以及遗传性脑白质营养不良，如球形脑白质营养不良（Krabbe 病）和异染性脑白质营养不良（metachromatic leukodystrophy，MLD）等。

（三）移植治疗 LSD 的问题

由于多种原因，对 LSD 患者接受移植治疗后的预后评估较为困难。其原因主要包括三个方面。首先，LSD 疾病较为罕见，仅有少数患者能在个别中心接受治疗。虽然现有的大部分注册机构对 LSD 的治疗通过多中心的分析是可以实现的，但这些记录内容仅限于移植相关的参数，如制备方案的类型、中性粒细胞植入率、GVHD 的发病率和严重程度，以及总体成活率等，缺乏一些其他规范化的数据。因此，这些数据对于特殊疾病和功能预后的记录还不全面。为了更好地了解移植对个体疾病治疗的利弊，有许多信息至关重要。例如，各种成像技术的数据（髋关节 X 射线、核磁共振成像等）在各中心之间并未标准化；此外，目前还没有用于存储图像的集中数据库，这种数据库将有助于临床医师或放射科医师对这些疾病进行更好的总结分析。

其次，许多遗传代谢性疾病的表型变异较大，有的很轻微，有的病情严重，甚至有的患者病情变化迅速，因此对治疗的反应变化很大。明确每个患者病情的严重程度，对其治疗和预后都十分重要。对每个特定的个体，这种表型的预测通常难度很大。虽然这种基因型在某些疾病中可能有用，但在大多数的人中并未建立表型与基因型之间的关系。

第三，在每种表型中，疾病诊断可能处于疾病进展过程中的不同阶段。因此，在分析疾病状态时，存在许多混杂因素。综上所述，进行大样本、标准化的多中心合作非常关键。

（四）HSCT 治疗 Hunter 综合征的反应

目前为止，已有 500 余例 Hunter 综合征患者接受移植治疗，这对溶酶体疾病 HSCT 的作用积累了丰富的经验。Hunter 综合征的临床表现很多，有些患者对移植的反应良好，但与其他疾病相关的并发症不适合 HSCT 治疗。例如，Hunter 综合征患者通常出现的上呼吸道阻塞、角膜混浊、听力困难、心功能不全和瓣膜病变、发育障碍，以及广泛的骨骼异常即多发性骨发育障碍就无法进行 HSCT。在软组织中储藏物质的积累对移植反应相对较好，其他并发症如心脏瓣膜病变和骨科的变化则很少获得 HSCT 的成功治疗。特别是与本病相关的骨科问题，包括手、膝盖、臀部、背部和颈部都是移植后可引起疾病复发的重要原因。研究显示，移植治疗有助于保持认知功能，这可能与供体脑内小胶质细胞的移植有关，因为小神经细胞是由造血细胞产生的，这也是中枢神经系统移植效应的可能机制。2003 年，FDA 批准的重组酶拉罗尼酶（Aldurazyme）已用于 1 型黏多糖症（MPS1）的治疗，因为此酶可以减少尿中的 GAG，增强肺活量，并在 6min 的步行中提高行走的距离。但是，静脉注射的拉罗尼酶不能透过血脑屏障，因此对中枢神经系统不能产生很好的调控作用。研究提示，在 Hunter 综合征的年轻患者中可进行多次移植治疗以保持其认知能力，对于老年患者可采用酶疗法。UCB 移植对 Hunter 综合征的应用正逐渐增多，其移植和嵌合率较为理想，并且这种移植优于骨髓或外周血。在进行移植的过程中，生存和疾病相关的结果都是重要的。在大样本、多因素的分析中，UCB 移植的中位数年龄是 16.7 个月，患者用的细胞体积小，细胞剂量也不受限制。与神经系统表型有关的其他溶酶体疾病，如 Tay-Sachs 病、Sandhoff 病和 GM1 神经节苷脂贮积病等，对 HSCT 反应较差。

（五）遗传、代谢和储存疾病的治疗

在这些疾病的治疗过程中，UCB 移植具有独特的优势。尽管如此，这种移植仍不能治疗许多与疾病相关的并发症，最明显的是骨科方面的疾病。初步的生物化学和临床数据表明，HSCT 后酶水平的升高可能导致疾病的更好矫正。酶的治疗对骨等组织的作用有限，而增加额外的酶可能达到更彻底的矫正，移植后的效果可能更好。目前，酶和干细胞的联合治疗法正在探索中。移植前的酶治疗可减少底物的积累，其目的是降低疾病的发病率和死亡率，并能够显著改善患者的总生存期。新生儿筛查方法的不断发展也将影响 HSCT 对这些疾病的应用，对新生儿 Hurler 综合征的检测和对遗传性溶酶体脑白质营养不良（ALD、MLD 和 GLD）的早期发现在未来 5～10 年可能会有更多的应用。对快速进展的疾病如 GLD，以及潜在的 MLD 和其他疾病，UCB 几乎确定是首选的移植源。目前，对 MLD 和 ALD 的基因治疗也正在探索中，更高水平的溶酶体基因产物可能会更好地治疗这些疾病。

（六）代谢性疾病移植治疗的问题

为什么移植对诸如 MPS I，而不是 MPS II 和 MPS III 等疾病有益处，目前尚不清楚。研究表明，接受供体的患者，其小胶质细胞可把酶传送到中枢神经系统。而且，这种小胶质细胞在这些疾病移植中的作用似乎来源于完全相同的制备方案和移植源。但在 MPS II 和 MPS III 中，除 Hunter 综合征外，需要更多的酶才能达到治疗作用。因此，干细胞对 Hunter 综合征的治疗比 MPS II 和 MPS III 的效果好。在中枢神经系统中，有许多问题值得探索：是否有一种酶的结合和内化与另一种酶相反？溶酶体内的代谢动力学是否不同？神经炎症在一种疾病和另一种疾病中的作用是什么？如何更好地把小胶质细胞植入？通过调整制备方案可能改变脑中供体来源细胞的比例，或改变其移植所需的时间。此外，UCB 小胶质细胞的移植可能比骨髓来源更好。由于溶酶体脑白质营养不良的可变性，增强酶递送到中枢神经系统可以增强生命的功能和质量。此外，假设新生儿移植在这些疾病中越来越多地应用，那么对于一个婴儿来说，怎样才能证明其最佳的预处理方案？是需要完全清髓呢，还是采用低强度的预处理方案？这些问题只能通过多中心的合作研究才能解答。随着分子伴侣治疗（chaperone therapy）和小分子技术的发展，与干细胞移植的联合治疗可能取得更好的治疗效果。

第六节 脐带血干细胞与自身免疫性疾病的治疗

一、概述

自身免疫性疾病（autoimmune disease，AD）是一种异质性疾病，在人群中的发病率约为 5%～8%。该病可归类为特定器官性疾病，如自身免疫性甲状腺炎和糖尿病。当出现器官衰竭时，可通过替代疗法（replacement opotherapy）或者器官移植法治疗。对弥漫性或系统性的 AD，包括系统性红斑狼疮（SLE）、血管炎、类风湿性关节炎（rheumatoid arthritis，RA）、青少年的免疫关节炎（juvenile immune arthritis，JIA）、硬皮病（scleroderma，SSC）、多发性硬化症（multiple sclerosis，MS）、神经性 AD、风湿性 AD、炎症性肠病和免疫细胞减少症等的治疗更加困难。在大多数情况下，传统的免疫抑制疗法可以控制原发性 AD（如 SLE、RA 和血管炎），但很少能够达到根治的效果，这些疾病都需要进行终身的免疫抑制治疗。严重感染或难治性 AD 患者的这种慢性免疫低下与高并发症发生率和高死亡率有关。因此，寻找新的治疗方法势在必行。

在过去的 20 年中，全球已有 3000 余例患者通过 HSCT 治疗 AD，而且疗效较好，但对一些难治性 AD 的研究较少。目前，在 AD 的治疗方面已有 3 项相关的创新内容，并在脐带血的应用和自身免疫发病机制方面开辟了新的领域。首先，在脐带血中可以发现大量的 MSC。而且，这种 MSC 具有免疫调控能力、免疫抑制特性和强大的再生潜能，均为疾病的治疗提供了可能，这些均已在动物及临床应用中进行了广泛的研究。其次，1989 年，首次应用脐带血对范科尼贫血进行移植治疗成功，此后，脐带血作为治疗非造血性疾病的 HSC 来源的应用越来越多。最后，在识别每种类型 AD 的遗传背景方面的进展，以及自体免疫和自体炎症的不同之处均为自体免疫的病理生理学提供了新的线索。这些创新内容，为目前应用脐带血干细胞对 AD 进行免疫调控和治疗奠定了基础。

二、自身免疫性疾病发病的新机制

（一）自身免疫与免疫耐受的丧失

虽然 AD 没有一种单一的模式，但在概念上都有一些相似之处。虽然对抗原决定簇的鉴定较为少见，但事实上可把 AD 视为一种多克隆活化的免疫系统缺陷病，这种缺陷包括 B 细胞或 T 细胞的选择性障碍，以及淋巴细胞反应的自身抗原成分变异。天然免疫系统及其组织环境在决定是否对某一抗原发生反应中发挥重要的作用，这种抗原反应可诱导免疫应答、免疫耐受或无免疫反应性。在免疫应答的调控中，基因编码对主要组织相容性系统分子的作用以及许多其他基因的作用十分重要，但 AD 的遗传背景并不能解释在免疫耐受缺陷时所观察到的现象。导致自身免疫反应所必需 T 细胞的确切性质仍不知晓。自身反应性 T 细胞可以躲避胸腺的作用，在周围血中存活、活化并诱发自身免疫过程。因此，不同亚型的调控性 T 细胞发生活化，特别是 $CD4^+CD25^+$ 抑制性 T 细胞，并在 AD 发病前后和发病中都发挥重要的作用。随着时间的推移，这些调控机制的改变可对 AD 的临床表现和发展产生影响。器官特异性抗体的存在可能先于 AD 的临床表现和器官损伤。使用糖皮质激素、免疫抑制药物（如抗代谢药物、钙调神经磷酸酶、mTOR 抑制剂）、抗淋巴细胞多克隆或单克隆抗体、生物药物抑制或调控免疫应答的活化均可对 AD 进行控制。

（二）自身免疫性疾病的干细胞病变

所有免疫干细胞都来源于 HSC。1985 年，Ikehara 首先提出 AD 和造血系统之间的直接关系，以及 AD 的发生与 HSC 的缺陷有关。此后，大量的实验数据表明，同种异体而非同基因或自体的 BMT 可以用于治疗 AD 易发性小鼠。在狼疮肾炎小鼠的同种异体骨移植后，这种 AD 在正常小鼠中的转移是可能的，这表明 AD 实际上是一种干细胞疾病。AD 的动物模型可以分为两类。第一类是遗传和自发的 AD 模型，如小鼠 BSB 狼疮和非肥胖性糖尿病（nonobese diabetic，NOD）小鼠，在这些小鼠中，自身免疫的表现可影响大多数的易感动物，具有很强的遗传易感性，通过 HSC 作用，表现为胸腺发育和（或）B 细胞-T 细胞或 APC 和巨噬细胞的功能异常。第二类动物模型包括诱发性关节炎（arthritis adjuvant，AA）和实验性急性脑脊髓炎（experimental acute encephalomyelitis，EAE），通过接触外来抗原诱导 AD 而导致主动免疫。在 AA 中，通过细胞毒性 T 细胞与小鼠关节软骨的正常成分反应。如果在免疫前进行同种异体移植、自体移植或同基因移植，AA 发病和发展均无变化；相反，如果在免疫接种后移植，可加速愈合并防止 AA。在这些模型中，在 BMT 前，强的预处理可以达到较强的免疫消融作用，从而可去除致病的自体反应性细胞。之后，在免疫重组期间对抗原诱发疾病的免疫耐受又可重新在新的 T 细胞和新的免疫功能中出现。此理论重要的一点是，在移植后，抗原可与 APC 接触并呈现给 T 细胞以诱导免疫耐受性。如果 BMT 是在 AD 发病的早期或者在高强度的预处理后，那么 BMT 之后的复发率降低。同种异体 BMT 的有效性可能与预处理后的自身反应性淋巴细胞的减少，以及通过移植物抗-自身免疫（graft-versus-autoimmunity，GVA）的机制消除残留的免疫细胞有关，这是免疫系统细胞从正常供体获得的作用，如同移植物-抗白血病（graft-versus-leukemia，GVL）效应一样。这些模型的研究提示，同种异体移植可以在人 AD 的治疗中获得成功，并具有很强的遗传特点。这些实验数据已在临床 AD 患者接受 BMT 治疗的过程中得到证实。

三、自身免疫性疾病的造血干细胞移植治疗

（一）自体造血干细胞移植与免疫耐受性的恢复

研究显示，骨髓或周围血 HSCT 可用于 AD 的治疗。在 AD 患者进行 HSCT 的匹配时，应遵循的标准是：①诊断为严重到足以死亡、晚期、有不可逆转的残疾风险；②对常规治疗无效的 AD 患者；③HSCT 应在不可逆转的器官损害之前进行，这样可获得显著的临床效果。

在 AD 的治疗中，大多数应用的是自体 HSCT。在 EBMT 数据库中，已有 1500 余例患者注册。移植最常见的疾病是 MS、SSC、Crohn 病和 SLE，已有 30 多个国家超过 215 个移植中心为 AD 提供治疗。通过这种再生获得性免疫系统的分析显示，应用自体 HSCT 患者的限制性 T 细胞恢复正常，从记忆细胞到幼稚细胞为主的 T 细胞和 B 细胞持续的植入，支持胸腺对这种重建的免疫系统进行再处理和再认识。而且，CD4$^+$调控性 T 细胞恢复正常或者高于正常。在年轻免疫性关节炎的患者中，循环血中消失的浆母细胞恢复正常。CD8$^+$Foxp3$^+$调控性 T 细胞亚群，可抑制核小体中自体致病性 T 细胞反应。这些特点在常规免疫抑制疗法中从未出现过，提示自体 HSCT 为更多的 AD 患者提供了治疗的机会。

（二）同种异体的 HSCT

尽管免疫替代疗法和 GVA 效应具有理论上的吸引力，但同种异体 HSCT 在 AD 的治疗中应用较少。TRM 的风险远远超过严重 AD 的风险，因此，同种异体的 HSCT 很少用于 AD 的治疗，除非潜在的血液恶性肿瘤与 AD 共存，否则很难证明其适用于治疗。目前，同种异体 HSCT 主要用于儿科的免疫细胞减

少，而且无复发的结果令人鼓舞。在接受同种异体 HSCT 的患者中，33%的病例可出现持续性的反应。

在特殊情况下，可考虑对难治性 ITP、AIHA 和 Evans 综合征患者进行同种异体 HSCT 治疗。在儿科中，应用不匹配的同种异体 HSCT 受到限制，但在 50 岁以下的难治性血细胞减少患者，可以采用兄弟姐妹匹配的同种异体 HSCT。在自身免疫细胞减少的同种异体 HSCT 中，骨髓或 UCB 是其移植物来源。如果没有人 HLA 匹配的同胞供体，或者是一个超过 50 岁的成年人，通常建议使用自体 HSCT。在其他 AD 中，目前的这些经验仅限于 SSc、SLE、血管炎和 RA。在那些双胞胎的罕见情况下，由于同基因的 HSCT 与自体 HSCT 相似而可以成为一种有效的替代疗法。

四、UCB 细胞和 MSC 对 AD 的治疗应用

目前，全球已有 3000 余例 AD 患者接受骨髓移植治疗。骨髓基质细胞或骨髓 MSC，以及其他不同组织的 MSC 均可用于 AD 患者的治疗。与此同时，利用脐带血移植对范科尼贫血（FA）和遗传性血红蛋白病等非恶性血液病的治疗不断增加，而且这种脐带血 MSC 对 AD 的治疗效果显著。

（一）MSC 的鉴定与特性

MSC 可以从骨骼、软骨、肌肉、韧带、肌腱、牙周韧带、牙髓、脂肪组织、脐带血、胎儿肝、皮肤、内脏、大脑或肾脏等各种组织中提取获得，并具有分化为中胚层、内胚层和外胚层细胞谱系的能力。脐带血 MSC 与其他干细胞来源相比，是一种可以克服自身免疫的很有希望的细胞来源。因为，除了具有免疫抑制能力外，其还可以分化成不同的细胞谱系。虽然在 MSC 上还无明确的标志物，但其表达的细胞表面抗原有 CD73、CD90、CD105、CD146 和 CD200，以及各种整合蛋白和黏附分子，均可以用来进行鉴定。由于 MSC 是一种非造血细胞系，故不表达 CD34、CD14 和 CD45 这样的造血标志物。成人 MSC 在其细胞表面显示中等水平的 MHC I 分子，但无法检测到 MHC II。另外，MSC 可以分化为脂肪、骨骼和软骨细胞，表达 HLA-I 但不表达 HLA-II，从而有利于在 MHC 中进行移植。

由于脐带血 MSC 的免疫原性较低，因此对于同种异体移植是一种合适的干细胞来源，可不考虑 HLA 的兼容性。MSC 还可合成生长因子和细胞因子（M-CSF、IL-6、IL-11、IL-15、SCF、VEGF），并参与血液生成调控、细胞信号和免疫反应的调控。在体内外的研究显示，MSC 可以调控不同细胞的免疫活动，其中最重要的是对 T 细胞的增殖和 DC 的分化产生抑制作用，这些都是影响自身免疫性疾病的关键因素。而且，MSC 还可以有效地抑制 CD4 和 CD8 T 细胞，以及记忆和幼稚 T 细胞的增殖。

此外，MSC 可抑制 B 细胞的增殖和活化，并具有调控其分化、抗体产生和趋化性的能力，而且还具有支持骨髓微环境中 HSC 的功能，并可选择性活化细胞周期及其免疫调控作用。骨髓 MSC 已在白血病或血液恶性肿瘤的同种异体移植后的急性 GVHD 中，进行了 I～II 期和 III 期临床试验治疗。同时，对少数的 AD 病例如系统性硬化症、MS 和 Crohn 病也已进行治疗。MSC 这种重要的分化能力使其成为骨科的一种有用的治疗方法，对于成骨不全的患者可增加高密度的骨形成和总骨矿物质的含量，在股骨头坏死和大型骨缺损修复中促进早期骨再生。在异染性脑白质营养不良和 Hurler 病中，利用 MSC 分泌生长因子、芳基硫酸酯酶 A（arylsulfatase A）和己醛糖酸盐水解酶的能力，MSC 在体外扩增和静脉注射后，可以提高酶的产量，改善这些先天性代谢低下的症状。MSC 也可作为人心肌梗死后的自体血管形成促进因子，单独或与内皮祖细胞联合应用，移植后对心肌收缩性的改善效果明显。

（二）脐带血 MSC 对 AD 临床前的研究

1. 脐带血与 EAE

实验性急性脑脊髓炎（experimental acute encephalomyelitis，EAE）动物模型通常是采用重组髓鞘少突胶质细胞糖蛋白诱导，其临床表现和免疫紊乱特性与人 MS 相似。MS 患者自体骨髓 MSC 与健康对照

组的特征相似，因此可用骨髓 MSC 进行临床前和临床研究。最近的研究显示，人脐带 MSC（UC-MSC）静脉注射 EAE 小鼠可恢复其行为能力和减轻组织病理学的表现。这是通过抑制血管周围的免疫细胞浸润，减少脊髓脱髓鞘和轴突损伤而实现的。研究表明，脐带血干细胞可以用作人 MS 治疗的另一种选择。

2. 脐带血与实验性 RA

RA 是一种慢性的全身性疾病，主要侵袭关节滑膜，导致关节破坏和功能障碍。RA 患者的自体骨髓和滑膜 MSC 都表现出许多功能缺陷，包括受损的克隆形成能力和增殖能力，以及与细胞黏附和循环进展相关的基因表达的缺陷。目前，同种异体 MSC 已广泛应用于 RA 的治疗。研究表明，人 UC-MSC 通过腹腔输注可以减弱体内胶原诱导性关节炎（collagen-induced arthritis，CIA）的发展，这可能是由于调控性 T 细胞和炎性细胞因子如 TNF-α、单核细胞趋化蛋白 1（MCP-1）和 IL-6 等的调控作用。在小鼠关节腔内注入人 UC-MSC 不仅对 CIA 小鼠无效，反而加速关节炎的进展。但 UC-MSC 和 TNF 抑制剂联合使用可减轻 CIA 小鼠疾病的进展。这可能与体内 TNF-α 的升高进而抑制 MSC 的活性有关，TNF 可显著降低干细胞 CD90 和 HLA-G 的表达以及在体内外 IL-10 的水平。

通过人脐带血 MSC、HSC（CD34$^+$）和甲氨蝶呤（methotrexate，MTX）对 RA 大鼠模型治疗效果的对比观察表明，与 MTX 组相比，MSC 和 HSC 治疗组的整体关节炎症状均有改善。而且，人脐带血 MSC 治疗组的疗效最为明显。这些作用很可能与细胞因子表达的调控作用有关。

3. 脐带血与遗传性 SLE

SLE 是一种多器官受累的 AD。Fas 基因突变的 MRL/lpr 小鼠和 NZB/W F1 小鼠已广泛用于遗传性红斑狼疮的研究模型，这些小鼠表现为进行性肾炎、血清自体免疫抗体升高和免疫异常。研究表明，人脐带 MSC 以一种剂量依赖的方式缓解 MRL/lpr 小鼠的狼疮性肾炎。用单次和多次的 UC-MSC 治疗 MRL/lpr 小鼠均能降低 24h 的蛋白尿、血清肌酐、抗双链 DNA（anti-double stranded DNA，dsDNA）抗体，以及像新月体形成这样的肾损伤程度。进一步的机制研究表明，UC-MSC 的治疗可以抑制肾脏 MCP-1 和高移动性组盒 1（highmobility group box 1）的表达，同时上调 Foxp3$^+$调控性 T 细胞。此外，在 NZB/W F1 小鼠输注后的肺和肾内出现用羧基荧光素-双乙酸酯-琥珀酰亚胺酯标记的 UC-MSC。而且，应用人脐带血 MSC 移植可以显著延缓蛋白尿的发展，减少抗 dsDNA，减轻肾损伤并可延长寿命。进一步的机制研究表明，这种治疗效果是通过抑制淋巴细胞、诱导 Th2 细胞因子的极化作用（polarization）及抑制促炎细胞因子的产生，而不是直接的植入和分化成肾组织。

4. 脐带血和遗传易发性糖尿病

1 型糖尿病（type 1 diabetes，T1D）是由 T 细胞介导的自身免疫性破坏胰腺 β 细胞所引起的。在病理生理学中，人和遗传性 NOD 小鼠的 T1D 都与免疫系统先天的缺陷有很大关系，最终导致自身耐受能力丧失和胰岛素生成的 β 细胞破坏。虽然胰岛素替代疗法是目前的主要方法，但仍然难以控制其代谢。胰腺或胰岛移植可以提供外源性胰岛素，但受其内在复杂性和器官供体匮乏的限制。干细胞治疗可以促进胰岛素形成细胞（insulin-producing cell，IPC）的生成，因此成为治疗糖尿病的一种可供选择的工具。脐带血干细胞是脐带血中一种独特的干细胞类型。脐带血细胞在 4 个分化阶段的最后阶段，可以形成类似于胰岛样细胞簇。这种细胞簇可出现胰岛素和其他与胰腺 β 细胞相关的基因（如 PDX1、Hlxb9、Nkx2.2、Nkx6.1 和 GLUT2），并释放胰岛素和 C 肽，参与体内生理性的葡萄糖代谢反应。人脐带血干细胞也可以作为免疫调控剂控制免疫反应。体内试验表明，清除 T 细胞的人脐带血单核细胞移植可以在新生的 nod/scid 小鼠体内生成 IPC，这已通过人胰岛素中的 RNA 水平和在原位人染色体中含有胰岛素阳性的细胞得到证实。经人脐带血细胞治疗的 NOD 小鼠可显著降低其血糖水平、延长小鼠寿命和降低胰岛素水平。而且，这些均与脐带血细胞的剂量呈依赖关系，并可保护胰岛免受炎症的影响。

除了对炎症的影响之外，人脐带血 MSC 还可以有效预防 NOD 小鼠的糖尿病性肾损伤。CM-DiI 标记的人脐带血 MSC 输注后在其肾内只见少量植入。进一步的机制研究表明，在 NRK-52E 细胞中加入脐带血 MSC 条件培养液可以抑制 TGF-β1 诱导的细胞外基质的上调，调节上皮细胞-间充质细胞的转化，这些均可能与对肾损伤的保护作用有关。

（三）脐带血源性 MSC 的临床应用及进展

1. 多发性硬化症

这是一种最常见的慢性炎症性脱髓鞘病，成人患病率为 1/700，可以分为复发缓解型 MS（relapse remission type-MS，RR-MS）、继发进展型 MS（secondary progressing type-MS，SP-MS）、原发性进行型 MS（primary progressive type-MS，PP-MS）和快速发展恶性型即 Marburg 型 MS。目前，对这种潜在致残性的疾病无法治愈。各种免疫调节剂，如醋酸格拉默和 β-干扰素都已用于 MS 的治疗，口服鞘氨醇-1-磷酸受体激动剂芬戈莫德已被视为可以延缓这种疾病的一线治疗药物。二线治疗药物是米托蒽醌和单克隆抗体。但是，在使用这些药物治疗的同时，仍需长期使用免疫抑制剂来维持治疗效果的稳定性。在此背景下，现已对 MS 进行 HSCT 治疗的探索。在这些患者中主要是 SP-MS 和 Marburg 型，RR-MS 患者也可使用自体 HSCT 进行。目前，造血干细胞治疗 MS 还属研究阶段，仍有一些炎症等副作用的出现。因此，除了 Marburg 型外，失去行走能力的患者不宜接受 HSCT 治疗。通过加入抗 T 细胞血清疗法，也可用于 MS 的治疗。

目前，对 MS 的治疗主要是通过非特异性的免疫系统调节机制减轻炎症反应，预防组织损伤，加强修复效果，但这些治疗对神经退行性病变的作用甚微。骨髓 MSC 治疗可能发挥其保护神经的作用，通过这种干细胞分泌的多种可溶性细胞因子与免疫调控的作用，可能对中枢神经系统的炎症和（或）内源性髓鞘再生产生治疗效果。在临床研究中，大多数是采用自体骨髓 MSC 进行 MS 的治疗。研究显示，脐带血 MSC 治疗 MS 可行而且有效，个别患者在 4 年中无不良反应。

2. 系统性红斑狼疮

SLE 是一种异质性慢性 AD，患病率为 40～50/10 万，85%以上患者为女性，而且是一种表现从轻微的皮肤和关节症状到严重威胁生命的复杂性疾病。糖皮质激素、环磷酰胺（CYC）和霉酚酸酯（mycophenolate mofetil，MMF）等常规免疫抑制或免疫调节虽可控制大多数的炎症疾病，但不是所有的 SLE 患者都适合这些治疗，部分的患者没有效果或复发，尽管可以继续化疗但预后不佳。而且，免疫抑制治疗可能导致严重的感染发展、药物的累积毒性和增加心血管疾病的风险。重症 SLE 由于肾、肺、心脏或大脑等多脏器受累，需要早期进行免疫抑制剂联合治疗。SLE 导致不同脏器受累的程度和治疗效果与种族和社会经济状况有关，但即使现代各种治疗不断进步，仍有 5%～15%的 SLE 患者演变为终末期疾病，10%～15%的患者在 10 年内死亡。严重的 SLE 患者，通常难以通过常规的免疫抑制进行治疗，自体 HSCT 已证明能够缓解大约一半患者的临床症状。但是，这需要慎重而精心地选择治疗对象，并对患者的各种不良因素进行预测。

对常规疗法不敏感的重症 SLE 患者，可以进行脐带 MSC 的移植。在 4 年的随访中，约 50%的患者在移植后能够缓解临床症状，虽有 23%的患者出现复发，但其总体治疗效果较好。而且，输注后狼疮性肾炎和弥漫性肺泡出血等不良症状均得到缓解。在 12 个月的随访中，32.5%（13/40）的患者治疗有效，27.5%（11/40）的患者部分有效。40 例患者中有 7 例（17.5%）在 6 个月后出现复发症状。目前，尚需进一步研究同种异体 MSCT 与常规免疫抑制剂如 CYC 和 MMF 之间的临床治疗协同作用，以取得更好的临床疗效。

3. 原发性干燥综合征

原发性干燥综合征（primary Sjogren's syndrome，PSS）是一种慢性全身性的自身免疫性疾病，其特征是外分泌腺炎症，以及唾液腺和泪腺的功能障碍。PSS 是一种多脏器受累的疾病，包括肺（间质性肺炎）、肾（间质性肾炎）、周围和中枢神经系统症状、皮肤和其他器官均可受到影响。而且，患者的血管炎和淋巴瘤的发病率也有所增加。在内脏受累时，首选的是皮质激素的治疗。细胞毒性药物如硫唑嘌呤和甲氨蝶呤也可用于 PSS 的治疗。其他药物如环孢素 A、环磷酰胺、来氟米特、生物制剂都可用于 PSS 患者的器官损伤治疗。然而，也有一些患者对常规疗法无反应。对耐药的 PSS 患者进行脐带 MSC 输注治疗后，在 12 个月的随访中，11 例患者的口干和（或）干眼症症状均得到改善。其他 13 例严重全身并发症、血小板计数、难治性溶血性贫血，以及治疗后的自身免疫性肝炎都得到改善。这些临床研究表明，脐带 MSC 可作为难治性 PSS 患者的一种替代治疗方法。

五、结语

目前，已有大约 700 余篇论文对 300 多例非血液学病的适应证和临床应用脐带 MSC 的治疗，以及采用免疫调控剂对 AD 治疗进行了报道。而且，这些研究的大多数都是在中国进行的。其中，使用的 UCB 是未加工的散装细胞，这些细胞按 UCB 库的标准进行低温保存。脐带血 MSC 的扩增为 30%～60%，而且其扩增数量还在不断提高。大多数患者接受 HLA 相容的脐带血细胞或体外扩增的第三方 MSC 治疗效果良好。自身免疫和脐带血研究的进展证明，AD 是一种造血干细胞障碍性疾病，脐带血干细胞对此病的治疗有效。

第七节　脐带间充质干细胞的免疫调控与再生医学的组织修复

一、概述

近年来，干细胞在再生医学领域的应用日益增多，使广大患者从中获得巨大收益。过去 30 年的研究结果显示，干细胞可以分化成多种细胞，具有从胚胎到胎儿再到成人组织形成的能力。由于干细胞分化的多能性，可以修复人体不同器官的生理机制而达到治疗疾病的目的。在具有干细胞特征性的诸多来源中，围产期组织受到广泛关注。这些组织不存在供体的风险，其中的细胞可以通过简单的实验室技术轻易地分离，并且在使用中无伦理或安全问题。而且，这种细胞的产量和分离成功率均较高，体外培养容易，这些都为在再生医学领域的应用提供了条件。

脐带是胎盘的基本组成部分，在怀孕期间是胎儿与母体的连接桥梁。这种结构极为重要，因为其中血管的血液循环可为胎儿的生长和发育提供必不可少的气体及营养物质。胎儿的基本生理活动都是由脐带和脐带血共同进行和完成的。成熟的脐带由 3 条血管组成：1 条静脉，2 条动脉。这三条血管嵌入在一种成熟的黏液结缔组织形成的网状结构中，由于这一胶状（jelly）组织是由托马斯·沃顿（Thomas Wharton）于 1600 年首次在其著作中提出，因此又称为沃顿胶（Wharton's jelly，WJ）。

间充质干细胞（MSC）可由脐带不同的区域获取，其中包括脐带血、脐带基质和血管周围区域。从脐带基质中分离的 MSC 在体外生长旺盛，可长期冷冻保存，并保持成纤维细胞形态。WJ 中 MSC（WJ-MSC）的表面标志物与骨髓 MSC 非常相似，均可以表达 CD29、CD44、CD73、CD90、CD105 及 MHC I 类分子 HLA（HLA-A、B 和 C），但缺乏造血干细胞标志物 CD34 和 CD45、内皮细胞标志物 CD31 和 vWF 及 HLA-DR。最近的研究发现，与骨髓 MSC 相反的是 WJ-MSC，也表达 CD117、CD68 和 CD14。通过转录组学分析的最新数据已进一步确定 WJ-MSC 和其他 MSC 之间的不同之处，但仍需对这些 MSC 进行深入的研究，以便在细胞治疗中进行应用。

通过幼稚 WJ-MSC 的标准培养扩增后，可以出现大量的组织特异性标志物表达，其中包括：中胚层标志物，如波形蛋白和 α 平滑肌肌动蛋白；内胚层标志物，如 GATA-4、GATA-5、GATA-6 和 HNF4-α；

神经外胚层标志物，如巢蛋白、神经元特异性烯醇化酶（neuron-specific enolase，NSE）、胶质纤维酸蛋白（glial fibrillary acid protein，GFAP）等。这些研究表明，这些细胞可以向3个胚层分化成不同类型的成熟细胞。在不同的MSC之间，WJ-MSC跨胚层屏障分化即转分化（transdifferentiation）的能力最强。

因此，大量的成熟细胞类型均可从WJ-MSC分化而来。由于是一种多能干细胞，所以至少可以成功分化为3种不同胚层来源的细胞谱系：成骨细胞、脂肪细胞和软骨细胞。最近的多项数据表明，WJ-MSC的分化能力远远超出传统的结缔组织细胞类型，不仅可以分化为神经元和神经胶质细胞，表达较高水平的胶质细胞特异性标志物如NSE、GFAP等，而且在体外用肌源性培养液培养后还可分化为骨骼肌和心肌细胞。WJ-MSC注入心肌梗死区域后可出现新生血管，并分化为肌钙蛋白阳性的细胞和血管内皮细胞，对心肌梗死起到治疗作用。

二、MSC相关免疫调控分子的表达

研究表明，MSC免疫调控作用对其作为多能干细胞的应用至关重要。在免疫反应中，MSC参与调控表达的分子在体内外均可相互作用。在细胞接触实验中，这些分子对细胞间的相互作用具有调控作用。在调控反应中，可溶性的细胞因子具有重要的影响。在体内外的研究显示，减少同种异体淋巴细胞增殖的能力影响治疗移植细胞急性和慢性排斥反应的效果。MSC尤其是WJ-MSC表达的免疫调控分子可以抑制T细胞增殖和DC的分化，同时参与T细胞的诱导和调控T细胞的扩增。MSC是一种低免疫原性的细胞，缺乏HLA-DR和刺激配体如B7分子，而这些分子与活化T细胞和B细胞的反应有关。而且，MHC I类分子的表达水平较低，这可能是一种保护MSC免受NK细胞介导的细胞溶解机制。在WJ-MSC中，具有免疫调控功能的其他配体表达的分子有HLA-G、HLA-E、PGE_2和HGF。尽管WJ-MSC上免疫刺激分子的总体表达与BM-MSC相似，但对促炎细胞因子的诱导有所不同。HLA-DR可能是在接受IFN-γ治疗后在骨髓MSC中诱导产生，而WJ-MSC则无这种诱导结果发生。但是，WJ-MSC具有抑制周围血淋巴细胞细胞因子分泌的作用。

三、MSC免疫耐受的诱导与胚胎免疫逃逸机制

免疫耐受是机体在不同时刻接触某种抗原后，对该抗原发生的一种特异性无应答反应。在胚胎发育过程中，半同种异体胚胎（semi-allogeneic embryo）必须逃避母体免疫系统才能生存和生长。在整个生命周期中，对自体抗原的耐受性对于人体免疫系统的正确发育和活动至关重要。周围耐受机制发展需要与中枢耐受共同作用才能够发挥这一功能。这种机制由一种新型的Treg细胞介导，并通过分泌特定的细胞因子或促进感染性的耐受性进行主动抑制。通过体内外刺激淋巴细胞产生的这种周围免疫耐受性是一种关键性的机制，这种关键分子是具有耐受诱导作用的HLA-G。这是一种非经典的Ib HLA分子，首次在滋养层细胞中发现，其可与早孕因子（early pregnancy factor，EPF）和HLA-E等一起共同调控半同种异体胚胎的免疫耐受。除了骨髓MSC外，WJ-MSC也能在mRNA和蛋白质中表达HLA-G分子。MSC表达的HLA-G可能导致$CD4^+CD25^+FoxP3^+$ Tregs的扩增，这有助于抑制机体对于异体抗原的反应。HLA-G分子还有两种截然不同的作用机制：一是通过细胞-细胞之间直接接触产生的膜结合作用，二是同种HLAG5从细胞膜上脱落。而且，在MSC表达的不同免疫调控分子之间具有相互的作用。在NO的产生与HLA-G表达之间的相互作用可促进免疫耐受。HLA-G是蛋白质硝化反应的一种靶分子，也是细胞外空隙NO增加的一种有利反应。这种硝化反应可使HLA-G对金属蛋白酶（metalloproteinase，MMP）依赖性脱落更加敏感。而且，HLA-G可通过旁分泌机制远距离影响免疫耐受原的作用。与人骨髓MSC相反，WJ-MSC表达B7刺激因子$CD80^+$、$CD86^-$可能出现不同的组合。CD80在CD86缺失时的表达可以诱导周围的免疫耐受作用，并发挥与HLA-G的协同作用。

糖尿病实验模型的数据显示，MSC 通过诱导 Treg 细胞的表达可对 NOD 小鼠起到保护作用。该机制的特点是，MSC 可降低导致糖尿病的 T 细胞渗透能力。此外，MSC 可导致 Treg 细胞产生 IL-10，从而在体外抑制同种异体的和胰岛素特异性的增殖反应。在同一疾病的模型中，脐带血干细胞可以发挥 Treg 的调控作用，恢复自体免疫和促进 β 细胞的增殖能力。这些体内外的实验数据表明，在不同的病理环境中，由于 MSC 的低免疫原性，移植的细胞可以成功地植入，且不引起免疫排斥反应，故其应用范围较广。此外，周围宿主免疫耐受的诱导可能显著提高细胞疗法的效果，通过促进和重新活化器官的自我修复机制，避免遭受潜在疾病的损害。

四、体内的免疫调控

在体外的研究表明，MSC 对免疫细胞具有调控增殖及活化的作用。但是，在同种异体和异种异体的环境中，当 MSC 在体内应用后，可能产生免疫和记忆两种反应。这在细胞治疗时是一个严重的问题，因为宿主的免疫系统应该对异源性和同种异体的 MSC 清除，才能对机体有益。MSC-免疫细胞在体内相互作用的机制，等同于异基因疗法成功的机制，是 MSC 在体内免疫豁免的表现。为了证明同种异体 MSC 的体液免疫反应缺乏，对接受 HSCT 的患者进行同种异体 MSC 移植的结果表明，在宿主中无法检测到同种抗体，而抗胎牛血清抗体（anti-fetal calf serum antibodies）存在。这些抗体在临床上并不重要，与任何输注 MSC 的反应无关。随后的研究表明，人骨髓-MSC 对细胞毒性 T 淋巴细胞（CTL）有抵抗力，不能诱导 IFN-γ 或 TNF-α。因此，完全分化的 CTL 不能诱导有关的活化程序。而且，人 MSC 在处理病毒或肿瘤抗原时呈现给特异性 CTL 的效率有限。这是由于抗原处理机制的缺陷，因为 MSC 无法表达它的一些基本成分。用猪或人的 MSC 治疗营养不良的仓鼠，都出现肌肉再生和氧化应激能力降低。通过同种异体猪的 MSC 治疗慢性缺血性心脏病后，移植细胞可以长期植入，分化能力增强，心脏功能恢复。同种异体和同系的骨髓-MSC 在切除伤口愈合的活体实验中，也有类似的移植效果。这些表明，MSC 具有增强伤口愈合的作用，而对局部 CD45+ 细胞、白细胞和淋巴细胞的数量无不良反应。

同时也有许多研究发现，一般的 MSC 在体内缺乏免疫豁免。在 MHC I 和 II 类不匹配的受体小鼠中，同种异体的骨髓基质细胞可被排斥。而且，MSC 具有免疫原性和刺激供体移植排斥的现象。这些研究中所取得的不同结果，可能与实验的方法及条件、实验人员所用干细胞表达的标志物，以及动物与人之间的显著差异等多种因素有关。

五、WJ-MSC 体内的研究模型与成体 MSC 免疫调控的特性

WJ-MSC 属于一种天然的免疫豁免组织，因此也期望干细胞能够维持一种"定位记忆"（positional memory）为后代提供一种选择性的优势以逃逸免疫反应，特别是应用于免疫活力很强的宿主。目前，这种论断不仅得到文献数据的证实，而且也为 MSC 在临床细胞治疗中的应用提供了既安全又有效的依据。在最近的研究中表明，WJ-MSC 及其分化的后代细胞在异种移植时也不引起免疫反应，即使在没有任何免疫抑制的情况下也是如此。在帕金森病啮齿动物模型的研究中发现，猪的脐带 MSC 在长达 4 周时仍然存活并能增殖，随后可产生 Th+ 神经元并表达猪特定的神经元标志物。而且，在移植部位没有发现免疫浸润现象。最近的研究显示，在没有免疫抑制剂的情况下，人的 WJ-MSC 在大鼠脊髓损伤的模型中可以存活 16 周。用人骨髓 MSC 和脐带 MSC 的免疫原性比较研究表明，大鼠对骨髓 MSC 的排斥时间比脐带 MSC 的更早。当把这两种细胞移植到免疫缺陷的 SCID 小鼠时，脐带 MSC 的存活时间更长。在免疫血小板减少症（immune thrombocytopenia，ITP）的患者中，通过体内外对 WJ-MSC 的研究结果显示，在体外用患者的 PBMC 与 WJ-MSC 共培养后，对自体反应的 T 细胞和 B 细胞的增殖及自体血小板的破坏都受到抑制。在体内试验中，脐带 MSC 不仅可抑制刺激分子 CD80、CD40L 和 FasL 的表达，而且还可影响 ITP

患者的 Th1/Th2/Treg 细胞因子。此外，WJ-MSC 还可以替代骨髓 MSC 用于骨的再生。因为从脐带和脐带血中可以收集大量的 MSC，这些 MSC 在炎症环境中可以有效地分化为各种细胞。

六、结语

　　大量的研究显示，脐带血干细胞易于获取，体外扩增及分化能力强，具有免疫逃逸和免疫调控功能，可能成为大规模细胞治疗时新的有效的工具。特别是这种干细胞幼稚，免疫原性低，即使在同种异体移植时也无显著的免疫应答反应。而且，其中的 MSC 可以很容易地跨胚层转分化成不同的成熟细胞类型。脐带血-MSC 可以大量培养扩增，其细胞数量增加的同时也可用于自体和 HLA-匹配的异种移植，这些都比骨髓-MSC 有显著的优势。由于脐带血干细胞在体内的免疫豁免作用，因此可在多种疾病中应用，这些对于再生医学与组织修复都具有重要意义。而且，这种干细胞的应用无伦理道德问题。与其他干细胞比较，脐带血干细胞的安全性和来源均无限制。但是，脐带血干细胞输注体内后的示踪，及其衍化、培养和分化过程的统一化和标准化等问题尚需进一步探讨。

（郭冰玉　宋起滨　宋英莉　马文海）

参 考 文 献

Abdellatif H, Shiha G, Saleh DM, et al. 2017. Effect of human umbilical cord blood stem cell transplantation on oval cell response in 2-AAF/CCL4 liver injury model: experimental immunohistochemical study. Inflamm Regen, 37: 5.

Alunno A, Bistoni O, Montanucci P, et al. 2018. Umbilical cord mesenchymal stem cells for the treatment of autoimmune diseases: beware of cell-to-cell contact. Ann Rheum Dis, 77(3): 14.

Araujo AB, Angeli MH, Salton GD, et al. 2017. Absolute density of different sources of hematopoietic progenitor cells: Bone marrow, peripheral blood stem cell and umbilical cord blood. Cytotherapy, 19(1): 128-130.

Bajetto A, Pattarozzi A, Corsaro A, et al. 2017. Different effects of human umbilical cord mesenchymal stem cells on glioblastoma stem cells by direct cell interaction or via released soluble factors. Front Cell Neurosci, 11: 312.

Ballen K. 2014. Umbilical Cord Blood Banking and Transplantation. Switzerland: Springer.

Bhattacharya N, Stubblefield P. 2011. Regenerative Medicine Using Pregnancy-Specific Biological Substances. Switzerland: Springer.

Bojic M, Worel N, Sperr WR, et al. 2016. Umbilical cord blood transplantation is a feasible rescue therapeutic option for patients suffering from graft failure after previous hematopoietic stem cell transplantation. Oncology, 90(3): 160-166.

Boutajangout A, Noorwali A, Atta H, et al. 2017. Human umbilical cord stem cell xenografts improve cognitive decline and reduce the amyloid burden in a mouse model of alzheimer's disease. Curr Alzheimer Res, 14(1): 104-111.

Brown M, Myers D, Shreve N, et al. 2016. Reduced intensity conditioning regimen with fludarabine, cyclophosphamide, low dose TBI and alemtuzumab leading to successful unrelated umbilical cord stem cell engraftment and survival in two children with dyskeratosis congenita. Bone Marrow Transplant, 51(5): 744-746.

Ceriani JM. 2016. Stem cell transfer in newborn infants through placental transfusion via delayed umbilical cord clamping. Arch Argent Pediatr, 114(6): 498-499.

Cetrulo KJ, Cetrulo CL, Taghizadeh RR. 2013. Perinatal Stem Cells. USA: Wiley-Blackwell.

Chen C, Qu Z, Yin X, et al. 2016. Efficacy of umbilical cord-derived mesenchymal stem cell-based therapy for osteonecrosis of the femoral head: a three-year follow-up study. Mol Med Rep, 14(5): 4209-4215.

Chen CY, Chiou YH, Su HW, et al. 2018. Unrelated umbilical cord stem cell transplantation in an eleven-month-old male infant with wiskott-aldrich syndrome. Kaohsiung J Med Sci, 34(2): 122-123.

Chen W, Liu X, Chen Q, et al. 2018. Angiogenic and osteogenic regeneration in rats via calcium phosphate scaffold and endothelial cell co-culture with human bone marrow mesenchymal stem cells (MSCs), human umbilical cord MSCs, human induced pluripotent stem cell-derived MSCs and human embryonic stem cell-derived MSCs. J Tissue Eng Regen Med, 12(1): 191-203.

Cirrone F, Ippoliti C, Wang H, et al. 2016. Early human herpes virus type 6 reactivation in umbilical cord blood allogeneic stem cell transplantation. Leuk Lymphoma, 57(11): 2555-2559.

Cooling L, Sankar A, Mody R, et al. 2017. A severe umbilical cord stem cell infusion reaction due to dextran in an atopic pediatric patient. Bone Marrow Transplant, 52(7): 1051-1053.

Coutts M, Soriano R, Naidoo R, et al. 2017. Umbilical cord blood stem cell treatment for a patient with psoriatic arthritis. World J Stem Cells, 9(12): 235-240.

Deng D, Zhang P, Guo Y, et al. 2017. A randomised double-blind, placebo-controlled trial of allogeneic umbilical cord-derived mesenchymal stem cell for lupus nephritis. Ann Rheum Dis, 76(8): 1436-1439.

Deng M, Luo K, Hou T, et al. 2018. IGFBP3 deposited in the human umbilical cord mesenchymal stem cell-secreted extracellular matrix promotes bone formation. J Cell Physiol, 233(8): 5792-5804.

Dessels C, Alessandrini M, Pepper MS. 2018. Factors influencing the umbilical cord blood stem cell industry: an evolving treatment landscape. Stem Cells Transl Med, 7(9): 643-650.

Dong H, Li G, Shang C, et al. 2018. Umbilical cord mesenchymal stem cell (UC-MSC) transplantations for cerebral palsy. Am J Transl Res, 10(3): 901-906.

Dong L, Pu Y, Zhang L, et al. 2018. Human umbilical cord mesenchymal stem cell-derived extracellular vesicles promote lung adenocarcinoma growth by transferring miR-410. Cell Death Dis, 9(2): 218.

Dongsheng H, Zhuo Z, Jiamin L, et al. 2016. Proteomic analysis of the peri-infarct area after human umbilical cord mesenchymal stem cell transplantation in experimental stroke. Aging Dis, 7(5): 623-634.

Fang S, Xu C, Zhang Y, et al. 2016. Umbilical cord-derived mesenchymal stem cell-derived exosomal microRNAs suppress myofibroblast differentiation by inhibiting the transforming growth factor-beta/SMAD2 pathway during wound healing. Stem Cells Transl Med, 5(10): 1425-1439.

Ferreira SA, Faull PA, Seymour AJ, et al. 2018. Neighboring cells override 3D hydrogel matrix cues to drive human MSC quiescence. Biomaterials, 176: 13-23.

Fong CY, Subramanian A, Biswas A, et al. 2016. Freezing of fresh Wharton's jelly from human umbilical cords yields high post-thaw mesenchymal stem cell numbers for cell-based therapies. J Cell Biochem, 117(4): 815-827.

Gencer EB, Yurdakul P, Dalva K, et al. 2017. Flow cytometric aldehyde dehydrogenase assay enables a fast and accurate human umbilical cord blood hematopoietic stem cell assessment. Turk J Haematol, 34(4): 314-320.

Hattori N, Yamamoto K, Kawaguchi Y, et al. 2016. Early relapse of severe chronic active Epstein-Barr virus infection with posterior reversible encephalopathy syndrome after reduced intensity stem cell transplantation with umbilical cord blood. Leuk Lymphoma, 57(10): 2448-2451.

He Y, Jin X, Wang J, et al. 2017. Umbilical cord-derived mesenchymal stem cell transplantation for treating elderly vascular dementia. Cell Tissue Bank, 18(1): 53-59.

Hsu J, Artz A, Mayer SA, et al. 2018. Combined haploidentical and umbilical cord blood allogeneic stem cell transplantation for high-risk lymphoma and chronic lymphoblastic leukemia. Biol Blood Marrow Transplant, 24(2): 359-365.

Huang L, Zhang C, Gu J, et al. 2018. A randomized, placebo-controlled trial of human umbilical cord blood mesenchymal stem cell infusion for children with cerebral palsy. Cell Transplant, 27(2): 325-334.

Huang ZW, Liu N, Li D, et al. 2017. Angiopoietin-1 modified human umbilical cord mesenchymal stem cell therapy for endotoxin-induced acute lung injury in rats. Yonsei Med J, 58(1): 206-216.

Iwata Y, Klaren WD, Lebakken CS, et al. 2017. High-content assay multiplexing for vascular toxicity screening in induced pluripotent stem cell-derived endothelial cells and human umbilical vein endothelial cells. Assay Drug Dev Technol, 15(6): 267-279.

Jia Y, Shi X, Xie Y, et al. 2017. Human umbilical cord stem cell conditioned medium versus serum-free culture medium in the treatment of cryopreserved human ovarian tissues in in-vitro culture: a randomized controlled trial. Stem Cell Res Ther, 8(1): 152.

Jiang HY, Wang JP, Bai YH, et al. 2018. Clinical observation of umbilical cord mesenchymal stem cell transplantation for treating patients receiving peritoneal dialysis. Minerva Urol Nefrol, 70(1): 95-101.

Kalynychenko TO. 2017. Umbilical cord blood banking in the worldwide hematopoietic stem cell transplantation system: perspectives for Ukraine. Exp Oncol, 39(3): 164-170.

Karantanos T, Kim HT, Tijaro Ovalle NM, et al. 2019. Reactivation of BK virus after double umbilical cord blood transplantation in adults correlates with impaired reconstitution of CD4[+] and CD8[+] T effector memory cells and increase of T regulatory cells. Clin Immunol, 207: 18-23.

Keto J, Kaartinen T, Salmenniemi U, et al. 2018. Immunomonitoring of MSC-Treated GvHD patients reveals only moderate potential for response Prediction but indicates treatment safety. Mol Ther Methods Clin Dev, 9: 109-118.

Kim KC, Lee JC, Lee H, et al. 2016. Changes in caspase-3, B cell leukemia/lymphoma-2, interleukin-6, tumor necrosis factor-alpha and vascular endothelial growth factor gene expression after human umbilical cord blood derived mesenchymal stem cells transfusion in pulmonary hypertension rat models. Korean Circ J, 46(1): 79-92.

Li N, Yan YL, Fu S, et al. 2017. Lysophosphatidic acid enhances human umbilical cord mesenchymal stem cell viability without differentiation via LPA receptor mediating manner. Apoptosis, 22(10): 1296-1309.

Liu B, Ding F, Hu D, et al. 2018. Human umbilical cord mesenchymal stem cell conditioned medium attenuates renal fibrosis by reducing inflammation and epithelial-to-mesenchymal transition via the TLR4/NF-kappaB signaling pathway in vivo and in vitro. Stem Cell Res Ther, 9(1): 7.

Lou X, Zhao C, Chen H. 2018. Unrelated donor umbilical cord blood transplant versus unrelated hematopoietic stem cell transplant in patients with acute leukemia: a meta-analysis and systematic review. Blood Rev, 32(3): 192-202.

Lu X, Zhang Y, Liu F, et al. 2020. Rac2 Regulates the migration of t lymphoid progenitors to the thymus during Zebrafish embryogenesis. J Immunol, 204(9): 2447-2454.

Meng M, Liu Y, Wang W, et al. 2018. Umbilical cord mesenchymal stem cell transplantation in the treatment of multiple sclerosis. Am J Transl Res, 10(1): 212-223.

Onishi Y, Mori T, Kako S, et al. 2017. Outcome of second transplantation using umbilical cord blood for graft failure after allogeneic hematopoietic stem cell transplantation for aplastic anemia. Biol Blood Marrow Transplant, 23(12): 2137-2142.

Park YB, Ha CW, Kim JA, et al. 2017. Single-stage cell-based cartilage repair in a rabbit model: cell tracking and in vivo chondrogenesis of human umbilical cord blood-derived mesenchymal stem cells and hyaluronic acid hydrogel composite. Osteoarthritis Cartilage, 25(4): 570-580.

Patnaik R, Padhy RN. 2017. Human umbilical cord blood-derived neural stem cell line as a screening model for toxicity. Neurotox Res, 31(3): 319-326.

Rahyussalim AJ, Saleh I, Kurniawati T, et al. 2017. Improvement of renal function after human umbilical cord mesenchymal stem cell treatment on chronic renal failure and thoracic spinal cord entrapment: a case report. J Med Case Rep, 11(1): 334.

Robert AW, Schittini AV, Marchini FK, et al. 2017. Tissue-derived signals for mesenchymal stem cell stimulation: role of cardiac and umbilical cord microenvironments. Cells Tissues Organs, 203(3): 173-182.

Salmenniemi U, Itala-Remes M, Nystedt J, et al. 2017. Good responses but high TRM in adult patients after MSC therapy for GvHD. Bone Marrow Transplant, 52(4): 606-608.

Sang W, Lv B, Li K, et al. 2018. Therapeutic efficacy and safety of umbilical cord mesenchymal stem cell transplantation for liver cirrhosis in Chinese population: a meta-analysis. Clin Res Hepatol Gastroenterol, 42(3): 193-204.

Saudemont A, Madrigal JA. 2017. Immunotherapy after hematopoietic stem cell transplantation using umbilical cord blood-derived products. Cancer Immunol Immunother, 66(2): 215-221.

Shereck E, Day NS, Awasthi A, et al. 2019. Immunophenotypic, cytotoxic, proteomic and genomic characterization of human cord blood vs. peripheral blood CD56Dim NK cells. Innate Immun, 25(5): 294-304.

Sherif RN, Abdellatif H, Hazem N, et al. 2018. Effect of human umbilical cord blood derived CD34(+) hematopoietic stem cell on the expression of Wnt4 and P53 genes in a rat model of hepatocellular carcinoma. Tissue Cell, 50: 125-132.

Shiao ML, Yuan C, Crane AT, et al. 2019. Immunomodulation with Human umbilical cord blood stem cells ameliorates ischemic brain injury - a brain transcriptome profiling analysis. Cell Transplant, 28(7): 864-873.

Singh AK, Kashyap MP. 2016. An overview on human umbilical cord blood stem cell-based alternative in vitro models for developmental neurotoxicity assessment. Mol Neurobiol, 53(5): 3216-3226.

Song JY, Kang HJ, Hong JS, et al. 2017. Umbilical cord-derived mesenchymal stem cell extracts reduce colitis in mice by re-polarizing intestinal macrophages. Sci Rep, 7(1): 9412.

Stavropoulos Giokas C, Charron D, Navarrete C. 2015. Cord Blood Stem Cells Medicine. USA.PA: Elsevier Inc, Academic Press.

Than UTT, Le HT, Hoang DH, et al. 2020. Induction of antitumor immunity by exosomes isolated from cryopreserved cord blood monocyte-derived dendritic cells. Int J Mol Sci, 21(5): 1834.

Tong J, Xuan L, Sun Y, et al. 2017. Umbilical cord blood transplantation without antithymocyte globulin results in similar survival but better quality of life compared with unrelated peripheral blood stem cell transplantation for the treatment of acute leukemia-A retrospective study in China. Biol Blood Marrow Transplant, 23(9): 1541-1548.

Wang X, Yin X, Sun W, et al. 2017. Intravenous infusion umbilical cord-derived mesenchymal stem cell in primary immune thrombocytopenia: A two-year follow-up. Exp Ther Med, 13(5): 2255-2258.

Yu ZP, Ding JH, Sun AN, et al. 2019. A new conditioning regimen can significantly promote post-transplant immune reconstitution and improve the outcome of umbilical cord blood transplantation for patients. Stem Cells Dev, 28(20): 1376-1383.

Yun HD, Varma A, Hussain MJ, et al. 2019. Clinical relevance of immunobiology in umbilical cord blood transplantation. J Clin Med, 8(11): 1968.

Zhang J, Lv S, Liu X, et al. 2018. Umbilical cord mesenchymal stem cell treatment for crohn's disease: a randomized controlled clinical trial. Gut Liver, 12(1): 73-78.

Zhang YZ, Liu F, Song CG, et al. 2018. Exosomes derived from human umbilical vein endothelial cells promote neural stem cell expansion while maintain their stemness in culture. Biochem Biophys Res Commun, 495(1): 892-898.

Zhao D, Liu L, Chen Q, et al. 2018. Hypoxia with Wharton's jelly mesenchymal stem cell coculture maintains stemness of umbilical cord blood-derived CD34(+) cells. Stem Cell Res Ther, 9(1): 158.

第十章 脐带血干细胞对心血管疾病的治疗作用与应用

第一节 脐带血干细胞的促血管生成作用

与成人骨髓干细胞或周围血干细胞相比，人脐带血（UCB）干细胞具有与其他干细胞不同的特性。与成体干细胞相比，UCB 干细胞在体外培养时扩增代数更多、端粒更长，并可形成更大的造血细胞克隆。由于 UCB 中含有间充质祖细胞，从而开启了一个全新的 UCB 干细胞研究领域。

一、内皮祖细胞（EPC）

不论在何种情况下，要想形成新生血管，必须获得一个含有相当比例的 EPC 的细胞群体。研究发现，人 UCB 含有的成血管细胞样 EPC 的数量显著高于人周围血。这些 UCB 源性 EPC 具有在大鼠的缺血后肢中形成新生血管的能力。早期研究表明，在成体周围血中可能存在 EPC，这些 EPC 本来位于成体骨髓中，由于组织缺血及相关细胞因子释放等原因被动员到周围血中。将人的胸腺组织植入到非肥胖糖尿病/重症联合免疫缺陷（nonobese diabetic/severe combined immunodeficiency，NOD/SCID）小鼠的肾脏组织中，然后再将人的 UCB 移植到该小鼠体内，发现人 UCB 中存在的祖细胞可以诱导缺血的胸腺组织形成新生血管。这些研究表明，自体及同种异体 UCB 源性 EPC 具有治疗缺血性疾病的临床潜能。

由于成血管细胞是 EPC 和造血干细胞（HSC）共同的前体，因此含有成血管细胞的 UCB 是优质的 EPC 来源。EPC 在分化早期表达表面抗原 CD34、KDR 和 Tie-2，这 3 个表面抗原在 HSC 也有表达。但是，在 HSC 分化过程中，CD34 表达消失。因此，通常将 CD34 抗原作为从 UCB 中分离 EPC 的一个标志物。研究发现，UCB 源性 EPC 比周围血源性 EPC 的分化更快、增殖能力更强，这可能与 UCB 源性 EPC 细胞周期短及端粒长有关。最近的研究表明，表达血管生成蛋白-1、血管生成蛋白-2 以及 Tie-2 的 EPC 属于 CD34$^+$/CD33$^+$/CD45$^+$不成熟的 HSC。因此，人 UCB 中的 EPC 具有强大的血管生成和组织工程潜能，这些 EPC 最重要的两个应用领域可能是心血管系统疾病及眼科疾病。

二、急性心肌梗死与血管新生

干细胞，尤其是自体骨髓干细胞在 AMI 中的治疗作用一直备受关注。与对照组相比，自体骨髓移植的受者左心室射血分数（left ventricle ejection fraction，LVEF）增加、心室扩张减轻、心室壁运动改善。虽然自体骨髓的作用机制尚未阐明，但多数研究认为自体骨髓可通过多种旁分泌及血管生成效应发挥有益作用，而非分化形成新的心肌细胞。因此，对新近发生 AMI 的患者，应尽量避免进行骨髓抽吸。

UCB 是一种重要的干细胞来源。UCB 获取简便，不需要在患者身上实施侵入性手术，并且 UCB 在治疗 AMI 方面具有重要价值。研究表明，当用特定细胞因子培养时，UCB 源性 CD34$^+$细胞可表达内皮细胞标志物，如 KDR、CD31 和 CD26E。此外，人 UCB 源性间充质干细胞（MSC）能在体外分化为心肌样细胞。将自体 UCB 单个核细胞注射到患者梗死边缘部位，不仅能挽救患者濒死心肌，还能改善左心室功能。UCB 干细胞免疫原性很低，将异种人 UCB 干细胞移植到大鼠梗死心肌中，不仅未发生排斥反应，还明显改善了大鼠左心室重塑并增强心肌内血管生成。此外，最近的研究表明，UCB 源性 MSC 产生的外泌体（exosome）可以在不依赖于 MSC 存在的情况下，改善心肌梗死动物的心功能。

在临床试验中发现，UCB 细胞在静脉注射后能优先地迁移到 NOD/SCID 小鼠的心肌梗死（myocardial infarction，MI）部位。虽然 UCB 细胞的迁移机制尚未完全阐明，但基质细胞衍化因子-1（stroma cell derived factor-1，SDF-1）可能是参与这一过程的重要分子。SDF-1 在 MI 中表达上调，可能作为一种干细胞归巢因子发挥作用。虽然 UCB 细胞在 MI 中的治疗效果是明确的，但未来仍需进行大量研究以全面评价 UCB 细胞对 MI 的治疗潜能，并最终向临床应用转化，使心血管疾病患者受益。

三、视网膜及脉络膜疾病与血管新生

许多眼科疾病与血管病变有关或者导致血管病变，如老年性黄斑变性、糖尿病视网膜病变、早产儿视网膜病变、新生血管性青光眼及色素性视网膜炎等。UCB 干细胞含有表达 CD34 和 CD11b 的 EPC，并且当 EPC 分化时，Tie-1 表达上调并分泌 Ang-1。此外，UCB 源性 EPC 能通过特异性地上调血管内皮生长因子（VEGF）促进血管新生。进一步研究发现，UCB 源性 EPC 具有向小神经胶质细胞分化的能力，并能促进缺血性视网膜病的血管新生。小神经胶质细胞在视网膜血管生成中发挥重要作用，因此 UCB 源性 EPC 有望用于缺血性视网膜病的治疗。

四、结语

UCB 干细胞在再生医学尤其是血管新生方面具有广阔的应用前景。UCB 源性 EPC 在 MI 及退行性眼病中发挥明确的促血管生成作用。下一步要将 UCB 干细胞技术应用到临床试验中，以明确临床上是否可将其作为心血管疾病及眼科疾病患者的新型治疗手段。

第二节　脐带血源性内皮祖细胞的心血管组织工程

一、概述

UCB 是一种容易获得的自体或异体 HSC、MSC 和内皮集落形成细胞（endothelial colony forming cell，ECFC）[也被称为快速生长内皮细胞（outgrowing endothelial cell，OEC）]的来源。这 3 种细胞是出生前或出生后再生医学治疗重要的细胞来源。在本节中，将重点介绍 EPC 在心血管系统组织工程中的应用，并以 ECFC 为例，探讨化学诱导细胞培养的标准化流程。在多个早期研究中发现的 EPC 实际上大部分是造血细胞（CD45$^+$祖细胞、MNC、血小板）。虽然这些细胞表现出促血管新生特性，但显然与稀有的循环血中的 ECFC 或 OEC 不同（CD31$^+$CD105$^+$CD146$^+$CD45$^-$）。因为与 EPC 相比，只有 ECFC 在移植到基质骨架上后具有潜在的促血管新生活性。由于多种不同类型的血源性内皮细胞均参与血管新生过程，因此需要进一步明确每种内皮细胞类型在血管修复或再生过程中的具体作用。到目前为止，ECFC 在人心血管疾病临床前模型中的体内功能仍不清楚，不断增加的研究结果可能有助于阐明这一问题。研究表明，在猪身上制备急性 MI 模型后，向其注射 ECFC，可以明显促进梗死心肌的重构并改善心功能，其机制可能是移植细胞直接整合到猪的血管内皮。此外，在小鼠视网膜缺血模型中，发现人 ECFC 可直接整合到受者小鼠的血管中，显著降低无血管面积，同时增加正常血管面积，抑制病理性视网膜前血管新生。在心血管再生及组织工程领域，植入前移植物的内皮化是移植物工艺流程的关键步骤，可以确保移植物在体内没有凝血活性。UCB 源性 EPC 在制备工程化补片、人造血管及人造心脏瓣膜中的研究结果显示，UCB 源性 EPC 具有良好的应用前景。此外，在体外静态条件下培养的 UCB 源性 EPC 表现出稳定的表型，其功能与成熟的血管内皮细胞相似。尽管如此，在将 UCB 源性 EPC 进行临床转化之前，必须进行严格的临床前体外评估。

二、化学成分明确的 UCB-ECFC 培养

（一）细胞来源与基本概念

ECFC 能产生真正的内皮前体细胞。ECFC 在体外表现出超强的增殖能力，并且在移植到体内后，可通过血管发生（vasculogenesis）过程，在结构上参与血管的最初形成。大量研究表明，从足月人 UCB 中分离的 ECFC 可形成均一的细胞群体，并在传代过程中保留其分化的内皮细胞表型及促血管新生潜能。UCB 源性 ECFC 的扩增能力比成人周围血源性 ECFC 高近 100 倍，由于治疗用细胞量与治疗效果显著相关，因此 UCB 在生物医学领域展示出广阔的应用前景。此外，UCB 中的循环 ECFC 的比例在胎儿发育过程中不断增加，孕 33～36 周的 UCB 中 ECFC 集落的数量与足月儿差不多。来自孕 24～28 周胎儿 UCB 中的 ECFC 数量显著降低。由于含有高水平的抗氧化酶-超氧化物歧化酶，移植的 UCB 源性 ECFC 能对抗坏死或缺血条件下的氧化应激，更容易存活。循环血中 ECFC 的来源一直备受争议。由于 ECFC 与成人内皮细胞之间存在惊人的相似性，因此有学者认为循环血中的 ECFC 并非来自骨髓，而可能是高度增殖的内皮细胞的一部分，这些内皮细胞在剪切力作用下或在采血时从血管壁脱落到血液中。ECFC 与人脐静脉内皮细胞（human umbilical vein endothelial cell，HUVEC）蛋白表达谱的比较研究发现，与 HUVEC 相比，ECFC 更加耐受氧化应激是由于 ECFC 中抗氧化酶-超氧化物歧化酶的表达明显增加。由于在实验室是通过穿刺出生胎盘的脐静脉收集 UCB，因此也不能排除操作过程中导致的 ECFC 来源于血管壁这一可能性。

（二）UCB-ECFC 分离

通过使用含 2%胎牛血清（fetal bovine serum，FBS）和内皮特异细胞因子 EGM-2 的内皮细胞选择培养液、纤维连接蛋白包被的细胞培养板及经典的细胞贴壁培养方法，可以从新鲜的足月儿 UCB 单核细胞（monocyte，MNC）中分离出 ECFC。

足月 UCB 的 MNC 成分是非常可靠和丰富的 ECFC 来源，其产生快速生长（outgrowing）集落的成功率在 90%以上。1 个单位足月 UCB 中每 10^8 个 MNC 可产生 8～9 个快速生长的 ECFC 克隆。这些克隆的细胞表型及功能特征通常代表了 ECFC 的特征。ECFC 为 CD31、CD34、vWF、CD105、CD144 及 CD146 阳性，而 HSC 标志物阴性，在肿瘤坏死因子 α（tumor necrosis factor α，TNF-α）刺激下表现出内皮细胞功能特征，在体外基质胶上可形成毛细血管网并在体内引导血管生成。

单个克隆在体外培养 60～70 天后，通常可获得 10^{11} 个 ECFC。但也有报道，单个克隆在仅培养 40 天后，可收获高达 10^{14} 个 ECFC。如此大量的体外扩增或细胞培养过程中的老化可能引起染色体异常，以及其他退行性细胞改变，包括细胞质不规则组装、代谢改变、复制效率或生长水平改变所致的凋亡或致瘤性。长期的细胞培养可能引起细胞原有特性的改变，使细胞发生衰老、染色体异常甚至自发转化。最近有一项研究发现，ECFC 在体外扩增过程中存在异常高的核型异常，但其他研究得出的是稳定的细胞扩增结果。需特别注意的是，有研究发现，即使在 ECFC 体外培养初期，也存在很高风险的核型改变，这为临床应用体外扩增的 ECFC 提出了警告。但是，有研究对处于对数生长期的 ECFC 染色体质量和结构进行分析，发现在 35 次倍增之后，其核型仍然稳定。目前对培养的 ECFC 的核型改变问题仍存争议，并且哪种核型改变对 ECFC 生理功能影响最大仍不清楚。

一方面，UCB 可能成为获取大量 ECFC 的一个潜在来源；另一方面，对其扩增后临床应用安全性的担忧一直存在。同时也存在其他担忧，包括现有技术在体外分离及扩增 ECFC 过程中使用 FBS 为细胞生存及增殖提供生长因子、激素和营养。FBS 是多种不确定成分的混合物，存在以下弊端。①FBS 组分的不确定性使细胞制备结果多变且不可重复，而细胞制备的一致性是进行临床移植的先决条件。例如，据沙宾疫苗研究所癌症疫苗联合会（Cancer Vaccine Consortium of the Sabin Vaccine Institute，CVC/SVI）报道，由于各参与单位选择了不同的血清，使联合会一个国际酶联免疫斑点技术（enzyme linked immuno spot technique，ELISPOT）平台不能获得稳定一致的结果。②对 FBS 成分产生抗体。培养的人细胞可以从 FBS 中摄取非人源的唾液酸 Neu5Gc。许多人含有 Neu5Gc 抗体，在细胞移植后，可能导致补体激活并在体内杀死移植细胞。③存在将 FBS 中明确的或未知的动物病原体传递到人类受者的可能，如感染牛海绵状脑病病毒或发生克亚病（Creuzfeld-Jakob disease）。基于上述原因，药品监督管理部门对用动物血清制备的人类细胞的审查日趋严格。在有些国家，对于依赖 FBS 扩增细胞进行的细胞移植治疗，是无法通过审查的。虽然已经出台了包括限制 FBS 来源等细胞产品制备及处理的指南，但是最好的办法是在整个细胞制备过程中不使用动物来源的血清。

虽然人血清可作为一种可能的动物血清替代品，但对临床应用而言，在体外细胞操作的全过程中（包括细胞分离、贴壁培养、扩增及冻存）使用化学成分明确的无血清细胞培养衍化品势在必行。因此，必须建立化学成分明确的替代培养条件。目前研究表明，不论是在起始期，还是在 ECFC 的扩增期，用化学成分明确的培养液维持并扩增 ECFC，无法获得像用 FBS 培养时那样的快速生长状态。虽然在化学成分明确的培养液中 ECFC 可以获得一定程度的生长，但是与含有 FBS 的对照相比，ECFC 的生长是显著降低的。在这种条件下进行传代也不能改善其生长状态。另外一个问题是，在各种化学成分明确的培养液中培养时，ECFC 往往出现形态改变，失去内皮细胞特征性的铺路石样形态。此外，使 ECFC 逐渐适应无血清条件的尝试也以失败告终，即使顺次降低 FBS 浓度进行培养也不行。ECFC 在无血清条件下不能增殖，且在血清浓度低于 0.5% 时死亡。总之，采用目前化学成分明确的培养液很难将 ECFC 数量扩增到临床级。

为什么 ECFC 在化学成分明确的无血清环境下无法扩增？虽然无血清培养液配方不断改进，但无血清细胞培养的问题在学术界仍远未解决。在化学成分明确的细胞生长条件下，ECFC 会发生形态和结构改变。研究人员探讨了这些改变是否与遗传修饰有关，并特别检测了 52 个特定内皮细胞标志基因的表达。结果发现，无论在有血清还是无血清细胞培养条件下，所有内皮细胞标志物均表达，并且在无血清培养液条件下，ECFC 中的特异性内皮标志物在基因表达水平可以得到维持。52 个基因中的 7 个基因，包括 CD34、KIT、TNFSFF4、TNS3、TEM8、趋化因子受体 4（chemokine receptor type 4，CXCR4）和 KDR，在无血清培养条件下的 ECFC 中显著上调，而仅有一个基因，即 VCAM-1，与含血清培养液相比显著下调。基因芯片表达研究明确了 ECFC 可表达多种肿瘤内皮标志物（tumor endothelial marker，TEM），如 TEM1、TEM14、TEM15、TEM16 和 TEM18。TEM 家族主要发挥肿瘤内皮细胞标志物的作用，早期研究认为在正常内皮细胞中没有或几乎检测不到 TEM。然而，TEM 似乎不仅限于肿瘤，在正常血管如 HUVEC 和参与损伤修复及黄体形成的人微血管内皮细胞中也发现 TEM28 存在。此外，在骨髓源性 CD45$^-$/CD144$^-$/CD133$^+$/CD34$^+$/KDR$^+$/CD31$^+$ 的内皮前体细胞中，可检测到多个 TEM，如 TEM1、TEM2、TEM4、TEM5 和 TEM8。EPC 和 BM 源性细胞在某种程度上可以整合到恶性肿瘤血管中，因此有人推测，ECFC 上 TEM 可能是一种分子指示物，标志着 ECFC 作为细胞组分整合到新血管中的能力。

（三）冻存方法

与其他移植相似，对于治疗性应用 UCB-ECFC 及其他 UCB 源性干/祖细胞，需要充分了解理想捐赠者的条件、全部 UCB 处理之前的短期储存条件，以及长期冻存 UCB 的复苏条件等。Coldwell 等对上述问题进行了深入研究，包括：①从产科因素考虑，如何选择最佳的 UCB 捐赠者；②在 UCB 处理之前，短期储存 UCB 采用标准的（22±2）℃是否优于 4℃储存；③在冻存之后，ECFC 是否受损。在研究的 20 个产科因素中，包括孕妇年龄、胎次、妊娠次数、分娩方式、胎龄，以及新生儿体重等，胎盘重量是预测 UCB 中 ECFC 含量的唯一一个有统计学意义的因素。对于储存条件的研究表明，与储存在 22℃相比，将新鲜 UCB 短暂地储存在 4℃会降低 ECFC 的产量，而冻存的 UCB 源性 MNC 显著降低 ECFC 的复苏（recovery）效果。但是，对于 UCB 冻存后降低 ECFC 复苏效果这一结果仍存争议。Lin 等发现，冻存的 UCB 源性 MNC 与新鲜 UCB 源性 MNC 相比，尽管 ECFC 的平均复苏量减少，但是两者之间未达到统计学差异；而 Vanneaux 等人发现，与新鲜 UCB 相比，从冻存的 UCB 中复苏的 ECFC 显著减少。

由于 ECFC 表现出的有利作用以及全世界范围内冻存了无数的 UCB，因此足月 UCB 被认为是能够为再生医学提供治疗数量内皮细胞的重要细胞来源，其应用范围包括体外工程化组织的预血管化或人工血管移植之前的内皮化。

大量临床研究表明，各种干细胞和祖细胞移植方案的治疗前景非常光明，因此建立可靠的生物样本库的冻存方法势在必行。虽然 HSC 冻存技术已在临床广泛应用了数十年，但是对于其他新出现的祖细胞群体的冻存方案仍需改进，并且还要证明这些方案的实际有效性。虽然在实验室阶段，治疗级数量的细胞冻存技术已经取得了很大进展，但是将细胞获取、扩增及冻存转化为临床应用仍处于起步阶段，如生产符合优质生产规范（good manufacturing practices，GMP）的细胞。其中一个重要的问题是要在整个操作过程中开发并使用无动物血清的 GMP 级试剂。在各种冻存液中添加的动物血清在洗涤过程中很难被去除，而对于接受细胞注射或移植的患者来说，任何动物血清残留都会引起不良反应。这一问题催生了近年来出现用于分离、增殖及维持干细胞生长的无血清、无异物的细胞培养液。许多传染物质，如病毒和细菌，都能在液氮（-196℃）下生存，而液氮被常规用于储存细胞。虽然目前已经成功地应用开放式冻存管玻璃化冷冻技术，但是在这一开放系统中保存液氮并保持细胞无菌仍有困难。对于临床级玻璃化冷冻至关重要的符合 GMP 标准的冻存管，仅可冻存数量非常有限的细胞。此外，还需要开发更低毒甚至无毒的冷冻保护剂（cryoprotective agent，CPA），以便进行冷冻保存及生物样本库建立。常用的 CPA 二甲基亚砜（dimethyl sulfoxide，DMSO）在工作浓度下具有潜在毒性。此外，添加或去除 CPA 是一个非常复杂的过程，可能会给细胞带来渗透压休克。目前已经开发出几种无血清冻存液和冻存方案，并生产出符合 GMP 标准的上市产品。

直接使用化学成分明确的冻存液可以冻存大量的用于科研和临床治疗的 ECFC 及其他干/祖细胞。因此，探讨化学成分完全明确的冻存液至关重要。虽然目前内部使用的化学成分明确的培养液仍不能作为 GMP 级产品，但是培养液中的所有成分都应遵循 GMP 标准，使其尽可能达到临床使用要求。

Weber 等探讨了在一种化学成分明确的冻存液中降低 DMSO 浓度对冻存后细胞生理功能的影响。降低 DMSO 浓度不需要程序梯度降温仪等冻存设备，并且易于操作。结果发现，与含 FBS 及 10% DMSO 的冻存液相比，使用含 5%或 10% DMSO 的化学成分明确（不含 FBS）的冻存液，UCB-ECFC 解冻后细胞复苏及增殖能力无明显变化。对解冻后细胞进行功能分析也未发现任何改变，表明 UCB-ECFC 可以在含低浓度 DMSO 的冻存液中得到有效冻存。通过在多光子激光扫描显微镜（multiphoton laser scanning microscope，MPLSM）上装载一个低温平台，应用冷冻显微技术，可以观察到各种冻存方案及冻存液对 UCB-ECFC 细胞内和细胞间冰晶的形成及细胞膜完整性破坏的影响，从而在单细胞水平评价低温保存的效果。Weber 等使用含≥5% DMSO 的化学成分明确的冻存液发现，解冻后细胞膜完整性几乎没有破坏。同样，扫描电镜（scanning electron microscope，SEM）图像分析表明，含 5%或 10% DMSO 的无 FBS 的冻存液在冻存的质量上与含 10% DMSO 并添加了 FBS 的冻存液相近。用该方法制备的 UCB-ECFC 细胞膜完整，其特征与对照组没有差别，且没有因冻存时渗透压应激产生任何细胞皱缩表现。使用这种成分完全明确的冻存方案低温保存 UCB-ECFC 可确保高细胞复苏率、高增殖率、细胞膜完整性以及冻融后的细胞功能。这种方案不含血清、易于操作、不需要大量的实验仪器，并且符合 GMP 标准。将 DMSO 添加剂的浓度从 10%降到 5%是可行的，并且其对冻融后细胞的复苏、增殖、细胞膜完整性及细胞功能的维持与 10% DMSO 相比效果相当。这些结果表明，低 DMSO 的化学成分明确的冻存液可能为实验室或临床级别的 UCB-ECFC 和其他干/祖细胞的冻存提供了一种重要手段。

三、脐带源性干细胞和 UCB-EPC 在心血管组织工程中的应用

（一）心血管组织工程的一般概念

心血管结构异常性疾病是目前全球多发性疾病之一。其中，心脏瓣膜的结构性病理改变已成为一个广泛的健康问题，其发病率在世界范围内高达到 2.5%左右。尽管目前使用人工瓣膜进行的心脏瓣膜置换

手术减轻了心脏瓣膜疾病的症状和死亡率，但人工心脏瓣膜并不完美。人工瓣膜有发生血栓栓塞并发症及进展性钙化的风险。此外，在儿科患者中，人工心脏瓣膜不能随身体生长，使这些年轻患者需要进行反复的多次手术，导致高发病率和高死亡率。因此，心脏瓣膜组织工程应运而生，主要致力于培育具有抗栓、重构和再生能力的移植物。组织工程这一术语由 Vacanti 和 Langer 定义，其作为一个交叉学科领域，是将工程学原理应用到生物替代物的生产过程，以修复或替代患病组织。根据组织工程的定义，心血管组织工程可以分为两大类：①体外组织工程方法；②体内组织工程方法。

（二）体外组织工程方法

传统的体外组织工程方法是在体外培育出完全发育且成熟的自体组织的类似物。对于心脏瓣膜组织工程，需要首先从患者身上分离自体细胞，将其接种到完全可降解的心脏瓣膜基质骨架上。然后将这些构建物放在静态条件下孵育约 1 周，诱导细胞进一步增殖并黏附到瓣膜骨架上。继而将这些接种有细胞的构建物放到生物反应系统中进行动态孵育。这些生物反应器模拟人体的温度、CO_2 水平、氧合作用及血流，从而诱导自身组织类似物的形成。这种动态孵育通常持续 4 周时间，并需要额外的化学刺激，即通过向培养液中添加抗坏血酸刺激细胞外基质（羟脯氨酸）的形成。最后，要对这些体外工程化的构建物进行内皮化，因此需要再次在静态条件下孵育大约 1 周时间，以确保内皮细胞在构建物表面产生足够的黏附。尽管制备完全成熟的自体组织替代类似物很有前景，但是体外方法仍面临一个主要的流程问题，即体外细胞处理过程需要法规机构的批准，而且构建过程非常耗时，成本很高。鉴于这一方法流程的复杂性，更为简单的体内组织工程方法正作为一种替代概念得以发展。

（三）体内组织工程方法

与体外组织工程方法相反，体内组织工程方法不是要在体外制备一个自体样组织，而是更加依赖于机体自身的再生潜能。首先需要分离自体细胞（如骨髓 MNC），并将其接种到一个起始的基质骨架上。这一基质不是在动态条件下孵育，而是直接种植到原来取细胞的患者中。接种的细胞本身会分泌细胞因子，如单核细胞趋化蛋白-1（monocyte chemoattraction protein 1，MCP-1）、SDF-1 或者 IL-6，这些细胞因子将诱导以炎症为基础的组织重塑。这些因子可以吸引患者 MNC 到种植部位，然后这些 MNC 同样开始分泌 VEGF 等各种因子，进一步招募内皮和平滑肌细胞。这一炎症驱动的过程可促使患者形成新的血管。这一方法的主要优点是可在患者进行其他手术时同时完成，并且不需要大量的体外培养过程。但是，这一方法依赖于移植细胞固有的再生能力，以及患者体内组织形成及重构情况。

（四）动物和人的生物工程心脏瓣膜研究进展

通过使用不同的工程学方法及细胞来源，已成功制造出心血管组织工程化构建物并进行了体内检测。尽管开始的体外研究非常重要，但真正全面的体内评价才是将这些结果安全转化到临床实践的先决条件。在早期开创性的组织工程血管移植物（tissue engineered vascular graft，TEVG）和组织工程心脏瓣膜（tissue engineered heart valve，THEV）研究之后，Schmidt 等通过微创的经心尖路径，将大量体外工程化的心脏瓣膜移植到绵羊模型中。植入之后，THEV 表现出足够的体内功能；但是，在体内 1 个月后，瓣叶出现严重的增厚，限制了瓣尖的功能及活动。虽然瓣叶增厚的原因尚未彻底阐明，但是进一步体外研究排除了因卷边造成瓣叶增厚的可能性。之后，研究人员在临床前大动物模型中探讨了基于骨髓 MNC 的心脏瓣膜再生。在这一研究中，采用聚羟基乙酸（polyglycolic acid，PGA）-聚羟丁酸（poly-4-hydroxybutyrate，P4HB）的心脏瓣膜支架，并将自体骨髓 MNC 种植在支架上。在短暂的孵育后，通过微创方法将这些种植了细胞的构建物经心尖移植路径原位（orthotopic pulmonary position）置换肺动脉瓣。尽管在 1 个月后取出 TEHV 时未发现明显的瓣膜增厚现象，但是瓣叶的径向长度却大幅缩短了。在另外一个胚胎模型中，使用自体羊水细胞（amniotic fluid cell，AFC）制备体内工程化心脏瓣膜支架，获得同样的结果。尽管该瓣膜直到出生后均表现出令人满意的功能，但是 1 周后，仍发生了瓣叶的缩短。受首个接受自体脱细胞组织工程治疗患者的影响，人源的脱细胞 THEV 在体外制备成功，并克服了既往研究中发现的瓣叶回缩问题。在临床前大动物模型中，脱细胞 THEV 在早期表现出良好的活动性和耐用性。但是，在随访 4 周和 8 周时，发现瓣叶的径向长度有所缩短，提示要想将这一技术转化到临床实践仍需进一步改进。

（五）脐带源性干细胞的心血管组织工程

脐带是每次分娩剩余的物质，可以在不伤害胎儿的情况下获得，这使其成为胎儿细胞的一个独特来源。通常在用于心血管组织工程时，可以从脐带中分离 3 种主要细胞：①脐带沃顿胶（WJ）来源的间充质（干）细胞；②脐带动脉/静脉来源的成纤维细胞和内皮细胞；③UCB 源性 MSC 和 EPC。此外，多个组织工程研究也使用来源于脐带沃顿胶和部分血管层外面的混合细胞群体。

1. 脐带基质源性 MSC

脐带将胎儿循环系统与胎盘连接起来，胎盘胎儿部分的血富含营养成分和氧气，是母体-胎儿循环不可或缺的成分。脐带的血管包裹在黏稠的间充质组织成分中，被称为沃顿胶。在 2004 年，Wang 等首次报道沃顿胶中含有多能 MSC，同时证明这些细胞具有多向分化能力，提示这些细胞在治疗性应用方面可能很有用处。因为易于收集，并具有高度分化潜能，因此已经将沃顿胶源性细胞成功应用于心血管组织工程，包括制备心血管补片材料、TEVG、THEV（组织工程人瓣膜）叶片及间隔封堵膜。

2. UCB 源性 MSC

除了沃顿胶，UCB（可通过产前脐带穿刺或产后取样获得）也是一种具有人 MSC 特征性免疫表型的胎儿间充质细胞来源。Sodian 等的研究组通过磁珠筛选方法，使用 CD133⁺干细胞作为单一细胞来源，成功制备了自体 THEV。尽管这些结果很有前景，但是由于发现未分离的冻存 UCB 很难长出快速生长的贴壁细胞成分，严重限制了目前已经存在的冻存血样本库的多种临床应用。

3. UCB 源性 EPC

从 UCB 中除了分离 MSC，还可以分离 EPC，这对心血管组织工程至关重要，因为对于任何生物工程化的心血管植入物，完整的内皮细胞表面覆盖是其先决条件。在 2004 年，Schmidt 等通过使用 Ficoll 密度梯度离心法首次分离出 UCB-EPC，并将其用于制备 TEVG。一年之后，Schmidt 等应用成纤维细胞和 EPC 制备活体组织工程化补片。在这一研究中，通过密度梯度离心法从 20ml 新鲜 UCB 中分离得到 EPC，从脐带组织中分离肌成纤维细胞，EPC 的内皮表型通过 Ac-Dil-LDL、CD31、vWF 因子和内皮型一氧化氮合酶（endothelial nitric oxide synthase，eNOS）染色确定。用合成的高分子聚合物 PGA-P4HB 制备可降解补片，将肌成纤维细胞种植到补片上，然后用 UCB-EPC 进行内皮化。所有补片在一个灌注生物反应器中培养。对植入细胞的补片进行显微结构的组织形态学分析发现，所有样本均由层状排列的活体组织形成。新形成组织中的细胞表达肌成纤维细胞/平滑肌细胞标志物结蛋白（desmin）和 α-SMA。EPC 来源的新生内皮表达内皮细胞共同标志物（CD31 和 vWF）。对组织工程补片进行的单轴应力分析表明其具有与自体组织类似的特征。

Schmidt 等在另一个研究中利用脐带肌成纤维细胞和 UCB-EPC 构建了一个组织工程活体血管（tissue engineered living blood vessel，TEBV）。在这一研究中，通过将 TEBV 暴露于一个模拟生理环境的流体生物反应器使其发育成熟。收获组织之后，组织学检测发现 TEBV 具有与自体血管类似的 3 层组织结构，并且检测到胶原、蛋白聚糖等血管主要的基质成分。内皮细胞标志物（包括 CD31、vWF 和 eNOS）染色证实分离的 UCB-EPC 可形成成熟的内皮细胞。此外，对分离的 EPC 进行的生物功能分析发现，经 TNF-α 刺激后组织因子（tissue factor，TF）表达上调，而血栓调控蛋白（thrombomodulin，TM）表达下调。这些结果确定了分离的 UCB-EPC 的成熟性和内皮特征。

除了 TEBV，Schmidt 等还将沃顿胶来源的细胞和 UCB 源性 EPC 接种到生物可降解支架上，并培养在一个仿生系统中，其血压和血流条件都与体内类似，制造出 THEV 瓣叶。这些工程化的瓣叶具有成熟且分层的组织结构，并被有功能的内皮覆盖。此外，组织工程瓣叶中细胞外基质成分与人体心脏瓣膜类似。

总之，这 3 项研究表明，脐带细胞是一种易于获得的、宝贵的治疗性细胞来源。从足月妊娠 UCB 分离得到的 EPC，是功能性内皮细胞的来源，可用于在体外产生成熟的组织工程血管或瓣膜。

四、结语

脐带是一种易于获得的多能性细胞来源。从 UCB 中不仅可以分离 MSC 和（或）成纤维细胞，还可以分离 EPC 和 ECFC，并且相应的分离技术已经非常成熟。此外，在世界范围内的冻存机构已经建立了很多 UCB 库，因此，对于那些未做产前检查、已经存在心脏缺陷的患者来说，UCB 是一种可获得的细胞来源。即使与那些微创的骨髓源性 MSC 或 AFC 细胞来源相比，脐带或 UCB 细胞仍有一个主要优势，即这些细胞不是直接从患者取材得到，而是从没有直接功能的产后附属器官得到。这一点非常重要，因为即使是 BM-MSC 或 AFC，必须通过穿刺或手术才能收获细胞，仍会有一定的并发症发生。此外，脐带或 UCB 细胞另一个优势是可获得大量细胞，而细胞数量问题在其他细胞类型如 AFC 中是极其受限的。上述因素使脐带细胞和 UCB 源性细胞有望成为自体和同种异体细胞治疗的重要细胞来源。

另外，脐带或 UCB 细胞可被用于在体外制备不同的心血管组织工程化产品，包括心脏补片、血管和心脏瓣膜的瓣叶。重要的是，分离的 EPC 具有成熟内皮细胞全部的生理功能，因此适于制备体外组织工程化产品，并有望在未来发挥临床治疗作用。但是，到目前为止仍缺乏临床前的数据，并且之前的动物体内试验已经表明，体外工程化产品总体功能及寿命仍十分有限。因此，在实现基于脐带 EPC 的组织工程化这一概念的临床应用之前，必须进行全面的临床前评估，以明确其功能、生物相容性及不良事件。只有经过严格的体内评估，才有可能将现有技术应用于患者未来的临床治疗。

第三节　脐带血在心血管疾病细胞治疗中的应用

一、概述

在世界范围内，心血管疾病是主要的致死致残性病因，耗费巨大经济成本。既往认为成体哺乳动物的心脏细胞没有再生潜能。但是，自 20 世纪 90 年代以来对于哺乳动物心脏再生的认识已经发生了根本的改变。从那时开始，研究人员开始探讨使用具有再生潜能的细胞，以修复心肌和血管系统。其中，基于 UCB 治疗的临床应用正在兴起。从 Knudtzon 在人 UCB 循环中发现相对成熟的祖细胞开始，最近 40 年来，人们对这一领域的认识不断加强。本节主要介绍 UCB 在心血管再生方面的进展、存在的缺陷，以及未来的目标。

二、心脏再生的进展与未来目标

心血管疾病，尤其是 MI 的发病率在近几十年来明显增加。但是，目前药物治疗和手术治疗方法仍非常有限。严重的心脏功能障碍只能通过心脏移植解决，但心脏移植受到供体缺乏及器官排斥反应的制约。此外，为维持整体稳态，多细胞生物的组织主要由血管系统负责从细胞中转运营养物质、气体和代谢产物，这一重要功能依赖于内皮完整性。血管内皮稳态的破坏参与多种心血管疾病的发生和发展，包括动脉粥样硬化、高血压和心力衰竭等。

脊椎动物的身体通常出生时很小，然后逐渐长大。在生长期，大部分细胞在保留表型和功能的情况下扩增。相反，当细胞死亡时，会被具有相同组织特征及扩增速率的细胞替换。多年以来，这一细胞更新行为被认为是维持成体生态系统稳态的基石。在稳定的生态系统中，每代细胞都可以在不改变整个系统功能的情况下被替换掉。仅有极少数细胞类型在胚胎期能生长出足够的数量，并在整个成体阶段得以维持。心肌细胞就是极少数细胞类型中的一种。尽管对于心肌为什么不可再生没有合理的解释，但是研究人员和临床医生都认为这些细胞在损伤之后，不能通过细胞分裂方式得到替换。因此长期以来，人们认为心脏是终末分化器官，不具有再生潜能。

但是，自 20 世纪 90 年代以来，随着一些开创性研究的出现，心脏再生的基石发生了根本的变化。这些开创性研究证明，心肌细胞可以在梗死的心肌中得到更新，心脏嵌合现象是心脏自我修复的机制之一，并且心脏中存在固有的心脏干细胞和（或）心脏祖细胞（cardiac progenitor cell，CPC），这些细胞可以增殖并分化为心肌细胞。然而，心脏专家一致认为上述现象的发生率极低，这意味着即使上述机制加在一起，也不足以对抗病理性心肌细胞的大量损失。

自从发现心肌细胞可以得到更新以来，心脏再生领域主要的研究精力已转向使用具有再生潜能的细胞并联合细胞因子和基因治疗，从而在损伤之后修复心肌组织及血管系统。在这种背景下，研究人员认为理想的具有心脏再生潜能的细胞来源应具有以下特征：①自体来源，可降低免疫排斥和疾病传播风险；②可在体外大量扩增；③可整合到受损组织；④可以分化为能与受体心脏建立电-机械耦联的心肌细胞或有功能的血管内皮细胞；⑤其应用不存在伦理问题。

多种 CPC 已用于心脏疾病的细胞治疗（表 10-1），包括具有心肌和血管分化潜能的未分选的骨髓 MNC、骨骼肌成肌细胞、骨髓和周围血源性造血祖细胞（hematopoietic progenitor cell，HPC）、来源于成体或出生后组织（如骨髓、皮下和心脏脂肪组织）的细胞，以及胎盘和 UCB 的 MSC。骨髓 MNC、HPC 和 MSC 已应用于临床，多采用冠状动脉内注射、心肌注射及心内膜移植途径给药，显示出一定的治疗效果。

表 10-1　心肌再生治疗的主要细胞类型及其优缺点

细胞类型	优点	缺点
MNC	多能性及自体来源	增殖能力有限，细胞异质性高
骨骼肌成肌细胞	自体来源，容易分离和扩增	致心律失常，缺乏电-机械耦联
MSC	多能性，自体来源、无免疫原性，可被冷冻保存	分离过程有创伤痛，骨髓感染风险，需要扩增，在移植后可能有不良事件（如钙化和骨形成）
CPC	自体来源，扩增能力强，具有心肌细胞类型，可形成电-机械耦联	来源有限，存活能力弱
ESC	全能性，扩增能力强	细胞移植后形成畸胎瘤，宿主免疫排斥反应，法律和伦理不允许
iPSC	多能性，自体来源，在表观遗传及功能上与 ESC 一样，易于获得，没有法律和伦理限制	形成畸胎瘤

注：MNC，mononuclear cell，单核细胞；MSC，mesenchymal stem cell，间充质干细胞；CPC，cardiac progenitor cell，心脏祖细胞；ESC，embryonic stem cell，胚胎干细胞；iPSC，induced pluripotent stem cell，诱导性多能干细胞。

此外，来自于囊胚内细胞团的全能胚胎干细胞（ESC）虽然不是自体来源，但却能分化为心肌细胞样细胞，并与周围心肌组织形成电耦联，且不激发心律失常。目前 ESC 的一个缺点是存在法律和伦理限制，在很多国家是禁止的。对于这一问题，可以通过遗传重编程技术，移除非人类的动物卵细胞中的核 DNA，仅留下动物卵的细胞质或卵浆，与人的核 DNA 形成嵌合细胞，可能有助于制造更符合伦理要求的干细胞。此外，未分化的 ESC 有形成畸胎瘤的风险。与 ESC 相比，使用诱导多能干细胞（iPSC）不存在伦理限制，因为这些细胞是通过向成体体细胞导入一系列胚胎基因人为制备的，iPSC 被认为与 ESC 具有相同的倍增时间及分化能力，但 iPSC 也存在形成畸胎瘤的风险。

心肌再生细胞治疗的临床进展不像动物试验那样明确可靠，而动物试验为受损心脏组织修复提供了大量证据。例如，通过冠状动脉内或心肌内途径，向急性或慢性 MI 患者注射骨髓干细胞，结果发现患者的 LVEF、局部收缩性及梗死面积减少仅有轻度改善，主要原因是在纤维化的心肌区域，移植细胞定植和存活率很低。因此，确定最佳移植剂量和给药途径，以及努力提高细胞均质性和功能，仍然是未来提高细胞移植效果面临的主要挑战。

目前已经开发出新的治疗策略，将细胞治疗同生物材料、生长因子及先进的监测设备相结合。这些技术旨在重建电-机械耦联、获得稳定的收缩功能及有功能的血管，虽然前景光明，但是挑战也非常巨大。因为在猪和人身上做试验非常困难，所以这当中的一大部分试验研究是在小动物模型中进行的。因为组织支架的直径有限，并且实际可移植的细胞数量有限。因此，目前仅有极少探讨心脏再生组织工程的临床试验，这些试验包括心肌内用海藻酸盐及冠状动脉内给予海藻酸钠和葡萄糖酸钙。

如前所述，心肌再生医学的另一个方向是利用细胞移植改善受损心肌的血液供应。因此，内皮谱系的血管前体细胞得到了广泛关注。但是，自 20 世纪 90 年代以来，从不同生物学来源的组织（如骨髓、周围血、UCB 和胎肝）分离出的血管前体细胞饱受争议。因此，在获得更加均质、具有克隆形成能力及具有内皮谱系分化潜能的祖细胞之前，仍需对多种其他来源的细胞（包括 ESC、骨髓源性 HPC 和 MSC 及 UCB）进行探讨。下面将详细介绍 UCB 源性干细胞在多种人疾病中的作用及应用的关键问题。

三、UCB 是多种临床疾病再生细胞的来源

据统计，全球人口正以每年超过 1.3 亿的速度持续增长，这也是 UCB 目前被认为是最丰富的、可用于人类再生医学的干细胞或祖细胞来源的基础之一。与其他供体细胞来源相比，UCB 的获取安全无痛，可以被长期保存而不丢失其细胞活力，传播病毒感染及体细胞突变的风险低，并且不像其他细胞那样受到伦理限制。此外，世界主要的宗教信仰都相当支持 UCB 的采集、捐献和储存。

研究显示，UCB 是 HPC 的丰富来源并可取代骨髓用于造血细胞移植。而且，通过使用与患者相同的人白细胞抗原（HLA）的 UCB 可重建范科尼贫血（FA）患者的造血系统。有关 UCB 来源干细胞最早的证据可追溯到 1974 年，当时 Knudtzon 等人证明在人 UCB 中存在相对成熟的 HPC。大概 10 年之后，Ogawa 及其同事报道了 UCB 中存在更加原始的 HPC 亚群。此后随着研究证据不断增多，在世界范围内建立了一个 UCB 样本库全球网络。对于罹患血液疾病的成年和儿童患者，UCB 已经成为最常用的异体 HPC 移植的来源。每年在全球范围内，大概采集 60 万份样本，其中超过 2 万份 UCB 得到使用。

UCB 源性 HPC 可有效治疗骨髓衰竭、血红蛋白病、先天代谢障碍等多种疾病。此外，UCB 源性 HPC 对脑性瘫痪、新生儿缺血性脑病、整形软骨修复和代谢性疾病（如 1 型糖尿病）的治疗研究正在进行。1 例患有 Behçet 多系统疾病的 27 岁女患者和 1 例自闭症儿童在接受 UCB 来源的细胞治疗后，成功诱导出新生血管。

在心血管领域，从 MI 到脑中风，对 UCB 尤其是 UCB 源性 MSC 也进行了大量的临床前及临床研究。例如，Leor 等人在广泛 MI 后的大鼠中发现，静脉输入人 UCB 源性 CD133$^+$细胞可以通过防止瘢痕变薄和左心室扩张促进心脏功能恢复。在 2008 年，Ichim 等报道了 1 例个案，一名扩张性心肌病患者在接受静脉异体 MSC 和扩增的 UCB CD34$^+$细胞移植后，其临床症状得到显著改善。

四、心血管领域对 UCB 源性细胞的研究

除了作为 HPC 的来源，UCB 还含有与其他人体组织相似比例的 MSC，这些组织包括骨髓、脂肪组织、胎盘、皮肤组织和脐带。根据国际细胞治疗学会标准，MSC 具有在体外分化为骨、软骨和脂肪细胞的能力。当在标准培养条件下维持培养时，MSC 呈现典型的间充质样形态，并且贴壁生长，表达非造血细胞表面标志物。但是，从 UCB 中分离出的间充质样干细胞与众不同，这一细胞群体虽然具有与 MSC 相似的黏附特性和表面抗原表达模式，但是却有不同的多能性。

2005 年，Erices 等人研究了在裸鼠中移植人 UCB 源性 MSC 后这些细胞的归巢情况。结果发现，在静脉输入细胞后，可在受体的心脏组织和其他组织中检测到人类 DNA，表明移植细胞可以在心脏组织定

植。那么随之而来的问题是，这些细胞是否具有心肌细胞分化潜能。虽然有多个研究已经报道，UCB 源性 MSC 在体外可分化为心肌细胞，但也有很多研究者在使用了各种促分化刺激，包括 5-氮杂胞苷、DMSO、参与早期心脏发生的生长因子组合物、Wnt 信号通路激活剂，以及与新生大鼠心肌细胞共培养等，均未能证明 MSC 向心肌分化的能力。有研究人员通过免疫磁珠方法从 UCB 中分选 CD133⁺ HPC，并用血小板源性生长因子（platelet-derived growth factor，PDGF）和表皮生长因子刺激使其扩增，然后将扩增的细胞与大鼠原代心肌细胞进行共培养，发现共培养体系可有效诱导 CD133⁺ HPC 出现心肌细胞样表型。另外，当在一个促心脏分化培养液中培养到 4 周时，CD133⁺ HPC 群体可表达某些心脏特异性标志物（如 α-肌动蛋白、肌球蛋白重链和肌钙蛋白 I），同时心脏特异性转录因子 GATA-4、MEF2C，以及核受体转录因子 PPARα、PPARγ、RXRα 和 RXRβ 表达上调。但是，其他研究没有发现与新生大鼠心肌细胞的直接接触可促进 UCB 源性 MSC 表达心肌细胞特异性蛋白或出现节律性钙振荡，以及出现电位依赖的荧光激发。因此，可能存在其他更适合于诱导 UCB 源性 MSC 向心肌细胞分化的策略、调控因子或信号通路。令人意外的是，在从 UCB 中分离到的单个核细胞组分中，一个非造血细胞亚群在与脂肪组织来源的细胞进行共培养后，可以朝着心肌细胞分化。目前正在进行的临床前及临床研究，将回答 UCB 源性 MSC 是否具有心肌分化潜能这一关键问题。

UCB 源性 HPC 和 MSC 对血管疾病的治疗潜能已得到广泛的关注（图 10-1）。2005 年，Ma 等人从 UCB 中分离出一种 HPC，这些细胞可以提高 MI 后小鼠毛细血管密度。而且，在把单核细胞（含有 0.11%～1.1% CD34⁺细胞）注射到受体小鼠尾静脉后，可以迁移到心肌梗死部位，在那里植入并参与新血管形成，从而改善心脏重构过程。在小鼠 MI 模型中，向心肌内注射 CD105⁺ MSC，MSC 在局部可以存活，并且在 6 周后，梗死边缘区及梗死远端毛细血管密度增加，心脏功能明显改善。Lee 等人发现，在大鼠 MI 模型中，N-钙黏着蛋白决定了 UCB 源性 MSC 治疗效果的个体差异，并且毛细血管密度的差异与 MI 后左心室功能改善的程度相关。

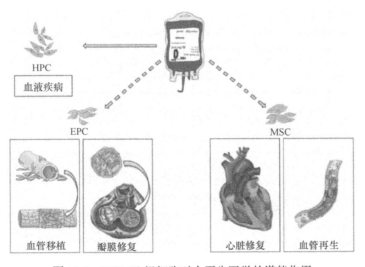

图 10-1　UCB 干/祖细胞对人再生医学的潜能作用

生物发光显像（bioluminescence imaging，BLI）可以监测移植到心血管疾病动物模型中的再生细胞的位置及功能状态。Roura 等人在小鼠血管新生模型中，使用 BLI 去追踪人 UCB 源性 MSC 荧光蛋白的嵌合表达。结果发现，移植的人 UCB 源性 MSC 细胞中内皮细胞标志物 CD31 的启动子高度活化，提示 MSC 发生有效的细胞分化；移植细胞还自发整合到新生血管中，并且这些新生血管与受体动物原有血管连接并形成有效循环。在这一研究中，移植细胞还携带另外一种嵌合的报告基因以提示细胞数量，从而可以对移植细胞随时间改变的存活情况进行评估。BLI 与先进的报告基因技术相结合有助于基础研究人员阐明目前心脏再生领域的诸多问题（图 10-2），而且其前景十分光明。此外，Roura 等人通过对 UCB 源性 MSC 的遗传修饰，将其包埋在纤维蛋白心脏补片中，评价其在小鼠 AMI 模型中的效果。结果发现，补片中的 UCB 源性 MSC 在移植后可存活 4 周，并整合到梗死心肌的内皮细胞网状结构中。与对照 MI 小鼠相比，细胞治疗组小鼠的梗死心肌瘢痕减轻、血管密度增加。

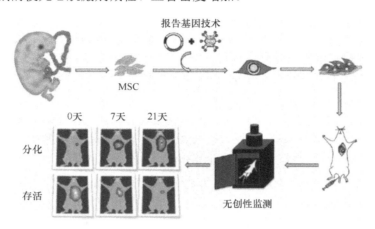

图 10-2　UCB 源性 MSC 对心肌细胞的再生作用

五、结语

与其他脊椎动物不同（如蝾螈、斑马鱼和美西螈），哺乳动物心脏的再生能力十分有限。越来越多的证据表明，细胞治疗连同特定微小 RNA（microRNA）的内源性刺激，是修复损伤后心肌的重要手段。这一再生手段是将具有促进心肌血管重建、减轻重构和心肌细胞凋亡、改善左心室整体功能的细胞移植到受损心肌，目前已受到越来越多的临床关注。尽管 ESC 具有无限自我更新能力，并且具有发育为机体所有组织类型的潜能，但是伦理问题和技术障碍限制了 ESC 的应用。同时，成体和周围血干细胞或祖细胞已广泛用于重建人的造血系统，可能是有价值的可选细胞。

尽管大量临床试验已经表明心脏疾病干细胞治疗具有无可争议的安全性和可行性，但仍有很多关键问题亟待阐明，如最佳的细胞类型、给药途径、给药时机等。因此，多个多中心研究正在进行，以期回答这些问题，并揭示临床应用的意义。其中，提高梗死心肌中存留的移植细胞的数量是一个巨大挑战。但是，必须认识到干细胞或祖细胞移植不能替代心脏移植。再生疗法的首要目标是避免或延缓器官移植，因此适于接受干细胞或祖细胞移植的理想患者应当是处于早期心脏功能障碍的患者。由于有利于移植细胞存活及发挥功能的微环境至关重要，因此目前最现实的策略是使用组织工程支架或模型，提高干细胞治疗的效率。

第四节　胎盘脐带血在心脏病学中的治疗潜能

一、心脏干细胞治疗的细胞来源

心肌细胞在出生后不发生细胞分裂。一旦心肌细胞由于心肌梗死发生坏死，残存的心肌细胞也不能分裂从而修复受损心脏。因此，为了恢复严重受损的心脏功能，需要进行供体心脏移植。但是由于供体的短缺，使得心脏移植严重受限。ESC 和躯体干细胞具有分化为心肌细胞的能力，可能产生新的心肌细胞并修复严重受损的心脏。但是，ESC 存在伦理问题及致瘤性。因此，在 ESC 进入到临床应用之前，还有很多问题需要解决。另一方面，某些躯体干细胞已经显示出转分化为心肌细胞的能力。Miyoshi 等人首次报道，小鼠骨髓源性 MSC 可以在体外经 5-氮杂胞苷诱导转分化为心肌细胞，5-氮杂胞苷可以引起 DNA 非特异性的去甲基化。然而，单纯应用 5-氮杂胞苷不能使人 MSC 转分化为心肌细胞，必须将其与小鼠心肌细胞共培养。此外，人骨髓源性 MSC 向心肌细胞转分化的效率极低（0.1%～0.3%），这可能是由于人类细胞核不易发生自发基因突变。相反，在体外经常能观察到小鼠 MSC 发生自发的基因转位和永生化，但是人 MSC 却很少发生这种突变。这表明动物细胞核的可塑性比人类细胞高。研究也发现，使用小鼠骨髓移植对动物心脏疾病模型具有良好的治疗效果，但是部分临床试验表明，人骨髓干细胞在心脏病中仅有轻度治疗效果。动物及人来源骨髓的治疗差异表明，人类骨髓对于心脏疾病干细胞治疗可能并不是好的细胞来源。另外，尽量在人类细胞上进行试验是心脏疾病干细胞治疗研究重要的组成部分。

二、同种异体移植的细胞来源

骨髓来源 MSC 的优点是可以从患者自身获得，以自体移植方式进行利用，因此不需要应用免疫抑制剂防止排斥反应。但是，另一方面，需要心脏干细胞移植的患者通常有严重的冠状动脉疾病和多种危险因素，如高龄和糖尿病等。这些危险因素可能造成 MSC 受损和功能障碍。因此，有必要寻找同种异体 MSC 来源。MSC 不表达人白细胞抗原 DR（human leukoyte antigen DR，HLA-DR），HLA-DR 对主要组织相容性复合体（major histocompatibility complex，MHC）的配型最为重要，MHC 匹配可以在异体移植时避免排斥反应发生；但是 MSC 还表达免疫耐受分子人白细胞抗原 G（human leukocyte antigen G，HLA-G），其与心脏移植后排斥反应率降低有关。某些报道表明，在最低程度匹配 MHC 的情况下，心脏中移植的异体 MSC 可以长期存活。尽管如此，在进行同种异体移植时，最好建立一个 MSC 细胞样本系统，对重要的 HLA 型进行匹配。出于此种考虑，研究人员考虑将 UCB 作为 MSC 的细胞来源，因为从许多年轻的志愿者中可以很容易地收集到 UCB，并且 UCB 库能够覆盖所有的 HLA 型，能够实现在不使用或仅微量使用免疫抑制剂的情况下实施同种异体移植。

三、胎盘 UCB 中的干细胞谱系

胎盘 UCB 含有大量 HSC、少量 MSC 以及多种未知干细胞。在骨髓干细胞中，$CD34^+$ 和（或）$CD133^+$ 的 HSC 不能转分化为心肌细胞，但是可以参与血管形成，或参与对受体心脏组织有益的旁分泌效应。MSC 可以转分化为心肌细胞，尽管在新鲜血样本或组织样本中 MSC 的比例非常低，但是通过体外扩增，仍可以获得大量的 MSC。这也提示在实验当中，分离和培养条件可能对 MSC 的特性产生重大影响。对克隆扩增的人 UCB 源性 MSC 进行的分离、鉴定和分化研究发现，这种 MSC 具有多向分化潜能。克隆扩增的 MSC 的免疫表型与骨髓源性 MSC 表型一致。Kogler 等人报道了来自人 UCB 的 $CD45^-$ 细胞群体，被称为非定向成体干细胞（USSC），USSC 具有多向分化潜能，其表型与 MSC 几乎一致。虽然这些具有间充质表型的 UCB 源性干细胞在分化潜能上可能并不相同，但是它们可能具有强大的心肌细胞转分化能力，并且对心脏功能产生改善效应。

四、体外心肌样细胞的转分化潜能

小鼠 MSC 可在 5-氮杂胞苷处理后转分化为心肌细胞；但是，人骨髓源性 MSC 则很难在体外发生转分化。研究认为，来自周围细胞未知的"环境因素"是 MSC 转分化的关键因素。实际上，由于调控心肌样转分化的特异因子尚未阐明，因此在体外进行人骨髓源性 MSC 的心肌转分化时，必须将人 MSC 与来自其他动物的心肌细胞共培养，以提供转分化所需的"环境因素"。人 UCB 源性 MSC 在体外发生心肌样转分化的效率（45%～50%）显著高于人骨髓源性 MSC（0.1%～0.3%）。分化的 UCB 源性 MSC 转分化形成的心肌细胞有明显的横纹排列收缩蛋白以及细胞间缝隙连接。此外，这些细胞还具有心肌细胞特异性动作电位，并对心血管活性药物作出生理反应。

体外共培养系统对理解 MSC 心肌样转分化机制和提高原位转分化效率发挥重要作用。但是，由于共培养系统是将人 MSC 与其他动物源性心肌细胞混合培养，因此引发很多问题，包括如何区分人 MSC 细胞与动物心肌细胞、选择何种细胞染料进行示踪、心肌细胞表型可能来自于两种细胞的融合而非人 MSC 的转分化，以及无法直接应用于临床患者。因此，阐明"环境因素"中的关键因子，并利用这些因子建立一个不依赖动物心肌细胞的体外心肌分化方法，对提高心脏干细胞治疗效率至关重要。

五、UCB 源性干细胞在心脏疾病中的效应差别

无论在动物试验还是在临床患者中，均发现骨髓干细胞移植可改善心脏功能。但是，有研究表明这种改善作用很轻微，并且改善作用不是由于移植的干细胞分化为心肌细胞（因为人骨髓干细胞的心肌样转分化效率极低），而是来自于干细胞的旁分泌效应介导的促血管新生和抗凋亡作用。Kim 等人发现，来自 UCB 的人 USSC（表达间充质细胞表面标志物）移植能显著改善受损心脏的功能，因此，UCB 源性 MSC 可能同样在心脏干细胞治疗中具有潜在的治疗作用。Ahn 等的研究也表明，在体内缺血-再灌注心肌损伤模型中，UCB 源性 MSC 移植可减轻心肌纤维化及凋亡，并维持心室功能。然而，虽然 UCB 源性 MSC 在体外可发生明显的心肌样转分化，但是尚无明确证据表明 UCB 源性 MSC 在体内具有心肌样转分化能力。这一矛盾可能是由体内及体外"环境因素"的差异引起的。因为"环境因素"中的关键因子尚未阐明，因此无法知晓原位心脏的"环境因素"是否对 UCB 源性 MSC 转分化是充分的。此外，由于心脏原位植入细胞难以准确追踪，因此 UCB 源性 MSC 体内心肌样转分化能力可能被低估。

六、UCB 源性 MSC 在心脏疾病干细胞治疗中的局限性与未来前景

UCB 源性 MSC 对心脏干细胞治疗而言是一种非常有前景的细胞来源，但是 UCB 含有的 UCB 源性 MSC 的数量很少。从 10ml UCB 培养物中，仅能建立一个 UCB 源性 MSC 克隆。但是，UCB 源性 MSC 的细胞倍增速度快，倍增次数多。UCB 源性 MSC 通常在第一次传代时可以获得大约 100 万个细胞。如果从胎盘 UCB 建立 MSC，可以通过体外扩增获得足够量的干细胞。因此，应努力建立有效的从 UCB 收集 MSC 的方法。

MSC 转分化为心肌样细胞所需的环境因素中的关键因子尚未阐明。研究人员为此采用逆转录病毒将人端粒酶逆转录酶（telomerase reverse transcriptase，TERT）基因导入 UCB 源性 MSC，建立了永生的 UCB 源性 MSC 系（UCBMSC-TERT）。然后在共培养体系培养，发现 UCBMSC-TERT 具有极高的心肌样分化效率，这一结果表明"环境因素"中的关键因子必然存在于该共培养系统。因此通过分析共培养体系和 UCBMSC-TERT，有可能找到"环境因素"中的关键因子。虽然目前没有证据表明 UCB 源性 MSC 在体内可以转分化为心肌样细胞，但是通过明确"环境因素"中的关键因子并加以利用，则有可能诱导 UCB 源性 MSC 在体内形成新的心肌细胞。

第五节　脐带血源性干细胞在血管医学中的应用

一、概述

在过去 30 年里，大量临床前研究引领了血管医学中促新生血管形成（neovascularization）技术的快速进步。同时，哺乳动物胚胎学及血管生物学方面的大量研究，为深入理解缺血时微血管新生和血管生成的细胞及分子生物学机制提供了新的观点。这些观点奠定了血管医学（包括细胞疗法）中新治疗策略

的基础。UCB 是血液病学和再生医学重要的细胞来源。与成体来源的细胞相比，UCB 有很多优势，包括获取容易、可移植的干细胞数量更多、增殖能力更强。此外，UCB 含有大量的成体干细胞和祖细胞，其中包括血管 EPC、MSC、USSC，以及极小胚胎样干细胞（very small embryonic like-stem cell，VSEL-SC），见图 10-3。而且，这些细胞对临床血管疾病的修复或再生具有重要的应用价值。

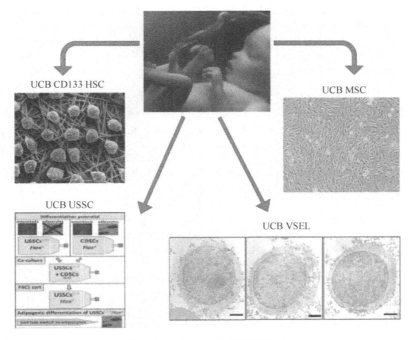

图 10-3　UCB 中的不同干细胞

　　血管新生是指在已有成熟内皮细胞基础上，通过内皮细胞出芽生长方式形成新的血管。这一过程包括缺血条件下已有血管内皮细胞的增殖，然后迁移到间质间隙。血管发生是指在组织原位没有血管内皮细胞的情况下，循环中骨髓源性 EPC 在原位分化为内皮细胞继而介导新血管形成的过程。缺氧是驱动新血管形成以恢复缺血组织氧气供应的根本机制。组织缺氧触发一系列瀑布式反应，包括促血管生成细胞因子的释放（如 VEGF、一氧化氮、成纤维细胞生长因子及 PDGF 等）、血管内皮细胞增殖，以及 EPC 募集和潴留。新血管形成是一个非常复杂的过程，目前仍未完全阐明，也是临床前及临床研究的重要课题。

　　血管医学细胞治疗在临床上已经开展，治疗用细胞来源于周围血、骨髓、脂肪组织和 UCB，主要用于加强神经系统疾病及心血管疾病时的微血管新生。多数研究者认为，细胞治疗大部分临床获益来自于移植细胞分泌的旁分泌因子。这为在血管医学中使用同种异体细胞提供了一个主要依据。这些旁分泌效应可能在原位抑制缺血细胞的凋亡，并增强新血管形成，从而支持组织再生。

　　在免疫活性宿主中，虽然使用患者自身细胞的自体移植方法具有避免免疫排斥的优点，但是它也有多个缺点。对于 AMI 或者脑中风患者，收集大量骨髓或者用细胞因子动员骨髓干细胞可能会加重患者病情。此外，大部分心血管疾病患者年龄较大，而越来越多的证据表明，随着年龄增长，干细胞再生潜能降低。最重要的是，心肌梗死或脑中风期间以及心肌梗死或脑中风后即刻释放的细胞因子，对于再生细胞的归巢和整合至关重要。因此，理想的细胞产品应能在梗死时或梗死后短期内立即使用。然而，自体移植不可能成为常规方法和快速方法，因为需要收集患者骨髓、纯化干细胞、扩增干细胞，在回输给患者之前还要进行检测，这一过程复杂且耗时。因此，为了将来细胞治疗的广泛应用，需要开发关键的制备方法，用来制备常备的、来自于不相关供者的异体细胞产品。UCB 干细胞必然会促进这一方法的开发。本文将分别对不同 UCB 的亚群细胞做一简介。

二、UCB 干细胞的血管调控

（一）UCB 源性 CD133$^+$的 HSC

UCB 是一种丰富的干细胞来源，包含 CD133$^+$ EPC。在这种细胞中，CD133$^+$及 HPC 抗原 CD34$^+$的 EPC 在治疗性血管生成研究中备受关注。Peichev 等的早期研究对这一少见的 CD133$^+$细胞亚群进行了报道，该细胞亚群仅占骨髓源性单个核细胞的 1%～2%。这一群体同时表达 CD34、内皮特异性标志物[如血管内皮生长因子受体-2（vascular endothelial growth factor receptor-2，VEGFR-2/KDR）、E-选择蛋白、血管内皮钙黏着蛋白]，以及 HSC 共同标志物如 c-kit、氨基肽酶 N（CD13）、血小板内皮细胞黏附分子（platelet endothelial cell adhesion molecule，PECAM）、CXCR-4。CD133 在成熟的内皮细胞如 HUVEC 中不表达。VEGFR-2 敲除小鼠的胚胎由于没有成熟的内皮和造血细胞而发生死亡。这些结果支持 CD133$^+$细胞群体包含成血管细胞（造血和内皮谱系细胞的共同前体）这一假说。Asahara 和其他实验室的早期报道表明，这些细胞在短期培养后可分化为内皮细胞。I 期和 II 期临床试验也支持 CD133$^+$ EPC 在心血管干细胞治疗中的应用。总之，这些结果表明 CD133$^+$细胞具有介导缺血时血管生成的作用，为其 II 期临床研究奠定了基础。

从造血组织分离纯化的 CD133$^+$细胞不仅富含造血干/祖细胞，还含有一些 EPC 及 VSEL-SC。因此，CD133$^+$细胞是干细胞的潜在来源，且在再生医学中具有比 CD34$^+$细胞更广泛的应用。在接受 CD133$^+$细胞治疗患者的受损器官中，未发现供者来源的嵌合体细胞，提示功能的改善不是因为移植的 CD133$^+$细胞直接整合到受损组织。因此，有人提出假说，细胞移植后观察到的治疗作用主要依赖于 CD133$^+$细胞分泌的多种旁分泌因子。研究发现，CD133$^+$细胞和 CD133$^+$细胞来源的微泡（microvesicles，MV）可表达多种抗凋亡和促血管新生因子，包括 kit 配体、胰岛素样生长因子-1（insulin like growth factor-1，IGF-1）、VEGF、碱性成纤维细胞生长因子（basic fibroblast growth factor，bFGF）和白细胞介素 8（interleukin 8，IL-8）。在 CD133$^+$细胞的条件培养液中同样可检测到这些因子。并且，CD133$^+$细胞来源的 CM 和 MV 趋化内皮细胞，在体内和体外试验中均表现为促血管生成活性。

目前，很多血管生成技术如基因治疗和使用生长因子均处于临床试验评估阶段。在成人中，对成血管生长因子具有反应能力的内皮细胞的数量随年龄增加而逐渐减少，从而限制了上述干预手段的应用。此外，血管内皮细胞功能降低可能减弱患者自体祖细胞在介导血管新生方面的效果。因此，外源性 EPC，而不是患者自体 EPC，在增强缺血部位新血管形成方面可能更为理想。与患者自体周围血或骨髓干细胞相比，人 HLA 相合的异体 UCB 源性 EPC 具有独特的优势，包括更长的寿命和更强的修复性增殖能力。

动物研究表明，与骨髓源性 EPC 相比，UCB 源性 CD133$^+$ EPC 在植入缺血小鼠组织后表现为强大的血管生成功能。在体内，新血管形成能力与 SDF-1 及 CXCR-4 的表达直接相关，而这两种因子在 UCB 源性 EPC 中表达更高，提示 UCB 源性 EPC 在血管新生方面可能比自体骨髓源性 EPC 更强。此外，基础研究及临床前研究表明，在小鼠血管损伤模型中，内源性微血管侧枝循环的增多不是由于输注的人 EPC 在结构上整合到小鼠血管内皮，而是由于输注的人 EPC 对缺血区释放的炎症信号和细胞因子作出反应，通过旁分泌和细胞相互作用发挥促血管生成活性。缺氧是 VEGF 及其受体、bFGF 和血管生成蛋白的强诱导剂，这些旁分泌和自分泌信号分子协同参与缺血组织的血管生成。因此，EPC 移植的治疗获益可能来自于感知并应答缺血部位的炎症信号，通过旁分泌作用增强血管生成，而非直接在局部整合。

（二）UCB 源性 MSC

作为多能干细胞，UCB 源性 MSC 与骨髓源性 MSC 具有相似的自我复制和多向分化潜能。但是，与骨髓或脂肪源性 MSC 相比，UCB 源性 MSC 的增殖能力和向神经元分化的潜能更强。在脊髓损伤的临床前研究中，将 UCB 源性 MSC 与脂肪、骨髓或沃顿胶源性 MSC 作比较，发现 UCB 源性 MSC 具有更强的神经再生及抗炎活性。

使用标准技术可从 UCB 单个核细胞中轻易地获得 MSC，且这些细胞的表型与骨髓源性 MSC 相似。MSC 可以通过分泌多种因子发挥细胞营养作用及免疫抑制效应，并促进受损组织再生。这些特性使 MSC 非常适合用于细胞治疗。UCB 源性 MSC 和骨髓源性 MSC 一样，具有强大的免疫抑制作用。同种异体 UCB 源性 MSC 应用于人体是安全的，并且能缓解周围血管缺血。在 4 例 Buerger 病（血栓闭塞性脉管炎）患者中，向病变近端皮下注射 100 万个 UCB 源性 MSC，在注射后 5h 到 12 天内，患肢的缺血性疼痛消失。在 4 周内，可观察到坏死性皮肤损伤逐渐愈合，伴随毛细血管数量增加，患肢血管阻力降低。UCB 源性 MSC 可经体外诱导获得血管生成能力，参与缺血组织的血管生成和组织修复。

（三）USSC

Kogler 等首次报道 UCB 中包含 USSC。USSC 是一种罕见的 CD45 和 HLA II 类抗原阴性的细胞群体，能在体外贴壁生长，并在扩增到 10^{15} 个细胞时仍具有多能性。在适当条件下，USSC 可分化为成骨细胞、成软骨细胞、脂肪细胞、造血细胞及神经细胞（包括星形胶质细胞和神经元）。在体内，已发现 USSC 可以向中胚层及内胚层方向分化，但未观察到畸胎瘤形成。USSC 缺乏 HLA II 类抗原和共刺激分子，在混合的细胞培养物中具有与 MSC 类似的免疫抑制活性。临床前研究发现在急性心肌缺血后，人 USSC 移植能增加毛细血管密度，改善左心室功能，并减轻瘢痕形成。

（四）VSEL 细胞

UCB 还含有一种非常罕见的以小（3～5μm，比红细胞略小）为特征的多能性细胞，即 VSEL-SC。VSEL-SC 核/浆体积比高、核染色质多，表面标志物表型为 $CD133^+CD34^+CD45^-Lin^-CXCR4^+$。VSEL-SC 可对 SDF-1 做出迁移反应，并在 mRNA 及蛋白质水平表达胚胎期转录因子 OCT4、SSEA-4 和 Nanog。这些特性使 VSEL-SC 成为再生医学领域具有很大前景的多能干细胞。VSEL-SC 可分化为 3 胚层来源的细胞，包括心肌细胞和内皮细胞。人周围血循环中 VSEL-SC 的绝对数量非常低（1～2 个/μl），在 AMI 和脑中风之后从骨髓动员到周围血。体内临床前研究表明，VSEL-SC 具有减轻心脏功能障碍和改善心室重构的能力，支持其临床应用潜能。

三、UCB 干细胞在神经血管医学中的治疗应用

（一）脑中风

脑中风是世界上成人第三大死因，也是最常见的致残原因。血管新生可能通过重塑受损组织和促进神经再生参与脑中风后的恢复。虽然通过静脉注射组织型纤溶酶原激活剂（tissue plasminogen activator，tPA）的溶栓治疗对脑中风有效，但是由于溶栓的治疗窗窄（3～4.5h）且颅内出血风险高，因此仅有不到 5% 的脑中风患者接受溶栓治疗。

脑室下区、嗅球和下丘脑内有丰富的微血管网络及大量神经前体细胞，包括神经母细胞、星形胶质细胞和神经干细胞，因此这一区域被称为神经血管微环境（neurovascular niches）。脑中风、缺氧及其导致的神经元死亡会引起神经血管池中神经前体细胞的增殖。但是，这种增殖通常不足以完全修复组织损伤。在动物脑中风模型中，通过静脉或局部应用 UCB 源性干细胞可使动物产生功能性恢复。UCB 是一种现成可获得成品的细胞产品，因此可在急性脑中风患者中及时有效地应用，并可能克服目前溶栓治疗的缺陷。

研究发现，在小鼠和大鼠的脑中风模型中（表 10-2），人 UCB 源性干细胞或祖细胞可改善血管生成、神经生成及功能恢复。在大鼠大脑中动脉闭塞模型中，UCB 源性 $CD133^+$ EPC 能改善血管新生和神经发生。制备大鼠一过性大脑中动脉闭塞模型 24h 后，静脉注射 1000 万个 UCB 源性 $CD133^+$ EPC。在损伤后第 1 天、7 天和 14 天进行核磁共振成像检查，发现移植细胞聚集在发生脑中风的大脑半球，并且在接受细胞治

疗的大鼠中，脑中风减轻的比例显著增高。对脑组织进行免疫组织化学分析，发现移植细胞仅存在于发生脑中风的大脑半球，表明移植细胞可选择性地迁移到缺血的脑实质并发挥治疗作用。此外，在体内大脑中动脉闭塞后，UCB 来源的细胞能增强微血管生成、减轻脑中风引起的神经系统功能障碍。溶栓疗法的治疗时间窗很窄，需要在脑中风发生后最初的数小时内进行治疗，而 UCB 细胞治疗在脑中风发生后 48h 仍有效。

表 10-2　UCB 源性干细胞在神经系统疾病及心血管疾病中的应用

适应证	疾病类型	移植细胞类型	移植方式、数量及时机	结果
脑中风	大鼠一过性大脑中动脉闭塞	人 UCB 源性 CD133$^+$EPC	静脉注射，1000 万细胞，闭塞后 24h	闭塞后 1 天、7 天、14 天进行核磁共振检测，发现移植细胞聚集在卒中一侧脑半球，细胞治疗组脑中风面积减少的速度更快，血管新生和神经生成更多
脊髓损伤	狗球囊导管压迫诱导的脊髓损伤	人脂肪源性、骨髓源性、WJ 源性及 UCB 源性 MSC	脊髓注射 600 万细胞，损伤后 1 周	注射 8 周后，所有细胞治疗组的局部运动改善、病变更小、存活的神经纤维数目增加、小神经胶质细胞和反应性星形胶质细胞更少。UCB 源性 MSC 组神经再生及炎症减轻程度最大
肌萎缩性脊髓侧索硬化（ALS）	G93A SOD1 小鼠	人 UCB 源性 MNC	静脉注射，100 万~250 万细胞，每周 1 次	在出现症状之前接受 100 万细胞或在症状出现时接受 250 万细胞的小鼠，与对照组小鼠相比供能受损明显延迟、寿命延长、运动神经元数量增多、小胶质细胞和星形胶质细胞数量减少
阿尔茨海默病	小鼠 AD 模型	人 UCB 源性 MNC	静脉注射，10 万细胞，前 2 个月每月 2 次，后 4 个月每月 1 次	多次剂量 UCB 注射后，淀粉样蛋白水平/β 淀粉样斑块和相关的星形胶质细胞增生明显下降
急性心肌梗死（AMI）	猪冠状动脉回旋支结扎	人 UCB 源性 USSC	左心室注射，1300 万细胞，结扎后即刻	结扎后 8 周，UCB 源性 MSC 移植，显著改善左心室供能、抑制左心室瘢痕形成及左心室扩张
后肢缺血	NOD/SCID 小鼠右股动脉结扎	人 UCB 及骨髓源性 CD133$^+$ EPC、骨髓源性 MNC	静脉注射，50 万细胞，结扎后即刻	在 28 天，接受 UCB 源性 CD133$^+$ EPC 治疗的小鼠缺血组织灌注率及毛细血管密度最高，趾坏死率最低
肢体缺血	无胸腺裸鼠股动脉结扎	人 UCB 源性 MSC	肌内注射，130 万细胞，结扎后即刻	UCB 源性 MSC 处理的动物后肢存活率 60%，并且在缺血后肢的动脉壁中可检测到 UCB 源性细胞

注：G93A：glycine 93 changed to alanine，93 位甘氨酸突变为丙氨酸；SOD1：superoxide dismutase 1，超氧化物歧化酶 1。

（二）神经退行性疾病

UCB 源性 MSC 的体外研究表明，与其他来源的 MSC 相比，这些细胞具有非常高的神经分化潜能。此外，当使用维甲酸诱导时，纯化的 UCB CD133$^+$细胞可以向神经元（星形胶质细胞和少突胶质细胞）和胶质细胞分化，表达神经元标志物包括微管蛋白 βIII、神经元特异性烯醇酶（neuron specific enolase，NSE）、神经元核抗原（neuronal nuclear antigen，NeuN）、微管相关蛋白 2（microtubule-associated protein 2，MAP2），以及星形胶质细胞特异性标志物胶质原纤维酸性蛋白（glial fibrillary acidic protein，GFAP）。在肌萎缩性脊髓侧索硬化症（amyotrophic lateral sclerosis，ALS）、阿尔茨海默病和帕金森病动物模型中，与对照动物相比，接受 UCB 细胞治疗的动物行为明显改善。UCB 细胞移植具有操作简单、作用强大持久等优点，因此有望成为阿尔茨海默病等退行性神经疾病的一种主要辅助治疗手段。

在过去的 30 年里，帕金森病治疗已经向细胞治疗方向快速发展，在 1987 年首次将人胚胎中脑组织干细胞移植到帕金森病患者的纹状体。从那以后，针对这一慢性神经退行性疾病进行的多项临床试验表明，移植细胞可发生功能性的整合，并改善患者症状。虽然胎儿干细胞对帕金森病有治疗效果，但是这一技术面临难以解决的伦理及技术问题，包括胎儿组织干细胞有多向分化潜能、有形成畸胎瘤的风险。如果使用 UCB 作为替代的细胞来源，则可以规避上述伦理及技术问题。已有研究发现，UCB 源性 MSC 能够抑制胶质母本细胞瘤多形性增生，而脂肪源性 MSC 则促进胶质母本细胞瘤增生，提示在神经退行性疾病中应用 UCB 源性 MSC 是非常安全的。

（三）脊髓损伤

在动物脊髓损伤模型中，UCB 源性 CD34$^+$干细胞治疗可改善后肢功能。在一个小鼠脊髓损伤的细胞移植模型中，Kamei 等人用体外分析方法对体外扩增的人 UCB 源性 CD133$^+$细胞和新鲜分离的 CD133$^+$细胞在促进脊髓修复方面的作用进行了比较，并以 CD133$^-$单个核细胞作为对照。在体外，扩增的细胞以及新鲜的 CD133$^+$ 细胞均可形成 EPC 克隆，而对照 CD133$^-$ 细胞不形成 EPC 克隆。在体内，新鲜的 CD133$^+$ 细胞和扩增的细胞均能促进血管新生、星形胶质细胞增生、轴突生长和损伤后功能的恢复。相反，使用 CD133$^-$ 细胞不能促进轴突生长和功能恢复，但是能轻度地增加血管新生和星形胶质细胞增生。此外，应用高剂量扩增的 CD133$^+$ 细胞可有效诱导损伤脊髓的再生。

四、UCB 干细胞在心血管医学中的应用

早期的研究证据表明，循环血中骨髓源性 EPC（以表达早期 HSC 标志物 CD133 和 CD34 为特征）水平与心血管疾病的复发和心血管原因导致的死亡相关。在缺血组织内，骨髓源性 EPC 动员和分化的分子与细胞机制仍未阐明。既往认为，胚胎中的血管生成源于 EPC，而成体的血管新生源于已分化内皮细胞的分裂。但是近年研究表明，骨髓源性 EPC 可以动员到缺血组织，并刺激成体的血管生成。

在大量临床前动物缺血模型中发现（表 10-2），EPC 移植能够恢复血流，并改善心脏功能。同时也开展了大量 I/II 期临床试验，利用患者自体骨髓、培养的 EPC 或全骨髓未经培养的单个核细胞，通过全身输入或局部注射方法进行移植，以增加缺血后的血管生成。结果发现，这些干细胞能够改善缺血后心脏的功能，机制是通过旁分泌释放方式促进血管生成和对抗凋亡的细胞因子，从而促进心肌细胞修复。

人体临床研究主要使用骨髓干细胞。荟萃分析发现，与传统治疗方法相比，骨髓细胞移植具有更好的治疗效果，包括提高 LVEF、降低梗死面积和减小左心室收缩末期容积。但是，细胞治疗仍处早期阶段，还有几个问题仍未解决，包括最佳的细胞类型、移植时机和移植途径。此外，自体骨髓细胞的临床应用受到诸多限制，包括需要从患者身上进行有创的细胞采集，并且患者自体骨髓细胞往往存在老化及功能受损等问题，这促使研究人员开始寻找可替代自体骨髓细胞的同种异体细胞来源。

UCB 源性干细胞是一种理想的同种异体细胞来源，已广泛应用于血管新生的研究中。虽然仍不清楚在这一异质性的细胞中，究竟是哪一种细胞群体归巢到血管损伤部位，并促进新血管形成，但是大量研究发现，CD133$^+$ EPC 可能是一个关键的细胞群体。UCB 源性 CD133$^+$ EPC 可在炎症和缺血信号的刺激下归巢到血管损伤部位，并主要通过旁分泌作用激活缺血血管床的基质细胞和内皮细胞，从而促进新血管的形成。最近的研究正聚焦于直接比较各种干细胞类型，以明确 UCB 源性 EPC 是否是促进新血管形成和增强心室收缩力最佳的细胞类型。

五、结语

UCB 是一种理想的临床治疗用细胞来源。UCB 容易获得并可以冻存，方便进行 HLA 配型，可最大限度降低免疫排斥反应。UCB 干细胞容易扩增且没有致瘤性。早期在血管医学中的研究已证明 UCB 干细胞治疗有效。临床前和临床试验表明，治疗效应主要来自于 UCB 干细胞在病理微环境下分泌的多种可溶性细胞因子，而 UCB 干细胞的永久性植入不是临床获益的主要原因，这降低了对 UCB 细胞进行免疫配型的要求。这些发现使 UCB 治疗的血管适应证与现存的 UCB 样本库策略完全兼容。下一步需要进行 I 期和 II 期临床试验，以明确 UCB 干细胞的适应证及其疗效。

第六节　脐带血源性内皮祖细胞治疗心血管疾病局部缺血的效果

一、概述

（一）EPC 的基本概念

1997 年，Isner 等人首次在 *Science* 杂志报道，在人的周围血中存在一种克隆形成细胞，能在体外培

养时形成内皮细胞，并在体内参与血管新生。最早的 EPC 是从周围血单个核细胞中分离得到的 CD34⁺细胞，然后将其在含有高浓度血清的培养液中，贴壁培养于纤维连接蛋白包被的细胞培养皿中。这些祖细胞在体内具有形成血管的能力，并且表达成熟内皮细胞的标志物如 CD31 和 Tie2。EPC 的最初定义是指表达一些特定的、与 HSC 和 HPC 相同的标志物（CD34、VEGF-R2、Flk-1、KDR）的细胞。在特殊的培养条件下，如差速贴壁于细胞外基质成分（纤连蛋白、胶原），以及培养液中存在高浓度血清或存在促血管生成因子（如 VEGF 和 bFGF）时，EPC 在体外可以形成克隆。

　　周围血中 EPC 可作为心血管疾病及其危险因素的诊断和预后标志物。例如，周围血中 EPC 数量或体外具有克隆形成活性的 EPC 数量与急性缺血事件及血管损伤相关。此外，具有心血管危险因素（如高龄、男性、高血压、糖尿病、吸烟、冠心病家族史）以及高 LDL 胆固醇水平的患者，其周围血中 EPC 水平显著降低，体外具有克隆形成活性的 EPC 数量更低。这些结果表明，缺血或血管损伤可能触发 EPC 从骨髓动员到周围血。而且，在易患心血管疾病的患者中，EPC 功能受损。

（二）EPC 的异质性

　　EPC 具有明显的异质性。在促血管新生条件下培养周围血单个核细胞时，根据培养物中 EPC 的出现时间，发现有两种类型的 EPC。此外，在表达 MNC、造血细胞和 T 细胞特异性标志物的周围血单个核细胞中，均发现 EPC 活性。研究发现，表达多种标志物的不同细胞亚型均可表现为 EPC 活性，并且在使用不同的培养液和不同的培养条件时，均可以在早期和晚期获得两种不同的 EPC，分别为能形成内皮样克隆的细胞[即克隆形成单位-内皮细胞（colony forming units-endothelial cell，CFU-EC）]和高增殖活性 EPC 克隆的细胞（即 ECFC）。多个研究发现，周围血、UCB 和骨髓源性 EPC 表达 CD34、CD133 或 KDR。在脐带血和骨髓中，EPC 与 HPC 之间的谱系关系见图 10-4。

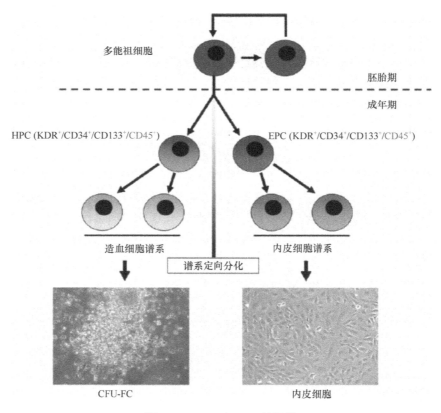

图 10-4　HPC 与 EPC 的比较

二、EPC 促进血管形成的作用

（一）与血管形成相关的基本概念

缺血组织血供的恢复与侧枝血管的形成有关，这些侧枝血管发挥生物学旁路的作用。在胚胎发育期，血管形成被称为原发血管新生。而在成体，缺血组织可通过 3 个不同的独立过程形成血管，即血管新生、血管发生及动脉血管生成（arteriogenesis）。血管发生需要募集循环中的祖细胞，血管新生主要依赖已有内皮细胞的出芽和增殖，而动脉血管生成是指高阻力侧枝小动脉的重塑。

（二）EPC 对缺血组织血管生成的作用

在心脏和下肢缺血动物模型中，发现移植的周围血、骨髓和 UCB 源性 EPC 能整合到新形成的血管。有多种策略可以识别整合到缺血组织中的 EPC，包括使用活体染料、表达荧光蛋白，以及对性别错配骨髓移植的受体进行组织嵌合现象分析等。这些技术均可在单细胞水平追踪祖细胞的迁移和命运。但是，有研究认为新血管形成的主要机制不是 EPC 或 EPC 源性细胞的直接整合。例如，Ziegelhoffer 等在小鼠中利用骨髓移植发现，尽管循环中的 EPC 能有效地募集到缺血肢体，但是并不表达血管标志物，也不整合到新形成的血管。这一结果提示，缺血组织中 EPC 的主要作用可能是通过旁分泌机制激活内源性内皮细胞，并通过与炎症细胞的交互作用为新血管形成做准备。

（三）EPC 对新生血管发育的作用

在缺血部位，募集的 EPC 强大的旁分泌功能是诱导新血管形成的主要作用方式。Urbich 等人对 EPC 表达的炎症因子和成血管因子进行了转录组筛查，发现这些细胞表达一套促血管生成和促炎的细胞因子。对 CFU-EC 与 ECFC 进行比较发现，CFU-EC 的成分包括髓系及免疫细胞，虽然 CFU-EC 缺乏 ECFC 的克隆形成能力及自我更新能力，因此不能长期整合到宿主新生血管中，但是另一方面，CFU-EC 中存在的 T 细胞髓系祖细胞可通过分泌促炎因子和促血管生成因子，在缺血组织中激发强大的血管新生反应，为血管床的再生做准备。在临床前模型及临床研究中，注射的祖细胞发挥促进侧枝血管形成或心肌保护作用的主要方式可能是通过分泌细胞因子。Yoon 等人发现，在 Matrigel 中同时注射早期和晚期 EPC（分别对应 CFU-EC 和 ECFC），二者在促进血管新生方面具有协同作用，表明这两种类型 EPC 的共存对于二者相互促进非常重要，可能产生更强大的血管新生效应。

缺氧可以通过形成趋化梯度促进循环血中 EPC 的募集。VEGF 和趋化因子 SDF-1 是研究最多的因子。缺氧通过 HIF-1α 转录因子激活途径上调 VEGF 和 SDF-1 表达，从而促进 EPC 向缺血部位迁移。此外，有研究表明，缺氧可通过 HIF-1α 依赖机制，上调 SDF-1 受体和 CXCR-4 跨膜蛋白，促进 EPC 迁移。其他的可能机制包括 SDF-1 可影响 VLA-4 整合素受体及 MMP-9 金属蛋白酶表达，增强 EPC 的侵袭和迁移活性。最后，SDF-1 和 VEGF 可能通过激活 PI3K/Akt 途径，促进 EPC 在缺氧环境下的存活。

三、UCB 源性 EPC 促进血管生成的机制

（一）UCB 源性 EPC 与成体（周围血、骨髓）EPC 的比较

心血管病患者多年龄较大，往往同时患有其他慢性疾病，使内皮细胞和心肌细胞功能受损。研究发现，从糖尿病患者中获得的 EPC 或在体外培养时暴露于高糖环境的 EPC，其增殖潜能降低、凋亡增加、氧化应激增强。因此，在使用自体 EPC 诱导血管新生治疗时，必须考虑这一问题。如果使用功能受损的 EPC，对新血管形成可能达不到理想效果。EPC 预适应是指在给患者进行 EPC 注射之前，采用适当的体外培养方法，使 EPC "年轻化" 或激活 EPC 功能。因此，可以采用 EPC 预适应策略以提高自体 EPC 的功能。

UCB 源性 EPC 在增强新血管形成及修复缺血组织方面具有独特优势，包括：①与骨髓或周围血相比，

UCB 祖细胞含量更高；②自我更新和增殖能力更强；③未暴露于老年、疾病等各种危险因素，使其体内整合及成血管潜能未受损伤。

比较周围血和 UCB 中长期培养的 ECFC 发现，UCB 细胞克隆扩增效率更高、ECFC 集落形成时间更短，并且在倍增 100 倍后仍无任何老化迹象。这可能与 UCB 源性 EPC 表型更不成熟、没有暴露于已知的可降低 EPC 克隆形成能力的危险因素（高龄、糖尿病、高血压等）有关。因此，UCB 可能是一种理想的 EPC 来源。但是，由于 UCB 源性 EPC 的异质性，目前仍不能确定通过哪种培养方法或用哪种标志物筛选的 EPC 最适合于进行缺血心肌的促血管新生治疗。

最后，UCB 源性 EPC 的一个主要缺点是在长期储存或体外培养扩增时，有发生遗传不稳定的风险。对体外扩增的 UCB 源性 ECFC 进行核型分析发现，即使在体外扩增的早期，已有大量的 ECFC 克隆（7 个 UCB 样本中的 5 个）表现为异常的染色体。因此，尽管 ECFC 的确定推动了 EPC 的进展，但由于其致瘤风险，在将 ECFC 用于临床之前必须进行大量安全性评估。

（二）UCB 源性 EPC 的体内研究结果

临床前研究表明，应用磁珠从 UCB 单个核细胞中分离出的 $CD34^+$ 或 $CD133^+$ EPC 具有很高的体内成血管潜能。在小鼠下肢缺血模型中，使用 UCB $CD34^+$ 细胞可增强缺血下肢血管新生并促进骨骼肌修复。并且，$CD34^+$ 细胞能直接整合到新形成的血管组织。另外，用含有促有丝分裂细胞因子的无血清培养液扩增的 $CD34^+$ 细胞，有增加小动脉长度和再生骨骼肌纤维的能力。$CD34^+$ 细胞增强骨骼肌再生的能力提示 EPC 可能具有转分化为肌细胞的可塑性。研究人员进一步探讨了 $CD34^+$ 细胞直接分化为肌细胞的能力。通过使用促肌细胞形成的条件，包括成肌细胞条件培养液、Wnt 激活信号或 IL-4，未发现 $CD34^+$ 细胞自发向肌细胞分化的证据。但是，将增强型绿色荧光蛋白（enhanced green fluorescent protein，EGFP）标记的 $CD34^+$ 细胞注射到小鼠缺血下肢后，可发现来源于 $CD34^+$ 细胞的肌细胞存在。这些结果表明，体内缺血组织的微环境可能诱导 UCB 源性 $CD34^+$ 细胞表现为血管内皮以外的肌细胞表型。

大量研究表明，UCB 源性 $CD34^+$ 或 $CD133^+$ 细胞能促进血管新生，参与缺血组织（包括心脏和肢体）的修复。然而，大部分研究使用的是遗传修饰的免疫抑制动物，如无胸腺裸鼠或 NOD/SCID 小鼠，这些小鼠对人类细胞几乎没有任何排斥。因此，这些研究无法评价异体 UCB 干细胞移植可能带来的免疫排斥风险。在免疫正常的 CD-1 小鼠中进行的研究发现，接受 $CD34^+$、$CD34^-$ 或扩增的 $CD34^+$ UCB 细胞移植后，在移植第 7 天和第 14 天，有 9%（$n=2$）和 35.7%（$n=14$）的小鼠在组织学上表现出白细胞浸润和组织坏死等免疫排斥反应。这些结果表明，在接受 UCB 源性 EPC 治疗时，选择最佳的 HLA 配型并采用免疫抑制方案可能有助于患者耐受异体细胞治疗产生的免疫排斥反应。

四、结语

建立 UCB 干细胞库的初衷是治疗血液疾病和恶性肿瘤，但目前 UCB 干细胞库已经成为异体干细胞移植治疗外周和心脏缺血性疾病重要的干细胞来源。与周围血或骨髓干细胞相比，UCB 源性 EPC 的优势是最佳的克隆形成活性以及在缺血组织的定植能力。但是，UCB 源性 EPC 在治疗缺血性疾病时，存在致瘤性及免疫排斥风险，因此必须进行严谨的临床前评估，以明确其临床应用潜能。

第七节　脐带血干细胞在治疗心力衰竭中的应用

一、前言

慢性心力衰竭（chronic heart failure，CHF）是各种心脏疾病发展的终末阶段，是指心脏结构或功能异常导致心室充盈或射血能力受损的一组临床综合征，其主要表现为呼吸困难、乏力以及双下肢水肿等症状体征。多种病因可导致 CHF 发生，如冠状动脉粥样硬化性心脏病、既往 MI 病史、先天性心脏发育缺陷及病毒感染等。不管是何种病因，CHF 最终病理生理过程基本相似，包括心肌细胞死亡、炎症介质释放、心肌代偿性肥大，并形成恶性循环，最终导致心脏射血能力降低。流行病学资料表明，发达国家成人 CHF 的患病率为 1%～2%。到 2030 年，全球 CHF 的患病率预计将会进一步升高 46%。CHF 在中国大陆发病率为 0.9%，尽管这一数据低于发达国家，但仍对我国造成巨大的公共卫生经济负担。然而，对于日益增加的 CHF 患者，除极小部分患者可接受心脏移植治疗外，心脏再生医学可能是绝大部分患者唯一的希望。本节主要从 CHF 治疗角度介绍影响干细胞疗效的因素，以及 UCB 干细胞在 CHF 治疗中的应用。

二、MSC 对炎症的抑制作用

持续的炎症反应是心力衰竭最重要的病理生理基础之一。由于组织损伤，AMI 期间会发生急性炎症；而在梗死后患者、缺血性心力衰竭和先天性心脏病患者中，存在慢性炎症标志物。研究表明，心力衰竭进展程度与炎症标志物 C 反应蛋白（c-reactive protein，CRP）水平呈正相关。CRP 增高不仅标志炎症进展，还能通过诱导内皮细胞功能障碍导致心功能恶化，并通过激活补体加重炎症过程。除了 CRP，炎症细胞因子水平增高在 CHF 患者中非常明显。心肌细胞缺血、心肌肥大产生的牵张损伤、免疫细胞（包括 T 细胞和 MNC）的激活均可促进炎症因子的产生，而炎症因子可直接诱导心肌细胞发生凋亡。

动物试验证实了炎症反应在 CHF 中的重要性。炎症激活物如 Toll 样受体（Toll-like receptor，TLR），尤其是 TLR2 和 TLR4，可识别与受损组织相关的内源性危险信号，如细胞外基质降解产物和热休克蛋白。在 TLR2 或 TLR4 敲除的小鼠中，阿霉素诱导的心力衰竭显著减轻。TLR2 敲除小鼠在 AMI 后，与野生型对照小鼠相比，心室重构减轻，心室壁变薄，LVEF 明显改善。临床上，TLR4 的表达增高与梗死后患者预后不良相关。因此，炎症与 CHF 的进展密切相关。

近年来，从多种来源的组织中分离出 MSC，如脂肪组织、心脏、脐带沃顿胶、牙髓、周围血、UCB 及月经血等。MSC 不仅具有再生能力，还具有强大的抗炎能力。MSC 能分泌抗炎细胞因子如 IL-10、TGF-β、LIF、可溶性 HLA-G 和 IL-1 受体拮抗物，表达免疫调控酶，以及诱导抗炎 T 细胞调控细胞，抑制炎症反应。MSC 的体内抗炎效应已在多种动物疾病模型中得到验证，包括多发性硬化、结肠炎、移植物抗宿主病（graft versus host disease，GVHD）、风湿性关节炎和缺血/再灌注损伤等。在 MI 后应用 MSC 可以降低促炎细胞因子 TNF-α 和 IL-6 的产生，并上调抗炎细胞因子 IL-10 的产生。临床上，已多次证实 MSC 对 GVHD 有强大的治疗作用。因此，抑制持续的炎症反应是干细胞治疗 CHF 的重要机制之一。

三、抑制心肌细胞死亡并促进其修复

持续的心肌细胞死亡，包括凋亡、自噬和坏死，也是 CHF 重要的病理生理基础之一。因此，抑制心肌细胞死亡并促进其修复是治疗 CHF 的另一个有效策略。动物研究表明，在小鼠中转基因表达主导抑制型哺乳动物不育系 20 样激酶-1（mammalian sterile 20-like kinase 1，Mst1），可抑制心肌细胞凋亡，从而改善梗死后左心室重构；转染其他抗凋亡基因如 IAP-2 也得到类似结果。血管紧张蛋白转换酶抑制剂（angiotensin converting enzyme inhibitor，ACEI）对 CHF 的治疗效果也部分归因于抑制心肌细胞凋亡。因此，从预防及干预持续的心肌细胞死亡角度入手，是治疗 CHF 的一个重要策略。

心肌细胞死亡可在一定水平上被自身心脏干细胞（cardiac stem cell，CSC）替换。CSC 相对少见，能对心肌损伤信号做出反应。Fransioli 等构建了在干细胞因子受体 c-kit 启动子驱动下表达 EGFP 的转基因小鼠。继 MI 之后，可在心肌中观察到 c-kit⁺细胞增殖加快。Urbanek 等检测了 20 个死于 AMI 患者的心脏、20 个慢性 MI 的心脏以及 12 个对照心脏，发现对照组表达干细胞标志物 c-kit、MDR1 和 Sca-1 的 CSC 细胞有 1.5%进入细胞周期，而在急性和慢性 MI 组分别为 28%和 14%。心肌中 c-kit⁺/MDR1⁺/Sca-1⁺的 CSC

能够向心肌细胞、平滑肌细胞和内皮细胞分化。CSC 可以在体外分离并扩增,在注射到 MI 大鼠的冠状动脉后,CSC 能成功穿过冠状动脉内皮进入心肌组织,并且在梗死心肌周围发现活跃的心肌再生。因此,CSC 是心脏中存在的一群功能性干细胞,可以在某种程度上修复心肌损伤。

HSC 和 MSC 都能分泌细胞因子,一方面抑制凋亡,另一方面刺激 CSC 活化。在阿霉素诱导的心肌病模型中,使用未进行组分分离的、含有 HSC 和 MSC 两种细胞群体的骨髓细胞,可对抗梗死后心肌细胞凋亡。此外,骨髓细胞能分泌肝细胞生长因子(hepatocyte growth factor,HGF)和 IGF-1,抑制凋亡并激活内源性 CSC。令人感兴趣的是,与 CHF 相关的炎症因子,如 TNF-α,也能上调 HGF 及 IGF-1 的表达。这些结果提示,MSC 不仅能迁移到受损心肌组织,而且还能感知病变部位的炎症信号,并根据感知到的损伤程度作出相应反应。

干细胞修复心脏的另外一种可能机制是分化为新的心肌细胞。HSC 和 MSC 能分化为心肌样细胞的问题仍有争议,因为有些研究认为所谓"心肌样细胞"实际上是干细胞与心肌细胞融合的结果。此外,干细胞还可通过促进血管新生修复受损心肌。

四、干细胞对心脏疾病的治疗效果

心脏疾病细胞再生治疗最初基于如下理念,即用注射的治疗性干细胞替代死亡或有缺陷的心肌细胞,从而增强心脏的收缩功能。大量的实验研究表明,输入或注射干细胞或祖细胞能减轻心肌瘢痕形成和纤维化。这促使科学家和临床医生更加关注在临床中对细胞治疗效果的科学基础进行严格的评估。

细胞治疗首先要明确的问题是移植细胞是否可定植在缺血心肌中。早期研究是从 β-半乳糖苷酶转基因小鼠上收获细胞进行同种异体移植,因为来自这种转基因小鼠的细胞可被特异染色,有利于追踪其定位。研究发现在受者的心肌中存在移植细胞,并且移植细胞与受者心肌细胞之间可形成闰盘结构,表明移植细胞可在缺血心肌组织定植。

Li 等人发现在低温损伤诱导的大鼠 MI 模型中,心肌内注射胎鼠心肌细胞,2 个月后细胞治疗组心脏收缩和舒张功能得到明显改善。此外,在蒽环霉素诱导的小鼠中毒性心肌病模型中,与未接受移植的对照组小鼠相比,接受胎鼠心肌细胞移植的小鼠在 1 个月后心脏功能得到明显改善,表明细胞移植能有效地改善缺血受损心肌的功能。但是,胎儿来源的心肌细胞存在严重的伦理问题,并且需要接受免疫抑制治疗,这些缺点限制了该细胞的临床应用。在寻找替代细胞的过程中,研究人员将目光转向骨骼肌成肌细胞、骨髓源性基质细胞和周围血源性前体细胞等多种其他细胞。

骨骼肌成肌细胞是骨骼肌纤维的前体,在成体动物中以休眠状态存在,而肌肉损伤可激活成肌细胞,使其发生增殖和分化。Chiu 等人将原代成肌细胞移植到犬低温损伤的 MI 模型中,在注射细胞 14 周后,可在心肌中发现来自供体的细胞。Murry 等人在心脏组织中观察到肌管和骨骼肌纤维的形成,但未在成肌细胞形成的组织中发现心肌标志物。Taylor 等人向兔低温损伤的 MI 模型中移植成肌细胞,通过超声检测发现,心脏功能改善仅发生在那些组织学确认有移植细胞的动物,表明骨骼肌细胞定植与心脏功能改善之间可能存在因果关系。在冠状动脉结扎的大鼠 MI 模型中,Scorsin 等人发现骨骼肌成肌细胞移植后 1 个月,与未移植的对照组相比,移植组心室重构减轻、心脏功能明显改善。在移植细胞之间 Connexin-43 染色阴性,表明未形成缝隙连接。进一步研究表明,当把骨骼肌成肌细胞移植到梗死后瘢痕组织,可改善左心室收缩功能和血流动力学指标。在这些动物研究结果基础上,Menasche 等在 MI 患者中开展了首例骨骼肌成肌细胞冠状动脉旁路移植术(coronary artery bypass grafting,CABG)。

尽管动物试验和早期人体研究结果令人鼓舞,但是向受损的心肌移植骨骼肌成肌细胞仍存在大量理论及技术问题需要解决,包括最佳的细胞数量、最佳的细胞定植条件、外科移植方法及患者的入选条件等。2007 年,健赞公司和美敦力公司开展的骨骼肌成肌细胞治疗缺血性心力衰竭的 MAGIC 临床试验由于缺乏有效性被终止。此外,移植细胞长期的生存能力和功能仍未得到证实,也无证据表明移植后患者的心脏功能或生存率发生改善。因此，骨骼肌成肌细胞移植治疗心肌受损仍处于实验阶段。上述结果表明，骨骼肌成肌细胞未达到真正心脏再生所需的主要标准，即移植细胞与受者的心肌细胞形成耦联，继而产生收缩力。因此，还需寻找其他替代细胞。其中，骨髓干细胞备受关注。

Bittner 等人首次证明循环骨髓细胞可形成心肌细胞。Goodel 的研究随后证明，在成体小鼠的梗死心脏中，从小鼠骨髓细胞分离的干细胞可分化形成心肌细胞和血管细胞，这一骨髓干细胞被称为侧群（side population，SP）细胞。骨髓源性 SP 细胞表达 HSC 抗原 Sca-1 和 VEGF 受体 Flt-1，能在受损心脏中形成心肌细胞和血管细胞，但是 SP 细胞中哪些细胞分化为心肌细胞和血管细胞仍不清楚。向受损的心脏组织直接注射与 HSC 或 MSC 相似的骨髓源性造血系标志物阴性（Lin⁻）和干细胞因子受体阳性（C-kit⁺）的细胞，也能形成心肌细胞。此外，向猪的缺血心肌移植骨髓单个核细胞，可以促进血管新生并增强缺血心肌的局部功能。尽管骨髓干细胞可改善受损心肌功能，但是存在以下两个主要缺点：①骨髓干细胞体外扩增并产生大量分化细胞的潜能弱，而这是充分修补受损心肌并进一步改善左心室功能的首要条件；②未分化的骨髓干细胞有形成其他类型组织（包括严重钙化）的风险。

Strauer 等人报道 1 例 46 岁患者，通过经皮导管在梗死相关动脉给予自体骨髓单个核细胞移植。移植后 10 周，左心室透壁梗死面积从 24.6%下降到 15.7%，而 LVEF、心脏指数和每搏输出量增加了 20%～30%。另外一个研究发现，在严重缺血并接受 CABG 治疗的 5 例患者中进行自体骨髓单个核细胞心肌内注射后，5 例患者中有 3 例出现注射区域收缩功能的改善。并且，在 1 年随访时未发现异位生长和不良反应。这些开创性研究推动了研究人员将各种干细胞用于不同原因导致的 CHF 的治疗。这些研究可分为以下 3 类：①抑制 AMI 后心室重构；②刺激慢性受损心脏的再生；③诱导缺血组织血管新生。干细胞的给药途径包括冠状动脉内、心外膜和静脉给药。到目前为止使用的干细胞有骨髓单个核细胞、动员的周围血干细胞、纯化的 CD34⁺或 CD133⁺细胞、自体 MSC，以及同种异体骨髓和胎盘 MSC。

多个临床试验的荟萃分析表明，HSC 和 MSC 在多种不同类型的心力衰竭中有临床疗效。Abdel-Latif 等报道了 18 个临床试验入选的 999 例患者，这些患者接受未分离的骨髓细胞、骨髓 MSC 或动员的周围血干细胞治疗。与对照人群相比，治疗组在 LVEF、梗死面积及左心室收缩末期容积 3 个方面均显著改善。Martin-Rendon 对 13 个 AMI 后接受骨髓细胞移植治疗的 811 例患者进行系统综述，发现 LVEF 得到一致改善，并且左心室收缩末期和舒张末期容积、梗死面积有减小趋势。另外 2 个荟萃研究分析了输注骨髓干细胞的随机临床试验，结果同样表明骨髓干细胞非常安全，在改善 LVEF 方面尽管效果轻微，但达到统计学差异。这些结果表明，HSC 和 MSC 在多种类型的心力衰竭中均有临床疗效。

然而，不断出现的动物研究表明，移植的骨髓细胞对新的心肌细胞形成的贡献很低或检测不到，而早期的非对照临床试验却发现骨髓细胞移植有临床疗效，这就产生一个问题，即人骨髓细胞治疗之后，受损心肌收缩功能改善的机制是什么？除了形成新的心肌细胞，干细胞的作用机制可能包括直接细胞效应之外的内源性心室重构、收缩功能改善、血运重建术（冠状动脉支架置入或 CABG）后心肌灌注增加或心肌细胞死亡减轻。骨髓细胞改善心脏功能的作用还可能是由于骨髓和心脏中原有的髓系、MSC 或其他干细胞的成血管效应，或者这些细胞通过释放促血管生成的生长因子或存活因子产生旁分泌效应。此外，CD133⁺和（或）CD34⁺的 HSC 可能直接或间接参与心脏重塑、心肌细胞存活或收缩功能的长期改善。

CD133⁺ EPC 在治疗性血管新生领域备受关注。Asahara 等人发现，这些细胞能在短期培养后分化为内皮细胞。在进行 CABG 时，向 6 例患者心脏的无运动梗死区注射高剂量的自体骨髓源性 CD133⁺细胞。结果发现 4 例患者 LVEF 改善，5 例患者核素显像显示缺血缺损降低。一项包含 12 例患者的 I 期临床试验发现，心室灌注以及室性心律失常的发作均有改善。通过冠状动脉内途径将富集的 CD133⁺细胞移植到新发梗死的患者中。在 35 例接受支架置入的 AMI 患者中，19 例患者进行了 CD133⁺祖细胞移植。结果发现，冠脉注入 CD133⁺细胞与左心室功能改善相关，伴随心肌灌注和活力提高。总之，这些结果支持自体 CD133⁺ EPC 在缺血时介导血管生成的疗效，并且为 UCB 源性 CD133⁺ EPC 或自体 CD133⁺ EPC 用于治疗 CHF 奠定基础。

五、提高干细胞疗效的途径

（一）促进干细胞的归巢

MSC 可以通过受体如 CD44 和 CXCR-4 分别迁移到受损组织或缺血组织。提高 MSC 疗效的方法之一是促进其向受损组织趋化。Cheng 等人用逆转录转染在大鼠骨髓源性 MSC 中过表达 CXCR-4。结果发现，过表达 CXCR-4 的 MSC 增殖和分化能力与 MSC 转染对照相似。在大鼠 MI 模型中静脉注射过表达 CXCR-4 的 MSC 后，与接受对照 MSC 处理的大鼠相比，过表达 CXCR-4 的干细胞组迁移到梗死区的细胞显著增多、LVEF 显著提高，而心室壁变薄，纤维化显著降低。其他方法也可很容易地诱导 MSC 表达 CXCR-4，包括将细胞短期缺氧，或者将细胞暴露于细胞因子如 SCF、IL-6、Flt-3 配体、HGF 和 IL-3。

除了提高干细胞与趋化因子的亲和性，MSC 还可以提高趋化因子的浓度。Tang 等人在 BALB/c 小鼠中建立 MI 模型，2 周之后将表达趋化因子 SDF-1 的质粒注射到缺血边缘区。为了确定表达出来的趋化因子是否真正地引起干细胞归巢，在应用 SDF-1 质粒 3 天后，将标记的同种骨髓细胞通过静脉注入到小鼠。结果发现，在注射质粒的部位，标记的骨髓细胞显著增多。这些结果表明，提高损伤部位趋化因子浓度可促进干细胞的归巢。在另一个实验中，采用了一种更易进行临床转化的方法。纤维蛋白胶是纤维蛋白原和凝血酶的混合物，在外科手术中用于止血。Zhang 等人用聚乙二醇技术将重组 SDF-1 与纤维蛋白原共价结合，发现在混入凝血酶原之后形成的补片可以作为一种 SDF-1 缓释方法。在结扎小鼠冠状动脉左前降支后，将补片放到小鼠左心室的梗死区。与仅接受不含 SDF-1 的纤维蛋白补片对照组相比，实验组中干细胞标志物 c-kit$^+$细胞显著增加，且 LVEF 显著增高。但是，由于内源性 CSC 也表达同样的标志物，因此很难确定治疗效应是动员骨髓干细胞介导的，还是由心脏本身的干细胞介导的。临床正在使用的细胞因子也可增强干细胞的趋化，如红细胞生成素（erythropoietin，EPO）除了可抑制心肌细胞，还可刺激骨髓干细胞对 SDF-1 的趋化反应。

（二）增强干细胞的活化

通常干细胞活性随年龄增大而降低，尤其在有心血管危险因素的患者中，干细胞活性进一步受到抑制。因此，增强干细胞的活性成为心脏疾病干细胞治疗领域的一个研究热点。一种"活化"干细胞的方法是通过表观遗传修饰使干细胞获得更原始的 ESC 样表型。众所周知，细胞分化程度越高，其可塑性就越差，表观遗传修饰越受限。因此，在移植到梗死心脏之前，需要在早期将表观遗传修饰试剂 DNA 甲基化转移酶（如 5-氮杂胞苷）加到干细胞中。其他作用于表观遗传的试剂（如组蛋白去乙酰酶抑制剂丙戊酸）能增强 HSC 在体外的自我更新能力，并对梗死后心肌重构有治疗作用。除了使用表观遗传修饰试剂上调与多能性相关的因子如 Nanog，另外一种方法是将多能性相关基因直接导入细胞，使细胞"返老还童"。例如，Go 等人用 Nanog 转染骨髓源性 MSC，发现与转染对照细胞相比，转染 Nanog 的 MSC 的增殖和分化能力更强。这种转染重编程基因的做法目前备受关注，因为已发现小鼠和人的成纤维细胞在导入多能性基因 Oct3/4、Sox2、c-Myc 及 Klf4 后，可被逆向诱导成为多能性细胞。这些 iPSC 具有分化为 3 胚层来源细胞及重建造血的能力。理论上，成体干细胞逆分化为 iPSC 应该比皮肤成纤维细胞容易。Kim 等证明从神经干细胞获得 iPSC 仅需要 Oct4 和 Klf-4 或 c-Myc。此外，通过非逆转录病毒方式或添加小分子化合物方式产生 iPSC 的新一代方法已经产生，增加了临床应用这些细胞进行治疗的可能性。但是需要注意，干细胞过度的"返老还童"有致癌的可能，并可能影响干细胞免疫应答的反应，以及向受损组织归巢的能力。

（三）联合应用不同种类的干细胞

由于单独的干细胞及目前的转染和重编程方法均存在诸多缺点，因此，有针对性地联合应用多种干细胞，有望成为提高干细胞治疗效果的一个有效途径。其中，CD34$^+$细胞（主要是造血作用，也具有成血管作用）联合异体 MSC（具有营养、成血管及强大的抗炎作用）这一组合备受关注。将这两种细胞组合有以下依据：①机体在组织损伤后同时动员 MSC 和 HSC，表明这两种细胞可能具有协同治疗作用；②MSC 在胚胎期和出生后均为 CD34$^+$干细胞提供微环境，同时在体外培养时 MSC 可促进 CD34$^+$干细胞扩增；③动物水平研究提示二者有协同效应。1 例晚期扩张性心肌病患者，在接受 UCB 源性 CD34$^+$细胞和胎盘基质源性 MSC 组合治疗后，左心室射血功能显著提高。

六、UCB 源性 HSC 的心血管再生细胞治疗

尽管使用自体 HSC 具有避免免疫排斥的风险，但使用自体细胞有多个缺点。对于 AMI 患者，采集大量骨髓或用细胞因子动员骨髓干细胞会加重患者病情。另外，多数心脏病患者年龄较大。大量证据表明，随着年龄增长，骨髓源性 EPC 分化和再生潜能减弱，对缺血心肌释放的炎症信号和细胞因子的应答能力降低。因此，即用型异体 EPC 是最佳选择。

目前，UCB 干细胞已用于治疗接近 70 种疾病，包括免疫缺陷、遗传和神经疾病、特定类型的癌症，以及血液病（如白血病、淋巴瘤、镰状红细胞贫血和再生障碍性贫血）等，并被越来越多地用于改善疾病甚至挽救生命。UCB 干细胞治疗与骨髓干细胞治疗主要有 3 个方面不同：对 HLA-不匹配的耐受增加，移植物抗宿主反应的风险降低，增殖能力增强。

白血病的临床研究表明，UCB 移植比周围血或骨髓干细胞移植更有效。UCB 移植仅需很少的 HLA 匹配就可使移植细胞存活。Lubin 和 Green 发现，使用 UCB 源性干细胞时，HLA 达到 4/6 和 5/6 匹配仍然有效。UCB 移植的优点还包括获取容易、对供者来说没有痛苦、移植后病毒感染的风险降低。UCB 移植还拥有大量潜在的供者群。Barker 等人发现，患者接受 UCB 移植的时间比接受骨髓干细胞移植平均短 25 天。

UCB 还可作为治疗性 EPC 来源。UCB 的优点包括：采集时对供者没有风险、储存容易、病毒污染的风险低。但是，在血管再生治疗时，免疫正常患者的免疫系统会识别异体的 UCB 源性 EPC。体外研究表明，UCB 源性 EPC 表达 HLA I 类和 II 类表面分子，并可在培养的混合细胞中激发异体 T 细胞增殖。阐明异体 UCB 源性 EPC 产品的免疫原性是有益的（即增强受者的原位血管生成）还是有害的（即通过异体炎症反应抑制血管生成或加重血管缺血）非常重要。目前的临床前研究已经在小鼠血管损伤模型中发现，小鼠内源性微血管侧枝循环的形成不全是由于移植的人 EPC 在结构上整合到小鼠的血管内皮。这些结果表明，移植的 EPC 对炎症信号、细胞因子和缺血区域释放的生长因子的应答可能激发了旁分泌介导的血管新生效应，提示损伤区域异体细胞炎症信号分子的激活在新生血管形成中发挥重要作用。

七、UCB 源性 HSC 对心脏血管的再生作用

研究表明，成血管因子可促进缺血心脏形成新生血管。多种成血管因子可以促进内皮细胞有丝分裂，包括 bFGF1 和 2、VEGF、PDGF、IGF-1、血管生成蛋白、转化生长因子（transforming growth factor，TGF）α 和 β、TNF-α、HGF、粒细胞集落刺激因子（granulocyte colony-stimulating factor，G-CSF）、胎盘生长因子（placental growth factor，PGF）及 IL-8 等。在大量的成血管因子中，对 FGF 和 VEGF 的研究最深入。尽管可能有多种成分参与血管新生过程，但是体内研究已经充分表明，单纯应用一种成血管生长因子足以激活血管新生反应并增强血运。当不能通过标准技术（经皮冠状动脉血管成形术或 CABG）对受损心肌进行血运重建时，应用成血管因子可作为细胞移植的辅助治疗，诱导受损心肌形成新生血管。

尽管大量使用成血管因子的研究已处于临床试验阶段，但缺血心肌的血管新生还取决于机体固有的能对成血管生长因子作出反应的血管内皮细胞的多少。血管内皮细胞的数量随年龄增长而逐渐下降。并

且，血管内皮细胞功能降低极大限制了患者自体干细胞在介导血管生成中的应用。因此，外源性 EPC，如 UCB 源性 HSC，而不是患者源性干细胞，可能是促进缺血组织血管生成最佳的细胞选择。与目前使用的患者周围血或骨髓干细胞相比，UCB 源性干细胞具有寿命更长及修复增殖能力更强等优势。

因此，目前的结果表明，对于 AMI 或 CHF 的修复或心肌再生，没有现成有效的干细胞疗法。一方面，心肌细胞的再生能力极其有限；另一方面，可获得的用于心肌细胞再生和心脏血运重建的干细胞来源也十分有限。人 UCB 含有多种不同类型的干细胞，包括 HSC、EPC 和 MSC，具有强大的心肌细胞再生和血运重建能力，可作为一种潜在的干细胞来源。

八、结语

心脏疾病的成体干细胞治疗已经到达瓶颈，需要新的方法优化疗效。新一代方法包括使用体外高活力细胞、细胞和细胞因子组合以及细胞组合治疗等。其中，UCB 细胞有望替代骨髓源性 MSC 成为心脏疾病干细胞治疗的新来源。

第八节　人脐带血单个核细胞对急性心肌梗死的治疗作用

一、概述

根据世界卫生组织（WHO）估计，到 2020 年，心肌梗死将成为全球主要致死原因。在我国，AMI 死亡率逐年上升。2014 年中国 AMI 死亡率，城市为 55.32/10 万，农村为 68.6/10 万。AMI 死亡率在 40 岁以上人群明显上升，其递增趋势近似于指数关系。决定缺血性心脏病患者预后的主要因素是心肌梗死面积的大小。梗死面积直接决定了心脏扩张程度、心脏泵功能受损程度、心力衰竭的发展以及患者最终的预后。为了降低心肌梗死面积、减轻或预防心力衰竭，研究人员尝试了多种细胞的移植治疗，包括 ESC、骨骼肌成肌细胞和骨髓源性 MSC。

ESC 是从囊胚的内细胞团获得的全能干细胞，具有分化为全部 3 个胚层来源细胞的能力。把 ESC 注射到心脏后，这些细胞能表达心肌细胞肌动蛋白、肌球蛋白重链和肌钙蛋白，并形成闰盘、窦房结和心房细胞，同时还可诱导新血管形成。此外，ESC 减轻梗死心室壁变薄、左心室扩张及心功能降低等病理改变。但是，人 ESC 在临床应用方面有以下缺点。①人 ESC 的获取和使用受诸多伦理、法律以及宗教信仰制约。②人 ESC 多数在小鼠的饲养层成纤维细胞上维持培养，这增加了将啮齿类动物病毒和朊病毒传播给人的风险。③人 ESC 的长期培养和扩增可能导致细胞的遗传突变。上述问题限制了 ESC 的使用，并促使研究人员转向使用骨骼肌成肌细胞作为修复受损心肌的替代细胞。

骨骼肌成肌细胞位于骨骼肌基底固有层。哺乳动物骨骼肌大约含 4% 的骨骼肌成肌细胞，这些细胞能进行分裂，分化成骨骼肌细胞，并修复肌肉。将骨骼肌成肌细胞直接注射到梗死心肌或者冠状动脉，发现这些细胞可在心肌中复制，形成多核肌管，分化为成熟的骨骼肌纤维，并在受到刺激时收缩。大约 20% 来自于骨骼肌成肌细胞的肌纤维具有成熟心肌的慢肌纤维特征。将骨骼肌成肌细胞移植到梗死心脏可使左心室重构减轻，并抑制 LVEF 降低。此外，与正常心肌相比，新的肌纤维更耐受缺血损伤。但是，骨骼肌成肌细胞有以下缺点。①细胞数量少。骨骼肌成肌细胞随年龄增加而减少，对于大动物或人，需要多达 10g 的肌纤维才能分离得到足够的成肌细胞。②体外扩增时间长。分离的成肌细胞需要在体外进行培养扩增，这大概需要超过 12 天的时间。③无法与心肌细胞有效整合。骨骼肌成肌细胞在心肌中表现为骨骼肌细胞组织学特征，而非心肌细胞组织学特征。移植的骨骼肌成肌细胞和心肌细胞不能形成缝隙连接，并且瘢痕组织将其与心肌隔绝，使心肌中存在骨骼肌"孤岛"，容易发生致死性心律失常。因此，对于在缺血性心肌病患者中进行的骨骼肌成肌细胞临床试验，通常需要常备除颤仪。上述缺点限制了骨骼肌成肌细胞在心脏干细胞治疗中的应用。

骨髓中包含 MSC 和 HSC，具有在不同组织定植、增殖并转分化为定植器官细胞类型的潜能。骨髓 MSC 可作为心肌细胞的前体细胞，HSC 可作为血管内皮细胞的前体细胞。此外，骨髓 MSC 表达 HLA I 类抗原，但不表达II类抗原，这显著降低了免疫排斥的可能性。移植到左心室的骨髓 MSC 能表达心肌 α-肌动蛋白、原肌球蛋白、肌球蛋白重链和磷脂蛋白。在用 5-氮杂胞苷培养后，移植的骨髓细胞还能在梗死心肌中诱导血管新生。在临近梗死的缺血心肌中，富集的造血骨髓祖细胞可分化为毛细血管内皮细胞，参与新生血管的形成、抑制炎症反应，并可能再生心肌。骨髓 MSC 移植能减小左心室梗死面积并减轻心室壁变薄。此外，移植到梗死心脏的骨髓 MSC 能通过改善左心室压力和单位时间内压力变化增加收缩期心室壁厚度。但是，骨髓 MSC 有以下缺点：①MSC 的数量和活力随供者年龄增加或相关慢性疾病的存在（如糖尿病或缺血性心肌病）而降低，因此，为获得足够数量的干细胞，需要数天或数周时间在体外对自体骨髓 MSC 进行扩增；②异体骨髓细胞移植常需使用免疫抑制剂，这可能抑制骨髓 MSC 分化。

上述 3 种移植细胞类型都受到不同程度的伦理、生物学及技术缺陷的限制。此外，在用于 MI 患者时，ESC、骨骼肌成肌细胞或成体骨髓 MSC 的最佳移植数量和最适移植时机目前仍无统一看法。因此，研究人员正在用人 UCB 单个核细胞（human umbilical cord blood mononuclear cell，HUCBC）对 AMI 的治疗潜能进行探讨。

二、HUCBC 的基本特征

HUCBC 含有丰富的 HSC 和 MSC。HUCBC 表达 HSC 表面蛋白标志物如 CD34 和 CD14，并且富集率在 77%～95%。脐带 CD34$^+$ HSC 可分泌促血小板生成素和白细胞介素，促进 HSC 增殖，并抑制细胞凋亡。HUCBC 还表达间充质细胞表面蛋白标志物如 SH2、SH3、SH4、α-平滑肌肌动蛋白、MAB1470、CD13、CD29 和 CD49。虽然超过 85%的间充质细胞处于细胞周期的 G_0/G_1 期，但这些细胞能够以 48h 的倍增时间进行快速增殖。HUCBC 的免疫表型和功能特征与骨髓源性间充质祖细胞高度相似。在用于细胞治疗时，HUCBC 有以下优点：①HUCBC 可通过组织培养进行体外扩增，并可以冷冻保存 15 年或更长时间，且复苏效率高达 60%～80%，因此能保证在治疗时有足够数量的细胞；②HUCBC 的免疫原性低，发生排斥反应的风险很小；③HUCBC 中不仅 HPC 的总量超过骨髓，而且有高度增殖活性的 HSC 也比骨髓高 8 倍。目前 HUCBC 已用于多种疾病的造血重建，包括急性细胞白血病、急性髓细胞白血病、慢性髓细胞白血病、骨髓增生异常综合征、神经母细胞瘤，以及非恶性疾病如 Fanconi 贫血和再生障碍性贫血。

三、HUCBC 在 AMI 治疗中的效果

（一）HUCBC 增强梗死后左心室收缩功能、减小梗死面积

Henning 等人通过永久结扎大鼠左冠状动脉前降支制备了 AMI 模型，探讨 HUCBC 在 AMI 中的应用。试验共分 3 组：①对照组（$n=24$）：未进行任何干预；②单纯 Isolyte 模型组（$n=33$）：建立大鼠 AMI 模型，在永久结扎前降支后 1h 向梗死边缘区直接注射 Isolyte 电解质溶液；③HUCBC 治疗组（$n=38$）：建立大鼠 AMI 模型，在永久结扎前降支后 1h 向梗死边缘区注射含有 100 万个 HUCBC 的 Isolyte 电解质溶液。所有大鼠均未给予免疫抑制治疗。在 AMI 前，以及 AMI 后 1 个月、2 个月、3 个月及 4 个月，对所有大鼠进行超声心动图检测，以确定心室重构情况。每组随机选择大鼠，在 1 个月、2 个月、3 个月及 4 个月时间点处死前行血流动力学检测。

HUCBC 治疗组中，LVEF 在 1 个月时从基线的（88±3）%降低到（63±3）%，但是在第 3 个月和第 4 个月时又逐渐增加到（71±6）%。这与单纯 Isolyte 处理的大鼠有显著差别，该组大鼠在梗死后 1 个月到 4 个月之间 LVEF 降低并维持在（51±3）%。HUCBC 治疗组大鼠的 LVEF 在 4 个月时与对照组大鼠差不多。

在梗死后 4 个月，HUCBC 组大鼠左心室前壁增厚（57.9±11.6）%，与对照组前壁增厚[（59.2±8.9）%]相当，但显著超过 Isolyte 处理组[（27.8±7）%]的前壁增厚。梗死后 4 个月时，HUCBC 处理组大鼠心肌梗死面积为（9.2±2.0）%，而 Isolyte 处理组为（40.0±9.2）%。在梗死后第 1 个月、2 个月、3 个月和 4 个月时，HUCBC 处理组心脏中未发现免疫排斥的组织学证据。这些试验结果表明，HUCBC 能明显降低心肌梗死面积，改善梗死大鼠心脏左心室收缩功能，且未发生免疫排斥。

（二）HUCBC 的最佳注射时机

为明确 HUCBC 的最佳注射时机，在 Boyden 小室的上室放入用 DAPI 标记的 HUCBC 细胞，上室底部的聚碳酸酯膜孔径为 4μm，远低于 HUCBC 12μm 的细胞直径。在下室放入大鼠 AMI 后 1h、2h、2.5h、3h、6h、12h、48h 和 96h 时的左心室梗死组织。结果发现，在梗死后 2～2.5h 以及梗死后 24h，HUCBC 向梗死心肌的趋化最多。在 AMI 后 2h 和 24h 分别向不同的大鼠心脏注射 10^6 个 HUCBC，并在梗死后 1 个月用四唑蓝染色检测心肌梗死面积。结果发现，在梗死后 2h 注射 HUCBC 组，1 个月时梗死心肌占左心室心肌面积的（6.4±0.01）%，而生理盐水处理的对照组梗死心肌占左心室心肌面积的（24.5±0.02）%。在梗死后 24h 注射 HUCBC，1 个月时梗死百分比为（8.4±0.02）%，显著低于在 2h 或 24h 进行生理盐水处理的大鼠。这些结果表明，HUCBC 可以在心肌梗死发作的早期（即 2h）或晚期（24h）注射，此时减少心肌梗死面积的效果最明显。

（三）HUCBC 最佳注射细胞数及注射途径

为确定最佳注射细胞数，Henning 等人在大鼠 AMI 1h 或 2h 后，给予大鼠 7 种不同剂量的 HUCBC 治疗，包括 $0.5×10^6$、$1×10^6$、$2×10^6$、$4×10^6$、$8×10^6$、$16×10^6$ 及 $32×10^6$ 剂量。HUCBC 重悬在 0.3～0.5ml pH7.4 的 Isolyte 溶液中。对照组仅给予 0.3～0.5ml pH7.4 的 Isolyte 溶液。为确定最佳的干细胞给药途径，Henning 等用 3 种不同方式注射 HUCBC，包括直接心肌组织内注射（intramyocardium，IM）、冠状动脉内注射（intracoronary artery，IA）及静脉注射（intravenously，IV）。1 个月后，通过检测梗死面积大小，评价不同细胞数及不同注射方式的治疗效果。结果发现，IM 及 IA 方法最佳 HUCBC 数量为 $4×10^6$，而 IV 方法的最佳数量为 $16×10^6$。Isolyte 处理的大鼠心脏梗死面积占左心室心肌面积的（23.7±1.7）%。IM $4×10^6$ HUCBC 可将梗死面积降低 93%，占左心室心肌面积的（1.7±1.3）%。IA $4×10^6$ HUCBC 可将梗死面积降低 80%。IV $16×10^6$ HUCBC 可将梗死面积降低 75%。在 $4×10^6$ HUCBC 剂量下，IM 组心肌梗死面积比 IA 组小 65%，比 IV 组小 78%。因此，在最佳细胞数量下，直接心肌内注射 HUCBC 降低梗死面积的效果最明显。但是，IA 组在应用高剂量 HUCBC（$32×10^6$）时，发生氧饱和度降低、心律失常及猝死，提示冠状动脉内注射大剂量干细胞可能引起微血栓和 MI。

（四）HUCBC 抑制 AMI 后心肌中炎症反应

Henning 等人检测了心肌梗死后 2h、6h、12h、24h 及 72h 大鼠左心室心肌中炎症因子的表达水平。与未梗死的心肌组织相比，单纯 Isolyte 处理组心肌中各种炎症因子表达均显著增加，如 TNF-α 由（6.7±0.9）%增加到（52.3±4.7）%、单核细胞趋化蛋白（monocyte chemoattraction protein，MCP）由（9.5±1.2）%增加到（39.8±2.1）%、fractalkine 由（11.5±1.5）%增加到（28.1±1.3）%、纤毛神经营养蛋白（IL-6 家族成员）由（12.1±0.02）%增加到（25.9±1.1）%、巨噬细胞炎症蛋白（macrophage inflammatory protein，MIP）由（10.3±1.5）%增加到（23.9±1.4）%、干扰素 γ（interferon γ，IFN-γ）由（8.7±0.4）%增加到（26.0±1.6）%。而 $4×10^6$ HUCBC 处理组心肌中炎症因子水平与对照组相比无显著变化。

流式细胞术检测 MI 后 12h、24h 及 72h 左心室心肌中的中性粒细胞、细胞和巨噬细胞发现，在 Isolyte 处理梗死后心肌 12h，与未梗死的对照心肌组织相比，中性粒细胞比例由（0.04±0.2）%/5 万个心脏细胞增加到（5.3±1.2）%/5 万个心脏细胞。相反，梗死后经 $4×10^6$ HUCBC 直接注射到梗死边缘区处理组中性粒细胞比例仅为（1.3±0.7）%/5 万个心脏细胞。在 AMI 后 72h，Isolyte 处理组中性粒细胞比例平均为（5.3±1.2）%/5 万个心脏细胞，而 HUCBC 处理组为（0.2±0.1）%/5 万个心脏细胞。因此，在梗死后 24h 和 72h，HUCBC 均可显著降低梗死心肌中性粒细胞比例。

此外，在梗死后 24h，Isolyte 处理组梗死心肌 CD3 和 CD4 细胞比例分别为（10.7±1.4）%和（6.3±1.1）%/5 万个心脏细胞，而 HUCBC 处理组 CD3 比例仅为（4.9±0.8）%，CD4 细胞比例仅为（2.9±0.5）%。梗死后 24h Isolyte 处理组心脏中 CD11b 巨噬细胞比例平均为（2.8±0.3）%，显著高于 HUCBC 处理组[平均（1.9±0.2）%]。在梗死后 72h，Isolyte 处理组心脏中 CD3 和 CD4 细胞比例分别为（8.0±1.1）%和（5.0±0.8）%/5 万心脏细胞，而 HUCBC 处理组 CD3 和 CD4 细胞比例仅有（4.1±0.5）%和（2.3±0.4）%/5 万个心脏细胞。因此，在梗死后 24h 和 72h，HUCBC 均可显著降低梗死心肌中炎性细胞及巨噬细胞比例。

四、结语

HUCBC 对 AMI 的治疗效果非常明确，且不需要免疫抑制治疗。HUCBC 显著降低梗死心肌中的炎性细胞因子，而降低的炎性细胞因子与梗死心肌组织中性粒细胞、CD3 和 CD4 T 细胞比例显著降低有关。因此，通过直接心脏注射、冠脉内注射或静脉注射 HUCBC 治疗后，可显著降低 AMI 面积。HUCBC 处理的梗死心脏的左心室收缩功能明显增强，这与其降低左心室梗死面积有关。HUCBC 治疗缺血或梗死心肌的另外一个机制是刺激血管生成。EPC 是 UCB 的正常组分，能释放促血管生成分子 VEGF 等。EPC 还能表达血管生成过程中由内皮细胞表达的分子，如 KDR、Tie2/Tek 和 VE-cadherin 等。此外，CD34+ HUCBC 能整合到受损组织周围的血管壁中，提高缺血或梗死心肌的毛细血管密度。未来需要进行更深入的研究，以阐明 HUCBC 降低心肌梗死面积、改善左心室功能的确切机制。

第九节　脐静脉移植对下肢血管的重建作用

一、概述

虽然自体大隐静脉是评价所有其他血管移植物的参照标准，但是大隐静脉也有很多缺点，包括：①静脉缺失；②静脉本身有病变；③太小或太短而不适合移植；④获取及制备均很耗时；⑤当作为动脉使用时，大隐静脉可能发生各种形式的退化。因此，当必须进行血运重建但各种原因导致大隐静脉无法使用时，则需要另外一种血管移植物作为替代。

外科医生、工程师和材料学专家对大隐静脉替代物的研究已经持续了数十年。早期未经化学试剂或冷冻技术处理的异体移植物已遭弃用，因为其生物退化速度过快。近年来，研究人员在化学试剂预处理的异体血管移植物方面取得了很大的进展。其中，人脐静脉是一种有可能替代大隐静脉的血管移植物。

人脐带长约 50cm，包含一根静脉和两根动脉。其中，脐静脉直径可轻易地扩张到 7mm，而动脉直径可扩张到 4mm。脐静脉的直径均一，没有分支、瓣膜或滋养血管，最高可耐受 600mmHg 的压力。

研究人员最初将未经过任何处理的人脐静脉移植到狒狒的主动脉。尽管获得了早期开通，但在移植后数周内发生了免疫排斥。大体组织学检测发现脐静脉内有动脉瘤及血栓形成。显微组织学检测发现细胞坏死、巨噬细胞和浆细胞浸润、微脓肿形成。其他采用未经任何处理的脐带血管的研究最终也遭遇了类似的失败。

Dardik 等人首先采用戊二醛对移植前的脐静脉进行鞣化处理。该鞣化处理方法首先在实验室获得成功，之后在少数飞行员的临床研究中获得成功。在对鞣化处理的脐静脉进行评价时，需要进行两个方面检测。①对脐静脉移植物内表面的物理分析，包括内反射光谱法和接触角法。内反射光谱法可标定表面特征，并提供有关脂质沉积的重要信息。接触角法可测定临界表面张力和表面能量，是致栓性的标志。

②对脐静脉移植物进行力学测试，确保戊二醛鞣化处理能产生足够的交联。研究表明，戊二醛处理的脐静脉移植物能长期保留基本结构。在改善工艺及质量控制的基础上，虽然血管移植物还不能完全对抗生物降解，但非常稳定耐用。

目前脐带移植物主要是人工剥离制备的脐静脉。首先在合适的 pH 和温度控制下用戊二醛稳定脐静脉。戊二醛可以使蛋白基团交联以增加脐静脉抗拉强度，杀灭组织中的细菌、病毒和真菌，并使其抗原性消失。最后在脐静脉移植物周围放置聚酯（涤纶）网，并将其储存在 50%乙醇中。

二、操作技术

对于戊二醛稳定的人脐静脉移植物，操作时有以下几点注意事项。①操作必须轻柔。暴力操作或者使用血管夹可能会发生内膜断裂和壁内夹层。②在移植前，需要将乙醇和醛的残留完全洗脱掉。③对于初学者，不同的管壁厚度可能给操作带来一定困难，但这些困难经过适当练习均可克服。④在进行脐静脉移植物吻合术时，最关键的是将针穿过内膜表面。在吻合时，可以将针先穿透聚酯网，然后再穿透组织，也可以将针同时穿透聚酯网和移植物。

吻合部位、缝线材料、缝合技术的选择都是术者需要关注的问题。在进行足趾和踝的远端吻合时，提倡使用间断缝合技术。在建立移植物隧道时，使移植物穿过金属或塑料套管非常关键。如果无保护的血管移植物被直接拉拽通过组织，聚酯网和宿主组织之间的摩擦力可能导致损伤发生。对于胫前动脉或腓动脉旁路，可在外侧皮下位置植入移植物。对于远端胫后动脉旁路，通常采用内侧皮下位置。对于所有的腘动脉和近端胫后动脉旁路采用解剖位置。术中需要进行全身肝素化，并监测活化凝血时间。

对于需要人工血管移植物重建胫动脉或腓动脉以挽救下肢的患者，有必要考虑远端动静脉造瘘。动静脉瘘将增加通过血管移植物的血流速度，防止血栓形成。虽然增加的移植物血流大部分被转移到低阻力的静脉循环，但远端动脉仍可在低压力及流速降低的情况下维持血流。大部分动静脉瘘通过共同开口技术完成，即进行平行的动脉和静脉切开（约 25mm 长），然后将其吻合，形成一个后方的缝合线。最后将移植物与动静脉瘘共同开口进行端侧吻合。这一手术的成功不仅依赖于静脉移植物的质量，还依赖于外科医生的技术和经验。在术中常规使用压脉器，可简化手术并减少手术时间。对所有的下肢旁路手术，需要进行术中血管造影及二维超声检查。通过使用这些技术，可以及时发现技术性错误或病情变化，并为准确评价短期预后和术后护理提供指导。

患者术中需接受肝素化治疗。如果患者没有明显的心脏或肾脏疾病，通常在术中采用低分子肝素，并在术后继续应用 2 天（500ml/d），总共应用 3 天。在术后，患者继续接受肝素治疗，之后改为华法林。通常需要调整华法林的用量将其维持在治疗范围，但是对于有些依从性差或者抗凝水平难以控制的患者，可能需要经验性地应用低剂量（2.5mg/d）。通常阿司匹林不用于脐静脉移植手术，但是在某些特殊情况下，可能需要联合使用阿司匹林、低剂量华法林和肝素皮下注射。氯吡格雷（波立维）也可以作为替代的抗凝药。患者通常需要在床上使用泡沫膝盖制动装置固定数天。当患者开始走路时，可以将固定装置移除。住院时间取决于患肢的状态；如果存在病变或坏疽部位需要护理时，住院时间将延长。

三、治疗效果

脐静脉移植自 1974 年开始在临床上用于下肢血管重建。对脐静脉移植的治疗效果，一方面存在很多质疑，另一方面也有大量报道表明脐静脉移植疗效优越，可以作为自体静脉的替代移植物。

Alan 等在 1975～1985 年应用戊二醛稳定的脐静脉移植物的临床经验证明，腘动脉、胫动脉和腓动脉旁路的半数开通期分别为 6.5 年、2.3 年和 1.7 年。其中后两个数字，以及移植 5 年后 36%的动脉瘤及 21%的扩张发生率并不理想。但是在移植后 5 年内，仅有 6%的患者因动脉瘤性移植物扩张需要外科干预。在

1985～1995 年间进行的对脐静脉移植物的随访报告表明，5 年时的开通率有改善：腘动脉和胫动脉的开通率从 10 年前的 57%和 33%提高到 65%和 45%。此外，在 1985～1995 年间，仅发现 2 例移植物动脉瘤，表明在脐静脉选择和加工方面均有提高。

Alan 等在 1995～2005 年的研究结果表明，脐静脉移植物开通率及生物退化方面均优于自体静脉移植物。在 1990～2000 年间，腘动脉和胫/腓动脉重建的开通率在第 6 年分别为 67%和 47%。累积的 5 年下肢保肢率分别为 80%和 65%。胫/腓动脉重建的显著改善与远端动脉静脉瘘应用增加有关。

与脐静脉移植失败相关的因素包括：①吻合口远端动脉的质量；②远端径流量；③脐静脉移植物钙化、存在血栓；④缺乏足动脉弓等。实际上，血管的通畅受多种因素影响，即使存在上述某些因素时，仍有可能获得持久的通畅。此外，患者的选择也非常关键。

血管造影可准确评估移植后远端动脉循环功能，但是直接手动注射肝素化盐水探查动脉可作出最简单快速的评估。这种方法虽然简单且主观影响较大，但是可预测早期移植失败。在远端动脉高阻力情况下，应该考虑放弃旁路移植手术，对于不能进行远端动静脉造瘘的足部旁路移植术更是如此。因此，在移植手术之前，要首先全面考虑患者的临床状况，而不是急于进行手术。

四、并发症

（一）血栓形成

血栓形成是最常见的与血管移植物相关的并发症。多种因素可引起脐静脉移植物血栓形成，包括技术失误、血管移植物未得到正确处理或者病例选择不当。由于移植物自身原因形成的血栓主要发生在移植物内表面破损的地方。如果术中动脉波提示径流量差或没有径流量，并且不可能在更远端进行吻合，将造成早期术后血栓形成及手术失败，此时不考虑进行再次手术。在其他情况下，对早期和意外的血栓形成应立即探查，寻找或纠正血栓形成原因。因为在采用脐静脉移植物建立足部旁路时需常规进行远端动静脉造瘘，如果静脉血流是好的，不管动脉径流量状态如何，仍需再次探查是否有早期血栓形成。

脐静脉移植物形成血栓后，可进行取栓治疗。脐静脉移植物取栓术最关键的一点是操作轻柔。球囊导管的过度扩张可轻易破坏移植物。最好在递送球囊导管之前，通过轻柔的外部按摩或者通过近端和远端动脉切开术直接注射生理盐水以清除大部分血栓。如果其他方法有效的话，可以不用球囊导管。移植物内晚期血栓形成采用相似的方法处理，但是应该进行术前动脉造影，评估近端和远端血管血流情况。溶栓可作为一种有效的外科替代治疗。移植物晚期血栓不一定导致截肢，尤其当趾或前足截肢或溃疡已经愈合。胫动脉旁路与腘动脉重建的保肢率相似。尽管腓动脉重建的保肢率最低，但是半数以上患者下肢可以存活 2～4 年，这表明在合适的病例中，持续的腓动脉重建是非常重要的。

（二）感染

感染是人造血管最严重的并发症。尽管脐静脉移植物不能完全避免感染，但是在制备过程中采用的戊二醛鞣可以使移植物对炎症产生抵抗能力。与双醛淀粉鞣化的牛异体移植物不同，牛异体移植物在受到感染时常常会溶解，引发致命的出血，而脐静脉移植物能够在这些病理情况下维持结构完整，因此有机会对感染进行纠正。

脐静脉移植物感染的发病率与大隐静脉移植物相似（<3%）。尽管大多数移植物发生感染时必须清除以治疗败血症并预防出血，但对脐静脉移植物有可能通过强化的抗生素治疗结合局部大范围引流、肌肉转位或皮瓣前移覆盖以挽救。

（三）动脉瘤

脐静脉移植物真性动脉瘤已非常少见，这与牛异体移植物恰好相反。戊二醛的鞣化、外部聚酯网的使用，以及脐静脉固有解剖结构的保留，均有助于增加脐静脉移植物对抗生物降解的能力。动脉瘤的发展是宿主代谢障碍、醛交联作用不足或被逆转的综合结果。动脉瘤累及脐静脉移植物时，如果有症状或动脉瘤大于 2～3cm，应该切除脐静脉移植物并更换新的旁路移植物。

发生在吻合口部位的假性动脉瘤几乎都是由于技术原因造成的。随着术者经验的增加，吻合口假性动脉瘤的发生率已经显著降低。某些假性动脉瘤的发生是由于受者血管在行内膜剥脱术后血管壁变得非常薄。纠正假性动脉瘤可能需要补片血管成型术或移植物插补术。如果出现感染，可能需要大范围引流、切除移植物，以及建立额外的解剖旁路。

（四）内膜增生

经戊二醛处理的脐静脉移植物不会发生内膜增生。但是，宿主血管在吻合口附近可发生内膜增生，并可能延伸到脐静脉移植物的管腔。内膜增生可部分归因于局部湍流，而导致局部湍流的因素包括残余病变、吻合角度过大，以及移植物和宿主血管大小或顺应性不匹配。纠正这些因素可能会降低内膜增生的发生率，但不可能完全避免。

五、结语

经戊二醛处理的脐静脉移植物是一个肌胶原管，由抗血栓形成的基底膜及覆盖其上的聚酯网构成。脐静脉移植物用于下肢血管重建自 1974 年就已经进行了临床评价。在长期的通畅性及耐用性研究的基础上，脐静脉移植物在下肢血管重建中发挥重要作用。丰富的经验、精准的判断和大量的技术是保证移植物长期通畅的先决条件。经戊二醛处理的脐静脉移植物安全可靠、无抗原性、在机械上与正常动脉等效，并具有良好的生物相容性。脐静脉移植物的直接益处是逆转缺血和保肢。但是，将来仍需要进行大规模前瞻性随机对照研究，通过与其他移植物对比，评价脐静脉移植物的疗效。

（田孝祥　傅松涛　白继平）

参 考 文 献

陈各才, 岳爱环, 阮中宝, 等. 2014. 间充质干细胞治疗心肌梗死研究进展. 中华老年心脑血管病杂志, 16(1): 98-99.

陈琳, 谢小燕, 习佳飞, 等. 2016. 脐血单个核细胞来源红系祖细胞的诱导扩增及保存的研究. 中华血液学杂志, 37(1): 45-50.

董永强, 徐家行, 张晓明, 等. 2010. 人脐血内皮祖细胞治疗裸鼠心肌梗死. 中华实验外科杂志, 27(4): 492-494.

胡承恒, 伍贵富, 王小庆, 等. 2006. 人脐血单个核细胞移植治疗大鼠急性心肌梗死的实验研究. 中华心血管病杂志, 34(7): 587-590.

金誉, 单根法, 钟竑, 等. 2005. 脐血间充质干细胞经体外诱导移植梗死心肌后对心肌的保护作用. 中华实验外科杂志, 22(12): 1591.

李建军, 刘会兰, 朱小玉, 等. 2017. 我国公共脐血库提供的脐血进行单份非血缘脐血移植的临床疗效评价. 中华器官移植杂志, 38(2): 84-89.

李猛, 盛宏霞, 刘阳, 等. 2017. 脐带间充质干细胞联合 UM171 对脐血源 CD34$^+$细胞的扩增效果研究. 中华细胞与干细胞杂志(电子版), 7(2): 93-100.

李猛, 盛宏霞, 张斌, 等. 2016. 脐血来源造血干细胞体外培养扩增技术研究进展. 中华细胞与干细胞杂志(电子版), 6(2): 127-133.

柳成荫, 蒋学俊. 2017. 运用血管生长因子治疗心肌梗死的研究进展. 中华心血管病杂志, 45(12): 1100-1103.

卢国辉, 张世忠. 2012. 脐血间充质干细胞与帕金森病. 中华神经医学杂志, 11(3): 314-316.

马群兴, 李彤, 赵越, 等. 2014. 脐带间充质干细胞与脐血 CD34$^+$细胞联合移植治疗心肌梗死. 中华胸心血管外科杂志, 30(2): 82-85.

孙光宇, 孙自敏, 刘会兰, 等. 2014. HLA 相合程度对单份非血缘脐血移植临床结果的影响. 中华血液学杂志, 35(8):

678-683.

孙自敏. 2014. 脐血造血干细胞移植的现状. 中华器官移植杂志, 35(1): 1-2.

王富军, 杜亚萍, 丁海霞, 等. 2015. 人脐血干细胞对兔后肢动脉球囊损伤后内膜增殖和内皮功能的影响. 中华细胞与干细胞杂志(电子版), 5(2): 110-23.

余正平, 丁家华, 陈宝安, 等. 2017. 脐血造血干细胞移植治疗 36 例血液病患者的临床分析. 中华血液学杂志, 38(8): 7110-721.

袁春菊, 余国龙, 李文斌, 等. 2011. 多次静脉移植人脐血单个核细胞对家兔急性心肌梗死炎症反应的影响. 中华器官移植杂志, 32(6): 372-376.

章毅, 朱华, 金焕英, 等. 2015. 液氮冻存时间对 605 份脐血造血干细胞质量和临床移植效果的影响. 中华血液学杂志, 36(1): 1-3.

中华医学会心血管病学分会, 中华心血管病杂志编辑委员会. 2014. 中国心力衰竭诊断和治疗指南 2014. 中华心血管病杂志, 42(2): 98-122.

中华医学会心血管病学分会, 中华心血管病杂志编辑委员会. 2015. 急性 ST 段抬高型心肌梗死诊断和治疗指南. 中华心血管病杂志, 43(5): 380-393.

朱峰, 翁国星. 2017. 提高移植细胞在心肌梗死区域存活率的研究进展. 中华胸心血管外科杂志, 33(9): 573-576.

Abolhasani M, Rezaee MA, Mohammadi M, et al. 2018. Immunomodulatory properties of umbilical cord vein mesenchymal stromal cells influenced by gestational age and in vitro expansion. Immunol Lett, 194: 62-68.

Arminan A, Gandia C, Garcia-Verdugo JM, et al. 2010. Mesenchymal stem cells provide better results than hematopoietic precursors for the treatment of myocardial infarction. J Am Coll Cardiol, 55(20): 2244-2253.

Bartolucci J, Verdugo FJ, Gonzalez PL, et al. 2017. Safety and efficacy of the intravenous infusion of umbilical cord mesenchymal stem cells in patients with heart failure: a phase 1/2 randomized controlled trial (RIMECARD Trial [randomized clinical trial of intravenous infusion umbilical cord mesenchymal stem cells on cardiopathy]). Circ Res, 121(10): 1192-1204.

Bielec-Berek B, Jastrzebska Stojko Z, Drosdzol-Cop A, et al. 2018. Maternal predictors and quality of umbilical cord blood units. Cell Tissue Bank, 19(1): 610-675.

Chang SA, Lee EJ, Kang HJ, et al. 2008. Impact of myocardial infarct proteins and oscillating pressure on the differentiation of mesenchymal stem cells: effect of acute myocardial infarction on stem cell differentiation. Stem Cells, 26(7): 1901-1912.

Chen DY, Wei HJ, Lin WW, et al. 2013. Intramuscular delivery of 3D aggregates of HUVECs and cbMSCs for cellular cardiomyoplasty in rats with myocardial infarction. J Control Release, 172(2): 4110-425.

Chen H, Zhang N, Li T, et al. 2012. Human umbilical cord Wharton's jelly stem cells: immune property genes assay and effect of transplantation on the immune cells of heart failure patients. Cell Immunol, 276(1-2): 83-90.

Chen Y, Ye L, Zhong J, et al. 2015. The structural basis of functional improvement in response to human umbilical cord blood stem cell transplantation in hearts with postinfarct lv remodeling. Cell Transplant, 24(6): 971-983.

Cho HM, Kim PH, Chang HK, et al. 2017. Targeted genome engineering to control vegf expression in human umbilical cord blood-derived mesenchymal stem cells: Potential implications for the treatment of myocardial infarction. Stem Cells Transl Med, 6(3): 1040-1051.

Cho HM, Lee KH, Shen YM, et al. 2020. Transplantation of hMSCs genome edited with LEF1 improves cardio-protective effects in myocardial infarction. Mol Ther Nucleic Acids, 19: 1186-1197.

Copeland N, Harris D, Gaballa MA. 2009. Human umbilical cord blood stem cells, myocardial infarction and stroke. Clin Med (Lond), 9(4): 342-345.

Cui YX, Kafienah W, Suleiman MS, et al. 2013. A new methodological sequence to expand and transdifferentiate human umbilical cord blood derived CD133+ cells into a cardiomyocyte-like phenotype. Stem Cell Rev, 9(3): 350-359.

Damas JK, Boullier A, Waehre T, et al. 2005. Expression of fractalkine (CX3CL1) and its receptor, CX3CR1, is elevated in coronary artery disease and is reduced during statin therapy. Arterioscler Thromb Vasc Biol, 25(12): 2567-2572.

Dayan V, Yannarelli G, Billia F, et al. 2011. Mesenchymal stromal cells mediate a switch to alternatively activated monocytes/macrophages after acute myocardial infarction. Basic Res Cardiol, 106(6): 12910-1310.

Donders R, Vanheusden M, Bogie JF, et al. 2015. Human Wharton's jelly-derived stem cells display immunomodulatory properties and transiently improve rat experimental autoimmune encephalomyelitis. Cell Transplant, 24(10): 2077-2098.

Eapen M, Wang T, Veys PA, et al. 2017. Allele-level HLA matching for umbilical cord blood transplantation for non-malignant diseases in children: a retrospective analysis. Lancet Haematol, 4(7): e325-e333.

Fang Z, Yin X, Wang J, et al. 2016. Functional characterization of human umbilical cord-derived mesenchymal stem cells for treatment of systolic heart failure. Exp Ther Med, 12(5): 3328-3332.

Fedevych O, Chasovskyi K, Vorobiova G, et al. 2011. Open cardiac surgery in the first hours of life using autologous umbilical cord blood. Eur J Cardiothorac Surg, 40(4): 985-989.

Friedrich EB, Bohm M. 2005. Human umbilical cord blood cells and myocardial infarction: novel ways to treat an old problem. Cardiovasc Res, 66(1): 4-6.

Gokcinar Yagci B, Yersal N, Korkusuz P, et al. 2018. Generation of human umbilical cord vein CD146$^+$ perivascular cell origined three-dimensional vascular construct. Microvasc Res, 118: 101-112.

Gong X, Fan G, Wang W, et al. 2014. Trimetazidine protects umbilical cord mesenchymal stem cells against hypoxia and serum deprivation induced apoptosis by activation of Akt. Cell Physiol Biochem, 34(6): 2245-2255.

Greco N, Laughlin MJ. 2010. Umbilical cord blood stem cells for myocardial repair and regeneration. Methods Mol Biol, 660: 210-252.

Henning RJ, Shariff M, Eadula U, et al. 2008. Human cord blood mononuclear cells decrease cytokines and inflammatory cells in acute myocardial infarction. Stem Cells Dev, 17(6): 1207-1219.

Hu CH, Li ZM, Du ZM, et al. 2009. Human umbilical cord-derived endothelial progenitor cells promote growth cytokines-mediated neorevascularization in rat myocardial infarction. Chin Med J (Engl), 122(5): 548-555.

Hu CH, Wu GF, Wang XQ, et al. 2006. Transplanted human umbilical cord blood mononuclear cells improve left ventricular function through angiogenesis in myocardial infarction. Chin Med J (Engl), 119(18): 14910-1506.

Huang CC, Wei HJ, Lin KJ, et al. 2015. Multimodality noninvasive imaging for assessing therapeutic effects of exogenously transplanted cell aggregates capable of angiogenesis on acute myocardial infarction. Biomaterials, 73: 12-22.

Jin H, Sanberg PR, Henning RJ. 2013. Human umbilical cord blood mononuclear cell-conditioned media inhibits hypoxic-induced apoptosis in human coronary artery endothelial cells and cardiac myocytes by activation of the survival protein Akt. Cell Transplant, 22(9): 1637-1650.

Jun Y, Chunju Y, Qi A, et al. 2014. The effects of compound danshen dripping pills and human umbilical cord blood mononuclear cell transplant after acute myocardial infarction. Exp Clin Transplant, 12(2): 123-128.

Kang BJ, Kim H, Lee SK, et al. 2014. Umbilical-cord-blood-derived mesenchymal stem cells seeded onto fibronectin-immobilized polycaprolactone nanofiber improve cardiac function. Acta Biomater, 10(7): 3007-3017.

Kim BO, Tian H, Prasongsukarn K, et al. 2005. Cell transplantation improves ventricular function after a myocardial infarction: a preclinical study of human unrestricted somatic stem cells in a porcine model. Circulation, 112(s9): 96-104.

Kim SW, Jin HL, Kang SM, et al. 2016. Therapeutic effects of late outgrowth endothelial progenitor cells or mesenchymal stem cells derived from human umbilical cord blood on infarct repair. Int J Cardiol, 203: 498-507.

Konoplyannikov M, Haider KH, Lai VK, et al. 2013. Activation of diverse signaling pathways by ex-vivo delivery of multiple cytokines for myocardial repair. Stem Cells Dev, 22(2): 204-215.

Kostic I, Fidalgo Carvalho I, Aday S, et al. 2015. Lysophosphatidic acid enhances survival of human CD34(+) cells in ischemic conditions. Sci Rep, 5: 16406.

Lee EJ, Park SJ, Kang SK, et al. 2012. Spherical bullet formation via E-cadherin promotes therapeutic potency of mesenchymal stem cells derived from human umbilical cord blood for myocardial infarction. Mol Ther, 20(7): 1424-1433.

Lee WY, Wei HJ, Wang JJ, et al. 2012. Vascularization and restoration of heart function in rat myocardial infarction using transplantation of human cbMSC/HUVEC core-shell bodies. Biomaterials, 33(7): 2127-2136.

Leor J, Guetta E, Feinberg MS, et al. 2006. Human umbilical cord blood-derived CD133$^+$ cells enhance function and repair of the infarcted myocardium. Stem Cells, 24(3): 772-780.

Li M, Ng SC. 2014. Potentiating the naturally occurring process for repair of damaged heart. Curr Pharm Des, 20(12): 1950-1963.

Li N, Huang R, Zhang X, et al. 2017. Stem cells cardiac patch from decellularized umbilical artery improved heart function after myocardium infarction. Biomed Mater Eng, 28(s1): 87-94.

Li T, Ma Q, Ning M, et al. 2014. Cotransplantation of human umbilical cord-derived mesenchymal stem cells and umbilical cord blood-derived CD34(+) cells in a rabbit model of myocardial infarction. Mol Cell Biochem, 387(1-2): 91-100.

Li X, Hu YD, Guo Y, et al. 2015. Safety and efficacy of intracoronary human umbilical cord-derived mesenchymal stem cell treatment for very old patients with coronary chronic total occlusion. Curr Pharm Des, 21(11): 1426-1432.

Lilyanna S, Martinez EC, Vu TD, et al. 2013. Cord lining-mesenchymal stem cells graft supplemented with an omental flap induces myocardial revascularization and ameliorates cardiac dysfunction in a rat model of chronic ischemic heart failure. Tissue Eng Part A, 19(11-12): 1303-1315.

Lin CH, Lee HT, Lee SD, et al. 2013. Role of HIF-1alpha-activated Epac1 on HSC-mediated neuroplasticity in stroke model. Neurobiol Dis, 58: 76-91.

Liu CB, Huang H, Sun P, et al. 2016. Human umbilical cord-derived mesenchymal stromal cells improve left ventricular function, perfusion, and remodeling in a porcine model of chronic myocardial ischemia. Stem Cells Transl Med, 5(8): 1004-1013.

Lopez-Ruiz E, Peran M, Picon-Ruiz M, et al. 2014. Cardiomyogenic differentiation potential of human endothelial progenitor cells isolated from patients with myocardial infarction. Cytotherapy, 16(9): 12210-1237.

Lopez Y, Lutjemeier B, Seshareddy K, et al. 2013. Wharton's jelly or bone marrow mesenchymal stromal cells improve cardiac function following myocardial infarction for more than 32 weeks in a rat model: a preliminary report. Curr Stem Cell Res Ther,

8(1): 46-59.

Ma J, Zhao Y, Sun L, et al. 2017. Exosomes derived from akt-modified human umbilical cord mesenchymal stem cells improve cardiac regeneration and promote angiogenesis via activating platelet-derived growth factor D. Stem Cells Transl Med, 6(1): 51-59.

Ma N, Stamm C, Kaminski A, et al. 2005. Human cord blood cells induce angiogenesis following myocardial infarction in NOD/scid-mice. Cardiovasc Res, 66(1): 45-54.

Margaryan R, Assanta N, Menciassi A, et al. 2020. Selective perfusion of coronary vasculature in preterm sheep: a methodological innovation undermined by unfavourable operation of the foramen ovale. Can J Physiol Pharmacol, 98(4): 211-218.

Martinez EC, Vu DT, Wang J, et al. 2013. Grafts enriched with subamnion-cord-lining mesenchymal stem cell angiogenic spheroids induce post-ischemic myocardial revascularization and preserve cardiac function in failing rat hearts. Stem Cells Dev, 22(23): 3087-3099.

Masuda H, Iwasaki H, Kawamoto A, et al. 2012. Development of serum-free quality and quantity control culture of colony-forming endothelial progenitor cell for vasculogenesis. Stem Cells Transl Med, 1(2): 160-171.

Medhekar SK, Shende VS, Chincholkar AB. 2016. Recent stem cell advances: cord blood and induced pluripotent stem cell for cardiac regeneration- a review. Int J Stem Cells, 9(1): 21-30.

Merx MW, Zernecke A, Liehn EA, et al. 2005. Transplantation of human umbilical vein endothelial cells improves left ventricular function in a rat model of myocardial infarction. Basic Res Cardiol, 100(3): 208-216.

Moccia F, Dragoni S, Cinelli M, et al. 2013. How to utilize Ca^{2+} signals to rejuvenate the repairative phenotype of senescent endothelial progenitor cells in elderly patients affected by cardiovascular diseases: a useful therapeutic support of surgical approach? BMC Surg, 13(s2): S46.

Mohan M, Rokade R, Kasturet S. 2013. Intravenous human umbilical cord blood improves electrophysiological and metabolic properties in ISO induced myocardial necrosis in rats. Indian J Exp Biol, 51(3): 228-234.

Moldenhauer LM, Cockshell MP, Frost L, et al. 2015. Interleukin-3 greatly expands non-adherent endothelial forming cells with pro-angiogenic properties. Stem Cell Res, 14(3): 380-395.

Monti M, Imberti B, Bianchi N, et al. 2017. A Novel method for isolation of pluripotent stem cells from human umbilical cord blood. Stem Cells Dev, 26(17): 1258-1269.

Normile D. 2017. iPS cell therapy reported safe. Science, 355(6330): 1101-1110.

Oommen S, Yamada S, Cantero Peral S, et al. 2015. Human umbilical cord blood-derived mononuclear cells improve murine ventricular function upon intramyocardial delivery in right ventricular chronic pressure overload. Stem Cell Res Ther, 6: 50.

Papapetrou EP. 2016. Induced pluripotent stem cells, past and future. Science, 353(6303): 991-992.

Rahbarghazi R, Nassiri SM, Ahmadi SH, et al. 2014. Dynamic induction of pro-angiogenic milieu after transplantation of marrow-derived mesenchymal stem cells in experimental myocardial infarction. Int J Cardiol, 173(3): 453-466.

Riordan NH, Morales I, Fernandez G, et al. 2018. Clinical feasibility of umbilical cord tissue-derived mesenchymal stem cells in the treatment of multiple sclerosis. J Transl Med, 16(1): 57.

Roura S, Farre J, Hove Madsen L, et al. 2010. Exposure to cardiomyogenic stimuli fails to transdifferentiate human umbilical cord blood-derived mesenchymal stem cells. Basic Res Cardiol, 105(3): 4110-430.

Roura S, Galvez Monton C, Bayes Genis A. 2014. Umbilical cord blood-derived mesenchymal stem cells: new therapeutic weapons for idiopathic dilated cardiomyopathy? Int J Cardiol, 177(3): 8010-818.

Roura S, Galvez Monton C, Mirabel C, et al. 2017. Mesenchymal stem cells for cardiac repair: are the actors ready for the clinical scenario? Stem Cell Res Ther, 8(1): 238.

Roura S, Pujal JM, Galvez Monton C, et al. 2015. The role and potential of umbilical cord blood in an era of new therapies: a review. Stem Cell Res Ther, 6: 123.

Roura S, Pujal JM, Galvez Monton C, et al. 2016. Quality and exploitation of umbilical cord blood for cell therapy: Are we beyond our capabilities? Dev Dyn, 245(7): 710-717.

Roura S, Soler Botija C, Bago JR, et al. 2015. Postinfarction functional recovery driven by a three-dimensional engineered fibrin patch composed of human umbilical cord blood-derived mesenchymal stem cells. Stem Cells Transl Med, 4(8): 956-966.

Santos Nascimento D, Mosqueira D, Sousa LM, et al. 2014. Human umbilical cord tissue-derived mesenchymal stromal cells attenuate remodeling after myocardial infarction by proangiogenic, antiapoptotic, and endogenous cell-activation mechanisms. Stem Cell Res Ther, 5(1): 5.

Sondergaard CS, Hess DA, Maxwell DJ, et al. 2010. Human cord blood progenitors with high aldehyde dehydrogenase activity improve vascular density in a model of acute myocardial infarction. J Transl Med, 8: 24.

Sun L, Xu R, Sun X, et al. 2016. Safety evaluation of exosomes derived from human umbilical cord mesenchymal stromal cell. Cytotherapy, 18(3): 413-422.

Sun T, Zhou JP, Kuang DB, et al. 2013. Correlations of DDAH1 transcript variants with human endothelial asymmetric dimethylarginine metabolizing activity. Am J Hypertens, 26(12): 1437-1444.

Szaraz P, Librach M, Maghen L, et al. 2016. In vitro differentiation of first trimester human umbilical cord perivascular cells into contracting cardiomyocyte-like cells. Stem Cells Int, 2016: 7513252.

Tanaka E, Ogawa Y, Mukai T, et al. 2018. Dose-dependent effect of intravenous administration of human umbilical cord-derived mesenchymal stem cells in neonatal stroke mice. Front Neurol, 9: 133.

Tuma J, Carrasco A, Castillo J, et al. 2016. RESCUE-HF trial: retrograde delivery of allogeneic umbilical cord lining subepithelial cells in patients with heart failure. Cell Transplant, 25(9): 1713-1721.

Wang XL, Zhao YY, Sun L, et al. 2018. Exosomes derived from human umbilical cord mesenchymal stem cells improve myocardial repair via upregulation of Smad7. Int J Mol Med, 41(5): 3063-3072.

Wei H, Tan G, Manasi, et al. 2012. One-step derivation of cardiomyocytes and mesenchymal stem cells from human pluripotent stem cells. Stem Cell Res, 9(2): 87-100.

Wojakowski W, Kucia M, Liu R, et al. 2011a. Circulating very small embryonic-like stem cells in cardiovascular disease. J Cardiovasc Transl Res, 4(2): 138-144.

Wojakowski W, Kucia M, Zuba-Surma E, et al. 2011b. Very small embryonic-like stem cells in cardiovascular repair. Pharmacol Ther, 129(1): 21-28.

Wojakowski W, Tendera M, Kucia M, et al. 2009. Mobilization of bone marrow-derived Oct-4[+] SSEA-4[+] very small embryonic-like stem cells in patients with acute myocardial infarction. J Am Coll Cardiol, 53(1): 1-9.

Wu KH, Mo XM, Zhou B, et al. 2009. Cardiac potential of stem cells from whole human umbilical cord tissue. J Cell Biochem, 107(5): 926-932.

Xing YL, Shen LH, Li HW, et al. 2009. Optimal time for human umbilical cord blood cell transplantation in rats with myocardial infarction. Chin Med J (Engl), 122(23): 2833-2839.

Yannarelli G, Dayan V, Pacienza N, et al. 2013. Human umbilical cord perivascular cells exhibit enhanced cardiomyocyte reprogramming and cardiac function after experimental acute myocardial infarction. Cell Transplant, 22(9): 1651-1666.

Yoon CH, Koyanagi M, Iekushi K, et al. 2010. Mechanism of improved cardiac function after bone marrow mononuclear cell therapy: role of cardiovascular lineage commitment. Circulation, 121(18): 2001-2011.

Zhang C, Zhou G, Chen Y, et al. 2018. Human umbilical cord mesenchymal stem cells alleviate interstitial fibrosis and cardiac dysfunction in a dilated cardiomyopathy rat model by inhibiting TNFalpha and TGFbeta1/ERK1/2 signaling pathways. Mol Med Rep, 17(1): 71-78.

Zhang H, Tao Y, Ren S, et al. 2018. Simultaneous harvesting of endothelial progenitor cells and mesenchymal stem cells from the human umbilical cord. Exp Ther Med, 15(1): 806-812.

Zhang J, Chen GH, Wang YW, et al. 2012. Hydrogen peroxide preconditioning enhances the therapeutic efficacy of Wharton's jelly mesenchymal stem cells after myocardial infarction. Chin Med J (Engl), 125(19): 3472-3478.

Zhang L, Yang J, Tian YM, et al. 2015. Beneficial effects of hypoxic preconditioning on human umbilical cord mesenchymal stem cells. Chin J Physiol, 58(5): 343-353.

Zhang W, Liu XC, Yang L, et al. 2013. Wharton's jelly-derived mesenchymal stem cells promote myocardial regeneration and cardiac repair after miniswine acute myocardial infarction. Coron Artery Dis, 24(7): 5410-558.

Zhao L, Cheng G, Choksi K, et al. 2019. Transplantation of human umbilical cord blood-derived cellular fraction improves left ventricular function and remodeling after myocardial ischemia/reperfusion. Circ Res, 125(8): 759-772.

Zhao L, Liu X, Zhang Y, et al. 2016. Enhanced cell survival and paracrine effects of mesenchymal stem cells overexpressing hepatocyte growth factor promote cardioprotection in myocardial infarction. Exp Cell Res, 344(1): 30-39.

Zhao XF, Xu Y, Zhu ZY, et al. 2015a. Clinical observation of umbilical cord mesenchymal stem cell treatment of severe systolic heart failure. Genet Mol Res, 14(2): 3010-3017.

Zhou Q, Deng Q, Hu B, et al. 2017. Ultrasound combined with targeted cationic microbubble-mediated angiogenesis gene transfection improves ischemic heart function. Exp Ther Med, 13(5): 2293-2303.

第十一章　脐带血干细胞对神经系统疾病的再生修复作用

第一节　脐带血在神经病学中的治疗作用

一、概述

在全世界范围内，严重残疾的发生与神经系统疾病密切相关。根据 2000 年全球疾病负担（the Global Burden of Disease 2000）研究的流行病学数据显示，欧洲地区残疾患者的致残原因中，神经系统的各种疾病排名第 3 位。2000 年欧洲对于神经系统疾病的花费是 3860 亿欧元，平均每个欧洲居民的花费是 829 欧元。随着全球老龄化的加剧，由于尚未出现有效的神经组织重建和修复的治疗手段，因神经系统疾病引起的慢性残疾的开销逐年增加。因此，当前急需快速通过伦理和临床的试验研究将研究成果转化，以减轻由神经系统疾病带来的负担。

由于干细胞存在自我更新和向中枢神经系统（central nervous system，CNS）其他细胞分化的潜能，干细胞治疗已经成为神经修复研究的主要方向。干细胞移植或者成人脑内内源性干细胞的活化，也已成为神经变性疾病未来的治疗方法。从临床试验特别是关于帕金森病（Parkinson's disease，PD）的试验已经取得的经验来看，细胞替代疗法（cell replacement therapy，CRT）已取得显著进展。尽管如此，关于干细胞的来源，以及何种干细胞可以应用于人体研究或者成为可能的治疗方案，仍然存在伦理方面的讨论。

二、细胞替代治疗的挑战

尽管目前干细胞向神经功能细胞转化的技术逐渐提高，但干细胞治疗在神经变性疾病方面的应用仍缺乏有效的 CRT，这些工作主要面临以下 3 个方面的问题。

首先，人体神经变性疾病的确切发病机制目前尚未十分清楚。例如，仅把选择性黑质纹状体神经元的退化作为特发性 PD 的发病机制，则过于简单。该病变涉及的病理范围较广，将多巴胺能细胞移植到黑质中并不能治愈该病。虽然在人体试验中，胎儿纹状体组织的纹状体内移植支持将 CRT 应用于亨廷顿病（Huntington's disease，HD）的理念，但治疗的临床益处尚不清楚。而且，多发性硬化症、额颞叶痴呆、阿尔茨海默病（Alzheimer's disease，AD）以及多系统萎缩的患者没有 CRT 的特异性靶标。因此，与其他神经退行性疾病相比，上述几种疾病更为棘手。在这些疾病中，适当的神经元细胞系的表征和替代治疗仍将是一个巨大的挑战。

其次，可应用 CRT 治疗的患者相对有限。对于 PD 和 HD 可能相对容易做出特异性诊断，但额颞叶痴呆和多系统萎缩等疾病选择异质性人群并不具有诊断性生物标志物。在患有 PD 和 AD 的患者中，病理学病变范围远远超出纹状体，因此纹状体 CRT 并不能使这些患者受益。

第三，只有当细胞移植技术显著提高后，才能倡导 CRT 进行大规模的临床试验。由于目前人干细胞移植后是否应该常规推荐免疫抑制治疗尚不清楚，因此神经细胞替代治疗的具体方案仍需要标准化。在人脑和脊髓的损伤部位，移植细胞和宿主前体细胞的分化失败可能是由损伤部位的不利微环境所造成。用单克隆抗体（如抗 Nogo 抗体）阻断这些局部抑制性因子以促进修复已经在实验模型中初见成效，并且 CRT 治疗也要求抑制多余的神经分化。在胚胎干细胞移植和移植诱导运动障碍的纹状体移植中，正在建立减少畸胎瘤风险的理想策略。综上所述，关于疾病特异性 CRT 最重要的问题在于目前对神经退行性疾病机制的认知是否科学准确。

三、有关神经退行性疾病

已确定的观点是，在 PD、HD 及运动神经元病（肌萎缩性侧索硬化症）这三种疾病中，所涉及的细胞类型具有高度特异性。因此，对于不同类型的神经元细胞系的干细胞治疗能否取得最终成功，将与每种疾病的特性有关，同时还涉及神经变性的概念。AD、PD 和库鲁病（Kuru disease）等多种疾病的共同发病机制是错误折叠蛋白质的聚集和沉积导致进行性 CNS 淀粉样变性，涉及变化包括：不溶性淀粉样蛋白原纤维的沉积以及细胞外淀粉状蛋白斑；神经原纤维缠结和（或）胞质内或核内包涵体的形成导致纤维状聚集体。许多与神经退行性疾病相关的淀粉样蛋白质是全身表达的。在症状性神经疾病期间，无症状、临床前期和其他系统的神经系统保护是未知的，但可能反映特定神经解剖系统以时间依赖性的方式对蛋白质错误折叠的独特脆弱性、相关的变化和代谢产生影响。神经退行性疾病的一个新兴且关键的研究领域是蛋白质错误折叠和纤维化的动力学，以及这个过程如何与影响神经系统老化相关的代谢障碍相关联。

中风和多发性硬化症是全身因素可以显著影响神经变性的脑部疾病的常见例子。在中风中，由局部脑血流减少而导致的局灶性缺血与特定时间点的血管病理性质直接相关。然而，中风患者的神经元损伤也受氧化、温度、血糖和炎症反应的严重程度的影响。多发性硬化症患者由于与脑神经退行性变并行的血脑屏障（blood-brain barrier，BBB）功能障碍的存在而出现复发症状。多发性硬化症的复发率和神经退行性变化受感染、局部炎症反应和神经元代谢率的影响。由于 BBB 的局部破坏，病变的病理标志是静脉周围的多灶性脱髓鞘。多发性硬化症中神经退行性病变的机制尚不清楚，但主要与神经元及轴索有关。有一个新兴的观点认为，感染和全身炎症反应会加速 AD 和其他神经退行性疾病患者认知能力的下降。年龄、感染或炎症对脑代谢的影响可能是通过针对易感基因个体中的易感神经元库，进而加速蛋白质错误折叠及这些位点的细胞凋亡来实现的，最后导致系统特异性神经退行性疾病的发生。朊病毒疾病为这个观点提供了有效证据，并且相应动物试验也支持此观点。

四、脐带血治疗神经病学的范围

自 1989 年范科尼贫血（FA）患者首次成功进行脐带血（UCB）移植以来，全球范围内已进行 4 万余例这样的移植，在地中海贫血、镰状细胞病和急性白血病等领域取得了成功。UCB 细胞近来已被成功地用于治疗 Hurler 综合征，这是一种由溶酶体酶 β-L-艾杜糖苷酶活性降低引起的代谢紊乱。在 20 名接受治疗的儿童中，17 名患儿在用 UCB 细胞治疗后神经认知表现得到改善，中位随访时间为 905 天。

UCB 主要有三大特性，并可能具有其他的潜在价值。首先，UCB 具有高浓度的胎儿血红蛋白（HbF），其具有比正常成人血红蛋白更大的氧结合能力，对于镰状细胞病和血红蛋白病的治疗具有相当重要的意义，并且有望改善局部缺血组织的氧合作用。局部血流量从次级血管或侧支循环到损伤区域，HbF 可为缺血半暗带中存活的神经元提供更好的氧合作用。

其次，与成人骨髓造血组织相比，UCB 有更多未分化的干细胞。这些原始干细胞具有多分化潜能，可以转分化为包括神经组织在内的其他组织。研究发现碱性成纤维细胞生长因子和人表皮生长因子（EGF）可诱导 UCB 细胞表达神经和胶质细胞标志物。而在脑源性神经营养因子（brain-derived neurotrophic factor，BDNF）中培养 10 天后，UCB 细胞可表达神经胶质纤维酸性蛋白和神经元特异性神经蛋白。此外，人 UCB 中的间充质干细胞（MSC）可以快速培养并转分化为神经细胞系。因此，UCB 可作为与胚胎及胎儿组织细胞疗法相当的 CRT 干细胞的潜在来源。

第三，UCB 中的 T 细胞和 B 细胞均不成熟。UCB 中的大多数 T 细胞表达 CD45 RA$^+$/CD45 RO$^-$/CD62 L$^+$，而抑制性和细胞毒性 T 细胞亚群几乎不存在。因此，UCB 移植对人白细胞抗原（HLA）系统匹配程度要求相对较低。那么，与成人骨髓来源的造血组织相比，脐带移植在治疗选择性神经疾病（神经元储存障碍和多发性硬化症）方面更具有优势。

五、UCB 治疗脑部疾病的试验

UCB 细胞治疗脑部疾病的试验受到限制，迄今为止的主要做法是通过含有干细胞的 UCB 或脐带干细胞进行。在此方面的研究内容包括中风、外伤性脑损伤和神经退行性疾病等，详见本章第三节。

六、UCB 治疗脑部疾病的展望

显然，UCB 治疗的临床试验需要考虑有关的适应证（表 11-1）。目前有限的证据支持 UCB 移植在静脉注射后有效的观点，而从混合血液中选择性注入细胞可能没有明显的其他益处。由于氧与 HbF 的高亲和性结合，在急性缺血性中风中使用含有红细胞的全血对于运输氧灌输至脑区域可能是有利的。理论上，在 BBB 破坏的疾病中，来自移植脐带的祖细胞更容易进入 CNS。那么，中风、外伤性脑损伤和多发性硬化似乎是检验该假说的适当指征。周围给药的易操作性使得 UCB 或细胞相对于具有胚胎或胎儿组织移植的位点特异性 CRT 在神经退行性疾病中更具优势。然而，已有研究发现脐带细胞可迁移至非脑部位，而且移植物的周围效应可能对神经退行性疾病产生重要影响，但目前对此知之甚少。

表 11-1　UCB 干细胞对神经系统疾病的治疗效果

最可能受益	可能受益	部分受益
急性缺血性脑卒中	外伤性脑损伤	运动神经元病
（与抗血小板疗法联合）	多发性硬化	HD
	神经元存储障碍	AD
	克-雅病	PD

脐带移植也可用于神经元存储障碍的治疗。虽然罕见，但大多数神经元存储障碍是无法治愈的。即使近年来有效的酶替代疗法已经可用于某些形式的溶酶体贮积病中，但由于重组酶不能跨越 BBB，该方法对神经元功能的影响不大。脐带移植在神经元的选择方面为高雪病（Gaucher disease）及先前提倡进行骨髓移植的多发性硬化的特殊病例提供了可能的替代方案。

七、UCB 治疗的潜在风险

在感染和全血治疗的情况下，由血型不匹配导致的输血反应可能是使用 UCB 最常见的风险，这也是目前其他血液制品使用中存在的问题。对于不相关的成年献血者，脐带移植的一个并发症似乎是早期感染，因为治疗后的免疫重建过程存在一定延迟（与骨髓移植相比）。

UCB 采集、储存和净化的成本很高。目前人们主要是通过商业中心进行 UCB 储存，以供在发生创伤或与年龄相关的神经退行性疾病的情况下使用。自体脐带移植不是一种经济有效的选择，对于目前患有脑病或有患脑病风险的患者，它不能提供一个实际的解决方案。因此，自愿捐献 UCB 对于该领域的研究至关重要。

八、结语

UCB 治疗脑部疾病可能会降低患者的残疾风险。但 UCB 治疗的实际治疗价值及其在神经病患者中实用性方面还有许多问题亟待解决。然而，只有通过科学研究和对应的临床试验才能解决这些问题。出生时就可以获得大量 UCB，这使得胚胎干细胞治疗避免了伦理异议，而且由于 UCB 的收集与人口增加相平行, 人口大国将能够利用自己的资源, 以较低的成本对脑部疾病进行有效治疗。

第二节 胎盘脐带血干细胞输注治疗神经系统疾病的作用

一、概述

人神经系统的高度分化导致其损伤后的再生及自我更新潜能被最大限度降低。通过药理学治疗修复成人脑和脊髓的常规方法临床效果非常有限, 基本上是不成功的。然而, 发育性和获得性神经系统疾病往往会造成重大的社会经济负担。在过去的 10 年中, 已对干细胞和神经祖细胞作为神经系统疾病潜在治疗的方法 (表 11-2) 进行初步研究, 在这些早期的研究中只有很少的患者有效。

表 11-2 干细胞对神经系统疾病治疗的现有方法

干细胞来源	神经系统疾病	应用	评议
自体造血干细胞 (HSC) 或间充质干细胞	多发性硬化症	人	需进一步试验
	缺血性脑卒中		
	运动神经元病		
培养干细胞	视网膜疾病	人	病例数有限
	PD		
成体神经前体细胞	PD	人	效果待定
	缺血性脑卒中	实验	
嗅鞘细胞	臂丛神经损伤	人	病例数有限
胎儿干细胞	PD	人	伦理原因, 可能受限
	HD		
胚胎干细胞	PD	人	需进一步试验
	脊髓损伤	实验	
	运动神经元病		

二、神经系统疾病的干细胞治疗

由于成年人神经系统自我更新和再生的能力有限, 干细胞可用于修复和替代受损的神经系统并使其恢复功能。从目前的研究来看, 干细胞移植到人脑中后可以迁移至损伤区域。移植的干细胞至少可在生理水平上通过释放或响应神经激素和神经化学物质发挥作用。也有证据表明, 即使在不同的区域或静脉内给药, 干细胞对神经系统的损伤部位也具有一定的趋向性, 即"归巢"作用。

传统观点认为胚胎干细胞是神经退行性疾病治疗的最佳选择。这些来源于胚胎囊胚的细胞具有高度多能性, 但是由于其迅速增殖的能力, 在移植组织中可能存在携带畸胎瘤的风险。体外分离培养人胚胎干细胞, 用于位点特异性的移植和转分化的临床试验目前尚未取得成功。干细胞的另一种来源是骨髓, 其具有自体移植的优势。骨髓含有 HSC, 可分化成小胶质细胞、星形胶质细胞、可以迁移的间充质细胞及神经元, 并且体外研究表明骨髓 HSC 可以表达星形胶质细胞、少突胶质细胞和神经元的细胞表面标志物。

在疾病-特异性细胞替代治疗 (表 11-3) 中, 培养的胚胎神经干细胞 (neural stem cell, NSC) 可能是最佳的候选细胞。NSC 源自胚胎神经上皮细胞, 但体外培养条件下, 从扩增的神经前体细胞的混合群体中分离特定细胞通常比较困难。扩增的神经前体细胞不能无限增殖, 并且它们分化成候选替代细胞需要对培养条件进行严格控制。由于只获取少量的神经元也非常耗时且价格昂贵, 所以即便临床治疗有效, 也很难大规模应用。

表 11-3 神经系统疾病的细胞替代治疗（CRT）

神经系统疾病	可能的发病机制	CRT 候选细胞
PD	纹状体神经细胞中的多巴胺缺乏	多巴胺能神经细胞
HD	纹状体棘细胞损伤	GAB Aergic 纹状体投射神经元
多发性硬化症	少突胶质细胞的炎症损伤	少突细胞祖细胞、施万细胞
运动元神经疾病	脊髓前角细胞损伤	α 运动神经元
脑半球中风	大脑皮层神经元损伤	神经细胞

处于发育过程的大脑中，一小部分新生神经元可以与成人神经前体细胞分离，这些细胞主要存在于脑室区室管膜下层和海马齿状回中。成人神经前体细胞迁移至脑损伤部位一般比较困难，但其自体移植也具有潜在的治疗价值。之前有研究者在 PD 和中风的实验模型中尝试过这种方法，但其成功的前提首先是神经前体细胞本身不参与疾病过程。因此，用成人神经前体细胞进行干细胞治疗的潜能是有限的。虽然神经形成可能源于脑室下区的 NSC，但充足的血液供应或血管生成是移植细胞迁移并建立功能联系的先决条件。移植细胞和人前脑细胞在人脑损伤部位的分化失败可能也是由损伤部位的不利微环境造成的。

三、UCB 是干细胞的一种替代细胞来源

胎盘 UCB 提供了另一种干细胞的替代来源，而且在临床实践中的使用主要有 3 种方法。

第一，从 UCB 中分离出 HLA 匹配的 HSC 并移植于患者。自从首次报道使用 HLA 匹配的同胞 UCB 细胞治愈 1 例重度 FA 儿童以来，HLA 匹配的同胞 UCB 细胞已经成为多种疾病的优选疗法。事实上，在代谢性疾病、严重联合免疫缺陷、再生障碍性贫血和高风险白血病或骨髓增生异常综合征的病例中，使用冷冻保存的 HLA 匹配的 UCB 进行治疗理论上是可行的。人 UCB 属于 HSC 移植的一种来源，适合作为某些神经疾病的治疗方案。HSC 移植中的自体骨髓移植也被认为是合适的治疗方法。

第二，利用 UCB 衍生的非 HSC 进行神经移植。胎盘 UCB 为神经相关的细胞治疗提供了干细胞来源。与骨髓中的成人造血组织相比，UCB 具有更多未分化的干细胞，包括 MSC 等，这些原始干细胞是多潜能的，可转分化成包括神经组织的多种谱系。UCB 细胞的形态与骨髓 MSC 的形态相似，这些细胞的更新能力很强。在有利于神经形成的条件下，UCB 细胞可表达神经胶质细胞特有的形态基因，并且这些分化的细胞具有功能性电压门控离子通道，表现出神经元细胞的静息膜电位特征。在另一项研究中，人脐带衍生的 HSC 经视黄酸诱导后可转分化为神经元和神经胶质细胞。

第三，使用人胎盘脐带全血的输血疗法。研究显示，人胎盘脐带输血对部分疾病有治疗效果，可作为治疗急性缺血性中风的备选方案。胎盘 UCB 的重要特性是其具有抗炎作用。炎症可导致急性缺血性中风和多发性硬化症的临床恶化，同时也影响快速进行性神经退行性疾病的进程。脐静脉血含有高浓度的白细胞介素-1 受体拮抗剂（IL-ra），特别是在早产和正常期分娩的情况下。IL-ra 是一种有效的抗炎细胞因子，静脉注射 UCB 细胞可降低促炎细胞因子的转录及翻译。也有研究发现，UCB 疗法可以促进新血管形成并减少兴奋性毒性细胞损伤，这两种作用使得 UCB 疗法在急性缺血性中风和神经退行性疾病中都具有治疗优势。移植来自 UCB 的内皮祖细胞可以增加糖尿病性神经病变大鼠模型中的微血管数量，并且对大鼠中暑缺血和兴奋性毒性损伤有保护作用。人胎盘 UCB 输入与 UCB 或干细胞移植相比成本更低，并且可减少对骨髓移植治疗的需要，降低感染移植宿主自身疾病的风险。

总之，人 UCB 包含具有迁移、转分化和修复受损神经系统潜能的 HSC 和 MSC 成分，为神经性疾病提供了一种独特的治疗选择，并且其化学成分可修饰若干主要的病理生理学途径（缺血、炎症、兴奋性中毒和神经元功能丧失）。与来自胚胎、胎儿或培养的神经元移植的位点特异性干细胞疗法不同，UCB 通过周围静脉给药是有效的。而来自混合血液的选择性干细胞输注优势不大，因为与之相比，来自 UCB 的祖细胞干细胞更容易进入 CNS BBB 破坏的区域。

四、人胎盘 UCB 输注在神经病学治疗中的应用

人胎盘 UCB 输注是许多常见和致残性神经疾病潜在而有效的疗法（表 11-4），尤其对急性缺血性中风患者来说，可能是唯一能促进缺血脑修复和早期功能恢复的治疗方法。UCB 改善缺血脑功能的优势在于其高浓度的 HbF，其具有比正常成人血红蛋白更高的氧结合能力。这项优势对于镰状细胞病和血红蛋白病的治疗具有相当重要的意义，并且有望改善临床中风患者局部缺血组织的氧合作用。HbF 也可为缺血半暗带中存活的神经元提供更好的氧合作用，同时 UCB 低黏度的流变特性也有利于再灌注。

表 11-4　胎盘 UCB 输注在神经系统疾病中的应用

神经发育性疾病	急性		慢性
视神经发育不全	大脑半球缺血性中风	PD	AD
遗传性疾病（如神经代谢障碍）	多发性硬化的复发	艾滋病脑病	运动神经元病
	创伤性脊髓损伤	多发性硬化症	外伤性脑损伤
	创伤性臂丛损伤	多系统萎缩症	肌强直性营养不良
			遗传性和糖尿病性神经病变

复发多发性硬化症的特点是急性髓鞘脱髓鞘伴 BBB 破坏。在最近发表的一项研究中，自体非髓性 HSC 移植被认为能够有效逆转复发缓解型多发性硬化症的神经功能缺损。人 UCB 输注被认为是治疗复发缓解型多发性硬化症的有效选择，一方面是因其抗炎作用，另一方面是因为人 UCB 中的 HSC 和 MSC 成分可修复少突胶质细胞和神经元的损伤，可避免免疫抑制治疗，而这是自体骨髓移植治疗过程所必需的。UCB 输注治疗臂丛神经和脊髓的急性创伤性损伤就是利用其上述特性的例子。

艾滋病毒性脑病（艾滋病毒相关性痴呆或艾滋病-痴呆综合征）是艾滋病毒感染最常见的神经系统并发症，抗逆转录病毒疗法并不完全有效。神经退行性变的一个假设机制是艾滋病毒性脑病中的进行性运动和认知缺陷是由艾滋病病毒包膜糖蛋白 gp-120 抑制海马齿状回中的成人神经前体细胞所致。胎盘 UCB 输注与抗逆转录病毒治疗有可能扭转该病理过程并促进脑部修复。

进行性多发性硬化症、PD、运动神经元病及兴奋性毒性损伤引起的神经变性被认为是导致神经系统功能缺陷的原因。长期使用胎盘 UCB 输注可能降低神经变性和疾病的进展速度，然而证实该假说仍需进行对应的临床试验。与其他干细胞输送方法相比，人胎盘 UCB 输注相对安全、简单且成本低。此外，UCB 中的 HSC 和 MSC 成分较稳定，易于通过 BBB 迁移至损伤部位。UCB 输注治疗不需要其他干细胞移植时的免疫抑制和（或）清髓治疗，可以避免相应的副作用并具有十大优越性（表 11-5）。

表 11-5　人 UCB 干细胞输注治疗的潜在优势

1	所含的 HSC 和间充质干细胞均可分化成多种细胞谱系
2	在适当储存条件下成分稳定
3	非侵入性
4	易于监管
5	治疗可在需要的时候进行重复
6	无需额外的免疫抑制或清髓性治疗
7	已知的并发症（如不匹配的输血）可预测并可以预防
8	安全
9	高成本效益
10	良好的效价比

为神经病患者设立人胎盘 UCB 库不仅需要人们自愿捐献 UCB，还需要国家血液服务中心对其进行

处理和储存。将 UCB 根据 HLA 和 ABO/Rh 血型进行分类，当受试者 ABO/Rh 血型匹配且 HLA 单倍型匹配率达到 50%或更高时，按照标准成人供血单位予以输注。由于任何拟议的临床试验都是有效的 HLA 和完全交叉匹配的输血研究，I 期和II期临床试验的监管要求比较容易满足。感染、过敏反应及 ABO 血型不合等可能的输血反应是 UCB 输注最常见的风险，也是当前其他血液制品使用过程中存在的问题。

五、结语

慢性神经疾病，无论是发育性还是后天性，均会对患者造成严重的伤残，给社会带来巨大的经济负担。大部分情况下，仅能采取康复治疗或支持治疗，严重残疾患者的生活质量通常较差。很多国家认为对这样的患者来说辅助自杀（安乐死）或许是首选，这是目前特异性疾病治疗的无奈之举。越来越多的临床医生及研究人员认为，基于干细胞的神经系统疾病疗法需要重视起来。然而，深入检测和研究 UCB 中可用干细胞的机会正在被忽略和浪费。将仍被视作医疗废物的人体胎盘 UCB 收集起来，作为国家血库系统和输血服务既定协议的一部分，并不会耗费太多资源。使用胎盘 UCB 输注不仅可避免基于胚胎干细胞疗法的伦理问题，也能减轻许多由脑部疾病所致的残疾负担。显然，对特定的神经系统疾病进行人胎盘 UCB 输注应该成为临床研究的当务之急。

第三节　脐带血细胞在中枢神经系统疾病中的修复作用

一、概述

UCB 由异质细胞组成，包含上皮祖细胞、MSC、淋巴细胞和单核细胞。这些细胞的免疫不成熟，具有修复炎症、促进血管和神经形成的能力，分泌多种细胞因子和神经营养因子，并可分化为神经系细胞。在许多疾病的动物模型中，细胞分化并不是 UCB 细胞最主要的作用，因为这些细胞并非必须要进入 CNS 才有效。从动物模型到临床，UCB 对于多种 CNS 疾病都有很强的修复潜力，如 AD、肌萎缩侧索硬化、脑性瘫痪、脊髓损伤和中风等。目前，对这些疾病的治疗方法在动物模型及临床试验中均有报道。

与其他来源的干细胞相比，UCB 可以无创获取，相对容易，其中不成熟细胞导致的免疫反应、GVHD 或排斥反应与骨髓源性细胞的同种异体免疫作用相比显著减少。自从 1972 年首次对 1 例急性淋巴细胞性白血病的男性患者进行 UCB 输注治疗以来，UCB 已用于 6000 多例患有多种血液系统疾病儿童的治疗。目前，UCB 移植疗法在 CNS 疾病的动物模型研究中已展示出巨大的应用前景，但是要成为得到批准并广泛认可的治疗手段，仍需进一步的研究及严格的临床试验。

二、UCB 细胞的主要特性

人 UCB 是一种不同类型细胞的非均一性混合物，其中的单核细胞包含造血及非造血祖细胞、淋巴细胞及单核细胞。骨髓和 UCB 有着相似数量的髓系祖细胞，但 UCB 具有更强的集落细胞形成能力，且端粒比成熟细胞长。UCB 的 B 细胞及单核细胞与周围血细胞相似，但 T 细胞总数（CD3$^+$）较低，辅助性 T 细胞（CD4$^+$）与自然杀伤（NK）细胞（CD8$^+$）的比值较高。UCB 免疫不成熟的标志是未成熟的 T 细胞（CD45RA$^+$）比例较高，而成熟的记忆细胞（CD45RO$^+$）和细胞毒性杀伤细胞较少。而且，这些细胞优先表达抗炎细胞因子白细胞介素 10（IL-10），以及较低水平的 IL-2、IL-6、IL-7、肿瘤坏死因子-α（TNF-α）和 γ 干扰素（IFN-γ）。高水平的 IL-10 可防止 T 细胞介导的免疫反应活化。UCB 中的单核细胞不同于成人单核细胞，对肝细胞生长因子无反应，较少表达 HLA-DR 而免疫反应不成熟。人 UCB 的树突状细胞（DC）往往是淋巴样细胞，而非周围血中的髓样细胞。这些细胞可促进抗炎症效应，而且所有的细胞因子均可抑制免疫反应。因此，供体与受体的匹配没有那么严格。

UCB 单核细胞的培养显示两种不同的细胞：一种是黏附细胞，一种是悬浮细胞。黏附细胞主要是淋巴细胞和表达造血标志物阳性的细胞。悬浮细胞主要是祖细胞和可分化为神经细胞的非造血细胞。在这种单核细胞中，1%的细胞是 CD34$^+$细胞，属于早期的造血细胞且比骨髓的细胞幼稚。在 CD34$^+$细胞中，大约 80%的细胞是另一种造血细胞标志物 CD133$^+$的细胞，这可能是一种更原始的细胞。这种 CD133$^+$细胞在胎脑中也存在，可能是 NSC 的一种标志物。

最近的研究显示，在新鲜 UCB 中分离单核细胞的非造血、多能和谱系阴性的干细胞数量比其他的单核细胞增加 10 倍。这种干细胞表达多种标志物，如八聚体结合转录蛋白 4（OCT-4）、性别决定域 Y 盒 2（SOX-2）、Nanog、TRA-1-60 /TRA-1-81 抗原、阶段特异性（stage-specific）胚胎抗原-3（SSEA-3）和 SSEA-4。在分化培养液中培养时，这些细胞可以产生神经细胞。而且，在体外用 UCB 细胞研究大脑的发育时，大脑新皮质的发育可用于模拟神经发生。

在 UCB 细胞中，MSC 的比例很少，但其具有显著的可塑性和多能性，并可分化为所有的胚系细胞。这种 MSC 与小鼠脾细胞和淋巴细胞共培养时，还具有免疫调控的特性。研究显示，UCB 中还含有一种非定向成体干细胞（USSC）。虽然这种细胞已证明具有多能性，但目前还不清楚是否真的如此。另在新鲜 UCB 中发现一种极小胚胎样干细胞（VSEL），这种细胞可能是在单核细胞的分离过程中流失。因此，UCB 和骨髓的全部潜能可能无法完全实现，相关理论尚待进一步探讨。

三、特殊疾病的治疗研究

研究表明，通过鞘内和静脉注射进行同种异体非 HLA 匹配的 UCB 移植，对于许多疾病都是安全的。在 114 例患者中，年龄范围 15～68 岁，性别比例为 1.6∶1（男性∶女性），在数周内接受了 4～5 次注射。这些患者仅随访 4～5 周，但结果显示在非血液系统疾病的治疗时，即使是静脉注射，HLA 匹配也并非必要。这些疾病包含截瘫、共济失调、多发性硬化、肌萎缩侧索硬化症、多系统萎缩、脑瘫、外伤性脑损伤及缺血/缺氧性脑损伤。

（一）中风

中风一般是由于血凝块堵塞血管，或出血引发脑组织缺氧及缺少"营养"所致。目前，治疗缺血性中风的方法是使用组织纤溶酶原活化剂溶解血栓，该治疗必须在发病 3～4h 内进行。目前，在很多用于中风研究的动物模型中最常见的一种是将大脑中动脉永久性或暂时性阻塞。已有大量研究开始将人 UCB 细胞作为中风治疗方案，试验结果表明，这种治疗的优势主要是通过旁分泌作用而不是细胞替代治疗。在本文提到的其他疾病中，尽管部分研究表明细胞替代（如轴突的再髓鞘化）可能也会存在，但旁分泌作用才是主导性的。

在大多数 UCB 治疗中风的研究中，没有发现静脉或动脉输注后细胞向脑内大量迁移，但该疗法确实有助于神经功能的改善和梗死面积的减小。当然也有例外，但这可能是由于物种的差异所致。因为该研究使用的是 3～4 个月大的 Wistar 大鼠，而多数成功的研究使用的是 2 个月大的 SD 大鼠（Sprague Dawley rat）。还可能与细胞的获得和培养方式有关。由于大脑内的这种 UCB 细胞不需要发挥直接的作用，这也是对旁分泌作用的一种佐证。UCB 细胞可以缓解固有炎症，延长细胞存活，保护少突胶质细胞，但同时会减少小胶质细胞存活及促炎细胞的募集。

MCAO 大鼠在静脉输注人 UCB 24h 后，症状显著缓解。针对缺血组织的分析显示，UCB 细胞可迁移到缺血性损伤区域，但最佳给药时间为 48h，这可能与细胞的迁移时间有关。研究显示，细胞因子诱导的中性粒细胞趋化因子-1（CINC-1）和单核细胞趋化蛋白 1（MCP-1）的水平升高，并参与细胞的迁移。将治疗时间窗延至 72h 的比较发现，早期治疗比晚期治疗更有效。对于有限时间窗的一种可能的解释是，在中风发生后，神经胶质的反应在 72h 达到高峰，并可产生抑制修复的胶质瘢痕。这些研究表明，人 UCB

细胞可在 3 天内调控神经胶质细胞的活化，减小梗死的面积。另一研究显示，免疫功能受损的小鼠缺血性损伤 48h 后，对其静脉内输注 CD34$^+$人 UCB 细胞可诱导其缺血区的新血管形成和内源性神经发生。而且，静脉和肌肉输注 UCB 细胞的功能恢复机制相似，但静脉输注的恢复效果更好。

人 UCB 细胞的治疗效果似乎是多方面的，如抗炎、神经营养、血管生成及旁分泌功能引发的神经源性行为。UCB 细胞的抗炎作用包括下调小胶质细胞和巨噬细胞、减少促炎因子如 TNF-α 和 IL-1β 等的分泌，同时这些作用也有益于其他疾病的治疗。

随着人 UCB 细胞研究的不断进展，脾脏对人体的重要性也逐渐展现出来。在中风后的 24～48h 内，脾脏的尺寸减小，CD8$^+$T 细胞的数量减少，而人 UCB 细胞治疗可使之恢复。由于许多具有破坏性的炎症反应都是由脾脏介导的，脾切除可以显著减少中风的有害影响。具体效果与脾脏释放的 NK 细胞、单核细胞和 T 细胞有关。一项脾脏对炎症反应损伤作用的研究显示，该过程需要多种细胞协同作用才能达到最佳效果，而并非是单个细胞的功能。

UCB 移植可促进新生血管形成及内源性神经发生。血管内皮生长因子（VEGF）分泌增多，内皮祖细胞或其他细胞可能成为内皮祖细胞存在于 UCB 中。通过中风模型的研究发现，CD34$^+$细胞移植后可诱导血管生成及神经再发生。最近的两项研究显示，他汀类药物联合 UCB 治疗对脑卒中的疗效优于单独治疗。而且，在神经形成中 BDNF 和 TrkB（BDNF 受体）的上调具有重要作用。除了可增加脑内 UCB 细胞之外，也可促进神经细胞的迁移、轴突和髓鞘的生长及突触形成，同时也可增强内源性血管生成、动脉生成和血管重构。与单用细胞相比，另一种促进细胞存活、减少脑梗死和增强功能恢复的联合治疗方法是使用基因疗法，即用胶质细胞系源性神经营养因子（glial cell line-derived neurotrophic factor，GDNF）转染 UCB 的 CD34$^+$细胞。然后，将这些细胞移植到中风后自发性高血压的大鼠体内。

（二）衰老

随着年龄的增长，身体自我修复的能力会随着氧化应激和 DNA 损伤的累积而下降。衰老的重要性不容忽视，许多神经退行性疾病如 AD 和 PD 都与年龄有关。由于 UCB 细胞还未受到老化因素影响，端粒比其他自体细胞（如周围血细胞）更长，这使其更具治疗潜能。在海马的室下区和齿状回内均有 NSC 分布。随着年龄增加，海马发生神经退行性变，在啮齿类动物中的典型表现是增殖的干细胞数量明显减少，而不是 NSC 总数的减少，这意味着其中的大多数细胞都处于静止状态。在灵长类动物中的研究显示，NSC 增殖未受影响，但细胞数量和形态发生变化。

研究表明，UCB 细胞可促进衰老动物的神经发生，并抑制小胶质细胞的活化。而且，UCB 细胞中的不同细胞对衰老的影响也不相同：在体外 T 细胞（CD2$^+$、CD4$^+$、CD8$^+$）或整个 UCB 能促进 NSC 增殖和存活，单个核细胞（CD14$^+$）及干细胞（CD133$^+$）并不具备此功能。然而在体内，只有 CD4$^+$细胞可以显著促进神经发生，并在 1 周时出现树突状细胞密度增加，2 周时以小胶质细胞为基础的炎症减轻。这些细胞分泌许多不同的神经营养因子和细胞因子的能力可以改变神经源性微环境，使其更有利于神经发生。

随着年龄增长，由氧化应激、DNA 损伤、炎症过程、细胞衰老及端粒缩短等诸多因素导致机体自我修复能力下降。衰老是许多 CNS 疾病的主要病因，UCB 细胞可以创造对神经发生和细胞存活更有利的环境，对于神经系统疾病的治疗具有重要意义。

（三）AD

AD 的典型表现为脑萎缩、认知障碍和痴呆的病理学特征，这是由于 β-淀粉样蛋白导致的细胞外斑块、tau 蛋白过度磷酸化引起的细胞内神经元纤维缠结，以及重要的神经元缺失和突触连接。β-淀粉样蛋白是淀粉样前蛋白（amyloid precursor protein，APP）水解的产物。AD 的动物模型是基于人 APP 的过表达或突变，从而最大限度产生 β-淀粉样蛋白。炎症也是该病的一个重要特征。由于 UCB 可促进炎症损伤修复，所以很可能对 AD 治疗有益。2001 年，Ende 等人移植大量的 UCB 细胞（1.1×10^8）到 APP（tg2576）突变的瑞典转基因小鼠（一种 AD 动物模型）的眼球中，结果这些小鼠的寿命显著延长，表明 UCB 细胞对 AD 的治疗具有一定作用。

研究表明，单侧海马移植 UCB 的 MSC 在急性诱导的 AD 模型和 APP-早老蛋白 1（APP-presenilin 1，APP/PS1 或 PSAPP））小鼠模型中可抵抗炎症和改善 AD 的其他症状，但如果直接注射到大脑则有较高的侵袭性，所以静脉注射是首选。AD 是一种慢性疾病，在 6 个月的时间中，对 Tg2576 和 PSAPP 两种不同 AD 小鼠模型进行 UCB 单个核细胞的多次静脉注射。结果显示，UCB 细胞的疗效主要与 CD40-CD40L 的相互作用有关。因为，在 CD40 敲除的 PSAPP 小鼠中未见血浆 β-淀粉样蛋白水平降低。在体外研究表明，UCB 细胞可能分泌一种抑制 CD40-CD40L 的细胞因子。并且，该过程也伴随 IL-4 水平的升高，这可能是抗炎反应中小胶质细胞被选择性活化所致。这种选择性的活化可增加 β-淀粉样蛋白的清除率，减少斑块大小，促进神经发生。

在正常情况下，小胶质细胞具有神经保护作用，但过度活化可导致神经毒性。神经元蛋白趋化因子及小胶质细胞趋化因子（C-X3-C motif）受体 1（CX3CR1）的相互作用，可抑制小胶质细胞的过度活化。然而随着年龄的增长，趋化因子水平降低，更容易发生小胶质细胞的过度活化。衰老是 AD 及其他疾病的一个主要危险因素，在 AD 转基因小鼠及 AD 患者中证实趋化因子 CX3CR 减少。这意味着小胶质细胞的过度活化在这些疾病中可能发挥重要作用，但可通过 UCB 细胞移植修复。这种因子的信号通路还可调控神经发生，即外源性趋化因子可以恢复由衰老引起的神经形成减少。因此，探究人 UCB 是否也能影响这一途径，以及是否在 AD 及其他疾病中发挥有益的作用同样具有重要意义。

Tan 等人的研究发现，小鼠脑内并未出现任何的 UCB 细胞，表明该细胞很可能通过旁分泌途径发挥作用，提示静脉注射或输注 UCB 细胞均可达到治疗效果。而且，UCB 的 MSC 可分泌细胞间黏附分子 1（intracellular adhesion molecule 1，ICAM-1），促进小胶质细胞表达脑啡肽酶（neprilysin，NEP），这是一种体外的 β-淀粉样蛋白降解酶。在海马内移植后，NEP 在脑内的表达增加，细胞向淀粉样斑块迁移。这些表明，UCB 细胞治疗 AD 的潜力巨大。

（四）肌萎缩性脊髓侧索硬化症

肌萎缩性脊髓侧索硬化症（amyotrophic lateral sclerosis，ALS）是一种以运动神经元缺失为特点的神经退行性疾病。动物模型一般基于人突变的铜锌超氧化物歧化酶（superoxide dismutase，SOD1）的表达。研究发现，对 ALS 小鼠眼内注射 UCB 细胞可使其寿命显著延长。而且，多次静脉输注小剂量（1×10^6）UCB 细胞也可延长 ALS 小鼠寿命、延缓疾病的发作，减少星形胶质细胞和小胶质细胞的数量。与 AD 研究不同的是，该过程中有移植细胞进入脊髓，但巢蛋白阳性，表明移植细胞虽然迁移至脊髓中，但并未分化。因此，移植细胞发挥的主要作用是生长因子的分泌和炎症的调控，而不是细胞的替代治疗作用。脊髓内存在的细胞可能与 BBB 和血-脊髓屏障受损有关，因为这些损伤已经在 ALS 动物模型及患者中证实。由于 UCB 中单核细胞部分也含有内皮祖细胞，因此修复受损的 BBB 是一种可能的作用机制。

单侧脑室注射 UCB 细胞也能延长 G93A 和摇摆小鼠的寿命。此外，因细胞留在脑室内，也可证实 UCB 细胞发挥作用的机制是旁分泌作用而不是细胞替代机制。对 ALS 小鼠椎管内注射 UCB 细胞也可提高其生存率，减少运动神经元的丢失及胶质增生。而且，雌性比雄性小鼠的治疗效果更好。因此，关于受体和供体性别对 UCB 治疗 ALS 的影响研究受到关注。

随着运动神经元的丧失，ALS 患者的运动神经功能也会受到影响。因此，神经肌肉传递效率可以作为运动神经功能的指标。研究显示，UCB 植入 ALS 小鼠可以促进神经肌肉传递，从而恢复运动神经的功能。这些表明，UCB 细胞对 ALS 的治疗有显著潜力。

（五）小脑共济失调

小脑共济失调（cerebellar ataxias）一般是由于脑的运动协调中心如小脑的功能障碍所致。其中有的属于遗传性的，如脊髓小脑共济失调、Friedreich's 失调、共济失调毛细血管扩张症。

早在 1975 年的研究显示，通过 HLA 匹配的骨髓移植可改善共济失调毛细血管扩张症男性患者的细胞免疫反应。但是，利用 NSC 移植治疗儿童共济失调毛细血管扩张症可导致肿瘤发生。由于这种移植的是多种细胞成分的混合物，因此无法确定供体肿瘤具体的细胞起源，这也反映出充分了解移植成分的重要性。截至目前为止，还没有关于 UCB 细胞移植可以引起肿瘤的报道。因此，这种细胞移植可能是一种更有效的治疗方法。研究显示，在雌性小鼠腹腔内注射 3-乙酰吡啶后可选择性损伤其小脑中钙结合蛋白表达的神经元，以此构建成小脑共济失调模型。在给这种小鼠静脉输注 UCB 细胞 3 天后，其症状得到改善。而且，移植细胞迁移至小脑和脑干，可减少神经元的丢失和神经胶质细胞的反应，促进运动协调。一组针对 30 例遗传性共济失调患者（18 例男性，12 例女性，平均病程为 10 年）的开放式治疗研究显示，在 5～7 天的间隔内给患者静脉及鞘内注射 4～6 次 UCB 细胞，可有效减轻其病理症状及共济失调的体征。这些研究证实，UCB 细胞对小脑性共济失调具有治疗作用。

（六）脑瘫

脑瘫（cerebral palsy，CP）又称脑麻痹，是一种围产期疾病，其特点是发育中大脑的非渐进性、非传染性障碍，导致认知障碍和运动缺陷。常见病损部位是脑白质，其动物模型主要包括兴奋性毒性病变模型和缺氧缺血性损伤模型。对兴奋毒性脑损伤动物模型腹腔或静脉注射 UCB 细胞的结果显示，腹腔注射组炎症反应增加、脑白质损伤加重；静脉注射组的效果甚微，说明 UCB 细胞对该模型不起作用。与之相比，对缺氧缺血模型腹腔注射可缓解痉挛性麻痹。而且 UCB 细胞仅靶向迁移至病灶，但未分化为神经元表型。新生缺氧缺血动物模型静脉注射 UCB 细胞 24h 后，可出现小胶质细胞的短暂性增加和新皮层神经元的保护。在长达 10 周的随访后，虽然在 3 周后再也没有观察到这些细胞，但其行为出现显著的改善，并再次证实了移植细胞的旁分泌作用。在对 20 例 CP 患儿的自体 UCB 细胞静脉移植中，9 例双瘫或半瘫，而不是四肢瘫痪患者的神经系统功能得到改善。

（七）亨廷顿病（HD）

这是一种遗传性疾病，由亨廷顿基因多个 CAG 重复序列突变引起，临床表现的特征是舞蹈样动作和认知能力的逐渐下降。动物模型基于神经毒素的使用或变异形式的亨廷顿蛋白表达。HD 转基因小鼠模型显示神经发生减少，而 UCB 已被证明可以促进老年动物的神经发生。因此，UCB 治疗可以有效地纠正这种错误，并有可能治疗这种疾病。在 HD 的 B6CBA-TgN 62 Gpb 小鼠模型中，大量输注人 UCB 单核细胞可降低此病发作前体重减轻的发生率，延长其寿命，但具体机制还有待进一步研究。

（八）代谢性疾病

有许多遗传性代谢性疾病导致 CNS 的进行性退化，患者往往在儿童期死亡。这些疾病是由于与溶酶体储存有关的一种特定酶的单一突变引起的，由此导致了一种有毒基质的积累（可致溶酶体储存障碍）或膜转运蛋白的缺陷（可致过氧化物酶体储存障碍），通常影响包括 CNS 在内的多种组织，如 I 型黏多糖症（Hurler syndrome）和III B 型黏多糖症（Sanfi lippo syndrome Type B）。III B 型黏多糖症是由 α-N-乙酰葡糖胺糖苷酶（Naglu）不足引起硫酸肝素在溶酶体积累，进而导致包括 CNS 在内的多系统异常。在 Naglu 敲除的小鼠动物模型中，通过 UCB 细胞移植后其脑内的细胞能够长期存活，并可整合到脑实质和其他可纠正 Naglu 缺失的区域。而且，把 UCB 的 MSC 静脉输注到怀孕的雌性杂合子中，移植细胞可向胚胎中迁移，从而修复 Naglu 缺失所致的功能障碍。在症状出现前和有症状时，UCB 输注的动物模型均可改善其行为，并在大脑中发挥抗炎作用，降低 CNS 和身体其他器官中硫酸肝素的积累。而且，UCB 细胞的多次注射要比单次注射的效果更好。

（九）多发性硬化症

多发性硬化症（multiple sclerosis，MS）是一种炎症性疾病，可导致大脑和脊髓轴突脱髓鞘，并可出现神经和认知症状。UCB 细胞可以分化为少突胶质细胞，并促进内源性 NSC 分化为少突胶质细胞，这有助于受损髓鞘的恢复。而且，UCB 细胞的治疗可有效地修复炎症。典型的 MS 模型是实验性自身免疫性脑脊髓炎（experimental autoimmune encephalomyelitis，EAE）模型，其中包括用一种髓鞘的组成成分——髓鞘少突胶质细胞糖蛋白（myelin oligodendrocyte glycoprotein，MOG）免疫。大量研究表明，UCB 源性和骨髓源性的 MSC 对 EAE 模型或人 MS 的治疗有效，而异基因 HSC 治疗无效。

（十）新生儿缺氧/缺血性脑损伤

在刚出生或生命早期时，心脏停搏或脐带闭塞均可引起大脑缺氧和（或）缺血，导致新生儿（围产期）缺氧/缺血性脑损伤。动物模型构建通常包括颈总动脉闭塞和第 7 天左右暴露于低氧环境。研究显示，纹状体神经的发生有助于新生的缺氧/缺血动物模型的恢复，该过程依赖于 BDNF 和 EGF 的存在。这两种因子都可以由人 UCB 细胞分泌，这表明它们可以有效地对抗这种疾病，而新生儿的特性也意味着自体 UCB 细胞可用于损伤后的修复。对低氧婴儿出生时获得的 UCB 的 MSC 是否与非低氧婴儿不同的研究发现，虽然这两种情况的细胞存活率或数量均无差异，但低氧的细胞似乎更有可能进行神经细胞的分化，这也提供了为什么自体细胞可能是最佳治疗方法的一种原因。脑内移植 UCB 的 MSC 可减轻缺氧-缺血的不良影响，部分移植细胞还可分化为星形胶质细胞。腹腔内输注 UCB 细胞可减少啮齿类动物模型的感觉运动障碍，有助于减轻损伤。研究发现，在损伤后 24h 腹腔输注 UCB 细胞后第 2 或 14 天，可以减少由病变引起的促炎细胞因子 IL-1α、IL-1β 及 TNF-α 的增加，以及小胶质细胞/巨噬细胞标志物 CD68 的活化，再次为移植细胞的旁分泌作用提供了证据。然而，静脉输注 UCB 的研究表明，此法未见明显的益处，也无细胞进入大脑。静脉输注 UCB 细胞的数目为 $1\times10^6\sim1\times10^8$ 时，治疗效果呈剂量依赖性，并在 8 周时可见明显的空间记忆恢复及脑萎缩减小。

在最近在临床病例报告中，1 例 16 个月的婴儿因心脏疾病导致全脑缺氧/缺血性损伤并处于长久性植物状态，数月内通过侧脑室多次注射自体 UCB 细胞。在移植之前，这种细胞已是诱导分化的神经细胞，并用超顺磁性氧化铁粒子（superparamagnetic iron oxide particles，SPIO）标记以作为示踪剂。随访 6 个月的结果发现神经系统状况稍许改善，移植细胞至少存活 4 个月，证明这种方法虽安全可行，但效果有限。

干细胞在损伤部位的归巢是细胞移植获益的一个潜在重要因素，但是，通过周围血的移植进入大脑对疗效并无必要。研究显示，新生儿缺氧缺血的细胞归巢依赖于基质细胞源性因子（stromal cell-derived factor，SDF）。而且，这些细胞可增加血管生成、降低细胞凋亡和促进细胞存活。BDNF 和 VEGF 表达升高，可能分别促进细胞存活和血管生成。在全身输注 UCB 细胞后，随着甘露醇促进 BBB 的跨越，在大脑中见到的细胞很少，但神经营养因子显著上调并可见到行为恢复。这些为细胞的旁分泌而非细胞的替代作用提供了支持。

（十一）PD

PD 是一种运动障碍性疾病，主要表现为多巴胺能黑纹状体神经元的缺失以及细胞内 α-突触核蛋白路易（Lewy）体的存在。动物模型一般通过 6-羟多巴胺或 1-甲基-4-苯基-1、2、3、6-四氢吡啶（1-methyl-4-phenyl-1，2，3，6- tetrahydropyridine，MPTP）诱导，或者过表达人 α-突触核蛋白基因实现。在 PD 动物模型中，高剂量静脉注射 UCB 细胞可以延缓疾病进展并延长其寿命。而且，用全反式维甲酸可把人 UCB 源性多能干细胞分化为具有多巴胺能表型的神经元，含有多巴胺转运体，并且能够表达酪氨酸羟化酶，分泌多巴胺等。研究表明，在羊膜上皮细胞的条件培养液中培养 UCB 的 MSC 也可诱导其分化为多巴胺能神经元样细胞。这在一定程度上取决于 BDNF 和神经生长因子（nerve growth factor，NGF）的存在，因为使用 trk 抑制剂可以减少这些细胞的发生。研究发现，多效蛋白（pleiotrophin）也有相似的分化作用。

（十二）脊髓损伤

脊髓损伤（spinal cord injuries，SCI）主要是由创伤导致的脊髓破碎或断裂，而细胞治疗可能是一种有效的疗法。SCI 可分为初始细胞死亡的急性期和胶质细胞瘢痕形成的慢性期，相关研究主要集中在其急性期。在 SCI 大鼠模型中，损伤后 5 天静脉输注 UCB 细胞比损伤后 1 天输注更有效。而且，移植细胞可迁移至损伤部位。溴脱氧尿苷（bromodeoxyuridine，BrdU）标记的人 UCB 细胞移植到大鼠 SCI 部位，部分动物给予 BDNF。8 周后，移植细胞和 BDNF 动物的功能恢复明显好于单独移植细胞的动物，而单独移植细胞动物的功能恢复又明显好于只给培养液的对照动物。研究发现，这些移植细胞可逐渐分化为微管相关蛋白-2（microtubule- associated protein-2，MAP-2）和胶质纤维酸性蛋白（glial fibrillary acidic protein，GFAP）阳性的细胞，可能是神经元和星形胶质细胞。这可能与 BDNF 在损伤早期阶段可促进轴突的再生有关。在动物损伤后立即静脉注射人 UCB 细胞的 7 天后，下肢功能明显改善，IL-10 水平升高，但 TNF-α 水平下降，脊髓内可检测到 VEGF 和 GDNF。损伤后 7 天移植的细胞至少可存活 2 周，并分化成神经元、星形胶质细胞和少突胶质细胞，而且功能改善。这些细胞可形成髓鞘轴突，并分泌神经营养蛋白-3（neurotrophin-3，NT-3）和 BDNF。髓磷脂碱性蛋白及脂蛋白有助于髓鞘再生细胞的表达。而且，这种移植细胞可存活 5 周，Fas 蛋白下调，降低凋亡蛋白水平。磷酸肌醇 3-激酶/Akt（phosphoinositide 3-kinase/Akt，PI3K/Akt）通路也能促进抗凋亡作用，提示 UCB 细胞可降低程序性细胞死亡。

对 SCI 大鼠模型的异体 UCB 细胞移植可促进其星形胶质细胞增殖，并改善运动功能。对免疫功能抑制的雌性 SCI 大鼠，输注雄性大鼠的 UCB 细胞，发现移植细胞可存活 6 周，并能有效改善其运动功能，但无细胞分化迹象。而且，把人 UCB 移植到损伤后 0 或 4 天的无免疫抑制的老年雌性 SCI 大鼠模型中，8 周时可显著改善其临床和神经生理症状，但不同的移植时间与结果无明显差异。从 UCB 分离和扩增的多能干细胞移植到 SCI 雌性大鼠体内 6 周后再无法观察到这些细胞，但动物自发的活动得到显著改善，病变的大小无明显变化。这些移植细胞在体外可释放促血管生成因子、抗炎及神经营养因子，因此即使移植细胞没有继续存活，这种动物已经获益。1 例在 19 岁时遭遇 SCI 的 37 岁女性患者，在未用免疫抑制剂的情况下通过 UCB 细胞 HLA 匹配的多能干细胞移植到损伤部位，磁共振成像显示脊髓已再生。

在雌性大鼠 SCI 24h 后，把人 UCB 源性 MSC 移植到损伤部位附近可导致其后肢运动功能、神经丝纤维和生长锥状结构的明显恢复。这种移植细胞存活、迁移并分泌 GDNF 和 NT-3，反应性星形胶质细胞（reactive astrocytes）的数量减少。BrdU 标记的人 UCB 源性 MSC 移植 7 天，测定新生室管膜细胞的增殖结果显示运动功能恢复，管腔容积和细胞凋亡减少，新生细胞增殖明显增强。这种新生细胞表达星形细胞标志物，表明其已具有星形细胞表型。基质金属蛋白酶 2（matrix metalloproteinase 2，MMP-2）通过抑制胶质瘢痕的形成，可促进 SCI 后的功能恢复。研究发现，人 UCB 的 MSC 可上调 MMP-2，在减少胶质瘢痕形成的同时抑制硫酸软骨蛋白的免疫活性，有助于细胞的保护作用。从人 UCB 中分离的 CD34+细胞直接注入 SCI 大鼠模型可减少脊髓梗死、凋亡，并改善大鼠下肢功能障碍，同时促进血管内皮细胞生长因子和 GDNF 的释放。而且，分别于损伤后第 1 和第 6 天移植这种 CD34+细胞到 SCI 大鼠体内，结果显示越早接受移植动物的恢复越好，具体表现为梗死面积减小和血管密度增加。这种移植细胞至少可存活 3 周，但未见分化。损伤后 1 周的细胞移植，可增加残余白质的体积、再生和轴突保留。该过程中，细胞存活至 3 周时未见分化，5 周时细胞消失。在大鼠 SCI 的模型中，用 UCB 源性 CD34+细胞和骨髓基质细胞移植的对比研究显示，CD34+细胞对功能的改善比骨髓基质细胞更好，这种细胞可迁移到损伤部位，并表达 GFAP 和神经元核蛋白（neuronal nuclei protein，NeuN）。UCB-MSC 和羊膜上皮干细胞（amniotic epithelial stem cell，AESC）移植对 SCI 后 2 周的触摸痛觉过敏及热痛觉过敏的比较研究显示，两种治疗均不影响热痛觉过敏，但都对机械性触摸痛觉有显著的改善作用。AESC 还能显著降低 N-甲基 D-天冬氨酸（N-methyl D-aspartate，NMDA）受体 NR1 亚基磷酸化。这两种细胞都可降低小胶质细胞标志物 F4/80

的表达，但没有 GFAP 或诱导的一氧化氮合酶。UCB 源性 USSC 移植到靠近损伤部位的免疫抑制的 SCI 大鼠模型中，可导致 HGF 介导的向损伤部位的迁移、减小损伤面积、增强轴突再生和提高运动活性。不需要神经细胞分化和细胞存活，说明旁分泌功能更为重要。

联合疗法也可用于 SCI 治疗。例如，1 例 29 岁的男性患者在损伤后 5 个月、8 个月和 14 个月分别用异体 UCB 扩增的 CD34$^+$细胞和脐带基质干细胞进行鞘内移植。结果显示神经疼痛明显减轻，同时肠道、性欲和肌肉功能都得到恢复。研究显示，紫杉醇是一种抗肿瘤药物，可抑制 SCI 大鼠瘢痕的形成，促进轴突伸长，并提高运动能力。紫杉醇鞘内注射联合人 UCB 的 MSC 直接移植到损伤部位治疗 4 周的结果表明，联合治疗比单独治疗更有效，主要表现为抗炎、抗凋亡的效果明显增强，星形胶质细胞增生减少及轴突保护作用增强。

虽然大多数的动物研究都是以啮齿动物模型实验的，但也有使用更复杂的动物进行的。在 SCI 犬模型损伤后 1 周，把同种异体 UCB 的 MSC 和（或）重组人甲硫氨酸 G-CSF 直接植入损伤部位的结果显示，细胞治疗组的神经功能稳定恢复至少 8 周，但 G-CSF 无明显的治疗作用。对犬只给药的时间探索表明，尽管移植后 2 周神经元和星形胶质细胞的标志物升高，但是损伤后 1 周的移植效果似乎最理想，因为观察到的纤维化较少。对 SCI 犬模型进行人 UCB 的 MSC 直接脊髓输注，随访 2 周或 4 周。在第 3 周时，观察到下肢活动的改善。第 4 周时，损伤范围明显减小，细胞的神经元、星形胶质细胞和血管标志物（NeuN、GFAP 和 von Willebrand 因子）呈阳性，但该项研究的动物数每组只有 2 只。针对更多动物的后续研究发现，接受治疗的动物出现超过 3 年的长期功能改善及轴突髓鞘的再生。通过脂肪、骨髓、WJ 及 UCB 的 MSC 对 SCI 犬模型的治疗效果比较表明，每种细胞均能存活 8 周，但 UCB 的 MSC 对于神经细胞的再生和抗炎作用都比其他细胞的效果好。

（十三）外伤性脑损伤

外伤性脑损伤（traumatic brain injury，TBI）包括固体撞击头部或声波、力波（如爆炸）等造成的震荡伤。研究发现，静脉输注人 UCB 细胞可有效改善动物模型损伤后的神经功能。移植细胞可分化为神经细胞，表达神经元和星形胶质细胞标志物。对 TBI 损伤的免疫抑制动物模型侧脑室输注 UCB 的 MSC，可促进感觉运动功能的持续改善，移植细胞在 1 周内迁移到损伤部位附近，引起小胶质细胞的非吞噬活化及胶质瘢痕中 GFAP 表达减少。对 3 例 TBI 患者静脉输注同种异体 UCB 和重组促红细胞生成素（erythropoietin，EPO）的结果显示，其运动和认知功能明显改善，表明该方法对 TBI 临床治疗有效。EPO 具有神经保护和修复功能，这种作用可能是通过 Janus kinase 2（Jak2）-PI3K-Akt 通路介导的。

四、结语

需要注意的是，在上述的治疗方法中没有一种可以完全治愈相应的疾病。即便如此，这些方法仍会使很多临床患者受益。相对于单因素治疗，联合治疗一般效果更好，更具临床应用前景。UCB 是一种不成熟细胞的异质性混合物，具有修复炎症反应、促进血管生成和神经细胞发生的作用，同时能够分泌大量的细胞存活因子及神经营养因子，是治疗 CNS 疾病的潜在方法。相关的临床试验正在进行中，但随着对其了解的不断深入，需要进行的试验也会不断增加。

第四节　脐带血在神经病学再生医学中的应用

一、概述

再生医学领域致力于修复、替换或再生已经损伤的人体细胞、组织或器官，以恢复和建立正常功能。这可以通过多种途径实现，从刺激内源性过程来修复受损组织，到获得或移植整个器官来替换那些无法内源性修复的器官。尽管再生医学目前还处于起步阶段，但预计未来 10 年它将成为医学发展最重要的学科之一，并将在多种医疗条件下应用。可作为再生医学和细胞疗法的潜在细胞主要包括来自骨髓或 UCB 的 HSC 和祖细胞、胎盘和羊水组织、MSC、皮肤细胞和其他可被改造成具有修复功能的器官特异性细胞。

二、UCB 是神经病学治疗的一种干细胞来源

人 UCB 富含高增殖能力的 HSC 和造血祖细胞等其他谱系细胞，并通过胎盘信号促进向发育器官归巢。人 UCB 容易获得，可以无创伤性收集，对母亲或婴儿供体无风险，并可以进行测试、处理和冷冻保存数十年，以备将来使用。UCB 通常在出生后作为医疗废物随胎盘一起丢弃，但在过去 20 年里，大约 70 万份不相关的捐赠 UCB 单位被收集、鉴定并存入 UCB 库中供公众使用；另有 200 万～300 万份储存于私人 UCB 库供家庭使用。与成人骨髓源性干细胞相比，UCB 干细胞不成熟，因此端粒较长，有更强的增殖潜力。而且其免疫原性也较低，通过潜伏病毒传播感染的可能性也较低。在异基因 HSC 移植中，UCB 的使用已超过 25 年，尚无证据显示可导致畸胎瘤或实体瘤。与成人细胞相比，从 UCB 中分离诱导多能干细胞（iPSC）更为简单高效，有利于将 UCB 用作细胞疗法和再生医学细胞的来源。

Kogler 等人首次提出 UCB 源性 USSC 是一种非造血多能干细胞，在体外和体内均可分化为多种细胞谱系。USSC 可分化为 3 个胚层的所有类型细胞，包括破骨细胞、肝细胞和神经元等。UCB 来源的其他干细胞也可分化为 MSC、软骨细胞、骨细胞、脂肪细胞、神经细胞、心肌和骨骼肌细胞、肝细胞、胰腺细胞、皮肤细胞和内皮细胞集落形成细胞等。

UCB 细胞具有分化为组织特异性细胞并整合到宿主器官的能力，而且还可通过旁分泌效应活化宿主细胞进而启动组织修复过程。移植的 UCB 细胞能够重建造血系统，这可能是得益于 UCB 中存在的胚胎样干细胞和（或）少量组织特异性的非造血祖细胞。UCB 的这些多能性特点，使其成为包括神经学、心脏病学、整形外科学、心血管内科、内分泌学在内的许多学科再生医学领域潜在的干细胞来源。

三、UCB 治疗神经系统疾病的潜在机制

一般来说，神经损伤的恢复通常是不完全的，且通常会导致患者永久性残疾。神经损伤可由后天创伤、遗传疾病或病因不明的神经退行性疾病造成。目前，大多数疗法效果有限，因此，针对抗炎、神经保护和再生潜能的细胞疗法被寄予厚望。UCB 细胞可通过营养或旁分泌效应，或细胞整合及分化机制诱导神经细胞修复。因此，基于 UCB 的再生疗法在神经系统疾病如儿童遗传病、缺血性中风和成年人的神经变性疾病中具有许多潜在的应用。UCB 诱导的细胞和组织修复机制在各适应证中并不相同。移植细胞可通过分泌营养因子提供抗炎和神经保护作用并增强宿主细胞的存活潜力，也可以通过增加突触发生、促进血管形成，激发内源性修复机制如内源性 NSC 的迁移和增殖等方式来增加受损脑的可塑性。UCB 干细胞也可迁移、整合、增殖和分化为"替代"神经元和神经胶质细胞，并在髓鞘再生中发挥作用。此外，UCB 来源的细胞也可作为神经保护因子和修复因子的运输载体，靶向至脑损伤部位发挥作用。

四、儿童遗传性脑病的 UCB 治疗

儿童遗传性脑病的 UCB 治疗详见本书第十七章第一节。

五、缺血性损伤

儿童遗传性疾病的 UCB 治疗结果提示，UCB 也可能对脑损伤的患者有益。因此，UCB 细胞已用于脑中风、新生儿缺氧/缺血性脑病（hypoxic-ischemic encephalopathy，HIE）、外伤性脑损伤和脊髓损伤临

床前模型的治疗研究。这些损伤的典型特征是急性炎症反应和受损部位内所有神经细胞的急性损伤。因此，治疗策略主要是通过促进抗炎、神经生成、突触发生和（或）持续损伤后的血管生成来促进细胞存活、修复或再生受损组织。

（一）动物模型研究

大量动物模型研究证实，人 UCB 细胞可改善中风、缺血、颅内出血和脊髓损伤后的神经系统功能，促进其存活。对新生大鼠进行单侧颈动脉结扎，诱导其脑损伤和对侧痉挛性麻痹。在损伤后 1 天对其腹腔注射人 UCB 单核细胞，可观察到细胞迁移到脑损伤区域并存活至少 2 周，且接受 UCB 单核细胞治疗的动物功能基本恢复，不再发生痉挛性麻痹。研究发现，在缺血性损伤的胎兔模型中，人 UCB 细胞可在24h 内到达脑内并减轻脑部损伤程度。而在严重损伤的动物模型中，人 UCB 输注可在短期内改善其大体运动功能（gross motor function）。而且，对胎兔脑室内出血模型的研究发现，脑室内注射人 UCB 细胞不能预防脑积水，但可减少随后的白质脱髓鞘现象。

（二）临床试验

目前，针对脑瘫、缺氧缺血性脑损伤和外伤性脑损伤的幼儿正在尝试进行静脉输注自体 UCB 的治疗。在用 198 例自体 UCB 静脉注射治疗 184 例的婴幼儿患者中，包括脑瘫（76%）、先天性脑积水（12%）和其他脑损伤（12%）。这些患者在门诊接受单剂量口服扑热息痛（tylenol）后，外周静脉注射苯海拉明（benadryl）和甲泼尼龙（solumedrol）治疗。其中约 1.5% 的患者出现荨麻疹和（或）喘息等过敏反应。经过 3 年多的随访显示，患儿功能得到改善，未出现其他不良反应。为确定这些功能改善是否与输注的 UCB 细胞直接相关，研究人员进一步进行了一项随机、双盲、以安慰剂为对照的研究。在本项研究中，1～6 岁的儿童被随机分配到 UCB 注射组和安慰剂注射组，注射间隔为 1 年。在注射 1 年和 2 年时，通过运动功能、认知能力及影像学研究评估 UCB 组和安慰剂组间的差异。结果显示，UCB 注射有助于患儿运动功能的改善。另一项针对脑瘫患儿的 UCB 与 EPO 联合输注研究发现，UCB 和 EPO 治疗组患儿与安慰剂对照组相比，认知功能和运动功能有更大改善，但该研究未设置 UCB 单独输注组用于进一步对比。目前，针对神经疾病进行的UCB 细胞输注的副作用轻微且短暂，最常见的是发烧、头痛和头晕，这些还需进一步的安全性研究。

在新生儿缺氧缺血性脑损伤的 I 期临床试验中，对接受亚低温治疗的中至重度脑病新生儿输注新鲜非冻存的自体 UCB。结果显示，与对照组相比，接受细胞治疗的婴儿存活率增加（100% vs 85%，$P = 0.20$），而且 1 岁时功能得到改善（74% vs 41%，在正常范围内发展，$P = 0.05$）。目前，这些研究正在进行 II 期临床试验。如果该方法确实有助于产伤患儿的治疗，那么 UCB 的收集及存储可能会逐渐常规化。产科医生至少需要接受 UCB 收集的培训，并且需要有处理和注射 UCB 的能力或将患儿及其 UCB 转移到相应管理中心统一治疗。如果存储的 UCB 不需要时，可废弃处理，或用于研究及其他再生应用领域；或者获得适当的同意和检测后，也可转移到公共登记处。利用异基因 UCB 供体开发安全有效的治疗方法也是必要的，因为有些婴儿在出生时的病情很重，无法考虑自体 UCB 的收集。

在先天性脑积水的患儿中，重复的自体 UCB 输注也在研究中。在此种情况下，脑脊液（cerebral spinal fluid，CSF）在大脑心室系统内的过度积累可导致心室容积和颅内压的逐渐增加，使大脑发育和扩张的空间有限。SCF 在脑室系统内的过度累积可导致脑室体积和颅内压力逐渐增高，增加的这种压力可损害发育中的大脑，导致机械扭曲和血流受损，并使 SCF 外渗入脑实质，导致脱髓鞘和轴突丢失。虽然在脑室-腹腔分流术后可以对出生后的 SCF 分流，一些白质变化可能是可逆的，但大多数的患儿由于早期的脑损伤仍可留下运动、感觉和认知障碍。对 80 多例先天性脑积水的患儿（6 天至 4 岁）进行自体 UCB 输注治疗，由于这些婴儿是产前确诊的，可在分娩前计划收集 UCB。因为胎儿体积小，而且可能是通过剖宫术分娩，大多数自体 UCB 单位足以供应多次输注用的细胞剂量。因此，患儿在 2～6 个月的间隔中可接受多达 4 次剂量的自体 UCB 输注。虽然此法的有效性有待进一步研究，但无安全顾虑。这些表明，即使对非常小的婴儿重复给予自体 UCB 也是安全的，这种输注方法对其他神经疾病的治疗也有参考价值。

大多数成人中风患者的干细胞治疗基本上都是采用的自体骨髓细胞，尽管尚未发现安全性问题，但由于相关研究太少，还无法评估其疗效。然而，大多数成人中风患者都是老年人和危重病患者，衰老或疾病等不良因素均可影响其骨髓细胞的功能，不利于后期的骨髓移植治疗。因此，异源性的 UCB 细胞或将替代自体骨髓细胞的移植。

六、神经退行性疾病

神经退行性疾病的治疗详见本章第三节。

七、自闭症

最新的研究数据表明，自闭症是由遗传和环境因素的复杂相互作用造成的，从而导致早期大脑功能异常。目前，干细胞疗法作为一种潜在的治疗手段，在自闭症患者中越来越受欢迎。在自闭症小鼠模型中，脑室注射人脂肪源性干细胞可减少重复运动，改善其交往行为。美国、墨西哥、中国及印度正在进行自闭症儿童自体骨髓和 UCB 输注的临床试验。鉴于自闭症的病因学及症状学较为复杂，研究并确定适当的治疗方案仍面临诸多挑战。

八、面临的挑战

与传统药物相比，细胞疗法更具挑战性。虽然利用 UCB 或其他干细胞来源的细胞疗法治疗神经系统疾病前景很好，但在应用于临床之前还有很多工作需要完善。目前，美国 FDA 关于药物开发研制的规定并不直接适用于细胞产品，同时诸如细胞的来源、给药途径、剂量、方案、时间及免疫抑制等因素对治疗的影响等问题也亟待解答。进一步完善无创性细胞检测方法、深入了解 UCB 细胞的作用机制是 UCB 细胞疗法长足发展的重要基础。

九、结语

再生医学领域潜力巨大，有望造福数百万目前尚无治疗方法的患者。UCB 作为多能干细胞和祖细胞的来源，除了能够分化成多种类型的细胞之外，最重要的优势是其实用性。UCB 不仅易于收集、存储，且对捐献者没有任何不利影响，同时无社会或伦理学争议。此外，可以从低温保存的 UCB 细胞中建立 iPSC，既有利于疾病机制的研究，也可以促进 iPSC 衍生疗法的发展。如果 UCB 能在再生医疗中发挥重要作用，它不仅可以影响许多疾病的治疗方式，还会推动 UCB 存储方式的规范化管理。UCB 收集可能成为医院及产科医生分娩护理的标准程序，家长也会更乐于将其婴儿的 UCB 进行存储，或为个人所需，或列入公用。而少量的 UCB 不足以用于标准的异源 HSC 移植，目前通常不被公共血液中心储存，但其可能在未来细胞治疗及再生医学中发挥作用，因此也有必要对其进行储存。基于再生疗法的诸多优点，可考虑开发相关临床产品，以便患者在无需高剂量化疗或长期移植的情况下使用。

总之，UCB 在细胞疗法和再生医学领域具有巨大的发展潜力，对多种神经系统疾病具有一定疗效。不过，目前仍然需要通过更多的前期临床试验全面确定 UCB 疗法的安全性，以通过循证医学的考验。

第五节　人脐带血对神经系统疾病的抗炎治疗效果

尽管早期的体外研究显示，人 UCB 干细胞可分化为神经元和神经胶质细胞，但这些细胞移植后从未分化成终末的神经元，那么它对 CNS 疾病及损伤的治疗作用是否与其其他生物学属性有关？近年来的动物研究发现，人 UCB 具有抗炎和免疫调控作用。

一、神经性疾病和脑损伤后的炎症反应

CNS 缺血引起的局部炎症反应，主要表现为大脑炎性细胞（如原有的小胶质细胞）活化、单核细胞和淋巴细胞浸润，进而产生多种与脑损伤有关的促炎因子。中风患者和动物模型的神经系统外部免疫状态均有改变，而这些改变与脑部促炎因子的释放密切相关。大脑和免疫系统通过复杂的分子和细胞间相互作用，以及下丘脑-垂体-肾上腺素轴、交感神经系统共同参与抗炎过程。这些系统的活化可促进糖皮质激素和儿茶酚胺产生，二者可反向调控 CNS 原有及浸润的单核细胞的抗炎介质（白细胞介素）的释放，进而通过保护性负反馈减轻最初缺血诱发的促炎反应。这种负反馈也可以诱发一种免疫抑制状态，这已在脑中风合并感染患者的研究中证实。

紧随脑损伤而出现的免疫系统改变主要表现为周围淋巴器官（如脾脏、胸腺、淋巴结）功能及细胞组份的改变，例如，大脑中动脉闭塞（middle cerebral artery occlusion，MCAO）的大鼠模型，脾脏的尺寸减小，功能下降。而且，脑损伤后出现的淋巴细胞侵袭和小胶质细胞的活化达到峰值。白细胞黏附分子 CD11a/CD18 缺失小鼠的缺血体积减小，表明这种侵袭性白细胞在缺血中作用的重要性。大量研究表明，炎症反应可以有利于中风患者病理生理改变及临床恢复。

炎症反应有助于提高脑卒中患者的临床疗效表明，免疫系统也可用于治疗。MCAO 大鼠模型研究显示，通过黏膜滴注可诱导 E 选择蛋白 11（E-selectin 11）或髓鞘碱性蛋白 3（myelin basic protein 3，MBP3）的免疫耐受性应答，减轻脑缺血损伤的程度。而且，对这些抗原耐受的脾细胞源性大鼠的过继转移，可保护初生动物的缺血。更多的证据表明，淋巴细胞可以介导神经保护，自发或外源性增强 T 细胞介导的神经保护与小胶质细胞作为抗原提呈细胞的早期活化有关。这些研究表明，细胞介导的免疫调控治疗可以保护受伤和（或）缺血性的脑组织。

二、人 UCB 细胞的免疫学性能

（一）人 UCB 细胞的免疫表型特性

从 UCB 分离的 CD34$^+$细胞只占 UCB 单核细胞的 1%。这部分细胞继续分化表达不同 CD 标志物时，会形成不同的细胞亚群。在特定的培养条件下，人 UCB 细胞通过表型转换可形成神经元或神经胶质细胞，随后可分化为 CD133$^+$细胞和 CD33$^-$细胞。在与维甲酸表达的反应中，CD133$^+$细胞表达的神经元标志物包括巢蛋白、神经丝、β 微管蛋白Ⅲ、神经特异性烯醇化酶、MAP2 及 NeuN；CD133$^-$细胞不表达神经元标志物，仅形成瀑布（burst）式的红细胞集落。

（二）人 UCB 细胞的免疫调控性能

体外试验显示，人 UCB 细胞可以产生多种生长因子和细胞因子。CD34$^+$细胞可以表达神经生长因子及其受体 TrkA。人 UCB 细胞经 CD3 抗体或白细胞介素如 IL-2 的刺激后可选择性产生大量的 IL-10，促进 Th1/Th2 的转换反应（switch respons）。也有证据显示，不需要特殊培养，人 UCB 细胞也可以产生 IL-8、MCP-1 和 IL-1a。此外，人 UCB 的 CD34$^+$/CD133$^+$细胞可以产生血管生成蛋白-1（angiopoietin-1，Ang-1）、血管生成蛋白-2（angiopoietin-2，Ang-2）、血管内皮细胞生长因子（vascular endothelial growth factor，VEGF）及它们的受体，表明人 UCB 细胞参与血管生成和造血调控。然而，到目前为止，还尚未发现人 UCB 细胞在移植的动物中产生细胞因子。人 UCB 具有良好的耐受性。在血液系统恶性疾病的治疗中，相对于骨髓移植，人 UCB 移植治疗感染宿主疾病的风险低，排斥反应小。人 UCB 这些免疫特性有利于同种异体细胞的再生应用。虽然人 UCB 的耐受性机制尚不完全清楚，但有证据显示这种特性与未成熟 T 细胞的大

量存在及 IFN-γ 的不足相关。人 UCB 单核细胞的成分复杂，淋巴细胞比例约为 2/3，其中包括大量的 CNS 的抗原特异耐受性 T 细胞。此外，人 UCB 细胞可以重建移植免疫缺失小鼠的整个获得性免疫系统。用人 UCB 源性 CD34$^+$细胞注入 Rag2$^{-/-}$ gammac$^{-/-}$新生小鼠的肝内，可导致 B 细胞、T 细胞和 DC 的重新发育，形成有结构的初级和次级淋巴器官，并产生功能性的免疫反应。

三、人 UCB 细胞在 CNS 疾病中的抗炎作用

（一）人 UCB 细胞移植后的迁移与植入

在缺血性和出血性脑中风、TBI、脊髓损伤及 ALS 的动物模型中，用人 UCB 细胞进行静脉注射，在体内定位的部位（表 11-6）发现这些 CNS 疾病的功能得以恢复。在脑中风和 TBI 模型中，通过人细胞核（human nuclei，HuNu）的阳性免疫反应证实在人 UCB 细胞移植后 2～4 周可在脑实质出现。移植约 10^6 个细胞时，有近 3 万个细胞集中在损伤的脑半球。在 ALS 的动物模型中，人 UCB 细胞移植 10～12 周后可分布于脑内的不同区域。

表 11-6　人 UCB 细胞移植后的体内定位

动物模型	细胞数量	植入细胞的体内分布	细胞定位方法
SOD1 小鼠（ALS）	3.4×10^7～3.5×10^7	脾、肝、肺	RT-PCR
SOD1 小鼠（ALS）	3.4×10^7～3.5×10^7	脾、肝、肺	RT-PCR
G93A SOD1 小鼠（ALS）	1×10^6	脑、脾、肝、肺、肾和心	HuNu 的免疫组织化学
MCAO 大鼠	2.3×10^6～5.3×10^6	脑	HuNu 的免疫组织化学
T.B.I.大鼠	2×10^6	脑	HuNu 的免疫组织化学
MCAO 大鼠	1×10^7～5×10^7	肺、肝、脾和肾	In-oxine-预标记细胞的 SPECT 成像
MCAO 大鼠	2×10^5	脑中无细胞检出	绿色荧光蛋预标记细胞白的免疫荧光检测
MCAO 大鼠	5×10^7	脑和脾	人 HG3PDH 的 PCR

但是，Ende 等人对 ALS 小鼠模型分别静脉输注 3×10^7 和 7×10^7 人 UCB 细胞后，通过逆转录 PCR（reverse transcriptase-PCR，RT-PCR）在脾和淋巴结中发现人的 DNA，而在脑中并未发现。对非肥胖性的自身免疫性 1 型糖尿病小鼠模型静脉输注人 UCB 细胞后，通过 RT-PCR 可在脾、骨髓、淋巴结及胸腺中发现移植细胞和人生长激素。SPECT 成像数据显示，人 UCB 细胞输注 24h 后，在肺、肝、脾、肾均可检测到移植细胞，但脑内检测不到。有的研究认为，人 UCB 细胞对神经细胞功能损伤的保护作用可能不需要这种 UCB 细胞的进入。

（二）人 UCB 细胞对脾细胞表型和功能的调控作用

在骨髓和脾脏中，人 UCB 已被证实可有效地促进淋巴细胞的新生发育，并为内源性造血重建提供辅助因子。在不同脑损伤的大鼠模型中，CNS 特异性自身反应性 T 细胞既能修复因炎症而损伤的神经细胞，也能增强 T 细胞亚型的神经毒性。动物的脾细胞可耐受 CNS 的髓磷脂抗原，具有抗缺血的保护作用。基于这些研究，同时考虑到人 UCB 细胞免疫治疗对于内源性造血重建的调控能力，因而提出 UCB 细胞在脑中风和脑损伤的治疗中可能包含免疫调控的作用。静脉输注 HSC 能够防止因中风引起的脾萎缩。同时，因中风引起的 CD8$^+$/CD4$^+$脾细胞、淋巴细胞比率下降也能得到恢复。

研究还发现，人 UCB 细胞能抑制中风诱导的 T 细胞对刀豆蛋白 A（concavalin-A）的反应。接受人 UCB 细胞治疗的动物，脾细胞培养上清液中的 IL-10 水平增加，干扰素水平降低，表明人 UCB 细胞可调控耐受性 T 细胞的功能。这种脾细胞的功能表型改变表明缺血性脑损伤后，周围免疫应答可能倾向于 Th1

型反应，但人 UCB 细胞将这种应答改变为 Th2/3 型，表现为 CD8$^+$/CD4$^+$细胞的比率增加并释放 IL-10。这种免疫应答更有利于缺血性脑损伤的恢复。在静脉输注人 UCB 的中风动物模型中，IL-10 可有效地减小梗死面积。人 UCB 细胞治疗也证实，大部分 T 细胞可以识别 CNS 的髓磷脂蛋白。这种蛋白识别机制与此前有关人 UCB 功能的报道一致。在中风动物模型中，正常活化并从脾脏迁移出的 CD8$^+$细胞，因人 UCB 细胞移植治疗而失活且运动受限。另外，控制这种应答的细胞机制可能与某些特殊细胞因子的水平有关，如干扰素减少、IL-10 增加。考虑到这些常规移植实验中人 UCB 细胞的主要成分是未成熟的淋巴细胞，缺血损伤后，移植的 UCB 细胞也可能直接填充入脾内发挥作用。在 MCAO 大鼠模型的脾摘除中，可显著减少缺血损伤后的神经细胞功能退变。脾脏引起的炎症反应是中风后神经细胞变性加重的主要因素，人 UCB 细胞可通过调控脾脏介导的周围免疫应答发挥保护作用。

（三）人 UCB 细胞对脑部炎症细胞和细胞因子的调控作用

中风后，小胶质细胞的活化可清除坏死细胞。在此过程中，小胶质细胞可产生多种促炎因子，包括肿瘤坏死因子-α（tumor necrosis factor-alpha，TNF-α）和 IL-1β，这能危害到幸存的脑组织，以至于脑梗死范围从最初的损伤区域扩展到周围健康的脑组织。同时，大量血源性炎症细胞（中性粒细胞、巨噬细胞以及 B 细胞和 T 细胞）穿越 BBB 到达梗死脑组织，进一步加重 CNS 损伤。根据对脑缺血后细胞及分子病理机制的了解，一些研究尝试通过抗炎治疗降低中风后脑损害的程度。在动物模型中，通过阻断白细胞与内皮细胞黏附（穿过 BBB）的药物，如 ICAM-1 抗体，可减少缺血损伤。也可采用控制缺血诱导炎症反应的方法，调控脑组织中促炎因子的生成。在中风大鼠模型中发现，人 UCB 细胞治疗可调控炎症细胞的表达。流式细胞术（FACS）分析显示，MCAO 大鼠脑内存在大量 CD45 和 CD11b 阳性细胞，在静脉输注人 UCB 细胞后这些细胞显著减少。CD11b 和 CD45 都是通过小胶质细胞和巨噬细胞表达的。人 UCB 细胞也可以控制小胶质细胞的增生。假设慢性胶质细胞增生不仅存在于中风脑损伤中，还参与神经细胞变性类疾病的神经损伤调控。因此，人 UCB 细胞调控小胶质细胞的增生作用对神经损伤类疾病的治疗至关重要。

对 AD 小鼠模型的人 UCB 细胞治疗的结果显示，人 UCB 细胞可以减少 β-淀粉样斑块的数量及星形细胞相关的增生，这可能是由于小胶质细胞的吞噬作用所致。而且，人 UCB 细胞可以提高老化的 NSC 或神经祖细胞增殖的活跃性，促进神经细胞生成。UCB 细胞的治疗可使神经细胞的生成增加，这可能与炎症的减少有关。通过立体光学分馏法，对单次注入人 UCB 细胞 15 天后齿状回的 OX-6 阳性细胞进行识别和计数。OX-6 是 MHC II阳性细胞的标志物，也是活化小胶质细胞的标志物。结果显示，与非治疗的对照组相比，注射人 UCB 后活化的小胶质细胞减少一半（治疗组的 OX-6 阳性细胞平均为 678.7±155.3；对照组为 1217±128，$P < 0.05$）。这种显著的缺陷与增殖细胞数量的增加（即神经细胞的发生增加）有关。

在 CNS 损伤后，FACS 显示 MCAO 大鼠模型脑内的 B220/CD45 阳性细胞即 B 细胞的数量增加两倍，且侵袭至损伤的脑组织中；注射人 UCB 细胞后，B220/CD45 阳性细胞显著减少。B 细胞在中风发病机制中的作用尚不完全清楚，但是通常认为 B 细胞也具有吞噬细胞和抗原提呈细胞的功能，这使人们联想到小胶质细胞。髓磷脂碱性蛋白耐受的中风大鼠，其脑梗死面积减少，脑内的 B 细胞数量明显增加。B 细胞的这种吞噬表型可能更容易产生免疫耐受而不是抗原提呈，这种吞噬表型可能有助于去除神经元和其他细胞碎片而不产生促炎性细胞因子。人 UCB 细胞减少 B 细胞的脑侵袭可能与这种防止抗原（prevention of antigen）启动的 B 细胞或者成熟浆细胞进入梗死的 CNS 有关。

通过 FACS 的检测发现，中风脑内 T 细胞水平升高，也未观察到人 UCB 细胞在预防 CD45/CD3 阳性细胞在中风脑内转运方面的作用。在这种动物注射人 UCB 细胞后，其体内的内源性细胞因子产生并发挥免疫调控作用。与假手术大鼠相比，中风大鼠的缺血性脑损伤可导致 TNF-α、IL-1β 和 IL-2 mRNA 水平显著升高。但在输注人 UCB 细胞后，TNF-α 和 IL-2 的 mRNA 水平降低。活化小胶质细胞是脑内 TNF-α 的主要来源，其 mRNA 的减少与 UCB 治疗 MCAO 大鼠模型的小胶质细胞减少一致。而且，IL-2 mRNA

水平的降低与 UCB 治疗引起的小胶质细胞活性下降相一致。

当检测这些细胞因子的蛋白质水平时，MCAO 大鼠的 TNF-α、IL-2、IL-1 和 IL-10 水平明显高于假手术动物。然而，人 UCB 细胞治疗相关脑缺血诱导的 IL-2 mRNA 表达并不能反映其蛋白质水平的变化。MCAO 大鼠缺血损伤后脑内 IL-10 水平升高与内源性神经保护有关，以控制神经损伤的程度。与未治疗的 MCAO 大鼠相比，输注人 UCB 细胞可显著降低脑内 TNF-α 及 IL-1β 水平，但不能调控 IL-10 的水平。TNF-α 是一种由小胶质细胞释放的促炎细胞因子，与神经元凋亡有关。试验研究表明，阻断其表达可诱导组织学和病理学上的益处。临床研究表明，血清 TNF-α 水平与脑卒中患者预后不良直接相关，提示 TNF-α 发病机制的重要性。此外，低血浆 IL-10 水平的中风患者的临床恶化速度更快。这些研究表明，人 UCB 细胞在脑缺血损伤后的效应对改变促炎细胞因子和抗炎细胞因子之间的平衡具有重要意义。

四、结语

越来越多的证据表明，人 UCB 细胞可能通过神经细胞替代和（或）神经营养支持以外的机制改善脑缺血损伤并保护细胞免于死亡。目前，免疫调控治疗可能是中风或其他神经变性类疾病的有效疗法。人 UCB 治疗的潜在免疫调控分子机制虽不完全清楚，但可能与下列因素相关：人 UCB 细胞调控细胞因子的产生、内源性因子的刺激、小胶质细胞增生的控制和（或）T 细胞和 B 细胞对损伤组织的侵袭。此外，脾脏中的 T 细胞可能通过人 UCB 细胞表型的改变或动员而参与免疫调控反应。

第六节 脐带血干细胞治疗神经肌肉疾病的潜能

一、概述

UCB 曾被认为是生物废品，现已成为 HSC 移植的重要来源。第二次世界大战期间，曾将储存的胎盘血作为输血来源，结果发现与新鲜的成人血液效果相近。20 世纪 70 年代，UCB 被认定含有 HSC 前体细胞，低温储存的 UCB 可像骨髓一样作为干细胞的来源，这为 1988 年在法国首次实施的人 UCB 成功移植奠定了基础。该受试者存活 18 年之后状态依旧良好。此后，在世界范围内，已有数千例患者接受 UCB 移植治疗。

UCB 的优点包括对捐献者无危险、移植过程病毒感染率低、供体确认及应用方式快捷。与骨髓相比，寻找匹配的骨髓捐献者大概需要 4.5 个月，寻找相容性 UCB 的时间可以缩短到 3 周。临床研究显示，应用 UCB 干细胞与成人骨髓干细胞相比可以明显减少移植引起的排斥反应，这意味着受体和供体不需要像骨髓移植那样的 HLA 完全匹配。

近年来，干细胞研究领域发展迅速，涵盖的范围越来越广。这不仅提高了对细胞发育的认知，也有利于把这些发现应用于组织器官的修复和再生领域。近来大量的文献描述并界定了各种干细胞资源，以便将干细胞治疗作为目前或者未来的常规应用。

二、UCB

近年来，UCB 作为骨髓的替代来源已用于细胞移植和治疗。与骨髓抽取相比，人 UCB 的收集可在胎儿分娩时进行，过程相对简单、安全且无痛苦。20 世纪 80 年代后期开始，UCB 逐渐成为治疗血液性疾病不可替代的 HSC 来源。前期临床研究发现，UCB 中 CD34⁺细胞的含量高于骨髓，说明新生儿血液中含有更多的前体祖细胞。此外，UCB 可以冻存，消除了诸如骨髓储存过程中因不确定性和延迟性所造成的风险。

尽管有这些优点，但新生儿 HSC 自身是否隐含异常及其进入人体后会如何变化仍不得而知。而且

UCB 中 HSC 的数量有限，可能导致移植失败或造成供体迟发性肾脏损伤。每单位 UCB 中包含的 HSC 的最小数量还未确定。通常认为，一个单位冻存的 UCB 中含有的 HSC 对一个体重超过 50kg 的成人是不够的。对 1000 多例患者进行 UCB 相关性及非相关性移植的研究结果表明，鉴于 UCB 细胞数量有限，这些治疗主要是针对儿童群体进行的，这些儿童大多患有高风险、高复发的造血性疾病。而且，UCB 有助于治疗某些实质性器官的退化。然而，临床上对于非血液系统疾病的治疗主要靠移植细胞的扩增、分化。研究显示，人 UCB 细胞的亚群可以进入肌肉组织，并且人造血前体细胞中表达的跨膜糖蛋白 CD34 与肌源性祖细胞的静息及活化有关。近期，在肌营养不良的小鼠模型体内观察到人 UCB 细胞可分化为肌细胞，证明人 UCB 细胞具有向肌肉细胞分化的潜能。

UCB 来源的其他干细胞或前体细胞同样具有很大的应用前景。例如，其中的 MSC 包含一部分稀有的多能干细胞前体细胞，能支持骨髓基质细胞的造血功能。这种 MSC 还可分化为软骨细胞、骨细胞、脂肪细胞和肌肉细胞等多种细胞。遗传学证据表明，MSC 是一种未成熟的细胞，可以作为未来生物学研究和临床治疗的有效细胞来源。

MSC 可以从各种组织中分离，包括骨髓基质、骨膜、骨小梁、脂肪组织、滑膜、骨骼肌、乳牙、胎儿胰腺、肺、肝、羊水、UCB 及脐带组织。其中，UCB 和脐带组织是最理想的 MSC 来源，获取过程无痛，病毒感染性较低，且可自体捐献。然而，MSC 分离过程会造成 HSC 的丢失。目前仅有少数研究者成功分离 MSC，而其他人均失败或者产出率较低。根据经验，分离 MSC 的产出率大约只有 10%。细胞治疗研究领域最重要的问题是获取可用的干细胞并对其进行有效的分离扩增。研究显示，分离 MSC 的最佳来源是脐带组织而非 UCB。

20 世纪 70～80 年代，脐带组织在分娩后多被废弃。20 世纪 90 年代，有两个主要问题促使科学家重新研究其基质细胞和细胞外基质（ECM）的组成。一个是寻找子痫前期病例的可能原因和连续的结构改变。在子痫前期患者中发现一系列 ECM 成分的变化，这些改变与该组织的过早老化有关。另一个是脐带间质细胞的鉴定发现其与 MSC 具有一些共同的特征，包括细胞表面标志物的表达以及分化为多个组织的潜能。脐带基质细胞来源于胚胎外中胚层组织，因此脂肪源性、软骨源性、成骨源性、心肌源性和骨骼肌源性细胞的诱导一直是研究最多的细胞系。

研究表明，脐带 MSC 能够形成含有较小胞质内脂滴的早期脂肪细胞。与骨髓 MSC 相比，在诱导分化后的 21 天，脐带 MSC 产生的脂细胞明显多于骨髓 MSC。脂源性诱导的细胞可表达脂肪细胞的特异性基因，如脂蛋白脂肪酶和纤溶酶原活化物抑制剂-1（plasminogen activator inhibitor-1，PAI-1）。这些表明，通过体外特定的培养条件可以模拟诱导体内的分化过程并启动脂肪生成途径。

软骨诱导培养发现，利用条件培养液的颗粒培养形成 3D 细胞球或聚乙醇（polyglycolic，PGA）的支架上，可出现胶原纤维生成、GAG 集聚及软骨细胞分化。3 周内可形成 1～2 μm 的类似关节软骨的细胞球，内含许多软骨细胞并嵌在富含黏多糖的基质中。II 型胶原蛋白的从头合成证实了其功能分化，通常由软骨细胞合成。

成骨能力表现为碱性磷酸酶阳性聚集物和 von Kossa 染色结节的形成，伴有骨桥蛋白（一种骨特异性母细胞蛋白）的相关表达。研究发现，脐带 MSC 能够生成直径为 300～800 μm 的矿化骨结节，其内部含有骨胶原 ECM。与骨髓 MSC 比较，脐带 MSC 的矿化作用（mineralization）更强。

脐带 MSC 分化成心肌细胞及骨骼肌细胞的研究较少。5-氮胞苷（5-azacytidine）是 DNA 和 RNA 螺旋中胞嘧啶核苷的一种化学类似物，目前已用作体外肌源性分化的关键化学激发剂。通过大鼠心肌细胞条件培养液诱导 MSC 向心肌细胞分化的结果显示，虽然经过诱导的细胞可以合成一些心肌细胞特异性蛋白，但不能像正常心肌细胞一样形成肌小节。而且，在 MSC 移植后未分化的细胞可直接或间接地融合到心肌中，并以某种方式修复受损组织。因此，当接收到合适的体内信号时，这些部分分化的细胞具有分化成心肌细胞的能力。近年来的研究显示，在体内和体外脐带 MSC 都能诱导分化为骨骼肌细胞。而且，在已测试的诸多细胞系中，这种 MSC 最有希望应用于再生治疗领域，尤其在骨科和软骨疾病的治疗中。

三、脂肪组织

人骨髓的 MSC 具有分化成脂肪细胞、软骨细胞、肌肉细胞和成骨细胞的多种能潜，是组织工程学的重要细胞来源。然而，传统的骨髓抽取对患者比较痛苦，需要局麻或者全麻，且只能获得少量的 MSC，仍需要通过体外扩增获得足够数量的 MSC，整个过程费时费力，且容易导致细胞污染及丢失。

脂肪源性干细胞（adipose-derived stem cell，ADSC）具有多向分化潜能，可应用于多种疾病的治疗。美国每年大约进行 30 万例吸脂手术，每例抽取的脂肪组织从 100ml 到 3L 不等，这些脂肪组织一般是弃而不用。ADSC 可在体外较长时间培养，扩增水平稳定，而衰老速度缓慢。ADSC 在特异性细胞谱系诱导因子的存在下，可在体外分化成脂肪、软骨、肌肉、神经和成骨细胞。而且，ADSC 呈成纤维细胞样形态，根据培养液和传代次数的不同，其倍增时间为 2～4 天。随着培养的进行，ADSC 仍能保持端粒的长度。ADSC 易于冻存和体外扩增培养，在通常使用的培养条件下，这些细胞可形成纤维母细胞样的形态，并在低密度培养时可获得最多的脂肪细胞。

ADSC 可以从皮下脂肪组织中分离，并分化为脂肪细胞谱系的细胞。这些 ADSC 来源的脂肪细胞具有成熟脂肪细胞的重要特征，如儿茶酚胺刺激下的脂解能力、抗脂解活性，以及分泌脂联蛋白和瘦蛋白等典型的降脂因子。ADSC 可通过多个通道保持其脂肪细胞的分化能力和相同的成骨分化能力，这种能力随着供体年龄的增加而保持。在含有 IL-3、IL-6 和干细胞因子的半固体甲基纤维素培养基中培养的 ADSC 具有分化成心肌细胞样表型的潜力，具有特定的心脏标志物基因表达和细胞搏动活性。而且，这种分化细胞能够发生肾上腺素能和胆碱能刺激反应。在小鼠心肌损伤模型中，将单层 ADSC 移植到有瘢痕的心肌上，可导致心肌细胞分化、血管生成、心肌细胞特异性标志物的表达和心功能改善。在小鼠心肌梗死模型中，从小鼠棕色脂肪组织中分离的 ADSC 可以减少梗死面积，改善左心室功能。然而这些数据都是从动物研究中得到的，不能应用于人。在小鼠体内，脂肪组织来源的基质血管细胞具有相当大的促血管新生的能力，可促进缺血后新血管的生成，并形成血管样的结构。

ADSC 在神经源性的培养条件下，可把 PLA 细胞分化成早期神经元和（或）胶质祖细胞，但无成熟神经元或胶质细胞的标志物表达。然而，人 PLA 细胞表达的 NeuN 除了部分早期神经元和神经胶质细胞标记物的表达增加外，并不能证明这些细胞最终会分裂为成熟的神经元，而承担复杂的电生理和突触功能。通过分化因子活化蛋白-A（activin-A）、唾液蛋白-4（exendin-4）、HGF 和五肽胃泌素（pentagastrin），可把人 ADSC 分化为胰腺内分泌表型的细胞。用 HGF、抑瘤蛋白 M（oncostatin M，OSM）和二甲基亚砜处理 ADSC 可形成表达白蛋白和甲胎蛋白的肝细胞样表型。ADSC 不像骨髓细胞那样具有向完全造血分化的潜能，但在某种程度上可支持造血。致死辐照小鼠的骨髓可以用脂肪组织中分离的细胞重建。而且，从皮下脂肪组织分离的 ADSC 有助于造血前体细胞完全分化为骨髓细胞或 B 细胞，但这些细胞不维持 HSC 的生存和自我更新能力。在体外，人 ADSC 可以表达 α-平滑肌活化蛋白、钙蛋白及 SM22，与平滑肌细胞表型一致。

ADSC 可通过移植和分化方式应用于受体损伤组织的治疗，也可通过旁分泌和（或）刺激内源性干细胞到达损伤部位的方式发挥作用。ADSC 既可用于自体移植，也可用于异体移植。自体 ADSC 的组织相容性好，感染病毒的风险低。传代培养的人 ADSC 缺乏 MHC II的表达，即使在分化后仍能维持，且在体内不引起 T 细胞应答。这些发现可能对 ADSC 在治疗中的应用产生深远的影响。相对于自体移植，异体 ADSC 移植的成本较低。

四、结语

近年来，在探索人体干细胞的新来源和替代来源的研究中，人脐带组织和脂肪组织已成为一种变废为宝而大有前途的多能干细胞，且已显示良好的应用前景。针对更多疾病模型（包括神经肌肉性疾病）

及再生医学领域的、体外或体内的、不同分化条件及途径的干细胞治疗研究，进一步推动该领域的发展将为广大患者造福。

<h1 style="text-align:center">第七节　人脐带血治疗脑中风的作用</h1>

一、概述

在美国，每年大约有 78 万脑中风患者，其中约有 60 万人是首次发病，18 万人是复发病例。据美国心脏协会统计委员会和脑中风统计小组委员会报道，美国每 40s 就有 1 例脑中风发生，每 3～4min 就有 1 人死于该病。单独考虑各种脑血管疾病时，脑中风的死亡率仅低于心脏病和癌症，排位第三。在年龄为 65 岁以上的缺血性脑中风幸存者中，50% 的患者遗留轻度偏瘫，30% 的患者在脑中风后 6 个月内要依赖于辅助设备才能行走，26% 的患者在其日常生活中需要他人帮助。

虽然最近由于重症监护的发展，中风幸存者的数量有所增加，但探索包括康复治疗在内的更多有效的脑中风治疗方法仍十分紧迫。目前，缺血性脑中风的治疗方案很少。组织纤溶酶原活化物（tissue-plasminogen activator，t-PA）是美国 FDA 唯一批准治疗急性缺血性脑中风的药物。该药可促进血管中的血凝块溶解，以恢复正常血液流动。然而，即使在栓塞性脑中风发生 3h 内进行 t-PA 治疗，患者的恢复率也仅有 30%～35%。而且恢复率随着时间的推移而降低，同时这种治疗也存在极大的风险，如脑中风复发和颅内出血。一般仅有 3%～5% 的脑中风患者在治疗时间窗内能够到达医院接受救治，这些患者中符合 t-PA 治疗要求的人还不到 30%。

缺血性脑中风的损伤部位在核心区和半暗带区两个部分。细胞坏死常发生在脑中风的核心区部位，该区域发生血流阻塞和减少，主要通过兴奋性毒性作用使脑组织坏死。防止神经元坏死区域扩散到半暗带是当前脑中风研究的主要焦点，因为半暗带区的神经细胞在正确的再灌注后能够存活。也有研究聚焦于具有抗炎或神经保护作用的新治疗，但进展缓慢。

导致脑中风神经退行性变的原因主要有两个：一是由于缺乏氧气和营养导致的谷氨酸兴奋性损伤，这种反应在血流减少至临界值以下发生；二是炎症反应，例如，氧自由基和一氧化氮的产生、小胶质细胞的活化及其他炎症细胞的入侵。因此，一个理想的脑中风治疗方案需要考虑诸多因素，需要同时具有抗炎作用和神经保护作用。另外，必须能延长有效治疗时间窗以提高患者生存率及预后。

成熟神经元可以再生的新理论，已在包括人在内的哺乳动物中证实。存在于大脑特殊区域的 NSC 能够不断地产生新神经元，但这种新生神经元的数量会随着年龄的增长而减少。成熟的 NSC 可产生多种不同类型的中枢神经细胞，包括神经元和神经胶质细胞，负责整个神经组织内稳态的维持和修复。在成年小鼠癫痫及脑中风模型中，均已观察到室管膜下区和海马体齿状回的神经发生增加，表明成熟的神经细胞具有再生潜能，尽管这种补偿不能使症状完全恢复。在该过程中，CNS 微环境的变化可能影响内源性的修复作用。

外源性病原体的威胁、体内微环境变化及其副产物如各种细胞因子和营养因子的诸多因素均能调控成体 NSC 的命运，影响其增殖和分化。此外，与胚胎干细胞、组织特异性成体干细胞类似，NSC 及造血祖细胞具有自我更新及转化为其他细胞系的能力。研究发现，成体 NSC 可以分化成非 CNS 的衍化物，如血液或骨骼肌细胞，反之亦然。成体干细胞的这种可塑性有助于其应用于各种退行性疾病的治疗。

然而，目前人 NSC 以及胚胎干细胞在细胞治疗中的应用不仅因伦理道德问题而受到阻碍，也受到很多技术条件限制，比如在体外细胞培养过程中细胞的纯化和分离等。这些局限性促使人们寻找新的干细胞来源，许多研究人员开始关注 HSC，以其作为治疗各种疾病的靶细胞，这些疾病不仅限于造血功能相关疾病，也包括其他类型疾病，如神经退行性疾病等。

首例骨髓移植成功后，在许多恶性及非恶性血液疾病导致骨髓抑制的患者中,骨髓移植已经成为 HSC

的标准来源。虽然许多研究人员已经证实骨髓干细胞能够产生包括神经组织在内的非血系细胞，但是其缺点也限制了骨髓移植细胞疗法的发展，特别是同种异体骨髓移植，主要的问题有如下 5 个方面。

第一，从寻找捐献者到进行移植手术的时间跨度较长（平均 135 天）。第二，细胞制备成本较高（至少 2.5 万美元）。第三，HLA 匹配困难，而 HLA 匹配是决定能否进行同种异体移植的关键因素，一般仅有 30%的患者能够找到 HLA 匹配的捐赠者。第四，骨髓干细胞受体发生病毒的感染率约为 90%。利用含有粒细胞集落刺激因子的自体骨髓或自体周围血 HSC 可以避免这些问题。然而，患者已有的恶性肿瘤可能会妨碍其接受自体骨髓移植，因为该过程可能导致肿瘤细胞的转移。第五，对于脑中风患者来说，"时机"是很重要的。目前患者的有效治疗时间窗太短。

人 UCB 移植已经成功应用于恶性及非恶性血液系统疾病患儿的治疗。1988 年，1 例 5 岁患儿在用与亲人 HLA 匹配的 UCB 移植后治愈，这是首例临床人 UCB 的移植。迄今为止，在世界范围内已有超过 6000 余例患者接受人 UCB 移植，其中许多患者与捐赠者无关。在人 UCB 使用中，以往多限于血液系统疾病的治疗，现也是非血液疾病的一种疗法。

人 UCB 移植具有诸多优点。与骨髓干细胞相比，UCB 移植导致免疫排斥反应、感染抗宿主疾病的概率较低。而且，与成人骨髓相比，人 UCB 中含有更多未成熟的干细胞，这点已通过端粒长度检测证实。UCB 细胞的不成熟及其免疫幼稚特性在一定程度上可提高其疗效。研究显示，UCB 细胞具有广阔的应用前景，有望成为治疗脑中风的新疗法。

二、人 UCB 细胞的特点

自首例 UCB 移植治疗 FA 患者以来，人 UCB 移植技术在世界范围内得到广泛认可。造血祖细胞作为人 UCB 中最原始的干细胞，可重建机体血液系统。人 UCB 中的造血祖细胞数量与骨髓相近，但人 UCB 细胞的克隆形成能力更强，而且在生长因子的作用下可在体外长期增殖。与成人的骨髓干细胞相比，人 UCB 细胞的端粒更长，对宿主造血祖细胞的修复能力更强。研究发现，即使是一个 UCB 细胞，也能提供足以在短期和长期移植存活的 HSC。

人 UCB 单核细胞成分主要由淋巴细胞和单核细胞组成。通过对人 UCB、周围血和骨髓细胞的电镜比较发现，人 UCB 细胞具有更多未成熟的髓性单核细胞和少量具有独特超微结构成分的成熟中性粒细胞。在这种中性粒细胞中含有核囊（nuclear pocket），其可促进 RNA 向细胞质的传递。UCB 中的 B 细胞含量与成人周围血相近，但 T 细胞的 $CD3^+$ 细胞较少，$CD4^+/CD8^+$ 细胞比值较高。

UCB 的 $CD34^+$ 细胞与成人周围血 B 细胞体外分化特点的比较发现，UCB 的 B 细胞祖细胞更加幼稚，这可能延迟 B 细胞的成熟。与成体细胞相比，人 UCB 细胞相对免疫不成熟的程度反映了未成熟 T 细胞（$CB45RA^+$）比例较高，而成熟记忆 T 细胞（$CD45RO^+$）比例较低。此外，UCB 淋巴细胞表达的促炎细胞因子受体如 IL-2、IL-6、IL-7、TNF-α 和 IFN-γ 较成体细胞少，而产生的抗炎细胞因子 IL-10 较多，其可下调树突状细胞 CD86 的表达。因此，CD86 表达的减少可能阻止 T 细胞介导的炎症反应。相反，IL-10 的增加可活化调控性 T 细胞，从而抑制抗原介导的免疫反应。

人 UCB 中 $CD56^+$ 细胞毒性 T 细胞较少，而 NK 细胞较多，其可抑制 T 细胞增殖和 TNF-α 的产生。DC 是身体的哨兵，UCB 中的 DC 具有淋巴样特征，可能与新生组织的定植有关，而成人血液中含有更多的髓样 DC。淋巴样 DC 可活化 T 辅助性细胞 2 的抗炎作用，并与幼稚 T 细胞一起下调免疫反应。人 UCB 细胞不成熟的免疫特性可能导致移植后免疫缺陷的延长，这可能与 GVHD 和病毒传播的低发生率有关。因此，这对 HLA 匹配供体的要求并不严格且需更短的等待治疗时间。研究发现，与接受骨髓移植的儿童相比，当来自 HLA 完全相同的兄弟姐妹时，移植人 UCB 的儿童发生 GVHD 的概率较低。而且，即使在 HLA 不匹配的 UCB 细胞受体中，GVHD 的发生率也比 HLA 相同的骨髓受体低得多。

在体外细胞培养时发现，人 UCB 有两种不同的单核细胞亚群，一种是悬浮生长的，一种是贴壁生长的。悬浮生长的亚群细胞表达大量的祖/干细胞和神经细胞抗原，而贴壁生长的细胞主要表达造血抗原的淋巴细胞（大约占 53%）。这些结果表明，在人 UCB 单核细胞中也含有非造血细胞，且部分具有分化为神经细胞的能力。然而，人 UCB 细胞只能在分娩时收集，且从一个供体中提取的细胞数量有限。因此，目前需要解决的主要问题是如何对干细胞进行大量的体外扩增，以满足移植需要。在现有的扩增技术中，既不能维持造血祖细胞的质量，也不能弥补储存过程中丢失的部分，更不用说将其扩增到合适的移植数量。在细胞治疗方面，目标细胞的快速有效扩增非常关键，可缩短患者等候救治的时间，提高移植成功的可能性，同时也有助于患者的复发性治疗。

近年来的研究显示，人 UCB 细胞不同亚群的体外扩增方法已有多种。利用不同细胞因子的组合，可把 UCB 中的 T 细胞、NK 细胞以及 CD34$^+$细胞在同一培养液中进行扩增。扩增的单核细胞部分可重建机体的造血功能，有助于移植小鼠的白血病治疗。而且，联合使用促血小板生成素与 IL-3，不仅可以使 UCB 巨核细胞祖细胞大量增殖，同时也能抑制其凋亡。这些巨核细胞祖细胞具有归巢潜能，可以用于补充 UCB 细胞，促进移植受体的血小板恢复。

扩增移植前应确定最理想的干细胞体。首先，扩增的细胞需要保持一定的端粒长度及多能性，例如，造血祖细胞的端粒酶活性较高且增殖活跃。其次，确定目标细胞是否可以在多个亚群中进行扩增。细胞的多能性或成熟程度可提高其细胞表面抗原的表达确定。例如，人 UCB 中 CD34$^+$细胞约占单核细胞比例的 1%，CD34$^+$是 HSC 标志物，人 UCB 中的 CD34$^+$细胞比骨髓中的更原始，表面淋巴细胞标志物 CD38 大多缺失。另一种 HSC 标志物是 CD133，可以替代 CD34 作为造血细胞的选择和扩增的指标。约 80% 的 CD34$^+$细胞表达 CD133，其中超过 97% 的 CD133$^+$细胞在新鲜 UCB 中表达 CD34$^+$。虽然 CD133$^+$细胞仅占 UCB 单核细胞总数的 0.67%，但是 CD133$^+$和 CD133$^+$CD34$^+$细胞的扩增率比 CD34$^+$细胞高。这些结果表明 CD133$^+$HSC 比 CD34$^+$HSC 更原始。此外，在胎儿大脑中检测到的 CD133$^+$细胞可能是 NSC，但目前还不确定人 UCB 中 CD133$^+$细胞是否也具有相似的 NSC 表型及功能。

在 UCB 中也发现非 HSC，如 MSC。从羊水、胎盘和人 UCB 中可以分离出 MSC 和类 MSC 祖细胞。人 UCB 中 MSC 的可塑性很强，因为这些细胞可以分化为 3 种胚系的所有细胞。然而，与骨髓的 MSC 不同的是，UCB 的 MSC 表型及表面抗原的鉴定尚存争议。有的研究表明，MSC 的 CD13、CD29、CD44 和 CD90 呈阳性，而 CD14、CD31、CD34、CD45、CD51/61、CD64、CD106 和 HLA-DR 呈阴性；也有的研究显示，MSC 的 CD16、CD73、CD90 和 CD105 呈阳性，而 CD31、CD34、CD45、CD80 和 HLA-DR 为阴性。目前的研究表明，在人 UCB 培养中 MSC 的 CD3、CD11b、CD19、CD34 和 CD45 为阴性。

虽然，人 UCB 的 MSC 在甲基纤维素中不能产生巨噬细胞（CFU-M）、粒细胞-红细胞-巨噬细胞-巨核细胞（CFU-GEMM）或粒细胞-巨噬细胞（CFU-GM）造血集落，但在诱导细胞应激和限制蛋白质合成的环境中，体外培养人 UCB 的 MSC 上清液可促进 NT2N 神经细胞和周围血单核细胞的存活。而且，在神经分化培养液中人 UCB 的 MSC 可表达神经细胞表面抗原（A2B5）、神经丝多肽（NF200）、少突胶质前体细胞标志物、神经分化的中间丝蛋白（如巢蛋白和波形蛋白）、神经分化培养液中的 GFAP 及神经祖细胞标志物（TuJ1）。研究还发现，在与小鼠脾细胞共培养时，人 UCB 的 MSC 可调控其免疫反应。这些结果表明，人 UCB 的 MSC 具有多种功能，有望在神经系统疾病的治疗中发挥作用。

三、人 UCB 细胞在神经科学中的作用

人 UCB 细胞多能性的体外研究显示，在维甲酸（RA）及神经生长因子的诱导下可表达神经元和（或）胶质细胞的标志物，如早期神经前体细胞的标志物（musashi-1、巢蛋白和 TuJ1）、成熟神经元标志物（NeuN、MAP2）和星形胶质细胞标志物（GFAP）等。而且，用两种刺激因子联合处理细胞后 TuJ1 和 GFAP 的表达增加约两倍。在 RA 和 NGF 的联合作用下，UCB 单核细胞的 TuJ1 和 GFAP 阳性细胞可在新生大鼠前脑室下区存活。与之相比，在标准的 Dulbecco 改良的 Eagle 培养液（Dulbecco's modified Eagle media,

DMEM）中，人 UCB 单核细胞也可表达巢蛋白、TuJ1、MAP2 和 GFAP 神经细胞标志物。在培养 7 天的细胞中，原始 HSC 标记物 CD133 表达的细胞数量增加，可能导致细胞同时具有不成熟和成熟特性。在培养 2 周后，仍能见到巢蛋白和 MAP2 的共域化（colocalization），以及 TuJ1 的表达，这可能与细胞周期或发育有关。

在 CNS 内，人 UCB 细胞可以表达典型的神经抗原。研究发现，人 UCB 细胞可以分别表达 β-微管蛋白Ⅲ、GFAP 和半乳糖神经酰胺（galactosylceramide，GalC）、神经元、星形胶质细胞和少突胶质细胞标志物。通过 UCB 中的 CD34$^-$/CD45$^-$ 非造血单核细胞，可以建立表达巢蛋白和 GFAP 的人 UCB-NSC 细胞系。在用神经形成蛋白/RA（neuromorphogen/RA）诱导的 UCB 细胞中，40% 的人 UCB-NSC 表达 β-微管蛋白Ⅲ和 MAP2，30% 的表达星形细胞标志物（GFAP 和 S100b），11% 的表达少突胶质细胞表型标志物（GalC）。在人 UCB-NSC 的培养中，加入 RA 和 BDNF 后的细胞似乎可诱导神经细胞的分化。加入这两种因子共培养 7 天，在大鼠星形胶质细胞或海马的组织切片中 80% 的细胞表达 β-微管蛋白Ⅲ，64% 的细胞表达 MAP2。

研究发现，人 UCB 细胞具有非神经元的可塑性。而且，连续培养 6 个月以上的人 UCB 单核细胞不表达造血分化抗原。在加入成骨、脂肪原性因子、碱性成纤维细胞和表皮生长因子培养后，人 UCB 单核细胞可分别表达骨、脂肪和神经细胞标志物。这些数据表明，人 UCB 中有一种特定的细胞亚群，尽管目前还不确定这些细胞是干细胞、多向分化的祖细胞还是具有转分化能力的细胞，但该细胞亚群能够表达多种细胞系抗原，可塑性极强，对于 UCB 细胞治疗不可或缺。为了证实人 UCB 中存在的多能干细胞，通过阴性免疫磁珠选择技术（negative immunomagnetic selection technique）可从造血抗原表达细胞中耗尽人 UCB，从而分离出一种离散而世系阴性的干细胞（discrete lineage-negative stem cell）。这种来自人 UCB 单核细胞的选择性世系阴性细胞，在 8 周内可产生具有神经胶质祖细胞形态的贴壁细胞以及原始非贴壁造血祖细胞。基因表达分析显示，GFAP、巢蛋白、musashi-1 和抑蛋白（necdin）的原始神经胶质祖细胞抗原上调。

在人 UCB 单核细胞的体外培养时，加入生长和神经营养因子培养后可表达神经细胞抗原。胚胎干细胞具有较强的增殖能力和抗排斥能力，这可能导致移植后的副作用，如纤维化和恶性肿瘤。而 UCB 干细胞在正常情况下处于相对的静止状态，其自身不会增殖失控，这些细胞的这种内在潜能只有在外源性因素作用下才能活化。经生长因子和神经营养因子处理的人 UCB 悬浮生长的单核细胞在体内存活时间更长，其增殖能力和神经细胞抗原表达均增加。在生物研究的领域中，把人细胞移植到啮齿动物体内可产生令人鼓舞的结果。人 UCB 细胞具有较高的免疫耐受能力，对同种异体抗原不能产生细胞毒性 T 细胞，以及 IFN-γ 和 TNF-α 等促炎细胞因子。尽管人 UCB 细胞的免疫不成熟，但移植到成年大鼠大脑后免疫排斥反应强烈。因此，该过程通常需要强有力的免疫抑制来保护这种移植。把人 UCB 细胞植入到非肥胖性糖尿病重症联合免疫缺陷小鼠（NOD SCID）的正常纹状体中，以确定人 UCB 细胞的存活及免疫反应对其存活能力的影响。结果显示，体外长期培养的人 UCB 细胞可产生表达早期神经元标志物 TuJ1 和原始神经细胞标志物巢蛋白的神经元样细胞。这些细胞移植 5 天后，可分化表达特异性神经元蛋白。然而，在移植后 1 个月，无法再检测到移植细胞，但并未发现 T 细胞介导的免疫排斥迹象，如 CD4 和 CD8 细胞、小胶质细胞及星形胶质细胞的微小变化。这些表明，这种细胞损失不是由于 T 细胞介导的免疫反应引起的。而且，人 UCB 细胞可以在体外存活很长时间，并表现出依赖于环境的神经细胞特性，但体内试验失败的原因尚不清楚。综合来看，移植细胞的存活时间可能依赖于多个供体和受体特征的结合，并非单一的因素所致。

四、人 UCB 在脑中风研究中的应用

脑中风的治疗非常复杂，因为该病可累及脑部多处解剖结构及不同的神经细胞。渐进性的缺血过程会累积细胞损伤，因此脑中风治疗的时机至关重要。然而，目前的 tPA 治疗存在 3h 治疗时间窗的限制，

错失最佳治疗时机的患者通常会遗留后遗症，这使人们不得不寻找更有效的治疗方法，尤其是细胞治疗。

用 BM 基质细胞移植治疗大鼠局灶性脑缺血后，神经功能恢复，移植细胞可迁移到缺血部位并分化为神经元和胶质细胞表型的细胞。这种可能是通过移植细胞分泌营养因子，促进内源性的神经发生和血管生成，并非直接的细胞替代。临床试验显示，脑中风患者植入永生化 NT2N 细胞系后，神经功能明显改善。一些接受这种细胞移植治疗的患者在 6 个月后，其记忆、回忆和视觉空间/结构等均有所改善。而且，猪的胚胎神经细胞纹状体移植可以有效阻止基底神经节梗死患者急性期神经系统功能的进一步损伤。虽然目前细胞移植的临床资料尚不成熟，不足以评估疗效。但初步研究结果表明，细胞移植在技术上是可行的，可以安全进行。

人 UCB 是另一种有希望的多能干细胞来源，在体内研究中显示出治疗中风的积极作用。研究发现，在大鼠 MCAO 后 24h 或 7 天内，通过静脉输注人 UCB 单核细胞可明显改善其功能缺陷。组织病理学检查显示，移植的 UCB 单核细胞主要存在于受损脑半球缺血边界区的皮质和纹状体中，而在相对的一侧细胞很少。在免疫组织化学研究中，部分 UCB 单核细胞的内皮细胞标志物 FVIII（8%）、GFAP（6%）、MAP2（3%）和 NeuN（2%）均呈阳性。在缺血性脑损伤大鼠中，静脉注射人非 HSC 系可以减少其梗死体积。在长期的 MCAO 大鼠模型中，通过纹状体移植与静脉输注两种方式比较人 UCB 单核细胞治疗的结果显示，两种方式介导的行为恢复并无差异。与对照组相比，无论哪个治疗组在中风后 24h 的自发性功能活动均明显减少，且在被动回避试验（passive avoidance test）中的反应更快。然而，在治疗 2 个月后的台阶试验中，只有经静脉注射治疗的大鼠有明显的功能改善。这些表明，与纹状体移植相比，静脉注射人 UCB 单核细胞更为有效，对中风动物的长期效果更好。

在 MCAO 大鼠造模后 24h，大鼠静脉注射 $4 \times 10^7 \sim 5 \times 10^7$ 人 UCB 单核细胞，4 周后显示，输注 10^6 或更多的细胞时，其行为缺陷显著改善。在较高的细胞剂量时，细胞剂量与梗死体积呈显著的负相关。此外，通过对人细胞核的免疫荧光和 PCR 分析，仅在受损半球和脾脏中检测到移植细胞。这些表明，在 MCAO 大鼠卒中模型中，采用人 UCB 单核细胞移植后，细胞输入、功能改善和神经元体积减少之间存在剂量关系。尽管人 UCB 细胞在体内外均可表达神经细胞表型，但与移植的细胞数量相比，迁移至缺血区域的这种细胞数量很少，表明这些动物模型的功能恢复机制并非细胞的替代治疗作用。

近期的研究发现，人 UCB 细胞不仅可能通过细胞替代作用，还可能通过产生神经营养、神经保护或抗炎因子发挥作用（图 11-1）。神经炎症是包括脑中风在内的神经退行性疾病的主要发病机制。在 MCAO 大鼠模型脑内的 CD45$^+$/CD11b$^+$ 细胞（小胶质细胞）和 CD45$^+$/B220$^+$ 细胞（B 细胞）数量增加，人 UCB 单核细胞移植可使之显著降低。小胶质细胞的增生在缺血性脑中风及其他神经退行性疾病中，均可导致神经细胞损伤。因此，UCB 细胞治疗后 CD45$^+$/CD11b$^+$ 细胞的减少尤其值得关注。并且，这些细胞变化伴随着促炎细胞因子 mRNA 及蛋白表达的减少，以及转录因子 NF-κB DNA 结合能力下降。人 UCB 细胞移植具有双重的抗炎作用：减少促炎细胞因子，如 TNF-α 和 IL-1β；在脑中风后抑制小胶质细胞和星形胶质细胞的活化。虽然移植的 CD34$^+$ 细胞可促进血管生成并发挥神经营养作用，但 UCB 治疗的潜在抗炎作用也能够在保护神经元方面发挥重要作用。在神经炎症方面，MCAO 后大鼠脾脏大小随 CD8$^+$ T 细胞数量的减少而减少。MCAO 后脾脏体积的缩小与缺血损伤程度相关，而人 UCB 细胞治疗可明显减轻脾脏重量和脾脏 CD8$^+$ T 细胞计数，减少脑损伤的发生。此外，脾细胞增殖分析显示，UCB 细胞移植可抑制 MCAO 相关的 T 细胞增殖，通过增加 IL-10 的产生而减少 IFN-γ。

人 UCB 细胞的分泌功能也值得关注。近年来的研究显示，在不同的培养条件下，人 UCB 单核细胞中的不同细胞亚群可分泌多种不同的细胞因子和趋化因子，如 IL-8、MCP-1 和 IL-1α。这些趋化因子广泛存在于人的全身，尤其是大脑中，在炎症反应中作为第一道防御机制发挥着关键作用。这些结果表明，这些因子可能是人 UCB 细胞治疗脑卒中动物的部分功能。体内研究显示，大脑缺血区域的一些趋化因子增加。在病理状态下，MCP-1 和巨噬细胞炎性蛋白（macrophage inflammatory protein，MIP-1α）可参与单核细胞向 CNS 的积累。因此，MCP-1 和 MIP-1α 也可能参与了人 UCB 细胞向损伤区域的聚集。而且，

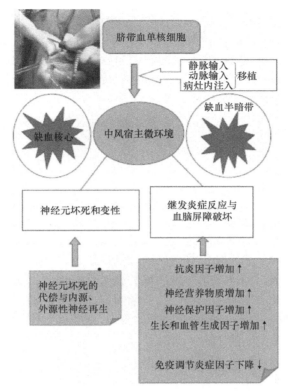

图 11-1　UCB 细胞对脑中风微环境的作用（Bhattacharya and Stubblefield，2011）

MCP-1 和 MIP-1α 在大鼠脑缺血半球的表达较对侧半球显著升高,可有效促进移植细胞的迁移。在 MCP-1 或 MIP-1α 多克隆抗体的作用下, 这种细胞的迁移减少。趋化因子受体也在人 UCB 细胞表面呈结构性表达, 这些表明缺血区域趋化因子的增加能与人 UCB 细胞的表面受体结合, 并诱导细胞向 CNS 迁移。

　　由于人 UCB 细胞由未成熟的 T 细胞、B 细胞、单核/巨噬细胞和干细胞等组成, 因此其治疗效果是否可以归因于特定的细胞还待探究。把人 UCB 中的单核细胞, 以及干细胞、T 细胞和 B 细胞全部分离出去的制剂, 仍可改善受损动物左前肢的功能, 其程度与仅有 MCAO 的动物相似。而接受无单核/巨噬细胞的人 UCB 制剂的动物比接受其他 UCB 细胞的表现更差。而且, 人 UCB 细胞的使用可显著降低 MCAO 诱导的过度活跃, 而干细胞、单核细胞（CD14[+]）和 B 细胞的减少可阻止卒中后的恢复。尽管对梗死面积和炎症反应的评估有待确定, 但人 UCB 中单核/巨噬细胞对卒中后的治疗恢复至关重要。

　　在脑卒中的治疗中, 细胞移植的窗口时间是临床应用的一个重要研究课题。卒中后给予人 UCB 细胞最佳时间的研究显示, 中风后 24～72h 人 UCB 细胞对海马和纹状体提取物的迁移活性均增加。在 MCAO 后 48h, 这种提取物对细胞因子诱导的中性粒细胞趋化因子-1（neutrophil chemoattractant-1，CINC-1）和 MCP-1 水平升高, 提示这些物质可能与细胞的迁移有关。而且, 生长调控癌基因/ CINC-1（相当于人 IL-8 的大鼠）和 MCP-1 表达呈时间依赖性, 并且与这种缺血性提取物的迁移试验模式相似。这种提取物中存在的这些趋化因子, 也可能导致对卒中后人 UCB 单核细胞在体内迁移机制的进一步探索。这些结果显示, 通过人 UCB 单核细胞的移植, 可以把目前溶栓治疗卒中的 3h 治疗时间窗口延长到卒中后 24～72h。

　　在 MCAO 后 3h 至 30 天内静脉输注人 UCB 细胞的结果显示, 在 48h 进行移植治疗的效果最好。这些表明, 细胞移植在中风中的治疗作用可能只在相对较短的时间内有效, 要么有效地调控免疫系统, 要么产生分泌因子作用于大脑内的细胞以发挥治疗效果。总之, 脑中风是一系列复杂的炎症反应, 最终导致血管阻塞附近的细胞大量死亡,该过程是一种具有时间依赖性的级联反应。当静脉注射人 UCB 细胞 48h 后可降低中风发作, 并能逆转即将死亡的细胞。人 UCB 干细胞的使用可能提供神经保护, 抑制细胞凋亡的扩散, 并调控损伤的免疫/炎症反应, 而不是直接替代失去的细胞。新生血管形成是炎症和组织修复的主要过程。在通常情况下，如果存在严重的动脉阻塞而没有侧支循环，移植很难成功，这表明充足的血液供应是移植细胞存活和组织再生不可或缺的。在移植植活和组织修复中，通过人 UCB 细胞治疗中风促进血管生成具有额外的优势。因为 UCB 中含有许多 CD34$^+$细胞，包括内皮祖细胞，这可能在促血管新生的治疗中有益。如果可以克服 UCB 细胞移植的现有障碍，如体外细胞扩增技术不够完善、移植细胞存活受限及移植安全性等问题，人 UCB 细胞移植有望成为治疗中风的新方案。人 UCB 细胞移植的多种治疗效果，以及在单一移植中具有较长的有效时间，都是目前其他药物制剂无法比拟的。

第八节　脐带血祖细胞对外伤性脑损伤的治疗作用

一、概述

CNS 损伤，如中风、TBI 和 SCI 的发病率及死亡率均很高。TBI 包括原发性和继发性两种损伤，原发性损伤是由于神经元及其轴突的直接损伤导致；继发性损伤是由于伤后数小时或数天内发生的一种二次损伤，包括脑代谢紊乱、血液动力学异常、内环境和抗炎反应失调。继发损伤包括从周围血到受伤区域的各种免疫效应细胞（神经营养细胞和单核细胞）的积累，以及小胶质细胞（大脑中的巨噬细胞）的活化。先天免疫反应可调控神经胶质细胞的反应活性和神经元的兴奋性。虽然炎症反应是清除坏死组织和促进髓鞘修复所必需的，但长时间的小胶质细胞活化会进一步损伤神经元和星形胶质细胞。

主要病灶的损伤大多数是由挫伤、剪切损伤和出血压迫引起的。典型的挫伤部位是额叶、颞叶外侧和下表面，以及大脑外侧裂上方的皮质。挫伤可直接发生在骨折下、撞击部位（冲击损伤）或损伤的对侧部位（对冲伤）。根据大脑或脑腔内血肿和出血的部位不同，可将其分为 3 种类型：①硬膜下血肿（subdural hematomas，SDH）位于硬脑膜下，通常是硬脑膜桥静脉或皮质动脉破裂所致；②硬膜外血肿通常与颞部颅骨骨折合并脑膜中动脉破裂有关，这种轴外（extra-axial）血肿可能扩大、压迫脑实质导致继发性脑损伤和（或）促进颅内压（intracranial pressure，ICP）的升高；③蛛网膜下腔出血包括蛛网膜下腔和软膜间隙出血，这些出血可能是自发的，通常是由脑动脉瘤破裂引起，也可由 TBI 引起。

由于颅腔体积有限，出血和水肿均可导致颅内脑组织损伤等急剧变化。ICP 是指颅内脑组织及 CSF 对颅骨的压力。颅骨及其组成（血液、脑脊液、脑组织）呈一种动态平衡，增加其中任何一种颅内组份的体积，必然需要减少其他内容物的体积以达到平衡。颅脑损伤引起任何形式的颅内血肿均会导致 ICP 升高，压迫脑组织，引起脑供血下降，最终形成脑疝。继发性损伤是由于原发性损伤后数小时或数天后，持续增加的细胞炎症反应及细胞毒素的累积所致，一般比原发性损伤更严重。水肿既可以导致脑组织的继发性损伤，同时也是继发性损伤的结果，目前主要分为两种类型，分别是血管源性脑水肿和细胞毒性脑水肿。①血管源性脑水肿可以发生在内皮细胞的紧密连接处，这种紧密连接可以限制某些大分子物质通过 BBB，减轻重型颅脑损伤所导致的血管自身调控功能的下降，增加由于炎症介质破坏 BBB 所导致的血管通透性。而且，这种脑水肿也可能与多种炎症介质释放有关。炎症介质释放可导致内皮细胞通透性的增加，同时破坏 BBB，诱发脑水肿。血管源性脑水肿的机制也不尽相同，但最终的结果是 BBB 的破坏，导致细胞水肿及神经元损伤加重。②细胞毒性脑水肿可引发脑细胞功能紊乱，其中一种是损伤细胞缺氧导致的细胞肿胀。低氧阶段可以导致钠钾泵的失活，引起细胞内钠潴留，在渗透压作用下细胞内水比重增加。而且，这种脑水肿也可由兴奋神经传导物质的过度释放所致。大量的兴奋性神经传导物质的积聚可打开离子通道，导致钠内流、膜去极化，继发氯化物及水内流。大量的兴奋性神经传导物质的释放会导致不可逆性神经元损伤。细胞毒性脑水肿还可来自原发性脑损伤的直接作用。原发性脑损伤可以导致神经细胞膜变形，星形胶质细胞发生肿胀以维持脑内稳态平衡。当葡萄糖不足无法恢复脑内离子稳态时，又会加剧星形细胞肿胀，出现恶性循环，限制局部血液流动，加重缺血，减少营养物质输送，最终导致损伤进一步发展。炎症反应可募集免疫细胞聚集到脑损伤部位，释放促炎因子，进一步加重脑损伤。外伤性脑水肿可导致严重的细胞毒性作用，破坏 BBB，引起脑实质的免疫细胞侵袭。这种免疫细胞的积聚通过降低脑血流量、增加脑水肿、升高 ICP，加重脑组织的继发性损伤。

巨噬细胞和小胶质细胞是造成组织坏死的关键因素，与细胞毒性分子的释放有关，包括氧自由基和炎性细胞因子，并可介导局部炎症和坏死碎片的吞噬作用。在严重的脑损伤后，TGF-β、CSF 中的 IL-1、IL-6、IL-8、IL-10、IL-12 及 TNF-α 积聚增多。在细胞治疗中，损伤后的这种急性炎症反应具有重要意义，不仅可作为治疗的靶点，或许还是植入细胞短暂停留的一种微环境。

单核细胞可在血管内自由循环游弋，一旦进入组织则不可逆地分化为 DC 或者巨噬细胞。单核细胞分为两个亚群：首先是 Ly-6C^{high} 单核细胞，负责清除坏死组织；其次是 Ly-6C^{low} 单核细胞，可促进伤口修复。研究发现，脾单核细胞位于被膜下红髓，边缘区细胞以巨噬细胞和 DC 为主。目前普遍认为，促炎因子 Ly-6C^{high} 聚集到炎症反应处是通过 CCR 进行，因为在 CCR2 缺失的小鼠模型中单核细胞不能有效地进入心肌梗死区域。冠状动脉闭塞后 1 天，脾被膜下红髓中的 Ly-6C^{high} 单核细胞减少，这是由于 Ly-6C^{high} 游离到其他区域所致，而并非局部细胞发生了分化或凋亡。在心肌缺血性损伤后，脾单核细胞的运动能力增强，从脾脏中游出并聚积到组织损伤区域参与损伤修复。因此，脾单核细胞具有调控机体炎症反应的作用。

二、TBI 的干细胞治疗

周围单核/巨噬细胞侵袭到损伤/梗死区域表明，这些免疫细胞可以进一步产生对脑损伤的作用。脑卒中和脑外伤后脾脏体积缩小，而全身应用人 UCB 治疗脑卒中后脾脏体积保持不变。用人 UCB 治疗不仅可以阻止这种炎症，而且可以改变对炎症的反应，这可以通过抗炎细胞因子 IL-10 的增加得到证明。而且，人 UCB 治疗可显著减少受损脑内巨噬细胞/小胶质细胞的数量。中风后，脾脏循环中的巨噬细胞增多，B 细胞减少。

研究显示，中风和颅脑损伤后脾脏缩小，而对缺血性脑中风患者输入人 UCB 细胞可以缓解其病情。早期运用干细胞治疗颅脑损伤的设想是，祖细胞移植到损伤区域后可分化成神经细胞，进而促进神经损伤的修复。该设想后来证实是错误的，但这种治疗方式确实取得了较好的效果。双重标记的 MSC 移植到大鼠模型的海马和纹状体中发现，这些细胞的分布及表型在移植后并未发生明显变化，表明移植脑内的这种 MSC 并无可塑性。研究显示，祖细胞移植对 CNS 损伤的治疗作用与脾细胞介导的免疫调控有关，最终导致全身炎症减轻、保护 BBB，显著减少继发性损伤。

三、神经干祖细胞

神经干祖细胞（neural stem progenitor cell，NSC）是一种多潜能的干细胞，具有分化为神经元、星形胶质细胞及少突胶质细胞的能力，并且能够自我更新和功能重建。NSC 遍布脑内，最常见于脑室下区或海马区。NSC 具有多种表面标志物，但无一种是通用的。这些标志物包括 CD133、胚胎抗原-1（fetal antigen-1，FA-1）、巢蛋白、GFAP、β-微管蛋白Ⅲ、2′, 3′-环核苷酸 3 -磷酸二酯酶（2′, 3′-cyclic nucleotide 3′-phosphodiesterase，CNPase；少突胶质细胞祖细胞标志物）、Sox2（与神经上皮细胞定向分化有关的转录因子）和 MBP（胶质细胞标志物）。NSC 向受损大脑的归巢依赖于基质细胞源性因子-1α（SDF-1α）-CXC 趋化因子受体 4 信号，或依赖于黏附分子受体信号。

在大鼠控制性皮质损伤（control cortical injury，CCI）后 1 周，直接植入 NSC 到大鼠脑损伤和半暗区（penumbral area），每次注射 4 万个细胞，一共进行 10 次。动物脑内移植细胞的分布检测结果显示，1.4%～1.9% 注射的细胞停留于损伤区。与对照组相比，治疗组动物第 4 和第 5 天的旋转运动试验的最大速度显著增加，但其他运动和认知能力无明显差异。这些结果对 TBI 的 NSC 治疗很有前景。然而，脑实质内的细胞注射要根据损伤的大小等因素综合考虑。因此，也可采用不同的细胞系进行其他途径的治疗。

研究显示，NSC 通过阻断淀粉样前体蛋白（amyloid precursor protein，APP）的异常积累，可显著减少 TBI 诱导的海马伞部（fimbria）等脑区轴突的损伤。APP 是 TBI 模型中轴突转运异常增加的一种标志物，这些表明人 NSC 移植有可能调控 TBI 后的轴突损伤。NSC 在体外和体内均可表达并释放 GDNF。GDNF 基因缺失突变的小鼠空间认知能力下降，通过慢病毒载体转导的外源性 GDNF 的基因在大鼠髋臼-足弓内的传递可改善老年大鼠的空间学习能力。而且，小鼠 C17.2 转化祖细胞移植可分泌 GDNF，并改善 TBI 后的认知功能。因此，推测 NSC 产生的 GDNF 对宿主神经元的保护是 NSC 促进认知改善的机制之一。研究发现，与对照组相比，NSC 移植的脑损伤大鼠脑内的突触蛋白（synaptophysin，SYP）及再生相关蛋白（regeneration-associated protein，GAP43）表达增加，神经运动功能明显恢复。脑出血（intracerebral hemorrhage，ICH）后早期静脉注射 NSC 可阻断脾脏炎症反应，发挥神经保护和抗炎作用。脾脏中可见大量 NSC，尤其是边缘区。研究发现，脾脏参与脑炎症反应，脾脏切除可减轻脑水肿和炎性细胞数量。而且，NSC 可调控脾脏炎症通路，减少脑内炎症反应，以及通过接触传递机制抑制巨噬细胞的活化。脾切除大鼠静脉注射 NSC 不能减轻脑水肿、炎症细胞和原始神经功能的缺损，提示脾在脑相关损伤的减轻中具有重要作用。

四、人多能成体祖细胞

2002 年，Verfaillie 等人发现了多能成体祖细胞（multipotent adult progenitor cell，MAPC）并对其特性进行鉴定。MAPC 与 MSC 极其相似，但也存在一定的基因及表型差异，且 MAPC 更具分化潜能。MAPC 可以分化为中胚层、内胚层和外胚层，具有与 MSC 不同的细胞表面标志物，如 CD13、CD31 和 SSEA-1，但缺少 CD3、CD11b、CD19、CD34、CD44、CD45、MHC I 和 MHC II。

近期文献报道，在缺血性脑中风后脾脏的重量可特异性降低。而且，在这种中风动物的模型中应用人 UCB 治疗后可使其脾体积不变，并减少损伤腔（injury cavity）的容积。与中风相似，与未受伤的对照组相比，TBI 可导致单纯 CCI 的脾重量减少。在用 MAPC 治疗后，脾的大小维持原样，不用 MAPC 治疗的脾脏出现明显改变（图 11-2）。在 TBI 中，通过脾切除对 CCI 后 BBB 通透性的结果表明，假性脾切除

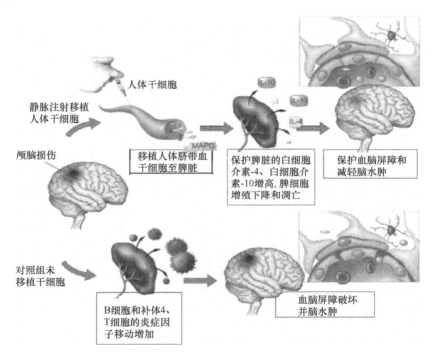

图 11-2　MAPC 静脉注射后神经血管的保护机制（Cetrulo et al.，2013）

大鼠与假性损伤大鼠相比，单纯 CCI 的 BBB 通透性显著增加。研究还显示，在 MAPC 为 2×10^6 个细胞/kg 体重和 10×10^6 个细胞/kg 体重两种细胞剂量输注后，受伤动物的 BBB 均无变化。在脾脏切除组，单纯 CCI 的 BBB 通透性无显著增加，表明全身炎症反应必须有脾脏的参与，而炎症反应反过来又可导致 BBB 的破坏。在大鼠重度的 TBI 中，通过脾切除可抑制促炎细胞因子 IL-1β、TNF-α 和 Il-6 对脑损伤的局部和全身起到保护作用，从而降低死亡率，改善认知功能。

通过定量聚合酶链反应（quantitative polymerase chain reaction，qPCR）测定小鼠脾细胞促炎因子和抗炎因子在体内产生的结果显示，在 MAPC 剂量为 10×10^6 个细胞/kg 体重时，与 CCI 对照组相比，抗炎因子 IL-10 的产生显著增加（$P = 0.006$），而促炎细胞因子 IL-6 和 IFN-γ 的产生轻度减少。在体外刺激生长培养液中，分离培养的脾细胞抗炎细胞因子在用 MAPC 治疗后对全身炎症反应具有潜在影响；与单纯 CCI 的对照脾脏培养细胞比较，用 MAPC 剂量为 10×10^6 个细胞/kg 体重治疗的 IL-4 和 IL-10 产生均增加。

五、MSC

MSC 附着于骨髓中的成纤维细胞上，具有多向分化潜能及自我更新能力。MSC 可以分化为软骨细胞、成骨细胞和脂肪细胞等。国际细胞治疗学会（International Society for Cellular Therapy，ISCT）对人 MSC 的定义是：①MSC 在标准培养条件下呈纺锤形，并具有黏附性；②MSC 表面必须表达 CD105、CD73 和 CD90 分子，但不表达 CD45、CD34、CD14、CD11b、CD79α 及 CD19；③必须拥有分化为成骨细胞、脂肪细胞级软骨细胞的能力。MSC 已在多种疾病如神经损伤及中风中显示出其治疗优势。骨髓源性 MSC 可以促进组织修复、再生、分化及迁移，同时减少炎症反应、免疫反应及细胞凋亡，它们通过营养支持改变组织微环境的作用可能比其转分化的修复作用更加显著。而且，MSC 在缺血性中风及颅脑创伤中具有神经保护及促进神经细胞再生的作用。这些细胞可静脉注射，也可直接移植至脑内，但有研究显示后者的效果更好。MSC 主要通过释放神经细胞保护因子及免疫调控因子发挥作用，而不是细胞替换或细胞接触。MSC 所释放的免疫调控因子可作用于 T 细胞、B 细胞、DC 和 NK 细胞等，抑制免疫细胞增殖，减少免疫细胞活化因子的分泌，并改变免疫细胞的亚型。

最新研究表明，MSC 可能通过以下机制发挥治疗作用：分泌细胞生长因子，通过细胞接触及融合来互换基因及蛋白质、诱导血管再生和调控免疫反应，促进神经细胞及神经突触再生。在大量 TBI 临床试验中显示，MSC 迁移到损伤部位后可分化为神经元及神经胶质细胞，进而促进运动功能的恢复。但也有反对意见认为，种植在脑部的 MSC 会被免疫系统排斥产生炎症反应。研究发现，鞘内注射 MAPC 和 MSC 可以活化 NSC，从而发挥保护神经细胞的作用。NSC 与 MSC 相接处后，NF-κB 的活性增加，进而促进 IL-6 的分泌，减少细胞凋亡。MSC 不仅可以上调局部组织及血清中 IL-6 的水平，同时也可促进 IL-10 和 IL-4 等抗炎性因子的表达。但也有研究认为，MSC 静脉输注对比脑神经细胞的修复及运动或认知功能的改善无效。因为只有不到 4% 细胞能够通过肺微血管进入动脉循环，这可能明显限制其治疗作用。

脾是人体最大的免疫器官，在中风及颅脑损伤中的作用越来越受到关注。研究发现，在 MCAO 大鼠中，脾细胞数量可减少 90%，而且切除其脾脏可以明显减少梗死灶的面积。切除脾脏不仅能够提高 TBI 大鼠的存活率，而且还能提高其损伤 4 周后的空间辨别能力。脾脏中含有大量的单核细胞，在损伤发生后的数小时内，可持续提供炎症细胞促进局部炎症反应的发生。

六、UCB

人 UCB 单核细胞部分是一种异质性细胞，由 HSC、内皮祖细胞、间充质祖细胞和多能干细胞组成。人 UCB 细胞可促进脑中风及 TBI 后的行为改善，经静脉输注的 UCB 细胞可迁移至损伤区域，参与损伤修复。与成人造血细胞和骨髓细胞相比，UCB 细胞中未成熟的单核细胞、T 细胞含量更多，而成熟的中性粒细胞、记忆 T 细胞及 CD56+毒性 T 细胞比例较低，表明人 UCB 的免疫学特性尚不成熟。人 UCB 细胞可释放伤口愈合所需的介质，作用机制与骨髓 MSC 相似。

人 UCB 细胞具有多向分化潜能，可分化为神经细胞，改善受损的神经组织。例如，人 UCB 细胞移植有助于脊髓损伤后的神经组织修复。与直接移植细胞至损伤区域的传统方法相比，静脉输注方式效果更好。前者仅会在移植部位产生高浓度的治疗细胞，移植细胞不迁移至其他部位。静脉输注的人 UCB 细胞可迁移至原发性损伤区域和大部分继发性的损伤区域，但也广泛分布于脊髓中。正常脊髓和损伤脊髓的边缘分布较少，在完全正常的脊髓区域几乎无分布。

七、沃顿胶（WJ）

WJ 是脐带间的原始黏液，呈凝胶状，主要由黏多糖（透明质酸和硫酸软骨蛋白）组成，位于脐带羊膜上皮细胞和脐带管之间。WJ 的主要作用是防止脐带管受压发生扭转和弯曲，为胎儿的发育提供氧气、葡萄糖及氨基酸的双向流动，同时减少胎儿和胎盘中的二氧化碳等废物。在 WJ 中，人脐带 MSC 可从 3 种相对模糊的区域分离：血管周围区、血管间区和羊膜下。目前还不确定从脐带不同部位分离出的人脐带 MSC 是否代表不同的细胞。WJ 细胞（WJ cell，WJC）可深度冷冻后长期储存。研究表明，WJC 比 MSC 体外扩增能力更强，这可能与 WJC 的端粒酶表达水平较高有关。

对无胸腺的脑损伤小鼠模型输注经基因修饰的人脐带 MSC，可改善其神经功能，增加神经元特异性烯醇酶（neuron-specific enolase，NSE）阳性细胞，同时减少 GFAP 阳性细胞及凋亡细胞，表明人脐带 MSC 对于脑损伤具有潜在治疗作用。与胚胎干细胞和 NSC 相比，MSC 更容易分离和扩增。把约 1×10^6 个经过克隆扩增的人脐带 MSC 移植到 MCAO 的大鼠模型中，可观察到大鼠神经功能显著改善，皮质神经元活动明显增加。移植的人脐带 MSC 向缺血边缘区迁移，并分化为胶质细胞、神经元、双皮质激素阳性细胞、CXCR4+细胞和血管内皮细胞。而且，把脐静脉内皮细胞分离的 6×10^5 个 MSC 移植至缺血性中风联合免疫抑制大鼠脑损伤半球的结果显示，大鼠神经行为功能改善，梗死体积减少，海马中内源性干细胞数目增加，但仅有少量的移植细胞可表达神经元特异性标志物。这种人脐带 MSC 移植可促进新血管生成，增加缺血半球的局部皮质血流，上调神经营养因子的表达。而且，移植的这种人脐带 MSC 在缺血大脑中至少能存活 5 周，可广泛分布于大鼠脑血管系统，显著减少大鼠的脑组织损伤和神经功能缺损，其中部分移植细胞可分化为内皮细胞，进而增加脑中风同侧半球的血管密度。研究证明，从 WJ 中分离人脐带 MSC 是一种有效的策略，MSC 移植后可以促进皮质脊髓纤维的再生和大鼠脊髓横切后运动功能的恢复。与对照组相比，移植组病变部位的星形胶质细胞及活化的小胶质细胞减少，皮质脊髓束中再生轴突和神经丝阳性纤维增加。

八、羊水源性干细胞

羊水源性干细胞（amniotic fluid derived stem cell，AFS）是在胎儿羊水中发现的干细胞。这种液体长期以来一直用于产前诊断和遗传疾病筛查，但现在具有治疗的潜力。羊水含有许多非干细胞的细胞。AFS 的分离首先要对表达膜受体 C-kit 阳性的细胞进行选择，其中大约 0.8%～1.4%的细胞表达这种受体。分离的 AFS 可直接在无饲养层细胞的培养液中生长，倍增时间为 36h，自我更新能力超过 300 群体倍增值（population doublings）。AFS 可同时表达胚胎干细胞标志物 SSEA4 和 OCT4，以及成体干细胞 MSC 和 NSC 的标志物 CD29、CD44、CD73、CD90 和 CD105。研究表明，AFS 的受体结构介于胚胎干细胞和成体干细胞之间。这提示 AFS 不像胚胎干细胞那么原始，但比成体干细胞具有更大的潜能，而且这种细胞植入免疫缺陷小鼠体内后不会形成畸胎瘤。

目前，对 AFS 治疗 CNS 损伤的研究有限。研究显示，对缺血-再灌注脑中风大鼠输注 AFS 可改善其短期记忆中的认知能力。在此模型损伤后 3 天，分别用 5×10^5 和 10×10^5 两种细胞剂量的 AFS 注入脑内。伤后 6 天，对大鼠进行升高+迷宫（elevated-plus maze）记忆实验。迁移时间（transfer latency time，TLT）即到达目的地的时间，在两组实验开始后 24h 进行结果评估。在两种细胞剂量组中，TLT 均有明显下降，与单纯的对照损伤相比，显示出短期记忆的改善。虽然 TBI 和脑中风并非一种疾病，但 TBI 和脑中风的继发性损伤及炎症反应程度相似，细胞治疗的主要机制也均为免疫调控。如果 AFS 可用于脑中风治疗，那么相应研究的结果也有希望转化用于 TBI 治疗。

九、炎症性反应

炎症是机体对入侵微生物或局部损伤的保护性反应。胆碱能神经元抑制急性炎症反应的发现，从根本上扩展了对神经系统如何调控免疫反应的认知。神经系统能够反射性的实时调控炎症反应，就像调控心率及其他重要功能一样。迷走神经是一种成对的结构，起源于脑干，流经主要的内脏器官，在那里调控对压力、环境变化、损伤和感染的生理反应。在免疫系统中，电刺激迷走神经可抑制细胞因子的释放，减弱组织损伤，改善内毒素血症、败血症和其他炎性疾病的细胞因子依赖炎症反应介导的损伤。这种神经回路称为炎症反射，该过程需要迷走神经产生动作电位，同时乙酰胆碱（acetylcholine，ACh）与脾脏中巨噬细胞上的烟碱型乙酰胆碱受体（nicotinic acetylcholine receptor，nAChR）α7 亚基相互作用。这种胆碱能抗炎通路即炎症反射传出臂（efferent arm）由传出迷走神经、神经递质 ACh、去甲肾上腺素、nAChR α7 亚基、脾神经和脾构成。迷走神经是自主神经系统中副交感神经的主要神经，通过传出运动纤维调控器官功能，包括心率、肠道蠕动和支气管收缩等。α7 亚基的缺失可导致迷走神经对抑制 TNF 释放的生理学途径无效，这表明在内毒素血症引起全身炎症反应时，α7 亚基在迷走神经对急性 TNF 释放的调控作用中至关重要。

迷走神经纤维终止于腹腔神经节，在此发出的神经轴突可支配脾脏。无论是电刺激腹腔神经节上游的迷走神经还是脾神经，都会显著抑制红髓和边缘区的巨噬细胞释放 TNF-α。矛盾的是，起源于腹腔神经节的脾脏神经纤维是肾上腺素能的，而不是胆碱能的，它利用去甲肾上腺素作为主要的神经递质。脾脏是高度神经支配的次级淋巴器官，是内毒素血症时血清 TNF-α 的主要来源。因此，尽管脾脏含有乙酰胆碱，但其炎症反应过程中的细胞来源仍不清楚。脾脏神经主要由儿茶酚胺能纤维组成，其终止位置与免疫细胞在脾的白髓、边缘区和红髓区密切相关。利血平对儿茶酚安的耗竭可减弱迷走神经对 TNF-α 的抑制作用，提示迷走神经刺激脾脏巨噬细胞产生 TNF-α 衰减是由脾脏神经末梢释放的去甲肾上腺素介导的。电刺激灌注大鼠脾脏神经可诱发去甲肾上腺素释放，并降低脂多糖（lipopolysaccharide，LPS）诱导 TNF-α 的产生，该过程依赖于 β-肾上腺素能受体的作用。儿茶酚安是促进还是抑制巨噬细胞产生的促炎因子，取决于该过程依赖于 α-肾上腺素能受体还是 β-肾上腺素能受体。迷走神经信号可以促进脾脏淋巴细胞释放 ACh，以应对去甲肾上腺素。具有合成 ACh 固有能力的 T 细胞需要完整的炎症反射。

研究表明，炎症反射弧需要依赖于完整的神经（脾脏的和迷走神经）、神经递质（ACh 和去甲肾上腺素）、脾脏、α7 亚基受体以及功能性的 T 细胞。TBI 可中断炎症反射，导致炎症前体细胞和细胞因子分泌失控，促进炎症反应的发生，阻碍伤口愈合。利用围产期干细胞治疗 TBI 很有前途，因为在宿主中具有较低的免疫原性，使用方便，而且与成体祖细胞具有相似的作用机制。大约 80% 的迷走神经纤维是感觉纤维，其通过压力及体温感受器收集来自呼吸道、心脏、肝脏及消化道的信息。最新研究发现，迷走神经的传入部分也向大脑传递有关周围炎症的信息。迷走神经是如何感受低剂量的内毒素或其他炎症因子的存在还不完全清楚，但迷走神经中的神经元可表达 IL-1 受体 mRNA，并在迷走神经球细胞（glomus cells）上识别离散的 IL-1 结合位点。

电刺激传出迷走神经可活化胆碱能抗炎通路，抑制肝脏、脾脏及心脏中 TNF 的合成，降低内毒素血症、缺血/再灌注损伤、缺血性休克，以及其他与细胞因子过度表达有关疾病时血清中的 TNF 水平。迷走神经刺激介导的特异性免疫调控不影响心脏节律，因为该刺激的电压和频率尚不足以导致心率减少。切除迷走神经可显著增加 TNF 对炎症刺激的反应，使动物对内毒素致死效应的敏感性增加，表明通过传出迷走神经传递的胆碱能抗炎信号对维持免疫稳态具有重要作用。胆碱能神经系统和固有免疫系统之间的神经突触需要通过巨噬细胞和其他免疫活性细胞上的 nAChR 或 α-金环蛇毒素敏感型 ACh 受体才可参与调控免疫应答。巨噬细胞表达的 nAChR α7 亚基，能区分胆碱能抗炎通路与淋巴细胞、周围血单核细胞及肺泡巨噬细胞介导的毒蕈碱受体活化通路。巨噬细胞 ACh 受体的活化可特异性抑制内毒素诱导的核因子（nuclear factor，NF-κB）信号，但不影响有些丝裂原相关蛋白激酶的活化，这些激酶通常与内毒素信号传导有关。由于巨噬细胞对 ACh 信号极其敏感，其他可产生 ACh 的非神经细胞也可参与周围巨噬细胞的功能调控。

十、结语

TBI 仍是全球医疗系统的主要负担。细胞疗法是一种新型的治疗模式，已在许多动物模型的研究中呈现出积极的治疗效果。根据细胞类型、给药时间及给药途径的不同，成体祖细胞和围产期干细胞可提供多种细胞治疗机制。目前，TBI 和脑中风的细胞治疗已取得积极进展，主要包括促进神经系统功能恢复及损伤组织的愈合，减少炎症反应。炎症性反射弧是一种通过高度整合的生理系统调控炎症的神经回路，未来的应用应聚焦于减少炎症的反应。而且，未来也有可能开发出类似起搏器的装置来降低炎症反应。

（王　维　胡　畔　谢立宁）

参 考 文 献

刘民培，陶凯，刘晓燕. 2017. 脂肪源性干细胞. 北京：科学出版社.

Ajmo CT, Vernon DO, Collier L, et al. 2008. The spleen contributes to stroke-induced neurodegeneration. J Neurosci Res, 86: 2227-2234.

Andlin Sobocki P, Jansson B, Whittchen HU, et al. 2005. Cost of disorders of the brain in Europe. Eur J Neurol, 12(s1): 1-27.

Arien-Zakay H, Lecht S, Bercu MM, et al. 2009. Neuroprotection by cord blood neural progenitors involves antioxidants, neurotrophic and angiogenic factors. Exp Neurol, 216: 83-94.

Bachstetter AD, Pabon MM, Cole MJ, et al. 2008. Peripheral injection of human umbilical cord blood stimulates neurogenesis in the aged rat brain. BMC Neurosci, 9: 22.

Baksh D, Yao R, Tuan RS. 2007. Comparison of proliferative and multilineage differentiation potential of human mesenchymal stem cells derived from umbilical cord and bone marrow. Stem Cells, 25: 1384-1392.

Bang OY, Lee JS, Lee PH, et al. 2005. Autologous mesenchymal stem cell transplantation in stroke patients. Ann Neurol, 57: 874-882.

Bankowski E, Sobolewski K, Palka J, et al. 2004. Decreased expression of the insulin-like growth factor-I-binding protein-1 (IGFBP-1) phosphoisoform in pre-eclamptic Wharton's jelly and its role in the regulation of collagen biosynthesis. Clin Chem Lab Med, 42: 175-181.

Beauchamp JR, Heslop L, Yu DS, et al. 2000. Expression of CD34 and Myf5 defines the majority of quiescent adult skeletal muscle satellite cells. J Cell Biol, 151: 1221-1234.

Becker K, Kindrick D, McCarron R, et al. 2003. Adoptive transfer of myelin basic protein-tolerized splenocytes to naive animals reduces infarct size: a role for lymphocytes in ischemic brain injury? Stroke, 34: 1809-1815.

Becker KJ, McCarron RM, Ruetzler C, et al. 1997. Immunologic tolerance to myelin basic protein decreases stroke size after transient focal cerebral ischemia. Proc Natl Acad Sci USA, 94: 10873-10878.

Bhattacharya N, Mukherijee K, Chettri MK, et al. 2001. A study report of 174 units of placental umbilical cord whole blood transfusion in 62 patients as a rich source of fetal hemoglobin supply in different indications of blood transfusion. Clin Exp Obstet Gynecol, 28: 47-52.

Bhattacharya N. 2006. Placental umbilical cord blood transfusion: a new method of treatment of patients with diabetes and microalbuminuria in the background of anemia. Clin Exp Obstet Gynecol, 33: 164-168.

Bicknese AR, Goodwin HS, Quinn CO, et al. 2002. Human umbilical cord blood cells can be induced to express markers for neurons and glia. Cell Transplant, 11: 261-264.

Borlongan CV, Hadman M, Sanberg CD, et al. 2004. Central nervous system entry of peripherally injected umbilical cord blood cells is not required for neuroprotection in stroke. Stroke, 35: 2385-2389.

Bracci Laudiero L, Celestino D, Starace G, et al. 2003. CD34-positive cells in human umbilical cord blood express nerve growth factor and its specific receptor TrkA. J Neuroimmunol, 136: 130-139.

Broxmeyer HE, Lee MR, Hangoc G, et al. 2011. Hematopoietic stem/progenitor cells, generation of induced pluripotent stem cells, and isolation of endothelial progenitors from 21- to 23. 5-year cryopreserved cord blood. Blood, 117: 4773-4777.

Burt RK, Loh Y, Cohen B, et al. 2009. Autologous non-myeloablative haemopoietic stem cell transplantation in relapsing-remitting multiple sclerosis: a phase I/II study. Lancet Neurol, 8: 244-253.

Buzanska L, Machaj EK, Zablocka B, et al. 2002. Human cord blood-derived cells attain neuronal and glial features in vitro. J Cell Sci, 115: 2131-2138.

Cairo MS, Wagner JE. 1997. Placental and/or umbilical cord blood: an alternative source of hematopoietic stem cells for transplantation. Blood, 90: 4665-4678.

Campanella M, Sciorati C, Tarozzo G, et al. 2002. Flow cytometric analysis of inflammatory cells in ischemic rat brain. Stroke, 33: 586-592.

Can A, Karahuseyinoglu S. 2007. Concise review: human umbilical cord stroma with regard to the source of fetus-derived stem cells. Stem Cells, 25: 2886-2895.

Carmichael ST. 2003. Plasticity of cortical projections after stroke. Neuroscientist, 9: 64-75.

Chaudhuri A, Hollands P, Bhattacharya N. 2007. Placental umbilical cord blood transfusion in acute ischaemic stroke. Med Hypotheses, 69: 1267-1271.

Chen J, Sanberg PR, Li Y, et al. 2001. Intravenous administration of human umbilical cord blood reduces behavioral deficits after stroke in rats. Stroke, 32: 2682-2688.

Chen J, Zhang ZG, Li Y, et al. 2003. Intravenous administration of human bone marrow stromal cells induces angiogenesis in the ischemic boundary zone after stroke in rats. Circ Res, 92: 692-699.

Chen R, Ende N. 2000. The potential for the use of mononuclear cells from human umbilical cord blood in the treatment of amyotrophic lateral sclerosis in SOD1 mice. J Med, 31: 21-30.

Chen SH, Chang FM, Tsai YC, et al. 2006. Infusion of human umbilical cord blood cells protect against cerebral ischemia and damage during heatstroke in the rat. Exp Neurol, 199: 67-76.

Chen Y, Ruetzler C, Pandipati S, et al. 2003. Mucosal tolerance to E-selectin provides cell-mediated protection against ischemic brain injury. Proc Natl Acad Sci USA, 100: 15107-15112.

Chua CO, Chahboune H, Braun A, et al. 2009. Consequences of intraventricular hemorrhage in a rabbit pup model. Stroke, 40: 3369-3377.

Combrinck MI, Perry VH, Cunningham C. 2002. Peripheral infection evokes exaggerated sickness behaviour in preclinical murine prion disease. Neuroscience, 112: 7-11.

Conconi MT, Burra P, Di Liddo R, et al. 2006. CD105(+) cells from Wharton's jelly show in vitro and in vivo myogenic differentiative potential. Int J Mol Med, 18: 1089-1096.

Corre J, Barreau C, Cousin B, et al. 2006. Human subcutaneous adipose cells support complete differentiation but not self-renewal of hematopoietic progenitors. J Cell Physiol, 208: 282-288.

Cotten CM, Murtha AP, Goldberg RN, et al. 2014. Feasibility of autologous cord blood cells for infants with hypoxic-ischemic encephalopathy. J Pediatr, 164: 973-979.

Cunningham C, Wilcockson DC, Campion S, et al. 2005. Central and systemic endotoxin challenges exacerbate the local inflammatory response and increase neuronal death during chronic neurodegeneration. J Neurosci, 25: 9275-9284.

Darlington D, Deng J, Giunta B, et al. 2013. Multiple low-dose infusions of human umbilical cord blood cells improve cognitive impairments and reduce amyloid-beta-associated neuropathology in Alzheimer mice. Stem Cells Dev, 22: 412-421.

Del Zoppo GJ, Becker KJ, Hallenbeck JM. 2001. Inflammation after stroke: is it harmful? Arch Neurol, 58: 669-672.

Derrick M, Drobyshevsky A, Ji X, et al. 2007. A model of cerebral palsy from fetal hypoxia-ischemia. Stroke, 38: 731-735.

Dhib-Jalbut S, Arnold DL, Cleveland DW, et al. 2006. Neurodegeneration and neuroprotection in multiple sclerosis and other neurodegenerative diseases. J Neuroimmunol, 176: 198-215.

Dicker A, Le Blanc K, Astrom G, et al. 2005. Functional studies of mesenchymal stem cells derived from adult human adipose tissue. Exp Cell Res, 308: 283-290.

Dirnagl U, Iadecola C, Moskowitz MA. 1999. Pathobiology of ischaemic stroke: an integrated view. Trends Neurosci, 22: 391-397.

Dongmei H, Jing L, Mei X, et al. 2011. Clinical analysis of the treatment of spinocerebellar ataxia and multiple system atrophy-cerebellar type with umbilical cord mesenchymal stromal cells. Cytotherapy, 13: 913-917.

Eggenberger S, Boucard C, Schoeberlein A, et al. 2019. Stem cell treatment and cerebral palsy: Systemic review and meta-analysis. World J Stem Cells, 26; 11(10): 891-903.

Eizawa T, Ikeda U, Murakami Y, et al. 2004. Decrease in circulating endothelial progenitor cells in patients with stable coronary artery disease. Heart, 90: 685-686.

Ende N, Chen R, Ende Harris D. 2001. Human umbilical cord blood cells ameliorate Alzheimer's disease in transgenic mice. J Med, 32: 241-247.

Ende N, Chen R, Mack R. 2002. NOD/LtJ type I diabetes in mice and the effect of stem cells (Berashis) derived from human umbilical cord blood. J Med, 33: 181-187.

Ende N, Chen R, Reddi AS. 2004. Transplantation of human umbilical cord blood cells improves glycemia and glomerular hypertrophy in type 2 diabetic mice. Biochem Biophys Res Commun, 321: 168-171.

Ende N, Weinstein F, Chen R, et al. 2000. Human umbilical cord blood effect on sod mice (amyotrophic lateral sclerosis). Life Sci, 67: 53-59.

Englander ZA, Pizoli CE, Batrachenko A, et al. 2013. Diffuse reduction of white matter connectivity in cerebral palsy with specific vulnerability of long range fiber tracts. Neuroimage Clin, 2: 440-447.

Escolar ML, Poe MD, Provenzale JM, et al. 2005. Transplantation of umbilical-cord blood in babies with infantile Krabbe's disease. N Engl J Med, 352: 2069-2081.

Fasouliotis SJ, Schenker JG. 2000. Human umbilical cord blood banking and transplantation: a state of the art. Eur J Obstet Gynecol Reprod Biol, 90: 13-25.

Forman MS, Trojanowski JQ, Lee VM. 2004. Neurodegenerative diseases: a decade of discoveries paves the way for therapeutic breakthroughs. Nat Med, 10: 1055-1063.

Fredrikson S, Sun JB, Huang WX, et al. 1993. Cord blood contains high numbers of autoimmune T cells recognizing multiple myelin proteins and acetylcholine receptor. J Immunol, 151: 2217-2224.

Freed CR, Greene PE, Breeze RE, et al. 2001. Transplantation of embryonic dopamine neurons for severe Parkinson's disease. N Engl J Med, 344: 711-719.

Frenkel D, Huang Z, Maron R, et al. 2003. Nasal vaccination with myelin oligodendrocyte glycoprotein reduces stroke size by inducing IL-11-producing CD4[+] T cells. J Immunol, 171: 6549-6555.

Fu YS, Shih YT, Cheng YC, et al. 2004. Transformation of human umbilical mesenchymal cells into neurons in vitro. J Biomed Sci, 11: 652-660.

Fukuda H, Masuzaki H, Ishimaru T. 2002. Interleukin-6 and interleukin-1 receptor antagonist in amniotic fluid and cord blood in patients with pre-term, premature rupture of the membranes. Int J Gynaecol Obstet, 77: 123-129.

Garbuzova-Davis S, Willing AE, Zigova T, et al. 2003. Intravenous administration of human umbilical cord blood cells in a mouse model of amyotrophic lateral sclerosis: distribution, migration, and differentiation. J Hematother Stem Cell Res, 12: 255-270.

Gendron A, Teitelbaum J, Cossette C, et al. 2002. Temporal effects of left versus right middle cerebral artery occlusion on spleen lymphocyte subsets and mitogenic response in Wistar rats. Brain Res, 955: 85-97.

Gimble JM, Katz AJ, Bunnell BA. 2007. Adipose-derived stem cells for regenerative medicine. Circ Res, 100: 1249-1260.

Giordano A, Galderisi U, Marino IR. 2007. From the laboratory bench to the patient's bedside: an update on clinical trials with mesenchymal stem cells. J Cell Physiol, 211: 27-35.

Goodwin HS, Bicknese AR, Chien SN, et al. 2001. Multilineage differentiation activity by cells isolated from umbilical cord blood: expression of bone, fat, and neural markers. Biol Blood Marrow Transplant, 7: 581-588.

Ha Y, Choi JU, Yoon DH, et al. 2001. Neural phenotype expression of cultured human cord blood cells in vitro. Neuroreport, 12: 3523-3527.

Hauser RA, Sandberg PR, Freeman TB, et al. 2002. Bilateral human fetal striatal transplantation in Huntington's disease. Neurology, 58: 687-695.

Hoogerbrugge PM, Suzuki K, Suzuki K, et al. 1988. Donor-derived cells in the central nervous system of twitcher mice after bone marrow transplantation. Science, 239: 1035-1038.

Hwang S, Choi J, Kim M. 2019. Combining human umbilical cord blood cells with erythropoietin enhances angiogenesis/ neurogenesis and behavioral recovery after stroke. Frontiers in Neurology, 10: 357.

Intiso D, Zarrelli MM, Lagioia G, et al. 2004. Tumor necrosis factor alpha serum levels and inflammatory response in acute ischemic stroke patients. Neurol Sci, 24: 390-396.

Ishikawa F, Drake CJ, Yang S, et al. 2003. Transplanted human cord blood cells give rise to hepatocytes in engrafted mice. Ann N Y Acad Sci, 996: 174-185.

Jander S, Kraemer M, Schroeter M, et al. 1995. Lymphocytic infiltration and expression of intercellular adhesion molecule-1 in photochemically induced ischemia of the rat cortex. J Cereb Blood Flow Metab, 15: 42-51.

Jang YK, Park JJ, Lee MC, et al. 2004. Retinoic acid-mediated induction of neurons and glial cells from human umbilical cord-derived hematopoietic stem cells. J Neurosci Res, 75: 573-584.

Jin JL, Liu Z, Lu ZJ, et al. 2013. Safety and efficacy of umbilical cord mesenchymal stem cell therapy in hereditary spinocerebellar ataxia. Curr Neurovasc Res, 10: 11-20.

Karahuseyinoglu S, Cinar O, Kilic E, et al. 2007. Biology of stem cells in human umbilical cord stroma: in situ and in vitro surveys. Stem Cells, 25: 319-331.

Katz AJ, Llull R, Hedrick MH, et al. 1999. Emerging approaches to the tissue engineering of fat. Clin Plast Surg, 26: 587-603.

Kilpatrick TJ, Butzkueven H, Emery B, et al. 2004. Neuroglial responses to CNS injury: prospects for novel therapeutics. Expert Rev Neurother, 4: 869-878.

Kobayashi K, Kubota T, Aso T. 1998. Study on myofibroblast differentiation in the stromal cells of Wharton's jelly: expression and localization of alpha-smooth muscle actin. Early Hum Dev, 51: 223-233.

Kogler G, Sensken S, Airey JA, et al. 2004. A new human somatic stem cell from placental cord blood with intrinsic pluripotent differentiation potential. J Exp Med, 200: 123-135.

Kong KY, Ren J, Kraus M, et al. 2004. Human umbilical cord blood cells differentiate into muscle in sjl muscular dystrophy mice. Stem Cells, 22: 981-993.

Kurtzberg J, Kosaras B, Stephens C, et al. 2004. Umbilical cord blood cells engraft and differentiate in neural tissues after human transplantation. Biol Blood Marrow Transplant, 9: 128-129.

Lee JY, Tuazon JP, Ehrhart J, et al. 2019. Gutting the brain of inflammation: a key role of gut microbiome in human umbilical cord blood plasma therapy in Parkinson's disease model. J Cell Mol Med, 23(8): 5466-5474.

Lee OK, Kuo TK, Chen WM, et al. 2004. Isolation of multipotent mesenchymal stem cells from umbilical cord blood. Blood, 103: 1669-1675.

Lewis ID. 2002. Clinical and experimental uses of umbilical cord blood. Intern Med J, 32: 601-609.

Li Y, Chen J, Chopp M. 2001. Adult bone marrow transplantation after stroke in adult rats. Cell Transplant, 10: 31-40.

Lindvall O, Kokaia Z, Martinez-Serrano A. 2004. Stem cell therapy for human neurodegenerative disorders-how to make it work. Nat Med, 10: 42-50.

Liu PK, Grossman RG, Hsu CY, et al. 2001. Ischemic injury and faulty gene transcripts in the brain. Trends Neurosci, 24: 581-588.

Liu T, Clark RK, McDonnell PC, et al. 1994. Tumor necrosis factor-alpha expression in ischemic neurons. Stroke, 25: 1481-1488.

Llado J, Haenggeli C, Maragakis NJ, et al. 2004. Neural stem cells protect against glutamate-induced excitotoxicity and promote survival of injured motor neurons through the secretion of neurotrophic factors. Mol Cell Neurosci, 27: 322-331.

Lu D, Sanberg PR, Mahmood A, et al. 2002. Intravenous administration of human umbilical cord blood reduces neurological deficit in the rat after traumatic brain injury. Cell Transplant, 11: 275-281.

Lu LL, Liu YJ, Yang SG, et al. 2006. Isolation and characterization of human umbilical cord mesenchymal stem cells with hematopoiesis-supportive function and other potentials. Haematologica, 91: 1017-1026.

Lv YT, Zhang Y, Liu M, et al. 2013. Transplantation of human cord blood mononuclear cells and umbilical cord-derived mesenchymal stem cells in autism. J Transl Med, 11: 196.

Madonna R, Willerson JT, Geng YJ. 2008. Myocardin a enhances telomerase activities in adipose tissue mesenchymal cells and embryonic stem cells undergoing cardiovascular myogenic differentiation. Stem Cells, 26: 202-211.

Makinen S, Kekarainen T, Nystedt J, et al. 2006. Human umbilical cord blood cells do not improve sensorimotor or cognitive outcome following transient middle cerebral artery occlusion in rats. Brain Res, 1123: 207-215.

Martin PL, Carter SL, Kernan NA, et al. 2006. Results of the cord blood transplantation study (COBLT): outcomes of unrelated donor umbilical cord blood transplantation in pediatric patients with lysosomal and peroxisomal storage diseases. Biol Blood Marrow Transplant, 12: 184-194.

Mehdipour A, Ebrahimi A, Shiri-Shahsavar M R, et al. 2019. The potentials of umbilical cord-derived mesenchymal stem cells in the treatment of multiple sclerosis. Reviews in the Neurosciences, 30: 857-868.

Meier C, Middelanis J, Wasielewski B, et al. 2006. Spastic paresis after perinatal brain damage in rats is reduced by human cord blood mononuclear cells. Pediatr Res, 59: 244-249.

Mendonca ML, Freitas GR, Silva SA, et al. 2006. Safety of intra-arterial autologous bone marrow mononuclear cell transplantation for acute ischemic stroke. Arq Bras Cardiol, 86: 52-55.

Mezey E, Chandross KJ. 2000. Bone marrow: a possible alternative source of cells in the adult nervous system. Eur J Pharmacol, 405: 297-302.

Min K, Song J, Kang JY, et al. 2013. Umbilical cord blood therapy potentiated with erythropoietin for children with cerebral palsy: a double-blind, randomized, placebo-controlled trial. Stem Cells, 31: 581-591.

Nan Z, Grande A, Sanberg CD, et al. 2005. Infusion of human umbilical cord blood ameliorates neurologic deficits in rats with hemorrhagic brain injury. Ann N Y Acad Sci, 1049: 84-96.

Naruse K, Hamada Y, Nakashima E, et al. 2005. Therapeutic neovascularization using cord blood-derived endothelial progenitor cells for diabetic neuropathy. Diabetes, 54: 1823-1828.

Newman MB, Willing AE, Manresa JJ, et al. 2006. Cytokines produced by cultured human umbilical cord blood (HUCB) cells: implications for brain repair. Exp Neurol, 199: 201-208.

Nikolic WV, Hou H, Town T, et al. 2008. Peripherally administered human umbilical cord blood cells reduce parenchymal and vascular beta-amyloid deposits in Alzheimer mice. Stem Cells Dev, 17: 423-439.

Nishio Y, Koda M, Kamada T, et al. 2006. The use of hemopoietic stem cells derived from human umbilical cord blood to promote restoration of spinal cord tissue and recovery of hindlimb function in adult rats. J Neurosurg Spine, 5: 424-433.

Okamoto S, Kang YJ, Brechtel CW, et al. 2007. HIV/gp120 decreases adult neural progenitor cell proliferation via checkpoint kinase-mediated cell-cycle withdrawal and G1 arrest. Cell Stem Cell, 1: 230-236.

Olanow CW, Goetz CG, Kordower JH, et al. 2003. A double-blind controlled trial of bilateral fetal nigral transplantation in Parkinson's disease. Ann Neurol, 54: 403-414.

Olesen J, Leonardi M. 2003. The burden of brain diseases in Europe. Eur J Neurol, 10: 471-477.

Paton Madison C B, Allison Beth J, Fahey Michael C, et al. 2019. Umbilical cord blood versus mesenchymal stem cells for inflammation-induced preterm brain injury in fetal sheep. Pediatric research, 86: 165-173.

Penny T R, Sutherland A E, Mihelakis J G, et al. 2019. Human umbilical cord therapy improves long-term behavioral outcomes following neonatal hypoxic ischemic brain injury. Frontiers in Physiology, 10: 283.

Perry VH, Anthony DC, Bolton SJ, et al. 1997. The blood-brain barrier and the inflammatory response. Mol Med Today, 3: 335-341.

Pomyje J, Zivny J, Sefc L, et al. 2003. Expression of genes regulating angiogenesis in human circulating hematopoietic cord blood CD34$^+$/CD133$^+$ cells. Eur J Haematol, 70: 143-150.

Pranke P, Failace RR, Allebrandt WF, et al. 2001. Hematologic and immunophenotypic characterization of human umbilical cord blood. Acta Haematol, 105: 71-76.

Prasad VK, Mendizabal A, Parikh SH, et al. 2008. Unrelated donor umbilical cord blood transplantation for inherited metabolic disorders in 159 pediatric patients from a single center: influence of cellular composition of the graft on transplantation outcomes. Blood, 112: 2979-2989.

Prass K, Meisel C, Hoflich C, et al. 2003. Stroke-induced immunodeficiency promotes spontaneous bacterial infections and is mediated by sympathetic activation reversal by poststroke T helper cell type 1-like immunostimulation. J Exp Med, 198: 725-736.

Priller J, Persons DA, Klett FF, et al. 2001. Neogenesis of cerebellar Purkinje neurons from gene-marked bone marrow cells in vivo. J Cell Biol, 155: 733-738.

Provenzale JM, Escolar M, Kurtzberg J. 2005. Quantitative analysis of diffusion tensor imaging data in serial assessment of Krabbe disease. Ann N Y Acad Sci, 1064: 220-229.

Rainsford E, Reen DJ. 2002. Interleukin 10, produced in abundance by human newborn T cells, may be the regulator of increased tolerance associated with cord blood stem cell transplantation. Br J Haematol, 116: 702-709.

Riordan NH, Chan K, Marleau AM, et al. 2007. Cord blood in regenerative medicine: do we need immune suppression? J Transl Med, 5: 8.

Roy NS, Nakano T, Keyoung HM, et al. 2004. Telomerase immortalization of neuronally restricted progenitor cells derived from the human fetal spinal cord. Nat Biotechnol, 22: 297-305.

Saavedra S, Sanz GF, Jarque I, et al. 2002. Early infections in adult patients undergoing unrelated donor cord blood transplantation. Bone Marrow Transplant, 30: 937-943.

Sanai N, Tramontin AD, Quinones-Hinojosa A, et al. 2004. Unique astrocyte ribbon in adult human brain contains neural stem cells but lacks chain migration. Nature, 427: 740-744.

Sanchez-Ramos JR, Song S, Kamath SG, et al. 2001. Expression of neural markers in human umbilical cord blood. Exp Neurol, 171: 109-115.

Saporta S, Kim JJ, Willing AE, et al. 2003. Human umbilical cord blood stem cells infusion in spinal cord injury: engraftment and beneficial influence on behavior. J Hematother Stem Cell Res, 12: 271-278.

Schroeter M, Jander S, Witte OW, et al. 1994. Local immune responses in the rat cerebral cortex after middle cerebral artery occlusion. J Neuroimmunol, 55: 195-203.

Schwartz RS. 2006. The politics and promise of stem-cell research. N Engl J Med, 355: 1189-1191.

Shaked I, Porat Z, Gersner R, et al. 2004. Early activation of microglia as antigen-presenting cells correlates with T cell-mediated protection and repair of the injured central nervous system. J Neuroimmunol, 146: 84-93.

Shen LH, Li Y, Chen J, et al. 2006. Intracarotid transplantation of bone marrow stromal cells increases axon-myelin remodeling after stroke. Neuroscience, 137: 393-399.

Shiao M L, Yuan C, Crane A T, et al. 2019. Immunomodulation with human umbilical cord blood stem cells ameliorates ischemic brain injury - a brain transcriptome profiling analysis. Cell Transplantation, 28: 864-873.

Siegel G, Kluba T, Hermanutz Klein U, et al. 2013. Phenotype, donor age and gender affect function of human bone marrow-derived mesenchymal stromal cells. BMC Med, 11: 146.

Smith CJ, Emsley HC, Gavin CM, et al. 2004. Peak plasma interleukin-6 and other peripheral markers of inflammation in the first week of ischaemic stroke correlate with brain infarct volume, stroke severity and long-term outcome. BMC Neurol, 4: 2.

Soriano SG, Coxon A, Wang YF, et al. 1999. Mice deficient in Mac-1 (CD11b/CD18) are less susceptible to cerebral ischemia/reperfusion injury. Stroke, 30: 134-139.

Spera PA, Ellison JA, Feuerstein GZ, et al. 1998. IL-10 reduces rat brain injury following focal stroke. Neurosci Lett, 251: 189-192.

Sredni-Kenigsbuch D. 2002. TH1/TH2 cytokines in the central nervous system. Int J Neurosci, 112: 665-703.

Staba SL, Escolar ML, Poe M, et al. 2004. Cord-blood transplants from unrelated donors in patients with Hurler's syndrome. N Engl J Med, 350: 1960-1969.

Stavropoulos-Giokas C, Charron D, Navarrete C. 2015. Cord Blood Stem Cells Medicine. Elsevier Inc, Academic Press.

Streit WJ, Walter SA, Pennell NA. 1999. Reactive microgliosis. Prog Neurobiol, 57: 563-581.

Sun J, Allison J, McLaughlin C, et al. 2010. Differences in quality between privately and publicly banked umbilical cord blood units: a pilot study of autologous cord blood infusion in children with acquired neurologic disorders. Transfusion, 50: 1980-1987.

Szabolcs P, Park KD, Reese M, et al. 2003. Coexistent naive phenotype and higher cycling rate of cord blood T cells as compared to adult peripheral blood. Exp Hematol, 31: 708-714.

Taguchi A, Soma T, Tanaka H, et al. 2004. Administration of CD34+ cells after stroke enhances neurogenesis via angiogenesis in a mouse model. J Clin Invest, 114: 330-338.

Takenaka C, Nishishita N, Takada N, et al. 2010. Effective generation of iPS cells from CD34+ cord blood cells by inhibition of p53. Exp Hematol, 38: 154-162.

Toman NG, Grande AW, Low WC. 2019. Neural repair in stroke. Cell Transplant, 28(9-10): 1123-1126.

Tracy E, Aldrink J, Panosian J, et al. 2008. Isolation of oligodendrocyte-like cells from human umbilical cord blood. Cytotherapy, 10: 518-525 .

Tracy ET, Zhang CY, Gentry T, et al. 2011. Isolation and expansion of oligodendrocyte progenitor cells from cryopreserved human umbilical cord blood. Cytotherapy, 13: 722-729.

Van de Ven C, Collins D, Bradley MB, et al. 2007. The potential of umbilical cord blood multipotent stem cells for nonhematopoietic tissue and cell regeneration. Exp Hematol, 35: 1753-1765.

Vendrame M, Cassady J, Newcomb J, et al. 2004. Infusion of human umbilical cord blood cells in a rat model of stroke dose-dependently rescues behavioral deficits and reduces infarct volume. Stroke, 35: 2390-2395.

Vendrame M, Gemma C, de Mesquita D, et al. 2005. Anti-inflammatory effects of human cord blood cells in a rat model of stroke. Stem Cells Dev, 14: 595-604.

Willing AE, Lixian J, Milliken M, et al. 2003. Intravenous versus intrastriatal cord blood administration in a rodent model of stroke. J Neurosci Res, 73: 296-307.

Xiong N, Zhang Z, Huang J, et al. 2011. VEGF-expressing human umbilical cord mesenchymal stem cells, an improved therapy strategy for Parkinson's disease. Gene Ther, 18: 394-402.

Yang WZ, Zhang Y, Wu F, et al. 2010. Safety evaluation of allogeneic umbilical cord blood mononuclear cell therapy for degenerative conditions. J Transl Med, 8: 75.

Zhang J, Yang C, Chen J, et al. 2019. Umbilical cord mesenchymal stem cells and umbilical cord blood mononuclear cells improve neonatal rat memory after hypoxia-ischemia. Behavioural Brain Research, 362: 56-63.

Zhang S, Danchuk SD, Imhof KM, et al. 2013. Comparison of the therapeutic effects of human and mouse adipose-derived stem cells in a murine model of lipopolysaccharide-induced acute lung injury. Stem Cell Res Ther, 4: 13.

Zhao Y, Zhu T, Li H, et al. 2020. Transplantation of lymphocytes co-cultured with human cord blood-derived multipotent stem cells attenuates inflammasome activity in ischemic stroke. Clin Interv Aging, 14: 2261-2271.

Zhao ZM, Li HJ, Liu HY, et al. 2004. Intraspinal transplantation of CD34+ human umbilical cord blood cells after spinal cord hemisection injury improves functional recovery in adult rats. Cell Transplant, 13: 113-122.

第十二章 脐带血干细胞对胸腺抗病毒免疫的再生作用

第一节 胸腺的发生

一、概述

研究表明，脐带血（UCB）可代替造血干细胞（HSC）用于人白细胞抗原（HLA）不匹配的患者间进行干细胞移植。目前，UCB 移植（UCB transplantation，UCBT）已越来越多地用于治疗儿童和成人的恶性及非恶性疾病。与周围血和骨髓 HSC 相比，UCB 的优势是采集无创伤、实时可用，而且允许 HLA 的匹配存在错配。但是，UCBT 也有一定的感染风险，由于 UCB 中的造血祖细胞和 T 细胞的数量不仅少，而且较幼稚。这既可导致植入时间延长，也可出现不完全的免疫重建。因此，传染性并发症和 EB 病毒（Epstein-Barr virus，EBV）导致的移植后淋巴细胞增殖性疾病（posttransplant lymphoproliferative disorder，PTLD）仍然是 UCBT 后出现死亡和相关疾病发生的主要原因。本章主要介绍胸腺在 UCBT 后，对获得性免疫（adaptive immunity）重建和临床疗效的重要作用。

二、正常胸腺的发育

胸腺是 T 细胞生成的主要部位，并具有持久维持 T 细胞受体（T cell receptor，TCR）谱系性能的重要作用，而且可免疫应答外来抗原并保持自身耐受性。胸腺基质包括胸腺上皮细胞（thymic epithelial cell，TEC）和其他支持细胞，通过细胞因子白细胞介素-7（interleukin-7，IL-7）、干细胞因子（stem cell factor，SCF）、角化细胞生长因子（keratinocyte growth factor，KGF）、趋化因子配体 25（chemokine ligand 25，CCL25）和表面蛋白[趋化因子受体、肽或主要组织相容性复合物（histocompatibility complex，MHC）]的产生促进细胞-细胞之间的相互作用，对于构建支持 T 细胞增殖和分化的微环境具有关键作用。人类胸腺在胎儿和围产期最为活跃。在出生后的第一年，胸腺的体积逐渐减少，这是胸腺退化的表现。然而，在人的一生中都可在胸腺检测到未致敏的 T 细胞。这种退化过程具有潜在的逆转功能，即胸腺的重新装订（thymic rebound）。例如，自体干细胞移植后的淋巴细胞减少的调控，或艾滋病患者进行高效抗逆转录病毒的治疗（highly active antiretroviral therapy，HAART）中均可见到这种现象。

T 细胞的发育开始于早期淋巴祖细胞（early lymphoid progenitors，ELP）在胸腺内的植入，这种 ELP 是由骨髓中的多能 HSC 通过循环到达胸腺的。T 细胞祖细胞最初定居于胸腺的皮层，这些祖细胞在 Notch 信号通路的影响和与皮层 TEC（cTEC）的相互作用下通过 T 细胞谱系的提呈和扩增，随后从 $CD4^-CD8^-$ 双阴性（double negative，DN）细胞分化为 $CD4^+$ $CD8^+$ 双阳性（double positive，DP）细胞。DN 胸腺细胞可重排 TCR-β（TCRB）位点以产生 TCR-β 链从而形成前 TCR。当选择产生一种功能性的前 TCR 细胞在 β-选择检查位点存活后，可发育成 DP 胸腺细胞。这些细胞通过 α 链的重排后组装成 αβ-TCR，然后对表达 αβ-TCR 的 DP 细胞进行阳性选择。只有能够与自身肽/自身 MHC 复合物结合，并表达 cTEC 的 TCR 胸腺细胞才能继续生存，其余细胞死亡。最后，阳性选择的 DP 的胸腺细胞分化成 CD4 和 CD8 单阳性（single positive，SP）的胸腺细胞，并根据其 TCR 的限制作用识别 MHCI类或II类分子。SP 细胞通过调控趋化因子受体 CCR7 迁移到胸腺髓质，并进行阴性选择，这样则可清除自身反应的淋巴细胞。阴性选择是由胸腺髓质 TEC（medullary TEC，mTEC）介导的，在转录因子的调控下具有独特的组织限制性抗原（tissue restricted antigen，TRA）的表达。在 MHCI类或II类分子上，可以提呈多肽并具有高亲和力的 TCR 胸腺细胞通过细胞程序性死亡而淘汰。在此发育过程中，只有经过阳性和阴性选择的小比例的胸腺细胞可迁出胸腺，并称其为新近胸腺迁出细胞（recent thymic emigrant，RTE）。

最新研究发现，在胸腺髓质的胸腺小体即赫氏小体（Hassall's corpuscles）中，存在一种与皮肤一样的角化上皮细胞和与肠道中一样的簇细胞（tufted cell）。这种簇细胞是肠道中的一种化学感受细胞，在防御寄生虫感染中发挥重要作用，是肠道中细胞因子——白细胞介素 25（IL-25）的唯一来源。IL-25 参与免疫应答，在慢性炎症和自身免疫性疾病中发挥作用。而且，这种肠道的簇细胞参与味觉转导，表达一种传导苦味和甜味的信号分子 TRPM5。除了 IL-25 和 TRPM5 外，双皮质素样激酶 1（Dclk1）也在成熟的簇细胞中表达，这也是鉴别其特性的一种标志物。这些成熟的皮肤细胞和肠道细胞的功能是诱导 T 细胞形成免疫耐受，在接受这种"训练"时不能形成免疫耐受，那么细胞凋亡程序就会启动，消灭这类 T 细胞，否则就可能导致自身免疫疾病。因此，控制胸腺可能是各种免疫系统相关疾病的关键。对于 1 型糖尿病、器官移植排异甚至是癌症等疾病，通过调控胸腺产生新的 T 细胞从而抑制患者器官和组织中不良的免疫活动，可能是潜在的治疗方法。

三、人胸腺生成的评估

周围血中 T 细胞稳定态的维持依赖于不断从胸腺输出的功能性 RTE。周围血淋巴细胞的免疫表型和幼稚 T 细胞亚群的测定对于评估胸腺 RTE 的输出是一种有价值的手段。CD45 放射性核素的表达被广泛用于代表胸腺来源的幼稚 T 细胞（CD45RA$^+$），但这种核素表达的检测还不十分可靠。虽然一些附属表面标志物的表达，包括 CD62L、CCR7、CD31、CD27 和 αEβ7 整合蛋白（CD103）可增加幼稚和记忆 T 细胞之间的分化，但这些与 CD45RA 类似，而且这些表达对 RTE 都不是特异的。

通过 T 细胞受体重排基因切除环（TCR excision circles，TREC）的测量方法可以对胸腺输出的 RTE 进行更精确的定量检测。在胸腺内 T 细胞的发育过程中，这些切除环是循环 DNA 的游离分子，在 TCR 重组中是一些副产物，并可形成多种 TCR。TCRB 位点的重排（TCR-β 链的编码域）首先发生在 DN 胸腺细胞中，并导致多种 βTREC 的产生。然后是 α-TCR（TCRA）位点在 DP 胸腺细胞内的重排，而且其结果同样是多种多样的。TREC 的两个 DNA 家族都是稳定的，不会在有丝分裂过程中复制。这些序列对于原始的 αβT 细胞也是独一无二的，在记忆 T 细胞或 γδT 细胞的亚群中检测不到，因此是有价值的 RTE 标志物。定量竞争性聚合酶链反应（quantitative competitive polymerase chain reaction，QC-PCR）已广泛用于定量检测信号连接 TREC（signal-joint TREC，sjTREC），以评估 HSC 移植（HSC transplantation，HSCT）后胸腺产生的 T 细胞数量和 RTE 输出。此法非常敏感，只需从周围血样本中分离少量的 DNA 或 T 细胞亚群即可。虽然在 HSCT 后对胸腺产生 T 细胞的监测有效，但 sjTREC 的测定可能受到周围血 T 细胞池增殖的影响，因为 TREC 在有丝分裂过程中不能复制。这种方法在不同患者间的比较也受到一定的限制，特别是在移植后因为原始 T 细胞扩增和恢复而出现细胞动力学的显著变化。因此，最近采用 sj/β TREC 比胸腺因子（thymic factor，TF）法对胸腺产生 T 细胞的能力进行更为准确的评估。由于 sj/β TREC 能在随后细胞分裂的过程中同样被稀释，其比例与周围血细胞的增殖无关，因此认为这是周围血 T 细胞的"RTE 特征"。

第二节　同种异基因干细胞移植后对 T 细胞的修复机制

一、同种异体干细胞移植后的 T 细胞恢复

HSCT 后 T 细胞的再生沿着两种平行的途径，以不同的细胞动力学和不同的方式进行。这与胸腺的依赖性和独立作用有关。在移植后早期，胸腺的独立途径占主导地位，并由移植的淋巴细胞或者受体存

活的 T 细胞调控介导。这些 T 细胞通过淋巴细胞减少和高水平的细胞因子，或在同类抗原相互作用下的寡克隆增殖（oligoclonic proliferation）的应答而保持恒定的扩增。但是，由胸腺独立途径产生的这种免疫应答受供体 T 细胞和调控抗宿主淋巴细胞的启动信号限制。UCBT 受体的另一个问题是与移植物来源 T 细胞的幼稚性质有关。与成人供体、非 T 细胞耗竭和同种异体移植比较，UCBT 细胞的特征是增殖能力较弱，对病原体应答的效应细胞因子产生较少。在 UCBT 后，T 细胞重建之初可导致不完全的获得性免疫受损，以及在移植后的早期出现较高的感染率。

在 HSCT 后，功能性 T 细胞的再生和 TCR 种类的多样性与胸腺依赖性幼稚 T 细胞的产生有关，此过程需要数周到几个月的时间。胸腺也是调控化疗和异基因移植物抗宿主病（GVHD）的敏感靶器官，其可进一步地延迟 RTE 胸腺细胞的输出。在异基因移植中，另一个问题是在供体和受体之间的 HLA 不匹配。胸腺的阳性和阴性的选择过程通常是在 MHC 受到限制的条件下进行。在移植环境中，造血的重建通过表达不同 MHC 单倍体的供体细胞进行，而上皮基质细胞仍然是宿主来源。在 HSCT 后，由于胸腺的选择和幼稚 T 细胞的失衡，MHC 的不匹配可能对免疫重建产生不利影响，这在 UCBT 中尤为重要。通过 UCB 移植物的研究显示，HLA 差异程度较大，在 UCB 受体接收一个或多个单位的 HLA 错配时，GVHD 的比例均较低。这种较大程度的 HLA 不匹配可能是 UCBT 后胸腺延迟重建的因素。

二、UCBT 的 TREC 水平

在同种异体移植时，不论其移植物的来源如何，所有患者都将经历一段免疫缺陷和胸腺功能缺乏的时期。在 HSCT 后，定量 TREC 已广泛用于监测胸腺的恢复。尽管同类的不同患者之间的直接比较可能受限，但是这种不平衡的种群特征可能对 TREC 水平的变化产生影响。在不同的移植和影响胸腺恢复的因素中，通过 TREC PCR 的检测可对胸腺重建动力学提供有价值的参考。

在移植后的早期阶段，TREC 水平普遍下降并保持在极低或无法检测到的水平。但在 HSCT 后的儿童和年轻人中，在移植后的 2 个月就能检测到 TREC 并于 12～24 个月逐渐上升至移植前的水平。在小儿患者接受 UCBT 后，其 TREC 值在 3 个月时达到最低点，但在 6 个月后恢复到接近正常水平。此外，在 UCB 半相合或匹配的同胞中进行 HSCT 移植的儿童，免疫恢复时间没有显著差异。相反，成年患者接受 UCBT 后的研究显示，在移植后 18 个月 TREC 开始延迟恢复。移植后的小儿患者均在 1 年内恢复到正常水平；成人患者即使在 36 个月时，TREC 数量仍低于正常对照。其中，人们可能会考虑到诸如 GVHD、有核细胞的数量等这些在儿科与成年患者之间可能出现的差异因素。但经多因素的分析显示，年龄是影响移植后胸腺生成的独立因素。近期的研究报道，成年患者在移植后的第一年几乎完全检测不到 sjTREC 的水平。这些表明，成年患者在 UCBT 后的胸腺确实存在缺陷。

在成人连续应用双单位 UCBT 时，可提前其中性粒细胞的植入时间，而且还可导致胸腺的更早重建。双单位 UCBT（double-unit UCBT，dUCBT）成人受体的 sjTREC 水平早至 100 天即可检测到，在移植后 1 年的 TREC 值仍可达到正常水平。这种差异可能与 dUCBT 的细胞数量有关，同时也可能与单 UCBT 的淋巴祖细胞数量不足有关。

研究显示，在 HSCT 后有一些因素影响胸腺重建和 TREC 水平，其中年龄是 TREC 恢复的主要决定因素。低强度预处理（reduced intensity conditioning，RIC）要求在老年人中进行较低毒性的移植。在细胞水平上，胸腺在老化退化的过程中出现形态和功能的变化，导致胸腺 T 细胞输出和 sjTREC 水平下降。但是，伴随年龄增长的胸腺衰老可出现 j/β TREC 比率下降，意味着 β- 和 α- 链重组阶段胸腺细胞在胸腺内的增殖能力降低。老年人会出现天然 T 细胞延迟恢复，机会性感染风险增加，移植后总的生存率（overall survival，OS）较差。相反，供体年龄不影响胸腺的恢复，符合胸腺固有宿主调控胸腺活动的假说。因此，年龄导致胸腺功能的下降可能是 HSCT 后免疫重建的速度延迟。

胸腺也是同种异体 GVHD 的靶器官，影响其淋巴细胞和上皮细胞成分。"胸腺 GVHD" 的特征包括胸腺细胞消耗、TEC 亚群数量和组成的变化、皮髓质分界的消失，以及胸腺小体缺失。反过来，正常结构的破坏也可导致胸腺的发育缺陷。在成人 HSC 和 UCBT 中，GVHD 与 T 细胞重建呈负相关。发生急性 GVHD（acute GVHD，aGVHD）的患者与无 GVHD 的患者相比，TREC 数量减少，RTE 和寡克隆 T 细胞产生延迟。TREC 分析显示，βTREC 和 sjTREC 水平在 aGVHD 过程中都降低，而 sj/β 比率保持相对恒定。这种模式表明 aGVHD 诱导的胸腺延迟恢复不是由于胸腺增殖受损，而是在 TCRB 重排之前的早期新生 T 细胞的阻滞。慢性 GVHD（chronic GVHD，cGVHD）检测结果也处于较低水平，而且胸腺的功能通常检测不到。此外，使用免疫抑制剂可能对患者的免疫重建产生抑制。因此，GVHD 的患者表现为胸腺生成的抑制，增加感染风险且移植总体效果较差。在 HSCT 后，影响胸腺的恢复包括预处理方案的强度、抗胸腺细胞球蛋白（anti-thymocyte globulin，ATG）的使用、辐射剂量、T 细胞移植耗竭、移植前 TREC 水平、基础疾病、患者年龄和治疗史等有关因素。

造血功能恢复是免疫重建的关键。TREC-PCR 分析是监测胸腺活性和 TREC 水平有价值的工具。巨细胞病毒（cytomegalovirus，CMV）常与 HSCT 后的临床效果相关，UCBT 后 CMV 再活化的概率从 21% 到 100% 不等。明尼苏达大学（University of Minnesota）建立了最大的 UCBT 病例库，在 332 例受体中 51% 血清阳性者出现 CMV 再活化。这些表明，CMV 血清阳性或再活化均不影响无病生存（disease-free survival，DFS）、OS 或 GVHD 的发病率。但在 CMV 血清阳性的患者中，100 天时的治疗相关死亡率（treatment-related mortality，TRM）的结果更差。然而，在经历再活化的患者中有 27.1% 发展为临床 CMV 疾病，导致更高的 TRM 和更差的 OS。而且，另一项研究报道 UCBT 后 aGVHD 与 CMV 疾病呈正相关。尽管 CMV 复发率似乎相似，但与其他 HSCT 者相比，患者接受 UCBT 表现为 CMV 复发时间较晚（大约 100 天），持续性 CMV 病毒血症，需要反复泛昔洛韦的治疗，提示 UCBT 后 CMV 特异性免疫恢复延迟。与周围动员血或骨髓 HSCT 相比，CMV 再活化可在血清反应阳性的移植者中发生。与其他疱疹病毒类似，CMV 首次感染后进入潜伏状态，对 CMV 特异性反应的 CD4$^+$和 CD8$^+$T 细胞对于防止再活化是必不可少的。

在 dUCBT 成年移植患者中，用酶联免疫吸附斑点（enzyme linked immunoabsorbent spot，ELISpot）法检测干扰素（interferon，IFN）-γ 可确定 CMV 特异性效应器。这种效应器在移植后 56 天的患者中，通过流式细胞仪对 CMV 特异性 CD4$^+$和 CD8$^+$T 细胞因子的检测实验即可证实。而且，几乎所有来自同一个 UCB 单位的患者都有 100% 的淋巴细胞重建，通过嵌合分析确认 CMV 特异性 T 细胞都是 UCB 起源的。但是，CD8$^+$CMV 特异性 T 细胞不能控制 CMV 再活化。CMV 特异性 CD8$^+$T 细胞的功能缺陷可能与 UCBT 后极度缺乏 CD4$^+$辅助 T 细胞，且重建较慢有关。因此，启动 CD8$^+$T 细胞应答是十分必要的。研究发现，6 个月后 CMV 病毒血症日益清除，与天然 CD4$^+$CD45RA$^+$T 细胞的恢复相关。此外，CMV 病毒血症的清除与 TREC 再度出现有关，达到正常 TREC 水平的 UCBT 者几乎没有 CMV 病毒血症发生，说明胸腺恢复对体内病毒的控制具有关键的作用。

TREC 水平的预后价值超出其作为病原体特异性免疫重建标志物的作用。这是一个长期的研究结果，白血病患儿经过 UCBT 后，其病原体特异性免疫重建与 RFS 和 OS 的改善有关。此外，其胸腺功能的恢复也伴随白血病复发风险降低。具体而言，复发的受体在移植前和在移植后 3 个月或 6 个月表现为 sjTREC 或 βTREC 水平显著降低。成人 dUCBT 者的结果与儿科患者的观察结果一致。综上所述，胸腺再生和 TREC 水平的增加与获得 CMV 特异性免疫力和在 dUCBT 后无 CMV 病毒血症的发生有显著相关性。因为对 CMV 的免疫力代表免疫重建，这项研究也证实了重建 CMV 特异性免疫和 T 细胞免疫可能与 OS 和无复发生存（relapse-free survival，RFS）直接相关。单变量和多变量分析显示，通过 ELISpot 检测 CMV 特异性应答反应的提高可改善 OS 和 RFS。CMV 特异性免疫的重组和无病毒血症与 TREC 恢复显著相关，而且胸腺功能的恢复意味着免疫重建的成功，同时也可增加对其他病原体和肿瘤抗原的免疫应答能力。与此一致的是，这类患者主要死亡原因是复发、PTLD 和败血症。此外，OS 评估显示，移植后 1 年 TREC 水平是 2000 拷贝/μg DNA（在健康人范围内的最低值）以上的患者与 TREC 值在 2000 拷贝/μg DNA 以下的患者相比，OS 明显改善。这些结果表明，具有病原体特异性和白血病特异性功能的胸腺 T 细胞分化可在儿童和成人 UCBT 受体中同时发生。而且，TREC 水平的重建对 UCBT 的结果具有重要的临床意义。

第三节　同种异基因干细胞对胸腺再生及功能的作用

一、同种异基因干细胞移植后提高胸腺再生与功能的策略

早期植入的中性粒细胞可恢复先天免疫力，减少移植失败的风险。目前，还不清楚这种方法是否对胸腺 T 细胞的发育有直接影响。研究表明，dUCBT 受体可能通过胸腺生成新生 T 细胞而恢复早期免疫力。这种显著的差异性可能与细胞剂量效应有关，在 dUCBT 受体中具有较高数量的淋巴样前体细胞可提高胸腺 T 细胞生成能力。但是，考虑到多数患者在 RTE 出现之前都表现为单一嵌合体，其中也可能存在尚未明确的替代机制。

除增加细胞剂量外，研究者还用其他方法以促进 HSCT 后胸腺造血功能的恢复，并进行了临床前研究或临床试验。结果显示，在小鼠中 IL-7 的应用可提高胸腺重建，促进胸腺依赖的 T 细胞再生和 B 细胞重建。近期在灵长类动物和有关人体的试验研究中，均观察到类似的结果。用外源重组人白细胞介素-7（human IL-7，rhIL-7）治疗晚期恶性肿瘤或 HIV 显示 T 细胞持续性增加、TREC 和循环 RTE 增加，以及 TCR 种类显著增加。临床前资料还表明，SCF 与 IL-7 具有协同作用。用 FMS 相关酪氨酸激酶 3（FMS-related tyrosine kinase 3，FLT3）处理后的 HSCT 小鼠可出现胸腺细胞、胸腺输出和 TREC 水平显著增加。在小鼠进行 HSCT 前用黄体生成素释放激素类似物（luteinizing hormone-releasing hormone analogue，LHRH-A）去除性激素后，可导致骨髓中的淋巴样髓系祖细胞（lymphoidmyeloid progenitors，LMP）增多，促进 T 细胞恢复。在人类，LHRH-A 优于 HSCT，会更快地促进原始的 TRE$^+$CD4$^+$T 细胞及 T 细胞多样化的恢复。这些提示，性激素的阻断对胸腺功能的恢复具有一定作用。提高与淋巴提呈有关的 HSC 信号通路（如 Notch 通路）的开发，可以促进临床 UCBT 后患者 T 细胞免疫功能的恢复。

二、Notch 信号对 UCBT 的作用

研究表明，增强 Notch 信号可促进 HSC 的扩增，刺激早期 T 细胞的发育，有利于改善 HSCT 后的造血重建。然而，这种促进造血的效应是短期的。短期的造血恢复在 UCBT 中具有重要作用，由于 UCBT 常面临造血干/祖细胞数量不足、造血重建延迟和感染率增高等导致移植失败的问题，促进造血恢复可提高 UCBT 的成功率。动物试验表明，体外将重组 Notch 配体与 CD34$^+$UCB 干细胞共培养后，CD34$^+$造血祖细胞数量增加 100 倍，而且活性增强，使接受移植的免疫缺陷小鼠植入加快。

美国西雅图 Fred Hutchinson 癌症研究中心（Fred Hutchinson Cancer Research Center，FHCRC）的 I 期临床试验表明，10 例高危 AML 患者完全缓解后接受双份 UCBT，移植前 16 天 CD34$^+$UCB 干细胞在体外与 Notch 配体 Dll1 共培养，移植当天 CD34$^+$祖细胞数量增加 164 倍。移植后患者中性粒细胞恢复的时间明显缩短，且未观察到不良反应和严重的急性 GVHD。体外利用 Notch 配体扩增 HSC，可为移植后促进造血重建提供新的方向。

三、结语

UCB 对于需要进行同种异体移植，但缺乏合适的兄弟姐妹或成人供体的患者是一种可行的 HSC 来源。在 UCBT 后，胸腺功能的恢复是免疫重建的重要组成部分。而且，通过生成具有多种 TCR 功能而幼稚的淋巴细胞，使周围血中 T 细胞的恢复具有重要作用。TREC-PCR 检测是评价胸腺 RTE 输出和 TREC

水平的一种有价值的工具，也是决定 UCBT 受体预后的主要因素。dUCBT 的应用可使成年患者的胸腺再生更早。进一步提高胸腺的植入、促进胸腺内的增殖和 LMP 分化，或保护胸腺微环境免受调控和 GVHD 的不利影响，可能进一步改善 UCBT 的预后。

（李　欣　陈　伟　魏秀岩）

参 考 文 献

Anderson MS, Venanzi ES, Chen Z, et al. 2005. The cellular mechanism of Aire control of T cell tolerance. Immunity, 23(2): 227-239.

Anderson MS, Venanzi ES, Klein L, et al. 2002. Projection of an immunological self shadow within the thymus by the aire protein. Science, 298(5597): 1395-1401.

Ballen K, Mendizabal AM, Cutler C, et al. 2012. Phase II trial of parathyroid hormone after double umbilical cord blood transplantation. Biol Blood Marrow Transplant, 18(12): 1851-1858.

Barker JN, Weisdorf DJ, DeFor TE, et al. 2005. Transplantation of 2 partially HLA-matched umbilical cord blood units to enhance engraftment in adults with hematologic malignancy. Blood, 105(3): 1343-1347.

Beaumont RN, Warrington NM, Cavadino A, et al. 2018. Genome-wide association study of offspring birth weight in 86 577 women identifies five novel loci and highlights maternal genetic effects that are independent of fetal genetics. Hum Mol Genet, 27(4): 742-756.

Bogue M, Roth DB. 1996. Mechanism of V(D)J recombination. Curr Opin Immunol, 8(2): 175-180.

Brown JA, Boussiotis VA. 2008. Umbilical cord blood transplantation: basic biology and clinical challenges to immune reconstitution. Clin Immunol, 127(3): 286-297.

Brown JA, Stevenson K, Kim HT, et al. 2010. Clearance of CMV viremia and survival after double umbilical cord blood transplantation in adults depends on reconstitution of thymopoiesis. Blood, 115(20): 4111-4119.

Chalmers IM, Janossy G, Contreras M, et al. 1998. Intracellular cytokine profile of cord and adult blood lymphocytes. Blood, 92(1): 11-18.

Chung B, Min D, Joo LW, et al. 2011. Combined effects of interleukin-7 and stem cell factor administration on lymphopoiesis after murine bone marrow transplantation. Biol Blood Marrow Transplant, 17(1): 48-60.

Clave E, Lisini D, Douay C, et al. 2013. Thymic function recovery after unrelated donor cord blood or T-cell depleted HLA-haploidentical stem cell transplantation correlates with leukemia relapse. Front Immunol, 4: 54.

Cutler C, Multani P, Robbins D, et al. 2013. Prostaglandin-modulated umbilical cord blood hematopoietic stem cell transplantation. Blood, 122(17): 3074-3081.

Cutler C, Stevenson K, Kim HT, et al. 2011. Double umbilical cord blood transplantation with reduced intensity conditioning and sirolimus-based GVHD prophylaxis. Bone Marrow Transplant, 46(5): 659-667.

De Smedt M, Reynvoet K, Kerre T, et al. 2002. Active form of Notch imposes T cell fate in human progenitor cells. J Immunol, 169(6): 3021-3029.

Delaney C, Varnum Finney B, Aoyama K, et al. 2005. Dose-dependent effects of the Notch ligand Delta1 on ex vivo differentiation and in vivo marrow repopulating ability of cord blood cells. Blood, 106(8): 2693-2699 .

Dion ML, Poulin JF, Bordi R, et al. 2004. HIV infection rapidly induces and maintains a substantial suppression of thymocyte proliferation. Immunity, 21(6): 757-768.

Douek DC, Koup RA. 2000. Evidence for thymic function in the elderly. Vaccine, 18(16): 1638-1641.

Douek DC, McFarland RD, Keiser PH, et al. 1998. Changes in thymic function with age and during the treatment of HIV infection. Nature, 396(6712): 690-695.

Gill J, Malin M, Sutherland J, et al. 2003. Thymic generation and regeneration. Immunol Rev, 195: 28-50.

Gluckman E, Rocha V, Boyer-Chammard A, et al. 1997. Outcome of cord-blood transplantation from related and unrelated donors. Eurocord transplant group and the european blood and marrow transplantation group. N Engl J Med, 337 (6): 373-381.

Hakim FT, Memon SA, Cepeda R, et al. 2005. Age-dependent incidence, time course, and consequences of thymic renewal in adults. J Clin Invest, 115(4): 930-939.

Hamza NS, Lisgaris M, Yadavalli G, et al. 2004. Kinetics of myeloid and lymphocyte recovery and infectious complications after unrelated umbilical cord blood versus HLA-matched unrelated donor allogeneic transplantation in adults. Br J Haematol, 124(4): 488-498.

Jamieson BD, Douek DC, Killian S, et al. 1999. Generation of functional thymocytes in the human adult. Immunity, 10(5): 569-575.

Kanda J, Chiou LW, Szabolcs P, et al. 2012. Immune recovery in adult patients after myeloablative dual umbilical cord blood, matched sibling, and matched unrelated donor hematopoietic cell transplantation. Biol Blood Marrow Transplant, 18 (11): 1664-1676 .

Kimmig S, Przybylski GK, Schmidt CA, et al. 2002. Two subsets of naive T helper cells with distinct T cell receptor excision circle content in human adult peripheral blood. J Exp Med, 195(6): 789-794.

Kohler S, Thiel A. 2009. Life after the thymus: CD31 [+] and CD31[-] human naive CD4 [+] T-cell subsets. Blood, 113(4): 769-774.

Komanduri KV, St John LS, de Lima M, et al. 2007. Delayed immune reconstitution after cord blood transplantation is characterized by impaired thymopoiesis and late memory T-cell skewing. Blood, 110(13): 4543-4551.

Kong F, Chen CH, Cooper MD. 1998. Thymic function can be accurately monitored by the level of recent T cell emigrants in the circulation. Immunity, 8(1): 97-104.

Krenger W, Blazar BR, Hollander GA. 2011. Thymic T-cell development in allogeneic stem cell transplantation. Blood, 117(25): 6768-6776.

Livak F, Schatz DG. 1996. T-cell receptor alpha locus V(D)J recombination by-products are abundant in thymocytes and mature T cells. Mol Cell Biol, 16(2): 609-618.

Lynch HE, Goldberg GL, Chidgey A, et al. 2009. Thymic involution and immune reconstitution. Trends Immunol, 30(7): 366-373.

McCune JM, Loftus R, Schmidt DK, et al. 1998. High prevalence of thymic tissue in adults with human immunodeficiency virus-1 infection. J Clin Invest, 101(11): 2301-2308.

McFarland RD, Douek DC, Koup RA, et al. 2000. Identification of a human recent thymic emigrant phenotype. Proc Natl Acad Sci USA, 97(8): 4215-4220.

McGoldrick SM, Bleakley ME, Guerrero A, et al. 2013. Cytomegalovirus-specific T cells are primed early after cord blood transplant but fail to control virus in vivo. Blood, 121(14): 2796-2803.

Michie CA, McLeanA, Alcock C, et al. 1992. Lifespan of human lymphocyte subsets defined by CD45 isoforms. Nature, 360(6401): 264-265 .

Milano F, Pergam SA, Xie H, et al. 2011. Intensive strategy to prevent CMV disease in seropositive umbilical cord blood transplant recipients. Blood, 118(20): 5689-5696.

Miller AZ, Satchie A, Tannenbaum AP, et al. 2018a. Expandable arterial endothelial precursors from human CD34+ cells differ in their proclivity to undergo an endothelial-to-mesenchymal transition. Stem Cell Reports, 9；10(1): 73-86.

Miller CN, Proekt I, von Moltke J, et al. 2018b. Thymic tuft cells promote an IL-4-enriched medulla and shape thymocyte development. Nature, 559: 627-631.

Ringhoffer S, Rojewski M, Dohner H, et al. 2013. T-cell reconstitution after allogeneic stem cell transplantation: assessment by measurement of the sjTREC/betaTREC ratio and thymic naive T cells. Haematologica, 98(10): 1600-1608.

Rocha V, Labopin M, Sanz G, et al. 2004. Transplants of umbilical-cord blood or bone marrow from unrelated donors in adults with acute leukemia. N Engl J Med, 351(22): 2276-2285.

RochaV, Wagner JE Jr, Sobocinski KA, et al. 2000. Graftversus-host disease in children who have received a cord-blood or bone marrowtransplant from an HLA-identical sibling. Eurocord and international bone marrow transplant registry working committee on alternative donor and stem cell sources. N Engl J Med, 342(25): 1846-1854.

Rubinstein P, Carrier C, Scaradavou A, et al. 1998. Outcomes among 562 recipients of placental-blood transplants from unrelated donors. N Engl J Med, 339(22): 1565-1577.

Sairafi D, Mattsson J, Uhlin M, et al. 2012. Thymic function after allogeneic stem cell transplantation is dependent on graft source and predictive of long term survival. Clin Immunol, 142(3): 343-350.

Steinmann GG. 1986. Changes in the human thymus during aging. Curr Top Pathol, 75: 43-88.

Taghon T, Van de Walle I, De Smet G, et al. 2009. Notch signaling is required for proliferation but not for differentiation at a well-defined beta-selection checkpoint during human T-cell development. Blood, 113(14): 3254-3263.

Wils EJ, van der Holt B, Broers AE, et al. 2011. Insufficient recovery of thymopoiesis predicts for opportunistic infections in allogeneic hematopoietic stem cell transplant recipients. Haematologica, 96(12): 1846-1854.

第十三章　脐带血干细胞对血液系统疾病的治疗作用

第一节　脐带血移植是造血祖细胞的重要来源

自从 1988 年法国巴黎的 Gluckman 医师成功实施首例脐带血（UCB）干细胞移植以来，对 UCB 的生理学及其干细胞特性的研究已更加深入。作为除骨髓及周围血以外的另一种造血干细胞（HSC）来源，UCB 移植已广泛应用于难治性及复发造血系统恶性疾病、血红蛋白病、骨髓衰竭综合征、先天性免疫缺陷综合征、先天性代谢障碍等疾病的治疗。至今，世界范围内 UCB 移植治疗儿童及成人的病例数已超过8000 例。相比骨髓移植，UCB 更易获得，UCB 移植传播 CMV 及 EB 病毒感染率更低，移植物抗宿主病（GVHD）的发生率也较低。而且，UCB 移植允许人白细胞抗原（HLA）1~2 个位点不匹配，使患者更容易获得进行 UCB 移植的机会，并可缩短自供体检索到实施 UCB 移植的时间。然而，相对于骨髓及周围血干细胞，UCB 所包含的造血干/祖细胞数量较少，仅适合于体重较轻的受体移植，特别是体重低于 40kg的儿童。在同种异体移植时，UCB 与骨髓及周围血作为 HSC 来源的优缺点比较见表 13-1。本文主要介绍UCB 造血干/祖细胞作为同种异体移植来源的特性、对其容量的影响因素，以及 UCB 库的规范流程和 UCB移植的临床效果。

表 13-1　与骨髓/周围血相比 UCB-HSC 异基因移植的利弊

优点	缺点
获取容易而安全	HPC 数量有限
病毒污染的风险低	无法收集额外的细胞体积
快速可用性	遗传疾病的传播风险
T 细胞免疫不成熟	免疫重建延迟
重度急性 GVHD 的发生率低	中性粒细胞/血小板植入延迟
慢性 GVHD 的发生率低	传染病发病率增加

一、UCB 干/祖细胞移植的影响因素

UCB 的总有核细胞数（TNC）、CD34$^+$细胞数及集落形成单位（CFU）数量是衡量 UCB 造血功能的重要生物学指标，与 UCB-HSC 移植的成功率密切相关。TNC 是衡量移植产品中干细胞剂量的替代指标，目前也是供者选择的最重要因素。因其与 UCB 的采集量成正比，因此，UCB 的采集量和 TNC 是多数 UCB库认可的 UCB 入库标准。尽管 TNC 可作为移植物中 HSC 数量的一种指标，但在 HSC/祖细胞的表型中应用最多的是 CD34$^+$细胞，且已将其作为重要的临床标志物使用，但也发现一些非 HSC/祖细胞表达 CD34$^+$细胞。

CFU 是测定造血祖细胞（HPC）在体外增殖的一种方法，是把细胞接种于半固体培养基中生长并长出独立的细胞集落。这些集落起源于高增殖潜能克隆生成细胞（HPP-CFC）的单个细胞；含有粒细胞、红细胞、巨噬细胞和巨核细胞的多潜能集落形成单位（multi-potential colony-forming units，CFU-GEMM），以及多种细胞谱系的定向祖细胞如 CFU-GM 、CFU-G、CFU-M、CFU-Mega 和 BFU-E。CFU 的含量是根据每个培养皿接种的细胞数所形成的集落数确定的。早期的研究显示，CFU-GM 可由 UCB 体外培养。而且，体外进一步的研究发现在 UCB 中含有足够数量的 HSC 可用于自体或异体造血重建。

尽管 CD34$^+$细胞、CFU 和 TNC 这 3 种参数彼此相关，但 CD34$^+$细胞数及 CFU 较 TNC 更能预测每份 UCB 中的造血潜能。影响 UCB 植入的主要因素有：TNC、CD34$^+$细胞数、CFU 数量及供受体 HLA 匹配的程度。

二、影响 UCB 造血潜能的因素

（一）采集方式的影响

产前的血液学检测要求 Hb>90g/L，病毒检测 HbsAg 、HCV、抗 HIV1/2 抗体和梅毒均为阴性。孕妇及丈夫均无遗传性疾病家族史。采用枸橼酸钙腺嘌呤葡萄糖酸盐（citrate plosplate adenine dextnse，CPD-A）抗凝的密闭式血袋在胎盘娩出前从脐带断端远离新生儿侧采集。采集策略是获得高质量 UCB 的第一步。目前，临床上 UCB 采集主要有两种方式：一种为体内采集法，指胎盘在子宫内尚未娩出时进行的采集；另一种为体外采集法，指胎盘分娩出后再进行的采集。下面从临床上两种分娩方式，即经阴道顺产和剖宫产分别进行分析。

1. 经阴道顺产的影响

1）体内采集法

一旦胎盘分娩出后，立即用止血钳夹住脐带，用碘酒和 75%乙醇消毒脐带，用穿刺针刺入脐静脉，UCB 会受重力的作用流入含有 CPD-A 抗凝剂的密闭式采血袋中。采集结束后，将采集袋置于 4℃冰箱保存。

2）体外采集法

一旦胎盘分娩出后，立即将其置于备有采集设备的无菌采集区域，胎盘中间有一个孔能够使脐带自然下垂，用碘酒和 75%乙醇消毒脐带，用穿刺针刺入脐静脉，脐带血会在重力的作用下流入含有 CPD-A 抗凝剂的密闭式采血袋中。采集结束后，将采集袋置于 4℃冰箱保存。

Solves 等比较了这两种采集方式。体内采集的样本量为 264 例，体外采集的样本量为 305 例。通过这两种 UCB 的采集量、有核细胞数、CD34$^+$ 细胞数及 CFU 数之间的对比分析结果显示：①UCB 的采集量，体内采集法为（108.82±28.6）ml，体外采集法为（98±28.47）ml；②分离前的有核细胞数，体内采集法为（12.51±5.39）×10^8，体外采集法为（11.14±4.79）×10^8；③分离浓缩后的有核细胞数，体内采集法为（10.54±4.15）×10^8，体外采集法为（8.55±3.52）×10^8；④CD34$^+$细胞数，体内采集法为（3.65±3.38）×10^6，体外采集法为（8.55±3.52）×10^6；⑤CD34$^+$细胞所占百分比，体内采集法为（0.31±0.2）%，体外采集法为（0.32±0.16）%；⑥CFU 细胞数，体内采集法为（154.14±141.61）×10^4，体外采集法为（121.13±113.98）×10^4。

研究结果显示，在经阴道顺产的情况下，与体外采集法相比，体内采集法能够获得更多的 UCB 采集量、TNC、CD34$^+$细胞数及 CFU。同时，有核细胞总数和 CD34$^+$细胞数之间 $r=0.693$、$P<0.01$；有核细胞总数和 CFU 之间 $r=0.537$、$P<0.01$；CD34$^+$细胞数和 CFU 之间 $r=0.641$、$P<0.01$，都有重要意义的联系。这些说明，有核细胞总数可以反映 UCB 的造血能力。此外，研究结果还显示体外采集法会增加微生物感染的可能性，这可能是胎盘分娩出后在体外进行操作的原因。

两种采集方法存在明显不同结果的原因主要可能有以下 3 个方面：①体外采集法易导致胎盘分娩出后出现剥离面出血；②体外采集法较体内采集法的胎盘血管中形成了更多的血凝块；③体外采集法中从脐带被止血钳夹住到开始采集的时间较体内采集法长，因为体外采集法需要等到胎盘分娩出后才能进行采集。

2. 剖宫产的影响

1）体内采集法

对产妇进行子宫横切术，胎儿分娩出后，用碘酒和 75%乙醇消毒脐带，用穿刺针刺入脐静脉，UCB 会受重力的作用流入含有 CPD-A 抗凝剂的密闭式采血袋中。采集结束后，将采集袋置于 4℃冰箱保存。

2）体外采集法

对产妇进行子宫横切术，胎盘分娩出后，立即将其置于备有采集设备的无菌采集区域，胎盘中间有一个孔能够使脐带自然下垂，用碘酒和 75%乙醇消毒脐带，用穿刺针刺入脐静脉，脐带血会在重力的作用下流入含有 CPD-A 抗凝剂的密闭式采血袋中。采集结束后，将采集袋置于 4℃冰箱保存。

Solves 等人也比较了这两种采集方式。体内采集的样本量为 113 例，体外采集的样本量为 140 例。研究人员分析对比了两组间 UCB 采集量、有核细胞数、CD34$^+$细胞数及 CFU 数量的差异。①UCB 采集量：体内采集法为（88.6±32.5）ml，体外采集法为（92.5±27.6）ml；②有核细胞数：体内采集法为（90.8±55.6）×10^7，体外采集法为（91.5±47.6）×10^7；③CD34$^+$细胞数：体内采集法为（45.3±41.5）×10^5，体外采集法为（38.2±21.2）×10^5；④CFU 细胞数：体内采集法为（156.6±160.1）×10^4，体外采集法为（164±147.2）×10^4；⑤血小板：体内采集法为（214.3±55.1）×10^9，体外采集法为（195.3±57）×10^9；⑥血细胞比容：体内采集法为（33±6.5）%，体外采集法为（35.2±5.9）%。这些结果显示，在剖宫产的情况下，两组之间除了血小板和血细胞比容外，其他各项检查均无显著性差异。血小板的差异可能是因为剥离面出血以及胎盘血管中的血凝块的原因，而对于血细胞比容的差异，尚无令人信服的解释。

（二）产科的影响因素

怀孕期间循环白细胞及 HPC 相对稳定，但分娩期间 UCB 中的 HPC 增多。目前有不少研究探讨产科和新生儿对 UCB 采集量及造血潜能的影响，旨在优化 UCB 供体的选择。

1. UCB 的采集量

UCB 采集量与分娩方式、婴儿体重、胎盘娩出方式等密切相关。剖宫产较顺产采集量高，这与剖宫产时 UCB 采集准备充分、采集开始时间和胎盘剥离结束时段完整相关，同时，在麻醉状况下，产妇无疼痛，生命体征、精神状态都处于稳定，罕有血管痉挛等，这些均有利于 UCB 采集。剖宫产时一次穿刺 UCB 采集量大于多次穿刺采集量。多次穿刺常见于剖宫产人工剥离胎盘，因为人工剥离胎盘可导致血管痉挛、胎盘或脐带损伤而引起凝血或出血使 UCB 损失，从而影响 UCB 采集量。胎盘娩出后采集者，UCB 采集量最少，大都不超过 50ml，这与胎盘娩出后失去子宫负压、血管痉挛、胎盘或脐带损伤有关。

2. 供体的影响

吴洁莹等以广州 UCB 库保存的 4358 份 UCB 为研究对象，评估了供体特征，包括母亲年龄、妊娠期（孕周）、分娩方式、婴儿出生体重及婴儿性别对 UCB 的采集量、TNC、CD34$^+$细胞数、CFU 及 CFU-GM 的影响。其结果与 Aufderhaar 等人的结果相似，婴儿出生体重是对 UCB 的各项指标均有积极影响的一个供体特征。因为出生体重也是评价新生儿宫内发育的重要指标，可作为 UCB 供体健康状况的参考。广州 UCB 库以出生体重大于 2500g 作为供体筛选的指标之一。

新生儿性别对 UCB 质量的影响仍存在争议。男性胎儿 UCB 可获得更多的 HSC，主要归因于男性胎儿较女性胎儿体重更大。然而，有的作者提出即使行体重校正后男性胎儿造血干/祖细胞浓度仍高于女性胎儿。女性胎儿由于中性粒细胞浓度较高而具有更高的有核细胞总数，而男性胎儿 CD34$^+$细胞数更高。其他一些与造血干/祖细胞高浓度有关的因素有孕妇年龄及白种人。

影响 UCB 质量最重要及恒定的因素是胎盘和新生儿的重量。大量而系列的研究证实，胎儿及胎盘的重量是 UCB 容量和细胞量一致的预测因子。而且研究发现，胎盘重量是影响采集物容量、TNC、CD34$^+$细胞及 CFU 量的唯一变量。大的胎儿可获得更高的 TNC、CD34$^+$细胞数及 CFU。考虑到胎盘和出生体重之间的直接关联，UCB 库将出生体重作为 UCB 入库选择标准。事实上，一些作者建议选择第一或二胎、胎龄<40 周及体重大于 3.6kg 作为高质量 UCB 供体的选择标准。研究显示，通过接受者操作特征曲线（receiver operating characteristic curves）估算 UCB 获得≥80×10^{8}TNC 胎盘重量的界限值（cut-off）为 695g。

3. 分娩方式的影响

分娩方式是另一影响 UCB 采集量和造血功能的供体特征，但不同的研究得出的结论有所不同。有的研究显示，助产或自然阴道分娩之间以及阴道分娩与剖宫产分娩之间均无明显差异，但有的研究也发现阴道分娩获取的 UCB 质量更高。Lim 等人的研究表明，随着产程的延长，UCB 的有核细胞、CD34$^+$细胞及 HPC 增加，推测可能与自然分娩时应激反应导致细胞因子分泌增多、动员原始细胞进入胎儿循环有关。而且，虽然剖宫产时 UCB 的采集量高于阴道分娩，但阴道分娩时 UCB 中造血细胞的绝对数量和分化潜能，包括 TNC、CD34$^+$细胞数、CFU 及 CFU-GM 均高于剖宫产。尽管剖宫产时可能因为胎盘排血速度快、血凝块较少，可采集到体积较多的 UCB，但阴道分娩更有利于采集到细胞数量合格的 UCB。

4. 妊娠期的影响

除婴儿体重、分娩方式、婴儿性别外，妊娠期对 UCB 中的 TNC 和 CD34$^+$细胞数有着趋势相反的影响。妊娠期延长，TNC 数量增加，CD34$^+$细胞数减少。Nakagawa 等人的研究表明，成熟度低的胎儿的 TNC 含量较低，但可能含有更多的原始细胞。Mancinelli 等人的研究结果显示，随着妊娠时间的延长，CD34$^+$细胞增加。这可能与胎盘老化、胎儿渐进性缺氧、机体防御功能引起造血细胞数量和循环血量的增加有关。

5. 其他影响因素

除与产妇本身及胎盘、胎儿自身因素有关外，UCB 采集的质量还与采集技术的熟练程度和严格执行操作规程有很大的关系。首先准确掌握采集 UCB 的时机，胎儿娩出后，台上助产士忙于处理新生儿，采集较困难，故应由专人进行采集，选择粗大、显露、较直的脐静脉（尽量靠近脐带的断端）穿刺进针。血袋引流低于胎盘位置，避免引流过慢造成凝血块，影响采血量。

由于剖宫产属II类手术，顺产有感染的可能，且 UCB 采集易被产妇的粪便及胎粪污染，使得 UCB 采集过程中被细菌污染机率增加，常常导致 UCB 收集失败。为此在 UCB 采集时应高度重视无菌操作，严格按照无菌操作规程，严密消毒脐带，尽量争取一次穿刺引流成功，重复多次穿刺可增加细菌污染的机会，多次穿刺采集者每次操作前均应严密进行脐带消毒。此外，UCB 采集过程不得按压子宫或挤压胎盘、脐带，以免造成母血的混入而影响 UCB 的质量。

三、非血缘性 UCB 库

作为除骨髓及周围血以外的另一种 HSC 来源，UCB 在治疗某些恶性或非恶性血液病及遗传代谢性疾病方面的功效不断被临床实践所证实，同时也促进了 UCB 库在世界各地的建立和发展。1993 年首批 3 家非血缘性 UCB 库（unrelated cord blood banking）分别在纽约、米兰及杜塞尔多夫建立。鉴于不同非血缘性 UCB 库在 UCB 采集量、无菌处理程序及 CD34$^+$细胞检测质控等方面均不同，经过不懈的努力，已使所有的步骤及不同非血缘性 UCB 库标准化。美国血库协会、美国红十字会、美国血液和骨髓移植学会、欧洲血液和骨髓移植学会、造血细胞治疗授权基金会、国际造血和移植工程治疗学会、ISHAGE-欧洲和 EBMT 联合认证委员会、NET-CORD、国家骨髓捐赠计划等机构共同制定了建立 UCB 库相关标准。UCB 库建立包括以下主要步骤：供体选择、采集、减容、低温储存、生物学质量控制及 UCB 发放至移植中心。

（一）非血缘性 UCB 供体的选择

供体选择不仅是保证安全，而且是提高储存 UCB 质量的重要方法。尽管 AABB、FACT-NETCORD 标准建立了质量程序，但 UCB 库仍然是个相对比较新的领域。在世界范围内，不同 UCB 库在程序的选择、处理及非血缘性 UCB 的质控等方面存在较大的差异。

事实上，关于供体健康史的政策还处于研究阶段，且不同 UCB 库间存在差异，绝大多数推荐在捐献前不仅从其父亲，而且还要从其母亲处获得家族疾病史，特别是遗传性疾病。健康史通常从母亲采集，因为她决定着来自于 UCB 的输血传播性疾病。父亲的角色更集中于遗传史。

供体合格的筛选标准：①产妇或其旁系亲属无白血病、淋巴瘤、遗传性免疫缺陷病（重症联合免疫缺陷症、IgA 或 IsG 缺乏症）、遗传性凝血障碍性疾病、遗传性代谢疾病；夫妇双方均为 α 或 β 地中海贫血携带者的，不采集其婴儿的 UCB。②产妇无下述社会史者：近亲婚姻关系、父或母与婴儿血缘关系不明、卖淫、1 年内纹身、同性恋史、组织或器官移植、1 年内接受异体输血。③产妇孕期无下述异常者：肝功能异常、乙型肝炎（HBsAg、HBeAg 阳性）和丙型肝炎（HCV）抗体阳性、梅毒筛查试验阳性、抗 HIV 1/2 抗体阳性；产妇孕期如抗巨细胞病毒（CMV）IgM、抗风疹病毒 IgM、抗弓形虫病毒 IgM、抗单纯疱疹病毒（HSV）IgM 检测阳性，UCB 应复查以上项目，如为阳性，则废弃该份 UCB。④产妇分娩情况无下述异常者：严重并发症（包括重度糖尿病、重度妊娠高血压综合征，以及严重心、肝、肾功能异常等）、总产程>24h、感染发热（体温高于 38℃）、羊水污染>III度。⑤新生儿无早产（体重<2500g）、无先天畸形及重度窒息。

（二）UCB 采集

UCB 采集方法既可以选择胎盘娩出前的体内采集法，也可选择胎盘娩出后的体外采集法。具体采集步骤及优缺点见前述。

（三）UCB 减容

根据绝大多数标准，UCB 单位必须在采集后 48h 内进行后续处理，一些 UCB 库设定 TNC 为 $60×10^7$～$100×10^7$/L 作为 UCB 后续处理入库的最低标准。冻存前的 UCB 需缩减 50%～80%的容量，并尽可能多的去除红细胞，即减容。另外，减容过程中的去除物可作为检测标本，减容的目的是减少 ABO 血型不匹配的移植风险及二甲基亚砜（DMSO）的毒性。

现有多种技术均可达到减容目的，但目前为止，使用最为广泛的仍然是羟乙基淀粉（hydroxyethyl starch，HES）沉淀法。其操作步骤是在良好作业规范（GMP）操作间内，按照与每份 UCB 体积 1∶4 比例加入 6%HES 充分混匀，静置 30min，10℃倒置离心（$50g×6min$），弃去大部分红细胞后再次 10℃ 400g 离心 13min，弃去大部分血浆。

（四）UCB 的低温储存

低温保存是维持 UCB 活性及集落形成能力的重要手段。UCB 的低温储存方法基于已建立的骨髓或周围血 HSC 保存方法，目前使用最多的为程控降温法（controlled rate freezing，CRF）。具体步骤是把减容后富含有核细胞的 UCB 移至冻存袋（美国 Baxter）中，按照与 UCB 体积 1∶4 的比例缓缓加入预冷的冷冻保护剂 DMSO 及等体积的 5%右旋糖酐。将冻存袋放入特制的储存夹，置于 Planer Kryo series III 程序降温仪中，先以 5℃/min 速率降至 4℃，再以 1℃/min 速率降至-45℃，然后以-5℃/min 速率降至-100℃，置液氮中保存。也有一些 UCB 库使用-80℃冰箱保存的非程序降温法进行，以减少成本及简化冻存程序。

（五）生物学的质量控制

UCB 的 HLA 检测通常采用 PCR 序列特异性寡核苷酸探针反向杂交、PCR 序列特异性引物及 DNA 序列分析等分子生物学方法进行 HLA-A、HLA-B、HLA-DRB 6 个位点等位基因分型。有核细胞计数、$CD34^+$细胞检测及 CFU 分析均在 UCB 处理程序结束后进行，但上述检测尚缺乏标准，使得不同 UCB 库间的比较存在困难。供体的血样用于检测感染性疾病的标志，包括梅毒、HIV、乙型肝炎病毒、丙型肝炎病毒及巨细胞病毒抗体。一些 UCB 库在分娩后 6 个月对母亲及婴儿实施再评估。

（六）UCB 发放移植中心

UCB 库收到来自移植中心或患者的 HLA 配型搜寻申请后，通过数据库系统查询与患者 HLA 相合的 UCB，并将这些 UCB 的部分检测结果提供给移植单位备选。对移植单位初步选定的 UCB，UCB 库将进行 UCB 与患者血样的 HLA 配型复核及有关资料的审核。得到移植单位的用血确认函后，经 UCB 库主任签字，准许发放该份 UCB。UCB 库工作人员将移植用 UCB 保存于含液氮的绝热包装盒中运送至移植中心，该装置可保证温度维持在 –120℃ 以下达 14 天，UCB 于移植当日完成复温及输注。

四、UCB 移植治疗结果

自《新英格兰医学杂志》1988 年报道首例 UCB 移植以来，很多中心陆续开展异基因 UCB 移植治疗多种疾病的临床试验。

（一）异基因的移植结果

1. 儿科患者的移植结果

由于 UCB 所含的有核细胞数量较单一骨髓少 1~2 个数量级，因此 UCB 移植成为儿科患者的主要选择。

1）血缘性供体移植

血缘性供体 UCB 移植已成功用于恶性与非恶性疾病。Eurocord 研究小组报道了 45 例血缘性与非血缘性 UCB 移植的结果，提示细胞数量是中性粒细胞及血小板植入的预报器，有核细胞计数超过 $3.7×10^7$ 个细胞/kg 体重者的植入效果良好。在血缘性供体 UCB 移植治疗镰状细胞性贫血及地中海贫血的儿童中，地中海贫血 2 年无病生存率（probability of event-free survival，PFS）为 80%，而镰状细胞性贫血为 90%。

2）非血缘性供体移植

1996 年，Kurtzberg 等人首次报道了非血缘性供体 UCB 的移植结果。在 55 例患者中，儿童 24 例，移植成功 23 例，中位随访 12 个月的 PFS 为 48%。纽约血液中心的 Rubinstein 等人报道，在 562 例移植中年轻患者和每千克体重有核细胞数量与植入良好及良好预后相关。在明尼苏达大学实施的 102 例非血缘性 UCB 移植中，中性粒细胞植入率为 88%，血小板植入率为 65%，而 GVHD 的发生率较低。而且，即使患者与 UCB 供体的 HLA 在 2 个抗原不匹配时，UCB 移植仍可获得成功，但植入较慢，而输注的细胞数是改善植入和生存的重要标志。

2. 成人移植治疗的效果

最初报道的成人 UCB 移植结果很差，每千克体重输注的有核细胞中位数仅为儿童的一半，移植相关死亡率也很高，但移植物中高 $CD34^+$ 细胞数与良好的移植结果相关。较好的移植结果来自于西班牙和日本的报道，西班牙在 22 例的移植结果中，中位年龄为 29 岁，1 年无病生存率（disease-free survival，DFS）为 53%，而且年龄与良好预后相关。日本的研究结果提示，18 例患者中 2 年 PFS 为 76%。

最近，Eurocord 研究组对细胞剂量及 HLA 匹配程度对单份 UCB 的移植结果显示，925 例恶性疾病患者的细胞剂量是影响结果的最重要因素。HLA 位点的匹配数增加可延迟植入风险，并可增加移植相关死亡率。非恶性疾病患者必须输注更高剂量的细胞数方能获得植入。HLA 的匹配对移植细胞的植入、GVHD 及生存时间具有重要的影响作用。

总之，成人非血缘性 UCB 移植可以获得植入，但较非血缘性骨髓延迟。早期移植相关死亡率较高，主要归因于感染。绝大多数的研究均提示，每千克体重输注的有核细胞数或 $CD34^+$ 细胞数对移植效果的影响最为重要。因此，1996 年把有核细胞数 $1×10^7$ 个细胞/kg 体重作为移植可以接受的下限，而当前修改为 $2.5×10^7$ 个细胞/kg 体重为下限。越来越多的证据证实，HLA 匹配的 UCB 移植物与较好的移植结果相关。最近来自于国际骨髓移植登记处（International Bone Marrow Transplant Registry）的一项研究表明，非血缘性 UCB 移植后的生存情况与骨髓移植的比较结果是：骨髓配型相合的移植结果更好，但 UCB 移植的生存情况与 HLA 配型 1 个位点不合的非血缘性骨髓移植相近。

（二）自体移植的结果

尽管鼓励供体将 UCB 捐献至公共的 UCB 库，但由于商业利益，全世界均建立起了自体 UCB 库，而保存自体 UCB 以备将来移植的临床应用价值目前尚有争议。其焦点主要在于自体 UCB 的使用率很低（1/4000～1/20 000），而且先天性疾病及一些恶性疾病的自体移植不是最佳的选择。

1999 年，首次进行自体 UCB 移植治疗非血液系统疾病获得成功。这是 1 例 1 岁 2 个月患神经母细胞瘤的女童，在进行自体 UCB 移植治疗后 14 个月，患儿的血象完全恢复，Karnovsky 评分为 100。此后，又有自体 UCB 移植用于治疗再生障碍性贫血及白血病的报道。

第二节　脐带血对各种贫血的治疗

一、概述

在全世界范围内，每年因输血挽救了数百万人的生命。但是，在许多国家，尤其是发展中国家，仍有由于安全血液和血液制品的供应不足而死亡的患者。安全血液的可靠供应对于加强若干层次的卫生标准，尤其对于妇女和儿童来说非常重要，特别是在世界上贫穷的地区。目前，全世界每年仍然有 50 万名妇女死于妊娠和分娩相关并发症，而 99% 是发展中国家的妇女；其中产妇出血占所有并发症的 25%，并且是产妇最常见的死亡原因。除其他复杂疾病外，营养不良性贫血、地中海贫血和重度贫血是儿童需要输血的常见病。据统计，全世界每年采集超过 8000 万单位的血液；可悲的是，对于占全球人口 82% 的发展中国家而言，每年采集的血量仅占全世界的 39%。

血液和血液制品不仅被作为一种治疗手段，而且被作为一种预防措施。例如，免疫球蛋白用于治疗免疫系统功能的异常，Ⅷ因子常规应用于血友病患者可使其能够过上正常人的生活；如果一个人遭遇手术、创伤、消化道出血及部分孕妇分娩时，常规给予输血；一些遗传性疾病如地中海贫血和镰状细胞病都需要规律输血。20 世纪 80 年代的人免疫缺陷病毒（HIV）和 20 世纪 90 年代的乙型、丙型肝炎的检测强调了安全血液的重要性，并且能够预防输血传播性疾病（transfusion transmitted disease，TTD）。成年人尤其在怀孕、溶血性贫血和免疫功能低下时，其输血风险还包括细小病毒 19、梅毒、黑热病和疟疾等。还有一些问题与稀有血型有关，不仅没有被屏蔽，而且还有可能引起溶血反应。除此之外，极少数患者还有可能引起输血相关的肺、肝或肾损伤；还有一些与免疫调控有关的问题，如即使去除白细胞的淋巴细胞也可能是传染源。

选择合适的献血者仍然是将 TTD 风险最小化的最根本策略。但是据报道，在一些发展中国家，尽管感染传染病的人口比例高，80% 的血源仍然来自有偿献血者和替代献血者（家人、朋友或熟人）。而且，全世界估计有 1300 万单位的血液并没有经过 HIV 或肝炎病毒的检测。由于需要足够的安全血液来挽救生命，所以正在寻找真正的血液替代品。在 70 多年前，Amberson 等人已开始寻找血液替代品。从 1988～1989 年成功进行 UCB 移植后，由于 UCB 移植很少引起移植物抗宿主反应（graft versus host reaction，GVHR），使人们对 UCB 作为 HSC（CD34）的一种替代来源用于治疗肿瘤和某些遗传性疾病越来越感兴趣。UCB 干细胞具有再造血和重建免疫系统的独特优势，并具有治疗疾病的潜力。研究发现，UCB 中的干细胞对多种疾病的治疗均有作用，如霍奇金病、非霍奇金淋巴瘤、神经母细胞瘤和难治性贫血；自身免疫性疾病如多发性硬化症、类风湿性关节炎和系统性红斑狼疮；血液病如 β 地中海贫血和镰状细胞性贫血；骨髓衰竭综合征如再生障碍性贫血、Kostmann 综合征和范科尼贫血（FA）；先天性代谢异常如 Hurler

综合征、骨硬化病、组织细胞病、克拉伯病（Krabbe disease）等。然而，对于使用 UCB 作为真正并容易获得的替代血源，还没有使人们产生同样的兴趣。全世界目前许多实验室正在采集 UCB 中的 HSC 并将其存储于 UCB 库，但这仅占 UCB 有核细胞的 0.01%；其余富含胎儿血红蛋白、生长因子和细胞因子等的 99.99% 的血液被浪费。此外，由于母体的内在防御，子宫里的胎儿有抗疾病能力；而且由于胎盘环境，健康新生儿基本免于感染。

本节重点介绍 UCB 作为真正血液替代品的优势，并分析 UCB 在不同疾病（如地中海贫血、麻风病、肿瘤和关节炎等）中的临床应用效果以及未来的应用价值。

二、UCB 与其他血液替代品

持续的无偿献血对于现代医学实践至关重要。在缺乏安全、充足血液的情况下，血液替代品成为重要来源。血液替代品包括提供血红蛋白呼吸功能的红细胞替代品、血小板替代品和凝血因子。血红蛋白可以从人红细胞、牛红细胞、甚至海洋生物如海肠中提取。人和牛源性红细胞经溶解提取的血红蛋白，或化学修饰的血红蛋白，或基因修饰的血红蛋白是最有希望的红细胞替代品。在室温条件下，这些基于血红蛋白的氧载体具有通用相容性和储存性的内在优点，缺点是昂贵，因此对穷人特别是发展中国家的穷人来说，是无法使用的。而且，目前已报道由高血压病、胃应激性反应、甚至不明原因猝死引起的特殊问题。重要性稍低的血红蛋白替代品包括氟碳化合物，即氟原子被直链或环状碳原子取代的血红蛋白，其携氧能力强，由脂质体包裹。

从这些联系中可以看出，胎盘 UCB 输注的重要性增加。雌性动物吞食产后物是种常态，甚至像牛一样的食草动物也遵循这种做法。除了一些中国传统医学体系外，人们似乎根深蒂固地认为长期孕育胎儿的胎盘没有价值。事实上，无菌采集的胎盘 UCB 是胎儿血红蛋白丰富的来源。胎儿血红蛋白是血红蛋白合成的一种自然应激反应。胎盘细胞是胎盘内的天然物质，其可很容易地提取并用于治疗从简单贫血到复杂的地中海贫血和再生障碍性贫血。不仅在资源不足的地方，而且在需要血液的任何紧急情况下或任何国家，它都能作为一种真正的血液替代品。

目前，这种胎盘 UCB 其实是一种充足的血液来源。仅在印度，每年的这种胎盘产后物有 2000 万个，这不仅是 UCB 的一种重要来源，也是产生血液的一种内在优势。成人血红蛋白由 2 个 α 和 β 多肽链组成，每条肽链与血红蛋白结合，并能与 1 个氧分子结合（1g 血红蛋白与 1.39ml 氧结合）。因此，14% 的成人血红蛋白平均可携带 19.46ml 的氧气。另一方面，足月后的 UCB 平均含 16.8g 的血红蛋白，其中 20% 属于成人血红蛋白类型（3.36g），80% 属于胎儿血红蛋白类型（13.44g）。在胎儿窘迫、胎儿成熟度和母体-胎儿等其他因素的作用下，胎儿血红蛋白浓度可能会进一步增加。胎儿血红蛋白可能携带比成人多 50%～60% 氧气，即 1g 胎儿血红蛋白可携带高达 2.08ml 氧气。考虑到 UCB 包含 80% 的胎儿血红蛋白和 20% 的成人血红蛋白，从理论上计算 100ml UCB 的携氧量在 32.62ml 左右。这意味着 UCB 比成人血液能多携带 67.62% 的氧气，即每 100ml UCB 大约可多携带 19.46ml 氧气。目前有多种因素可以改变氧结合力：①氢离子浓度；②血液中 CO_2 浓度；③体温；④2,3-二磷酸甘油酸盐浓度。而且，这种 UCB 中的胎儿血红蛋白可能携带更多的氧气到组织。

正常足月胎儿的血容量是 80～85ml/kg。足月胎儿胎盘血管中包含约 150ml UCB，并且包含 3 种类型的血红蛋白，分别是 HbF、HbA 和 HbA2，其中 HbF 是主要类型。胎儿出生时，UCB 中 HbA 占总量 15%～40%，HbA2 仅含微量，而 HbF 作为主要类型，与 HbA 相比具有更高的氧结合力。UCB 血红蛋白 50% 饱和时的氧含量是 19～20mmHg，即比正常成人血液低 6～8mmHg。HbF 和 2,3-二磷酸甘油酸的结合力下降可导致血红蛋白氧溶解曲线的左移。胎儿血红蛋白比母体血液能携带更多的氧气，而且还具有一定的优势，即低 CO_2 分压较高 CO_2 分压时，胎儿血红蛋白可携带更多的氧气，称为 Bohr's 效应。UCB 中还含有丰富的细胞因子和生长因子，并对胎盘脐带全血输注的贫困或瘦弱患者具有积极治疗价值。

研究显示，UCB 输注通常不会导致任何免疫或非免疫学反应，这是其他血液替代品无法实现的。免疫反应与包含不同血液组分（如红细胞、白细胞、血小板和血浆蛋白）的外来抗同种异体产生的抗体刺激有关。同种异体免疫将来可以通过类似抗原刺激产生免疫反应，通常免疫反应是由于红细胞的不相容性引起的溶血反应；发热或肺部反应是由白细胞和血小板抗原导致的。过敏反应和产生的抗体有关，并且在免疫抑制状况下淋巴细胞输注后的植入很少发生 GVHR。如果细菌/病毒损害血液/血液制品的物理和化学特性，或由于循环负荷，则可发生非免疫反应。但是相对而言，受到胎盘保护的 UCB 不会受到污染。因此，胎盘是一个独特而强大的生物屏障。胎盘中的许多物质，如 P-糖蛋白在母体和胎儿血液循环之间形成功能性屏障，即使 HIV 也不能轻易破坏这个屏障，从而保护胎儿免受暴露。然而，取决于病毒载量的致病力、母体免疫状况，以及迄今为止其他的确定或不确定的因素，使一些细胞可能进入母体循环，从而在胎儿期或接近足月期间，使胎儿-母体双向性循环量增加。研究表明，HIV 血清阳性母亲的足月胎盘如果正在接受抗逆转录病毒的治疗，滋养层屏障不会感染。但是，当子宫内感染 HIV 时，妊娠晚期就会通过其他途径（如病毒渗透到羊膜腔或滋养层受损）感染绒毛膜羊膜炎。然而，与成人血液或其他血液替代品相比，健康新生儿的血液是相对安全的。

三、UCB 对疟疾并发性贫血患者的治疗

每年恶性疟原虫感染引起的疟疾可以导致约百万人死亡。尤其对幼儿和孕妇而言，疟疾诱发的贫血是流行地区的主要健康问题。间日疟原虫也可以引起轻度的贫血和血小板减少。除了寄生红细胞的免疫功能破坏和通过骨髓功能障碍的损害性补偿这两种机制外，过度清除非寄生的红细胞也可导致贫血。这种贫血的治疗可以选择浓缩的新鲜红细胞、促红细胞生成素或血液替代品（氧载体如碳氟化合物等），以及选择其他适合红细胞生成所必需的补血膳食疗法等。但是，问题在于疟疾普遍存在的发展中国家是否可以正确地筛选血液。如前所述，目前约有 1300 万单位的血液没能检测 HIV 或肝炎。而且，大部分不发达国家和发展中国家的人们无法保证正常饮食，更不用说应用促红细胞生成素治疗贫血。

在 1999 年 4 月至 2005 年 4 月，经过伦理委员会批准及患者签署自愿同意书后，给予随机选择的疟疾并发贫血患者进行 UCB 输注。患者年龄从 8 岁到 72 岁不等（平均年龄 39.4 岁），共 39 例患者，其中男性 24 例，女性 15 例。在这些患者中，22 例患者感染恶性疟原虫，17 例患者感染间日疟原虫。39 例患者共输注 94 个单位 UCB[容积 52～143ml，平均标准差（81±6.6）ml，平均值 82ml，平均填充细胞容积 48.9±4.1，平均血红蛋白浓度（16.4±1.6）g/ml]，其中 1 例患者每次输注双份 UCB，最多输注 6 份 UCB。患者贫血严重程度，以及 UCB 和患者之间是否匹配决定患者的输血量。在慢性病贫血患者中，病理生理学机制、铁代谢过程和促红细胞生成素生成均有差异性。这些疟疾患者在输血前血红蛋白的范围分别是：恶性疟原虫感染患者 5.4～7.9g/dl，间日疟原虫感染患者 6.3～7.8g/dl。结果表明，输注双份 UCB 72h 后，血红蛋白上升范围约 0.5～1.6g/dl，而且输注 7 天内血红蛋白仍缓慢持续升高。在这些患者的随访过程中，没有看到免疫/非免疫学反应以及不良代谢影响，同时相较于患者输血前的血清肌酐、尿素氮、葡萄糖或胆红素水平，输血后检测以上数值并未升高。而且，可能由于 UCB 氧亲和力高和含有生长因子，所有接受 UCB 输注的受试者食欲及幸福感均有提高。

四、UCB 对糖尿病并发贫血患者的治疗

研究表明，许多并发贫血的疾病均可输注 UCB。糖尿病患者尤其合并白蛋白尿或肾功能减退时，常常同时存在贫血。糖尿病等慢性病性贫血的主要机制是驱动免疫，其中网状内皮系统的细胞因子和细胞可参与改变铁代谢的平衡。此外，红细胞生成素（EPO）生成和敏感性的调控异常可阻止红系祖细胞的

充分增殖，并可改变红细胞寿命。在糖尿病等慢性代谢性疾病中产生贫血的原因很多，但多与血红蛋白的减少及肾小球滤过率（GFR）降低有关；早期治疗肾性贫血能延缓肾功能衰退的速度。与细胞因子如肿瘤坏死因子（TNF-α）、IL-1 或 γ-干扰素（INF-γ）生成增加有关的慢性炎症反应是 EPO 反应不佳的一个最主要的原因，这种炎症反应可能抑制红系干细胞增殖。而且贫血还对患者生存有负面影响，可能与肾脏疾病相关且重要的心血管危险因素有关。蛋白尿似乎更可能是糖尿病肾小管间质损伤的标志，或许糖尿病性蛋白尿比非糖尿病性时损伤更严重，同时认为蛋白尿主要来源于肾小球。有人认为，ACE 抑制剂的广泛使用可能导致糖尿病性贫血，而尿中生长因子的排泄被认为与以肾性蛋白尿为特征的肾小管间质性疾病的发病机制有关。在一些不可控的糖尿病病例中存在一种不明原因的贫血，其原因除了由于间质损伤导致对促红细胞生成素的反应迟钝之外，还可能是由于 EPO 血清水平低、细胞因子系统的异常糖基化、家族性自主神经异常、感染或其他原因。除此之外，出血频率、维生素 B_{12} 和叶酸缺乏、脾功能亢进、蠕虫病和营养不良也都可能导致贫血。糖尿病性贫血的独立预测因素包括转铁蛋白饱和度、肾小球滤过率、性别、尿蛋白排泄率及糖基化状态等。

因此，通过了解糖尿病和肾病与贫血之间可能的发病机制，可以制定干预措施来优化其治疗。研究表明，39 例知情同意的患者（男性 22 例，女性 27 例，年龄 48～74 岁，平均年龄 59.6 岁）随机分为 2 组，A 组为对照组（共 15 例患者，男性 8 例，女性 7 例），B 组为研究组（共 24 患者，男性 14 例，女性 10 例）。A 组患者给予速效胰岛素和血管紧张素转化酶抑制剂、纠正血脂异常及高尿酸血症、输注 2 个单位的新鲜成人红细胞悬液等一系列标准化治疗。B 组患者除用新鲜 UCB 替代成人红细胞悬液外，其他治疗同 A 组。

这些患者输注前血红蛋白范围为 5.2～7.8gm/dl，均为以微量白蛋白尿为特征的糖尿病患者（空腹血糖≥200mg）。在进行临床检查时记录肌酐、白蛋白、空腹血糖、空腹血脂、糖化血红蛋白、C 反应蛋白和铁蛋白等指标，以及检测并记录尿肌酐、尿素氮、白蛋白和 24h 尿蛋白。在这些患者的医疗指标中，未见晚期糖尿病肾病的证据（肌酐清除率≥30mg/kg/1.7m^2）。对知情同意的孕妇通过全麻或局麻共采集 78 个单位的胎盘 UCB，采集血量为 56～138ml，平均容积（82±5.6）ml，中位容积 84ml，平均细胞体积 49.7±4.2，平均血红蛋白浓度（16.6±1.5）gm/ml。同时，按照 WHO 成人输血指南，最晚在 72h 内进行红细胞悬液和 UCB 输注。而且，严格按照指南的规定和患者同意协议书进行操作。

研究显示，A 组患者在输注 2 个单位的红细胞悬液约 72h 后，血红蛋白计数从 1.5gm/dl 增加到 1.8gm/dl；B 组患者在输注 2 个单位 UCB 约 72h 后，血红蛋白计数从 1.5gm/dl 增加到 1.6gm/dl。而且，接受 UCB 输注的患者食欲及幸福感都有提高。在接受其他相同的支持治疗 1 个月后，A 组患者 24h 尿蛋白平均值是（152±18）mg[输注前平均值为（189±16）mg]；B 组患者平均值是（103±16）mg[输注前平均值为（193±21）mg]。通过四格表检验对这两个组的分析显示，两组之间的这种微量白蛋白尿的差值有显著性的统计学意义。

新鲜采集的 UCB 除了富含细胞因子和生长因子外，B 组患者接受 UCB 输注后微量白蛋白尿水平改善的确切发病机制仍不清楚，个体影响的因素目前正在研究中。在 UCB 中，其血红蛋白能改变血液的黏度，可能对肾脏循环有积极作用。而且，UCB 富含的白细胞和血小板均为低抗原性，其中的细胞因子和生长因子都可能在慢性病性贫血的免疫应答调控中起作用。细胞因子和生长因子对受者骨髓和肾脏的作用可能会拮抗慢性炎症性贫血、促红细胞生成素缺乏或糖尿病患者肾脏损伤引起的受体敏感性。在这种情况下，蛋白尿不仅是肾脏功能下降的主要相关因素，还可能通过释放炎性血管活性物质进入间质加重肾小管间质损伤而直接导致疾病进展。B 组患者微量白蛋白尿水平改善可能是妊娠特异性生长因子和细胞因子对糖尿病引起肾脏紊乱而积极作用的结果。因此，新鲜 UCB 不仅富含胎儿血红蛋白、高氧亲和力，而且富含妊娠特异性生长因子和细胞因子。对于糖尿病并发贫血的患者，不仅在资金及资源不足的国家，而且在发达国家，UCB 的这些优势都可能使这些患者从中获益。

五、UCB 对结核病并发贫血患者的治疗

研究显示，UCB 对结核病也具有免疫辅助治疗类似的作用和潜力。目前，结核病已成为危害全人类健康的一种主要疾病。据 WHO 报道，每秒钟就有一个人感染结核病，而且世界人口的 1/3 均被感染。WHO 曾经预测，未来可能超过 3 亿人感染结核病，9000 万人将会患病，3000 万人将死于结核病。在大于 5 岁的人群中，结核病导致的死亡人数比艾滋病、疟疾、痢疾、麻风病和其他所有热带病导致死亡的总人数还多。2004 年，WHO 估计由于结核病导致的死亡人数为 300 万～400 万。在印度，每年大约有 50 万人死于肺结核，其死亡人数远远超过其他任何国家，每年新增病例达到 200 万例。

不同年龄段的结核杆菌感染和患病率有显著差异。成人患者家庭中的儿童患病率更高，而且接触痰涂片阳性患者的人群患病风险也更高。由于结核病患者在平时饮食过程中通常更容易发生厌食、呕吐、恶心和腹泻，因此更容易出现营养不良。在全球范围内，应用作为现代结核病控制策略的短期疗程治疗已成功地控制了成人肺结核。然而，对于小儿或老年人、接受类固醇或其他免疫抑制剂治疗的成年人、未控制血糖的糖尿病患者或贫困地区的营养不良患者，对结核病仍有较高的易感性。

结核病的临床诊断标准仍是根据其典型的临床特征，如体重减轻、夜间体温升高、虚弱和其他相关症状，以及主要受累的器官进行。结核病患者出现贫血是一种严重的并发症；这种贫血可由各种因素如在疾病晚期因肺柯氏病咯血，或饮食中缺乏合适的营养和微量元素，或同时合并蠕虫病、HIV 和（或）原先存在的胃肠疾病等造成，这些疾病因素均能影响铁的储存或造成骨髓功能的障碍。结核病并发贫血属于慢性病，同时伴有网状内皮系统细胞内铁摄取和保留增加的铁稳态性障碍，并能限制红系祖细胞的铁利用及导致铁缺乏性红细胞生成。诸如结核病等慢性贫血是由炎症反应引起急性或慢性免疫活化作用形成的贫血，这种慢性贫血是除缺铁性贫血外的第二大贫血。在东南亚，尤其是农村和郊区，结核病患者主要表现为营养不良性贫血。

在结核病性贫血的治疗时，除了考虑对结核病的治疗外，还应对贫血本身的危害（即可能需要额外的心输出量来维持全身性供氧，以及预后较差的相关疾病）进行治疗。在任何情况下，只要血红蛋白低于 8gm/dl 时，通常需要输注浓缩红细胞。对于结核病性贫血，UCB 输注不仅有效，而且无副反应。

在知情同意的母亲经全麻或局麻后共采集 10^6 个单位 UCB 的研究中，其 UCB 容积为（48～148±6.6）ml，中位容积 82ml，平均红细胞体积 49.4±3.1，平均血红细胞浓度 16.3gm/ml。在遵循伦理委员会伦理程序的前提下，UCB 在 72h 内输注。在此研究中，共计 21 例结核病性贫血患者（血红蛋白低于 8gm/dl），其中 16 例感染肺内受累（4 例形成空洞），5 例肺外受累（4 例为肠道受累，1 例为皮肤受累）。患者年龄为 18～74 岁，13 例女性和 8 例男性。所有患者接受 2～21 个单位的 UCB 输注，其中 1 例患者连续输注 8 个单位 UCB；接受 UCB 输注的所有患者均有较好的临床反应，如体力改善、幸福感及体重增加，超过 3 个单位 UCB 输注的患者效果更好（16 例患者）。除了这些常见症状的改善外，通过流式细胞仪检测 UCB 输注 72h 后周围血的 CD34 细胞增高。在对知情同意的志愿者也进行相同的试验时，其周围血 CD34 细胞仅为 0.09%。接受 UCB 输注的结核病性贫血患者的 CD34 细胞为 2.99%～33%；3 个月后重新检测 CD34 细胞已恢复到 66.66% 的基准水平。结核病性贫血患者在接受 UCB 输注后 CD34 细胞的升高，可能与新鲜采集的 UCB 细胞抗原和复杂细胞因子的相互作用有关。对于 UCB 输注后临床症状的改善和周围血 CD34 细胞的短暂升高，可能是辅助免疫增强作用或免疫治疗对宿主抑制免疫系统的影响结果。如果 UCB 具有辅助免疫治疗作用，可能对结核病患者的免疫抑制起到积极的作用。

六、UCB 对晚期类风湿性关节炎贫血的治疗

在类风湿性关节炎（RA）并发贫血的患者中，输注 UCB 后也可以观察到上述类似的效果。RA 是最

常见的关节炎，在西方国家有 1%～3%的人群受累，而且不同患者的发病年龄、关节受累和严重程度均有明显不同。RA 除了对严重疾病或关节外症状的患者造成残疾外，死亡率与冠状动脉疾病或IV期霍奇金淋巴瘤患者相似。近年来，虽对 RA 的治疗研究有所进展，但费用相对昂贵。在资源不足的国家，由于经济限制、营养不良和专家数量有限等原因，使 RA 的治疗更为困难。

贫血是 RA 的常见并发症，以血清铁浓度降低和足够铁储存为特征的贫血通常与 RA 相关。研究表明，并发贫血的 RA 患者更可能患有严重的关节疾病。因此，当贫血治愈时关节疾病也能改善。RA 患者的营养状况较差，其原因可能与细胞因子变化导致的体重减轻和恶病质有关。所以，合理饮食可能有助于 RA 的治疗，尤其在缓解疾病症状、纠正治疗相关副作用以及降低并发症风险方面。适当的抗氧化营养素（维生素 A、维生素 C 和硒）治疗，可能具有对抗氧化应激增加的重要防御功能。而且，应用甲氨蝶呤治疗的患者，通过补充叶酸和维生素 B_{12} 能降低药物相关副作用的发生率及血浆同型半胱氨酸浓度。应用糖皮质激素治疗的患者补充钙剂和维生素 D 可降低骨质疏松的发生率，但仅靠补充铁剂是不能预防贫血的。包括所有微量元素和蛋白质的均衡膳食疗法不仅可加重患者的经济负担，而且这种关节炎性贫血并非适当均衡的饮食就能改善。总之，不是仅仅通过补充铁剂、叶酸或维生素 B_{12} 就能纠正关节炎性贫血的。

研究显示，RA、系统性红斑狼疮（SLE）、银屑病性关节病并发贫血的发生率分别高达49%、46%和35%。而且，在这 3 种疾病中的维生素 B_{12} 水平均低而常见，其发生率也相似（24%）。在疾病的活化阶段，炎性细胞因子（如 IL-6、IL-1β、TNF-α 和急性时相蛋白）不仅能导致贫血，而且也能导致去脂体重的减少，体细胞量平均可减少 15%，从而导致肌肉力量减弱。关节炎性贫血主要包括正色素性、低色素性或正常细胞性的，甚至可以是小细胞缺铁性贫血，并与血小板增多症、铁蛋白升高、血清铁降低和铁结合力相关。然而，促红细胞生成素对这种慢性病性贫血的治疗仍有争议。研究表明，细胞因子可能通过减弱红细胞生成素的敏感性从而影响造血功能。

在发展中国家，由于大多数患者的社会经济条件和教育背景不佳，RA 的治疗也变得复杂化，有些患者在病情稍微缓解时，就不按医嘱服药。这些患者包括无家可归者、酗酒者、吸毒者和来自贫困地区的人群。由于无法承担输注 UCB、促红细胞生成素和浓缩红细胞应用的费用，在征得他们的同意后，经伦理委员会批准，按美国风湿病学会（American College of Rheumatology，ACR）修订的关节炎标准进行试验。然而，这种标准虽然有些帮助，但是对于区分早期 RA、未分化多发性关节炎和 SLE 并非最佳选择。根据 ACR 的建议，病情在 1～3 年内的患者被认为是疾病早期。

通过全麻或局麻并知情同意的母亲共采集 78 个单位的胎盘 UCB，体积为 42～136ml，平均（80.6±3.6）ml，中位数 82.4ml，平均红细胞体积（48.2±2.1）ml，平均红细胞浓度（16.4±1.5）gm/ml。采集后的 UCB 立即进行交叉配型，并尽早输注患者。所有的 UCB 均输注给 28 例类风湿性关节炎并发贫血（血红蛋白≤8gm/dl）的患者。在输注前和输注后 3 天，患者均抽取周围血检测 CD34 细胞水平。这些患者年龄从 4 岁到 62 岁不等，女性 18 例，男性 10 例；其中 O 型（RH⁺）患者 11 例，A 型（RH⁺）7 例，B 型（RH⁺）6 例，AB 型（RH⁺）4 例。所有患者输注前的血红蛋白值为 5.6～7.9gm/dl，并根据患者的具体情况，在 15 天内每例患者输注 2～6 个单位 UCB。在 6 年的随访期间无 1 例患者发生输血相关的早期或晚期的免疫学或非免疫学反应。而且，与疟疾、糖尿病及结核病等患者输注 UCB 一样，RA 患者输注后也出现食欲改善和幸福感增强。

同样，通过流式细胞仪分别对患者输注前和输注后 72h 及 3 个月周围血的 CD34 细胞的分析显示，输注前为 0.09%，输注 72h 的水平较输注前增加 5.3%～21%，输注 3 个月后大多数患者的水平再次回到输注前的基础值。而且，无移植患者发生 GVHD，这可能与在妊娠和肿瘤时对同种移植物的天然耐受有关。这种周围血 CD34 细胞增多的原因尚待探讨。胎盘具有的独特微环境，其对 UCB 细胞的致敏作用可能也对宿主产生短暂的作用。

七、UCB 对麻风病并发贫血患者的治疗

麻风病是一种称为麻风分枝杆菌的抗酸分枝杆菌引起的慢性传染病，并影响皮肤、周围神经、眼睛和上呼吸道等部位。目前，麻风病仍是大多数发展中国家的主要问题，其中印度和巴西位居首位，发病率为 4.3～4.5/10 000。2001 年，印度出现 690 830 例新发病例。目前 WHO 推荐治疗麻风病的多药联合药物包括氨苯砜、利福平、氯苯吩嗪、氧氟沙星和米诺环素，已构成治疗的核心药物。这些药物副作用各异：氯苯吩嗪长期应用可导致胃肠道反应和皮肤色泽改变，利福平以肝毒性为主，最严重的副作用是由氨苯砜导致的血液系统问题。氨苯砜常见的血液系统副作用包括溶血性贫血、高铁血红蛋白血症、网状红细胞增多症，以及红细胞渗透脆性研究中可见的细胞阻力降低。尤其在麻风病患者合并促红细胞生成素应答缓慢、低血清铁含量、血清铁蛋白浓度轻度升高时，这些副反应更为显著。氨苯砜治疗的相关反应在流行病地区更复杂，由于营养不良、疟疾和肠道寄生虫病，患者血红蛋白含量在治疗时不断下降。

不同程度的贫血在麻风病患者中是普遍存在的，这可能是由于营养不良、共存性疾病（如蠕虫病）、药物对免疫系统的影响（包括骨髓）、红细胞寿命缩短，甚至少见的 6-磷酸葡萄糖缺乏（由于氨苯砜的治疗作用）等原因造成的。为了治疗麻风病患者的贫血，同时鉴于药物对疾病或宿主反应存在不同程度的耐药性，许多年前曾有一位来自印度治疗麻风病的专家建议麻风病患者之间互助献血。然而，在目前的研究中，知情同意的麻风病并发贫血患者可以通过输注脐带全血进行治疗。

在 16 例患者中，男性 15 例，女性 1 例，年龄 13～72 岁，平均年龄 48.4 岁；其中 5 例为少杆菌型（pausibacillary type，PB）麻风病，11 例为多杆菌型（multibacillary type，MB）麻风病。从结核样型到麻风结节型，麻风病的临床类型多种多样。而且，曾有 1 例患者在截肢前出现腿坏疽并感染蛆虫。对于多杆菌麻风病患者，接受利福平 600mg 每月 1 次，氯苯吩嗪首次 200mg、之后 50mg/d，氨苯砜 100mg/d、连续服用 12 个月；少杆菌麻风病患者用利福平 600mg 每月 1 次和氨苯砜 100mg/d，连续服用 6 个月。

经全麻或局麻并知情同意的母亲共采集 74 个单位的脐带全血[52～142ml，平均（83±14）ml SD]，并在采集 3 日内输入麻风病并发贫血患者体内；每例患者接受 2～8 个单位 UCB 输注。输注后的结果显示，没有出现免疫学或非免疫学反应，也无发热、寒战、腰疼、后背疼、血尿、昏厥和头晕等早期症状，甚至如轻度或进展性肾脏并发症等晚期症状都未出现。

在部分麻风病患者中，UCB 输注 7 天后通过流式细胞仪检测周围血 CD34 细胞呈上升趋势（UCB 输注前周围血 CD34 细胞水平为 0.09%），75% 的患者在输注后 CD34 细胞水平为 3.6%～16.2%，并在 3 个月后恢复正常。这些患者没有发生 GVHD。在整个输注过程中，均未使用生长因子或骨髓刺激或抑制性药物，大部分患者在输注后的效果较好。

八、UCB 对 HIV 合并贫血患者的治疗

贫血是 HIV 感染的常见并发症，难以纠正的贫血与 HIV 患者疾病进展和较短的生存率有关。纠正贫血与改善生存结果有关，通常随着 HIV 病情的进展，贫血严重程度会加重。最近，由于高活性的抗逆转录病毒药物的使用，血红蛋白浓度显著增加，贫血发生率降低。然而，有的研究者认为 HIV 感染患者在输血后会加速疾病的进展和死亡。也有人认为，这种输血有关负面结果的机制可能是输血相关的免疫调控所致。

在严重贫血患者的输血时，如果不采取适当的护理和预防措施，除了可引起免疫抑制外，还可能引起心脏的超负荷和心衰。除了选择输血，严重贫血患者还可以选择每周 1 次的促红细胞生成素联合抗逆转录病毒的药物治疗。然而，这种联合药物治疗的费用昂贵，对于资源不足国家的患者根本无法承担促红细胞生成素的费用。由于 UCB 输注安全，也无免疫抑制作用，因此为 HIV 的贫血治疗提供了可能。

在 16 例 HIV 合并贫血（血红蛋白≤8gm/dl）患者的研究中，供体和受体均同意并得到伦理委员会批准后接受 UCB 输注。患者中无静脉吸毒者，所有患者均为异性性传播，并非同性性传播。B 型（Rh⁺）患者 6 例，O 型（Rh⁺）5 例，A 型（Rh⁺）3 例，AB 型（Rh⁺）2 例；年龄范围为 20～40 岁；男性 8 例，女性 8 例。16 例患者共接受 123 个单位新鲜脐带全血的输注，其中 1 例患者每次输注 5 个单位，共输注 22 个单位；1 例输注 17 个单位，1 例 16 个单位，1 例 10 个单位，还有 2 例分别输注 9 个单位；其余患者输注的 UCB 数量均较少。所有 UCB 均是在采集 72h 内输注的；首次和最后一次输血之间相隔 4～10 个月，并进行定期的临床观察。接受 3 个单位以上 UCB 输注的患者表现为体质改善、食欲和幸福感增加，并且在观察期间体重增加。值得注意的是，对于 HIV 合并贫血患者输注 UCB 后，没有发生免疫或非免疫学反应，从而再次证实 UCB 输注的安全性。而且，同样随机选择部分患者，也对其输注前和输注后 72h 的周围血分别检测 CD34 细胞水平，输血前的水平为 0.09%，输血 72h 后上升幅度达 3.6%～23%，在停止最后一次 UCB 输注 3 个月后，周围血的 CD34 细胞再次回到输血前的水平。

九、UCB 治疗肿瘤性贫血

贫血是肿瘤患者最常见的并发症，某些特定的化疗药物可以通过骨髓抑制而引起。同时，放疗和肿瘤快速增殖也可通过骨髓抑制和（或）骨髓浸润引起贫血。如果患者在放疗前没有纠正贫血，肿瘤细胞的缺氧合并贫血能够降低放射线杀灭肿瘤细胞的效应。随着肿瘤患者的病情进展，贫血会进一步加重，而纠正贫血通常也能改善肿瘤患者的生活质量。无论何时，对于慢性和急性病性贫血的生理调控都是有限的，特别是合并心血管疾病的老年人。目前，针对肿瘤性贫血治疗的选择包括造血生长因子、红细胞输注、各种促红细胞生成素制剂，以及饮食改善和调整等。研究表明，化疗可以加重贫血，化疗前贫血患者约占 37%，化疗后增加到 41%，因此可用红细胞输注或应用促红细胞生成素。但是，促红细胞生成素治疗贫血不仅存在成本高、频繁注射不便、效果有限等问题，而且还有可能引起血栓栓塞。

肿瘤患者通常由于疾病本身或治疗等原因导致免疫功能低下，因而更容易出现各种细菌、病毒和真菌感染，以及联合细胞介导的免疫反应。晚期肿瘤患者由于经常输血从而形成 HLA 同种抗体，这种抗体对于疾病的治疗容易引起副作用，如血小板输注无效。因此，肿瘤患者最理想的是输注特殊处理的血液制品，如少白细胞的、经过辐射照射的血清巨细胞病毒阴性的血液制品。这种少白细胞性血液制品能够预防发热等非血液学反应，包括 HLA 同种免疫、抗血小板抗体作用及随后的血小板输注无效、预防巨细胞病毒输注等。辐照的血液制品可以减少输血相关的 GVHR，这种反应是通过干扰淋巴细胞的增殖能力而形成的，并且具有致死性。

因此，对于肿瘤患者，UCB 不仅可以成为成人血液的安全替代品，而且具有诸多优势。与先前提到的疟疾、糖尿病、结核病等患者一样，经过 72 例肿瘤性贫血患者的知情同意并经伦理委员会批准，将采集的 213 个单位 UCB 输入这些贫血（血红蛋白≤8gm/dl）患者体内。其中男性 30 例，女性 42 例；年龄为 14～86 岁，21～30 岁年龄组和>80 岁年龄组各占 16.7%，大多数为 41～50 岁年龄组（占 41.6%），其次属于 51～60 岁年龄组（占 25%）。在这些患者中，I 期肿瘤占 9.72%，II 期肿瘤占 19.44%，其余 70.84% 为晚期肿瘤患者。

采集的 UCB 量为 54～128ml，平均 82±7.6ml，平均细胞体积 48±4.1，平均血红蛋白浓度（16.4±1.6）gm/ml。1～33 单位（按每个单位 82ml 计算）UCB 缓慢输注给同一患者，每次 10 个单位，共计 820ml。在 UCB 输注过程中，没有患者发生恶心、呕吐或其他胃肠道反应或血压增高，也没有患者发生免疫学或非免疫学反应。而且，输注 2 个单位新鲜 UCB 72h 内的血红蛋白浓度升高 0.5～1.7gm/dl。此外，所有患者都出现一定程度的症状改善。这些表明，UCB 中血浆富含的氧气，以及细胞因子、生长因子对肿瘤患者有积极的治疗作用。

十、UCB 治疗地中海贫血的效果

地中海贫血也称为珠蛋白生成障碍性贫血及海洋性贫血，是一种影响造血系统的常染色体隐性遗传性溶血性疾病，是因某个或多个珠蛋白基因异常引起的一种或一种以上珠蛋白链合成减少或缺乏，导致珠蛋白链比例失衡所引起的溶血性贫血。这种贫血以溶血、无效红细胞生成及不同程度的小细胞低色素性贫血为特征，主要有 α 和 β 地中海贫血两类，分别累及 α 和 β 珠蛋白基因，还有少见的类型是由其他珠蛋白基因异常所致。该病广泛分布于世界许多地区，多见于东南亚、地中海区域，我国西南、华南一带为高发地区，北方地区则少见。β 地中海贫血分为轻型（A 型）、中间型（B 型）及重型（C 型，Cooley 贫血）。A 型临床可无症状或轻度贫血，偶有轻度脾大；B 型表现为中度贫血伴脾大，少数有轻度骨骼改变，性发育延迟；C 型是 β 地中海贫血的主要类型，临床症状一般在出生后 1 年内出现，表现为重度贫血及体内铁负荷过重等，伴黄疸及肝脾肿大。

据估计，全球约有 30 万例重型地中海贫血患者，β 地中海贫血的治疗主要通过输注红细胞以维持必要的血红蛋白浓度，以及联合铁螯合剂治疗铁负荷过重的输血相关副作用。尽管全球都在尽力确保使输血变得更加安全，但是终身输血仍然会给地中海贫血患者带来一系列的副作用。由于成人血液或血液替代品输注的相关风险，因此对地中海贫血患者尝试进行了 UCB 的输注。

共采集 UCB 92 个单位，采集量为 57～136ml，平均 84±7.2ml，中位数 87ml，平均红细胞体积 45±3.1，平均血红蛋白浓度 16.4±1.6gm/ml。接受 UCB 输注的患者血红蛋白计数均低于 6gm/ml，同时，除了需进行常规检查外，在输血前后均需行血红蛋白电泳检查以观察输血的效果。在 14 例进行 UCB 输注的患者中，年龄为 6 个月至 38 岁，男女比例为 1∶1；其中 1 例患者因为第一次出现月经，共输注 23 单位 UCB（1 次输注 6 个单位），另 1 例患者由于治疗痔疮，每次输注 8 个单位，共输注 16 个单位 UCB；其余患者输注 2～8 个单位，每例患者一次至少输注 2 个单位；所有患者血红蛋白浓度在 3.5～5.9gm/ml，平均 4.36gm/ml。这些输注 UCB 的患者，没有发生免疫学或非免疫学反应，而且相关症状均有改善。

这些输注 UCB 的患者除了无免疫学或非免疫学反应外，整体状况都得到改善；其中 1 例伴肝功能损害的重型地中海贫血的 2 岁男孩，在输注 1 个单位 UCB 后血红蛋白浓度从 10.4% 增加到 22.4%。14gm/dl 成人血红蛋白平均可携带 19.46ml 氧气；而 UCB 一般平均携带 16.8gm/dl 血红蛋白，其中 20% 属于成人血红蛋白型，80% 属于胎儿血红蛋白型。胎儿血红蛋白和成人血红蛋白相比，可多携带 50% 的血红蛋白。而且，在 UCB 的 3 种血红蛋白（HbF、HbA 和 HbA2）中，HbF 占主要部分（50%～85%），并且比 HbA 具有更高的氧亲和力。这些表明，胎儿血红蛋白对地中海贫血患者具有较好的治疗作用。

十一、新生儿贫血的自体胎盘血输注治疗

（一）概述

大多数的新生儿在出生后可以直接适应新的环境，但是，早产儿和需要在出生后直接进行外科手术的新生儿容易患上轻度至重度的贫血而需要纠正。贫血是早产儿的常见并发症，病因是多因素的，包括实验室检查导致的医源性失血、缺乏促红细胞生成素和营养因素。然而，减少医源性失血、预防性铁替代物和重组人红细胞生成素的使用，以及脐带夹持延迟后的胎盘-胎儿输血可减少出生后最初几周的输血需求。目前，贫血的治疗方法主要是异体输血。在出生后体重不足 1500g 的早产儿中，近 65% 在出生后的最初几周内需接受至少一次的红细胞输注。早产儿和足月新生儿贫血患者的血供是否充足一直是新生儿学和输血医学讨论的热点。除了免疫和生物危害方面的考虑外，父母还可能存在心理障碍，这使其在是否要用同种异体血来纠正新生儿贫血时犹豫不决。各种异体输血的选择已做讨论。促红细胞生成素对

促进自体红细胞生成的作用是有限的。在分娩过程中，通过把新生儿置于子宫下方并延迟脐带夹闭来进行胎盘-胎儿输血可能是一种替代疗法。在胎龄小于 32 周的早产儿中，与未进行胎盘-胎儿输血的婴儿相比，血红蛋白的水平明显升高。在 3 周的观察期中，这会导致新生儿血容量增加和红细胞输血需求的减少。然而，这种方法并非没有风险，因为输血不受控制的血容量可能导致高黏度综合征，这需要血液稀释，不然 HCT > 70% 时可以危及新生儿。

（二）胎盘血的采集

数十年来，人们对采集和随后胎盘血输注的兴趣时高时低。在胎儿-胎盘中的血容量约为 110ml/kg 胎儿体重，并与胎龄相关，而且这种体积的 30%～50% 分配在胎盘。安德森报告了 UCB 容量与出生体重呈线性相关，每千克出生体重的相对体积与出生体重呈负相关。然而，有的研究只证实了总血容量与出生体重之间的相关性，但不能证实每千克出生体重胎盘血容量与出生体重之间的负相关性。不管出生时的体重如何，平均采血量约为 20ml/kg。多数的研究均可在脐带夹紧和消毒后直接穿刺脐带静脉，胎盘仍在子宫内。通过子宫收缩，可获得 80～100ml 胎盘血容量。而且，在胎盘娩出前后的血容量无差异性。研究发现，在剪断脐带后 10min 内，这种 UCB 无凝血活化。

研究表明，收集的体积和细胞含量取决于各种产科因素，如产量受孕龄、出生体重、脐带夹紧时机、高加索人或西班牙裔种族、性别等因素影响。研究显示，脐带夹紧的时机对新生儿血液体积和随后的血液学状态具有重要影响。如果出生后脐带过早地夹住，婴儿可能失去胎盘输血的机会，导致血容量降低，增加日后患贫血的风险；相反，如果脐带夹住 3min 或更长时间，可能会导致血容量过多，引起高黏度和一些婴儿出生后心肺适应延迟或紊乱。研究结果表明，UCB 采集最有效的方法是胎盘仍在子宫内且脐带夹紧后立即进行。在剖宫产时，这只能通过使用可以直接在手术台上使用的无菌包装的收集系统进行。

大多数关于分娩方式对 UCB 采集效率影响的研究表明，与手术分娩和自然阴道分娩相比，剖宫产的收集率更高，但这与计划中的剖宫产不同。与二次剖宫产相比，采集的体积相似，但细胞含量明显高于那些因胎儿窘迫而分娩的病例。根据产前血红蛋白浓度与有核细胞总数相关的结果推测，当胎儿在宫内发生窘迫前，红细胞的产生率可能是最低的。虽然在计划中的剖腹产和妊娠早期，干细胞的收集效率较低，但这可能不会对新生儿输血时 UCB 的采集产生相关影响。因为在大多数情况下，与干细胞移植相比，儿童和成人所需的体积及细胞更少。而且这种程序本身也很简单，在顺产和剖宫产的过程中均可进行采集。

（三）微生物污染问题

研究表明，自体胎盘血的储存质量与成人血的储存质量相当。但是，这种胎盘血最令人担忧的并发症是微生物污染的可能性。UCB 采集的细菌污染率范围从 0%～22% 不等。重要的影响因素包括：采集技术、封闭采集系统的使用、采集地点的消毒方法、采血人员的经验等。值得注意的是，凡是使用开放系统采集胎盘血的，污染率都较高。随着 UCB 干细胞应用的增加，有必要进行 UCB 封闭采集系统的开发，并制定采集与处理的标准化操作流程。最近的检查方法表明，在采血中引起医源性细菌污染的措施使细菌污染率从 10% 降至 <1%。

（四）母血的污染问题

研究证明，在怀孕的所有阶段，特别是在病理条件下，母体细胞都会有规律地转移到胎儿体内。但在具有免疫能力的胎儿中，这种现象不会引发免疫反应。在 SCID 或 Omenn 综合征病例中，可以观察到母体细胞的植入和 GVHD 的发展。在新生儿和母体细胞之间的混合淋巴细胞培养（mixed lymphocyte culture，MLC）中，新生儿淋巴细胞可以抑制母体细胞的增殖。而且，在输注前立即通过 30Gy 的核辐射照射红细胞可消除残留的 GVHD 风险。为了防止对母体血型抗原的同种异体免疫，通过 Diamed 凝胶系统法可以检测母体红细胞的污染。如果检测到母体红细胞的污染，这种胎盘血浓积红细胞（placental blood packed red cell，PB-PRC）则是不可输注的血液。在 390 份的 PB-PRC 产品中，有 3 份属于这样的情况。总之，使用所述的诊断和预防措施可以限制输血相关 GVHD 的风险。

（五）药代动力学和安全性

研究显示，在自体和异体的 PB-PRC 输注后，其血红蛋白的增加相同，但每天都略有下降，与异体输注后每天下降 0.24g/dl 相比，自体输注后每天下降 0.32g/dl 的恢复明显加速（$P < 0.05$）。根据血红蛋白这种下降数量的计算，自体胎盘血组的输注 9 天后即已用尽，而异体组的输注 11.5 天后才能用完。在评估血红蛋白下降时，必须考虑到诊断性采血导致的失血可加速两组血红蛋白的下降。在输血时，这种浓积红细胞（packed red cell，PRC）的寿命显著不同：自体 PB-PRC 平均 23 天，而异体成人的 PRC 只有 5 天。自体 PB-PRC 输注后 5h，呼吸频率、心率和平均动脉血流量等重要参数与同期异体输注的无差异性。在整个观察期间，两组的血清钾水平也保持稳定。总之，自体 PB-PRC 输注的有效性和安全性均与异体输注的相似。

（六）自体胎盘血在避免异体输血中的作用

最初的研究表明，从脐带抽取的胎盘血量在理论上足以满足新生儿贫血的需求。而且，从 UCB 收集的自体全血可以分为 PRC 和血浆等血液成分，并像同源血液成分一样储存。然而，该项技术尚未在临床大规模应用。1977 年，首次对同卵双胞胎患者的贫血进行自体血输注；1979 年，Paxon 报道 25 例窒息性早产儿在出生后 24h 内输注自体 UCB，所有治疗患儿均未发生输血相关的并发症。然而，这些病例输注的胎盘血均未分离成 PRC 和血浆，而是在分娩后数小时内进行全血输注。研究显示，在采集的 47 例早产新生儿 UCB，尽可能使用 6 袋系统（six-bag system）的标准离心法制备红细胞组分。在 81% 的样品中，分离自体 PRC 的容积为 7～87ml，HCT 为 31%～82%。但在体重 <1000g 的婴儿组中，一条 UCB 的平均容量仅有 37ml，这种 PRC 的分离只有个别病例成功。如果自体血无法使用，这种婴儿只能应用自体的 PB-PRC 或其他成人的 PRC。在这 47 例患儿中，21 例接受共 62 次异体和 4 次自体 PB-PRC 的输注。然而，大多数体重大于 1400g 的婴儿不需要 PRC 输注。

在 52 例患儿中，除了输注 PB-PRC 外，还需异体输血的新生儿包括所有出生体重小于 1000g 的、59% 出生体重在 1000～2500g 的，以及 58% 在出生后需要外科手术的。根据相关标准，40% 的贫血新生儿只能通过自体胎盘血输注得以支持。研究显示，在产前诊断畸形需要外科手术的患儿中，需要输血的 11 例婴儿有 7 例（64%）通过自体胎盘血的输注可避免异体输血。在妊娠少于 32 周的早产儿中，使用自体胎盘血至少可减少 50% 的异体输血。在胎盘血加工处理后，自体血产品（10ml/kg）仅占总研究人群的 36% 和输血婴儿的 27%，在 21 天的产品保质期内可满足 58%（25%～100%）的输血需求。而且，自体产品的可获得性主要取决于胎龄。24～28 周之间出生婴儿的获得性最低（17%），28～30 周出生的婴儿的获得性最高（48%）。在需要输血的婴儿中，42% 的为自体血。在出生 30～32 周的婴儿中，36% 的婴儿可以获得自体血产品。

这些研究表明，在临床条件下收集和处理新生儿的自体胎盘血是完全可能的。然而，这种方法似乎对出生体重小于 1000g 的新生儿无效。虽有大量的胎盘血捐献，但是由于这些患儿的输血需求量过大，导致所有患者无法避免的还需进一步的异体输血。

（七）结语

自体胎盘血的回收、处理、储存和回输在临床应用中是可能的，这种方法的优势各不相同：尽管该法的有效性不如其他自体献血法的高，但对捐献者无风险。此外，由于直接供者的筛选和实验室的血型、转氨酶和病毒筛查对自体血及异体血都是必要的检测，因此产前的这些检测可以省略。除了许多现有为新生儿提供血液的技术之外,使用自体胎盘血还可避免供体与患者之间不利因素的接触。与同种异体 PRC 相比,作为发放标准微生物的血液培养检测尚需额外的成本。这种 UCB 的培养也可作为羊膜炎快速诊断的辅助检测,而不需要从婴儿身上再抽取额外的血液。

尽管自体 PB-PRC 的研究未达到最初治疗早产儿贫血的期望值,但值得一提的是,早产儿的分娩过程简单。与高危早产儿相比,在出生后的第 3 周或第 4 周进行同种异体输血的风险是完全可以通过使用自体胎盘血来避免的。而且,这种异体输血可能导致一些额外的治疗风险。因此,对产前诊断畸形需要产后手术的患者,应该考虑自体 UCB 的储备。

第三节　脐带血移植治疗血液系统恶性肿瘤

自 1988 年首次进行同胞供体的 UCB 移植治疗 1 例 FA 患儿成功后,现已广泛用于治疗非同胞供体的小儿白血病。研究显示,完全匹配或一个抗原不匹配的 UCB 移植效果可与非亲缘供体的骨髓移植媲美。在小儿患者的 UCB 治疗中,有核细胞数量为 $2.5 \times 10^7 \sim 3.0 \times 10^7$ 个细胞/kg 体重即可。而成人需要的细胞数较多,因此 UCB 有核细胞数量限制了 UCB 的移植应用于成人急性白血病患者。成人 UCB 移植的疗效各不相同,可能与中性粒细胞和免疫系统恢复缓慢有关。新的方法如双份 UCB 移植有助于缩短血细胞减少的时间,随着 HSC 移植机制的阐明,UCB 移植在成人白血病的治疗应用也已不断扩展。

一、UCB 移植治疗儿童急性白血病

(一)概述

在首例 HLA 完全匹配的 UCB 移植治疗 FA 患者成功后,相继对 HLA 不完全匹配的非血缘性供体的 UCB 进行移植。而且,移植的疾病种类也不断扩展,如骨髓衰竭综合征、先天性免疫缺陷、代谢紊乱、血红蛋白病、恶性血液疾病和实体肿瘤等。在血缘供体中,与骨髓或周围血 HSC 移植相比,UCB 移植主要有两个优势。首先,UCB 的采集对捐赠者没有风险;其次,UCB 移植 GVHD 的发生率比传统骨髓移植低。

在 113 例 UCB 移植与 2052 例骨髓移植的小于或等于 15 岁的患者中,都是 HLA 完全匹配的同胞供体,并经国际骨髓移植注册和认证。超过一半的患者是恶性肿瘤,最常见的是急性白血病。接受 UCB 移植患者的年龄平均 5 岁,体重平均 17kg;而骨髓移植患者平均年龄 8 岁,体重平均为 26kg。UCB 移植的中位细胞数为 4.7×10^7 个/kg 体重,骨髓移植的细胞数量为 3.5×10^8 个/kg 体重。尽管在 72% 的 UCB 受体中没用甲氨蝶呤进行 GVHD 的预防处理,但 UCB 移植的急性 GVHD 发生率为 14%,骨髓移植为 24%,而慢性 GVHD 分别是 5% 和 14%。UCB 移植的造血功能恢复比骨髓移植更慢,中性粒细胞的恢复 UCB 为 26 天、骨髓的为 18 天,血小板分别是 44 天、24 天。UCB 和骨髓受体的 3 年生存率相似,分别为 46% 和 55%。

只有 30% 的患者具有 HLA 完全匹配的同胞供体,一些没有 HLA 匹配的相关供体的患者可能会找到匹配的非血缘性的骨髓供体。对于那些没有找到骨髓匹配供体的患者,HLA 不匹配的非血缘性 UCB 移植是一个可行的选择。通过 UCB 库搜索和获取 UCB 供体的过程不到 1 个月,通常比获得非血缘性骨髓供体的过程(3~4 个月)快得多。

在纽约血液中心的公共 UCB 库中,通过美国和其他国家的 562 例患者提供非血缘性 UCB 供体移植的研究显示,86% 的 UCB 移植与受体有 1~2 个 HLA 抗原位点不匹配,2/3 的患者年龄不满 12 岁,体重不足 40kg。80% 以上的患者年龄在 18 岁以下,体重不到 60kg。3/4 的患者患有血液恶性肿瘤,主要是中期或晚期的急性白血病,或获得性骨髓疾病,如骨髓增生异常综合征或再生障碍性贫血。其余 1/4 的患有 FA 或重症综合免疫缺陷等遗传疾病。

移植后中性粒细胞（绝对数≥$0.5×10^9$/L）的植入平均时间为 28 天。在多变量的分析中，第 42 天这种髓系细胞的植入与较高的细胞剂量（> $2.4×10^7$ 个细胞/kg 体重）及 HLA 完全匹配显著相关。移植后，血小板（计数≥$20×10^9$/L）植入的平均时间为 90 天。在多因素分析中，年龄、移植后感染和 GVHD 是影响血小板植入的重要因素。

急性 GVHD 发生率近 70%，约 1/3 的 GVHD 病例是Ⅲ或Ⅳ度。在多变量的分析中，年龄和 HLA 不匹配与急性 GVHD 直接相关。移植后 100 天的死亡率为 39%，死亡归因于感染、呼吸衰竭、多器官功能衰竭及 GVHD。与非血缘性供体的骨髓移植相比，这种结果是比较好的，特别优于两个抗原不匹配不能进行非血缘性骨髓移植的患者。这些结果表明，UCB 是异基因 HSC 移植的有用来源。

（二）欧洲 Eurocord 组织的作用

Eurocord 是代表欧洲血液和骨髓移植组织（EBMT）的国际注册机构，在全球 35 个国家拥有超过 180 个移植中心，全部都进行 UCB 移植。Eurocord 和 EBMT 的一项回顾性分析显示，在 99 例无关 UCB 移植、262 例未预处理的无关骨髓移植（unrelated bone marrow transplants，UBMT）和 180 例 T 细胞清除非血缘性骨髓移植（T-UBMT）中，无关 UCB 移植患者的平均年龄为 6 岁，其中急性髓性白血病（AML）患者占 30%，14% 的患者曾有过移植前的复发（12 例自体移植，2 例异基因移植），平均有核细胞剂量为 $3.8×10^7$ 个细胞/kg 体重（范围 $2.4×10^7$～$36×10^7$ 个细胞/kg 体重），比 UBMT 或 T-UBMT 少一个数量级。HLA-A 和 HLA-B 抗原用血清学测定法进行；HLA-DRB1 等位基因用 HR DNA 分型确定。81%UBMT 的 HLA 是 6/6 匹配，54%T-UBMT 是 6/6 匹配或 34% 的一种抗原不匹配。43% 的无关 UCBT 移植是 1 个抗原位点不匹配或 41% 的是双抗原不匹配。

移植后，无关 UCB 移植组、UBMT 组和 T-UBMT 组中性粒细胞植入（≥500/mm^3）的平均时间分别为 32 天、18 天和 16 天。无关 UCB 移植组的血小板植入（≥2 万/mm^3）平均时间为 81 天，UBMT 组和 T-UBMT 组均为 29 天。无关 UCB 移植组在 100 天的治疗相关死亡率为 39%，明显高于 UBMT 组的 19% 和 T-UBMT 组的 14%。无关 UCB 移植组在第 100 天急性 GVHD 和Ⅲ/Ⅳ度 GVHD 的发生率分别为 35% 和 22%，UBMT 组分别为 58% 和 30%，T-UBMT 组为 20% 和 8%。慢性 GVHD 的发生率无关 UCB 移植组、UBMT 组和 T-UBMT 组分别为 25%、46% 和 12%。GVHD 发生率的降低与复发率有一定关系，即移植物抗白血病效应的减弱可能导致更高的复发率。研究表明，无关 UCB 移植组和 UBMT 组的 2 年复发率相同（38%），但 T-UBMT 组明显升高为 47%。UCBT 组 2 年生存率为 35%，UBMT 组为 49%，T-UBMT 组为 41%。这些结果表明，对于缺少同胞供体的急性白血病儿童，应同时通过骨髓捐献者登记处和 UCB 库寻找合适的供体。干细胞来源的最终选择需平衡供体-受体组织的相容性与移植的紧迫性，以及 UCB 单位的细胞剂量。

在 UCB 移植治疗儿童复发性或高危急性髓性白血病（AML）的研究中，许多可能从骨髓移植中受益的复发性 AML 患儿无 HLA 匹配的兄弟姐妹供体或非血缘性供体，或者寻找非血缘性供体时间太长。UCB 移植可以在多达两个抗原位点不匹配时安全地进行，并且寻找过程要快得多。HLA-A 和 HLA-B 抗原可通过血清学测定，HLA-DRB1 等位基因可用 HR DNA 分型确定。在 80% 的供体中有 1～2 个抗原不匹配，11% 有 3 个以上位点不匹配。平均采集细胞剂量为 $5.2×10^7$ 个细胞/kg。在 17 个国家的 95 例 AML 患儿接受 UCB 移植的治疗中，平均年龄为 6 岁。10% 的患者为继发性 AML（不包括 FA 患者）。一半患者处于第二次完全缓解（CR2），29% 的患者由于复发风险高或晚期 CR（CR2 以上），21% 处于首次完全缓解（CR1），后者大部分具有不良的细胞遗传学异常，例如，单体核型 5 或 7 或 11q23 异常，或者具有继发性白血病。22 例患者曾接受过 HSC 移植（18 例自体移植复发，4 例非血缘性骨髓移植失败）。

中性粒细胞植入的平均时间为 26 天，6 例患者在 60 天时仍未恢复。多因素分析显示，与中性粒细胞恢复有关的因素是移植时疾病的状态（CR1 或 CR2 有利）和预防性使用造血生长因子。血小板植入的平均时间为 52 天，5 例患者在第 180 天仍无植入。与血小板恢复唯一显著相关的因素为移植时的疾病状态。在第 100 天的急性 GVHD 和 III/IV 级 GVHD 的发生率分别为 35% 和 20%。2 年的慢性 GVHD 发生率为 15%。治疗相关死亡率（TRM，定义为移植后发生非白血病死亡的所有原因）为 20%；这些死亡大多数是由感染引起。在多变量分析中，TRM 与采集的有核细胞数量少有关（小于 5.2×10^7 个细胞/ kg 体重）。2 年总复发率为 29%，而移植时的晚期疾病状态（CR3 或更高或未 CR）与复发有关，在 UCB 移植时未 CR 的患者复发率为 61%。2 年 OS 和无白血病生存率（LFS）分别为 49% 和 42%。

这些研究表明：①UCB 移植后儿童 AML 的 LFS 与移植时的疾病状态有关，不同疾病阶段的复发率与非血缘性骨髓移植后的复发率相当；②UCB 移植的结果不受儿童 AML 3 种传统预后因素的影响，包括 5～7 号染色体单体的细胞遗传学障碍、既往放化疗或骨髓干细胞疾病（如骨髓增生异常综合征）导致的继发性 AML，以及 CR2 移植患者首次 CR 的持续时间；③TRM 受有核细胞剂量的显著影响，即细胞剂量大于 5.2×10^7 个细胞/ kg 时的 TRM 为 9%，远低于总的 TRM（20%）。而且，随着 HLA 差异的增加，有核细胞剂量的影响更为显著。这种细胞剂量的影响与感染相关，是不复发死亡率的主要因素；这对预防和诊断 UCB 移植感染有一定的指导意义。

最近，Eurocord 对 323 例儿童 ALL 患者的 UCB 移植治疗的研究显示，UCB 移植时的平均年龄为 6.5 岁，输注的平均有核细胞剂量为 4.1×10^7 个细胞/kg 体重。85% 的 UCB 移植是 1～2 个抗原不匹配。42%（n=136）的患者在 CR2 时移植；34%（n=111）的患者属疾病晚期，20% 的患者先前进行过自体移植；其余均为首次完全缓解（CR1）时移植，其中 89% 的患者细胞遗传学风险较低。所有患者的 2 年 LFS 为 36%。在多变量分析中，CR1 和 CR2 与 LFS 有较大的相关性（这两组为 41%～42%，而晚期患者为 24%）。这些分析表明，UCB 移植应该在早期疾病状态下为那些缺乏 HLA 匹配供体的儿童提供移植机会。

纽约血液中心和国际骨髓移植登记处（IBMTR）在 503 例急性白血病儿童的 UCB 移植治疗中，282 例儿童接受了 UBMT 治疗。其中 UCB 供体有 1 个（n=201）或 2 个（n=267）HLA 抗原不匹配，只有 35 例完全匹配。在 UBMT 中，通过 HLA-A、HLA-B、HLA-C 和 HLA-DRB1 的等位基因分型，116 个完全匹配，44 个单等位基因不匹配，122 个双等位基因不匹配。UCB 移植的有核细胞剂量大于 3×10^7/kg。匹配的骨髓移植受者和匹配的 UCB 移植受者之间的中性粒细胞和血小板植入时间无差异。而且，与匹配和不匹配的 UBMT 相比，UCB 移植的急性 III/IV 度 GVHD 和慢性 GVHD 的发生率均无显著差异。双抗原不匹配的 UCB 移植的相关死亡率（46%）显著高于匹配的 UBMT（21%）。5 年无白血病生存率统计结果发现，匹配的 UCB 移植后为 60%，单抗原不匹配的 UCB 移植后为 45%，全匹配的 UBMT 为 38%，不匹配的 UBMT 为 37%，双抗原不匹配的 UCB 移植为 33%。这些 LFS 差异无统计学意义。这些研究表明，对于急性白血病的儿童患者，在没有同胞供体时应该同时寻找合适的 UCB 或骨髓，具有 2 个 HLA 抗原不匹配的 UCB 移植物与具有 2 个等位基因不匹配的 UBMT 相当。然而，日本在 411 例主要是儿童恶性肿瘤的 UCB 移植研究中，与 Eurocord 或纽约血库/ IBMTR 的数据不同，HLA 匹配或者 1 个抗原不匹配的 UCB 移植的比例（65%）要高得多，3 年无病生存率为 35%，除了 HLA 差异外，细胞剂量也与生存率有关。

总之，在急性白血病患儿的治疗上，HLA 匹配的 UBMT 与匹配或 1 个抗原不匹配细胞剂量充足的 UCB 疗效相当。目前，所需最小细胞剂量为 2.5×10^7～3.0×10^7 个细胞/kg 体重。而且，CD34$^+$ 细胞剂量（大于 1.7×10^5 个细胞/kg 体重）与植入率、TRM 和存活显著相关。

二、急性髓性白血病（AML）

东京大学医学研究所（Institute of Medical Science，University of Tokyo，IMSUT）对清髓性预处理后进行非血缘性 UCB 移植治疗 77 例成人 AML 的研究。所有患者经 4 次总剂量为 12Gy 的全身放疗（total body irradiation，TBI）及化疗清髓性预处理后进行非血缘性 UCBT。这些患者的平均年龄为 45 岁，平均体重为 55kg，平均有核细胞数为 2.44×10^7 个细胞/kg 体重，平均 CD34$^+$ 细胞数为 1×10^7 个细胞/kg 体重，所有患者均接受了 HLA 配型 1 个位点不匹配的单份 UCB 移植。移植后 50 天 94.8% 的患者粒细胞植入，移植后 200 天 91.7% 患者血小板植入。$CD34^+$ 细胞数较高者造血植入更快。II~IV 度急性 GVHD 和广泛型慢性 GVHD 累积发生率分别为 25.1% 和 28.6%，平均随访 78 个月，5 年 EFS 为 62.8%，5 年 TRM 和复发率分别为 9.7% 和 25.8%。多变量分析显示，影响 EFS 的危险因素为疾病状态和细胞遗传学改变。

西班牙研究所报道，在 49 例高危成人 AML 接受单份非血缘性 UCB 的移植中，预处理方案采用噻替哌、马利兰、环磷酰胺或氟达拉滨和抗胸腺细胞球蛋白（ATG）联合。在移植后 20 天 96% 的患者粒细胞植入，移植后 62 天 73% 的患者血小板植入，其中接受高剂量 $CD34^+$ 细胞的患者这些植入更快。II~IV 度急性 GVHD、III~IV 度急性 GVHD 及广泛型慢性 GVHD 的发生率分别为 26%、15% 及 30%，2 年 LFS、非复发死亡率（non-relapse moertality，NRM）及复发率分别为 42%、39% 和 19%。总有核细胞计数（TNC）低的，对 NRM 和 LFS 有负面影响。接受 TNC 数量大于 $2 \times 10^7/kg$ 的 CR1 移植患者 4 年 LFS 为 75%。这些结果显示，对于相当数量的高危 AML 患者而言，非血缘性 UCB 移植是一种治愈性手段。

在日本的 484 例（173 例 UCB 移植，311 例 BM 移植）AML 患者中，接受清髓处理后的无关 UCB 移植和 HLA 等位基因无关骨髓移植的比较，经多因素分析显示，接受 UCB 移植的总体生存率和 LFS 较低，而且 TRM 较高，但这两种移植的复发率相似。对于 AML 患者，降低移植后早期死亡率是改善 UCB 受者预后的必要条件。

三、急性淋巴细胞白血病（ALL）

IMSUT 对 27 例成人 ALL 进行无关 UCB 移植治疗的结果显示，所有患者接受 4 次总量为 12Gy 的 TBI 及化疗的清髓性预处理。患者平均年龄 36 岁，平均体重 57kg，平均有核细胞数为 2.47×10^7 个细胞/kg 体重，所有患者均接受 1 份 HLA 不匹配的 UCB 移植。移植后 30 天的粒细胞植入率及移植后 200 天的血小板植入率分别为 92.6% 和 92.3%，平均随访 47 个月，5 年 EFS 为 57.2%，5 年累积 TRM 和复发率分别为 3.7% 和 27.4%。

在 336 例 ALL 患者中，HLA 匹配的 UBMT 及无关 UCB 移植（其中 UCB 移植 114 例，BMT 222 例）的患者均接受清髓性预处理后进行移植，多变量分析提示两种移植患者复发率和 TRM 均无显著性差异，OS 和 LFS 也相近。

在 1726 例费城染色体阴性 ALL 成人患者的回顾性研究中，清髓性预处理后接受异基因干细胞移植治疗，其中相关供体（related donors，RD）684 例，无关供体（unrelated donors，URD）809 例，UCB 233 例。CR1 期患者在 UCB 移植后，RD 和 URD 的 OS 相近。多变量分析显示，无论在复发、NRM 和 OS，UCB 移植均不是高危因素。而且，即使在 CR 期或非 CR 期的患者，应用 RD 或 URD 的 UCB 异体干细胞移植后的 OS 相似。因此，对于所有需要异基因移植的费城染色体阴性的 ALL 患者，应尽早考虑 UCB 移植。

四、慢性髓系白血病（CML）

成人 CML 患者在清髓后接受 UCB 移植治疗的文献报道不多。2010 年，Sanz 等人对 26 例成人 CML 患者在清髓预处理后进行单份无关供体 UCB 移植。预处理方案用噻替哌、马利兰、环磷酰胺或氟达拉滨和 ATG 联合。在移植时，7 例患者（27%）处于首次慢性期（chronic phase，CP），11 例（42%）为第 2 次 CP，2 例（8%）处于加速期（accelerated phase，AP），6 例（23%）为急变期（blast crisis，BC）。骨髓移植的累积发生率为 88%，平均时间为 22 天，接受高剂量 $CD34^+$ 细胞移植的患者有明显的改善。II~IV 级急性 GVHD 累积发生率为 61%，III~IV 级急性 GVHD 累积发生率为 39%，慢性广泛性 GVHD 累计发生率为 60%。首次或第 2 次 CP 接受 UCB 移植患者的 TRM 为 41%，在 AP 或 BC 接受移植 TRM 为 100%。

平均随访 8 年后，无一例患者复发，8 年的 DFS 为 41%。在任何 CP 中，接受 UCB 移植患者的 DFS 为 59%。这些结果表明，无关供体 UCB 移植对大数 CML 患者的治疗有效。

五、骨髓增生异常综合征

有关成人骨髓增生异常综合征（myelodysplastic syndrome，MDS）患者通过 UCB 移植治疗的研究报道仍然很少。在 33 例成人晚期 MDS 患者中，通过清髓后进行无关供体 UCB 移植治疗。其中难治性贫血 7 例，MDS 继发性 AML（sAML）26 例。所有患者均接受 4 次总剂量为 12 Gy 的全身照射和化疗作为清髓预处理，平均年龄 42 岁，平均体重 55kg，输注冻存有核细胞平均数为 $2.51×10^7$/kg。第 50 天中性粒细胞恢复的累积发生率为 91%。sAML 患者的中性粒细胞恢复速度明显快于难治性贫血。第 200 天血小板恢复累计发生率为 88%。巨细胞病毒血清反应阴性患者的血小板恢复明显更快。Ⅱ~Ⅳ级急性 GVHD 和广泛型慢性 GVHD 的累积发生率分别为 67% 和 34%。HLA 错配程度对Ⅱ~Ⅳ级急性 GVHD 的发病率有显著影响。TRM 和 5 年复发率分别为 14% 和 16%，5 年 EFS 约为 70%。没有因素与 TRM、复发和 EFS 相关。这些表明，无匹配的相关或无关骨髓供体的成人晚期 MDS 患者应考虑成为 UCB 移植的候选人。

六、UCB 移植治疗成人的恶性血液病

近年来，UCB 移植在成人恶性血液病中的使用已不断增多。Eurocord 及欧洲血液和骨髓移植组回顾性的分析了 682 例成年急性白血病患者进行 UCB 移植（98 例）或匹配 UBMT（584 例）的治疗结果。UCB 移植患者比 UBMT 患者更年轻（平均年龄 24.5 岁 vs. 32 岁），体重更轻（平均体重 58kg vs. 68kg）。更多的 UCB 移植患者在移植时已为疾病晚期（52% vs. 34%），或接受过自体移植（19% vs. 8%）。90% 的 UCB 移植是通过 HLA-A 和 HLA-B 的血清学分型，或低分辨率 DNA 分型和 HLA-DRB1 的 HR DNA 分型确定为 1~2 种抗原不匹配。UCB 移植受者的平均有核细胞剂量为 $2.3×10^7$ 个细胞/kg 体重，而 UBMT 受者为 $2.9×10^8$ 个细胞/kg 体重。UCB 移植的 CD34$^+$细胞的平均数为 $1.1×10^5$ 个细胞/kg 体重。与 Eurocord 儿科系列一致的是，77% 的 UCB 移植受者接受 ATG 或抗淋巴细胞球蛋白治疗，而 UBMT 患者为 37%。在 UCB 移植中，70% 的患者预防 GVHD 的主要方案是环孢素和皮质激素。在 95%UBMT 患者中，采用环孢素和甲氨蝶呤。

UCB 移植受体的中性粒细胞植入延迟，恢复的平均时间为第 26 天，而 UBMT 为 19 天。在这些患者中的移植失败发生率较高，骨髓组为 7%，UCB 组为 20%。在第 100 天 UCBT 组 GVHD（Ⅱ~Ⅳ级）的发生率显著降低（26% vs. 39%）。2 年慢性 GVHD 的累积发生率 UCBT 为 30%，UBM 移植为 46%，相差不显著。TRM 是移植后发生非白血病死亡的主要原因，两种移植后发生率无差异：UCB 移植为 44%，UBMT 为 38%。然而，UCB 移植组 TRM 的原因主要是感染或预处理毒性，UBMT 组 TRM 的原因主要是感染和 GVHD。复发与疾病晚期有关，两组的比例均为 23%。LFS 和 OS 在两组间相似：UCB 移植为 33%/36%，UBMT 为 38%/42%。这些研究表明，成人急性白血病用不匹配的 UCB 移植治疗与匹配 UBMT 是一种可行的选择。相对于 UBMT，UCB 移植与延迟的骨髓恢复有关，尽管 HLA 存在差异，但急性 GVHD 的发生率较低，这两个结果都类似于儿科的经验。与同一组报告的儿科经验不同，UCB 移植与 UBMT 相比，尽管中性粒细胞恢复延迟，具有高度感染的风险，但 UCB 移植的相关死亡率并不高。而且，在后期还可能治疗长期中性粒细胞减少症。

在 148 例高危 ALL 和 220 例 AML 患者中，通过 139 例 UCB 移植与 229 例单倍体相同的 T 细胞清除移植治疗结果显示：在 AML 组中，这两种干细胞移植的 2 年 DFS 相似（24%~30%）；在 ALL 组中，UCB 移植患者 2 年 DFS 优于单倍体相同患者移植（36% vs. 13%，$P = 0.01$）。

研究显示，在 367 例匹配骨髓受者（UBMT）、83 例单抗原不匹配骨髓受者（UMBMT）和 150 例单

或双抗原不匹配 UCB 移植受者（之前接受过移植的患者除外）中，UCB 移植患者的平均年龄约 30 岁，平均体重 68kg。与上述 Eurocord 研究不同的是，除急性白血病以外的血液学诊断被包括在内。值得注意的是，与 UCB 移植受者（40%UBMT，45%UMBMT，25%UCB 移植）相比，骨髓受者中有较高比例的 CML 患者。同样，UBMT 组在高危患者（首次完全缓解、慢性 CML 慢性期和难治性贫血）中的比例较高：UBMT 组为 40%，UMBMT 组为 33%，UCB 移植为 20%。相反，UCB 移植患者在疾病晚期复发、原发性诱导衰竭、CML 急变或继发于骨髓增生异常综合征的 AML 比例较高：UCB 移植为 43%，UBMT 为 29%，UMBMT 为 25%。UCB 移植组的平均细胞剂量为 2.2×10^7 个细胞/kg 体重，而骨髓受者的细胞剂量为 $2.2\times10^8\sim2.4\times10^8$ 个细胞/kg 体重。

与以前的研究一致，UCB 移植组患者的中性粒细胞植入的平均时间为 27 天，比 UMBMT 组 20 天和 UBMT 组 18 天显著延长。UCB 移植组血小板植入的平均时间为 60 天，其他两个骨髓移植组中均为 29 天。急性 GVHD 发生率在 UMBMT 组中最高，为 52%，UCB 移植组和 UBMT 组分别为 41% 和 48%。UCB 移植组的慢性 GVHD 发生率最高为 51%，UMBMT 组为 40%，UBMT 组为 35%，而 UCB 移植组严重慢性 GVHD 的比例最低。TRM（所有非复发性死亡原因）UBMT 最低 46%，UMBMT 组为 65%，UCB 移植组为 63%。三个组的复发率相似，分别为 UCB 移植 17%、UMBMT 14%、UBMT 23%。UBMT 3 年 LFS 为 33%，显著高于其他两个组，UCB 移植为 23%，UMBMT 为 19%。如预期的那样，LFS 与年龄和疾病状态有关。UBMT 患者 3 年 OS 为 35%，UCB 移植患者为 26%，UMBMT 组为 20%。这些表明，在没有匹配的无关骨髓供体的情况下，单抗原不匹配的骨髓移植或一种或两种抗原不匹配的 UCB 移植是可接受的替代方案，并具有相似的结果。在 UBMT 患者中 40% 有高风险疾病（CR1、CML 第一慢性期或难治性贫血），因此 TRM 较高，甚至对于匹配骨髓受者也是如此，TRM 为 46%。

在成人中，UCB 移植的效果差异较大。在这种移植时，有核细胞的剂量至少需要 1×10^7 个细胞/kg 体重，HLA-A、HLA-B（低分辨率或中等分辨率 DNA 分型）和 HLA-DRB1（高分辨率 DNA 分型）位点的不匹配在 2 个以内。34 例患者的平均年龄为 35 岁，大多数供体具有 2 个抗原位点不匹配。诊断以急性白血病为主（28/34 例）；根据国家骨髓捐献计划标准，大多数患者确定为低风险状态。主要终点是 180 天的生存，其结果是 30%。

日本在 45 例接受匹配 UBMT 的成年患者和 68 例接受 1~2 个抗原不匹配的 UCB 移植成年人的回顾性研究中，UCB 移植组的平均年龄为 36 岁，平均体重为 55kg。UCBT 组的 AML 患者较多（57% vs. 33%）；在接受 UCB 移植的 AML 患者中，超过 50% 患者为疾病晚期（超出 CR2）。UBMT 组的 CML 患者较多（40% vs. 7%），接受 UBMT 的 CML 患者有 60% 为疾病晚期。所有 UCB 移植患者均接受预防性 G-CSF 治疗。UCB 移植组的平均细胞剂量为 2.5×10^7 个细胞/kg 体重，UBMT 组为 3.3×10^8 个细胞/kg 体重。UBMT 组有 87% 的患者为 HLA 匹配或 13% 的单个抗原不匹配。UCB 移植组中 3/4 的是单或双抗原不匹配，1/4 是 3 个或 4 个抗原不匹配。尽管 UCB 移植患者的中性粒细胞（22 天 vs. 18 天）和血小板（40 天 vs. 25 天）的恢复速度较慢，但 1 年时 TRM 较低（9% vs. 29%），2 年 DFS（74% vs. 44%）也优于 UBMT 患者。值得注意的是，复发或难治性疾病是造成 UCB 移植死亡的主要因素，而非其他系列的感染。

将 100 例接受 UCB 移植治疗的成人患者与 71 例（50 例骨髓，21 例周围血干细胞）接受相关供体移植（related donor transplantation，RDT）治疗的恶性血液病患者比较，所有患者均接受 TBI 的清髓方案处理，76% 的相关供体与 HLA-A、HLA-B 和 HLA-DRB1 完全匹配。在 UCB 移植中，54% 是双抗原不匹配。大多数患者在移植后接受了 G-CSF 治疗。在第 100 天，重度 GVHD（III/IV 级）的累积发生率 UCB 移植为 7%，RDT 为 19%（$P = 0.04$）。广泛慢性 GVHD 3 年累积发生率 UCB 移植为 25%，RDT 为 45%（$P = 0.01$）。UCB 移植组 3 年 DFS 为 70%，RDT 组为 60%，差异无统计学意义。总之，在没有 HLA 匹配的家族或无关供体的情况下，细胞剂量足够的成人白血病患者的 UCB 移植是 HSC 移植的可行替代细胞来源。而且，这种干细胞的替代选择可扩大到更多的具有血液恶性肿瘤或其他获得性骨髓疾病（如骨髓增生异常综合征）的成年患者。

七、UCB 移植的新策略

由于单份 UCB 缺乏足够的细胞量而限制了其在成人患者中的广泛适用性，因此研究人员已探索使用双份 UCB 来提高细胞剂量治疗高风险成人和青少年血液恶性肿瘤的安全性及有效性。在最初的研究中，只要单份 UCB 的细胞量没有达到 2.5×10^7 个细胞/kg 时，患者则可选择双份 UCB 移植。后来的研究表明，单份的 UCB 达到 3.5×10^7 个细胞/kg 时亦可移植。而且，UCB 细胞至少为 $0.5 \sim 1 \times 10^7$ 个细胞/kg，其与受体 4~6 个抗原位点匹配即可。在 23 例患者，平均年龄 24 岁，平均体重 73kg。除 1 例 CML 患者处于标准难治性的慢性期外，其他患者都有急性白血病复发的高风险。UCB 细胞输注的平均剂量为 3.5×10^7 个细胞/kg，CD34$^+$细胞的平均剂量为 4.9×10^5 个细胞/kg，所有患者均在输注后接受 G-CSF 治疗。

在可评估的 21 例患者中，中性粒细胞植入的平均时间为 23 天，无继发性植入失败病例。第 21 天的骨髓分析显示，16/21（76%）的患者存在 100% 的单供体嵌合现象，其余的患者为双供体嵌合现象；到第 100 天，所有患者（17/17 存活）都出现了单供体嵌合。植入的预测因素不是有核细胞剂量或 CD34$^+$细胞剂量，而是更高的 CD3$^+$细胞剂量。在 8/21 例接受不同程度 HLA 差异的双份 UCB 移植的患者中，HLA 匹配度较好和较差的各 4 例。II-IV 级 GVHD 和III-IV 级 GVHD 的发生率分别为 65% 和 13%。慢性 GVHD 的累计发生率为 23%。6 个月的 TRM 为 22%。主要死因是感染或复发，没有患者死于 GVHD。1 年无白血病生存率为 57%，主要预测指标是移植时的疾病状态。这些结果表明，双份 UCB 移植可产生持久的单供体植入，且无任何明显的 GVHD。较高剂量的 CD3$^+$细胞可以确定是哪种 UCB 的移植占优势，这支持了供体优势是免疫介导的假设。这一策略使更多的成年患者能够获得含有足够细胞剂量的 UCB 移植：是移植单份还是双份的 UCB。

另一种获得足够细胞剂量的方法是使用体外扩增的 UCB 细胞。一期试验表明，一种特殊的设备可以将 UCB 中的有核细胞扩增 2.4 倍，但 CD34$^+$细胞的扩增效果不佳。28 例患者参与试验，其中只有 3 例体重超过 60kg。这种扩增的细胞在第 12 天输注，其效果良好。然而，在 21 例可评估的患者中，通过体外扩增细胞进行 UCB 移植并未改变骨髓或血小板的植入时间。尽管有可能通过早期作用的细胞因子的不同组合可能改善这种情况，但是不能扩增原始干细胞（CD34$^+$Lin$^-$）令人担忧。由于这种扩增的细胞来源于最初的 UCB 细胞，因此，用这种方法检测其是否有助于造血也是不可能的。

与此类似，其他研究人员也使用了低剂量的周围血 CD34$^+$细胞，这些细胞来自于相关 HLA 单倍体同型供体与无关 UCB 细胞。在 11 例没有 HLA 匹配（相关或无关）供体的低风险急性白血病的成人患者，或 UCB 细胞超过 4.0×10^7 个细胞/kg 时，平均年龄 23 岁，平均体重 66kg。在这种移植的 UCB 细胞中，含两个抗原位点不匹配，平均输注细胞剂量为 2×10^7 个细胞/kg，平均 CD34$^+$细胞剂量为 1.1×10^5 个细胞/kg（只有 7 例应用）。单倍体同型供体是与患者（$n = 6$）、母亲（$n = 4$）和父亲具有同一父方 HLA 单倍型的兄弟姐妹。通过 G-CSF 动员、分离、阳性选择等方法获得供体单倍体 CD34$^+$细胞，然后冻存；单倍体 CD34$^+$细胞的平均剂量为 2.3×10^6 个细胞/kg。

2 例患者在髓细胞移植前死亡，1 例死于 IV 级 GVHD，1 例死于多器官功能衰竭，均为接受母系单倍体细胞移植者。在平均 11 天时，其余 9 例患者中性粒细胞计数 $> 0.5 \times 10^9$/L，中性粒细胞和单核细胞最初主要是单倍体相同细胞，随后转变为 UCB 基因型；剩余的 2 例患者均接受母体单倍体相同细胞，在 +20 天和 +36 天时 UCB 细胞完全成为髓样嵌合细胞。在平均 30 天时，8 例患者的 UCB 细胞完全发育成嵌合细胞。血小板的平均植入在 43 天。6/11 患者（55%）发生急性 GVHD，1 例直接死亡于 IV 级 GVHD。3 年 DFS 为 40%，其中 CMV 感染造成一半死亡。这些表明，与单份 UCB 移植相比，从单倍体相同的 CD34$^+$细胞中获得的中性粒细胞可缩短中性粒细胞减少症的周期。在患者家庭中，单倍体同型供体很容易获得。与双份 UCB 移植策略相比，急性 GVHD 可能更严重。

在周围血干细胞移植中，通过非清髓性或降低预处理强度的方案可减少预处理相关的毒性，因此使有合并症的老年患者接受移植成为可能。这种方法的关键在于移植物抗恶性肿瘤效应，这需要时间。有几种方案被广泛使用，不同方案具有不同程度的骨髓毒性和免疫抑制作用。目前正在探索使用这类方案治疗进展缓慢的疾病，如低度恶性淋巴瘤和非急性白血病。对于这些疾病，可清除骨髓的同种异体干细胞移植不是治疗的标准。

在无关 UCB 移植中，最成功的一次经验是非清髓性化疗方案的实施，包括连续接受氟达拉滨/环磷酰胺/TBI（200cGy）联合 ATG 治疗的 95 例成年患者，平均年龄 50（18～69）岁，平均体重 78kg，平均细胞数为 $3.6×10^7$ 个细胞/ kg，大部患者为双份 UCB 移植。大多数 UCB 细胞的 HLA 有 1～2 个位点不匹配，预防 GVHD 应用环孢素和霉酚酸酯（mycophenolate）。87%的患者获得了持续的供体细胞植入。100 天的急性重症 GVHD 发病率为 25%，1 年时的慢性 GVHD 发病率为 25%。2 年 DFS 和 OS 分别为 43%和 44%。

另在 21 例成人血液恶性肿瘤和再生障碍性贫血患者的双份 UCB 移植中，通过氟达拉滨/美法仑/ ATG 预处理患者。平均细胞剂量为 $4.0×10^7$ 个细胞/ kg。大多数 UCB 细胞的 HLA（HLA-A、HLA-B 和 HLA-DRB1 分型）有 1～2 个位点不匹配。通过环孢素和霉酚酸酯预防 GVHD。有 3 例患者出现移植失败（2 例早期移植失败，1 例晚期移植失败）。1 例患者为重度（III/IV 级）急性 GVHD，40%的患者为II～IV 级 GVHD。1 年 DFS 为 67%。

对 HLA-A、HLA-B、HLA-C、HLA-DR、HLA-DQ 进行测序，高分辨率 HLA 分型最近已经使用。为了确定 HLA 分型对 UCB 移植的影响，对 122 例无关 UCB 移植受体患儿的 DNA 进行不匹配分析，并与传统的 HLA 测定数据比较：HLA-A、HLA-B 低分辨率分型，以及 HLA-DRB1 高分辨率（high resolution，HR）分型。按传统分型法，13%完全匹配，40%是单抗原不匹配，36%是双抗原不匹配，8%是 3 个抗原不匹配，3%是 4 个抗原不匹配。按 HR 分型法，4%为完全匹配，10%是单抗原不匹配，15%是双抗原不匹配，22%为 3 个抗原不匹配，25%为 4 个抗原不匹配，12%是 5 个抗原不匹配，6%为 6 个抗原不匹配，5%有 7～8 个抗原不匹配。值得注意的是，HR 分型不匹配的数量与急性 GVHD 分级II～IV 和 2 年生存率之间没有显著的相关性。然而，在移植物抗宿主方向上，HR 分型中 HLA-A 位点不匹配与植入的累积发生率降低有关。在宿主抗移植物方向，HLA-C 的杀伤细胞免疫球蛋白样受体不兼容性也与植入受损显著相关。尽管 HR 分型在 UCB 移植中的作用还有待确定，但在 UCB 供体的数量增加后，才可能改变现行的做法。

八、结语

在儿童血液系统恶性肿瘤患者中，无关 UCB 的移植具有重要的应用价值。匹配或 1 个抗原不匹配的这种移植与无关匹配的骨髓移植效果相当。而且，UCB 还具有跨越更大的 HLA 不匹配的障碍进行移植的优势。即使在 2 个抗原位点不匹配的 UCB 移植中，也能对疾病早期而存在细胞遗传学不良等高危因素的儿童进行移植并产生非常令人鼓舞的结果。适当的细胞剂量对 UCB 移植的结果至关重要。最近的实践表明，有核细胞的数量为 $2.5×10^7$ 个细胞/ kg 或 $CD34^+$ 细胞为 $1.7×10^5$ 个细胞/ kg 体重的移植效果较好。在 HLA 匹配程度的差异较大时，细胞剂量似乎更为重要。

近年来，随着大量 UCB 的存储及可用性的提高，更多的 UCB 移植已在成人中进行。与所有 UCB 移植研究一样，前瞻性的随机试验是不可能的。最近的两个回顾性 UCB 移植和无关骨髓移植的比较研究结果虽然有不同，但两者都支持这样的观点，即对于患有血液恶性肿瘤且无匹配骨髓供者的成人来说，带有 1～2 个抗原不匹配且细胞剂量足够的 UCB 移植是一种可行的选择。

一项回顾性的分析显示，UCB 受体的总体感染率比无关匹配的骨髓或周围血干细胞受体的高，尤其是在 50 天之前，革兰氏阳性菌血症占优势。在 510 例 UCB 移植中，总体感染、细菌、病毒和真菌感染的发生率分别为 69%、49%、32%和 10%。但经多变量分析后显示，UCB 细胞植入的时间缩短，这 3 种感染的风险降低。CMV 血清阳性和 HLA 差异（超过 3 个抗原不匹配）与病毒感染有关。16 岁以上和III/IV级 GVHD 的存在与真菌感染有关。预防和控制感染显然是非常重要的临床研究领域。

双份 UCB 移植或与单倍体相同的 CD34$^+$细胞或间充质干细胞（MSC）联合移植的新策略，将有助于缩短血细胞减少期、阐明 UCB 移植的机制及拓宽 UCB 移植在更多患者尤其是成人中的应用。由于 UCB 移植发生严重 GVHD 的机率较低，并具有移植物抗恶性肿瘤效应的病理生理机制，这将为同种异体干细胞的移植带来曙光，而且也为许多别无选择的患者带来了希望，但其成功的关键取决于广泛的供体库，特别是在传统骨髓登记中代表性不足的少数民族患者。

（王吉刚　李敏燕　刘　洋）

参 考 文 献

Ballen K, Spitzer T, Yeap B, et al. 2007. Double unrelated reduced-intensity umbilical cord blood transplantation in adults. Biol Blood Marrow Transplant, 13: 82-89.

Barker J, Weisdorf D, DeFor T, et al. 2005. Transplantation of two partially HLA-matched umbilical cord blood units to enhance engraftment in adults with hematologic malignancy. Blood, 105: 1343-1347.

Baron F, Ruggeri A, Beohou E, et al. 2017. Single- or double-unit UCBT following RIC in adults with AL: a report from Eurocord, the ALWP and the CTIWP of the EBMT. J Hematol Oncol. 10(1): 128.

Brunstein CG, Barker JN, Defor TE, et al. 2005. Non-myeloablative umbilical cord blood transplantation: promising disease-free survival in 95 consecutive patients. Blood, 106: 166a.

Childs R, Chernoff A, Contentin N, et al. 2000. Regression of metastatic renal-cell carcinoma after nonmyeloablative allogeneic peripheral-blood stem-cell transplantation. N Engl J Med, 343: 750-758.

Cornetta K, Laughlin M, Carter S, et al. 2005. Umbilical cord blood transplantation in adults: results of the prospective cord blood transplantation (COBLT). Biol Blood Marrow Transplant, 11: 149-160.

Eapen M, Rubinstein P, Zhang M, et al. 2007. Outcomes of transplantation of unrelated donor umbilical cord blood and bone marrow in children with acute leukaemia: a comparison study. Lancet, 369: 1947-1954.

Fernandez M, Regidor C, Cabrera R, et al. 2003. Unrelated umbilical cord blood transplants in adults: early recovery of neutrophils by supportive co-transplantation of a low number of highly purified peripheral blood CD34$^+$ cells from an HLA-haploidentical donor. Exp Hematol, 31: 535-544.

Gluckman E, Broxmeyer HA, Auerbach AD, et al. 1989. Hematopoietic reconstitution in a patient with Fanconi's anemia by means of umbilical-cord blood from an HLA-identical sibling. N Engl J Med, 321: 1174-1178.

Hamza H, Lisgaris M, Yadavalli G, et al. 2004. Kinetics of myeloid and lymphocyte recovery and infectious complications after unrelated umbilical cord blood versus HLA-matched unrelated donor allogeneic transplantation in adults. Br J Haematol, 124: 488-498.

Hayashi H, Volt F, Sanz J, et al. 2019. Myeloablative unrelated cord blood transplantation in adolescents and young adults with acute leukemia. Biol Blood Marrow Transplant, 25(12): 2438-2446.

Herrera L, Santos S, Vesga MA, et al, 2019. Adult peripheral blood and umbilical cord blood NK cells are good sources for effective CAR therapy against CD19 positive leukemic cells. Sci Rep, 9(1): 18729.

Huo J, Zhang L, Ren X, et al. 2020. Multifaceted characterization of the signatures and efficacy of mesenchymal stem/stromal cells in acquired aplastic anemia. Stem Cell Res Ther, 11(1): 59.

Isoyama K, Ohnuma K, Kato K, et al. 2003. Cord blood transplantation from unrelated donors: a preliminary report from the Japanese cord blood bank network. Leuk Lymphoma, 44: 208, 429-438.

Jaroscak J, Goltry K, Smith A, et al. 2003. Augmentation of umbilical cord blood (UCB) transplantation with ex vivo-expanded UCB cells: results of a phase 1 trial using the Aastrom-Replicell system. Blood, 101: 5061-5067.

Kim D, Chung Y, Kim T, et al. 2004. Cotransplantation of third-party mesenchymal stromal cells can alleviate single-donor predominance and increase engraftment from double cord transplantation. Blood, 103: 1941-1948.

Kogler G, Enczmann J, Rocha V, et al. 2005. High-resolution HLA typing by sequencing for HLA-A, B, C, DR, DQ in 122 unrelated cord blood/patient pair transplants hardly improves long-term clinical outcome. Bone Marrow Transplant, 36: 1033-1041.

Kondo T, Tasaka T, Shimizu R, et al. 2020. Jumping translocations of 1q in donor cell-derived myelodysplastic syndrome after cord blood transplantation: Case report and review of the literature. Mol Clin Oncol, 12(4): 365-373.

Laughlin M, Eapen M, Rubinstein P, et al. 2004. Outcomes after transplantation of cord blood or bone marrow from unrelated donors in adults with leukemia. N Engl J Med, 351: 2265-2275.

Li X, Dong Y, Li Y, et al. 2019. Low-dose decitabine priming with intermediate-dose cytarabine followed by umbilical cord blood infusion as consolidation therapy for elderly patients with acute myeloid leukemia: a phase II single-arm study. BMC Cancer, 19(1): 819.

Lou X, Zhao C, Chen H, et al. 2018. Unrelated donor umbilical cord blood transplant versus unrelated hematopoietic stem cell transplant in patients with acute leukemia: a meta-analysis and systematic review. Blood Rev, 32(3): 192-202.

Macmillan M, Ramsay N, Atkinson K, et al. 2002. Ex-vivo culture-expanded parental haploidentical mesenchymal stem cells to promote engraftment in recipients of unrelated donor umbilical cord blood: results of a phase I-II clinical trial. Blood, 100: 836.

Michel G, Rocha V, Chevret S, et al. 2003. Unrelated cord blood transplantation for childhood acute myeloid leukemia: a Eurocord group analysis. Blood, 102: 4290-4297.

Morhayim J, Ghebes CA, Erkeland SJ, et al. 2020. Identification of osteolineage cell-derived extracellular vesicle cargo implicated in hematopoietic support. FASEB J, 34(4): 5435-5452.

Ooi J, Iseki T, Takahashi S, et al 2003. Unrelated cord blood transplantation for adult patients with advanced myelodysplastic syndrome. Blood, 101: 4711-4713.

Ooi J, Iseki T, Takahashi S, et al. 2004a. Unrelated cord blood transplantation for adult patients with de novo acute myeloid leukemia. Blood, 103: 489-491.

Ooi J, Iseki T, Takahashi S, et al. 2004b. Unrelated cord blood transplantation for adult patients with acute lymphoblastic leukemia. Leukemia, 18: 1905-1907.

Ooi J, Takahashi S, Tomonari A, et al. 2008. Unrelated cord blood transplantation after myeloablative conditioning in adults with acute myelogenous leukemia. Biol Blood Marrow Transplant, 14: 1341-1347.

Ooi J, Takahashi S, Tomonari A, et al. 2009. Unrelated cord blood transplantation after myeloablative conditioning in adults with ALL. Bone Marrow Transplant. 43: 455-459.

Quillen K. 2013. Japan Society for hematopoietic cell transplantation. Ann Oncol, 24: 1594-1602.

Razmkhah F, Soleimani M, Ghasemi S, et al. 2019. MicroRNA-21 over expression in umbilical cord blood hematopoietic stem progenitor cells by leukemia microvesicles. Genet Mol Biol, 42(2): 465-471.

Rocha V, Aversa F, Labopin M, et al. 2005. Outcomes of unrelated cord blood and haploidentical stem cell transplantation in adults with acute leukaemia. Blood, 106: 92.

Rocha V, Chevret S, Ionescu I, et al. 2004. Incidence and risk factors of early severe infections after unrelated cord blood transplantation. Blood, 104: 590.

Rocha V, Cornish J, Sievers E, et al. 2001. Comparison of outcomes of unrelated bone marrow and umbilical cord blood transplants in children with acute leukemia. Blood, 97: 2962-2971.

Rocha V, Labopin M, Sanz G, et al. 2004. Transplants of umbilical cord blood or bone marrow from unrelated donors in adults with acute leukemia. N Engl J Med, 351: 2276-2285.

Rocha V, Michel G, Kabbara N, et al. 2005. Outcomes after unrelated cord blood transplantation in children with acute lymphoblastic leukemia. Blood, 106: 93a.

Rocha V, Wagner J, Sobocinski K, et al. 2000. Graft-versus-host disease in children who have received a cord-blood or bone marrow transplant from an HLA-identical sibling. N Engl J Med, 342: 1846-1854.

Rubinstein P, Carrier C, Scaradavou A, et al. 1998. Outcomes among 562 recipients of placental-blood transplants from unrelated donors. N Engl J Med, 339: 1565-1577.

Ruggeri A, Volt F, Locatelli F, et al. 2017. Unrelated cord blood transplantation for acute leukemia diagnosed in the first year of life: outcomes and risk factor analysis. Biol Blood Marrow Transplant, 23(1): 96-102.

Sanz J, Montesinos P, Saavedra S, et al. 2010a. Single-unit umbilical cord blood transplantation from unrelated donors in adult patients with chronic myelogenous leukemia. Biol Blood Marrow Transplant, 16: 1589-1595.

Sanz J, Sanz MA, Saavedra S, et al. 2010b. Cord blood transplantation from unrelated donors in adults with high-risk acute myeloid leukemia. Biol Blood Marrow Transplant, 16: 86-94.

Takahashi S, Iseki T, Ooi J, et al. 2004. Single-institute comparative analysis of unrelated bone marrow transplantation and cord blood transplantation for adult patients with hematologic malignancies. Blood, 104: 3813-3820.

Takahashi S, Ooi J, Tomonari A, et al. 2007. Comparative single-institute analysis of cord blood transplantation from unrelated donors with bone marrow or peripheral blood stemcell transplants from related donors in adult patients with hematologic malignancies after myeloablative conditioning regimen. Blood, 109: 1322-1330.

Wagner J, Barker J, DeFor T, et al. 2002. Transplantation of unrelated donor umbilical cord blood in 102 patients with malignant and nonmalignant diseases: influence of CD34 cell dose and HLA disparity on treatment-related mortality and survival. Blood, 100: 1611-1618.

Yang W, Xie J, Hou R, et al. 2020. Disulfiram/cytarabine eradicates a subset of acute myeloid leukemia stem cells with high aldehyde dehydrogenase expression. Leuk Res, 92: 106351.

第十四章 脐带血干细胞对肺部疾病的治疗作用

第一节 在急性肺损伤和急性呼吸窘迫综合征中的应用

一、概述

肺部疾病严重影响人类健康，是发病率和死亡率最高的疾病之一。同时，在世界范围内随着人口老龄化日益严重、空气污染及高吸烟率，肺部疾病的发病率及死亡率仍在持续增加。在美国，慢性下呼吸道疾病（chronic lower respiratory disease），包括慢性阻塞性肺疾病（chronic obstructive pulmonary disease，COPD），已经成为第4位的致死性原因，仅次于心脏疾患、癌症及意外创伤。急性肺损伤（acute lung injury，ALI）及急性呼吸窘迫综合征（acute respiratory distress syndrome，ARDS）是临床上常见的危重症，是目前呼吸科最常见的潜在危害性最大的疾病之一。尽管目前已在改善其症状、控制死亡率的药物研究（如表面活性物质替代治疗）等方面取得了一定进展，但死亡率仍较高。因此寻找新的有效治疗策略、促进ALI/ARDS病理损伤的修复，是基础和临床研究中亟待解决的课题。近年来随着干细胞及组织工程学研究的不断进展，许多难治性疾病有了新的治疗方法。间充质干细胞（MSC）是目前干细胞研究中的热点之一，其具有自我更新和多向分化能力及旁分泌和免疫调控作用。目前MSC在呼吸系统疾病治疗中的研究众多，也取得了较大的进展。本文主要介绍脐带血MSC在治疗ALI/ARDS中的应用进展。

二、在ALI/ARDS治疗中的现状

（一）对ALI/ARDS的治疗潜能

ALI/ARDS均为肺泡-毛细血管屏障破坏、炎症性肺水肿而引起的急性缺氧性呼吸衰竭。Ashbaugh等人首先提出了"呼吸窘迫综合征"的说法，用以描述成人中以下一系列特征的症候群：急性发病、顽固的低氧血症性呼吸困难、弥漫性肺浸润、肺顺应性下降和短期死亡率极高。2012年，柏林标准对ARDS的诊断进行了更新，包括：①废除了ALI的概念，而是在应用5cmH₂O PEEP基础上根据氧和指数（PaO_2/FiO_2）的高低将ARDS划分为轻、中、重3个严重程度；②将"急性"限定为≤7天；③不再强调肺动脉压（pulmonary wedge pressure，PWP）在ARDS与急性心源性肺水肿中的鉴别作用。

各项研究显示，ARDS的发病率变化较大。美国报道的ARDS发病率约为欧洲的5～10倍，这可能与重症监护病房（intensive care unit，ICU）床位的数量、可利用性的差异，以及ICU的收容模式不同有关。但是，有一点是毫无争议的，那就是ADRS无论在成人还是儿童，都是危重病中最主要的致死和致残原因。ALI/ARDS相关的医院内病死率大约为40%，随着缺氧程度的不同，其病死率会有所差异。近20年来，ALI/ARDS的病死率有所下降，这主要由于小潮气量机械通气策略的应用，这一策略降低了机械通气相关肺损伤（ventilator-induced lung injury，VILI），以及由此引起全身炎症反应甚至多脏器功能衰竭。接受小潮气量通气策略的ALI/ARDS患者，其高病死率并未改变，这就要求我们寻找新的治疗策略。近40多年的研究，包括临床、病理生理以及分子水平研究，已经证实ALI/ARDS所引起的肺损伤由大量炎症介质、多种炎症通路，以及它们交织在一起的相互作用的网络系统所组成，这样的网络系统包括宿主因素的调控、机械通气的多种治疗干预等。ALI/ARDS是具有临床异质性的复杂综合征，将看似有效

的实验研究结果转化为能够降低人 ALI/ARDS 病死率的治疗策略始终是极具挑战的。目前 ALI/ARDS 的病死率仍居高不下，这就需要新的治疗策略。MSC 具有多种途径参与炎症、损伤及修复的各个阶段的能力，这就使得 MSC 作为 ALI/ARDS 治疗新策略成为可能。

Friedenstein 首先分离并鉴定了成年小鼠骨髓中成纤维细胞祖细胞为 MSC。采用贴壁法可以从骨髓中分离 MSC，并表达特征的细胞表面标志物，如 CD105、CD73、CD44、CD90 阳性，而 CD45、CD34 和 CD14 阴性。MSC 可以经诱导分化为骨、软骨及脂肪等。分离后的 MSC 需要在体外扩增，以达到足够的数量供临床或试验研究。骨髓是 MSC 最佳的取材地，试验研究及临床应用的 MSC 亦是最常分离于骨髓。除骨髓之外，脂肪、脐带血、羊水和外周血也可分离 MSC，一些器官如肺脏、心脏也证实能分离 MSC。脐带血以及脐带血管组织内蕴含着大量的 MSC。

由于目前多种疾病动物模型的临床前研究证明了 MSC 的安全性及有效性，大量有关 MSC 的临床试验纷纷进行，如神经系统疾病、免疫失调，以及心血管修复的 I 期、II 期临床研究等。数量众多的小规模临床试验主要研究 MSC 在自身免疫系统疾病中的应用，如多系统硬化、Crohn's 病、狼疮等。这些研究大多说明了 MSC 临床应用的安全性，也得到了初步临床效果。而在心肌坏死以及 1 型糖尿病方面的研究正在进行或已完成了 II 期、III 期临床试验。在 MSC 应用于呼吸系统疾病方面，2013 年 Weiss 等人通过静脉输注的方式应用 MSC 治疗 COPD 患者，这项历时 2 年的研究主要是每月给患者输注 4 次 MSC，每次剂量为 1×10^8。结果表明：在 COPD 患者应用 MSC 是安全的，但这项小规模的临床研究并未得到治疗有效性的结果。MSC 在多种疾病的治疗临床试验，为 MSC 治疗 ARDS 提供了有益的经验，目前已有多项关于 MSC 治疗 ARDS 的临床研究在国内外进行。

MSC 具有治疗 ALI/ARDS 的潜能。MSC 表达低水平的 HLA 抗原，这就使得输注 MSC 后可以减低免疫排斥的可能；此外，MSC 可以从多个方面调控内源性及适应性免疫，使其在输注后避免遭到免疫破坏。对于 ALI/ARDS 这样的急性疾病来说，外源性 MSC 是可以应用的。ALI/ARDS 是急性、严重的炎症反应，既往的治疗策略主要是如何去阻断这种炎症反应，到目前为止，这一策略并未成功，MSC 具有免疫调控的特性，应用其免疫调控功能治疗 ALI/ARDS 可能会更有效。首先，MSC 能够增强肺损伤所引起的肺泡修复和更新。其次，肺损伤引起肺泡上皮完整性破坏，从而导致肺泡液及肺泡表面活性物质的清除障碍，MSC 能够通过旁分泌功能修复和更新肺泡上皮和血管内皮细胞，从而发挥其治疗作用。同时，ALI/ARDS 通常是多脏器功能不全或衰竭的一部分，多项研究已经证明 MSC 能够减轻多种器官的损伤或促进损伤器官的修复，如肾脏、肝脏和心脏等。通过基因过表达策略或者用细胞因子预处理干细胞可以增强 MSC 的治疗效应，这样会促进 MSC 分泌疾病调控分子。最后，组织损伤后经静脉输注 MSC 后，MSC 能够归巢至炎症部位，因此 MSC 可以成为基因治疗的良好载体。

（二）对 ALI/ARDS 的作用机制

外源性 MSC 主要通过调控受损组织细胞功能，以及修复、改善微环境来发挥作用，实现其作用的方式包括依赖细胞间直接作用、旁分泌机制（分泌特异介质以及细胞内物质的转运等）。MSC 通过与巨噬细胞之间进行接触依赖作用，对巨噬细胞进行再编程，从而产生 M2 修复细胞亚型，继而引起 IL-1β、IL-6、IL8、TNF-α 的分泌减少，以及 IL-10、IL-13、PGE-2 的增加，从而抑制中性粒细胞聚集；另一方面，MSC 与受损的肺上皮细胞相互作用，可以直接将 DNA、RNA、线粒体物质等转运给受损的肺上皮细胞，达到修复细胞的作用；更为重要的是 MSC 可以通过旁分泌的作用分泌大量的可溶性因子，包括 KGF、VEGF、ANGPT-1、MMP2、MMP9，以及抗微生物肽 LL-37 和 LCN-2 等。通过这些作用机制，MSC 发挥其降低炎症反应、抑制细菌生长、抑制纤维化的作用，同时增加细菌清除、促进伤口愈合、维持膜完整性，以及增加肺泡内液体清除（图 14-1）。既往研究曾一度认为，细胞的植入及分化为肺上皮细胞是 MSC 发挥其作用的潜在重要机制。

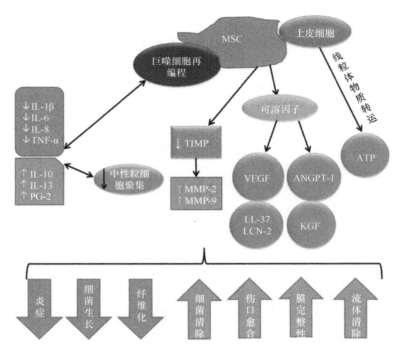

图 14-1　MSC 治疗肺损伤的机制（Masterson，2015）

TIMP，tissue inhibitor of metalloproteinase，金属蛋白酶组织抑制剂；MMP，matrix metalloproteinase，基质金属蛋白酶；VEGF，vascular endothelial growth factor，血管内皮生长因子；ANGPT-1，angiopoietin-1，促血管生成素-1；KGF，keratinocyte growth factor，角质细胞生长因子；LL-37、LCN-2 均为 antimicrobial peptide，抗微生物多肽；IL，interleukin，白细胞介素；ATP，adenosine triphosphate，三磷酸腺苷；PG，prostaglandin，前列腺素；TNF-α，tumor necrosis factor-alpha 肿瘤坏死因子 α

1. MSC 的免疫效应

MSC 对内源性和适应性免疫系统均有调控作用，同时可以影响树突状细胞、T 细胞、B 细胞、巨噬细胞，以及中性粒细胞的功能和反应。MSC 通过组织受损后免疫细胞分泌的可溶性因子来调控宿主的反应。例如，脓毒症中，MSC 通过 TLR 信号转导通路来调控巨噬细胞的活性，而在 ALI/ARDS 及慢性炎症反应中，MSC 则通过抑制活化 CD4 和 CD8 细胞产生炎症细胞因子、刺激 FoxP3$^+$调控 T 细胞的生成等来起到调控作用。需要强调的是，MSC 并非一直都可以发挥它的免疫调控特性，而是需要活化的免疫细胞释放炎性介质才能实现其免疫调控作用，这些炎性介质包括 INF-γ、IL1-β、TNF-α 等。ALI/ARDS 的主要特征之一即为急性炎症反应，而 MSC 在抑制许多前炎性细胞因子（如 TNF-α、IL-1、IL-6）以及促进抗炎因子（如 IL-10、IL-13）产生方面发挥着关键作用。中性粒细胞在 ALI/ARDS 的发生、发展过程中具有非常关键的作用，ALI/ARDS 动物试验研究证实，MSC 能够抑制中性粒细胞的迁移和活化。肺组织内巨噬细胞在 ALI/ARDS 的发病机制内同样具有重要的作用，研究表明，MSC 对细菌源性脓毒症的治疗效果很大程度上取决于其对巨噬细胞表型及功能的调控。将巨噬细胞从 M1 表型再编程至 M2 表型可能是修复受损肺组织细胞的关键环节，因此，有研究认为发挥 MSC 在 ALI/ARDS 治疗中作用的关键之一即是如何使 MSC 与肺泡巨噬细胞产生相互作用。

2. MSC 的抗微生物作用

细菌感染引起的脓毒症是继发 ALI/ARDS 最常见的原因，而且病情也更为危重，MSC 可以通过多种机制直接减轻细菌感染性脓毒症的炎症反应，包括增强巨噬细胞的吞噬能力，以及分泌抗菌肽以增加细菌清除等。Gupta 等人将内毒素或活大肠埃希菌注入肺内制成动物模型，然后应用 MSC 进行治疗，发现 MSC 可以改善生存率。同时还发现 MSC 可以减轻肺水肿、改善肺组织损伤程度，以及减低肺组织内炎性细胞因子的浓度。更为重要的是，Gupta 的研究中证实了 MSC 治疗组比对照组（盐水组或成纤维细胞组）明显降低了细菌载量，而 MSC 的抗菌效应部分由其分泌的抗菌肽如脂质运载蛋白-2、LL-37 等介导。脂质运载蛋白-2 是已知的一种内源性免疫对细菌感染反应的蛋白物质；LL-37 是人抗菌肽的一种，具有抗细菌、抗真菌及抗病毒作用。研究表明，LL-37 可以抑制金黄色葡萄球菌、大肠杆菌及铜绿假单胞菌的生长，而在由大肠杆菌或结核分枝杆菌所引起的肺部感染中，脂质运载蛋白-2 同样可以作用于黏膜细胞，调控 CXCL9 等化学介质并减轻气道黏膜的炎症反应。

Nemeth 等人的研究发现，在盲肠穿孔诱导的脓毒症的小鼠模型中应用 MSC 可以改善其病死率，减轻肺及其他脏器的损伤程度，发现 MSC 可以产生 PGE2（前列腺素内过氧化物酶合酶 2），通过 PGE2 作用于巨噬细胞产生 IL-10，从而发挥其抗微生物作用。Mei 等人重复并验证了 Nemeth 等人的研究，进一步证明了 MSC 的抗微生物作用是因为其增强了巨噬细胞对细菌的吞噬作用，尤其是脾脏巨噬细胞的吞噬作用。

Krasnodembskaya 等人证实 MSC 可以改善革兰氏阴性菌腹膜炎所致脓毒症小鼠的病死率，并且通过增强巨噬细胞吞噬能力的作用降低小鼠血液中细菌的载量。MSC 还可以增加补体 C5a 的表达，补体 C5a 的表达增加可以引起单核细胞及巨噬细胞吞噬作用受体 CD11b 的表达。

在脓毒症引起的 ALI/ADRS 体外肺脏模型的研究中，证明了人 MSC 无论对内毒素引起的 ALI/ARDS 还是活菌感染引起的 ALI/ARDS 均有治疗作用。研究者将异基因 MSC 通过气道注入方式处理体外 ALI/ARDS 模型，在应用内毒素或大肠埃希菌后 1h 发现肺血管通透性以及肺血管外液体水平均恢复至正常，而肺泡内液体清除率亦达到肺损伤前的水平。人 MSC 能够减轻炎症反应、增加细菌的杀灭能力及减低菌血症的细菌载量，这些效应与 MSC 能够增加单核细胞和巨噬细胞对细菌的吞噬和杀灭能力有关，有研究证实对于肺炎的治疗，MSC 的作用较单纯的抗感染治疗更为有效，并且 MSC 的治疗作用可以被抗 KGF 抗体所阻断。

3. MSC 的再生修复功能

干细胞生物学的研究说明 MSC 具有使受损组织器官再生的功能，这其中也包括肺组织。研究发现，应用骨髓来源的 MSC 可以使肺损伤模型的血管通透性及蛋白转运系统得到修复。对于目前 ALI/ARDS 治疗策略中的肺保护性通气，VILI 的发生有了很大程度的下降，但是 VILI 仍无法完全避免，基于此，MSC 的修复功能就显得格外重要，并可能成为包括 VILI 在内的肺损伤治疗选择。MSC 能够分泌 KGF，这可能在 MSC 修复损伤的肺组织结构及功能上起到部分作用。MSC 还可以抑制损伤后组织重建。Maron-Gutierrez 等人在研究中发现 MSC 治疗能够增加肺组织中金属蛋白酶 8（MMP-8）的表达，并降低金属蛋白酶组织抑制剂 1（TIMP-1）的表达。另有研究发现，M2 巨噬细胞亚型的数量也有增多，M2 型巨噬细胞主要参与伤口修复及炎症反应消退，这说明 MSC 促进组织修复的机制可能还包括抑制纤维化过程等。

4. 增强肺泡上皮细胞的液体清除功能

由于血管内皮细胞完整性的破坏，ARDS 导致肺泡内大量渗出液集聚，引起肺水肿。我们知道，MSC 可以分泌 KGF，正是这个作用使得 MSC 可以增强肺泡内渗出液的清除能力。促血管生成素 1（Ang-1）分泌增多也可以增强肺泡内液的清除。Ang-1 作为内皮细胞 Tie2 受体配体，通过抑制内皮细胞的通透性以及白细胞与内皮细胞的相互作用，在维护血管壁稳定性上起到十分关键的作用。研究显示，把 *Ang-1* 基因转染 MSC，以此达到过表达 Ang-1 的效果，通过转染 *Ang-1* 基因的 MSC 治疗脂多糖（lipopolysaccharide，LPS）诱导的 ALI 小鼠，可以明显改善肺水肿的程度。

（三）治疗 ALI/ARDS 的临床应用

近年来随着干细胞研究以及对 ALI/ARDS 基础和临床研究的深入，干细胞，尤其是 MSC，成为改变

ALI/ARDS 治疗策略最令人期待的选择。众多的动物试验及基础研究都为 MSC 治疗 ALI/ARDS 提供了大量理论支持，但是这些研究在给我们希望的同时，仍然有许多问题需要解决。如何安全有效地应用 MSC 在临床实践中治疗 ALI/ARDS，还有许多工作去完成。

1. 应用途径的优化

目前已经有大量的研究对 MSC 注入体内后如何分布进行了探讨，包括有组织器官损伤的模型及正常机体。研究表明，在有组织器官损伤的模型中，MSC 首先聚集在肺脏，之后有相当的细胞"归巢"至受损的组织器官。而对于无组织器官损伤的正常机体来说，MSC 主要分布在脾脏、肝脏、肾脏及骨髓等。

对于治疗 ALI/ARDS 患者如何选择 MSC 应用途径方面仍然存在争议。早期应用 MSC 治疗 ALI 的试验研究多数选择经气管注入，而在之后的许多研究中发现经静脉全身应用 MSC 可能是一种更好的选择，因为 ALI/ARDS 存在肺萎陷，气管内注入时并不能使 MSC 真正进入到病变部位。前面已经提到，通过静脉全身的注入方式，MSC 会迅速聚集在肺毛细血管床内，所以在研究其他脏器损伤时，可以采取局部给药的途径给予 MSC。其实，研究表明，经循环途径注入 MSC 时，无论损伤器官是肝脏、肾脏或肺脏，MSC 均可归巢至损伤部位，只不过归巢的 MSC 数量会有较大的差别。我们知道 ALI/ARDS 是多脏器功能衰竭的一部分，所以对于合并多脏器功能衰竭的 ALI/ARDS 来说，静脉全身给予 MSC 的途径是最佳的方式。

2. 细胞剂量与来源的优化

发挥 MSC 的最佳效果，同时将可能的副作用降至最小是确定 MSC 治疗剂量的重要原则。目前单次剂量与多次剂量给予 MSC 的获益情况还不清楚，而且 MSC 的最大耐受剂量和最小有效剂量也没有最终明确。既往关于 ARDS 的临床前试验中应用 MSC 的剂量是：小鼠为 30×10^6 个细胞/kg 体重，大鼠为大于 20×10^6 个细胞/kg 体重，并且该剂量下均未发现明显的副反应。在应用 MSC 治疗 COPD 患者的 II 期临床试验研究中，采用的剂量为 1.0×10^8 个细胞，共给 4 次。在该研究中，MSC 的应用剂量远小于既往 ARDS 相关研究的剂量。

另一个问题是 MSC 的合适来源。目前关于自体 MSC 与异体 MSC 具有等效的作用还是优于异体来源的 MSC 仍然存在争议。众所周知，自体来源的 MSC 具有很多优点，如无免疫原性、不需要体外培养及扩增等。当然，异体来源 MSC 经过体外培养、扩增及储存，也同样易于应用，并且可以多次给药以提高治疗效果。当患者处于疾病状态，尤其是疾病的急性期时，留取自体 MSC 往往是不现实的，更为重要的是取自全身性疾病状态下的 MSC 功能可能是受损的，这可能会限制其应用于临床。目前 MSC 取自同种异基因来源是共识。

3. MSC 的治疗作用

MSC 的应用时机对于其发挥治疗效果非常关键。大多数 ALI/ARDS 相关研究中，MSC 应用时间在疾病发生的 6h 以内。然而，在实际的临床工作中，我们所面临的 ALI/ARDS 发生时间常常远大于 6h。在 ALI/ARDS 发生发展的哪一阶段应用 MSC 才能取得最佳治疗效果仍需要进一步研究证实。现有的临床研究及临床前研究均提示在疾病早期或亚急性期应用干细胞治疗是最佳的时间窗。Behr 等人将自体 MSC 通过肾动脉注射入缺血再灌注损伤的羊动物模型体内，观察并评估延误细胞治疗的结果。研究结果发现，肾损伤发生后越早期应用 MSC 治疗肾小管，由 MSC 介导的小管生成越明显。相似的动物研究也证明了这一点，脑卒中动物模型在缺血发生后即应用 MSC 治疗，其康复的情况明显好于缺血发生后 30 天才给予 MSC 治疗的动物。

4. MSC 应用后的分布及结局

MSC 进入体内后的命运如何呢？目前尚没有研究明确 MSC 进入体内后的长期结局。Liu 等人的研究显示 MSC 在进入体内后绝大多数会凋亡。Eggenhofer 等人采用"可视化"的方法跟踪 MSC，发现在应用后 24h 内可以在肺组织内探及 MSC，而在 24h 以后，无论是在动物损伤模型还是在正常动物体内均未探及注入的外源性 MSC。Eggenhofer 等人推测既往的研究可能探测到的是被吞噬的 MSC 标记物及细胞碎片。Eggenhofer 的研究团队进一步研究发现，MSC 注入后的"消失"现象可以归结为某些免疫细胞，并推测这种免疫细胞很可能是巨噬细胞。出于安全性考虑，有必要明确 MSC 进入体内后的结局，这需要进一步的研究去证实，需要更合适的标记 MSC 的方法以及更为可靠的检测手段。

5. MSC 治疗效能的评估

ARDS 的病因众多，如脓毒症、胃内容物吸入、有害物质吸入和 VILI 等，而且临床实践中诱发 ARDS 的因素往往是多个，但目前研究所采用的 ARDS 疾病模型通常是单一因素诱发，而且是在有限的时限内进行研究，这说明现有 ARDS 研究的动物模型并不能充分模拟临床实际，迫切需要建立更符合 ARDS 复杂病理生理特点的动物模型。两次打击或多次打击动物模型虽然在模拟 ARDS 疾病过程中仍存在争议，但在今后的 MSC 研究中需要有更多的尝试。

6. MSC 的鉴定方法

目前对于 MSC 的定义仍然存在较大的争议，国际公认的 MSC 鉴定标准从形态学、生长方式、分化能力以及细胞表面标志方面给予了定义，但以这样的标准分离得到的 MSC 在一致性、纯度上并不理想，甚至有观点认为这样得到 MSC 中仅有十万分之一才是真正的"干"细胞。在 20 世纪 80 年代就已经有研究者开始尝试用更好的方法分离和鉴定 MSC，Simmons 及 Torok-Storb 采用名为 Stro-1 的 IgM 抗体法进行 MSC 的分离和鉴定。此后，磁性活化细胞分选法（MACS 法）、荧光活化细胞分选法（FACS 法）等方法相继用于 MSC 的分离、鉴定。

7. MSC 治疗 ALI/ARDS 的临床试验

迄今为止，已经完成的大量应用 MSC 进行细胞治疗的临床试验均未出现严重的不良事件，这些临床试验包括造血干细胞及 MSC 等。这些研究中出现的毒理相关的不良反应更多的是与细胞保护剂（如 DMSO）、有核细胞代谢产物以及注射细胞中死细胞数量等相关。目前应用 MSC 治疗 ALI/ARDS 的临床试验较少。2013 年，由美国研究者注册的、旨在比较不同 MSC 量回输后不良事件比例的研究是目前较少的关于 MSC 治疗 ALI/ARDS 的临床研究。目前该研究已完成受试者招募，但研究结果尚未完成。该研究连续监测了受试者的心率（律）、血压、呼吸机参数以及各器官的功能等。此外，对于输注 MSC 后急性期的不良反应，如心律失常、高或低血压以及血氧饱和度均给予监测和记录。该研究为 I/II 期临床试验，其结果将为 MSC 治疗 ALI/ARDS 提供安全性相关的依据。同时，我国研究者也注册了同一类型的临床研究，对主要不良反应进行评估，通过胸部 CT 量化肺呼吸功能、动脉血气分析、炎性标记物 IL-6 和 IL-8 的测定来评估人脐带血 MSC 的治疗效果。

在动物试验中，虽对输注 MSC 的远期不良反应，如肿瘤细胞的转移、肺间质纤维化等进行了观察，但临床对 MSC 的长期不良反应仍需进一步探讨。早期的临床试验主要是观察 MSC 的安全性以及应用剂量的确定，要想进一步确定 MSC 在 ALI/ARDS 中的治疗效果，需要更多大规模的临床研究。

三、结语

近年来，随着干细胞治疗 ALI/ARDS 研究的广泛进行，MSC 作为一种细胞治疗的手段已成为治疗 ALI/ARDS 最令人期待的领域。由于脐带血干细胞自身独有的优势以及近年来在基础和临床研究方面的迅猛进展，使其成为干细胞尤其是 MSC 的重要来源。但目前脐带血干细胞移植的临床应用仍有许多问题需要解决，如 MSC 的鉴定、应用途径、应用的最佳时间、剂量、远期的安全性及长期效果等。相信随着研究的深入发展，干细胞研究，包括脐带血干细胞研究会有更多成果值得期待。

第二节　脐带血干细胞对支气管肺发育不良的治疗作用

一、概述

早产是世界各国主要的健康问题之一，占新生儿的 8%～20%，也是引起 5 岁以下儿童的主要致死原因。极度早产（妊娠小于 28 周的早产）占所有早产的 5%左右，随着围产期防治水平的改善，极度早产儿的存活率逐年上升，但仍有至少 1/4 的极度早产儿可能并发支气管肺发育不良（bronchopulmonary dysplasia，BPD）。这是极度早产最常见而严重的并发症，并且至今尚无有效的治疗措施。细胞治疗（cell therapy）已经被证实对各种人类疾病有效，包括肺部疾病。因此，探索细胞治疗应用于 BPD 一直是研究热点之一。将新生的小鼠或大鼠饲养在高水平氧气环境中是最常用的 BPD 动物模型，而用于细胞治疗的候选细胞包括各种类型的干细胞及其衍化的条件培养液（conditioned medium，CM），骨髓及脐带血源性 MSC 是其中最常用的候选细胞。在既往的研究中，大多数都是有关这些干细胞在 BPD 治疗中对肺泡、肺血管形态学、肺功能及炎症等的作用。虽然也有干细胞归巢至肺脏的研究报道，但大多数的研究结果提示：细胞治疗的效果更多地依靠旁分泌机制，以实现干细胞对炎症、纤维化及血管生成的调控。目前，通过动物试验的结果已显示出 MSC 对 BPD 的治疗前景，但这些研究结果距离临床应用还有许多工作要做，如进一步了解细胞治疗的效应机制、细胞治疗的副作用等。

二、干细胞治疗 BPD 的研究现状

（一）干细胞治疗 BPD 的理论基础

在 BPD 的发病中，肺组织源性干细胞/祖细胞具有重要的作用。近年来的动物试验以及临床研究均提示，在肺脏发育过程中，肺上皮细胞和（或）血管源性干细胞/祖细胞受损或消耗很可能与 BPD 的发生有关。

1. 末梢肺上皮细胞、肺源性间充质干细胞功能受损

在 BPD 研究的动物模型中，已广泛采用新生啮齿动物高浓度氧气暴露法。Irwin 等人发现，在 BPD 动物试验模型中多能肺侧群细胞（multipotent lung side population cell），无论其数量还是内皮细胞的分化潜能都降低。同样，van Haaften 等人的研究结果也发现在高浓度氧气暴露的大鼠 BPD 模型中，循环 MSC 及肺源性 MSC 的数量均减少。这些研究表明，干细胞在防治新生儿肺损伤中具有潜在作用。而且，与对照组比较，给予高氧暴露的新生小鼠全身应用 MSC，可以明显增加支气管肺泡干细胞（bronchoalveolar stem cell，BASC）的数量。应用 MSC 条件培养液培养 BASC 可以提高其增殖率，说明 MSC 对 BASC 的生长有直接效应。Popova 等人发现，早产儿的气道吸出物内存在 MSC，而干细胞/祖细胞的耗竭可增加 BPD 的发生。对早产儿气道吸出物的细胞进行免疫分型发现，STRO-1、CD73、CD90、CD105、CD166、CCR2b 和 CD13 阳性，而 CD11b、CD31、CD34 及 CD45 为阴性。而且，这些细胞具有成肌纤维细胞的特性。在 BPD 的发育过程中，这些细胞的丢失使促纤维化的作用增强，而肺泡的生成停止。进一步的研究发现，与气道吸出物内的 MSC 不同，人骨髓源性 MSC 在转化因子 β1 的刺激下并不能向成肌纤维细胞分化，这说明气道吸出物内的 MSC 与骨髓源性 MSC 为不同的 MSC。研究提示，来源不同的 MSC 可能具有不同细胞特性，而弄清不同组织来源 MSC 的特性对于 BPD 的细胞治疗至关重要。

2. 肺及循环内皮祖细胞功能障碍

在高氧诱导的新生小鼠慢性肺损伤动物模型中，存在肺源性内皮祖细胞（endothelial progenitor cell，EPC）（CD45⁻/Sca-1⁺/CD133⁺/VEGFR-2⁺）的耗竭。Baker 等人研究发现，早产儿的脐带血比足月龄产儿的脐带血含有更多数量的内皮集落生成细胞（endothelial colony-forming cell，ECPC），而 ECPC 是 EPC 的一个特殊亚群。研究表明，早产儿的 ECPC 对于氧气暴露更易感。Borghesi 等人的研究进一步表明，患有 BDP 的早产儿与未患 BDP 的早产儿比较，患有 BPD 的早产儿的脐带血中的 ECPC 数量更低。但关于 EPC 在 BPD 的发病机制中的作用尚存在争议，Paviotti 的研究团队并未发现出生时 EPC 数量与之后是否发生 BPD 存在关联。这些争议的存在有多方面原因，如 EPC 鉴定标准的问题等。当然，在 BPD 的发生过程中，EPC 功能的评估可能比其数量的评估更重要。

（二）BPD 动物模型

疾病动物模型是体外试验研究与临床研究之间必不可少的桥梁，通过疾病动物模型可以验证各种假说，而避免直接进行人体试验。目前，BPD 的动物模型主要采用小鼠、大鼠、兔、羊，以及灵长类动物的早产和（或）新生幼崽作为实验动物，给予实验动物各种刺激因素以模拟肺泡损伤、血管重构等。但每种动物模型仅能单一地模拟人类的某些特定疾病，并不能完全反映整个疾病的发生发展过程。

目前为止，用于建立 BPD 动物模型的动物多数应用啮齿类动物，包括小鼠和大鼠，较少采用羊、灵长类等的研究。啮齿类动物在构建 BPD 模型方面具有多方面优势，如易于处理、大小合适等。同时啮齿类动物的幼崽出生后恰好处于肺脏发育期，将其饲养在高氧环境更容易制成 BPD 模型。BPD 动物模型最常用的刺激因素是高氧条件下诱导早产和（或）新生幼崽产生肺泡、肺间质的损伤，从而生成 BPD 模型。但在不同的研究中，所采用的氧浓度暴露水平及暴露时间均无统一标准。

（三）细胞治疗的细胞种类

目前，大量动物试验证实干细胞在多种呼吸系统疾病的治疗中具有令人鼓舞的作用，如 ALI/ARDS、肺动脉高压、哮喘及 COPD 等。由于 MSC 的来源较多，包括骨髓、脐带血、胎盘、脂肪组织等，因此在研究中是应用最为广泛的干细胞之一。研究证实，MSC 具有改善肺泡、气道及血管结构等作用，可减轻肺组织炎症、抑制肺纤维化、减轻肺水肿，进而恢复肺功能，提高运动耐力。而且，MSC 的治疗作用可能还与旁分泌作用及免疫调控效应有关。在 BPD 的新生儿肺部疾病治疗中，除了 MSC 外，其他类型的干细胞/祖细胞也有应用。近年来，不同类型干细胞治疗 BPD 的动物试验已取得良好的结果。

1. MSC

研究表明，应用骨髓源性 MSC 能从多方面缓解新生儿肺损伤，如减轻肺部炎症渗出、防止肺血管损伤及肺泡生长的停滞、抑制肺纤维化，进而改善活动活力。在 MSC 治疗后，其新生儿损伤肺组织内的植入率及分化率均较低。因此目前认为，MSC 主要是通过旁分泌的功能发挥其潜在的治疗作用。这种推测已被众多体内及体外研究结果支持，例如，有研究发现 MSC 条件培养液（MSC-CM）可使肺泡上皮细胞及肺微血管内皮细胞在氧应激条件下受到保护，避免出现高氧条件下的肺泡细胞生长停滞，同时可以刺激 BASC 生长，起到肺修复的作用。进一步的体内研究结果表明，MSC-CM 的治疗作用比 MSC 本身的治疗作用更为明显。这些说明 MSC-CM 具有更为复杂的治疗效应，且有待于进一步的研究。

由于脐带血的取材方便、富含多种干细胞及无伦理学问题，是获取 MSC 的重要细胞来源，因此在新生儿疾病的治疗方面具有更为突出的优势。Chang 等人应用人脐带血源性 MSC 治疗高氧诱导新生大鼠肺损伤模型发现，MSC 能够防治损伤肺泡的生长停滞，抑制肺纤维化的进程，经气管注入的 MSC 比经腹腔注射的在减轻肺损伤方面效果更好。而且，在治疗高氧诱导新生大鼠肺损伤中存在剂量依赖关系，经

气管最少注入 5×10^4 个细胞才会发挥其抗炎、抗纤维化、抗氧化效果。但在治疗人类新生儿的肺损伤时，这种 MSC 的合适剂量仍需进一步的临床研究证实。

2. EPC

EPC 在新生儿肺损伤中的治疗潜力已在高氧诱导的 BPD 小鼠模型中得到有效证实。动物试验表明，静脉注射了骨髓来源的血管生成细胞（一组骨髓样髓样前体细胞）的新生小鼠暴露于高氧，其肺泡结构和血管密度可以恢复到对照组（室内空气暴露）的水平，这表明 EPC 在治疗 BPD 方面具有潜能。

3. 羊膜上皮细胞

研究证实，人羊膜上皮细胞（amnion epithelial cell，AEC）对新生羊肺损伤模型具有治疗效果，该研究通过给妊娠羊应用 LPS 诱导构建新生羊肺损伤模型，并通过人 AEC 对其进行治疗研究。由于人 AEC 从产后丢弃的胎盘获取，因此获取途径非常容易，且不涉及伦理问题，这使得人 AEC 是细胞治疗的理想候选细胞。Vosdoganes 等人用人 AEC 治疗 LPS 诱导的羊胎儿肺损伤模型发现，AEC 能够减轻炎症引起的肺功能及结构的改变，并降低肺部炎症浸润，更为突出的作用是，AEC 可以明显增加表面活性蛋白 A（surfactant protein A，SP-A）和表面活性蛋白 C（surfactant protein C，SP-C）的表达。与 MSC 类似，应用 AEC 后其在肺部的植入率及分化率均较低，这说明 AEC 更多的是通过免疫调控作用发挥其功能。因此，AEC 在新生儿肺损伤及 BPD 中的治疗作用均期待更多的研究进行进一步的评估。

（四）存在问题

虽然各种干细胞/祖细胞在防治和修复肺损伤方面均展现出令人期待的潜在作用，但目前对于干细胞在健康人体及疾病状态中的生物学特性仍不十分清楚。例如，对于公认而具有修复功能的细胞要有更为精准的定义，这其中的难点是如何应用更为特异的细胞表面标志物来识别不同物种的干细胞/祖细胞，以及同一物种的不同的干细胞/祖细胞。既往研究较多的是细胞治疗对于疾病动物模型的短期效应，但很少对细胞治疗的长期效果进行研究，如儿童期甚至成年后肺组织的改变，而这样的长期观察结果对于细胞治疗最终转化为临床应用具有重要的意义。

此外，目前对于 BPD 及新生儿肺损伤的研究主要采用的高氧诱导的动物模型，但在实际中需要更多的因素引发的动物模型来模拟临床的情况，如机械通气诱导的、新生儿炎症诱导的 BPD 及肺损伤等，令人欣喜的是，类似的研究已经陆续开展。目前，更多的研究关注干细胞治疗对于新生儿损伤肺组织的改善效果。然而，在肺功能方面的治疗效果却报道很少，这是值得今后进一步探讨的问题。

三、结语

无论是干细胞还是干细胞衍化的条件培养液均具有治疗不同 BPD 动物模型的潜在作用，脐带血干细胞，尤其是脐带血源性 MSC 具有更多的优势。但由于既往研究存在的不足，如干细胞来源的标准化，绝大多数研究仅仅得到的是组织学指标等。对于 BPD 的细胞治疗仍有诸多期待，需要更多深入的基础试验以了解 BPD 的发生机制和细胞治疗长期疗效等，为临床转化提供良好的基础。

（史 亮 杨玲玲 傅松涛）

参 考 文 献

Abraham E.2003. Neutrophils and acute lung injury. Crit Care Med, 31(s4): 195-199.

Ali H, Bahbahani H. 2010.Umbilical cord blood stem cells-potential therapeutic tool for neural injuries and disorders. Acta

Neurobiol Exp (Wars), 70(3): 316-324.

Allison BJ, Youn H, Malhotra A, et al.2020. Is umbilical cord blood therapy an effective treatment for early lung injury in growth restriction? Front Endocrinol (Lausanne), 11: 86.

Ashbaugh DG, Bigelow DB, Petty TL, et al.1967. Acute respiratory distress in adults. Lancet, 2(7511): 319-323.

Battula VL, Treml S, Bareiss PM, et al. 2009.Isolation of functionally distinct mesenchymal stem cell subsets using antibodies against CD56, CD271, and mesenchymal stem cell antigen-1. Haematologica, 94(2): 173-184.

Behr L, Hekmati M, Fromont G, et al. 2007.Intra renal arterial injection of autologous mesenchymal stem cells in an ovine model in the postischemic kidney. Nephron Physiol, 107(3): 65-76.

Bersten AD, Edibam C, Hunt T, et al. 2002.Incidence and mortality of acute lung injury and the acute respiratory distress syndrome in three Australian States. Am J Respir Crit Care Med, 165(4): 443-448.

Bieback K, Kern S, Klüter H, et al.2004. Critical parameters for the isolation of mesenchymal stem cells from umbilical cord blood. Stem Cells, 22(4): 625-634.

Bruno S, Grange C, Deregibus MC, et al.2009.Mesenchymal stem cell-derived microvesicles protect against acute tubular injury. J Am Soc Nephrol, 20(5): 1053-1067.

Brzozowska NI, de Tonnerre EJ, Li KM, et al. 2017. Differential binding of antipsychotic drugs to the abc transporter p-glycoprotein predicts cannabinoid-antipsychotic drug interactions. Neuropsychopharmacology, 42(11): 2222-2231.

Bustos ML, Huleihel L, Meyer EM, et al. 2013.Activation of human mesenchymal stem cells impacts their therapeutic abilities in lung injury by increasing interleukin (IL)-10 and IL-1RN levels. Stem Cells Transl Med, 2(11): 884-895.

Chapel A, Bertho JM, Bensidhoum M, et al. 2003.Mesenchymal stem cells home to injured tissues when co-infused with hematopoietic cells to treat a radiation-induced multi-organ failure syndrome. J Gene Med, 5(12): 1028-1038.

Chaudhury S, Saqibuddin J, Birkett R, et al. 2019.Variations in umbilical cord hematopoietic and mesenchymal stem cells with bronchopulmonary dysplasia. Front Pediatr, 7: 475.

Checkley W, Brower R, Korpak A, et al. 2008.Effects of a clinical trial on mechanical ventilation practices in patients with acute lung injury. Am J Respir Crit Care Med, 177(11): 1215-1222.

Chen HX, Xiang H, Xu WH, et al. 2017a. Manganese superoxide dismutase gene-modified mesenchymal stem cells attenuate acute radiation-induced lung injury. Hum Gene Ther, 28(6): 523-532.

Chimenti L, Luque T, Bonsignore MR, et al. 2012.Pre-treatment with mesenchymal stem cells reduces ventilator-induced lung injury. Eur Respir J, 40(4): 939-948.

Curley GF, Ansari B, Hayes M, et al. 2013.Effects of intratracheal mesenchymal stromal cell therapy during recovery and resolution after ventilator-induced lung injury. Anesthesiology, 118(4): 924-932.

Curley GF, Contreras M, Higgins B, et al. 2011.Evolution of the inflammatory and fibroproliferative responses during resolution and repair after ventilator-induced lung injury in the rat. Anesthesiology, 115(5): 1022-1032.

Davis JM, Rowley SD, Braine HG, et al. 1990.Clinical toxicity of cryopreserved bone marrow graft infusion. Blood, 75(3): 781-786.

de Vasconcelos Dos Santos A, da CRJ, Diaz PB, et al. 2010.Therapeutic window for treatment of cortical ischemia with bone marrow-derived cells in rats. Brain Res, 1306: 149-158.

Derlet A, Rasper T, Roy CA, et al.2016. Metabolism regulates cellular functions of bone marrow-derived cells used for cardiac therapy. Stem Cells, 34(8): 2236-2248.

Dominici M, Le BK, Mueller I, et al. 2006.Minimal criteria for defining multipotent mesenchymal stromal cells. The international society for cellular therapy position statement. Cytotherapy, 8(4): 315-317.

Eggenhofer E, Benseler V, Kroemer A, et al. 2012.Mesenchymal stem cells are short-lived and do not migrate beyond the lungs after intravenous infusion. Front Immunol, 3: 297.

Erickson SE, Martin GS, Davis JL, et al. 2009.Recent trends in acute lung injury mortality: 1996-2005. Crit Care Med, 37(5): 1574-1579.

Fanelli V, Mascia L, Puntorieri V, et al. 2009.Pulmonary atelectasis during low stretch ventilation: "open lung" versus "lung rest" strategy. Crit Care Med, 37(3): 1046-1053.

Fang X, Neyrinck AP, Matthay MA, et al. 2010. Allogeneic human mesenchymal stem cells restore epithelial protein permeability in cultured human alveolar type II cells by secretion of angiopoietin-1. J Biol Chem, 285(34): 26211-26222.

Ferguson ND, Fan E, Camporota L, et al. 2012.The Berlin definition of ARDS: an expanded rationale, justification, and supplementary material. Intensive Care Med, 38(10): 1573-1582.

Fischer UM, Harting MT, Jimenez F, et al. 2009.Pulmonary passage is a major obstacle for intravenous stem cell delivery: the pulmonary first-pass effect. Stem Cells Dev, 8(5): 683-692.

Flo TH, Smith KD, Sato S, et al. 2004.Lipocalin 2 mediates an innate immune response to bacterial infection by sequestering iron. Nature, 432(7019): 917-921.

Frank MH, Sayegh MH. 2004.Immunomodulatory functions of mesenchymal stem cells. Lancet, 363(9419): 1411-1412.

Gao J, Dennis JE, Muzic RF, et al. 2001.The dynamic in vivo distribution of bone marrow-derived mesenchymal stem cells after infusion. Cells Tissues Organs, 169(1): 12-20.

Garcia S, Bernad A, Martín MC, et al. 2010.Pitfalls in spontaneous in vitro transformation of human mesenchymal stem cells. Exp Cell Res, 316(9): 1648-1650.

Gatti S, Bruno S, Deregibus MC, et al. 2011.Microvesicles derived from human adult mesenchymal stem cells protect against ischaemia-reperfusion-induced acute and chronic kidney injury. Nephrol Dial Transplant, 26(5): 1474-1483.

Gonzalez Rey E, Gonzalez MA, Varela N, et al. 2010.Human adipose-derived mesenchymal stem cells reduce inflammatory and T cell responses and induce regulatory T cells in vitro in rheumatoid arthritis. Ann Rheum Dis, 69(1): 241-248.

Guo Z, Zhou X, Li J, et al. 2013.Mesenchymal stem cells reprogram host macrophages to attenuate obliterative bronchiolitis in murine orthotopic tracheal transplantation. Int Immunopharmacol, 15(4): 726-734.

Gupta N, Krasnodembskaya A, Kapetanaki M, et al. 2012.Mesenchymal stem cells enhance survival and bacterial clearance in murine *Escherichia coli* pneumonia. Thorax, 67(6): 533-539.

Gupta N, Su X, Popov B, et al. 2007.Intrapulmonary delivery of bone marrow-derived mesenchymal stem cells improves survival and attenuates endotoxin-induced acute lung injury in mice. J Immunol, 179(3): 1855-1863.

Hare JM, Chaparro SV. 2008.Cardiac regeneration and stem cell therapy. Curr Opin Organ Transplant, 13(5): 536-542.

Hayes M, Curley G, Ansari B, et al. 2012.Clinical review: stem cell therapies for acute lung injury/acute respiratory distress syndrome-hope or hype. Crit Care, 16(2): 205.

Hayes M, Curley GF, Masterson C, et al. 2015.Mesenchymal stromal cells are more effective than the MSC secretome in diminishing injury and enhancing recovery following ventilator-induced lung injury. Intensive Care Med Exp, 3(1): 29.

Heeschen C, Lehmann R, Honold J, et al. 2004. Profoundly reduced neovascularization capacity of bone marrow mononuclear cells derived from patients with chronic ischemic heart disease. Circulation, 109(13): 1615-1622.

Hess DR, Thompson BT, Slutsky AS. 2013. Update in acute respiratory distress syndrome and mechanical ventilation 2012. Am J Respir Crit Care Med, 188(3): 285-292.

Hillel-Karniel C, Rosen C, Milman-Krentsis I, et al.2020. Multi-lineage lung regeneration by stem cell transplantation across major genetic barriers.Cell Rep, 30(3): 807-819.

Huang Z, Liu H, Zhang X, et al. 2018.Transcriptomic analysis of lung tissues after hUC-MSC and FTY720 treatment of lipopolysaccharide-induced acute lung injury in mouse models. Int Immunopharmacol, 63: 26-34.

Hurley K, Ding J, Villacorta-Martin C, et al. 2020. Reconstructed single-cell fate trajectories define lineage plasticity windows during differentiation of human PSC-derived distal lung progenitors.Cell Stem Cell, 26(4): 593-608.

Johnston LK, Rims CR, Gill SE, et al. 2012.Pulmonary macrophage subpopulations in the induction and resolution of acute lung injury. Am J Respir Cell Mol Biol, 47(4): 417-426.

Kang XQ, Zang WJ, Bao LJ, et al. 2005.Fibroblast growth factor-4 and hepatocyte growth factor induce differentiation of human umbilical cord blood-derived mesenchymal stem cells into hepatocytes. World J Gastroenterol, 11(47): 7461-7465.

Kharaziha P, Hellström PM, Noorinayer B, et al. 2009.Improvement of liver function in liver cirrhosis patients after autologous mesenchymal stem cell injection: a phase Ⅰ-Ⅱ clinical trial. Eur J Gastroenterol Hepatol, 21(10): 1199-1205.

Kotton DN, Fabian AJ, Mulligan RC. 2005.Failure of bone marrow to reconstitute lung epithelium. Am J Respir Cell Mol Biol, 33(4): 328-334.

Kraitchman DL, Tatsumi M, Gilson WD, et al. 2005.Dynamic imaging of allogeneic mesenchymal stem cells trafficking to myocardial infarction. Circulation, 112(10): 1451-1461.

Krasnodembskaya A, Samarani G, Song Y, et al. 2012.Human mesenchymal stem cells reduce mortality and bacteremia in gram-negative sepsis in mice in part by enhancing the phagocytic activity of blood monocytes. Am J Physiol Lung Cell Mol Physiol, 302(10): 103-1013.

Krasnodembskaya A, Song Y, Fang X, et al. 2010.Antibacterial effect of human mesenchymal stem cells is mediated in part from secretion of the antimicrobial peptide LL-37. Stem Cells, 28(12): 2229-2238.

Lee JW, Fang X, Gupta N, et al. 2009a. Allogeneic human mesenchymal stem cells for treatment of E. coli endotoxin-induced acute lung injury in the ex vivo perfused human lung. Proc Natl Acad Sci USA, 106(38): 16357-16362.

Lee JW, Gupta N, Serikov V, et al. 2009b. Potential application of mesenchymal stem cells in acute lung injury. Expert Opin Biol Ther, 9(10): 1259-1270.

Lee JW, Krasnodembskaya A, McKenna DH, et al. 2013.Therapeutic effects of human mesenchymal stem cells in ex vivo human lungs injured with live bacteria. Am J Respir Crit Care Med, 187(7): 751-760.

Li G, Malinchoc M, Cartin-Ceba R, et al. 2011. Eight-year trend of acute respiratory distress syndrome: a population-based study in olmsted county, minnesota. Am J Respir Crit Care Med, 183(1): 59-66.

Liang ZD, Yin XR, Cai DS, et al. 2013. Autologous transplantation of adipose-derived stromal cells ameliorates ventilator-induced lung injury in rats. J Transl Med, 11: 179.

Liang ZX, Sun JP, Wang P, et al. 2011. Bone marrow-derived mesenchymal stem cells protect rats from endotoxin-induced acute lung injury. Chin Med J (Engl), 124(17): 2715-2722.

Liu G, Ye X, Zhu Y, et al. 2011.Osteogenic differentiation of GFP-labeled human umbilical cord blood derived mesenchymal stem cells after cryopreservation. Cryobiology, 63(2): 125-128.

Maron Gutierrez T, Silva JD, Asensi KD, et al. 2013. Effects of mesenchymal stem cell therapy on the time course of pulmonary remodeling depend on the etiology of lung injury in mice. Crit Care Med, 41(11): e319-333.

Matthay MA, Ware LB, Zimmerman GA. 2012. The acute respiratory distress syndrome. J Clin Invest, 122(8): 2731-2740.

McNulty K, Janes SM. 2012. Stem cells and pulmonary fibrosis: cause or cure. Proc Am Thorac Soc, 9(3): 164-171.

Mei SH, Haitsma JJ, Dos SCC, et al. 2010. Mesenchymal stem cells reduce inflammation while enhancing bacterial clearance and improving survival in sepsis. Am J Respir Crit Care Med, 182(8): 1047-1057.

Mei SH, McCarter SD, Deng Y, et al. 2007. Prevention of LPS-induced acute lung injury in mice by mesenchymal stem cells overexpressing angiopoietin 1. PLoS Med, 4(9): e269.

Morando S, Vigo T, Esposito M, et al. 2012. The therapeutic effect of mesenchymal stem cell transplantation in experimental autoimmune encephalomyelitis is mediated by peripheral and central mechanisms. Stem Cell Res Ther, 3(1): 3.

Mutlu GM, Dumasius V, Burhop J, et al. 2004. Upregulation of alveolar epithelial active Na^+ transport is dependent on beta2-adrenergic receptor signaling. Circ Res, 94(8): 1091-1100.

Németh K, Leelahavanichkul A, Yuen PS, et al.2009. Bone marrow stromal cells attenuate sepsis via prostaglandin E(2)-dependent reprogramming of host macrophages to increase their interleukin-10 production. Nat Med, 15(1): 42-49.

Newman RE, Yoo D, LeRoux MA, et al. 2009.Treatment of inflammatory diseases with mesenchymal stem cells. Inflamm Allergy Drug Targets, 8(2): 110-123.

Ranieri VM, Rubenfeld GD, Thompson BT, et al. 2012. Acute respiratory distress syndrome: the Berlin Definition. JAMA, 307(23): 2526-2533.

Rubenfeld GD, Caldwell E, Peabody E, et al. 2005.Incidence and outcomes of acute lung injury. N Engl J Med, 353(16): 1685-1693.

Salazar KD, Lankford SM, Brody AR.2009. Mesenchymal stem cells produce Wnt isoforms and TGF-beta1 that mediate proliferation and procollagen expression by lung fibroblasts. Am J Physiol Lung Cell Mol Physiol, 297(5): 1002-1011.

Sartori C, Matthay MA. 2002. Alveolar epithelial fluid transport in acute lung injury: new insights. Eur Respir J, 20(5): 1299-1313.

Schena F, Gambini C, Gregorio A, et al. 2010. Interferon-γ-dependent inhibition of B cell activation by bone marrow-derived mesenchymal stem cells in a murine model of systemic lupus erythematosus. Arthritis Rheum, 62(9): 2776-2786.

Smith MJ, Chan KYY, Papagianis P, et al. 2020. Umbilical cord blood cells do not reduce ventilation-induced lung injury in preterm lambs. Front Physiol, 11: 119.

Sun J, Han ZB, Liao W, et al.2011. Intrapulmonary delivery of human umbilical cord mesenchymal stem cells attenuates acute lung injury by expanding $CD4^+CD25^+$ Forkhead Boxp3 (FOXP3)+ regulatory T cells and balancing anti- and pro-inflammatory factors. Cell Physiol Biochem, 27(5): 587-596.

Terragni PP, Rosboch G, Tealdi A, et al. 2007. Tidal hyperinflation during low tidal volume ventilation in acute respiratory distress syndrome. Am J Respir Crit Care Med, 175(2): 160-166.

Tio M, Tan KH, Lee W, et al. 2010.Roles of db-cAMP, IBMX and RA in aspects of neural differentiation of cord blood derived mesenchymal-like stem cells. PLoS One, 5(2): 9398.

Trounson A, Thakar RG, Lomax G, et al. 2011. Clinical trials for stem cell therapies. BMC Med, 9: 52.

Tu Z, Li Q, Bu H, et al. 2010. Mesenchymal stem cells inhibit complement activation by secreting factor H. Stem Cells Dev, 19(11): 1803-1809.

Tyndall A. 2011. Successes and failures of stem cell transplantation in autoimmune diseases. Hematology Am Soc Hematol Educ Program, 2011: 280-284.

Villar J, Blanco J, Añón JM, et al. 2011. The ALIEN study: incidence and outcome of acute respiratory distress syndrome in the era of lung protective ventilation. Intensive Care Med, 37(12): 1932-1941.

Wannemuehler TJ, Manukyan MC, Brewster BD, et al. 2012.Advances in mesenchymal stem cell research in sepsis. J Surg Res, 173(1): 114-126.

Ware LB, Matthay MA. 2000.The acute respiratory distress syndrome. N Engl J Med, 342(18): 1334-1349.

Weiss DJ, Casaburi R, Flannery R, et al. 2013.A placebo-controlled, randomized trial of mesenchymal stem cells in COPD. Chest, 143(6): 1590-1598.

Wu YQ, Ding YJ. 2018.Overexpressed microRNA-615-3p promotes progression of neonatal acute respiratory distress syndrome by inhibiting differentiation of mesenchymal stem cells to alveolar type Ⅱ epithelial cells. Eur Rev Med Pharmacol Sci, 22(14):

4625-4633.

Xu J, Murphy SL, Kochanek KD, et al. 2016.Mortality in the United States, 2015. NCHS Data Brief, (267): 1-8.

Xu J, Qu J, Cao L, et al. 2008.Mesenchymal stem cell-based angiopoietin-1 gene therapy for acute lung injury induced by lipopolysaccharide in mice. J Pathol, 214(4): 472-481.

Xu J, Woods CR, Mora AL, et al. 2007.Prevention of endotoxin-induced systemic response by bone marrow-derived mesenchymal stem cells in mice. Am J Physiol Lung Cell Mol Physiol, 293(1): 131-141.

Zhang X, Hirai M, Cantero S, et al. 2011.Isolation and characterization of mesenchymal stem cells from human umbilical cord blood: reevaluation of critical factors for successful isolation and high ability to proliferate and differentiate to chondrocytes as compared to mesenchymal stem cells from bone marrow and adipose tissue. J Cell Biochem, 112(4): 1206-1218.

第十五章 脐带血干细胞对糖尿病的治疗作用

第一节 脐带间充质干细胞治疗 1 型糖尿病

一、概述

1 型糖尿病是一种自身免疫性疾病,是在遗传和环境等危险因素共同参与下,自身 T 细胞破坏胰腺 β 细胞引起的疾病。患者每天需要注射重组胰岛素来补充其自身分泌的不足。虽然目前胰岛素的给药途径和血糖监测的进步在对糖代谢的控制方面取得很大的成功,显著改善了患者的生存时间和生活质量,但是仍存在着诸多不便。患者越来越需要一种长期有效的替代方式来更好地适应日常活动对激素的需求。为此,人们提出了基于移植的治疗模型,如器官整体移植和朗格汉斯岛移植,但是这些技术受到许多因素限制,如缺乏供体、手术相关风险及移植物排斥反应。干细胞研究已带来新的机遇。多项研究表明,多种干细胞可以分化为胰腺内分泌样细胞,在体内和体外环境中,常常在葡萄糖的刺激下表达胰岛素。干细胞研究的另一个发展领域是某些干细胞的免疫调控能力,特别是那些来源于围产期胎儿的干细胞。

脐带胶质(umbilical jelly)间充质干细胞(MSC),即脐带沃顿胶间充质干细胞(Wharton's jelly mesenchymal stem cell,WJ-MSC)来源于脐带体的成熟黏液组织,可以向 β 细胞分化。此种细胞既具有重要的免疫调控活性,也具有分化的能力,这使其更有希望用于 1 型糖尿病的治疗。鉴于治疗方法的多样性,其中包括未分化和已分化的细胞,以及共移植胰岛。研究表明,WJ-MSC 移植不但有助于 β 细胞的再生,也可预防患者残余和新生 β 细胞的自身免疫破坏。

再生医学是指通过干细胞治疗疾病的一种前沿疗法。过去 30 年,通过对从胚胎到胎儿再到成人组织各种来源的大量干细胞的研究发现,这些细胞具有多种分化的潜能,而且可以重新恢复多种因生理修复能力不足或因疾病所抑制的人体器官功能。

胰腺是腹腔的实质性器官,是主要的消化腺,具有内分泌和外分泌的功能。绝大部分的胰腺实质是由腺泡结构组成外分泌腺,通过分支导管连接,最后汇入主胰管。腺泡细胞分泌的酶在肠道中起消化作用。胰腺的内分泌部分占器官总重量的 1%~2%,由大约 100 万个被称为朗格汉斯岛的岛状内分泌腺组成。这些细胞分散在整个胰腺,胰尾含量最高。在胰岛中发现有 4 种合成肽类激素的内分泌细胞:α 细胞、β 细胞、PP 细胞和 δ 细胞。β 细胞分泌的胰岛素是最主要的降糖激素,可调控血糖浓度。胰岛素的作用被 α 细胞分泌的胰高血糖素所拮抗。

尽管在成人胰腺中发现祖细胞,但仅在极少数情况下体内胰岛细胞可出现生理性再生。在毒素诱发的严重胰腺炎之后,外分泌胰腺可能会再生。β 细胞在一些生理条件下(如妊娠期)可以在体内大量复制再生,但是有时不能弥补损失,而且在朗格汉斯岛中的干细胞很容易受到多种因素的损害。

糖尿病是发达国家人群的主要死亡原因。在 1 型糖尿病中,T 细胞可破坏 β 细胞导致胰岛素绝对分泌不足。糖尿病经常合并动脉粥样硬化、肾功能衰竭、失明和冠状动脉疾病等病理状态。特别是,心力衰竭与糖尿病共存更因其他疾病的存在而增加疾病治疗的难度。

1 型糖尿病患者每天需要注射胰岛素,但是这种外部给药仅仅能粗略地模拟生理性胰岛素分泌过程。尽管强化胰岛素治疗能有效延缓或预防并发症的进展,但是在大多数患者中难以实现并长期坚持。因此,整个胰腺或胰岛移植已作为治疗方法进行探索。

长期以来，胰岛移植一直备受瞩目。据报道，1 型糖尿病患者在胰岛移植后的第 1 年可停用胰岛素，随后出现胰岛功能下降。这种技术由于需要同时进行免疫抑制治疗和受到胰腺供体稀缺影响而难以开展。因此，临床上的研究热点已经转向细胞治疗，而且多数已集中于不同干细胞和祖细胞源性胰岛素分泌细胞（insulin-producing cell，IPC）的分化研究。干细胞的来源相对丰富，但问题是如何使用 MSC 治疗糖尿病。使用由同一患者的骨髓（BM）或脂肪组织源性自体干细胞，不会因宿主免疫反应而受到限制。然而，患者的主观因素和疾病条件的限制可制约自体干细胞的广泛使用。事实上，在骨髓抽吸物中 MSC 的有核细胞仅占一小部分，数量和功能随着供体年龄的增长而下降。

最新研究显示，由于基础疾病自体 MSC 可能存在功能障碍，这已经在糖尿病患者中得到证实。在具有干细胞特征的潜能细胞来源中，围产期组织近年来受到高度重视。这些组织易得，对于捐献者来说没有风险，而且细胞可以用简单、可重复的实验技术很容易地分离出来，且不会出现伦理或操作安全方面的质疑。并且，干细胞可以大量移植制备，分离成功率高、体外培养容易，使其在再生医学的众多领域颇具优势。本文介绍围产期相关干细胞 WJ-MSC 的特点及其治疗 1 型糖尿病的潜能与前景。

二、胰腺内分泌发育和再生分子的调控机制

胰腺的内分泌发育是一种精细而复杂的过程，并且已经在众多干细胞分化的方案中得以验证。在器官形成过程中，初始阶段内胚层向成熟 β 细胞生成的过程中，多种转录因子（transcription factor，TF）参与调控内分泌细胞的分化。胰腺发育的大部分知识来源于动物试验，主要是啮齿类动物模型。因此，最主要的问题是啮齿类动物胰腺发育试验在人体中无法重现。这意味着对结果的解释需要谨慎，并且需要不断完善分化方法。

人类胰腺来源于前肠内胚层截然不同的背侧和腹侧，而后逐渐融合。在胰腺发育到 7.5～8.5 周时，可观察到产生胰岛素、胰高血糖素和生长抑素的少数细胞。胰腺十二指肠同源盒 1（pancreatic and duodenal homeobox 1，PDX1）是内分泌胰腺发育过程中最重要的参与者。发育过程中，TF 在内分泌和外分泌祖细胞中都有表达；而在成熟器官中，其表达主要限于 β 细胞。在 PDX1 首表达之后，腺泡细胞和内分泌细胞开始形成共表达螺旋-环-螺旋基元（basic helix-loop-helix，b-HLH）转录因子-胰腺特异性转录因子（pancreas-specific transcription factor 1a，Ptf1a）。Ptf1a 缺失的动物，胰腺发育不全。另一个 b-HLH 因子，即神经元蛋白-3（Neurogenin 3，Ngn-3）恰恰可启动当地参与内分泌的程序。Ngn-3 缺失的小鼠会出现胰腺发育不全，并且因高血糖而迅速死亡。Ngn-3 [+]细胞是成熟胰岛内所有类型内分泌细胞的祖细胞，在其他 TF 的作用下使单一激素阳性细胞出现发生变化，并具有抑制或活化作用，如配对盒 4（paired box 4，Pax4）、无芒相关同源盒（aristaless related homeobox，Arx）、配对盒 6（paired box 6，Pax6）和 NeuroD1。

三、WJ-MSC 的表型和免疫相关特性

骨髓是 MSC 最常见的来源。Friedenstein 等人首次证明，骨髓源性 MSC（BM-MSC）可以分化成多种细胞，如脂肪细胞、骨细胞、软骨细胞、腱细胞和神经组织细胞等。BM-MSC 可表达典型的"核心"标志物，如 CD44、CD73、CD90、CD105、CD166、CD49e、CD51、CD54、CD59 和 CD71 等。在 BM-MSC 中缺乏内皮细胞特异性标志物（如 CD31、vWF）和造血细胞的标志物（如 CD14、CD34、CD45、CD79、CD86 和血型糖蛋白 A-CD235a）。这种 MSC 也可存在于其他易于获得的组织中，如脂肪和围产期组织、胎盘、羊膜和脐带。

人脐带（hUC）是在胚胎发育的第 13 天产生的胚外结构，并且在妊娠期间通过胎盘连接胎儿和母亲。脐带上皮是一种外胚层结构，与羊膜上皮细胞和胎儿的皮肤上皮细胞相连，覆盖从羊膜腔中分离出来的整个软组织脐带。脐带上皮覆盖着羊膜下的一种黏膜结缔组织，即围绕胎儿的外膜和血管介质（一根静

脉和两根脐带动脉血管，即 WJ），参与防止血管在胎儿期发生不良事件，如受压、扭曲和弯曲。脐带特殊的细胞外基质由含有硫酸糖胺聚糖（glycosaminoglycans，GAG）和蛋白聚糖的无定形基质组成，此外还包括 I、III 和 VI 型胶原蛋白以及基膜分子（如 IV 型胶原蛋白、层粘蛋白和硫酸肝素）。

富含细胞外基质（ECM）的脐带基间质中含有分散的基间质细胞，现称为 MSC。Takechi 等人的研究认为，大多数基间质细胞是肌成纤维细胞（myofibroblast）。将基间质分成羊膜下、WJ 和血管周围 3 个不同区域的数据显示，在各个区域的细胞之间存在差异，WJ 细胞（WJC）通常可以扩展到整个脐带间充质细胞。研究表明，来源于 hUC 和其他胎儿/新生儿组织的 MSC 与来自成人组织（骨髓，脂肪组织和外周血）的 MSC 具有共同的特征和向不同类型的组织细胞自我更新的能力及分化的潜能。这些细胞可向典型的成熟间充质细胞分化，如脂肪细胞、成骨细胞和成软骨细胞。并且，WJ-MSC 可成功分化为神经细胞、肝细胞、皮肤滤泡细胞和心肌细胞等成熟细胞。

在过去的几年中，由于免疫调控和低免疫原性的特点，再生医学领域对围产期 MSC 的兴趣与日俱增。MSC 在体内外免疫调控的主要机制涉及分泌可溶性的转化生长因子-β（TGF-β）、肝细胞生长因子（HGF）、前列腺素 E2（PGE2）、吲哚胺-2，3-双加氧酶（indoleamine 2，3-dioxygenase，IDO）。这一过程可能是由于 MSC 与 T 细胞之间的交互作用。细胞之间的接触也可能与 MSC 的免疫调控活性相关。而且，因为共刺激分子（如 B7-1 和 B7-2）的低表达和缺乏经典 II 类 MHC，MSC 可以调控 T 细胞的增殖。此外，MSC 的免疫抑制能力也可通过诱导 T 细胞的效能丧失和改善调控性 T 细胞（Treg）的功能而产生治疗效果。

研究显示，MSC 可表达非经典的 I 型 HLA，如 HLA-G（以及其可溶形式 HLA-G5）、HLA-F 和 HLA-E。迄今为止，在 BM-MSC 和 WJ-MSC 中，以及在心脏中保留的 MSC 中已经观察到 HLA-E 的表达。有趣的是，TNF-α 刺激后在 CL-MSC 和 BM-MSC 中已经观察到 HLA-E 的表达。所有这些 Ib 类 MHC 分子都参与了母体免疫系统对半异基因胚胎耐受过程的启动，以及 NK 细胞对自身细胞耐受的诱导。

最近的研究表明，围产期干细胞表达的免疫特性和免疫调控标志物，不仅取决于其初始状态，更取决于诱导的分化过程。Tee 等人最近的研究证明，肝细胞分化的人羊膜上皮细胞（human amniotie epithelial cell，hAEC）保留着重要免疫调控分子的表达。而且，通过 3 种标准细胞系的分化试验，表明 WJ-MSC 可维持免疫调控分子如 HLA-E 和 B7-H3（CD276）在 mRNA 和蛋白质水平上的表达。这些数据为来自围产期细胞的分化提供了新的可能，这些细胞不仅可以适当地促进干细胞功能的成熟，而且有利于抗炎和增强免疫调控活性。因此，这可能有助于体内受损微环境输入细胞的植入，并通过活化局部的祖细胞改善病情。

对 hUC 干细胞表达的新型标志物的研究显示，在 WJ-MSC 和脐带衬里（cord lining，CL）-MSC 中也表达其他免疫相关抗原，如 CD68 和 CD14。最近的研究证明，在 WJ-MSC 中还有 CD200 及其受体的表达，且均参与免疫调控。而且，在 BM-MSC 中最初描述的免疫调控分子 CD271，在新鲜的脐带组织中也表达。

四、WJ-MSC 在体内外 β 细胞分化试验中的应用

近来，WJ-MSC 因为易于获得、培养简便，能分化为多种类型的成熟细胞，在再生医学领域中已受到很大的关注。最近的报道表明，这种细胞可以成功地分化成 IPC。体内试验也表明，移植的 IPC 可以改善实验动物的临床效果。最近在动物模型和人体中直接移植 UCB 细胞的数据也显示，不依赖于干细胞的 IPC 直接分化结果较好。Chao 等人使用神经细胞条件培养液（neuronal conditioned medium，NCM），通过逐步培养的方法，首次尝试把 WJ-MSC 分化为 IPC（表 15-1）。为了评估体内 β 细胞的功能，把这种分化的 IPC 形成的集群细胞移植到糖尿病小鼠肝内，结果显示，这种胰岛素的表达与生理葡萄糖的水平、C-肽的分泌，以及胰腺特异性基因 *PDX1*、*Nkx2.2*、*HLXB-9* 和 *Glut-2* 的表达有关。

WJ-MSC 和 BM-MSC 向 IPC 分化潜能的比较研究显示，在含有烟酰胺、活化蛋白 A、HGF、肠促胰岛素类似物和五肽胃泌素的培养液中，这两类细胞都能在培养的第 1 天形成胰岛样细胞簇。但与 BM-MSC

比较，在 WJ-MSC 分化中的 PDX1 表达水平较高，胰岛素和 C 肽的分泌也相对较高。通过人 WJ 细胞分化的 IPC 对非肥胖性糖尿病（NOD）小鼠体外和体内的试验数据表明，移植后的 IPC 定位于肝内，并能够恢复生理性血糖。此外，WJ-MSC 在体外和体内均具有分化为 IPC 和降低高血糖的能力。

从人脐带中分离 MSC 后，通过预备的方法进行诱导分化。首先，通过质粒 DNA（CMV 启动子控制下的 NeuroD1 和 GFP）进行基因转染，然后进行最后阶段的分化，即重编程诱导分化。结果表明，在第一步的诱导中，细胞形态从成纤维细胞样分化为胰岛簇状。与对照细胞比较，分化的细胞开始表达人胰岛素和胰高血糖素，二硫腙染色（dithizone staining）阳性。在 mRNA 水平上，分化细胞的人胰岛素和人 *PDX1* 基因均有表达。用冻存的人 UCB 分离的 MSC 向 IPC 分化的结果显示，在 IPC 集群细胞形成后，通过 RT-PCR 可检测到一些典型的胰腺基因如 *Pdx-1*、*Ngn3*、*Isl-1*、*Pax6*、*Pax5*、*Pax4*、*Glut-2*、*Nk2.2*、*Nkx6.1* 和胰岛素基因。

通过 *PDX1* 基因转染以及一系列诱导因子对脐带 MSC 的作用后，在体外可以获得 IPC。这种胰腺分化方案包括 3 个步骤。特别是胰岛素和 C 肽的表达及二硫腙阳性染色，可在第 3 步分化后进行评估。另外，通过 RT-PCR 和蛋白质印迹技术可以检测诱导 MSC 的胰岛素基因、*PDX1* 和 *Nkx6.1* 的表达。有趣的是，这些基因的表达仅限于转染的细胞，而未转染的细胞或只进行分化处理的细胞无法表达这些基因。

表 15-1　脐带干细胞分化的 IPC 对 1 型糖尿病的治疗应用（Atala，2014）

MSC 类型	胰岛细胞的分化程序	标志物表达的分析	功能分析
WJ-MSC	①神经细胞条件培养液（NCM）培养 7 天 ②含 25mmol/L 葡萄糖的 H-DMEM/ F12、2%FBS、烟酰胺和 B27 培养 ③含 25mmol/L 葡萄糖的 H-DMEM/ F12、2%FBS、烟酰胺、B27 和 SCM 培养 ④胰岛样细胞簇分泌胰岛素细胞成熟	①RT-PCR 检测胰岛素、Glut-2、Hlxb 9、Nkx6.1、nkx 2.2 和 Pdx1 的表达 ②IHC 和 IF 染色检测胰岛素的表达	体外：ICC、RT-PCR 检测胰岛素和 C 肽分泌 体内：STZ 处理小鼠，胰岛素 ELISA 试剂盒，IPGT 试验，IHC 和 IF 染色
WJ-MSC 与 BM-MSC 的比较	细胞接种在超低黏附培养板中，用含 17.5mmol/L 葡萄糖、10mmol/L 烟酰胺、2nmol/L 活化蛋白 A、10nmol/L 唾液蛋白-4、100pmol/L HGF 和 10nmol/L 五肽胃泌蛋白的 DMEM F12 培养液培养	①用流式细胞仪分析（FCA）CD29、CD44、CD59 和 CD34 的表达 ②用 ICC 检测 hC-肽、hGcg 和 Hpdx-1 的表达 ③用 RIA 检测胰岛素	体外：用 RIA 检测胰岛素表达，用 FCA 分析 C 肽的表达，用 Kit 8 计数活细胞，用膜连蛋白 V-FITC 细胞凋亡试剂盒检测细胞凋亡
WJ-MSC	①用含 10% FBS、1%双抗/两性霉素 B、100ng/ml β 神经生长因子、4nmol/L 活化蛋白 A、10mmol/L 烟酰胺、25ng/ml 表皮生长因子（EGF）的 CMRL1066 培养液培养 7 天 ②DMEM/F12 新鲜培养液培养 7～10 天 ③用 10mmol/L 烟酰胺胰岛素/转铁蛋白/二氧化硒-X（ITS-X）和 10ng/ml 碱性成纤维细胞生长因子（bFGF）的培养液培养 17 天	①用 ICC 检测 C 肽的表达和免疫胶体金染色分化细胞系 ②DMEM/F12 新鲜培养液培养的 MafA、pax4、NeuroD、Isl-1、Nkx2.2、Glut2 和胰岛素的表达	体外：ICC、免疫胶体金、SEM、葡萄糖激发实验、C 肽 ELISA 试剂盒、RT-PCR 体内：NOD 小鼠、IHC、腹腔内葡萄糖耐受实验
WJ-MSC	H-DMEM 中加入 0.1mmol/Lβ-巯基乙醇（β-ME）和 10μg/L 成纤维样细胞的 bFGF 培养。用 0.1mol/L PBS 洗涤，并用 10mmol/L 烟酰胺的 H-DMEM 培养液孵育 基因转染后，用 H-DMEM 加入 10%FBS 和 10^{-6}mol/L 维甲酸（AR）培养 24h，用含有 10%FBS H-DMEM 培养液培养 2 天，再在 L-DMEM 中加入 10% FBS、10mmol/L 烟酰胺和 20ng/ml EGF 培养 6 天	①用 IFA 检测胰岛素和高血糖蛋白的表达②用 RT-PCR 检测胰岛素和 Pdx1 的表达	体外：ICC、IF、RT-PCR、二硫腙染色、统计学分析、放射免疫法测定胰岛素水平
人 UCB 细胞（hUCB-MSC）	①H-DMEM 中加入 10% FBS 和 10^{-6}mol/L RA 培养 24h，然后用含只 10% FBS 的 H-DMEM 培养 2 天 ②L-DMEM 中加入 10%FBS、10mmol/L 烟酰胺和 20ng/ml EGF 培养 6 天 ③L-DMEM 中加入 10% FBS 和 10nmol/L 唾液蛋白 4 培养 6 天 ④通过观察胰岛样细胞簇的三维形成、与胰腺内分泌细胞发育和胰岛素分泌相关基因的表达，监测细胞分化 ⑤对照组细胞在只含 10%FBS 的 L-DMEM 中培养	用 RT-PCR 检测 Pdx1、Pax4、Pax6、Ngn3、Isi-1、Nkx6.1、Nkx2.2 和 Glut-2 的表达	体外：IHC、FCA、RT-PCR 体内：STZ 处理小鼠，HPLC 检测对照组无胰岛素表达，但在 IPC 移植组有胰岛素表达

MSC 类型	胰岛细胞的分化程序	标志物表达的分析	功能分析
人脐带细胞（hUC-MSC）	MSC 对照组、pAdxsi-CMV-PDX1+诱导因子组、载体组+诱导因子组和诱导因子组，这 4 个组均按以下 3 个步骤进行 ①未分化 MSC 加入 pAdxsi-CM V-PDX1 培养 7 天 ②2%FBS/DMEM/F12 培养液加入 100ng/ml EGF 和 2%B27 培养 3 天 ③10ng/ml 高血糖蛋白样肽-1（GLP-1），10ng/ml 细胞调控蛋白，10ng/ml 肝细胞生长因子（HGF），10mmol/L 烟酰胺，2% B27，0.1mmol/L β-ME，培养 7 天	在细胞分化后用 RT-PCR 检测胰岛素、Pdx1、Ngn3、NKX6.1 和 Glut-2 的表达。诱导后和未诱导细胞用 ICC 和 IFA 检测胰岛素和 Pdx1 的表达	体外：pAdxsi-CMV-PD X1 转染和 MSC 诱导 ICC、IFA、RT-PCR、WBA、胰岛素和 C 肽分泌的检测
人 UCB 细胞 PCR（hUCB-MSC）	（1） ①不含 FBS 的 RPMI、100ng/ml 活化蛋白 A 和 25ng/ml Wnt3a 的培养液培养 1 天 ②含 0.2%（V/V）FBS 的 RPMI 和 100ng/ml 活化蛋白 A 的培养液培养 2 天 ③含 2%（V/V）FBS 的 RPMI、50ng/ml 成纤维细胞生长因子 10（FGF 10）和 0.25μmol/L 3-酮-N-（氨乙基-氨基己基二氢肉桂酰）（KAAD）-环巴氨（CYC）的培养液培养 4 天 ④含 1%（V/V）B27 的 DMEM、2μmol/L 全反式 RA、0.25μmol/L CYC 和 50ng/ml FGF10 的培养液培养 4 天 ⑤含 1%（V/V）B27 的 DMEM、1μmol/L N-[N-（3,5-二氟代苯乙酰基）-L-丙氨酰]-苯甘氨酸 t-丁酯（DAPT）、50ng/ml 唾液蛋白培养液培养 3 天 ⑥含 1%（V/V）B27 的 CMRL、50ng/ml 的唾液蛋白 4、50ng/ml 的胰岛素样生长因子（IGF-1）和 50ng/ml 的 HGF 培养液培养 4 天 （2） ①不含 FBS 的 RPMI、100ng/ml 活化蛋白 A、25ng/ml Wnt3a 和 50μmol/L PI3K 抑制剂的培养液培养 1 天 ②含 0.2%（V/V）FBS 和 100ng/ml 活化蛋白 A 的培养液培养 2 天 ③含 2%（V/V）FBS 的 RPMI、50ng/ml FGF10 和 50ng/ml 角质细胞生长因子（KGF）的培养液培养 4 天 ④含 1%（V/V）B27 的 DMEM、2μmol/L 全反式 RA、0.25μmol/L CYC、50ng/ml 蛋白培养液培养 4 天 ⑤含 1%（V/V）B27 的 DMEM 培养液培养 3 天 ⑥含 1%（V/V）B27 的 CMRL、50ng/ml 唾液蛋白 4、50ng/ml IGF-1 和 50ng/ml HGF 培养液培养 4 天		体外：IFA、RT-PCR、葡萄糖刺激 C 肽的 ELISA 检测 体内：NOD-SCID 小鼠葡萄糖刺激 C 肽的 ELISA 检测
WJ 干细胞（WJ-MSC）	①SFM-A 和 DMEM/F12（1：1）中含 17.5mmol/L 葡萄糖、1%BSA Cohn 组分 V 的无脂肪酸、1% 双抗/两性霉素 B、1×ITS-X 各 5mg/L、4nmol/L 活化蛋白 A、1mmol/L 丁酸钠和 50μmol/L β-ME 培养液培养 2 天 ②在第 3 天用含 DMEM/F12（1：1）、17.5mmol/L 葡萄糖、各 1% 的 BSA 和 PSA、ITS-X 和 0.3mmol/L 牛磺酸的 SFM-B 培养液换液 ③培养第 5 天和下一个第 5 天用含 DMEM/F12（1：1）、17.5mmol/L 葡萄糖、1.5% BSA、ITX-X、1% PSA、3mmol/L 牛磺酸、100nmol/L GLP，1mmol/L 烟酰胺的培养液换液	用 ICC 检测 C 肽的表达，RT-PCR 和实时 PCR 检测 Pdx1、Pax4、胰岛素、GPDH 的表达	体外：自发性 C 肽分泌的检测、葡萄糖激发实验。 体内：STZ 诱导 6～8 周龄的 SD 大鼠血液葡萄糖测定、用 IHC 检测人细胞核和人 C 肽，统计学分析
人 WJ-MSC		用 IF 分析 CD40L、CD80 和 CD86 的表达，qRT-PCR 检测 Pdx1、人胰岛素、人高血糖蛋白、HLA-1 和 HLA-DR 的表达	体外：用 ELISA 检测淋巴细胞增殖 体内：用 Ad293-EGFP 转染人 MSC 和移植 STZ 诱导大鼠，体重、血糖和血清胰岛素检测，统计学分析

续表

MSC 类型	胰岛细胞的分化程序	标志物表达的分析	功能分析
UB-MSC 和 UCB 单核细胞（UCB-MNC）	①用含 1% β-ME 的 H-DME M 培养液培养 UB-MSC 2 天 ②用含 100ng/ml 内皮生长因子、10ng/ml bFGF 和 2% B27 的 DMEM 培养液培养 6 天 ③含 20nmol/L 烟酰胺的 H-D MEM 的培养液培养 6 天	①用 ICC 检测 α-SMA、人结蛋白、人胰岛素和 C 肽的表达 ②RT-PCR 检测 ALP、OPN、LPL、PPARg、高血糖蛋白、生长激素抑制蛋白、胰岛素、Ngn3、β 肌动蛋白的表达 ③用 FC 检测 CD31、KDR 和 CD45、CD29、CD90 和 CD34 的表达	体内：用 6~8 周 STZ 处理 C57/BL6 小鼠移植不同比例的 UB-MSC 和 UCB-MNC ①血糖测定 ②腹腔糖耐受实验 ③IHC 测定人胰岛素和细胞核抗原表达 ④人 Alu 的 PCR 测定 ⑤胰岛素分泌测定 ⑥统计学分析

注：ALP. alkaline phosphatase，碱性磷酸酶；bFGF. basic fibroblastic growth factor，碱性成纤维细胞生长因子；β-ME. β-mercaptoethanol，β-巯基乙醇；EGF. epidermal growth factor，表皮生长因子；ELISA. enzyme-linked immunosorbent assay，酶联免疫吸附测定；FBS. fetal bovine serum，胎牛血清；FCA. flow cytometry analysis，流式细胞仪分析；FGF10. fibroblast growth factor 10，成纤维细胞生长因子 10；Gcg. glucagons，胰高血糖蛋白；Glut-2. glucose transporter-2，葡萄糖转运体蛋白-2；H-DMEM. high-glucose DMEM，高糖 DMEM；HGF. hepatocyte growth factor，肝细胞生长因子；Hlxb9. homeobox protein HB9，同源盒蛋白 HB9；HPLC. high performance liquid chromatogra，高效液相色谱法；ICC. immunocellulerchemistry，免疫细胞化学染色；IF. imunofluorescencia，免疫荧光法；IFA. immunofluorescence assay，免疫荧光测定；IGF-1. insulin-like growth factor，胰岛素样生长因子；IHC. immunohistochemistry，免疫组织化学；IPC. insulin-producing cells，胰岛素生成细胞；Isl-1. insulin gene enhancer protein-1，胰岛素基因增强蛋白 1；ITS-X. insulin-transferrin selenium-X，胰岛素转铁硒-X；KAAD-CYC. 3-Keto-N-（aminoethyl-aminocaproyldihydrocinnamoyl，KAAD）-cyclopamine，3-酮-N-（氨乙基-氨基己基二氢肉桂酰）-环巴氨；KGF. keratinocyte growth factor，角质细胞生长因子；L-DMEM. low-glucose DMEM，低糖 DMEM；LPL. lipoprotein lipase，脂蛋白脂肪酶；MafA. musculoaponeurotic fi brosarcoma oncogene homolog A，肌筋膜性纤维肉瘤癌基因同源 A；NCM. neuronal conditioned medium，神经细胞条件培养液；NeuroD. neurogenic differentiation protein D，神经源性分化蛋白 D；Ngn-3. neurogenin-3，神经元蛋白 3；Nkx2.2. homeobox protein，同源盒蛋白 2.2；Nkx6.1. homeobox protein NKX6.1，同源盒蛋白 6.1；OPN. osteopontin，骨调控蛋白；Pax4. paired gene box-4，成对基因盒 4；PAX-6. gene paired box-6，基因成对盒 6；PCR. polymerase chain reaction，聚合酶链反应；Pdx11. pancreatic duodenal homeobox，胰腺十二指肠同源盒；PPARg-2. peroxisome proliferator-activated receptor gamma-2，过氧化物酶体增殖活化受体 γ -2；RA. retinoic acid，维甲酸；RIA. radioimmunoassay，放射免疫测定；RT-PCR. reverse transcription-polymerase chain reaction，逆转录-聚合酶链反应；SD. Sprague Dawley rats，SD 大鼠；SEM. scanning electron microscope，扫描电子显微镜；STZ. streptozocin，链脲霉素；UCB-MNC. cord blood mononuclear cells，脐带血单核细胞；WJ. Wharton's jelly，沃顿胶；WJ-MSC. Wharton's jelly mesenchymal stem cells，WJ 间充质干细胞

通过体内、体外试验对 UCB-MSC 治疗糖尿病的研究显示，经免疫荧光和 RT-PCR 方法检测，这些分化的细胞可表达其关键性的标志物 PDX1、NKX6.1 和 NGN3，表明 UCB-MSC 可成功分化为胰腺细胞谱系。而且，当用人脐带 MSC 进行 3 步法，也可诱导获得 IPC。采用免疫细胞化学、实时 PCR 和 ELISA 方法对这些分化细胞的特征进行评估。体内试验时把分化的细胞经门静脉注入糖尿病大鼠的肝脏内后，通过免疫组化检测，不仅肝中出现人体细胞核和 C 肽，而且血糖水平降低。体外研究的数据显示，在分化细胞中可以表达胰腺 β 细胞发育基因 PDX1、Pax4 和胰岛素基因；在葡萄糖激发后，C 肽水平释放增加。

WJ-MSC 在治疗糖尿病中的免疫调控作用方面进行了体内、体外试验。首先研究了 WJ-MSC 的免疫学特性及其对淋巴细胞增殖和干扰素 γ（IFN-γ）分泌的影响。把 WJ-MSC 移植到糖尿病大鼠体内，研究这些细胞是否能够植入并在体内分化为胰岛 β 细胞、能否降低糖尿病大鼠的血糖。结果显示，移植后在糖尿病大鼠的肝脏和胰腺中均可检测到 WJ-MSC。有趣的是，尽管在移植输注前的 WJ-MSC 没有进行分化，但糖尿病大鼠的血糖有所降低。更重要的是，胰腺细胞的破坏可部分恢复。因此认为，这种血糖的降低可能与体内 WJ-MSC 的免疫调控作用有关，但需进一步的试验来阐明其真正的作用机制。体外试验证实，WJ-MSC 不刺激淋巴细胞的增殖，也不诱导同种异体或异种的免疫反应。

人脐带 MSC 和人 UCB 单核细胞（UCB-MNC）的联合移植是否可降低 1 型糖尿病小鼠的血糖，以及这两种细胞移植比例的研究显示，当这两种不同比例的细胞移植到 1 型糖尿病小鼠体内后，其比例为 1∶4 时能有效地降低血糖。而且，在移植动物体的胰腺和肾脏均可检测到供体来源的细胞；尽管这些细胞在体外能向胰岛样细胞分化，但在这种再生的胰腺中未检测到人的胰岛素。因此提示，这种移植细胞的作用机制可能与输入的细胞刺激局部胰腺前体细胞的活化有关。

最近的临床研究显示，WJ-MSC 用于 1 型糖尿病患者的治疗安全而具有预期疗效。在 WJ-MSC 移植治疗新发 T1DM（newly onset T1DM）患者 21 个月的随访研究中，把患者随机分为两组，第 1 组采用

WJ-MSC 治疗，第 2 组在胰岛素强化治疗的基础上给予生理盐水。结果显示，与第 2 组相比，第 1 组没有急性或慢性的副作用。在随访期间，无论是治疗前的临床参数还是与第 2 组的平行数值（parallel values）比较，第 1 组患者的 HbA1c 和 C 肽等均明显优于第 2 组。这些结果表明，WJ-MSC 移植治疗新发 T1DM 安全而有效。最新的研究显示，人脐带 MSC 通过 Wnt 信号通路可促进糖尿病大鼠皮肤的创面愈合。

五、结语

脐带 MSC 的这些试验数据显示，这种干细胞具有极强的可塑性和分化能力。这导致其在体外也能分化成 IPC，并能对葡萄糖的变化做出反应，改善糖尿病实验动物模型的临床参数。最近研究表明，即便没有对 IPC 进行预分化，脐带基质细胞和 UCB 细胞都可在体内模型和患者中防止糖尿病表型的丢失。因此，通过 WJ-MSC 的再生医学方法不仅具有细胞的再生作用，还可作为器官自我修复的支持细胞（图 15-1）。未分化的 WJ-MSC 可能通过免疫救免特性及其抗炎活性，参与挽救局部胰岛细胞和祖细胞以减慢延缓疾病进程。比较研究表明，WJ-MSC 比 BM-MSC 更能向成熟的 β 细胞表型分化，因此增加了围产期干细胞在 β 细胞替代疗法中的应用前景。在未来，脐带细胞与 UCB 细胞的同时冻存是可以实现的，这将使这些细胞在多个患者身上大量应用。UCB 源性细胞和 WJ 源性细胞联合移植试验进一步推动了这两种细胞联合存储以备将来之需。目前的这些试验数据将为更好地研究这些细胞及其分化细胞的免疫特性，增加其在体内的移植潜力和存活率奠定坚实的基础。

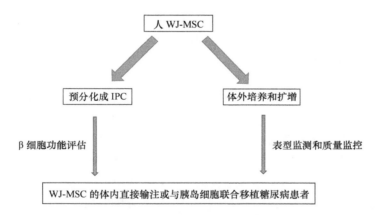

图 15-1　分化和未分化的 WJ-MSC 均可用于 1 型糖尿病的再生医学治疗（Atala，2014）

第二节　脐带血干细胞治疗 2 型糖尿病

一、糖尿病与全球性挑战

糖尿病是一种全球性的健康问题，其患病率超过了印度人口的 12.1%、中国的 11.6% 和美国的 8.3%。据美国糖尿病协会（American Diabetes Association，ADA）报道，到 2025 年美国糖尿病患者总数将增加 64%，与糖尿病相关的医疗支出将增加 72%，达到每年 5140 亿美元。而且，糖尿病及其相关并发症（如心血管疾病、中风、肾衰竭和血液循环不良）显著降低了生活质量，限制了患者的正常活动和生产力，并造成了重大的经济和社会负担。

因此，找到治疗糖尿病的方法是当务之急。临床上主要有两种类型糖尿病：1 型糖尿病（T1D）由自身免疫破坏胰岛 β 细胞所致；2 型糖尿病（T2D）的标志是胰岛素抵抗。普遍认为，胰岛 β 细胞功能下降不能代偿胰岛素抵抗，导致临床糖尿病的发生。持久的代谢压力，包括糖毒性、脂毒性、慢性代谢性炎症、氧化应激和内质网应激导致进行性的胰岛 β 细胞功能障碍，最终导致这种细胞死亡和长期 T2D 绝对胰岛 β 细胞的缺乏。本文主要介绍 UCB 源性多能干细胞对糖尿病的治疗，即干细胞干预疗法（stem cell educator therapy）的应用研究。

（一）1 型糖尿病的病理生理学和临床管理的挑战

T1D 是一种由 T 细胞介导的自身免疫性疾病，其胰岛 β 细胞数量减少，由此使体内的胰岛素和葡萄糖水平失衡。全世界有数百万人患有 T1D，确诊或未确诊 T1D 的人数每年都在增加。尽管每天注射胰岛素可以在一定程度上控制血糖水平，延缓由血糖失调导致的慢性并发症的发生，但胰岛素的补充疗法并不能治愈糖尿病。它不能阻止持续的自身免疫反应，也不能有效地防治破坏性的并发症，如神经和心血管疾病、失明及肾衰竭等。尽管在过去的 25 年里已投入巨大的精力进行研究，但真正的治愈方法仍难以找到。近年来的几项以动物模型初步成功为基础的临床试验的失败，进一步凸显了在战胜这种疾病方面所面临的挑战。理想的情况下，治疗或治愈 T1D 的方法应该解决 T1D 自身免疫的众多潜在的病因。不幸的是，T1D 的病因在人类中仍是未知的。在 T1D 中可能引起自身免疫的因素包括遗传、表观遗传、物理、社会及环境的因素。

这些因素可能单独或者联合作用，促进或增强自身免疫的发展。在多种因素的共同作用下，与 T1D 免疫系统障碍相关的细胞类型及靶细胞可能包括 T 细胞、B 细胞、调控性 T 细胞（Treg）、单核/巨噬细胞、树突状细胞（DC）、自然杀伤（NK）细胞和自然杀伤 T（NKT）细胞。由于 T1D 相关免疫反应的多克隆性与 T1D 患者免疫调控的全球性挑战，仅仅把自身免疫反应中的一种或几种因素作为靶点的治疗方法或试验更易失败，就像最近针对 T 细胞的抗 CD3 抗体试验和抗谷氨酸脱羧酶 65（anti-glutamic acid decarboxylase，GAD65）的疫苗研发均告失败。成功的治疗方法可能通过矫正免疫系统中多个靶点的变化，以恢复免疫平衡和外周耐受性。

（二）2 型糖尿病的病理生理学和临床管理的挑战

由于以营养过剩和运动受限为特征的西方生活方式的普及，T2D 在世界范围内的发病率正在上升。成人 T2D 历来以空腹血糖升高和葡萄糖耐量试验异常为特征，且不具备胰岛 β 细胞自身免疫破坏的证据。

有证据显示，T2D 的病因包括自身免疫成分启动的炎症影响胰岛 β 细胞的反应，这为胰岛素的抵抗机制和潜在的治疗提供了新的见解。这些发现表明，通过 T1D 发展起来的一些疗法可能用于 T2D 的治疗，包括使用干细胞对胰岛 β 细胞的再生作用，以及采用 UCB 或骨髓的成体多能干细胞进行免疫调控。尽管干细胞移植研究面临众多技术和伦理阻碍，但利用 UCB 干细胞调控免疫应答可能提供一种更普遍接受且更加可行的方法。

1. 2 型糖尿病的代谢性炎症和胰岛素抵抗的病理生理学

胰岛素是胰岛 β 细胞产生的一种激素，在调控细胞代谢、生长、分化、生存，以及所有组织细胞中表达受体的稳态方面均具有关键作用。这种神经内分泌网络可调控胰岛素的合成、释放、吸收和在外周组织中的作用。肥胖和缺少锻炼与胰岛素抵抗风险的增加相关。最近的证据表明，这种风险的增加至少部分是由于脂肪细胞介导的免疫功能紊乱和炎症，可能影响胰岛素的调控和摄取。

在 T2D 中，来自脂肪细胞和巨噬细胞分泌的炎性细胞因子，包括 TNF-α、白细胞介素 1（IL-1）、IL-6、IL-17、单核细胞趋化蛋白 1（monocyte chemoattractant protein-1，MCP-1）、抵抗蛋白（resistin）、纤溶酶原活化抑制因子-1（plasminogen activator inhibitor-1，PAI-1）等水平的变化，通过 c-Jun 氨基末端蛋白激酶（c-Jun N-terminal protein kinase，JNK）和（或）IkappaB 激酶 β/核因子-kappaB（IKKβ/NF-κB）通路，促进胰岛素抵抗的发展。尽管 T2D 存在复杂性和多因素性，代谢炎症仍是导致胰岛素抵抗最常见的步骤（图 15-2）。虽然胰岛素抵抗和炎症之间的这种关系是最近才发现的，但抗感染治疗作为一种治疗 T2D 胰岛素抵抗的方法正在迅速获得认可。

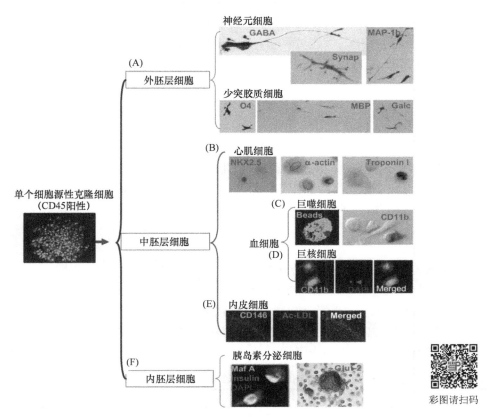

图 15-2　人 UCB 多能干细胞在不同生理生长因子和诱导剂的作用下可产生多种细胞谱系（Stavropoulos-Giokas et al.，2015）
用 Ficoll-Hypaque（γ=1.077）从人 UCB 中分离 UCB 多能干细胞，并接种于非组织培养处理的 Petri 培养皿中，培养液中含 7%胎牛血清的 RPMI 1640，形成白细胞共同抗原 CD45 阳性的单细胞源性克隆（左侧）。（A）神经细胞和少突胶质细胞的分化。UCB 多能干细胞用 100ng/ml 的 NGF 培养 10～14 天，其其有 γ-氨基丁酸（γ-aminobutyric acid，GABA）、微管相关蛋白（microtubule-associated protein，MAP）1B、突触泡蛋白（synaptophysin，Synap）、硫苷脂 O4、髓磷脂碱性蛋白（myelin basic protein，MBP）和半乳糖脑苷脂（galactocerebroside，Galc）细胞系标志物的特性。（B）心肌细胞的分化。UCB 多能干细胞用化学级 3μmol/L 5-aza-2'脱氧胞苷培养 24h，经检测具有心肌细胞标志物，其中包括细胞核转录因子 Nkx2.5、心肌特异性肌动蛋白 α 和肌钙蛋白 I。（C）巨噬细胞的分化。UCB 多能干细胞以 50ng/ml 的 M-CSF 培养 7～10 天，可出现吞噬荧光颗粒和表面标志物 CD11b/Mac-1。（D）巨核细胞的分化。UCB 多能干细胞以 10ng/ml 的 TPO 培养 10～14 天后，可出现特异性标志物 CD41b 和多倍体核（箭头所示）。（E）内皮细胞的分化。UCB 多能干细胞以 50ng/ml 的 VEGF 培养 10～14 天，继之出现特异性细胞标志物 CD146 和乙酰化低密度脂蛋白（acetylated low density lipoprotein，Ac-LDL）的掺入。（F）IPC 的分化。UCB 多能干细胞用 10nmol/L 唾液蛋白-4（exendin-4）和 25nmol/L 葡萄糖培养 5～8 天后，出现 β 细胞标志物——胰岛素和 Glu2。每种实验均以同型匹配的 IgG 作为阴性对照组

2. 代谢异常导致 T2D 免疫功能的障碍

人类免疫系统通常不把单个的葡萄糖和（或）脂质分子作为抗原来识别，除非它们出现在能刺激免疫应答的糖脂或脂蛋白中。和其他细胞一样，免疫系统的细胞依赖胰岛素信号来利用葡萄糖和（或）脂质作为正常能量燃料而发挥正常功能。与营养过剩相关的高血糖症和（或）高脂血症会对包括免疫系统在内的多个身体系统造成慢性毒性，并干扰对胰岛素的正常反应。由此产生的氧化应激、线粒体功能障碍和内质网（endoplasmic reticulum，ER）应激损害细胞内稳态，并可改变先天性和适应性免疫反应及促进炎症反应。

健康的胰岛受到一种特殊的基底膜保护，这如同免疫细胞的一种屏障，并协助维持体内平衡。利用人免疫介导的糖尿病小鼠模型进行的研究表明，除非抗原提呈细胞（APC）触发，否则免疫细胞无法通过基底膜进入胰岛。研究发现，T2D 受试者的胰岛细胞内有巨噬细胞浸润。这些巨噬细胞可能存在胰岛 β 细胞的 T 细胞抗原，启动自身免疫反应，在 T2D 患者中发现的这种现象与在 T1D 患者中的自身免疫反应

相似。在至少一种已知的 T1D 相关自身抗体，如胰岛细胞抗体、抗蛋白酪氨酸磷酸酯样蛋白 IA2（anti-protein tyrosine phosphatase-like protein IA2）、抗胰岛素和 GAD65 的检测呈阳性后，约 10% 的 T2D 成人患者诊断为潜在的自身免疫性糖尿病。除了这些体液自身免疫反应外，一些 T2D 患者的胰岛细胞自身抗体呈阴性，其外周血中的 T 细胞可对胰岛蛋白反应。因此，如果不是全部，也可能是部分患者的自身免疫反应可参与 T2D 的发病机制。

二、脐带血干细胞

（一）UCB 中的干细胞

人 UCB 含有多种类型的干细胞，包括造血干细胞（HSC）、MSC、UCB 多能干细胞、内皮祖细胞（EPC）和单核细胞源性干细胞等。本文主要介绍脐带血源性多能干细胞（cord blood-derived multipotent stem cell，CB-SC）对糖尿病的治疗作用。

（二）CB-SC

CB-SC 是从人 UCB 中发现的一种特殊类型的干细胞，与其他类型的干细胞如 HSC、MSC（表 15-2）、EPC 和单核细胞源性干细胞不同。CB-SC 的表型特征显示，其可表达胚胎细胞标志物（如转录因子 OCT-4 和 Nanog）、阶段特异性的胚胎抗原（SSEA-3 和 SSEA-4）和白细胞共同抗原 CD45，但其血细胞谱系标志物 CD1a、CD3、CD4、CD8、CD11b、CD11c、CD13、CD14、CD19、CD20、CD34、CD41a、CD41b、CD83、CD90、CD105 和 CD133 均为阴性。

表 15-2　CB-SC 与 MSC 表型的比较（Stavropoulos-Giokas et al.，2015）

	CB-SC	MSC
主要来源	人 UCB	人骨髓、脂肪组织、胎盘、脐带
形态学	圆形	纺锤形（梭形）或成纤维样细胞
附着表面	疏水表面	亲水表面
细胞分离	紧密贴壁，抵抗 EDTA/胰蛋白酶分离法	对 EDTA/胰蛋白酶分离法敏感
细胞表面标志物		
HSC 标志物 CD34	阴性	阳性
白细胞共同抗原 CD45	强阳性	绝对阴性
Thy-1 抗原 CD90	阴性	阳性
内皮糖蛋白 CD105	阴性	阳性
免疫原性		
Ⅰ类：HLA-ABC	极低	高
Ⅱ类：HLA-DR，DQ	阴性	阴性

另外，CB-SC 的免疫原性很低，其主要组织相容性复合体（MHC）抗原水平极低，无法刺激异基因淋巴细胞的增殖。不同诱导剂的作用下，可产生 3 种胚层源性细胞（见图 15-2）。更具体地说，CB-SC 可与培养皿紧密黏附贴壁，细胞形状大而圆，使用胰蛋白酶/EDTA 普通分离方法无效，使其易于收集悬浮的淋巴细胞并在体外共培养后与 CB-SC 分离。因此，在干细胞教育疗法中，只有经过 CB-SC 培养的自体淋巴细胞能回输给受体。

（三）干细胞干预疗法

临床前试验证实，CB-SC 具有的免疫调控作用可进行干细胞干预疗法（图 15-3）。简单地说，是用 16 号静脉注射针注入肘正中静脉，用血细胞分离器从患者血液中分离淋巴细胞。这种收集的淋巴细胞流入 CB-SC 的装置中，其他血液成分自动流回患者体内。这种干细胞教育的功能作为血细胞分离器闭环系统的一部分，通过其分离器循环患者的血液，在体外短暂地把患者的淋巴细胞与 CB-SC 共培养，并把培养的淋巴细胞送回患者的血液循环中。CB-SC 紧密黏附在血细胞分离器的内部表面，只有经过 CB-SC 干预的自体淋巴细胞返回受试者。干细胞干预治疗只需要两次轻微疼痛的静脉穿刺，与其他干细胞疗法（如 MSC 和 HSC）相比，不会把干细胞或试剂引入患者体内。

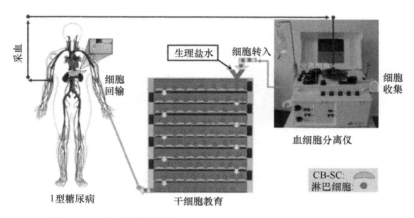

图 15-3　干细胞教育疗法（Stavropoulos-Giokas et al.，2015）

此外，CB-SC 的免疫原性很低，在治疗前不需要 HLA 匹配。因此，这种干细胞干预治疗的优点是可能提供 CB-SC 介导的免疫调控治疗，避免与其他干细胞和传统免疫疗法相关的伦理问题并提高使用的安全性。

（四）干细胞干预疗法比其他干细胞的免疫疗法更安全

研究显示，干细胞干预治疗在所有参与者中耐受良好，两次静脉穿刺的疼痛很小。大多数患者在静脉穿刺时感到轻微不适，在脱刺时手臂有些酸痛。但是，这种不适及疼痛随着治疗的结束很快就能消失。在整个治疗过程中及治疗结束后 1 年的随访中，受试者无任何不良反应。与骨髓 MSC 的应用相比，自体骨髓 MSC 的临床应用受到限制，因为在采集骨髓的过程中存在痛苦的操作和潜在的感染。胎盘及脐带比较容易获得，是提供同种异体 MSC 的有效来源。然而，在血管造影术下，通过介入治疗如静脉输注或经股动脉插管直接注入胰岛。在这种异基因 MSC 移植后，患者通常出现中度发热或高热。

三、干细胞干预疗法在 1 型糖尿病中的应用

（一）1 型糖尿病治疗的临床疗效

临床试验表明，在 T1D 的长期患病中，单一的干细胞干预治疗可持久地逆转自身免疫，使胰岛 β 细胞可以再生并改善代谢调控。在一项非盲性（open-label）、I 期/II 期的临床研究中，15 例 T1D 患者接受单次的干细胞教育治疗；其年龄的中位数值为 29 岁（15～41 岁），糖尿病史中位数值为 8 年（1～21 年）。结果显示，该疗法可显著提高 C 肽水平（图 15-4A），降低糖化血红蛋白 A1C（glycated hemoglobin A 1C，HbA 1C）的平均值，并可减少部分残余和无残余胰岛 β 细胞功能患者（各 6 例）的日均胰岛素用量。干细胞干预治疗 40 周后，基础及葡萄糖刺激后的 C 肽水平增加，见图 15-4B。

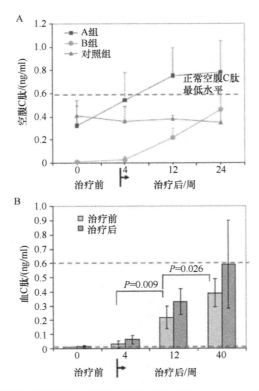

图 15-4 干细胞干预治疗对胰岛 β 细胞功能的改善（Stavropoulos-Giokas et al.，2015）

然而，对照组（$n=3$）在后续的随访中都未出现这些变化。值得注意的是，单次治疗可改善胰岛 β 细胞功能持续 1 年。接受干细胞干预治疗的个体出现共刺激分子尤其是 CD28，诱导共刺激分子 ICOS 高表达，CD4$^+$CD25$^+$Foxp3$^+$Tregs 数量增加，Th1/Th2/Th3 细胞因子的平衡恢复。这些研究表明，CB-SC 介导自身免疫恢复的逆转是多种免疫细胞的免疫反应。因此，这种成功治疗的方法可能解决自身免疫反应的不同问题，且通过全身和局部的调控以平衡免疫系统。

（二）T1D 干细胞干预治疗免疫调控的分子机制

临床前研究及临床资料证实，CB-SC 的免疫调控与干细胞干预治疗 T1D 的疗效有关。CB-SC 的免疫调控可以通过多种分子及细胞机制实现。①自身免疫调控因子（autoimmune regulator，Aire）在 CB-SC 中的表达具有重要的作用。利用人类 Aire 特异性小干扰 RNA（siRNA）敲除 CB-SC 中 Aire 的表达，表明 Aire 与免疫调控和干细胞干预治疗后的诱导免疫耐受有关。②增加干细胞干预治疗后 Treg 的比例。③纠正 Tregs 的功能缺陷。④直接抑制胰岛 β 细胞特异性的 T 细胞克隆。⑤通过细胞表面分子程序化死亡配体（PD-L1）的细胞-细胞接触机制作用于 CB-SC。⑥通过 CB-SC 释放的可溶性因子（如一氧化氮、TGF-β1）发挥作用。在体外的这种共培养中，通过细胞之间的接触和可溶性因子可为 CB-SC 建立良好的微环境以干预 T1D 源性效应 T 细胞和（或）Treg。实时定量 PCR 阵列分析显示，体外 CB-SC 的共培养可导致 Treg 基因表达的大量改变，特别是与功能相关的细胞因子和趋化因子基因，以及信号通路分子和转录因子。

临床试验表明，在干细胞干预的设备中，CB-SC 可以干预效应 T 细胞和（或）Treg，导致共刺激分子表达的持续变化，增加 Treg 的数量，恢复 Th1/Th2/Th3 细胞因子的平衡，其中的每一种作用都有望改善 T1D 自身免疫的调控。在 T1D 受试者的血浆中，治疗也会增加 TGF-β1 的产生，这是诱导周围免疫耐受最具特点的细胞因子之一。NOD 小鼠的研究结果表明，血浆 TGF-β1 的增加可能导致胰岛细胞附近 TGF-β1 环的形成，以保护 β 细胞免遭淋巴细胞的浸润，为促进 β 细胞的再生提供一种安全的环境。

（三）干细胞干预治疗胰岛 β 细胞再生的细胞机制

长期 T1D 的胰岛完全被自身免疫细胞破坏。由于没有足够的残余 β 细胞，即使在自身免疫消除后，也不能使血糖恢复正常及改善代谢调控。促进 β 细胞的再生必须针对 T1D 治疗的任何一个部分进行。临床数据表明，干细胞干预治疗自身免疫的逆转作用可导致胰岛 β 细胞的再生和改善 T1D 受试者的代谢调控。在上述的这种干细胞干预装置中，CB-SC 不太可能是这种再生细胞的来源，因为在治疗期间这种细胞并未回输给患者。进一步的研究证实，这种再生细胞可能来源于多种内源性的细胞，如导管细胞或 α 细胞的转分化（transdifferentiations）细胞，以及外周血源性 IPC。

通过超灵敏的测定（ultrasensitive assay）发现，在 T1D 发病后，C 肽的产生可持续数十年。或许，长期 T1D 的患者在干细胞干预治疗后残余 β 细胞的功能可能恢复到原有状态。此外，在胰岛周围形成的 TGF-β1 环可促进这些残余 β 细胞的再生，并保护这些细胞免受自身免疫的再攻击而提供安全的环境。

通过塑料培养瓶表面的细胞贴壁而无任何基因操作和诱导分化的方法，从成人血液中分离出一种高潜能分泌胰岛素的外周血源性胰岛素产生细胞（peripheral blood-derived insulin-producing cell，PB-IPC）。体外检测的特性表明，PB-IPC 具有胰岛 β 细胞祖细胞的特征，包括 β 细胞特异性胰岛素基因转录因子（如 MafA、Nkx6.1 和 PDX-1）、激素原转化酶 1 和 2（prohormone convertases，PC1 和 PC2）、分泌胰岛素及其副产物 C 肽的表达。体内移植试验表明，用 STZ 诱导糖尿病 NOD-SCID 小鼠后，PB-IPC 能引起胰岛素分泌细胞在小鼠血浆中产生人的 C 肽，并降低高血糖症。这些表明，在干细胞教育治疗后 PB-IPC 可能是 β 细胞再生的一种潜在来源。

最近，骨髓间充质细胞在体外虽能生成胰岛细胞，但也有些争议。大多数骨髓干细胞来源于间充质细胞，如极小胚胎样细胞及骨髓分离的成体多向诱导细胞。此外，成人胰岛源性前体细胞的 MSC 和人脐带 WJ 中也能产生胰岛素表达细胞。由于其中缺乏标志性的白细胞共同抗原 CD45，故不同于 PB-IPC。

有的研究提出，可以将胰岛移植、药物介导的促进 β 细胞再生和干细胞移植作为治疗 T1D 的可能有效的方法并进行试验。然而，循环中持续存在的自身反应性效应 T 细胞和 B 细胞可能破坏通过这些途径产生的胰岛素生成细胞，从而使其治疗潜力最小化。另一种方法是，用体外共培养的免疫细胞通过干细胞教育治疗，有望解决持续的自身免疫和分泌胰岛素的 β 细胞再生。

四、干细胞干预疗法在 T2D 中的应用

（一）T2D 治疗的临床疗效

在非盲性、I/II 期临床试验中，把长期的 T2D 患者（$n = 36$）分为 3 组（A 组，$n = 18$；B 组，$n = 11$；β 细胞功能受损的 C 组，口服药物+胰岛素，$n = 7$）。所有受试者接受 1 次干细胞教育治疗后的临床结果表明，T2D 患者的代谢调控改善，炎症减轻。A 组和 B 组糖化血红蛋白（HbA1C）的中位值显著降低，由基线的（8.61 ± 1.12）% 降至 4 周时的（7.9 ± 1.22）%（$P = 0.026$），12 周时为（7.25 ± 0.58）%（$P = 2.62\times10^{-6}$），治疗后 1 年为（7.33 ± 1.02）%（$P = 0.0002$）。胰岛素抵抗的稳态模型评估表明，治疗后胰岛素敏感性得到改善（图 15-5A）。值得关注的是，C 组受试者的 β 细胞功能显著恢复，C 肽水平恢复[基线时为（0.36 ± 0.19）ng/ml，治疗 1 年后为（1.12 ± 0.33）ng /ml，$P = 0.00045$，图 15-5B]。作用机制的研究显示，干细胞干预治疗通过单核细胞的免疫调控和平衡 Th1/Th2/Th3 细胞因子的产生来恢复免疫功能障碍。干细胞干预治疗是一种安全而创新的方法，可以持续改善中度或重度 T2D 患者的代谢调控。

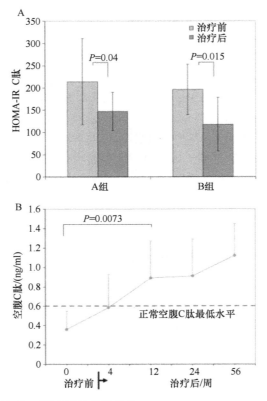

图 15-5　干细胞干预疗法的代谢调控（Stavropoulos-Giokas et al.，2015）

A. 干细胞干预治疗 4 周后用 HOMA-IR C 肽分析法对胰岛素敏感性的分析。B. 胰岛 β 细胞功能受损的 T2D C 组受试者随访 56 周的 C 肽水平。把长期的 T2D 患者（$n=36$）分成 3 组（A 组口服给药，$n=18$；B 组口服给药+胰岛素注射，$n=11$；C 组口服给药+胰岛素注射并患有 β 细胞功能损害，$n=7$）。所有患者都接受干细胞干预治疗 1 次，在该疗法中患者的血液通过闭环系统循环，该系统把单核细胞从整个血液中分离，与贴壁的 CB-SC 短暂共培养，并把受干预的自体细胞回输患者体内

（二）T2D 干细胞干预疗法的分子和细胞机制

1. 单核细胞/巨噬细胞功能缺陷的调控

内脏脂肪组织（visceral adipose tissue，VAT）的慢性炎症主要是由脂肪组织释放的脂肪因子（adipokines，如 IL-6、TNFα、MCP-1 和抵抗蛋白）介导的胰岛素抵抗所致。越来越多的证据表明，巨噬细胞通过代谢应激在受累组织的部位（如脉管系统、脂肪组织、肌肉和肝脏）积累，是慢性代谢应激引起炎症的关键过程。作为专职抗原提呈细胞的单核细胞/巨噬细胞，通过共刺激分子 CD80/CD86 和释放的细胞因子在调控 Th1/Th2 免疫应答及维持稳态中发挥重要作用。脂肪酸和胆固醇的脂质内流（lipid influx）持续性的破坏作用可引起巨噬细胞功能障碍（包括有缺陷的胞饮作用和未予解决的炎症），通过 MCP-1 及其受体 CCR2 招募和活化更多单核/巨噬细胞。因此，由活化巨噬细胞产生的炎性细胞因子（如 IL-6 和 TNFα）在主要的代谢组织中可诱导胰岛素抵抗。为了证明巨噬细胞在慢性炎症和 T2D 胰岛素抵抗中的作用，在肥胖小鼠中，通过 CD11c[+]巨噬细胞的去除或 MCP-1 敲除而抑制巨噬细胞的募集作用，可以显著减少全身炎症，增加胰岛素敏感性。

为了阐明干细胞干预治疗对血液单核细胞调控作用，研究发现，在 T2D 受试者接受干细胞干预治疗后，CD86 和 CD86[+] CD14[+]/CD80[+] CD14[+]单核细胞的比例明显改变。CD80 和 CD86 是单核细胞上表达的两种主要的共刺激分子，通过其配体 CD28/CTLA4 使免疫反应向 Th1 或 Th2 分化。由于 CD80 和 CD86 与其配体 CD28/CTLA4 之间的表达水平和结合亲和力的差异，一般认为 CD86 与 CD28 的相互作用在共刺激信号中占优势；相反，CD80 和 CTLA4 的结合调控负信号。治疗后 CD86[+] CD14[+]/CD80[+] CD14[+]单核

细胞比例的正常化，可能有利于糖尿病受试者 Th1/Th2 的免疫反应平衡。体外对 CB-SC 与纯化的 CD14$^+$ 单核细胞直接相互作用的研究表明，单核细胞功能的恢复（如 CD86 的表达、细胞因子和趋化因子的产生）主要有助于 T2D 受试者在干细胞干预治疗后的抗炎作用和胰岛素抵抗的逆转。

2. 其他免疫细胞功能缺陷的调控

越来越多的动物试验和临床证据表明，多种免疫细胞如 T 细胞、B 细胞、Treg、中性粒细胞、嗜酸性粒细胞、肥大细胞和树突状细胞（DC）均可参与 T2D 炎症诱导的胰岛素抵抗。而且，B 细胞和 T 细胞已经成为胰岛素抵抗的意想不到的启动子和调控者。这些适应性的免疫细胞渗透到 VAT 中，释放细胞因子（IL-6 和 TNF-α），并通过 MCP-1/CCR2 募集更多的单核细胞/巨噬细胞。最终，这种与肥胖相关的炎症可导致胰岛素抵抗。因此，治疗 T2D 的主要挑战是通过靶向治疗多种免疫细胞的功能障碍来找寻从根本上纠正胰岛素抵抗的治疗方法。在过去的 25 年中，对 T1D 大量研究获得的宝贵经验是利用传统的免疫疗法克服这些多种免疫功能障碍的困难。干细胞教育疗法的作用是作为一种人造胸腺（artificial thymus），通过血液细胞分离器循环患者的血液，在体外短暂地把患者的血液单核细胞（如 T 细胞、B 细胞、Treg、单核细胞、中性粒细胞）与 CB-SC 共培养。

在体外共培养过程中，这些单核细胞可以通过 CB-SC 建立良好微环境进行干预：①Aire 在 CB-SC 中的表达；②通过细胞表面分子 PD-L1 的细胞与细胞接触机制；③CB-SC 释放可溶性因子，研究表明，CB-SC 源性 NO 主要参与 T 细胞和单核细胞的免疫调控。当单核细胞和其他免疫细胞通过该装置时，由 CB-SC 释放的自由基 NO 可以在没有专门的转运蛋白的情况下快速传递到细胞膜；④纠正 Treg 的功能缺陷；⑤直接抑制致病性 T 细胞克隆。在此过程中，可以通过血细胞分离器分离 VAT 中的周围和浸润的免疫细胞，并经过 CB-SC 处理，从而纠正慢性炎症，恢复免疫平衡，并通过增加胰岛素敏感性来改善临床代谢调控。此外，TGF-β1 是公认的、与多种免疫细胞的免疫调控具有多效性的细胞因子，对 Th1/Th2 细胞和 Treg，以及 B 细胞、单核细胞/巨噬细胞、DC、粒细胞和肥大细胞的分化及功能都具有作用。这些免疫细胞参与 T2D 炎症诱导的胰岛素抵抗。因此，在接受干细胞干预治疗后，T2D 受试者外周血中的 TGF-β1 水平上调是免疫调控的另一主要机制。

在干细胞干预治疗的过程中，患者血液中循环的单核细胞由血细胞分离器收集。而且，在这种分离的过程中，患者需要每隔 15～30min 移动臀部、腿部、侧身，调动周围组织（包括脂肪组织）的免疫细胞和进入血液循环的器官，以便通过血细胞分离器进行处理。因此，外周血和组织中的免疫细胞都可以通过血细胞分离器分离，并经由 CB-SC 处理。在干细胞干预治疗期间，大约 10 000ml 的全血量大约处理两次，这可确保所有循环的免疫细胞基本上都得到分离，以解决多种免疫功能障碍，并克服各种原因导致的整个胰岛素抵抗。目前，还没有其他药物和（或）方法可以实现这种独特的治疗效果。在治疗过程中，部分致病性免疫细胞残留在组织和淋巴结内，不能进入血液循环但可逃避 CB-SC 的治疗。这些免疫细胞可能迁移到血液循环中，降低治疗效果。因此，T2D 受试者在第 1 次治疗后的 6～9 个月还需要再进行 1 次治疗；然而，这尚待Ⅲ期临床试验的进一步探索。

研究发现，在接受干细胞干预疗法后的数周，胰岛 β 细胞的功能（C 肽水平）才能缓慢改善，不会随着时间的推移再次消失。而且，这与 T1D 的试验结果类似。如果干细胞干预治疗只是暂时纠正免疫障碍，在接受干细胞干预治疗后代谢调控的临床疗效应该很快消失。因为大多数免疫细胞的寿命较短，例如，中性粒细胞为 5.4 天，淋巴细胞为 3 个月，骨髓源性单核细胞存在于血液中，然后迁移到组织中为 1～3 天。研究表明，CB-SC 对细胞相关的 Th1-Th2-Th3 基因以及多种细胞因子及其受体、趋化因子及其受体、细胞表面分子、信号通路分子、转录因子等都具有明显的调控作用。这些免疫调控和免疫平衡诱导的试验表明，在长期的 T2D 受试者中，通过干细胞教育疗法的单一治疗可以长期恢复免疫功能的障碍和改善胰岛素的敏感性。

五、结语

糖尿病的流行正在对全球经济和人类健康产生巨大的影响。消除免疫功能障碍是治疗 T1D 和 T2D 的主要共同目标。迄今为止，T1D 的 I /II 期临床试验表明，干细胞干预治疗这种单一的疗法可对自身免疫进行长期地逆转，实现胰岛 β 细胞的再生及代谢调控；这种 I/II 期的临床研究表明，干细胞干预疗法可以通过控制外周血和组织中的单核/巨噬细胞等免疫细胞调控免疫功能障碍，恢复免疫平衡，使长期的 T2D 患者的胰岛素抵抗持久恢复，且胰岛素敏感性及代谢调控显著改善。作为一种人造胸腺式的干细胞干预疗法，患者的血液通过血细胞分离器循环，在体外把免疫细胞与 CB-SC 共培养，通过关键转录因子 Aire 的作用诱导免疫耐受，把经干预的自体细胞回输到患者体内，恢复免疫平衡和体内平衡。通过 CB-SC 成功的免疫调控和患者状态的临床改善，可能对其他自身免疫性和炎症相关疾病具有重要的意义，不存在传统上基于干细胞疗法的安全性和伦理问题。

除上述应用外，最新的研究显示脐带血 MSC 还可以治疗急性胰腺炎，以及糖尿病患者的性功能勃起障碍。

（陈若然　任　威　孙　月）

参 考 文 献

Abdi R, Fiorina P, Adra CN, et al. 2008. Immunomodulation by mesenchymal stem cells: a potential therapeutic strategy for type 1 diabetes. Diabetes, 57: 1759-1767.

Aguayo-Mazzucato C, Bonner-Weir S. 2010. Stem cell therapy for type 1 diabetes mellitus. Nat Rev Endocrinol, 6: 139-148.

Aljitawi OS, Xiao Y, Zhang D, et al. 2013. Generating CK19-positive cells with hair-like structures from Wharton's jelly mesenchymal stromal cells. Stem Cells Dev, 22(1): 18-26.

Alma J, Nauta W, Fibbe E. 2007. Immunomodulatory properties of mesenchymal stromal cells. Blood, 110: 3499-3506.

Anzalone R, Corrao S, Lo Iacono M, et al. 2013. Isolation and characterization of CD276+/HLA-E+ human sub-endocardial mesenchymal stem cells from chronic heart failure patients: analysis of differentiative potential and immunomodulatory markers expression. Stem Cells Dev, 22: 1-17.

Anzalone R, La Rocca G, Di Stefano A, et al. 2009. Role of endothelial cell stress in the pathogenesis of chronic heart failure. Front Biosci, 14: 2238-2247.

Anzalone R, Lo Iacono M, Corrao S, et al. 2010. New emerging potentials for human Wharton's jelly mesenchymal stem cells: immunological features and hepatocyte-like differentiative capacity. Stem Cells Dev, 19(4): 423-438.

Anzalone R, Lo Iacono M, Corrao S, et al. 2011a. Human Wharton's jellyderived mesenchymal stem cells express several immunomodulatory molecules both in their naïve state and hepatocyte-like differentiated progeny: prospects for their use in liver diseases. Placenta, 32 (s4): S335.

Anzalone R, Lo Iacono M, Loria T, et al. 2011b. Wharton's jelly mesenchymal stem cells as candidates for beta cells regeneration: extending the differentiative and immunomodulatory benefi ts of adult mesenchymal stem cells for the treatment of type 1 diabetes. Stem Cell Rev, 7(2): 342-363.

Arjmand B, Goodarzi P, Aghayan HR, et al. 2019. Co-transplantation of human fetal mesenchymal and hematopoietic stem cells in type 1 diabetic mice model. Front Endocrinol (Lausanne), 10: 761.

Bach JF. 2011. Anti-CD3 antibodies for type 1 diabetes: beyond expectations. Lancet, 378: 459-460.

Bhargava P, Lee CH. 2012. Role and function of macrophages in the metabolic syndrome. Biochem J, 442: 253-262.

Bluestone JA, Herold K, Eisenbarth G. 2010. Genetics, pathogenesis and clinical interventions in type 1 diabetes. Nature, 464: 1293-1300.

Bonifacio E, Ziegler AG. 2010. Advances in the prediction and natural history of type 1 diabetes. Endocrinol Metab Clin North Am, 39: 513-525.

Brooks-Worrell B, Palmer JP. 2011. Is diabetes mellitus a continuous spectrum? Clin Chem, 57: 158-161.

Brooks-Worrell BM, Reichow JL, Goel A, et al. 2011. Identification of autoantibody-negative autoimmune type 2 diabetic patients. Diabetes Care, 34: 168-173.

Bugeon L, Dallman MJ. 2000. Costimulation of T cells. Am J Respir Crit Care Med, 162: S164-168.

Burlison JS, Long Q, Fujitani Y, et al. 2008. Pdx-1 and Ptf1a concurrently determine the fate specifi cation of pancreatic multipotent progenitor cells. Dev Biol, 316(1): 74-86.

Caplan AI. 1991. Mesenchymal stem cells. J Orthop Res, 9: 641-650.

Chao KC, Chao KF, Fu YS, et al. 2008. Islet-like clusters derived mesenchymal stem cells in Wharton's jelly of the human umbilical cord for transplantation to control type 1 diabetes. PLoS One, 3(1): e1451.

Chen L. 2004. Co-inhibitory molecules of the B7-CD28 family in the control of T-cell immunity. Nat Rev Immunol, 4: 336-347.

Chung CH, Hao E, Piran R, et al. 2010. Pancreatic beta-cell neogenesis by direct conversion from mature alpha-cells. Stem Cells, 28: 1630-1638.

Corrao S, La Rocca G, Lo Iacono M, et al. 2013a. New frontiers in regenerative medicine in cardiology: the potential of Wharton's jelly mesenchymal stem cells. Curr Stem Cell Res Ther, 8(1): 39-45.

Corrao S, La Rocca G, Lo Iacono M, et al. 2013b. Umbilical cord revisited: from Wharton's jelly myofi broblasts to mesenchymal stem cells. Histol Histopathol, 28(10): 1235-1244.

Couzin-Frankel J. 2011. Trying to reset the clock on type 1 diabetes. Science, 333: 819-821.

D'Ippolito G, Diabira S, Howard GA, et al. 2004. Marrow-isolated adult multilineage inducible (MIAMI) cells, a unique population of postnatal young and old human cells with extensive expansion and differentiation potential. J Cell Sci, 117: 2971-2981.

Defuria J, Belkina AC, Jagannathan Bogdan M, et al. 2013. B cells promote inflammation in obesity and type 2 diabetes through regulation of T-cell function and an inflammatory cytokine profile. Proc Natl Acad Sci USA, 110: 5133-5138.

Delorme B, Ringe J, Gallay N, et al. 2008. Specifi c plasma membrane protein phenotype of cultureamplified and native human bone marrow mesenchymal stem cells. Blood, 111: 2631-2635.

Deuse T, Stubbendorff M, Tang-Quan K, et al. 2011. Immunogenicity and immunomodulatory properties of umbilical cord lining mesenchymal stem cells. Cell Transplant, 20: 655-667.

Devaraj S, Dasu MR, Jialal I. 2010. Diabetes is a proinflammatory state: a translational perspective. Expert Rev Endocrinol Metab, 5: 19-28

Di Nicola M, Carlo-Stella C, Magni M, et al. 2002. Human bone marrow stromal cells suppress T-lymphocyte proliferation induced by cellular or nonspecific mitogenic stimuli. Blood, 99: 3838-3843.

Diamond J. 2011. Medicine: diabetes in India. Nature, 469: 478-479.

Donath MY, Shoelson SE. 2011. Type 2 diabetes as an inflammatory disease. Nat Rev Immunol, 11: 98-107.

Dor Y, Stanger BZ. 2007. Regeneration in liver and pancreas: time to cut the umbilical cord? Sci STKE, 414: 66.

Eberhard D, Lammert E. 2009. The pancreatic β-cell in the islet and organ community. Curr Opin Genet Dev, 19(5): 469-475.

El Sherbiny M, Eladl MA, Ranade AV, et al. 2020. Functional beta-cells derived from umbilical cord blood mesenchymal stem cells for curing rats with streptozotocin-induced diabetes mellitus. Singapore Med J, 61(1): 39-45.

Eleuteri E, Di Stefano A, Ricciardolo FL, et al. 2009a. Increased nitrotyrosine plasma levels in relation to systemic markers of infl ammation and myeloperoxidase in chronic heart failure. Int J Cardiol, 135: 386-390.

Eleuteri E, Magno F, Gnemmi I, et al. 2009b. Role of oxidative and nitrosative stress biomarkers in chronic heart failure. Front Biosci, 14: 2230-2237.

English K, French A, Wood KJ. 2010. Mesenchymal stromal cells: facilitators of successful transplantation? Cell Stem Cell, 7: 431-442.

Fadini GP, Sartore S, Schiavon M, et al. 2006. Diabetes impairs progenitor cell mobilization after hindlimb ischemia-reperfusion injury in rats. Diabetologia, 49(12): 3075-3084.

Fanchin R, Galiot V, Rouas-Freiss N, et al. 2009. Implication of HLA-G in human embryo implantation. Hum Immunol, 68: 259-263.

Finlay D, Cantrell DA. 2011. Metabolism, migration and memory in cytotoxic T cells. Nat Rev Immunol, 11: 109-117.

Francese R, Fiorina P. 2010. Immunological and regenerative properties of cord blood stem cells. Clin Immunol, 136: 309-322.

Gallagher KA, Liu ZJ, Xiao M, et al. 2007. Diabetic impairments in NO-mediated endothelial progenitor cell mobilization and homing are reversed by hyperoxia and SDF-1 alpha. J Clin Invest, 117: 1249-1259.

Goldfine AB, Fonseca V, Jablonski KA, et al. 2010. The effects of salsalate on glycemic control in patients with type 2 diabetes: a randomized trial. Ann Intern Med, 152: 346-357.

Goldfine AB, Fonseca V, Shoelson SE. 2011. Therapeutic approaches to target inflammation in type 2 diabetes. Clin Chem, 57: 162-167.

Goldfine AB, Silver R, Aldhahi W, et al. 2008. Use of salsalate to target inflammation in the treatment of insulin resistance and type 2 diabetes. Clin Transl Sci, 1: 36-43.

Gradwohl G, Dierich A, LeMeur M, et al. 2000. Neurogenin3 is required for the development of the four endocrine cell lineages of the pancreas. Proc Natl Acad Sci USA, 97: 1607-1611.

Greenwald RJ, Freeman GJ, Sharpe AH. 2005. The B7 family revisited. Annu Rev Immunol, 23: 515-548.

Guney MA, Gannon M. 2009. Pancreas cell fate. Birth Defects Res C Embryo Today, 87: 232-248.

Haase B, Faust K, Heidemann M, et al. 2011. The modulatory effect of lipids and glucose on the neonatal immune response induced by *Staphylococcus epidermidis*. Inflamm Res, 60: 227-232.

Haskell BD, Flurkey K, Duffy TM, et al. 2002. The diabetes-prone NZO/HlLt strain I. Immunophenotypic comparison to the related NZB/BlNJ and NZW/LacJ strains. Lab Invest, 82: 833-842.

He D, Wang J, Gao Y, et al. 2011. Differentiation of PDX1 genemodifi ed human umbilical cord mesenchymal stem cells into insulinproducing cells in vitro. Int J Mol Med, 28(6): 1019-1024.

Horwitz EM, Le Blanc K, Dominici M, et al. 2005. Clarifi cation of the nomenclature for MSC: the international society for cellular therapy position statement. Cytotherapy, 7(5): 393-395.

Hu J, Yu X, Wang Z, et al. 2013. Long term effects of the implantation of Wharton's jelly-derived mesenchymal stem cells from the umbilical cord for newly-onset type 1 diabetes mellitus. Endocr J, 60(3): 347-357.

Huang Y, Parolini O, La Rocca G, et al. 2012. Umbilical cord versus bone marrow-derived mesenchymal stromal cells. Stem Cells Dev, 21: 2900-2903.

Hung SC, Chen NJ, Hsieh SL, et al. 2002. Isolation and characterization of size-sieved stem cells from human bone marrow. Stem Cells, 20: 249-258.

Kamei N, Tobe K, Suzuki R, et al. 2006. Overexpression of monocyte chemoattractant protein-1 in adipose tissues causes macrophage recruitment and insulin resistance. J Biol Chem, 281: 26602-26614.

Kanda H, Tateya S, Tamori Y, et al. 2006. MCP-1 contributes to macrophage infiltration into adipose tissue, insulin resistance, and hepatic steatosis in obesity. J Clin Invest, 116: 1494-1505.

Kawaguchi Y, Cooper B, Gannon M, 2002. The role of the transcriptional regulator Ptf1a in converting intestinal to pancreatic progenitors. Nat Genet, 32(1): 128-134.

Kim SW, Zhu GQ, Bae WJ. 2020. Mesenchymal stem cells treatment for erectile dysfunction in diabetic rats. Sex Med Rev, 8(1): 114-121.

Kita K, Gauglitz GG, Phan TT, et al. 2010. Isolation and characterization of mesenchymal stem cells from the subamniotic human umbilical cord lining membrane. Stem Cells Dev, 19: 491-502.

Kohn LD, Wallace B, Schwartz F, et al. 2005. Is type 2 diabetes an autoimmune-inflammatory disorder of the innate immune system? Endocrinology, 146: 4189-4191.

Kragl M, Lammert E. 2010. Basement membrane in pancreatic islet function. Adv Exp Med Biol, 654: 217-234.

Kucia M, Zuba-Surma E, Wysoczynski M, et al. 2006. Physiological and pathological consequences of identification of very small embryonic like (VSEL) stem cells in adult bone marrow. J Physiol Pharmacol, 57(s5): 5-18.

La Rocca G. 2011. Connecting the dots: the promises of Wharton's jelly mesenchymal stem cells for tissue repair and regeneration. Open Tissue Eng Regen Med J, 4: 3-5.

La Rocca G, Anzalone R. 2013. Perinatal stem cells revisited: directions and indications at the crossroads between tissue regeneration and repair. Curr Stem Cell Res Ther, 8: 2-5.

La Rocca G, Lo Iacono M, Corsello T, et al. 2013. Human Wharton's jelly mesenchymal stem cells maintain the expression of key immunomodulatory molecules when subjected to osteogenic, adipogenic and chondrogenic differentiation in vitro: new perspectives for cellular therapy. Curr Stem Cell Res Ther, 8: 100-113.

La Rocca G, Corrao S, Lo Iacono M, et al. 2012. Novel immunomodulatory markers expressed by human WJ-MSC: an updated review in regenerative and reparative medicine. Open Tissue Eng Regen Med J, 5: 50-58.

La Rocca G, Anzalone R, Corrao S, et al. 2009. Isolation and characterization of Oct-4$^+$/HLA-G$^+$ mesenchymal stem cells from human umbilical cord matrix: differentiation potential and detection of new markers. Histochem Cell Biol, 131: 267-282.

La Rocca G, Di Stefano A, Eleuteri E, et al. 2009. Oxidative stress induces myeloperoxidase expression in endocardial endothelial cells from patients with chronic heart failure. Basic Res Cardiol, 104: 307-320.

Lehuen A, Diana J, Zaccone P, et al. 2010. Immune cell crosstalk in type 1 diabetes. Nat Rev Immunol, 10: 501-513.

Li DS, Warnock GL, Tu HJ, et al. 2009. Do immunotherapy and β cell replacement play a synergistic role in the treatment of type 1 diabetes? Life Sci, 85: 549-556.

Li MO, Flavell RA. 2008. TGF-beta: a master of all T cell trades. Cell, 134: 392-404.

Li MO, Wan YY, Sanjabi S, et al. 2006. Transforming growth factor-beta regulation of immune responses. Annu Rev Immunol, 24: 99-146.

Li XY, Zheng ZH, Li XY, et al. 2013. Treatment of foot disease in patients with type 2 diabetes mellitus using human umbilical cord blood mesenchymal stem cells: response and correction of immunological anomalies. Curr Pharm Des, 19(27): 4893-4899.

Liu J, Divoux A, Sun J, et al. 2009. Genetic deficiency and pharmacological stabilization of mast cells reduce dietinduced obesity and diabetes in mice. Nat Med, 15: 940-945.

Lo Iacono M, Anzalone R, Corrao S, et al. 2011a. Perinatal and Wharton's jelly-derived mesenchymal stem cells in cartilage regenerative medicine and tissue engineering strategies. Open Tissue Eng Regen Med J, 4: 72-81.

Lo Iacono M, Anzalone R, Corrao S, et al. 2011b. Non-classical type I HLAs and B7 costimulators revisited: analysis of expression and immunomodulatory role in undifferentiated and differentiated MSC isolated from human umbilical cord Wharton's jelly. Histol Histopathol, 26 (s1): 313.

Luo X, Yang H, Kim IS, et al. 2005. Systemic transforming growth factor-beta1 gene therapy induces Foxp3+ regulatory cells, restores self-tolerance, and facilitates regeneration of beta cell function in overtly diabetic nonobese diabetic mice. Transplantation, 79: 1091-1096.

MacDonald MR, Petrie MC, Hawkins NM, et al. 2008. Diabetes, left ventricular systolic dysfunction, and chronic heart failure. Eur Heart J, 29(10): 1224-1240.

Maldonado M, Huang T, Yang L, et al. 2017. Human umbilical cord Wharton jelly cells promote extra-pancreatic insulin formation and repair of renal damage in STZ-induced diabetic mice. Cell Commun Signal, 15(1): 43.

Margossian T, Reppel L, Makdissy N, et al. 2012. Mesenchymal stem cells derived from Wharton's jelly: comparative phenotype analysis between tissue and in vitro expansion. Biomed Mater Eng, 22(4): 243-254.

Mathieu C, Gillard P. 2011. Arresting type 1 diabetes after diagnosis: GAD is not enough. Lancet, 378: 291-292.

Mathis D, Shoelson SE. 2011. Immunometabolism: an emerging frontier. Nat Rev Immunol, 11: 81.

McDonald E, Krishnamurthy M, Goodyer CG, et al. 2009. The emerging roles of SOX transcription factors in pancreatic endocrine cell development and function. Stem Cells Dev, 18: 1379-1387.

McKnight KD, Kim SK. 2010. Deconstructing pancreas development to reconstruct human islets from pluripotent stem cells. Cell Stem Cell, 6(4): 300-308.

Musilli C, Paccosi S, Pala L, et al. 2011. Characterization of circulating and monocyte-derived dendritic cells in obese and diabetic patients. Mol Immunol, 49: 234-238.

Naik RG, Palmer JP. 2003. Latent autoimmune diabetes in adults (LADA). Rev Endocr Metab Disord, 4: 233-241.

Najar M, Raicevic G, Jebbawi F, et al. 2012. Characterization and functionality of the CD200-CD200R system during mesenchymal stromal cell interactions with T-lymphocytes. Immunol Lett, 146: 50-56.

Nauta AJ, Fibbe WE. 2007. Immunomodulatory properties of mesenchymal stromal cells. Blood, 110: 3499-3506.

Nichols J, Cooke A. 2009. Overcoming self-destruction in pancreas. Curr Opin Biotechnol, 20: 511-515.

Nolan CJ, Damm P, Prentki M. 2011. Type 2 diabetes across generations: from pathophysiology to prevention and management. Lancet, 378: 169-181.

Olefsky JM, Glass CK. 2010. Macrophages, inflammation, and insulin resistance. Annu Rev Physiol, 72: 219-246.

Palma CA, Lindeman R, Tuch BE. 2008. Blood into β-cells: can adult stem cells be used as a therapy for type 1 diabetes? Regen Med, 3: 1-15.

Patsouris D, Li PP, Thapar D, et al. 2008. Ablation of CD11c-positive cells normalizes insulin sensitivity in obese insulin resistant animals. Cell Metab, 8: 301-309.

Pepper AR, Gala Lopez B, Ziff O, et al. 2013. Current status of clinical islet transplantation. World J Transplant, 3: 48-53.

Phuc PV, Nhung TH, Loan DT, et al. 2011. Differentiating of banked human umbilical cord blood-derived mesenchymal stem cells into insulin-secreting cell. In Vitro Cell Dev Biol Anim, 47(1): 54-63.

Pillay J, den B I, Vrisekoop N, et al. 2010. In vivo labeling with 2H2O reveals a human neutrophil lifespan of 5. 4 days. Blood, 116: 625-627.

Prabakar KR, Domínguez-Bendala J, Molan RD, et al. 2012. Generation of glucose-responsive, insulinproducing cells from human umbilical cord blood-derived mesenchymal stem cells. Cell Transplant, 21(6): 1321-1339.

Puri S, Hebrok M. 2010. Cellular plasticity within the pancreas-lessons learned from development. Dev Cell, 18: 342-356.

Rajwani A, Cubbon RM, Wheatcroft SB. 2012. Cell-specific insulin resistance: implications for atherosclerosis. Diabetes Metab Res Rev, 28: 627-634.

Rao MS, Mattson MP. 2001. Stem cells and aging: expanding the possibilities. Mech Ageing Dev, 122: 713-734.

Reddi AS, Kothari N, Kuppasani K, et al. 2015. Human umbilical cord blood cells and diabetes mellitus: recent advances. Curr Stem Cell Res Ther, 10(3): 266-270.

Reger RL, Tucker AH, Wolfe MR. 2008. Differentiation and characterization of human MSC. Methods Mol Biol, 449: 93-107.

Rouas Freiss N, Goncalves RMB, Menier C, et al. 1997. Direct evidence to support the role of HLA-G in protecting the fetus from maternal uterine natural killer cytolysis. Proc Natl Acad Sci USA, 94: 11520-11525.

Sahu S, Tosh D, Hardikar AA. 2009. New sources of β-cells for treating diabetes. J Endocrinol, 202: 13-16.

Schenk S, Saberi M, Olefsky JM. 2008. Insulin sensitivity: modulation by nutrients and inflammation. J Clin Invest, 118: 2992-3002.

Schulze SD, Sekundo W, Kroll P. 2006. Autologous serum for the treatment of corneal epithelial abrasions in diabetic patients undergoing vitrectomy. Am J Ophthalmol, 142(2): 207-211.

Scrutinio D, Giannuzzi P. 2008. Comorbidity in patients undergoing coronary artery bypass graft surgery: impact on outcome and implications for cardiac rehabilitation. Eur J Cardiovasc Prev Rehabil, 15: 379-385.

Sell H, Habich C, Eckel J. 2012. Adaptive immunity in obesity and insulin resistance. Nat Rev Endocrinol, 8(12): 709-716.

Sellick GS, Barker KT, Stolte-Dijkstra I, et al. 2004. Mutations in Ptf1a cause pancreatic and cerebellar agenesis. Nat Genet, 36(12): 1301-1305.

Selmani Z, Naji A, Gaiffe E, et al. 2009. HLA-G is a crucial immunosuppressive molecule secreted by adult human mesenchymal stem cells. Transplantation, 87(s9): S62-66.

Sethna MP, van Parijs L, Sharpe AH, et al. 1994. A negative regulatory function of B7 revealed in B7-1 transgenic mice. Immunity, 1: 415-421.

Shao S, Fang Z, Yu X, et al. 2009. Transcription factors involved in glucose-stimulated insulin secretion of pancreatic beta cells. Biochem Biophys Res Commun, 384: 401-404.

Shoelson SE, Lee J, Goldfine AB. 2006. Inflammation and insulin resistance. J Clin Invest, 116: 1793-1801.

Stiner R, Alexander M, Liu G, et al. 2019. Transplantation of stem cells from umbilical cord blood as therapy for type I diabetes. Cell Tissue Res, 378(2): 155-162.

Sun B, Roh KH, Lee SR, et al. 2007. Induction of human umbilical cord blood-derived stem cells with embryonic stem cell phenotypes into insulin producing islet-like structure. Biochem Biophys Res Commun, 354: 919-923.

Taghizadeh RR, Cetrulo KJ, Cetrulo CL. 2011. Wharton's jelly stem cells: future clinical applications. Placenta, 32 (s4): 311-315.

Takechi K, Kuwabara Y, Mizuno M. 1993. Ultrastructural and immunohistochemical studies of Wharton's jelly umbilical cord cells. Placenta, 14: 235-245.

Talukdar S, Oh dY, Bandyopadhyay G, et al. 2012. Neutrophils mediate insulin resistance in mice fed a high-fat diet through secreted elastase. Nat Med, 18: 1407-1412.

Tee JY, Vaghjiani V, Liu YH, et al. 2013. Immunogenicity and immunomodulatory properties of hepatocyte-like cells derived from human amniotic epithelial cells. Curr Stem Cell Res Ther, 8(1): 91-99.

Tsai PJ, Wang HS, Shyr YM, et al. 2012. Transplantation of insulin-producing cells from umbilical cord mesenchymal stem cells for the treatment of streptozotocin-induced diabetic rats. J Biomed Sci, 19: 47.

Uccelli A, Moretta L, Pistoia V. 2008. Mesenchymal stem cells in health and disease. Nat Rev Immunol, 8: 726-736.

Vija L, Fargec D, Gautier JF, et al. 2009. Mesenchymal stem cells: stem cell therapy perspectives for type 1 diabetes. Diabetes Metab, 35: 85-93.

Virtanen I, Banerjee M, Palgi J, et al. 2008. Blood vessels of human islets of Langerhans are surrounded by a double basement membrane. Diabetologia, 51: 1181-1191.

Wang H, Qiu X, Ni P, et al. 2014. Immunological characteristics of human umbilical cord mesenchymal stem cells and the therapeutic effects of their transplantation on hyperglycemia in diabetic rats. Int J Mol Med, 33(2): 263-270.

Wang HS, Shyu JF, Shen WS, et al. 2011a. Transplantation of insulin producing cells derived from umbilical cord stromal mesenchymal stem cells to treat NOD mice. Cell Transplant, 20(3): 455-466.

Wang HW, Lin LM, He HY, et al. 2011b. Human umbilical cord mesenchymal stem cells derived from Wharton's jelly differentiate into insulin-producing cells in vitro. Chin Med J, 124(10): 1534-1539.

Wang L, Lovejoy NF, Faustman DL. 2012. Persistence of prolonged C-peptide production in type 1 diabetes as measured with an ultrasensitive C-peptide assay. Diabetes Care, 35: 465-470.

Weir GC, Bonner Weir S. 2010. Dreams for type 1 diabetes: shutting off autoimmunity and stimulating beta-cell regeneration. Endocrinol, 151: 2971-2973.

Weiss ML, Anderson C, Medicetty S, et al. 2008. Immune properties of human umbilical cord Wharton's jelly-derived cells. Stem Cells, 26: 2865-2874.

Weiss ML, Medicetty S, Bledsoe AR, et al. 2006. Human umbilical cord matrix stem cells: preliminary characterization and effect of transplantation in a rodent model of Parkinson's disease. Stem Cells, 24(3): 781-792.

Wherrett DK, Bundy B, Becker DJ, et al. 2011. Antigen-based therapy with glutamic acid decarboxylase (GAD) vaccine in patients with recent-onset type 1 diabetes: a randomised double-blind trial. Lancet, 378: 319-327.

Winer DA, Winer S, Shen L, et al. 2011. B cells promote insulin resistance through modulation of T cells and production of pathogenic IgG antibodies. Nat Med, 17: 610-617.

Winer S, Chan Y, Paltser G, et al. 2009a. Normalization of obesity-associated insulin resistance through immunotherapy. Nat Med, 15: 921-929.

Winer S, Paltser G, Chan Y, et al. 2009b. Obesity predisposes to Th17 bias. Eur J Immunol, 39: 2629-2635.

Winer S, Winer DA. 2012. The adaptive immune system as a fundamental regulator of adipose tissue inflammation and insulin resistance. Immunol Cell Biol, 90: 755-762.

Wu D, Molofsky AB, Liang HE, et al. 2011. Eosinophils sustain adipose alternatively activated macrophages associated with glucose homeostasis. Science, 332: 243-247.

Wu LF, Wang NN, Liu YS, et al. 2009. Differentiation of Wharton's Jelly primitive stromal cells into insulin-producing cells in comparison with bone marrow mesenchymal stem cells. Tissue Eng Part A, 15: 2865-2873.

Xiao N, Zhao X, Luo P, et al. 2013. Co-transplantation of mesenchymal stromal cells and cord blood cells in treatment of diabetes. Cytotherapy, 15(11): 1374-1384.

Xu W, Zhang X, Qian H, et al. 2004. Mesenchymal stem cells from adult human bone marrow differentiate into a cardiomyocyte phenotype in vitro. Exp Biol Med, 229: 623-631.

Xu Y, Wang L, He J, et al. 2013. Prevalence and control of diabetes in Chinese adults. JAMA, 310: 948-959.

Yang W, Lu J, Weng J, et al. 2010. Prevalence of diabetes among men and women in China. N Engl J Med, 362: 1090-1101.

Zhao Y, Guo C, Hwang D, et al. 2010. Selective destruction of mouse islet beta cells by human T lymphocytes in a newly-established humanized type 1 diabetic model. Biochem Biophys Res Commun, 399: 629-636.

Zhao Y, Huang Z, Lazzarini P, et al. 2007a. A unique human blood-derived cell population displays high potential for producing insulin. Biochem Biophys Res Commun, 360: 205-211.

Zhao Y, Huang Z, Qi M, et al. 2007. Immune regulation of T lymphocyte by a newly characterized human umbilical cord blood stem cell. Immunol Lett, 108: 78-87.

Zhao Y, Jiang Z, Guo C. 2011. New hope for type 2 diabetics: targeting insulin resistance through the immune modulation of stem cells. Autoimmun Rev, 11: 137-142.

Zhao Y, Jiang Z, Zhao T, et al. 2012. Reversal of type 1 diabetes via islet beta cell regeneration following immune modulation by cord blood-derived multipotent stem cells. BMC Med, 10: 3.

Zhao Y, Jiang Z, Zhao T, et al. 2013. Targeting insulin resistance in type 2 diabetes via immune modulation of cord blood derived multipotent stem cells (CB-SC) in stem cell educator therapy: phase I/II clinical trial. BMC Med, 11: 160.

Zhao Y, Lin B, Darflinger R, et al. 2009. Human cord blood stem cell-modulated regulatory T lymphocytes reverse the autoimmune-caused type 1 diabetes in nonobese diabetic (NOD) mice. PLoS ONE, 4: 4226.

Zhao Y, Lin B, Dingeldein M, et al. 2010. New type of human blood stem cell: a double-edged sword for the treatment of type 1 diabetes. Transl Res, 155: 211-216.

Zhao Y, Mazzone T. 2005. Human umbilical cord blood-derived f-macrophages retain pluripotentiality after thrombopoietin expansion. Exp Cell Res, 310: 311-318.

Zhao Y, Mazzone T. 2010. Human cord blood stem cells and the journey to a cure for type 1 diabetes. Autoimmun Rev, 10: 103-107.

Zhao Y, Wang H, Mazzone T. 2006. Identification of stem cells from human umbilical cord blood with embryonic and hematopoietic characteristics. Exp Cell Res, 312: 2454-2464.

Zhao Y. 2012. Stem cell educator therapy and induction of immune balance. Curr Diab Rep, 12: 517-523.

Zhong J, Rao X, Deiuliis J, et al. 2013. A potential role for dendritic cell/macrophage-expressing DPP4 in obesity-induced visceral inflammation. Diabetes, 62: 149-157.

第十六章　脐带血干细胞在肿瘤治疗中的应用

第一节　脐带血干细胞对实体肿瘤的治疗

目前，对于恶性实体瘤的治疗主要有手术、化疗、放疗、分子靶向治疗、免疫治疗，以及中医药治疗等。而且通过多学科协作、精准治疗，患者的生命已在一定程度上获得延长。但是对于一些复发、难治的恶性实体瘤患者，这些治疗的作用非常有限。此时造血干细胞（HSC）移植则成为一种可以考虑的选择。不过 HSC 的来源相对缺乏。1989 年，Gluckman 等人用人白细胞抗原（HLA）匹配的脐带血（UCB）移植治疗范科尼贫血（FA）首次获得成功，这为 UCB 移植治疗拉开了序幕。UCB 具有来源丰富、容易采集获得、价格较低廉、易储存、HLA 配型相合程度要求低、移植物抗宿主病（GVHD）的发生相对较轻等优点，因而逐渐引起人们的广泛关注。近年来，UCB 移植治疗恶性实体瘤的报道虽不多见，但已逐渐成为研究的热点。

一、UCB 干细胞移植治疗淋巴瘤

（一）概述

恶性淋巴瘤（malignant lymphoma，ML）是指原发于淋巴结或淋巴结外组织或器官的一种恶性肿瘤，是一大类淋巴造血系统恶性肿瘤的总称，由淋巴组织内原有的淋巴细胞和组织细胞恶性增生形成。ML 在任何年龄都可能发生，男性发病率较女性高，约 1～2：1。发达国家的 ML 发病率较发展中国家的高，城市人群发病率较农村的高。ML 的确切病因及发病机制尚不清楚，可能与以下因素相关：病毒、细菌感染（胃黏膜相关淋巴瘤的发生与幽门螺杆菌即 HP 感染关系密切；EBV 与地方性 Burkitt 淋巴瘤、慢性炎症相关的弥漫性大 B 细胞淋巴瘤发生相关；人 T 细胞 I 型病毒即 HTLV-I 与成人 T 细胞白血病/淋巴瘤相关；人疱疹病毒 8 型即 HHV-8 与原发渗出性淋巴瘤的发生相关；HCV 与弥漫性大 B 细胞淋巴瘤、滤泡淋巴瘤、边缘区淋巴瘤、淋巴浆细胞性淋巴瘤、T 细胞相关淋巴瘤危险性增加有关；HIV 使中枢神经系统非霍奇金淋巴瘤及 Burkitt 淋巴瘤发生的危险性增加），免疫缺陷（原发免疫缺陷者、长期应用免疫抑制剂者），环境因素如物理或化学因素（辐射、染发剂、染料、除草剂、杀虫剂、石棉、砷等），其他（如长期服用苯妥英钠、去氧麻黄素、遗传因素、生活方式、器官移植、输血等）。由于病理类型的不同，ML 分为霍奇金淋巴瘤（Hodgkin's lymphoma，HL）[也称霍奇金病（Hodgkin's disease，HD）] 和非霍奇金淋巴瘤（non-Hodgkin's lymphoma，NHL）。R-S 细胞（Reed-Sternberg cell）为霍奇金淋巴瘤的诊断性细胞。WHO将霍奇金淋巴瘤分为：结节性淋巴细胞为主型 HL 和经典型 HL，其中经典型 HL 又分为结节硬化型 HL、混合细胞型 HL、淋巴细胞消减型 HL 和富于淋巴细胞的经典型 HL。根据细胞来源不同，NHL 又分为 B 细胞淋巴瘤、T 细胞淋巴瘤、NK 细胞淋巴瘤。总体来说，HL 的预后相对较好，NHL 的各种类型在临床表现、自然病程、治疗效果和预后方面差别很大。ML 的治疗手段包括内科化疗药物、分子靶向治疗、放射治疗、外科手术治疗、HSC 移植治疗、生物学治疗和中医治疗。HSC 移植包括骨髓 HSC 移植、外周血 HSC 移植和 UCB-HSC 移植。HSC 移植治疗淋巴瘤疗效得到肯定的有对化疗敏感的复发型中-高度恶性 NHL、弥漫性大细胞型尤其是 B 细胞源性 NHL；疗效基本肯定的有复发难治性淋巴瘤、淋巴母细胞瘤；可能有效的有首次治疗有效但未达到缓解的中度 ML、套细胞（mantle cell）淋巴瘤、进展期低度 ML、进展期结外 NK/T 细胞淋巴瘤、Burkitt 淋巴瘤。研究表明，初治 HL、初治 I～II 期低度恶性 NHL 及初治预后较好的中度恶性 NHL 被认为不适合 HSC 移植治疗。

（二）国内研究概况

中华医学会儿科学会分会血液学组在 2016 年发布的《儿童恶性血液病 UCB 移植专家共识》中指出 UCB 移植治疗儿童 ML 的分类：HL，自体移植失败的患儿具有移植指征；NHL，复发、难治或第二次完全缓解（CR2）患儿具有移植指征。其中还指出，供受体 HLA 配型 6/6 位点完全匹配为首选，5/6、4/6 位点匹配可选择；建议进行 HLA-C 抗原检测，且 HLA-C 匹配供者为首选；建议移植前行供者特异性抗 HLA 抗体（DSA）筛查，若阳性，另选其他合适供者。目前，关于 ML 的 UCB 移植的指征包括：对于 HL，自体移植后复发、难治、CR2 的患者，可选择自体 UCB 移植或同胞全匹配 UCB 移植；对于 NHL，弥漫性大 B 细胞淋巴瘤、滤泡淋巴瘤、套细胞淋巴瘤、淋巴母细胞瘤、Burkitt 淋巴瘤、周围 T 细胞淋巴瘤、NK/T 细胞淋巴瘤，在复发、难治或 CR2 患者，可选择自体 UCB 移植、同胞全匹配 UCB 移植、异基因全匹配 UCB 移植。UCB 移植前需进行预处理，目的是清除骨髓及体内恶性细胞克隆，抑制或清除受体体内的免疫细胞，使移植物不被排斥，减少受体的 HSC，为供体 HSC 提供空间。预处理的方案主要采用细胞毒药物、放疗、免疫抑制剂，在自体移植者中无需采用免疫抑制剂。预处理方案常含有环磷酰胺、卡莫司汀、依托泊苷、阿糖胞苷、美法仑等药物，或增加全身照射（TBI），究竟何种方案更佳尚需进一步探讨。

1991 年，沈柏均等人首次在国内采用 UCB HSC 移植治疗 1 例 11 岁男性患儿的淋巴瘤。该患者为使用 COPP 方案化疗后完全缓解 1 个月，骨髓转移。预处理采用 VAC 方案：长春新碱（VCR）2mg/kg，于移植前第 5 天静脉注射；阿霉素（ADR）100mg/kg，于移植前第 5 天、第 3 天静滴；环磷酰胺（CTX）40mg/kg，于移植前第 5 天、第 4 天、第 3 天静滴。强力化疗后 48～72h 开始，在 1 周内分次注射 UCB 细胞，并于输注后 1 个月、3 个月、6 个月、9 个月、12 个月检测染色体、血型、胎儿型血红蛋白（HbF）。患者于移植后 1 个月查染色体未成功，移植后出现发烧、恶心、呕吐、脱发，移植后 50 天内达到完全缓解，移植后 3 个月并发淋巴肉瘤性白血病，存活 178 天。

2001 年，李桂芳等人为 1 例 8 岁女患儿进行了无血缘关系 HLA 不全匹配、ABO 血型不合的 UCB 移植。该患者为淋巴母细胞性淋巴瘤（T 细胞），既往曾先后应用 LSA2-L2、DOLP、COAP-VDLP 方案化疗及氨甲蝶呤（MTX）+阿糖胞苷（Ara-C）加地塞米松（DXM）鞘内注射治疗，多次复查脑脊液、骨髓均正常后，通过无血缘关系 HLA 不全匹配、ABO 血型不合的 UCB 移植。预处理方案为放疗（于移植前 5、6 天进行）+化疗（CTX 120mg/kg，分 2 次，于移植前 3、4 天；Vp-16，18mg/kg），并给予 GVHD 预防及相关支持治疗，术后曾出现高热、皮疹，对症治疗后好转。移植后 57 天患者血型变为供体血型，检测 DNA 指纹图提示患者移植后基因与供者一致。移植后患者免疫功能降低，7 个月后恢复正常。T3、T4 曾减低，2 个月后恢复正常。甲胎蛋白（AFP）一过性升高。随访 1.5 年，状况良好。

2004 年，刘晋辉等人为 1 例 5 岁非霍奇金淋巴瘤（Ⅳ期）男患儿进行无血缘关系 UCB-HSC 移植。以氟达拉滨、白消安、环磷酰胺、兔抗人胸腺细胞球蛋白预处理。HLA 6/6 个位点全匹配的非亲缘异基因 UCB-HSC 移植。静脉输注移植后无异常反应。白细胞植入时间为移植后 17 天，血小板植入时间为移植后 25 天。患儿移植后出现 I 度急性 GVHD，分别于移植后 24 天、40 天采集患者外周血，经短串联重复序列 GeneScan 方法分析判定供者 HSC 在患儿体内存活。患儿移植后 43 天出院，随访 5 年多至 2010 年 6 月，已无病存活 67 个月，状况良好，无复发，无并发症，无慢性 GVHD 发生。这些结果表明，对于复发、难治淋巴瘤，无血缘关系 UCB 移植是一种安全有效的治疗方法。

（三）国外研究进展

UCB 移植治疗成人 ML 在国内鲜有报道，国外有一些相关报道。Piñana 等人在 2003～2013 年对 30 例成人霍奇金淋巴瘤进行单份 UCB 移植治疗，其中 90% 的为既往 HSC 移植复发患者。预处理方案包含塞替派、白消安、环磷酰胺或氟达拉滨及抗胸腺细胞球蛋白（ATG）。骨髓移植的累积发生率（cumulative incidence，CI）为 90%[95% CI，74%～98%]，中位生存期为 18 天（10～48 天）。急性 GVHD 中 II～IV 级为 30%（95% CI），慢性 GVHD 的发生率为 42%（95% CI，23%～77%）。在 100 天和 4 年的非复发性死亡率（non-relapse mortality，NRM）分别为 30%（95% CI，13%～46%）和 47%（95% CI，29%～65%）。与 EBV 相关的移植后淋巴增生性疾病（EBV-post transplant lymphoproliferative disorder，EBV-PTLD）占移植死亡的 1/3 以上，估算发病率为 26%（95% CI，9%～44%）。4 年的复发率为 25%（95% CI，9%～42%）。4 年无病生存期（DFS）和总生存期（OS）分别为 28% 和 30%。尽管有很高的 NRM 和意想不到的 EBV-PTLD 高发生率，大剂量预处理后 UCB 移植对缺乏合适的供者、复发和难治的 HD 患者仍是一种可以考虑的选择。

欧洲血液和骨髓移植组（EBMT）和淋巴瘤小组的 Rodrigues 等人于 2009 年对 UCB 移植治疗淋巴瘤的危险因素进行分析。该评估包括 104 例经 UCB 移植治疗的淋巴瘤患者（中位年龄为 41 岁）。其中 HLA 2 个位点不匹配的 UCB 例数占 68%，移植单份 UCB 78 例，双份 26 例。在该分析中，NHL 患者为 61 例，HL 为 29 例，还有慢性淋巴细胞白血病（CLL）患者 14 例，其中 87% 的患者为疾病晚期，60% 为自体移植后复发的患者。64% 的患者采用低强度预处理方案治疗，46% 的患者给予 TBI。中位随访时间 18 个月。结果显示，84% 的患者在 60 天内出现中性粒细胞植入，其中输注高剂量 CD34$^+$/kg 的植入时间更快（P=0.0004）。1 年 NRM 为 28%，相比之下低剂量 TBI 组的更低（P=0.03）。1 年无进展生存期（progression free survival，PFS）为 40%，相比之下化疗敏感的患者（49% vs. 34%；P=0.03）、接受低剂量 TBI 的患者（60% vs. 23%；P=0.001）、输注高剂量有核细胞的患者（49% vs. 21%；P=0.009）具有更高的生存率，说明对于成人晚期淋巴瘤患者，UCB 移植是一种可行的治疗方法，并且化疗敏感、接受低剂量 TBI、输注高剂量有核细胞患者的预后更好。

之后，Rodrigues 等人进行进一步研究，并于 4 年后进行分析。在移植前进行低强度预处理的 645 例成人 ML 患者，其中包括异体非血缘 UCB 移植患者 104 例和外周血干细胞移植患者 541 例。接受非亲缘性 UCB 移植的患者患有更多的难治性疾病，中位随访时间为 30 个月。中性粒细胞植入率分别为 81% 和 97%（P< 0.0001），慢性 GVHD 的发生率分别为 26% 和 52%（P = 0.0005），非亲缘性 UCB 移植组以上的发生率较低。在 36 个月后，发生 II～IV 级急性 GVHD 为 29% 和 32%，非复发死亡率（non-relapse mortality，NRM）为 29% 和 28%，复发或进展率为 28% 和 35%，这些比较结果均无显著性差异。在 2 年的 PFS 分别为 43% 和 58%，OS 分别为 36% 和 51%，也无显著性差异。进一步的多变量分析显示，两组对比，除了在中性粒细胞植入率（风险比=2.12，P< 0.0001）和慢性 GVHD（风险比=2.10，P=0.0002）有风险差异性外，其他结果相似。综上所述，无论 UCB 干细胞移植治疗组还是外周血干细胞移植治疗组，移植后的最终结果无差异。因此，当淋巴瘤患者缺少 HLA 匹配的供者时，UCB 移植是很有价值的选择，而且慢性 GVHD 的发生率更低。

2000～2010 年，Bachanova 等人对高危淋巴瘤患者的选择性供体移植的研究显示，选择 1593 例进展期霍奇金淋巴瘤和非霍奇金淋巴瘤的成年患者分为 3 个组：HLA 位点 8/8 匹配无关供体（MUD，n=1176）组，7/8 错配无关供体（MMUD，n=275）组，进行单份或双份 UCB 移植（n=142）组。预处理方案为以美法仑、白消安、TBI、氟达拉滨+TBI 或氟达拉滨为基础的方案。3 年的 NRM 比较结果显示：MMUD 组（44%）显著高于 MUD 组（35%，P = 0.004），但与 UCB 组相似（37%，P = 0.19）。UCB 组与 MUD 组相比，中性粒细胞和血小板的恢复率较低。中位随访时间 55 个月，3 年累积复发率 MMUD 组为最低，与 MUD 组相比为 25% vs. 33%，P = 0.003，但 UCB 组和 MUD 组相似（30% vs. 33%，P = 0.48）。在多因素分析中，UCB 组无论在急性、慢性 GVHD 中的发生率均为最低，其中 UCB 组对 MUD 组的危害比（hazard ratio，HR）为 0.68，P = 0.05；UCB 组对 MMUD 组的 HR = 0.35，P<0.001。3 年的 OS 分别为 MUD 组 43%、MMUD 组 37%、UCB 组 41%，具有可比性。这些结果表明，淋巴瘤患者可以通过可选择的供体移植获益。在缺乏 HLA 匹配的供者时，UCB 可作为一种供体选择。而且，当缺少合适的供体时，UCB 干细胞移植可以为复发、难治的淋巴瘤患者增加治疗的机会，是一种可供选择的治疗方法。

二、UCB 干细胞移植治疗神经母细胞瘤

（一）概述

神经母细胞瘤（neuroblastoma，NB）属于神经内分泌肿瘤，是发生在交感神经细胞的一种恶性肿瘤，可起源于交感神经系统的任何神经嵴部位，其中最常见部位为肾上腺，其他部位如颅内、颈部、后纵隔、腹膜后及盆腔等处的神经组织亦可见。NB 为儿童常见的恶性肿瘤之一，是儿童期最常见的颅外实体瘤。NB 主要由未分化的神经母细胞组成，具有高度异质性，一些肿瘤可能不经治疗即自发消退，而大部分NB 具有隐匿起病、恶性程度高、临床症状无特异性、早期即可出现远处转移、预后差等特点。经过多中心协作，使得 NB 的 5 年生存率逐步得到提高。资料显示，国际上神经母细胞的 5 年生存率从 1974～1989年的 46%上升到 1999～2004 年的 71%。

（二）国内研究概况

目前，我国在 NB 的诊治方面与国际先进水平还存在差距。中国抗癌协会小儿肿瘤专业委员会、中华医学会小儿外科专业委员会肿瘤学组为规范我国儿童神经母细胞瘤的诊断和治疗，于 2015 年发布《儿童神经母细胞瘤诊疗专家共识》，将 NB 的危险度分为低危、中危和高危 3 组，并根据不同危险度的分组提出治疗建议。其中指出，对于高危组患者，先化疗至 VGPR 后择期手术，手术后再化疗，总化疗疗程不超过 8 个周期，并建议常规化疗结束后可进行自体干细胞移植和瘤床放疗，推荐行序贯自体干细胞移植，并在 2 次自体干细胞移植间行瘤床放疗。推荐的序贯干细胞预处理方案如下。第 1 次自体干细胞移植预处理：卡铂 600mg/m^2，第 8、7、6 天；依托泊苷 500mg/m^2，第 8、7、6 天；环磷酰胺 1800mg/m^2，第 5、4 天；自体干细胞回输，第 0 天。第 2 次自体干细胞移植预处理：白消安 1mg/kg，第 8、7、6、5 天；美法仑 140mg/m^2，第 3 天；自体干细胞回输，第 0 天。目前自体干细胞移植作为高危 NB 的治疗手段在国际上已被列为标准治疗，并取得了一定效果。

1991 年，沈柏均等人首次采用异体 UCB-HSC 移植为 1 例 3.5 岁女童实施 NB 治疗。该女童为腹膜后NB，包块大小为 3.7cm×3.8cm×2.4cm，骨髓转移，经化疗无效。预处理采用 VAC 方案：长春新碱（VCR）、阿霉素（ADR）、环磷酰胺（CTX）。强力化疗后 48～72h 开始 UCB 输注，在 1 周内分次注射同血型或者O 型 UCB 造血细胞。术后观察 95 天出现染色体嵌合体，HbF 由正常上升到 0.22，说明 UCB-HSC 在患者体内植活。该患者术后出现轻度腹泻，2 天内消失，但无典型 GVHD 反应发生。患者于术后 232 天死于感染。结果表明，HLA 不匹配的 UCB 可以用于治疗化疗后的骨髓抑制，这可能给骨髓移植提供丰富的造血细胞来源。

2009 年，秦茂全等人为 1 例 1 岁 9 个月的 NB 女患儿进行了自体 UCB 干细胞移植，为我国首例自体UCB-HSC 移植。该患儿为左肾上腺神经母细胞瘤，大小为 11.7cm×9.3cm×13.9cm，达中线，左肾动脉紧贴肿瘤边缘，在腹膜后大血管与其邻近，未见包绕。左肾受压，未见明显受累。骨髓检查未见明显异常，血神经元特异性烯醇化酶（NSE）> 55ng/ml，24h 尿香草扁桃酸（VMA）104.2mg，均明显升高。不除外骨转移。诊断为 NB Ⅳ 期。移植前对 UCB 样本行流式细胞术检测，确认神经母细胞没有CD45$^-$/CD56$^+$/CD81$^+$ 表达。预处理方案采用卡铂、依托泊苷、马法兰等联合化疗，自体 UCB-HSC 输注后为预防病毒感染，给予阿昔洛韦及丙种球蛋白治疗，移植 5 天后给予 G-CSF 促进粒细胞恢复。移植后观察，患儿于移植后 20 天外周血白细胞数为 1.8×10^9/L，中性粒细胞绝对值>0.5×10^9/L，移植后 31 天血小板为 51×10^9/L，提示造血恢复顺利。移植后 1 个月复查血 NSE、VMA 降至正常，腹部超声及全身 PET-CT提示肿瘤消失。曾出现短暂真菌性肠炎、上呼吸道感染，抗真菌及抗感染治疗后缓解。治疗后随访至 4年 8 个月，患儿无病生存。结果表明，自体 UCB 干细胞移植治疗晚期 NB 安全、有效。不过相对于国际先进水平，我国 NB 的诊治水平还存在较大差距。

（三）国外研究进展

Jubert 等人采用移植前低剂量预处理，对 6 例复发难治的 NB 患者进行异体 UCB 干细胞移植治疗。预处理方案为：CY 50mg/kg，移植前第 6 天；氟达拉滨 40mg/m²，移植前第 2 天；TBI 200 cGy，移植前 1 天；兔抗胸腺球蛋白 2.5mg/kg，移植前第 3 天至移植后第 1 天。6 例患者均对预处理方案的治疗耐受良好，中性粒细胞中位完全植入时间为 12 天，血小板中位完全植入时间为 35 天。其中 1 例完全没有中性粒细胞减少发生，1 例无需输注血小板。所有患者移植后均出现疾病进展，中位时间为 55 天（26～180 天）。移植后 2 个月，NK 细胞均达到正常，但 T 细胞恢复较慢。这些研究表明，通过减量预处理的无血缘关系 UCB 干细胞移植治疗儿童复发 NB，并可通过前期减轻肿瘤负荷和后期以 NK 细胞为基础的免疫治疗，对微小残留的病患进行移植治疗。Sato 等人采用碘 131-间碘苯甲胍（¹³¹I-MIBG）联合非血缘性 UCB 干细胞移植治疗 1 例 4 岁复发 NB 女童。该患儿为原发于左肾上腺的 NB，胸椎、骨盆、骨髓转移，既往曾经化疗、外科手术治疗、放疗及自体外周血干细胞移植，2 年后复发。通过 ¹³¹I-MIBG（18 mCi/kg）注射后，对患儿进行 7 天的隔离。注射 ¹³¹I-MIBG 的 9 天后，对患儿进行 UCB 移植前预处理，具体为：白消安 1.1mg/kg/d，移植前第 8 天至第 5 天；美法仑 90mg/m²/d，移植前第 4 天至第 3 天；使用环孢素 A 及甲强龙预防 GVHD。移植后患儿出现 II 级 GVHD，治疗后缓解。移植后 26 天和 35 天，中性粒细胞和血小板先后恢复。该方案的治疗并未获得完全缓解，但是瘤体缩小。移植 5 个月后，VAM 和 HVA 维持正常水平。移植后 12 个月患儿死亡。该研究认为，采用 ¹³¹I-MIBG 联合 UCB 干细胞移植治疗高危 NB 患者是安全、有效的。如果条件允许，可以作为复发难治 NB 供选择的治疗方案。

2007～2013 年，Ning 等人对 13 例高危、复发、难治 NB 患者进行自体干细胞移植治疗。其中 4 例为自体 UCB-HSC 移植，年龄为 11～64 个月，均为原发于肾上腺的 NB 男性患儿。其他 3 例有骨髓转移，3 例骨转移，3 例淋巴结转移，其中 1 例并伴肝转移且有 MYCN 基因扩增。4 例患者移植前接受过化疗、手术治疗、放疗，其中 3 例疗效 PR，1 例 CR。输注的 UCB 有核细胞数和 CD34⁺细胞数分别为 $2.8×10^7$～$8.7×10^7$/kg 和 $0.36×10^5$～$3.9×10^5$/kg，复苏后的存活细胞最高为 76%。中性粒细胞植入> $0.5×10^9$/L 的时间在第 15～33 天，血小板植入的时间在第 31～43 天（> $20×10^9$/L）和 33～65 天（> $50×10^9$/L）。无严重急性或慢性并发症发生。3 例患儿无复发存活时间为 1.9～7.7 年。1 例患儿在移植后 16 个月复发，并死于疾病进展。研究表明，在晚期 NB 患者的治疗时，与传统的骨髓及外周血 HSC 移植相比，UCB-HSC 移植具有可行性，并可减少干细胞在治疗中的需要量。

三、UCB 干细胞移植治疗脂肪肉瘤

（一）概述

脂肪肉瘤（liposarcoma）是软组织肉瘤中常见的类型之一，约占软组织肉瘤发生的 9.8%～16%，被列为肉瘤发病的第 2 位。脂肪肉瘤可发生于各个年龄段，以 40～60 岁成人多见。脂肪肉瘤起源于原始间叶细胞，多发生于深部组织，位于肌间筋膜平面或深部及富于血管、淋巴管的部位。脂肪肉瘤临床表现为深在、边界不清、生长缓慢的较大体积肿块，常表现为巨大肿瘤。位于肢体的脂肪肉瘤较易发现，而位于腹腔肠系膜、腹膜后的肿瘤则难以发现。脂肪肉瘤大多数直径为 5～10 cm，直径超过 20 cm 为巨大脂肪肉瘤，直径超过 40 cm 为超巨大脂肪肉瘤。腹膜后肿瘤体积较大，有纤维包膜或假包膜，呈整体或分叶状。位于肢体的脂肪肉瘤常为卵圆形，长轴与肌肉及肌间隙平行。

2008 年，WHO 的组织学类型包括去分化脂肪肉瘤、黏液样脂肪肉瘤、圆形细胞脂肪肉瘤、多形性脂肪肉瘤、混合型脂肪肉瘤和脂肪肉瘤。因组织学不同，剖面有时可呈黏液或胶冻样，并有出血灶，有时有大量脂质，呈灰色或棕色，质地较韧。脂肪肉瘤的组织学形态变化多，恶性程度相差悬殊。分化好的肿瘤极少发生转移，且多以局部复发为主。分化差的复发率高，且容易发生远处转移，具有肺外其他

部位转移的现象，此特点与其他肉瘤不同。脂肪肉瘤的治疗以手术为主，但深部脂肪肉瘤术后易复发，因为肿瘤位置深在，常无法完整切除。腹膜后脂肪肉瘤的复发明显多于肢体脂肪肉瘤。复发脂肪肉瘤常见的治疗方法包括手术、放疗、化疗等。UCB 干细胞移植治疗复发、难治脂肪肉瘤具有广阔前景。

（二）国内研究概况

UCB HSC 移植治疗脂肪肉瘤的病例极少。沈柏均等人曾于 1991 年为 1 例 4 岁女童进行 UCB HSC 移植术。该患者入院时在左下腹扪及 10cm×8cm 包块，质硬，B 超盆腔内探及 10cm×9cm×6.8cm 的实质性包块。入院首次治疗为外科手术治疗。术前予长春新碱（VCR）、阿霉素（ADR）、环磷酰胺（CTX）静注化疗。1 个疗程后，肿瘤明显缩小。化疗后行剖腹探查术，见肿瘤位于膀胱及子宫后，约 6cm×5cm×5cm，病理为黏液性脂肪肉瘤。该肿物与周围组织粘连紧密，无法分离，仅做部分切除术。术后 1.5 个月行 UCB-HSC 移植。预处理方案依然选取 VCR、ADR、CTX 静注化疗。化疗后 46h 静脉快速滴入冻存的 "O" 型 UCB（5 个胎儿的 UCB，包括女 3 例、男 2 例），在−80℃冻存天数为 21～108 天。细胞存活率 71%～91%，输入有核细胞 $6×10^8$ 个。次日又输入同性别 "O" 型新鲜 UCB 1 份，有核细胞数为 $5×10^5$ 个，细胞存活率 96%。共计输入有核细胞 $0.8×10^8$/kg。为预防 GVHD，术后第 120 日给予氨甲蝶呤、地塞米松，后换成强的松治疗。移植后 17 天，患儿血象恢复正常，HbF 持续升高，染色体分析发现男性核型（46XY），肿瘤完全消失。术后 1 个月症状全部消失，骨髓象、肝功能及腹部超声均提示正常。随访 5 个月，未出现 GVHD。观察至术后 210 天患者复发。该例移植提示与骨髓移植相比，UCB 移植供者更易获得，且发生 GVHD 较轻、骨髓抑制期短，因此具有广阔的应用前景。

四、结语

以上介绍了 UCB-HSC 对部分实体瘤的治疗情况，那么在干细胞移植中，供者和受者来自相同种族会对移植的结果产生影响吗？Ustun 等人对此进行了研究，纳入 1995～2010 年间共 858 例患者，其中自体 UCB 干细胞移植 475 例（包括 202 例双份 UCB 移植和 273 例单份 UCB 移植），非亲缘供者移植 383 例。大多数患者为高加索人（占 87%），其次为亚裔（4%）、非裔美国人（3%）、西班牙裔（3%）和混血种族（3%），以及美国印第安人（1%）。高加索人是供者中人数最多的种族。研究结果表明，高加索人比少数族裔更有可能拥有同一个种族的供者（91% vs. 33%，$P<0.01$）。供者种族是否匹配不影响 NRM、复发、急性或慢性 GVHD 或 OS。这些研究表明，在治疗一些复发、难治恶性实体瘤患者时，UCB 干细胞移植可供选择，并具有广阔的应用前景。但在移植时，供者种族是否需要考虑尚无数据支持。最新的研究显示，除上述肿瘤外，脐带血中的自然杀伤细胞可以阻止人诱导多能干细胞源性的畸胎瘤形成。

第二节 脐带血干细胞移植治疗成人恶性疾病的临床应用

一、概述

1984 年 Boyce 等人发现，人 UCB 中含有 HSC，进一步通过实验证实其中含有相当于或高于同等量骨髓中的干/祖细胞，可作为临床 HSC 移植的细胞来源，且比骨髓中的干细胞更原始、更易生长增殖、更容易植活。1988 年 Gluckman 等人首次通过供者为同父母的 HLA 完全匹配的 UCB 移植并成功治愈 1 例 FA 患儿。1993 年，世界上第一家 UCB 库于美国纽约血液中心成立。我国也于 1996 年在北京成立首家 UCB 库，随后相继在上海和广州等地建立多家 UCB 库。UCB-HSC 具有很好的造血重建功能，与无血缘关系骨髓供体或动员外周血 HSC 供体比较，UCB 具有采集过程简便迅速、对供体健康无损害、抗原性较弱、GVHD 发生率低、对 HLA 配型要求相对宽松、来源广泛等优点。这些特性决定了其在细胞治疗中的广泛应用。近年来，UCB 已越来越多的作为公认的细胞疗法的来源进行研究。

UCB 的收集简便且无无创，主要是通过把分娩后的胎盘及脐带中的血液收集并冻存于指定的 UCB 库中。UCB 采集的一个关键因素是采集中夹闭 UCB 管的时机，早期夹闭，UCB 的收集量更大，但相对的早期夹闭可导致新生儿血清铁含量处于偏低水平。一些因素，如新生儿的分娩方式对 UCB 造血细胞的含量有一定影响。研究表明，在经阴道分娩的 UCB 中，有核细胞数和体积均较高，CD4$^+$、CD8$^+$ T 细胞及 CD19$^+$B 细胞的比例也较高，剖宫产者则 NK 细胞比例较高。然而，CD34$^+$造血祖细胞的比例无明显差异，表明分娩方式的不同，不会显著影响 UCB 细胞作为 HSC 移植的潜能。种族也对 UCB 细胞的含量有一定影响。在白种人、亚裔、西班牙裔和非洲血统的个体之间，CD34$^+$细胞、CD4$^+$和 CD8$^+$T 细胞、B 细胞和 NK 细胞的数量呈不均匀性。在某些细胞疗法中，这些细胞含量的差异可能起到不同的作用。另外，UCB 作为移植细胞应用的限制因素是细胞的数量、植入及免疫重建延缓。植入及免疫重建的延迟，部分是由于细胞数量不足，部分是由于 UCB 中免疫细胞的相对幼稚，导致免疫恢复延长。因此，UCB 移植受者发生严重感染的风险增大。相较于骨髓移植及干细胞移植的患者，发生 NRM 的风险增加。此外，低细胞剂量和幼稚免疫细胞也易导致排斥和移植失败的风险更高。

在 HSC 移植中，UCB 移植已成为一种有价值的替代来源。对于急需移植的患者，UCB 细胞相较于其他 HSC 来源更易获得。影响移植后预后的重要因素包括 UCB HSC 的数量、移植时的疾病状态及受者年龄。随着研究的进展，通过制定严格的移植者筛选条件，改善移植后的支持治疗并增加输注中的 UCB 细胞数量等方式，使成人单份 UCB 移植取得了一定的疗效。但多数学者认为，UCB 中的造血干/祖细胞数量较少，无法满足正常成人造血重建的需求。

因此，UCB-HSC 移植发展初期主要用来治疗儿童恶性血液病。最初成人患者单份 UCB 移植疗效并不十分理想，近半数的患者在移植后 3 个月内死亡。单份 UCB 移植在成人恶性血液系统肿瘤早期的 5 年 DFS 为 46%。为解决成人单份 UCB 移植的细胞数量不足，目前对于成人 UCB 干细胞移植多采用双份 UCB 移植。研究表明，接受双份 UCB 移植的患者，发生 II 度急性 GVHD 的比例升高，但III-IV度 GVHD 及慢性 GVHD 的发生率较单份移植者无明显增加，且移植后复发率降低，移植相关死亡率（TRM）及 OS 二者无明显差异。所以成人双份 UCB 移植不仅克服了单份 UCB 移植细胞数目不足问题，同时提高了移植成功率，且安全可靠。

二、UCB 在恶性肿瘤治疗中的应用

近些年，UCB 干细胞在肿瘤治疗中的作用受到了广泛的关注。1993 年首次采用无关供者及 HLA 不匹配 UCB-HSC 移植治疗 2 例急性淋巴细胞白血病（ALL）获得成功，就此开启了 UCB 移植治疗恶性肿瘤的时代。因其来源广泛、抗原性弱及 GVHD 发生率低等优势，使其广泛应用于儿童和成人恶性及非恶性血液系统疾病的治疗。目前，临床上 UCB 干细胞移植多用于急性白血病、慢性白血病、骨髓增生异常综合征（MDS）、多发性骨髓瘤和 ML 等恶性肿瘤，以及重症再生障碍性贫血、重症放射病等非恶性疾病的治疗。

UCB 中含有多种干细胞，包括 HSC、MSC 和 EPC 等。HSC 具有较强的自我更新、增殖和分化能力，通过 UCB 干细胞分离纯化，应用逆转录病毒载体等方法，将外源性基因导入干细胞内，并把 HSC 移植到患者体内，用以治疗遗传缺陷性疾病及恶性疾病。UCB 中含有的 MSC 具有肿瘤趋向性，目前已作为肿瘤治疗的靶向载体的研究受到广泛的关注。

实验表明，人 UCB-MSC 可以抑制人乳腺癌细胞的生长，并可能通过阻断 PI3K /Akt 信号通路抑制 PI3K 和 Akt 蛋白激酶的活性，从而抑制肿瘤细胞的增殖。而且，UCB-MSC 可抑制乳腺癌 MDA-MB-231 细胞的增殖，其作用可能是通过分泌 DKK1 调控 Wnt 信号的通路。通过 UCB-MSC 与食管癌细胞人工融

合后，可影响食管癌细胞的生物学活性，表明融合后食管癌细胞的生长受到限制，凋亡细胞数量明显增多，起到抑制肿瘤生长的作用。此外，UCB-MSC 与移植肿瘤细胞的侵袭转移有一定相关性。Karnoub 等人发现，UCB-MSC 可以通过分泌趋化因子配体 5（CCL5）并与肿瘤细胞表达的趋化因子受体 5（CCR5）相互作用，促进肿瘤细胞的侵袭转移，进而促进乳腺癌的转移。而且，UCB-MSC 也可通过分泌细胞衍化因子-1（SDF-1）、白细胞介素 6（IL-6）和血管内皮生长因子（VEGF）促进癌细胞转移。研究发现，UCB 移植后可诱导产生较强的移植物抗白血病（GVL）效应，在高危恶性血液病患者中相较于骨髓源性 HSC 移植具有更为明显的抗肿瘤作用。1 例 UCB 移植治疗细胞因子抵抗的转移性肾癌患者从中获益，原发疾病得到控制而稳定。这表明在实体肿瘤治疗中，UCB 移植也可作为一种新的治疗手段。

目前，骨髓 HSC 移植在治疗多发性骨髓瘤、ML、白血病、肺癌、大肠癌、前列腺癌、乳腺癌及其他恶性肿瘤方面取得了良好效果。UCB-HSC 相较于骨髓具有来源广泛、更易获取、可低温长期保存、更易增殖等优势，且在传播病毒或体细胞突变方面较骨髓源性 HSC 移植的风险低。在未来，这势必成为替代骨髓 HSC 移植的另一可供选择的移植来源。

（一）慢性白血病

目前，国际上异基因 HSC 移植已成为治愈慢性粒细胞白血病（CML）的标准治疗方案之一。在 UCB 移植与骨髓移植疗效的比较分析中显示，UCB 移植后的中性粒细胞绝对数（ANC）及血小板的恢复较慢，感染是导致 UCB 移植后早期 TRM 较高的重要原因，约占全部死亡患者的 50%，但 GVHD 的发生率明显降低。而且，非清髓性 HSC 移植联合伊马替尼治疗 CML 可促进供者转化为完全嵌合状态，抑制化疗后残留肿瘤细胞的增殖，降低肿瘤细胞负荷，从而增强 GVL，对改善 CML 预后起到促进作用。

（二）急性白血病

在 503 例成人 ALL 患者的 UCB 移植与 282 例骨髓移植治疗患者进行疗效的对比分析中，5 年的 PFS UCB 组（60%）与骨髓组（38%）的差异有统计学意义。另在 22 例成人高危 ALL 患者中，18 例进行 UCB 干细胞移植。其中，急、慢性 GVHD 累计发生率分别为 55% 和 45%。3 年的 NRM、OS 和复发率分别为 27%、50% 和 36%。首次缓解期移植患者的 TRM 较低（8%），OS 较高（81%）。移植后超过 2 年的患者无 1 例复发。这些表明，ALL 患者进行 UCB 移植后 GVHD 发生率较骨髓移植患者低。虽然采用相应低强度的预处理治疗，但仍出现 GVL 效应。

在成人急性髓系白血病（AML）中，UCB 移植与骨髓移植相比，TRM 和原发病复发率均相似，差异无统计学意义。在 49 例成人高危 AML 患者中，通过清髓预处理方案治疗后进行 UCB 移植的 II /IV 度及 III /IV 度急、慢性 GVHD 的概率均降低，表明这种预处理可相对安全地预防 GVHD。日本的一项研究对非血缘性 UCB 移植与非血缘性骨髓移植的比较发现，累积植入率及轻度 GVHD 的发生率，二者无明显差异；但中、重度 GVHD 发生率 UCB 移植明显减少。这些表明，在成人急性白血病无 HLA 配型全匹配的骨髓供体时，UCB 移植也可以是有效的替代疗法。

（三）单份或双份 UCB 移植对恶性肿瘤的治疗应用

在成人恶性血液病或者恶性实体肿瘤的 UCB 移植治疗中，由于单份 UCB 细胞的数量有限，因此多采用双份或多份 UCB 的联合移植以提高疗效。研究发现，通过预处理方案治疗后，接受双份 UCB 移植的恶性血液病首次和第 2 次完全缓解患者的复发率明显低于单份 UCB 移植治疗的患者。这表明 GVL 可能具有更强的作用，而且这种双份 UCB 移植后 GVL 效应的增强可能与移植物抗移植物免疫的相互作用有关，也可能是每份 UCB 的集中优势，或者是 UCB HLA 的差异较大所致。而且，预处理方案和 GVHD 的预防方式是与植入相关的重要因素。当选择单份 UCB 的细胞数量大于 $2.5×10^7$/kg 时，其结果与双份 UCB 的移植效果相当。在 UCB 细胞数量较少时，双份 UCB 移植或者采用骨内注入法可能是较好的治疗选择。在恶性和良性疾病的治疗中，单份和双份 UCB 移植的比较见表 16-1。

表 16-1　成人患者根据诊断进行无关 UCB 的移植与移植的方式

诊断	单份 UCB 移植的患者数（%）n=1752	双份 UCB 移植的患者数（%）n=1735
ALL	302（17）	368（21）
AML	655（37）	679（39）
MDS/MPN*	239（14）	236（14）
CML	82（5）	133（8）
CLL	72（4）	26（1）
淋巴瘤	264（15）	198（12）
其他	76（4）	40（2）
良性肿瘤	62（4）	55（3）

注：MPN，myeloproliferative neoplasm，骨髓增殖性瘤。

此外，化疗及放疗可导致严重的骨髓抑制、肿瘤恶病质状态及机体免疫力降低。患者多由于骨髓抑制而出现感染、贫血等不良反应，使治疗推迟或者中断，影响治疗效果。UCB 中含有多种造血干/祖细胞及多种造血活性物质。输注 UCB 对患者骨髓造血功能的恢复有明显的疗效。UCB 中的造血活性物质可刺激外周骨髓造血，促使骨髓内造血细胞进入细胞周期并分化成熟入血，促进和加速造血功能重建，减轻化疗及放疗所致的骨髓抑制及胃肠道反应。而且，UCB 中 RBC、HB、WBC 和血小板含量较高，输注同等剂量的 UCB，对患者 WBC、HB 及血小板的恢复有更好的效果。UCB 中还含有多种免疫功能细胞、抗体及淋巴因子，输注后可刺激机体的细胞免疫及体液免疫反应，增强机体的免疫力，减轻和缩短患者免疫抑制的时间，提高患者的化疗耐受性，并有利于感染的控制，对放、化疗起到一定的支持作用。

UCB 移植在细胞治疗领域至关重要，已成为临床移植治疗的重要细胞来源。随着新方法及思路的不断涌现，移植质量及适应证得到不断的优化。在不久的将来，UCB 或许将实现在细胞治疗领域的广泛应用。但同时由于 UCB 中造血干（祖）细胞数目有限，用于 UCB 移植的有核细胞数是骨髓或外周血 HSC 移植数的不到 1/10，导致 UCB 移植后植入率低于骨髓或外周血移植。而且，植入时间延缓、移植早期易并发感染等致 TRM 增高。虽然针对 UCB 应用进行了许多体外研究及早期临床试验，但尚缺乏较大型的 II 期和 III 期临床研究。希望在未来，UCB 移植能够成为恶性肿瘤治疗的新方向。

第三节　脐带血中 CD34 细胞对晚期乳腺癌伴严重贫血的治疗作用

一、概述

乳腺癌（breast cancer，BC）是目前女性实体瘤发病率最高的恶性肿瘤，占新增女性实体瘤患者 26%，其术后 5 年死亡率约 20%。据 WHO 国际癌症研究中心报道，全球每年约 140 万例女性在初诊时诊断出乳腺癌，约 46 万例患者死于乳腺癌。现晚期乳腺实体瘤患者无任何治愈疗方法，主要目的为减轻患者主观症状，提高生活质量及延长患者生存期。2011 年，国际乳腺癌大会提出晚期乳腺实体瘤即为慢性疾病，对其治疗应采用全程管理思维模式，主要以内科治疗为首，包括化疗、内分泌系统治疗、基因分子靶向治疗、双膦酸盐治疗及细胞生物学治疗等。晚期转移性乳腺实体瘤患者的治疗一般以化学药物治疗为中心的综合治疗模式为主，含蒽环类化疗方案早已成为临床上公认的疗效显著的一线化疗方案。相关文献指出，多西他赛与表阿霉素联合为当前治疗乳腺实体瘤患者首选化疗方案。然而，大多数化疗药物均有不同程度的骨髓抑制作用，贫血则是乳腺实体瘤化疗中相对常见的并发症，而晚期乳腺实体瘤患者的身体状态欠佳，免疫力低下，故未经化疗的晚期乳腺实体瘤患者也常伴贫血的发生。

二、肿瘤相关性贫血与分级

国际上对贫血分级标准有两种定义，一种来自于 WHO，另一种则来自于英国国立肿瘤研究所（National Cancer Institute，NCI），二者对贫血分级标准的差异取决于对轻度与中度贫血的定义。我国根据临床实践及治疗方法将贫血分级标准定义为：血红蛋白值介于 9.1g/dL 至正常值为轻度贫血，血红蛋白值介于 6.1～9.0g/dL 为中度贫血，血红蛋白值介于 3.1～6.0g/dL 为重度贫血，血红蛋白值<3.0g/dL 时为极重度贫血。形态学上将肿瘤相关性贫血（cancer related anemia，CRA）分为小细胞性、大细胞性及正细胞性贫血。

CRA 即恶性实体瘤患者在疾病发生、发展及治疗过程中发生的贫血，主要因素包括：恶性实体瘤所致患者自身机体失血、溶血，肿瘤细胞侵袭骨髓，放、化疗对骨髓造血功能的抑制作用等。然而，放、化疗致骨髓抑制是实体瘤患者贫血最常见的病因。宿主自身免疫系统与体内肿瘤细胞间相互防御与攻击作用活化机体巨噬细胞，进而肿瘤坏死因子（INF）、γ 干扰素（γ-IFN）及白细胞介素 1（IL-1）等细胞炎症因子分泌及表达能力增强，抑制机体产生红细胞及促红细胞生成素（EPO），降低 EPO 应答反应能力，破坏铁分布及利用，导致贫血；晚期实体瘤患者常常因进食困难及叶酸和维生素 B_{12} 吸收障碍等因素致营养缺乏性贫血，主要以消化道实体瘤最常见；恶性实体瘤自身导致相应器官、组织出血引起失血性贫血；恶性实体瘤患者单核巨噬细胞极度活跃，肿瘤细胞通过产生溶血性物质等使实体瘤患者自身免疫功能低下致自身免疫性溶血；当肿瘤细胞侵袭骨髓时，骨髓基质受损、激发造血抑制物质生成致红细胞生成受限、骨髓对 EPO 反应能力降低及纤维母细胞生长因子等多种途径致贫血发生；恶性实体瘤自身导致机体慢性病性贫血（anemia of chronic disease，ACD）即由网状内皮系统及免疫因子诱导致使机体铁代谢紊乱、抑制红系祖细胞增殖、缩短红细胞生存周期及 EPO 应答迟缓等因素导致。目前，CRA 已成为恶性实体瘤患者预后的独立不良因素之一。因此，纠正恶性实体瘤患者的贫血症状，可明显改善肿瘤患者生活质量及预后转归。

三、肿瘤相关性贫血机制

英国牛津大学曾对化疗后出现贫血的 8 种恶性肿瘤患者进行研究的结果表明，经 1 个疗程化疗后出现贫血的患者达 67%，其主要表现为心悸、乏力、头晕、气促、注意力不集中、失眠及月经不调等相关症状。贫血可致恶性实体瘤组织低氧，降低机体对放、化疗疗效敏感性，改变肿瘤细胞基因表达，从而改变蛋白质及基因组，进而增强肿瘤细胞侵袭性能力，致疾病进展。贫血致恶性肿瘤细胞内缺氧，引发基因表达异常，致肿瘤细胞凋亡受抑制，促使耐药基因上调，肿瘤细胞产生耐药而影响放、化疗疗效。贫血在恶性实体瘤疾病治疗中仍是部分患者生存和预后不良的因素之一。贫血可显著降低恶性实体瘤患者 OS，增加恶性实体瘤疾病的转移率。

四、肿瘤相关贫血的治疗

随着对 CRA 患者的深入研究，中国临床肿瘤学会恶性实体瘤相关性贫血专家委员会对 CRA 的诊断和治疗制定出相关诊疗指南，即 2012 年《肿瘤及肿瘤化疗所致贫血 NCCN 指南》与 2012～2013 版《肿瘤相关性贫血中国专家共识》。总而言之，CRA 患者的治疗手段主要包括针对病因治疗、输血、补铁、刺激红细胞生成及调整放、化疗剂量或更换放、化疗方案等。临床上对实体瘤放、化疗后所致 CRA 患者常用 EPO 治疗。化疗致轻度至中度 CRA 患者，临床上推荐首选 EPO 治疗；对于化疗致重度或中度伴明显贫血症状的 CRA 患者，需考虑输血治疗，临床上急需纠正缺氧状态或 Hb<7g/dL 的恶性实体瘤患者，或没有机会和时间接受 EPO 治疗的严重贫血及对 EPO 治疗无效的慢性症状性贫血患者需考虑输血治疗。常规 EPO 使用剂量为 1 万单位，其使用方法为皮下注射，每周 3 次，4～6 周为 1 个疗程；当使用 EPO 治

疗后，Hb 达 12.0g/dL 时须立即停药；在 EPO 治疗过程中需严格关注血栓高危人群并定期检测血栓相关生化指标，必要时可行动静脉超声等相关检查；对于铁蛋白≤300ng/ml、转铁蛋白饱和度<15%的绝对铁缺乏症患者，补充铁剂；对于铁蛋白≤800ng/ml、转铁蛋白饱和度<50%的功能性铁缺乏症患者，可考虑联合使用促红细胞生成类药物治疗 CRA。

五、乳腺癌的相关性贫血

欧洲肿瘤贫血调查组（European Cancer Anemia Survey，ECAS）曾对 15 367 例恶性实体瘤患者进行统计研究发现，不同类型肿瘤的 CRA 发生率亦不同，在这些患者中乳腺癌的贫血发生率为 62%。而且，也有在初诊时即伴随贫血的发生率为 25%，其治疗前与治疗后发生贫血的总发生率为 42.9%。众所周知，CRA 严重影响恶性实体瘤患者生存质量及预后疗效。因此，正确认识与及时治疗乳腺癌伴发贫血，对改善乳腺癌患者生存与预后具有至关重要的意义。

六、UCB CD34$^+$细胞的治疗作用

源于疾病进展的限制，传统治疗模式对晚期乳腺实体瘤患者并不能充分发挥理想的疗效。目前，肿瘤生物细胞治疗因其毒副作用小、适用范围广且能有效消除患者手术或化疗后残余的肿瘤细胞等优势而得到广泛关注。干细胞是人体内一种特殊类型细胞，分为胚胎干细胞（ESC）和成体干细胞两类。ESC是经体外培养的胚胎内细胞群及原始生殖细胞，是一类能够向多种细胞分化发育的全能性细胞。研究显示，ESC 能够诱导、分化为体内 200 多种细胞，可见 ESC 的诱导、分化能力之强大。成体干细胞即位于已分化组织的未分化细胞，能自我更新分化为该组织，如 MSC、HSC 及神经干细胞等。培养 ESC 需破坏胚胎而受伦理学限制，故未能应用于临床。目前，能够用于治疗恶性实体瘤的干细胞有 MSC 和 HSC。

MSC 源于中胚层组织，成体 MSC 存在于全身多种组织。MSC 易于体外培养且具高度扩增能力，短期内即能获得大量干细胞，同时具有分化为多种细胞的潜能。在不同诱导途径及适宜生长条件下，能够分化为不同种类细胞，修复各种受损器官组织。目前，已证实 MSC 可向成骨细胞、软骨细胞、肌细胞、血细胞及神经细胞等多种细胞分化；而且可与多种载体结合，进行基因转染，高效表达其转染的目的基因，维持自身基因稳定性，同时在相应的基因损伤部位修复目的蛋白。HSC 是机体内各种血细胞的唯一来源，主要来源于骨髓、UCB 以及被动员后的外周血，虽然 3 种来源的 HSC 均有一定的活性功能，但其干细胞的细胞特性和生物学性质都存在截然不同的差异。因此，选择合适的 HSC 对干细胞移植至关重要。

临床资料表明，在白血病治疗中 UCB 源性 HSC 移植成功率优于骨髓源性 HSC 的移植成功率。对ALL 患者，国际上曾应用 HSC 与化疗联合疗法的 5 年 DFS 约 80%，个别诊疗地区可达 90%。在急性非淋巴细胞白血病的 HSC 移植中，与化疗联合疗法的 5 年 DFS 约为 40%。此外，常规治疗无效、复发，或对放、化疗敏感的晚期实体瘤患者或高度恶性的实体瘤患者，先行大剂量放、化疗以至最大限度地清除实体瘤患者体内癌细胞，然后序贯 HSC 移植进而重建被破坏的造血及免疫系统，现已成功应用于乳腺癌及神经母细胞瘤等恶性实体瘤患者的治疗。

UCB 即胎儿自母体内娩出、结扎脐带致胎儿与母体分离后，脐带至胎盘胎儿面血管内的血液。UCB中富含 HSC 及祖细胞，具有较强的增殖、分化能力，经刺激后能够迅速进入细胞周期，自身分泌生长因子及体外集落形成能力强；UCB-HSC 与祖细胞的端粒及其端粒酶活性相对较长，细胞凋亡配体 CD95/Fas体现低表达或不表达；UCB-HSC、祖细胞对各种造血生长因子刺激反应能力较外周血及骨髓 HSC、祖细胞相对更强；UCB-HSC、祖细胞采集过程简单，对母子均无任何痛苦及不良副作用，能够实物冻存且长期保存；受胎盘屏障功能保护，UCB 干细胞受病毒、细菌污染率相对较低；UCB 干细胞采集、储存及移植均不涉及社会伦理学、法律等方面争议。1988 年，Gluckman 等人成功进行首例 HLA 匹配同胞 UCB 移

植治疗 FA 患儿后，UCB 作为骨髓及外周血之后的第 3 种 HSC 来源在实验及临床中已广泛应用。目前，UCB 干细胞主要用于治疗各类白血病、MDS、多发性骨髓瘤及 ML 等血液系统疾病，对部分恶性实体瘤患者来说，HSC 移植是唯一的根治疗法，包括：难治性/复发性急性白血病、MDS 及 CML 等；多种原因致骨髓衰竭，如重症再生障碍性贫血、放射性或药物所致相对严重的 HSC 损坏；遗传性血液系统疾病，如严重遗传性疾病伴免疫缺陷病、地中海贫血以及血红蛋白病等。

大量的研究表明，无论对外界环境因素刺激所致的反应还是本身增殖、分化潜能，UCB 干细胞均强于骨髓干细胞。而且，UCB 细胞相对于骨髓细胞更加幼稚，其 GVHD 的发生率也相对较少。1974 年，Kundtzond 等人发现大量 HSC 存在于人 UCB 中，而且在这种 HSC 中主要含有 CD34$^+$细胞。因此，临床上常把 CD34$^+$细胞抗原作为 HSC 的标志物。UCB CD34$^+$细胞较骨髓及外周血更为原始，对造血生长因子刺激的反应能力更加敏感。2005 年周敦华等指出，含 UCB 的 MSC 体系不仅能够扩增更原始的 HSC、祖细胞，且具有保持 HSC 在 12 天内不易耗竭的作用。

CD34 是一类跨膜唾液黏蛋白分子，其相对分子质量为 1.15×10^5，编码于 1 号染色体长臂，长 26～28kb，含有 8 个外显子，表达于 HSC、造血祖细胞、小血管内细胞及胚胎成纤维细胞，是目前应用最为广泛的 HSC 表面标志物。干细胞因子受体（SCF-R，又称 c-kit，CD117）广泛分布于造血细胞中，60%～75% 的人 CD34$^+$造血细胞同时表达干细胞因子受体。虽然 CD34$^+$细胞不全为 HSC，但 HSC 却全部表达 CD34 分子。因此，通过筛选 CD34$^+$细胞至少能够促使 HSC 富集。随着 HSC 分化、成熟，CD34 分子表达水平呈逐渐下降趋势，成熟的血细胞（Lin$^+$）不表达 CD34。近年的相关研究结果指出，CD34$^+$Lin$^-$HSC 源于 CD34-Lin$^-$，进一步说明 CD34$^+$是 HSC 和祖细胞的一种表面标志物。

研究显示，在 44 例乳腺癌 IV 期的患者中，输注双份新鲜采集和筛选的 UCB 后，血红蛋白水平从 0.6g/100ml 上升到 1.7g/100ml。在输注 72h 后，外周血 CD34$^+$细胞水平从 0.02% 上升至 79%，这种升高似乎具有良好的预后指标；而且在其中升高最显著的 9 例患者中，8 例在第 4 年后仍然存活，1 例升高最高的患者在治疗后的第 10 年仍然健康。这些显示，UCB 对晚期乳腺癌患者的治疗不仅可提高血红蛋白水平而改善贫血，同时可提高 CD34$^+$细胞水平而改善治疗效果。

研究表明，CD34$^+$细胞的这种作用既可通过与癌细胞的直接接触杀死癌细胞，亦可间接辅助机体系统的内在癌症细胞的凋亡程序，通过与 NK 细胞的相互作用杀死癌细胞，并可通过其具有的细胞溶解作用识别并杀死肿瘤和病毒感染细胞。UCBCD34$^+$细胞的这种免疫调控潜能还可诱导树突状细胞（DC）启动免疫应答反应。UCB 中的抗原特异性细胞毒性 T 淋巴细胞（CTL）可导致人白血病细胞（K562）和乳腺癌细胞（MDA-231）死亡。UCB 中除了 HSC 外，还含有不表达 HLA 的 MSC，因此不会受到宿主 HLA 依赖的细胞毒性反应的攻击。这在理论上可以作为一种新的治疗工具，在癌症治疗中以放大免疫反应对肿瘤细胞的特异性抗原识别。

最近的研究表明，脐血中的单核细胞（MNC）既可产生白细胞介素-2（IL-2）活化的杀伤细胞（LAK），也可产生肿瘤特异性 CTL。UCB 源性 LAK 细胞在体外对 IMR-32、SK-NMC 和 U-87 人神经母细胞瘤和胶质母细胞瘤表现出明显的细胞毒性。而且，UCB MNC 在无血清条件下与适当的生长因子混合培养可产生 CD45RA 幼稚 T 淋巴细胞。这些体外产生的 T 细胞可作为淋巴谱系的前体细胞存在于成体骨髓中，具有转录活性和癌症免疫治疗的多种潜力。

七、结语

综上所述，乳腺癌为一种好发于血行转移的恶性实体瘤，在诊断与治疗上应按全身性疾病进行相关处理。治疗乳腺癌必须针对原发灶（包括区域性淋巴结转移）与血行转移两个方面。采用局部治疗与全身治疗相结合的综合疗法为主，以达到全面控制疾病进展为首要目标。在临床实践中，坚持实施规范化手术、化疗及放疗是提高乳腺癌近期和远期疗效的关键。但往往因多种因素如疾病分期、患者对放、化疗耐受程度及放、化疗所导致相关并发症等，严重影响了规范化术后化疗与放疗的进程。2001 年，王小平、曹树军指出，放、化疗联合输注 UCB，在一定程度上能够支持及保证术后放疗、化疗如期顺利完成，且因 UCB 中的物质及功能也可增强治疗效果。

研究显示，约 50%的肿瘤患者为轻度贫血，但即便轻度、中度贫血也会降低化疗药物的疗效，从而影响患者的长期生存。化疗作为晚期乳腺癌患者的主要疗法之一，对骨髓造血系统的抑制也会加重实体瘤患者贫血状态。2008 年 Dubsky 等人在III期临床试验的研究中指出，辅助化疗期间恶性实体瘤伴发贫血患者，其肿瘤局部复发转移发生率呈显著上升趋势。而且，贫血可降低乳腺癌辅助化疗治疗效果，进一步说明恶性实体瘤伴贫血是影响乳腺癌预后的独立危险因素。因此，通过筛选 UCB CD34$^+$细胞进行 HSC 富集能够明显改善晚期乳腺癌伴严重贫血症状，避免贫血降低乳腺癌患者辅助化疗期间的疗效，降低肿瘤局部复发转移发生率，同时因晚期乳腺癌伴严重贫血患者身体状态差、免疫功能低下，对放、化疗耐受能力欠佳，输注 UCB CD34$^+$细胞也可提高乳腺癌患者免疫功能，增强患者对放、化疗所致副反应耐受性，进一步改善晚期乳腺癌患者的生活质量及预后转归。

（郑振东　崔黎黎　祁馨卉　李静玉）

参 考 文 献

常灏. 2006. 造血干细胞的研究进展. 生物学通报, (2): 56-59.

陈占红, 黄健, 曹文明, 等. 2013. 重组人红细胞生成素治疗晚期乳腺癌化疗相关贫血疗效观察. 中国肿瘤, 22(4): 299-303.

胡力平, 谭汉君, 冉崇蓉, 等. 1996. 脐血输注对急性白血病患者骨髓 CFU-GM 体外培养及血浆 CSA、BPA 的影响. 白血病·淋巴瘤, (4): 201-204.

黄志行, 田春芳. 2015. 脐带血的研究现状及其临床应用进展. 医学综述, 21(8): 1375-1377.

加藤俊一. 1998. 脐带血干细胞移植现状问题点 . 最新医学, 53(2): 120-125.

李桂芳, 江志生, 王学之, 等. 2003. 无血缘关系脐血移植治疗儿童 ML(附 1 例报告). 临床肿瘤学杂志, 8(2): 134-135, 137.

刘刚. 2015. DC 工厂: 脐带血 CD34$^+$造血干细胞来源 DC 细胞大量制备及 CD34-DC 肿瘤疫苗体内外抗癌效应实验研究. 河北医科大学, (10): 1-14.

刘晋辉, 朱发明, 杨世隆, 等. 2010. 非亲缘脐血造血干细胞移植治疗儿童非霍奇金淋巴瘤 1 例报道. 中华移植杂志(电子版), 4(3): 206-208.

刘利, 刘强, 郝淼旺, 等. 2006. 非清髓单倍体造血干细胞移植联合格列卫治疗慢性粒细胞白血病. 临床血液学杂志, 19(1): 3-6.

栾晋伟. 2015. 化疗联合 DC-CIK 细胞免疫治疗转移性乳腺癌的疗效分析. 中外医疗, 34(1): 35-36.

罗年安, 屈亚琦, 董瑞. 2015. 乳腺癌的治疗进展. 现代生物医学进展, 15(1): 160-162, 166.

马军, 王杰军, 张力, 等. 2016. 肿瘤相关性贫血临床实践指南(2015～2016 版). 中国实用内科杂志, 36(s1): 1-21.

潘海霞, 邓春美, 任刚, 等. 2011. 恶性肿瘤患者化疗相关贫血的治疗. 四川医学, 32(10): 1522-1524.

钱朋飞, 邹燕鹏, 黎冠宏, 等. 2007. 小牛脾提取物对晚期乳腺癌化疗性贫血及免疫功能的影响. 中国临床医生杂志, 45(2): 66-70.

秦茂权, 何柳, 杨骏, 等. 2014. 自体脐带血干细胞移植治疗神经母细胞瘤 1 例并文献复习. 中国小儿血液与肿瘤杂志, 19(4): 178-181.

任汉云, 张耀臣, 黄晓军, 等. 2003. 无血缘关系脐血移植治疗血液系统恶性疾病的临床研究. 中华血液学杂志, 24(2): 82-85.

邵惠训. 2013. 脐带血造血干细胞移植在临床上的应用研究. 中国医药生物技术, 8(3): 216-219.

沈柏均, 侯怀水. 1993. 脐血移植治疗晚期实体瘤. 中华肿瘤杂志, (2): 152-154.

沈柏均, 张洪泉, 候怀水, 等. 1991. 脐带血造血干细胞移植一例报告. 中国器官移植杂志, 12(3): 138-139.

石远凯, 孙燕. 2015. 临床肿瘤内科手册. 北京: 人民卫生出版社: 268-270.

王小平, 李从荣, 朱壮武, 等. 1998. 消化系统肿瘤脐血输注后造血和免疫功能研究. 临床血液学杂志, (2): 53-56.

王小平. 2001. 脐血输注对乳腺癌治疗效果的影响. 临床血液学杂志, (2): 86-87.

吴海江, 朱德琳, 韩忠朝. 2007. 脐带血移植的应用进展及脐带血库建设. 生命科学, 19(2): 169-173.

吴梦杭, 颜维仁, 李军. 1997. 脐血与成人血血细胞成分的比较及意义. 临床血液学杂志, (1): 35.

尹玥, 任汉云, 岑溪南, 等. 2008. 双份无关供者脐血移植治疗成人血液系统恶性疾病临床研究. 中华血液学杂志, 29(2): 73-77.

郁知非. 1999. 脐带血移植能否广泛应用于临床。国外医学&内科学分册, 26(6): 231-234.

张颢, 龚伟, 孟磊, 等. 2008. 人脐带间充质干细胞对 NOD/SCID 小鼠造血重建的影响. 解放军医学杂志, 33(1): 39-41.

张勇, 李乐赛, 符晓华, 等. 2004. 脐血 CD34$^+$细胞 MACS 分选及意义. 湖南师范大学学报(医学版), 1(1): 36-38.

张玉明. 2013. 脐血移植新技术进度. 南方医科大学学报, 33(12): 1839-1843.

中国抗癌协会小儿肿瘤专业委员会, 中华医学会小儿外科学分会肿瘤外科学组. 2015. 儿童神经母细胞瘤诊疗专家共识. 中华小儿外科杂志, 36(1): 3-7.

中华医学会儿科学分会血液学组. 2016. 儿童恶性血液病脐带血移植专家共识. 中华儿科杂志, 54(11): 804-807.

周敦华, 张绪超, 吴燕峰, 等. 2005. 人脐血间充质干细胞对脐血 CD(34)+细胞体外扩增作用的研究. 中华儿科杂志, (7): 494-498.

祝怀平, 凌斌. 2000. 脐带血研究进展. 国际妇产科学杂志, (1): 16-20.

Ajami M, Soleimani M, Abroun S, et al. 2019. Comparison of cord blood CD34$^+$ stem cell expansion in coculture with mesenchymal stem cells overexpressing SDF-1 and soluble /membrane isoforms of SCF. J Cell Biochem, 120(9): 15297-15309.

Allan DS, Scrivens N, Lawless T, et al. 2016. Delayed clamping of the umbilical cord after delivery and implications for public cord blood banking. Transfusion, 56(3): 662-665.

Bachanova V, Burns LJ, Wang T, et al. 2015. Alternative donors extend transplantation for patients with lymphoma who lack an HLA matched donor. Bone Marrow Transpl, 50(2): 197-203.

Bachanova V, Verneris M R, Defor T, et al. 2009. Prolonged survival in adults with acute lymphoblastic leukemia after reduced-intensity conditioning with cord blood or sibling donor transplantation. Blood, 113(13): 2902-2905.

Ballen K K. 2005. New trends in umbilical cord blood transplantation. Blood, 105(10): 3786-3792.

Barker JN, Scaradavou A, Stevens CE. 2010. Combined effect of total nucleated cell dose and HLA match on transplantation outcome in 1061 cord blood recipients with hematologic malignancies. Blood, 115(9): 1843-1849.

Baron F, Labopin M, Ruggeri A, et al. 2015. Unrelated cord blood transplantation for adult patients with acute myeloid leukemia: higher incidence of acute graft-versus-host disease and lower survival in male patients transplanted with female unrelated cord blood-a report from eurocord, the acute leukemia working party, and the cord blood committee of the cellular therapy and immunobiology working party of the European group for blood and marrow transplantation. J Hematol Oncol, 8: 107.

Benabdallah B, Désaulniers-Langevin C, Colas C, et al. 2019. Natural killer cells prevent the formation of teratomas derived from human induced pluripotent stem cells. Front Immunol, 10: 2580.

C Jubert, DA Wall, M Grimley, et al. 2011. Engraftment of unrelated cord blood after reduced-intensity conditioning regimen in children with refractory neuroblastoma: a feasibility trial. Bone Marrow Transplantation, 46(2): 232-237.

Cairo MS, Wagner EL, Fraser J, et al. 2005. Characterization of banked umbilical cord blood hematopoietic progenitor cells and lymphocyte subsets and correlation with ethnicity, birth weight, sex, and ype of delivery: a cord blood transplantation (COBLT) study report. Transfusion, 45(6): 856-866.

Cohen Y C, Scaradavou A, Stevens CE, et al. 2011. Factors affecting mortality following myeloablative cord blood transplantation in adults: a pooled analysis of three international registries. Bone Marrow Transplantation, 46(1): 70-76.

Eapen M, Klein JP, Ruggeri A, et al. 2014. Impact of allele-level HLA matching on outcomes after myeloablative single unit umbilical cord blood transplantation for hematologic malignancy. Blood, 123(1): 133-140.

Eapen M, Rocha V, Sanz G, et al. 2010. Effect of graft source on unrelated donor haemopoietic stem-cell transplantation in adults with acute leukaemia: a retrospective analysis. Lancet Oncol, 11(7): 653-660.

Eapen M, Rubinstein P, Zhang MJ, et al. 2007. Outcomes of transplantation of unrelated donor umbilical cord blood and bone marrow in children with acute leukaemia: a comparison study. Lancet, 369(9577): 1947-1954.

Garderet L, Dulphy N, Douay C, et al. 1998. The umbilical cord blood alphabeta T-cell repertoire: characteristics of a polyclonal and naïve but completely formed repertoire. Blood, 91(1): 340-346.

Ghaedi M, Soleimani M, Taghvaie NM, et al. 2011. Mesenchymal stem cells as vehicles for targeted delivery of anti - angiogenic protein to solid tumors. Journal of Gene Medicine, 13(3): 171-180.

Gluckman E, Rocha V, Boyerchammard A, et al. 1997. Outcome of cord-blood transplantation from related and unrelated donors. eurocord transplant group and the european blood and marrow transplantation group. New Eng J Med, 337(6): 373-381.

Gluckman E, Rocha V. 2005. History of the clinical use of umbilical cord blood hematopoietic cells. Cytotherapy, 7(3): 219-227.

Gluckman EL, Broxmeyer HA, Auerbach AD, et al. 1989. Hematopoietic reconstitution in a patient with Fanconi's anemia by means of umbilical-cord blood from an HLA-identical sibling. N Engl J Med, 321: 1174-1178.

Harris DT, Schumacher MJ, Locascio J, et al. 1992. Phenotypic and functional immaturity of human umbilical cord blood T lymphocytes. Proc Natl Acad Sci USA, 89(21): 10006-10010.

Ishikawa F, Yasukawa M, Lyons B, et al. 2005. Development of functional human blood and immune systems in NOD/SCID /IL2 receptor chain mice . Blood, 106(5): 1565-1573.

Karnoub A E, Dash A B, Vo A P, et al. 2007. Mesenchymal stem cells within tumour stroma promote breast cancer metastasis. Nature, 449(7162): 557-563.

Kurtzberg J, Prasad VK, Carter SL, et al. 2008. Results of the cord blood transplantation study (COBLT): clinical outcomes of unrelated donor umbilical cord blood transplantation in pediatric patients with hematologic malignancies. Blood, 112: 4318-4327.

Laughlin M J, Barker J, Bambach B, et al. 2001. Hematopoietic engraftment and survival in adult recipients of umbilical-cord blood from unrelated donors. New Eng J Med, 344(24): 1815-1822.

Liu E, Marin D, Banerjee P, et al. 2020. Use of CAR-transduced natural killer cells in CD19-positive lymphoid tumors. N Engl J Med, 382(6): 545-553.

Locatelli F, Kabbara N, Ruggeri A, et al. 2013. Outcome of patients with hemoglobinopathies given either cord blood or bone marrow transplantation from an HLA-identical sibling. Blood, 122(6): 1072-1078.

Ma Y, Hao X, Zhang S, et al. 2012. The in vitro and in vivo effects of human umbilical cord mesenchymal stem cells on the growth of breast cancer cells. Breast Cancer Research & Treatment, 133(2): 473-485.

Mata MF, Hernandez D, Rologi E, et al. 2019. A modified CD34$^+$ hematopoietic stem and progenitor cell isolation strategy from cryopreserved human umbilical cord blood. Transfusion, 59(12): 3560-3569.

Ning B, Cheuk DKL, Chiang AKS, et al. 2016. Autologous cord blood transplantation for metastatic neuroblastoma. Pediatr Transplantation, 20(2): 232-237.

Oran B, Cao K, Saliba RM, et al. 2015. Better allele-level matching improves transplant-related mortality after double cord blood transplantation. Haematologica, 100(10): 1361-1370.

Rocha V, Labopin M, Mohty M, et al. 2010. Outcomes after double unit unrelated cord blood transplantation(UCBT) compared with single UCBT in adults with acute leukemia in remission. A Euorcord and ALWP Collaboration study［abstract］. Blood(ASH Annual Meeting Abstracts), 116(21) : 910.

Rocha V, Labopin M, Sanz G, et al. 2004. Transplants of umbilical-cord blood or bone marrow from unrelated donors in adults with acute leukemia. New England Journal of Medicine, 351(22): 2276.

Roura S, Pujal J M, Gálvezmontón C, et al. 2015. Impact of umbilical cord blood-derived mesenchymal stem cells on cardiovascular research. Biomed Research International, (78): 975302.

Rubinstein P, Carrier C, Scaradavou A, et al. 1998. Outcomes among 562 recipients of placental-blood transplants from unrelated donors. New England Journal of Medicine, 339(22): 1565-1577.

Ruggeri A, Labopin M, Sormani MP, et al. 2014. Engraftment kinetics and raft failure after single umbilical cord blood transplantation using a myeloablative conditioning regimen. Haematologica, 99 (9): 1509-1515.

Sanz J, Boluda J C, Martín C, et al. 2012. Single-unit umbilical cord blood transplantation from unrelated donors in patients with hematological malignancy using busulfan, thiotepa, fludarabine and ATG as myeloablative conditioning regimen. Bone Marrow Transpl, 47(10): 1287-1293.

Sato Y, Kurosawa H, Fukushima K, et al. 2012. I-131-Metaiodobenzylguanidine therapy with allogeneic cord blood stem cell transplantation for recurrent neuroblastoma. Italian J Pediatrics, 38: 53.

Shen BJ, Hou HS, Zhang HQ, et al. 1994. Unrelated, HLA-mismatched multiple human umbilical cord blood transfusion in four cases with advanced solid tumors: initial studies. Blood Cells, 20(2-3): 285-292

Solves P, Perales A, Fillol M, et al. 2012. Cord blood quality after vaginal and cesarean deliveries. Transfusion, 52(9): 2064-2066.

Sousacanavez JM, Canavez FC, Leite KR, et al. 2008. Therapeutic dendritic cell vaccine preparation using tumor RNA transfection: A promising approach for the treatment of prostate cancer. Genetic Vaccines & Therapy, 6(1): 2.

Sun B, Yu KR, Bhandari DR, et al. 2010. Human umbilical cord blood mesenchymal stem cell-derived extracellular matrix prohibits metastatic cancer cell MDA-MB-231 proliferation. Cancer Letters, 296(2): 178-185.

Takahashi S, Ooi J, Tomonari A, et al. 2007. Comparative single-institute analysis of cord blood transplantation from unrelated donors with bone marrow or peripheral blood stem-cell transplants from related donors in adult patients with hematologic malignancies after myeloablative conditioning regime. Blood, 109(3): 1322-1330.

Takami A, Takamatsu H, Yamazaki H, et al. 2006. Reduced-intensity unrelated cord blood transplantation for treatment of metastatic renal cell carcinoma: first evidence of cord-blood-versus-solid-tumor effect. Bone Marrow Transplantation, 38(11): 729-732.

Terakura S, Atsuta Y, Tsukada N, et al. 2016. Comparison of outcomes of 8/8 and 7/8 allele-matched unrelated bone marrow transplantation and single-unit cord blood transplantation in adults with acute leukemia. Biol Blood Marrow Transplant, 22(2): 330-338.

Than UTT, Le HT, Hoang DH, et al. 2020. Induction of antitumor immunity by exosomes isolated from cryopreserved cord blood monocyte-derived dendritic cells. Int J Mol Sci, 21(5): 1834.

Tse W, Bunting K D, Laughlin M J. 2008. New insights into cord blood stem cell transplantation. Current Opinion in Hematology, 15(4): 279-284.

Ustun C, Bachanova V, Shanley R, et al. 2014. Importance of donor ethnicity/race matching in unrelated adult and cord blood allogeneic hematopoietic cell transplant. Leukemia & Lymphoma, 55(2): 358-364.

Verneris MR, Brunstein CG, Barker J, et al. 2009. Relapse risk after umbilical cord blood transplantation: enhanced graft versus leukemia effect in recipients of two units. Blood, 114(19): 4293-4299.

Wagner JE, Barker JN, DeFor TE, et al. 2002. Transplantation of unrelated donor umbilical cord blood in 102 patients with malignant and nonmalignant diseases: influence of CD34 cell dose and HLA disparity on treatment-related mortality and survival. Blood, 100(5): 1611-1618.

Wang J, Zhan P, Ouyang J, et al. 2010. Unrelated donor umbilical cord blood transplantation versus unrelated donor bone marrow transplantation in adult and pediatric patients: a meta-analysis. Leuk Res, 34(8): 1018-1022.

Wang Y, Fan H, Zhou B, et al. 2012. Fusion of human umbilical cord mesenchymal stem cells with esophageal, carcinoma cells inhibits the tumorigenicity of esophageal carcinoma cells. International Journal of Oncology, 40(2): 370-377.

第十七章　脐带血干细胞对遗传性疾病的治疗潜能

第一节　脐带血干细胞治疗儿童遗传性脑病

一、概述

遗传性脑病是一种比较少见的遗传性代谢性疾病，在临床通常表现为骨骼异常、器官肿大和中枢神经系统功能异常等。这类疾病的病因是基因突变导致溶酶体内某种水解酶出现缺陷，使正常情况下在溶酶体内降解的物质不能代谢而堆积在体内，进而影响器官和组织功能。

许多遗传性脑病为溶酶体贮积病（lysosomal storage diseases，LSD），这类疾病是由于基因突变导致细胞胞质内溶酶体所含某种分解酶先天缺陷，使正常情况下在溶酶体内降解的物质不能代谢，脂类或糖类物质异常沉积，进而影响器官和组织功能。大多属常染色体隐性遗传。在溶酶体病中，常见的有以下 3 种。①神经节苷脂沉积症：因氨基己糖酶缺陷致 GM2 神经节苷脂在神经元内大量沉着，这类患者在婴儿时期就会出现进行性脑病。②脑黄斑变性：为 α 位点隐性遗传缺陷病。一般在婴儿出生后 4～6 个月开始发病，表现为无法坐、爬、笑，无法取拿物品，对声音敏感易受惊吓，严重时候可诱发肌阵挛，眼底黄斑呈樱桃红点状，婴儿通常会存在视力障碍。③蜡样脂褐质沉积症：常染色体隐性遗传病，由于基因缺陷导致的软脂蛋白硫酯酶缺乏，致大量蜡样脂褐质沉积于神经元以及皮肤、肌肉、周围神经、白细胞和内脏等处，并可从尿中排出，于尿沉渣中检出，儿童表现出智力低下、癫痫等症状，皮肤肌肉活检可见脂褐质色素沉积。

脑白质病又称脑白质营养不良（leukodystrophy），是脑白质病变的简称，其不是一种独立的疾病，而是多种疾病引起脑白质脱髓鞘改变的总称。该病属于先天性遗传代谢异常疾病，通常为常染色体隐性遗传，是一组进行性遗传性神经鞘磷脂代谢性疾患，主要侵犯髓鞘代谢，属于先天性遗传代谢异常疾病，其脑内及体液中可检测到异常的代谢物。这组疾患包括肾上腺脑白质营养不良（adrenalic dystrophy，ALD）、异染性脑白质营养不良（metachromatic leukodystrophy，MLD）、球形脑白质营养不良（globoid cell leukodystrophy，GLD）、中枢神经系统海绵样变性、海绵样脑白质营养不良、佩-梅病（Pelizaeus-Merzbacher disease，PMD）和亚历山大脑白质营养不良（Alexander disease，AD）等。病儿一般于出生后 1～2 岁半逐渐出现步行困难伴四肢无力、共济失调或肢体强直等症状，通常伴有进行性痴呆、视神经萎缩、深腱反射消失、神经传导时间延长及脑脊液蛋白增高等表现。少数患者于 3～10 岁发病，称为少年型；若成人期发病，称为成人型。

目前的研究指出，遗传性脑病患者在症状尚未出现时，可考虑进行骨髓移植，以延缓甚或抑制病情发展为主要目的，然而一旦神经系统已有广泛病变，则没有令人满意的治疗方法，仅能够对患者进行对症支持性治疗。研究表明，脐带血（UCB）干细胞移植可以对脑白质营养不良、X-连锁肾上腺脑白质营养不良和异染性脑白质营养不良患者有一定的治疗作用。目前这种人为的治疗方法的基本原理可能是，造血干细胞（HSC）移植通过酶复制供体细胞对宿主细胞进行交叉校正，提供细胞酶置换的来源。

二、UCB 干细胞潜在的治疗作用

研究表明，某些遗传性溶酶体病和过氧化物酶贮积病的患者通过人 UCB 的同种异体移植，可有效预防或改善相关的神经损伤。植入患有遗传代谢性疾病患者体内的供体细胞可提供持续的酶替代来源，从

而减缓或阻止疾病的进展。这些患者可从新生儿到青年人不等，在疾病早期对其进行这种移植可从中获得广泛的益处，延长寿命数十年，并可显著改善神经功能。临床及病理学发现，接受 UCB 移植的患者可修复其非造血组织。

通过静脉注射性别错配（sex-mismatched）的骨髓和 UCB 移植后，死亡患者经过尸体解剖证实这种移植后数月，其大脑中已有供体细胞植入。经鉴定，大多数的植入细胞属于非神经元的小胶质细胞、神经元、星形胶质细胞和少突胶质细胞。研究发现，UCB 含有能够分化成少突胶质细胞样的 O 细胞（oligodendrocyte-like O-cell），以及小神经胶质样细胞（microglial-like cell）。在加有神经营养生长因子的组织培养液中，新鲜和冻存 3～4 周后的这种 O 细胞经过培养和扩增培养后均可贴壁生长。培养 21 天后发现，在少突胶质细胞上表达的表面抗原有 O1 和 O4、蛋白脂质蛋白（proteolipid protein，PLP）、髓鞘碱性蛋白（myelin basic protein，MBP），以及表达 CD45 和 CD116 的小胶质细胞。随后制备相应的 RNA，并在体外测定为髓鞘神经元轴突。这些细胞还可产生 IL-6 和 IL-10，并在加工处理后的培养液中仍然存在产生溶酶体酶的能力。对免疫缺陷的新生小鼠进行鞘内给药后，可显示出中枢神经系统中 O 细胞的最佳分布。现已计划在同一 UCB 供体标准的 HSC 移植后的 1 个月，进行鞘内注射这些细胞的 I 期临床试验。这种试验可为组织修复和再生，特别是中枢神经系统干细胞的应用提供具有巨大分化潜能、良好的细胞特性、HLA 匹配的细胞来源。

UCB 被认为是为移植的 HSC 提供了一种重要来源。经过多年的研究，研究人员已经发现诸多 UCB 干细胞应用的益处。特别是针对脑白质病患者，应使用 UCB 干细胞治疗这种快速进展性疾病，因为 UCB 干细胞具有来源丰富、作用时间短、效果显著等优势。目前，已经有许多研究报道了 UCB 对脑白质病的较好治疗效果。这些研究表明，UCB 干细胞在脑白质病发病早期，最好是在症状开始之前应用的效果最为显著。而且，当非携带者同胞供体缺乏时，应强烈考虑供体 UCB 干细胞移植治疗遗传性脑病。由于这些疾病进展快速，在使用无关供体的 UCB 干细胞进行治疗时，单倍体匹配的捐献者比较容易获得。但是由于单倍体匹配的捐献者有可能是疾病的携带者，因此单倍体匹配供体不常推荐用于脑白质营养不良的患者。以前的研究也表明，获得完整供体嵌合体移植的患者能够更好地改善疾病的状态。

三、结语

目前的研究指出，许多婴幼儿由于受到遗传性脑病的困扰，给患儿及家属带来了巨大的精神及经济负担。由于遗传性脑病的发展迅速，具有一定的潜伏期，导致很多患儿无法及时接受治疗，长期受到疾病的困扰。虽然目前的研究指出，一部分儿童在接受对症治疗后，可以达到与正常儿童相当的智力等水平，但是这大多需要许多额外的康复训练以及药物治疗，尤其是 MLD 和 GLD 患者。虽然目前的 UCB 干细胞移植只是在早期治疗方面效果较好，但是针对发病患者进行移植后，患者的恢复仍优于非移植患者。因此，UCB 干细胞的移植对遗传性脑病功能和生活质量的提高是一种较好的治疗选择，由此可能改善患者的临床表现并减轻患者及家属的精神及经济负担。

第二节　脐带血干细胞治疗肌营养不良症

一、概述

肌营养不良症（muscular dystrophy，MD）是由遗传因素所致的以进行性骨骼肌无力为特征的一组原发而异质性的疾病，包括超过 40 种骨骼肌坏死性疾病。临床上主要表现为不同程度和分布的进行性加重的骨骼肌无力及萎缩，并可累及心肌。一般分为假肥大型肌营养不良症、Emery-Dreifuss 型肌营养不良症、面肩肱型肌营养不良症、肢带型肌营养不良症、远端型肌营养不良症、强直性肌营养不良症、先天性肌营养不良症和眼咽肌营养不良症 8 种。其中假肥大型肌营养不良症又分为 Duchenne 肌营养不良症和 Beck 肌营养不良症，由编码肌营养不良症蛋白基因的突变引起；强直性肌营养不良症 1 型，由强直性肌营养不良症蛋白激酶基因中的三核苷酸重复引起；面肩肱型肌营养不良症与人类 1 号染色体亚端粒区的收缩有关。

目前，MD 的治疗尚无理想的有效措施，多采用中医、体疗和药物等进行。现在虽然有上百种药物的临床应用，但至今仍无肯定的疗效，以至于此病仍在发展状态中，造成患者病累终生。近年来，随着生物治疗和再生医学的发展，已相继开展包括腺相关病毒、慢病毒、腺病毒载体和非病毒载体通过转染如质粒 DNA 等的基因治疗和干细胞治疗等。这些都表现出一定的疗效，本文简介 UCB 干细胞对 MD 的治疗概况。

二、UCB 干细胞对 MD 的治疗潜能

研究表明，UCB 干细胞具有分化成肌细胞的潜能。其分化细胞可表达 cMET、PAX7 和 MyoD 等肌肉特异性蛋白，但缺乏如神经细胞黏附分子、MYF5 和结蛋白等其他肌肉的特异性蛋白。UCB 干细胞在 DNA 去甲基化剂 5-氮杂胞苷的进一步诱导下，可以向肌源性细胞进一步分化，主要表现为卫星细胞标志物 cMET 的表达减弱和 MyoD 的表达增加。虽然在体外未观察到终末分化成肌管，但移植到受损胫骨前肌的 UCB 干细胞可进行终末分化。

研究证明，UCB 干细胞可以在表达 Myf5、MyoD 和肌球蛋白重链的基础上，产生 PAX7 或 PAX3 蛋白，这种 UCB 干细胞通过肌肉注射或静脉注射到小鼠体内，可以增加肌纤维植入，改善肌肉功能。而且，UCB 干细胞也可以用来治疗患 MD 小鼠，并显著改善小鼠的肌肉功能。虽然这些试验已证实来源于干细胞的这种肌祖细胞的再生潜能，但 MD 需要有长期干细胞的不断补充才能够维持组织对于营养不良肌的长期治疗效果。为了解决此问题，通过 UCB 源性肌原细胞对卫星细胞室的填充作用，在移植的动物中使用单纤维染色法，寻找到卫星细胞标志物 M-钙黏着蛋白的共定位，并且发现绿色荧光蛋白标记的 UCB 干细胞的衍化细胞，在受体肌层的基底层下面的细胞区域表达。这些研究证明，UCB 干细胞可以进入卫星细胞的分区。

在含有胰岛素、转铁蛋白和硒的血清中培养 UCB 干细胞，随后培养单个 UCB 干细胞。当细胞高表达 CD73 后，诱导 UCB 干细胞进行肌源性分化。CD73$^+$NCaM$^+$的细胞移植到免疫缺陷小鼠的后肢肌肉中，可以长期维持肌纤维的存活与生长。

研究显示，血清活化转化生长因子-β（transforming growth factor-β，TGF-β）/活化蛋白途径可以增强 UCB 干细胞的内胚层细胞分化的速度。在 UCB 干细胞分化的早期阶段，小分子 SMAD2/3 抑制剂 SB431542 可抑制 TGF-β 信号，介导中胚层细胞诱导并阻断神经外胚层细胞的分化。而且，SB431542 可阻断 TGF-β 途径获得 UCB 源性间充质祖细胞，低浓度的 SB431542 可促进细胞分化为肌管。UCB 干细胞移植免疫缺陷小鼠可出现肌肉分化。

由于脐带干细胞具有分化成骨骼肌的潜力，并可参与受损骨骼肌的再生，因而具有修复动物 MD 模型的能力。UCB 干细胞移植到宿主肌纤维中，可以取代缺失或截短的蛋白质。全身性注入这些细胞可以增加干细胞治疗对肌肉萎缩症患者骨骼肌的修复作用。

UCB 源性 MSC 可诱导表达肌球蛋白和结蛋白，并分化成肌管。把人 UCBMSC 系统地移植到含 DyfLin 基因突变的小鼠模型，或者先天性 MD 小鼠模型（肌层层粘连蛋白 α2 营养不良）中，均可对小鼠的 MD 有一定的修复作用。此外，犬 UCB 干细胞分离并移植到肌肉萎缩症犬模型中，也对犬的肌肉萎缩症状具有一定的治疗效果。在这些研究中，UCBMSC 发挥对 MD 的治疗作用。尽管如此，人类或犬的 UCB MSC 中均未发现肌蛋白的表达。然而，MyoD 在脐带 MSC 中的表达可以增强体外骨骼肌的分化，并可能有助于刺激其在体内的肌源性分化。

三、结语

虽然姑息疗法已用于治疗 MD 患者，但目前尚无针对 MD 患者的有效治疗方法。干细胞的修复性治疗可能给 MD 患者带来希望。目前已经有许多试验证明，UCB MSC 对 MD 有一定的治疗作用。根据特定 MD 表型的性质，其发病年龄、退化过程和受影响的肌肉分布，可能需要通过特定的发育阶段的肌肉祖细胞进行治疗。显然，一种细胞制剂可能难以满足所有疾病的需要。然而，在骨骼肌疾病的干细胞治疗中，通过试验已找到一定的治疗方式。研究表明，把供体细胞有效融合到现有的肌纤维中是必要的，这样可以把正常的肌蛋白输送到受影响的纤维中，并通过新的纤维形成促进健康肌肉的生成。把大量而强有力的肌原细胞传递到受影响的肌肉中，通过大规模的体外培养或扩增可促进干细胞的增殖分化。免疫排斥需要通过免疫抑制或患者特异性细胞制剂解决，以维持供体细胞的长期存活。此外，继发性的器官衰竭，如 MD 相关的心肌病也必须重视。因为对其他器官来说，干细胞的移植可能对其产生不利的影响。虽然，UCB 干细胞对 MD 的治疗存在一定的副作用。但是，大量的试验已证明这种干细胞对 MD 的治疗不仅有效，且能取得较好的进展。

第三节　脐带血移植治疗遗传代谢性疾病

一、概述

遗传代谢性疾病（inherited metabolic diseases，IMD）又称遗传代谢异常或先天代谢缺陷，是遗传性生化代谢缺陷的总称。IMD 是因维持机体正常代谢的某种酶、载体蛋白、膜或受体等的编码基因发生突变，导致其编码的产物功能发生改变，从而出现相应的病理症状的一类疾病。该病多为单基因遗传病，其中一部分病因由基因遗传导致，还有一部分是后天基因突变造成，发病人群不仅仅是新生儿，可覆盖全年龄阶段。目前已发现的 IMD 超过 500 种，包括：代谢大分子类疾病，如 30 多种溶酶体贮积病（LSD）和线粒体病等；代谢小分子类疾病，如过氧化物酶贮积病（peroxisomal storage disorders，PSD）等。所有的 LSD 均由单基因遗传缺陷导致特定的酶缺乏，从而引起毒性底物的堆积及重要产物的缺乏。PSD 如肾上腺脑白质营养不良是由于膜转运蛋白 ABCD1 缺陷所致，引起长链脂肪酸代谢障碍，继而损伤神经元及肾上腺。LSD 和 PSD 均可导致多个组织和脏器包括中枢及周围神经系统的受累，多在儿童时期即导致患者死亡。

异体 HSC 移植是目前唯一能够长期缓解 IMD 患者神经认知和功能障碍的治疗手段。酶替补疗法虽能缓解某些 IMD 的躯体症状，但不能改善患者神经系统的损伤，因为在静脉给药时酶不能通过血脑屏障。基因治疗虽然很有前景，但目前仍处于起步阶段，临床证据十分有限。

首例接受 HSCT 治疗的 IMD 患者是一位 I 型黏多糖贮积病（mucopolysaccharidosis type I，MPS I）患儿。1980 年，该患儿接受来自 HLA 匹配的亲缘性供体骨髓移植。此后，使用亲缘性供者骨髓、无关供体（unrelated donor，URD）骨髓或外周血干细胞或 UCB 进行 HSC 移植治疗的 IMD 患者已经超过了 2000例。尽管这些研究表明 HSC 移植的短期效果很好，但其长期疗效仍不清楚。在已发表的文献中可见，患者在移植后的中位随访时间多为 2~5 年，长期随访的病例仅有数例。本文主要介绍 UCB 移植治疗 IMD 的进展。

二、科学基础

要想理解为什么 IMD 这种没有任何直接或间接造血问题的疾病可以用 HSC 移植治疗，就必须清楚 IMD 发生的分子及细胞学基础。溶酶体酶首先在内质网合成后进入高尔基体，在晚期高尔基体中被甘露糖-6-磷酸修饰。修饰后的溶酶体酶可以结合甘露糖-6-磷酸受体，被转运到早期内体。早期内体中 pH 很低，可以促进溶酶体酶与受体的解离。然后溶酶体酶被转运到成熟溶酶体，而甘露糖-6-磷酸受体则回到高尔基体。有少量被甘露糖-6-磷酸修饰的溶酶体酶可逃脱与甘露糖-6-磷酸受体的结合而被释放到细胞间隙。这些逃逸的溶酶体酶可被细胞表面的网格蛋白小窝（clathrin-coated pit）中的甘露糖-6-磷酸受体结合而重新捕获到细胞内。在接受 HSC 移植的患者中，供者源性干细胞释放的酶可以被患者的细胞摄取。这种细胞间的转运方式使得正常细胞能够矫正相邻细胞存在的酶缺陷。在骨髓移植（BMT）或 UCB 移植后，供者源性干细胞或祖细胞可分化并迁移到受累器官。众所周知，造血系统来源的细胞可发生特化以发挥其他功能，并整合到非造血器官中。例如，脑中的小胶质细胞、肺中的肺泡巨噬细胞，以及肝脏中的库普弗细胞均具有造血起源功能。含有正常水平溶酶体酶的供者细胞可迁移并植入到与患者酶缺陷细胞接近的非造血器官，通过细胞间转运方式提供长期的酶替补效应。HSC 移植和 UCB 移植改善 IMD 可能还有其他机制。Tracy 等人从 UCB 中分离并扩增的少突细胞样细胞，通过多种少突细胞标志物鉴定其具有少突细胞特征。把这些细胞在体外与鞘磷脂缺陷小鼠的大脑成熟神经元细胞进行共培养发现，这些细胞可促进鞘磷脂缺陷的成熟神经元的髓鞘形成。因此，这种可以产生鞘磷脂的细胞可能成为神经退行性疾病细胞治疗的来源。研究显示，UCB 源性细胞也有多向分化潜能，分化后可表达骨、脂肪和神经元标志物。人 UCB 细胞可在小鼠肝脏中分化为肝细胞。2009 年，加拿大的研究人员发现 UCB 源性谱系阴性（lineage negative，Linneg）细胞可分化为神经元细胞、少突细胞和施万细胞（Schwann cell）。2002 年 Science 杂志发表的文献显示，移植到小鼠模型中的骨髓源性细胞不能分化为神经元细胞。这些结果表明，UCB 可能是非造血干/祖细胞或具有转分化能力细胞的丰富来源。对于 IMD 患者而言，UCB 可能优于骨髓，因为造血系统的重建只是作为转运酶的载体。最近有研究发现，人 UCB 细胞中的乙醛脱氢酶（aldehyde dehydrogenase，ALDH）阳性、谱系阴性（ALDHhiLin⁻）亚群可以归巢并整合到非肥胖糖尿病/重症联合免疫缺陷/Ⅶ型黏多糖贮积病（nonobese diabetic/severe combined immunodeficiency/mucopolysaccharidosis type Ⅶ，NOD/SCID/MPS Ⅶ）小鼠。组织切片结果证实供者源性细胞出现在多种器官，包括肝脏、视网膜、脑、胰腺、软骨和骨。其他动物水平研究也证明细胞移植具有矫正受体细胞缺陷的作用，如利用基因修饰的成纤维细胞可以治疗 MPS Ⅶ型的小鼠，骨髓移植可以通过降低神经元中富含甘露糖的寡糖含量治疗患有 α-甘露糖苷病的猫。

三、临床基础

在 IMD 患者中，应用包括 UCB 来源的 HSC 移植证据主要来自登记资料、多中心问卷调查、病例报告，以及一些大样本的单中心数据。这些数据来源存在其固有缺陷，包括选择偏倚、研究者偏好、治疗方法及结果分析缺少标准化等。目前，已有患 20 种不同类型 LSD 及 PSD 的 2000 多例患者接受 HSC 移植。在这些患者中，MPS Ⅰ型（Hurler 综合征）、ALD、MLD、GLD（又称 Krabbe 病）占 80%以上。对于 HSC 移植，仍有诸多问题尚待明确，包括移植时机、患者选择标准、不同细胞来源对移植效果的影响，以及预处理方案的选择等。

在 2003 年之前，大部分患者的移植细胞来源于骨髓。而在 2003 年之后，无关 UCB 细胞移植已成为更受欢迎的细胞来源。IMD 患者中 HLA 匹配的亲缘性供者骨髓移植的植入率和存活率分别为 63%~85% 和 55%~90%，而无关骨髓移植的植入率和存活率更差。例如，在 14 个中心开展的 40 例 Hurler 综合征患者中，无关骨髓移植的植入率及 2 年 OS 分别为 62.5%和 49%。接近 30%的存活患者经历了首次移植的失败。在一项包含 16 个中心 146 例患者的欧洲血液和骨髓移植组（European Group for Blood and Marrow Transplantation，EBMT）的回顾性研究中，94 例接受无关骨髓移植。在 3.7 年的随访中，这种移植的细胞存活及植入率为 55%。一项基于问卷调查的回顾性研究结果显示，接受无关骨髓移植的 ALD 患者的 OS 为 53%。在接受半相合骨髓移植的 Hurler 综合征患者中，中位随访 4.6 年的植入率及存活率仅为 35%。

当同胞供者为疾病携带者时，可提供大约 50%剂量的酶，因此其移植效果劣于非携带者同胞供者。

与接受疾病非携带供者的骨髓相比，接受杂合子或携带者供体骨髓的治疗时，Hurler 综合征患者尿中黏多糖的清除率显著降低（$P=0.0002$）。在骨髓移植供者白细胞的酶活性完全正常并且移植细胞完全植入时，接受移植的患儿很可能维持正常的认知发育。在随访研究中发现，当患儿接受杂合子携带者的骨髓移植，或者接受完全正常而非携带者的骨髓移植时仅有部分植入，将导致酶活性下降、患儿认知功能低下。相反，3 例接受完全正常供者的骨髓移植可完全植入的患儿，其酶活性水平正常。而且随访发现，这些患者的精神发育指数正常（>80）。

四、UCB 移植的效果

UCB 作为移植来源在 HSC 移植中的应用日益增加。在过去的 20 年中，全球大约开展 5 万例左右的 UCB 移植，临床对此的广泛认可主要可能归因于两点：①GVHD 的风险低；②相比完全匹配的成体骨髓供者严重缺乏，可比较容易而快速地找到与患者 HLA 4/6～6/6 匹配的 UCB。公共 UCB 库已经收集存储 60 余万份可供移植的健康供者 UCB，这些 UCB 均经过遗传疾病筛选、传染性疾病检验和 HLA 分型，因此几乎每个患儿都有可能找到合适的 UCB。

在一项 146 例 Hurler 综合征患儿的回顾性研究中，Boelens 等人发现接受 UCB 移植的患者完全供者嵌合率很高。由于完全供者嵌合与移植后酶活性正常相关，而酶活性正常预示良好的长期预后，包括移植后神经认知功能明显改善。因此，UCB 是 Hurler 综合征患者首选的干细胞来源。最近对 258 例 Hurler 综合征患儿的研究结果显示，这些患儿通过骨髓抑制治疗后接受 HSC 移植。中位年龄 16.7 个月，中位随访时间 57 个月。60 天中性粒细胞恢复率为 91%，100 天 II～IV GVHD 发生率 25%，5 年慢性 GVHD 发生率 16%。5 年 OS 为 63%，其中 HLA 匹配的同胞供者和 6/6 匹配的非亲缘性 UCB 移植的 OS 为 81%左右，10/10 HLA 匹配的非亲缘性供者为 66%，5/6 匹配的 UCB 移植为 68%；4/6 匹配的非亲缘 UCB 移植及 HLA 不匹配无关供体移植后的 OS 分别为 57%和 41%。此外，与其他来源的干细胞相比，UCB 移植后完全供者嵌合率及酶水平正常率均更高，分别为 92%和 98%。全匹配的同胞供者、6/6 匹配的非亲缘性 UCB、5/6 匹配的非亲缘性 UCB，以及 10/10 匹配的无关供体的无事件生存率相似。这些结果表明，对于 Hurler 综合征患者来说，异体移植的结果令人鼓舞。与之前发表的骨髓移植结果相比，UCB 移植的嵌合率更高，接近完全嵌合，血中酶的恢复程度更大，并且细胞存活率和植入率更高。此外，尽管存在明显的供者-受者 HLA 不匹配，但移植失败及 GVHD 的发生率更低。在患儿首次就诊后，平均仅需 35 天就可以进行 UCB 移植治疗。这一点非常重要，因为早期移植可显著改善 IMD 重症患者的预后。尽管对患者结局有改善，但是 UCB 移植后的 TRM 在全组为 28.3%（$n=159$），在评分 80～100 的患者中为 16.1%，这可能与 UCB 移植时采用的预处理方案产生的毒性作用有关。

五、HSC 移植与酶替代疗法

在 7 例移植前接受酶替代疗法（enzyme replacement therapy，ERT）的患者中发现，移植前进行短期 ERT 可能减少呼吸系统疾病。然而，所有患者血清中均产生了抗 α-L-艾杜糖苷酸酶抗体。虽然这些抗体的临床意义尚不清楚，但是随着时间推移，这些抗体可能会中和 ERT 的效果。在 Hurler 综合征患者中，尿中硫酸皮肤素与硫酸软骨素的比例可反映患者残余底物的水平。在接受无关 UCB 移植的患者中，这一指标显著低于接受亲缘性供者移植的患者（$P=0.0002$）或接受 ERT 的患者（$P=0.012$），这表明 ERT 对底物的清除较差。

六、UCB 移植对患者运动、神经及认知功能的影响

对 HSC 移植长期疗效的评价，不应仅局限于生存率或移植相关的毒性反应，还应根据神经认知能力

及疾病其他方面的改善综合分析。例如，对于 Hurler 综合征必须评估关节完整性、运动能力、脑积水、角膜混浊、心功能、肝脾肿大、气道阻塞症状、听力和视力等。已有大量研究旨在探讨骨髓移植和 UCB 移植后上述指标的改善。骨髓移植和 UCB 移植对骨骼畸形改善效果不好，其中骨髓移植的效果更差。因此，很多接受 HSC 移植治疗的 Hurler 综合征患儿，虽然在其他方面的治疗效果比较明显，但是仍需要在后期接受髋、背、膝和腕骨的矫正手术。所有在中位年龄 16 个月时接受 HSC 移植的 Hurler 综合征患者，均表现出神经认知功能的稳定或改善，并能不断学会新的技能。神经认知功能的改善速度并不一致，有些患儿快些，有些患儿慢些。这些患儿在躯体特征、身体发育及骨骼疾病方面也有改善。在多数患儿中，由于黏多糖在心脏、肝脏和脾脏中聚集导致的器官功能障碍也有所减轻。

在 25 例早期或晚期婴儿型 Krabbe 病的患者中，临床症状出现之前（n=11）或之后（n=14）分别通过 UCB 移植，结果表明，在疾病早期接受移植患者的治疗效果非常显著。所有 11 例在产前或出生时由于有患病同胞家族史而得到诊断并在出生 1 个月内接受移植的患儿，在中位随访 71 个月期间全部存活且状态很好。所有患儿均为完全供者嵌合、外周血半乳糖脑苷脂酶水平正常，并且生存期超过未接受移植的患病同胞。对神经发育测试的深入分析发现，在无症状新生儿期接受移植的多数患者中，粗大运动、精细运动、适应性行为、接受性语言及表达性语言具有显著且持续的改善。适应性行为指的是自我照顾的技能（如独立吃饭及喝水）和自我冷静行为；接受性语言是指理解他人动作、面部表情及语言含义的能力；表达性语言是指通过使用动作、声音、面部表情及语言表达自我需要的能力。相反，在有症状时才进行 UCB 移植的 14 例患儿中，仅有 45% 存活，尽管疾病得到稳定，但是神经发育没有明显的改善。

绝大部分患儿的腿出现不同程度的强直，对物理治疗和肌松剂有反应。有的患者在 3～5 岁时需要配备辅助行走装置。对于晚发且进展缓慢的 Krabbe 病患者，即使在已经出现神经症状时进行移植，仍可缓解病情。对于大多数婴儿型以及轻型的青春期型或成年型 Krabbe 病患者，可在骨髓移植后 3～6 个月内阻止疾病进展，并使疾病处于稳定状态。在 12 例患有 X-LAD 的男性患儿中，通过化疗进行骨髓抑制预处理后接受 UCB 移植，中位 3.3 年随访的 OS 为 71.9%。有症状患者生存率更低，并且神经症状迅速恶化。MRI 的 Loes 评分与认知能力和运动结局有关。在 3 例移植时年龄 2.6～3.5 岁的患儿中，当临床症状出现之前进行移植，在移植后 5～7 年发育速度正常。Martin 等人对旨在评价 27 例 MLD 患者接受无关 UCB 移植长期预后的研究表明，这些患儿在首次移植后均植入成功。其中 7 例患儿死于感染、预处理方案相关毒性作用或疾病进展；20 例患儿（6 例在婴儿晚期发作，14 例在青春期发作）接受中位时间 5.1 年（2.4～14.7 年）的随访发现，在移植时已经出现运动障碍的患者，在移植后没有改善。青春期患儿移植后的脑干听觉诱发电位、视觉诱发电位、脑电图和外周神经传导速度稳定并改善，而大多数晚期发病的患儿的上述指标在移植后持续恶化。移植前改良的 Loes 评分与发育结局高度相关，并且高度预示认知能力和运动功能。无症状患儿对 UCB 移植的获益最大。在青春期发病且症状轻微的患儿，移植后的运动技能稳定或恶化，但认知功能正常。总之，青春期发病患儿比婴儿晚期发病患儿的预后更好。与其他脑白质营养不良一样，早期干预与最佳预后相关，并且 UCB 移植对于无症状的晚期发病 MLD 患儿或轻微症状的青春期发病 MLD 患儿的效果最好。

七、IMD 治疗方法的选择

对 IMD 患者的治疗方法十分有限。根据诊断和疾病分期，HSC 移植和 ERT 可能对大多数 IMD 患儿具有治疗作用。HSC 移植的优点是除了有 ERT 改善运动功能的效果，还可改善神经功能和认知能力。但是，HSC 移植需要应用高剂量的化疗，而高剂量化疗与早期死亡的风险相关，并可能对生长发育及生殖功能产生不良影响。

目前，对 IMD 治疗的共识是不管选择何种治疗方法（ERT、骨髓移植和 UCB 移植），患者的诊断及治疗越早，预后就越好。因此，在美国的多个州已开展新生儿 IMD 筛查。一旦发现有突变的新生儿，将对其进行第二轮血液检查，同时检测酶水平用于确证诊断，并进行 HLA 分型以便下一步寻找潜在的 UCB 供者。对于基因型-表型关联较差的 IMD，新生儿筛查可以为疾病研究提供纵向数据。

　　IMD 患者治疗方法的选择需要考虑的因素包括发病年龄、基因型-表型相关性、器官受累程度、确诊时患者的状态、是否能找到 HSC 移植供者以及是否有合适的 ERT。患儿家族中所有具有发病风险的人，包括患儿的一级亲属及其他远房亲属均应进行携带者筛查及突变分析。

八、IMD 治疗的一般原则

　　1. 尽早建立诊断；当临床医生接诊有明显发育迟缓并带有特殊面容或其他特征的患儿时，应高度怀疑 IMD。值得注意的是，很多病例家族史阴性。

　　1）如果患者为婴儿型 IMD，可立刻进行 HSC 移植。

　　2）如果患者为青春期型或成年型 IMD，可考虑其他治疗方法。

　　2. 进行基因突变分析，建立基因型和表型的相关性。

　　1）如果患者表型严重，可进行 HSC 移植。

　　2）如果患者表型较轻，可根据临床特征考虑 HSC 移植或 ERT。

　　3. 评估患者疾病及整体状态。

　　1）如果患者中枢神经系统受累，在症状出现早期可进行 HSC 移植。

　　2）如果患者无中枢神经系统受累并且有可用的 ERT，可考虑接受 ERT。

　　4. 对需要进行 HSC 移植患者的考虑。

　　1）转诊到具有丰富治疗经验的中心医院。

　　2）寻找并确定供者，对供者的疾病携带状态进行筛查。

　　A. 首选 HLA 匹配的亲缘性非携带者供者。

　　B. 如果找不到 A 项中的供者，必须考虑 UCB 供者：①细胞数量>$3×10^7$/kg；②选择 HLA 匹配程度最高（至少≥4/6）的供者；③在确定 HLA 及细胞数量的基础上，应对 3～5 份 UCB 进行相关酶水平的检测；采用酶水平最高的 UCB 进行。

　　C.不能使用亲缘或非亲缘性携带者的骨髓进行移植。

　　3）疾病状态及器官功能的评价。

　　A. Lansky 评分/Karnofsky 评分≥80%。

　　B. 疾病进展不应过快，在检查期间不应出现病情恶化。

　　C. 器官状态不应排除高剂量化疗的应用。

　　D. 患者不应有无法控制的癫痫。

　　E. 患者不应有无法控制的感染。

　　4）如果患者达到入选标准，并且患者父母签署知情同意书，可开始接受 HSC 移植治疗。

　　5. 对接受 ERT 患者的考虑。

　　1）如果患者表型较轻、中枢神经系统未受累，有较为成熟的 ERT 治疗方法。

　　2）如果患者处于疾病晚期并且不适合进行 HSC 移植，ERT 可能发挥姑息作用。

　　3）如果 HSC 移植在 3～4 周内由于医学或保险原因不能开展，ERT 可作为临时的治疗手段。

　　6.患者一般状态较差或处于疾病晚期，可考虑低强度 HSC 移植或者其他可用的实验性治疗手段。

　　7.所有具有 IMD 发病风险的家庭成员均应接受遗传咨询。

九、结语

　　30 多年的 HSC 移植及 20 多年 UCB 移植的临床经验表明，这两种方法对大多数 IMD 患者有效。UCB

移植可产生最高程度的供体嵌合及最高的酶水平，可在几乎全部患者中实施，并且供者的确定和筛选方便而快捷。未来治疗的挑战主要在于延迟的诊断和转诊，以及显著的 TRM 和发病率。应用减轻移植相关风险的治疗方案将进一步改善短期和长期预后。患者在移植时的表现状况是最佳获益和最佳临床结果的最佳预测指标。虽然新的治疗方法如基因治疗、中枢神经系统细胞治疗及再生医学治疗不断涌现，但不管是哪种治疗，均应在中枢神经系统和其他系统出现广泛受损之前尽早实施。今后，多个实验室的协作研究将有望阐明影响移植成功的因素。

（郭冰玉　陈震宇　王　维）

参 考 文 献

Aminzadeh MA, Rogers RG, Fournier M, et al. 2018. Exosome-mediated benefits of cell therapy in mouse and human models of duchenne muscular dystrophy. Stem Cell Reports, 10(3): 942-955.

Azibani F, Brull A, Arandel L, et al. 2018. Gene therapy via trans-splicing for LMNA-related congenital muscular dystrophy. Mol Ther Nucleic Acids, 10: 376-386.

Calbi V, Fumagalli F, Consiglieri G, et al. 2018. Use of defibrotide to help prevent post-transplant endothelial injury in a genetically predisposed infant with metachromatic leukodystrophy undergoing hematopoietic stem cell gene therapy. Bone Marrow Transplant, 53(7): 913-917.

Caron L, Kher D, Lee KL, et al. 2016. A human pluripotent stem cell model of facioscapulohumeral muscular dystrophy-affected skeletal muscles. Stem Cells Transl Med, 5(9): 1145-1161.

Carotti M, Marsolier J, Soardi M, et al. 2018. Repairing folding-defective alpha-sarcoglycan mutants by CFTR correctors, a potential therapy for limb-girdle muscular dystrophy 2D. Hum Mol Genet, 27(6): 969-984.

De Carvalho SC, Matsumura CY, Santo-Neto H, et al. 2018. Identification of plasma interleukins as biomarkers for deflazacort and omega-3 based duchenne muscular dystrophy therapy. Cytokine, 102: 55-61.

Domingos J, Ricotti V, Martinez AE, et al. 2018. Severe persistent injection site reactions after subcutaneous 2'-O-methyl phosphorothioate oligonucleotide therapy for duchenne muscular dystrophy. Neuromuscul Disord, 28(2): 176-177.

Dumont NA, Rudnicki MA. 2016. Targeting muscle stem cell intrinsic defects to treat duchenne muscular dystrophy. NPJ Regen Med, 1: 16006.

Georgiou E, Sidiropoulou K, Richter J, et al. 2017. Gene therapy targeting oligodendrocytes provides therapeutic benefit in a leukodystrophy model. Brain, 140(3): 599-616.

Gonzalez JP, Kyrychenko S, Kyrychenko V, et al. 2017. Small fractions of muscular dystrophy embryonic stem cells yield severe cardiac and skeletal muscle defects in adult mouse chimeras. Stem Cells, 35(3): 597-610.

Groeschel S, Kuhl JS, Bley AE, et al. 2016. Long-term outcome of allogeneic hematopoietic stem cell transplantation in patients with juvenile metachromatic leukodystrophy compared with nontransplanted control patients. JAMA Neurol, 73(9): 1133-1140.

Hashimoto A, Naito AT, Lee JK, et al. 2016. Generation of induced pluripotent stem cells from patients with duchenne muscular dystrophy and their induction to cardiomyocytes. Int Heart J, 57(1): 112-117.

Himeda CL, Jones TI, Virbasius CM, et al. 2018. Identification of epigenetic regulators of DUX4-fl for targeted therapy of facioscapulohumeral muscular dystrophy. Mol Ther, 26(7): 1797-1807.

Iyer PS, Mavoungou LO, Ronzoni F, et al. 2018. Autologous cell therapy approach for duchenne muscular dystrophy using PiggyBac transposons and mesoangioblasts. Mol Ther, 26(4): 1093-1108.

Kodippili K, Hakim CH, Pan X, et al. 2018. Dual AAV gene therapy for duchenne muscular dystrophy with a 7-kb mini-dystrophin gene in the canine model. Hum Gene Ther, 29(3): 299-311.

Liu X, Liu M, Wu L, et al. 2018. Gene therapy for hemophilia and duchenne muscular dystrophy in China. Hum Gene Ther, 29(2): 146-150.

Meneghini V, Frati G, Sala D, et al. 2017. Generation of human induced pluripotent stem cell-derived bona fide neural stem cells for ex vivo gene therapy of metachromatic leukodystrophy. Stem Cells Transl Med, 6(2): 352-368.

Miyatake S, Mizobe Y, Takizawa H, et al. 2018. Exon skipping therapy using phosphorodiamidate morpholino oligomers in the mdx52 mouse model of duchenne muscular dystrophy. Methods Mol Biol, 1687: 123-141.

O'Halloran KD, Murphy KH, Burns DP. 2018. Antioxidant therapy for muscular dystrophy: caveat lector! J Physiol, 596(4): 737-738.

Penati R, Fumagalli F, Calbi V, et al. 2017. Gene therapy for lysosomal storage disorders: recent advances for metachromatic leukodystrophy and mucopolysaccaridosis I. J Inherit Metab Dis, 40(4): 543-554.

Rice ML, Wong B, Horn PS, et al. 2018. Cataract development associated with long-term glucocorticoid therapy in duchenne muscular dystrophy patients. J AAPOS, 22(3): 192-196.

Skurikhin EG, Pakhomova AV, Pershina OV, et al. 2017. Regenerative potential of spermatogonial stem vells, endothelial progenitor cells, and epithelial progenitor cells of C57Bl/6 male mice with metabolic disorders. Bull Exp Biol Med, 163(2): 239-244.

Turan S, Farruggio AP, Srifa W, et al. 2016. Precise correction of disease mutations in induced pluripotent stem cells derived from patients with limb girdle muscular dystrophy. Mol Ther, 24(4): 685-696.

Zerah M, Piguet F, Colle MA, et al. 2015. Intracerebral gene therapy using AAVrh. 10-hARSA recombinant vector to treat patients with early-onset forms of metachromatic leukodystrophy: preclinical feasibility and safety assessments in nonhuman primates. Hum Gene Ther Clin Dev, 26(2): 113-124.

第十八章　脐带血干细胞对骨科疾病的再生作用

第一节　脐带血间充质干细胞对骨的再生作用

一、概述

再生医学的发展已为诸多疾病的治疗带来巨大影响，尤其在多种疑难疾病的修复中业已显示一定的治疗作用。目前，在骨缺损治疗中，一些难以解决的问题随着组织工程研究修复方法的进展而出现新的希望。但现在可用于骨修复的骨替代物多为非细胞性的，不具有任何成骨潜力，仅为简单的填隙支架（gap-filling scaffold）。研究表明，自体组织是再生医学临床应用的优选生物医学材料，组织工程研究试图将细胞与支架和生长因子结合，以创建人工制造组织。

研究显示，间充质干细胞（MSC）具有向软骨或成骨等多种细胞分化的潜能。而且，这种特性现已在组织工程的研究中得以应用。目前，骨髓 MSC（BM-MSC）已成为骨、软骨组织工程研究的一种金标准。然而，这种 BM-MSC 应用的局限性是，在单次输入时干细胞产量低、培养扩增较难、供体部位可能的感染及分化潜能可随年龄的增加而降低等。

近些年的研究发现，MSC 可存在于各种组织中。目前，已经从骨髓、软骨、脂肪组织、肌腱、牙周韧带、滑膜、皮肤、骨膜、肌肉和胚胎组织中分离出 MSC。而且，在脐带组织的沃顿胶（Wharton's jelly，WJ）中也含有丰富的 MSC。从脐带（umbilical cord，UC）组织或脐带血（umbilical cord blood，UCB）中分离的这种脐带 MSC（UC-MSC）具有塑料黏附特性、免疫学特征和多向分化潜力。在组织工程和再生医学中使用人 UC-MSC 的优点是：无痛采集，细胞增殖能力强，多向分化潜能，低免疫原性和非致瘤性、胚胎特征少，无伦理学问题。因此，除了成人 BM-MSC 和胚胎干细胞（embryonic stem cell，ESC）外，UC-MSC 可能成为骨科组织工程的候选细胞，UCB 则将成为治疗疾病更好的多潜能干细胞来源。

二、脐带血 MSC 的成骨潜能

（一）UC-MSC 的特征

UC-MSC 可从脐带组织的上皮细胞、WJ、血管周围组织（perivascular tissue，PVT）、血管内皮细胞和 UCB 中分离得到，其中 WJ、PVT 和 UCB 为获得的主要途径。UC-MSC 具有与 BM-MSC 相似的特性。MSC 的一般特征是具有自我更新能力和多重或多向分化潜能。国际细胞治疗协会（International Society for Cellular Therapy，ISCT）对 MSC 定义的基本特性是：①在标准培养条件下具有可塑性，并在塑料培养瓶壁上黏附生长；②表达造血细胞标志物应不大于 2%；③至少 95%的细胞阳性表达 CD73（SH2）、CD90 和 CD105（SH3），阴性表达 CD34、CD45、CD14/CD11b、CD79α、CD19 和 HLA-DR；④体外具有分化为成骨细胞、软骨细胞和脂肪细胞的多能性。

沃顿胶-间充质干细胞（WJ-MSC）表达的细胞表面标志物（cell surface marker，CSM）包括 CD73、CD90、CD105、CD146 和 CD166，不表达 CD34、CD45、CD14、CD19 和 HLA-DR。研究已经证明，人 WJ-MSC 不表达 MHC Ⅱ 及共刺激分子 CD80 和 CD86，阳性表达免疫抑制分子 HLA-G、吲哚胺 2，3-二氧酶（indoleamine 2，3-dioxygenase，IDO）和前列腺素 E2（prostaglandin E2，PGE2），而 MHC Ⅰ 类分子水平较低，显示出极低的免疫原性和诱导宿主免疫耐受微环境的能力。然而，相对于 BM-MSC，WJ-MSC

是一种更为原始的细胞群体，其可表达 ESC 的关键性标志物，包括阶段特异性胚胎抗原 3（stage-specific embryonic antigen 3，SSEA3）、SSEA4、NANOG 和 c-MYC。而且，WJ-MSC 的遗传性稳定，在长时间的体外扩增培养中能保留其未成熟的免疫表型、功能特征和免疫调控特性。现已证实，UCB 间充质干细胞（UCB-MSC）具有与 WJ-MSC 相同的表型特征。此外，PVT 细胞可特异表达内皮细胞表面分子 CD146。

WJ-MSC 具有多向分化的潜能。Baba 研究团队基于细胞生长曲线已验证 WJ-MSC 的自我更新能力，以及向骨骼和脂肪的多向分化潜能。WJ-MSC 在体外可诱导分化为成骨细胞，细胞外呈弥漫性茜素红（alizarin red）染色（图 18-1A），表明钙的存在；WJ-MSC 也可诱导分化为脂肪细胞，在细胞内的脂滴呈油红（oil red）染色阴性（图 18-1B，箭头所指）。

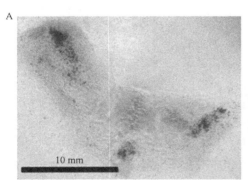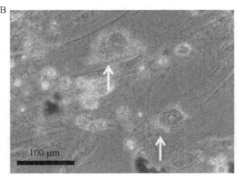

彩图请扫码

图 18-1　WJ-MSC 分化的成骨细胞和脂肪细胞（Atala，2014）

此外，WJ-MSC 还可显示心脏、肝脏和神经系统的祖细胞标志物，以及成熟神经胶质的标志物，如胎儿肝激酶 1、胰岛素基因增强蛋白-1、二肽酰肽酶-4、桥粒芯蛋白-2、巢蛋白、胶质纤维酸性蛋白（glial fibrillary acid protein，GFAP）、髓鞘碱性蛋白（myelin basic protein，MBP）和微管相关蛋白-2（microtubule-associated protein-2，MAP-2）。这些表明，WJ-MSC 可分化为软骨、神经、心肌、胰岛素生成细胞、肝细胞和其他组织。

（二）UCB-MSC 对骨组织的再生作用

研究显示，UCB-MSC 可用于骨组织工程，但 WJ-MSC 的成骨能力不尽相同。在长时间的体外扩增培养中，WJ-MSC 能稳定表达其细胞表面的标志物及成骨的相关基因，并具有与 BM-MSC 相同的分化机制。Penolazzi 等的研究确定了 WJ-MSC 良好的成骨效果，在海藻酸盐水凝胶中的 WJ-MSC 具有超强的细胞活力，并表达成骨标志物及分泌具有趋化特性的细胞因子；在猪膀胱基质中，可成功诱导 WJ-MSC 成骨分化；在用原位矿化胶原蛋白支架、脐带纤维蛋白支架和聚己酸内酯（polycaprolactone，PCL）/胶原蛋白/羟基磷灰石支架的无血清培养中，WJ-MSC 的成骨能力显著。Marmotti 等人通过体外研究显示，在三维支架中培养 UCB-MSC 可生成软骨并呈现成骨潜能，提示 UCB-MSC 可能参与软骨内支架的生成，通过重组软骨内的骨化过程促进骨的再生。但是，有的研究也质疑 WJ-MSC 在骨组织工程中的这种适用性。Capelli 等人的研究证明，WJ-MSC 不能分化为骨祖细胞。而且，即使 WJ-MSC 表达骨保护蛋白基因，其钙沉积和碱性磷酸酶的活性也低于 BM-MSC。一项基因网络的分析表明，尽管 WJ-MSC 在增殖方面与 ESC 相似，且比 BM-MSC 更幼稚，但其成骨能力较低。因此认为，BM-MSC 更适合作为骨组织工程的细胞来源。另有报道表明，UCB-MSC 与 BM-MSC 具有相同的成骨潜力，但 BM-MSC 具有更高的成骨基因表达。因此，BM-MSC 比 UCB-MSC 更适合用于骨组织工程。

以 WJ-MSC 为成骨细胞，用 UCB 源性纤维蛋白（UCB-derived fibrin）作为支架，UCB 源性富含血小板血浆（UCB-derived platelet-rich plasma，UCB-PRP）提供生长因子，通过含 UCB 源性血清（UCB-derived serum，UCB-autoserum）的培养液进行细胞培养 （图 18-2），并最大限度地利用自体组织作为再生医学的生物材料，减少伦理、医学和安全问题，旨在为临床应用提供参考依据。

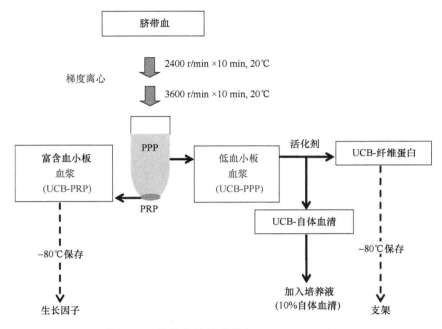

图 18-2　脐带血的处理程序（Atala，2014）

体内试验验证 WJ-MSC 的成骨潜力，结果显示：①微型计算机断层扫描（micro-computed tomography，microCT）发现，标本内部不透射区域呈现钙化（图 18-3C）；②苏木精-伊红（HE）和茜素红染色阳性区域呈现异位钙化，且抗人线粒体抗体染色阳性的细胞位于纤维蛋白内异位钙化的外周（图 18-4）；③能量色散 X 射线光谱扫描电镜（scanning electron microscope with energy dispersive X-ray spectrometry，SEM-EDX）显示钙和磷积累，钙/磷摩尔比（Ca/P molar ratio）1.67，接近羟基磷灰石（图 18-5）；④透射电子显微镜（transmission electron microscopy，TEM）观察到细胞分泌囊泡的形成（图 18-6）；⑤实时逆转录聚合酶链反应（real time reverse transcriptase polymerase chain reaction，RT-PCR）检测人成骨细胞标志物、runt 相关基因 2（Runx2）、碱性磷酸酶（alkaline phosphatase，ALP）和骨钙蛋白（osteocalcin，OC）的表达均显著高于对照组。

有的研究提示，PVT-MSC 与 WJ-MSC 的特性相同。然而，也有证据表明 PVT-MSC 具有 BM-MSC 常见的成骨信号通路（如 WNT 通路），且具有较高的 ALP 活性和较高的矿化性。这些表明，PVT-MSC 具有与 BM-MSC 相同甚至更高的成骨分化能力。而且，PVT-MSC 亚群成骨分化无需成骨培养液，从第一次传代开始便可自发地向成骨谱系分化。Girdlestone 等人的研究结果显示，WJ-MSC 和 PVT-MSC 的分化潜力相似。与脐带组织相比，UCB-MSC 和 BM-MSC 同样具有较高的成骨能力。此外，通过 ALP 活性的测量、成骨基因的活化、茜素红和硝酸银染色，以及细胞外基质（ECM）蛋白的表达证实，UCB-MSC 具有与 BM-MSC 相同的成骨潜力。在含有 DMEM 和 FCS 的商业生长培养液中加入 10% SingleQuot 和 10^{-7}mol/L 地塞米松时，UCB-MSC 的成骨分化率最高。因此，UCB-MSC 似乎比 UC-MSC 更适用于组织工程。

（三）UCB-MSC 对软骨组织的再生作用

目前，UCB-MSC 在软骨再生中的研究活跃而前景广阔，相比骨再生领域的结果更好。人透明软骨是覆盖关节表面的无血管组织，由含蛋白多糖和 Ⅱ 型胶原的 ECM 内软骨细胞组成。研究表明，UCB-MSC

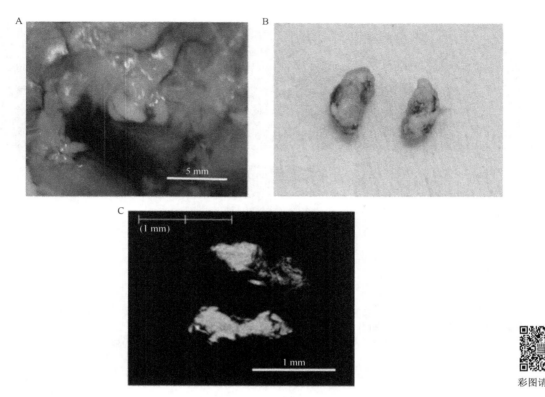

图 18-3　WJ-MSC 与 UCB 源性纤维蛋白联合对人 UCB-MSC 培养的成骨潜能（Atala，2014）

A. 切除小鼠背部皮下大体的宏观外观，标本表面可见毛细血管；B. 取出的标本呈黄白色外观，且已硬化；C. microCT 显示高密度区域的图像

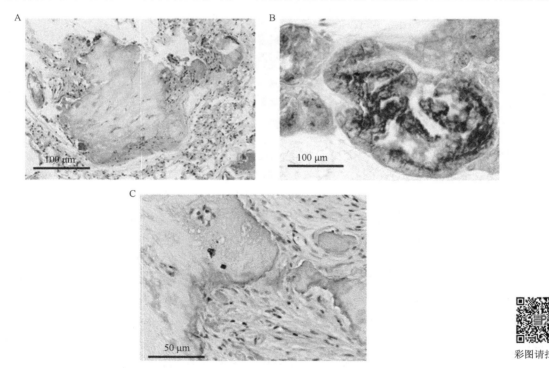

图 18-4　WJ-MSC 与 UCB 源性纤维蛋白联合对人 UCB-MSC 培养的成骨潜能-钙化鉴定（Atala，2014）

A. HE 染色显示其组织内的异位钙化；B. 对应于 HE 染色图像中异位钙化区域的茜素红染色阳性；C. 图 A 中所示的标本用抗线粒体抗体进行免疫组织化学染色，在异位钙化区域外周的阳性细胞

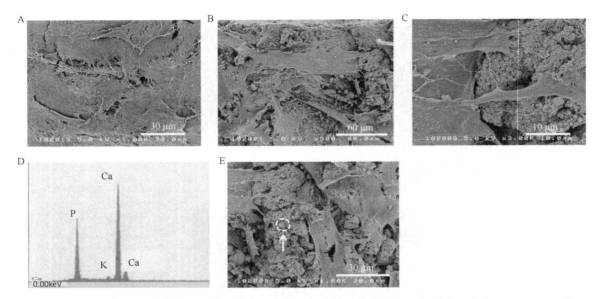

图 18-5　WJ-MSC 与 UCB 源性纤维蛋白对人 UCB-MSC 联合培养的成骨潜能-扫描电镜图像（Atala，2014）

A. 样本表面覆盖的鳞状细胞；B. 样本的横截面，显示其内部有纺锤形细胞和颗粒物质；C. 横截面的放大图像，显示细胞突起和颗粒物质的延续；
D. 颗粒物质的电子显微分析图，显示 Ca/P 摩尔比为 1.67；E. 白色箭头指示分析的位置

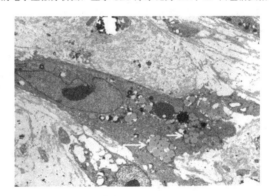

图 18-6　TEM 观察成骨细胞分泌囊泡（白色箭头）的形成（Atala，2014）

可分化为透明软骨组织，而且其表型类似于 BM-MSC，在形成腔隙状结构时可产生 II 型胶原，并在骨形成蛋白 6（bone morphogenetic protein，BMP6）的刺激下进一步增加。研究结果显示，把嵌在 4%透明质酸水凝胶上的 UCB-MSC 再植入股骨缺损时，可形成含有 II 型胶原的组织将其覆盖，在宏观上与天然软骨相似。Kunisaki 等人的研究证实，胰岛素生长因子-1（insulin-like growth factor-1，IGF-1）与软骨细胞联合培养 UCB-MSC 具有产生透明软骨的能力。应用新西兰兔软骨受损修复模型，对聚乳酸（polylactic acid，PLA）支架上的成纤维细胞、软骨细胞、BM-MSC 和人 UCB-MSC 适用性的评估试验结果显示，在 UCB-MSC 植入后第 6 和第 12 周检查修复的进展发现，UCB-MSC 结构在试验结束时几乎已完全覆盖缺损创面。然而，在第 6 周时未见 II 型胶原产生；在第 12 周时，仅有 40%的样本出现 II 型胶原，其余的是纤维软骨。这些表明，UCB-MSC 还可分化为纤维软骨。

　　研究表明，WJ-MSC 具有分化为成软骨祖细胞的能力。而且，其既可分化为成软骨细胞谱系，又能在分化后保留其免疫抑制表型。WJ-MSC 比 BM-MSC 具有更优质的软骨形成特性，当两者都在聚乙醇酸（polyglycolic acid，PGA）支架上接种时，BM-MSC 明显表达胶原基因，而 UC-MSC 的总胶原产量更高。在 PCL/胶原支架上经胰岛素-转铁蛋白-硒和碱性成纤维细胞生长因子处理后，WJ-MSC 的分化效率高于 BM-MSC。此外，在 I 型胶原水凝胶上，WJ-MSC 表达大量 II 型胶原（Col2）和软骨寡聚基质蛋白，SRY-box 9（SOX-9）的表达也上调。但是，WJ-MSC 似乎产生的是纤维软骨而不是透明软骨。在 PGA 支架上植

入 WJ-MSC 的试验证明，与颞下颌软骨细胞相比，WJ-MSC 产生 I 型胶原的数量很高，而产生 II 型胶原的数量极少。

三、UCB-MSC 与 BM-MSC 的成骨潜能比较

WJ-MSC 和 BM-MSC 之间的成骨潜能可能不同。与 BM-MSC 相比，在分化过程中 UCB-MSC 的成骨和软骨基因的激活开始较晚，在 BM-MSC 培养的传统条件下，于第 21 天分化结束。因此，不同的结果是否与不同的分化时间有关，仍需要进行长时间的分化研究。WJ-MSC 表达的 CSM 与 BM-MSC 相似，而且胚胎 MSC 常见的 CSM 也在 WJ-MSC 中表达，说明其可能更具原始性。因而认为，WJ-MSC 具有高度的可塑性和更高的分化潜能。Baksh 等人报道，WJ-MCS 的成骨潜能优于 BM-MSC，且比 BM-MSC 分化更快；BM-MSC 中的成骨细胞数量高于 WJ-MSC；WJ-MSC 中包含的 MSC 可能更为原始，需要进一步诱导分化为成骨细胞。BM-MSC 和 WJ-MSC 在二维（2D）培养液和三维（3D）胶原 I/III 支架中成骨能力的研究发现，WJ-MSC 能产生更多的 ECM 蛋白，而 BM-MSC 表达更高水平的 ALP 和骨桥蛋白，但二者的结构都是矿化性的。

研究表明，在 WJ-MSC 中可能具有更多影响骨生成的因子。人 UCB-MSC 分泌因子可启动 BM-MSC 的成骨并促进骨修复，而且其条件培养液比 BM-MSC 具有更明显的促炎/趋化细胞因子的作用，并可显著增强血管生成活性。在颅骨缺损的原位移植中，UCB-MSC 与 BM-MSC 均可促进骨的形成；不同的是，UCB-MSC 不是直接沉积骨基质，而是通过刺激宿主细胞的活化，即通过活化内源性修复机制起作用。总之，UCB-MSC 与 BM-MSC 比较的优势是来源丰富、易于获取、增殖能力强、纯度高，其更为原始的特征不诱发畸胎瘤，其低免疫原性可能具有更大自体应用的潜能。

四、结语

脐带源性干细胞是一种具有强大成骨分化能力的细胞，其主要的优势是比其他来源的细胞更具有可操作性。而且，其高增殖能力和免疫调控特性，以及自体应用的可能性，使其在骨和软骨组织工程的临床应用前景广阔。UCB-MSC 有望成为组织工程和骨细胞再生的种子细胞，并可能用于骨和软骨的再生修复。但是，这种干细胞能否分化为成骨祖细胞和软骨祖细胞，以及产生满意的 ECM 尚待进一步探讨。这些研究结果的差异可能与研究方法方面的具体缺陷有关，这些问题需在临床研究前加以解决。未来的研究应该集中在对这些机制的深入探讨，以及在这些发现的基础上采用新的差异化战略。总之，这种干细胞在再生骨骼和软骨中的应用还有很长的路要走。个性化医学和骨科组织工程的未来可能在于这种干细胞及其衍化物与新型支架和有效生长因子的复杂组合，有望产生廉价、无创、个性化的自体骨和软骨用于移植。

第二节　脐带血干细胞对骨和胶原疾病的治疗作用

一、概述

在肌肉与骨骼疾病中，骨缺陷、骨折不愈合、缺血性坏死、关节炎、骨和软骨的损伤等是骨科实践中常见的问题。然而，目前治疗骨、软骨缺损的方案都有特定的局限性和缺点，如修复组织质量差、供体部位发病率高、组织的可用性有限等。而且，骨关节炎（ostarthritis，OA）和风湿性关节疾病的发病率高也意味着需要一种新的、有效的治疗软骨缺损的策略。关节和脊柱的慢性炎症性疾病，如 OA、椎间盘（intervertebral disk，IVD）变性和退变性脊柱源性疼痛（degenerative low back pain，DLBP）都是老年残疾的主要原因。自体软骨细胞植入术（auto-logous chondrocyte implantation，ACI）已用于治疗骨关节病

变 20 余年，这种基于软骨细胞的治疗能够减缓 OA 的进展并延迟关节的部分或全部置换。但目前该法存在严重不良反应，以及因从其他部位（髂嵴）获得的骨骼随年龄的增加其再生能力降低的风险。同样，椎间盘细胞再植入、异体青少年软骨细胞植入等方法也已用于治疗 IVD 变性和 DLBP。但是，这些疗法显示良好效果的同时，许多使用程序的障碍却阻碍了临床的广泛应用。

基于软骨细胞再植入疗法的局限性，迫切需要能够有效治疗这些疾病的新药物和生物疗法。再生医学为骨和软骨疾病的治疗带来了新的希望，应用干细胞的试验疗法越来越受到科学界和公众的关注。从骨髓、脂肪组织和脐带中分离的 MSC 在软骨和 IVD 变性修复中有较好的应用前景，正在临床上作为一种永久的生物疗法，以有效地治疗关节和脊椎的退化和炎性疾病。骨髓干细胞制品促进骨愈合的研究已有 20 余年，BM-MSC 已作为构建组织工程骨移植的种子细胞及其播撒支架用于组织工程。Osteocel®Plus 是一种同种异体细胞骨基质的制品，其中含有结合在去矿物质骨基质和松质骨上的 BM-MSC 和成骨细胞。该制品现已成功地应用于脊柱、足跟和踝的植骨融合，并已商品化。

二、脐带血干细胞用于治疗骨骼疾病

（一）骨损伤及缺损

唇裂和腭裂这种先天性的颌面部畸形在世界的任何种族中都能见到，其修复治疗是一种复杂而长期的过程。在一系列的治疗中，获得正常闭合是一个重要的目标。为此，牙槽的骨缺损部位需构建骨骼以利于牙齿的充分生长。然而，在先天骨缺失的部位构建骨是困难的，需要进行多次的骨移植。成年之前，大多数患者需要接受多次手术治疗。因此，减轻此类患者的手术侵害是一个亟待解决的重要挑战。目前认为，成骨细胞数量不足可能是导致齿槽裂部位骨量缺乏的原因之一，如果补充一定数量的成骨细胞，将能改善骨生成。具有多向分化潜能的 MSC 已有很高的临床应用期望值，可利用这种干细胞的成骨潜能促进齿槽裂处骨的生成。近年来，BM-MSC 在颅颌面外科的临床应用时有报道。

骨具有先天性愈合的能力，但在许多情况下这种能力可能受到损伤。在促进这种骨的愈合中，单纯的细胞补充不足以达到修复骨骼的目的，同时还需对微环境进行操控才能获得最佳效果。有效的骨愈合条件是：①模拟天然骨细胞外基质微环境的生物相容性支架；②产生骨组织基质的成骨细胞；③有助于引导细胞向理想方向分化的形态发生信号；④生成大量的血管，以满足生长组织的营养供应及清除需要。多项研究发现，在人骨髓间充质干细胞（hBM-MSC）中存在各种趋化因子受体、营养因子和黏附分子的功能表达；而且发现，移植自体骨髓源性干细胞可促进骨折愈合，BM-MSC 的归巢可能在骨折的修复中具有重要作用。但也有研究发现，自体 BM-MSC 移植后对骨折的愈合并无治疗效果。

人脐带 WJ-MSC（hWJ-MSC）作为一种新型的种子细胞，应用于修复骨损伤及骨缺损的可能性很大。在股骨髁关节软骨全层缺损的动物模型中，hWJ-MSC 的骨修复和再生的研究结果显示，与软骨损伤的临床治疗主策略之一——微骨折（microfracture，MF）相比，在无软骨诱导因素的条件下，hWJ-MSC 与非细胞软骨细胞外基质（acellular cartilage extracellular matrix，ACECM）支架的联合应用可获得较好的透明软骨修复和再生效果，同时能保持软骨下骨结构和功能的完整性。可见，hWJ-MSC 具有特别良好的软骨分化能力和较低的免疫原性，且具有良好的细胞相容性和定向结构的 ACECM 支架可促进 hWJ-MSC 对软骨缺损的再生。通过与人脐静脉内皮细胞（human umbilical vein endothelial cell，hU-VEC）共培养的 hBM-MSC、hUCB-MSC、人胚胎干细胞源性间充质干细胞（human embryonic stem cell-MSC，hES-MSC）和人诱导多能干细胞源性间充质干细胞（human induced pluripotent stem cell-MSC，hiPSC-MSC），都在大鼠体内的磷酸钙黏附支架（calcium phosphate cement，CPC）上获得良好的成骨和血管生成能力。这些研究结果提示，在 CPC 支架上预先生成一种血管化的网络是可行的，hUCB-MSC、hESC-MSC 和 hiPSC-MSC 可能替代黄金标准的 hBM-MSC，用于血管形成和骨的修复，且 hU-VEC 与各种类型的 MSC 共培养有益于增加新骨和血管的形成。这种新型的干细胞共培养构建物可增强血管的生成和骨再生，在口腔、颅颌面和骨科的应用前景广阔。

UCB-MSC 能分化为成骨细胞和成软骨细胞，并能增加血管生成和骨质矿化，从而促进骨再生。在局部关键骨缺损的大鼠模型中，在胶原 I/III 和 β-磷酸三钙（beta-tricalcium phosphate）支架或 CPC 支架上接种 UCB-MSC 后能够重建骨骼。在犬的模型中，UCB-MSC 与 β-磷酸三钙结合也能促进大骨缺损的骨形成。加州大学戴维斯（UC-Davis）再生医学实验室，采集并储存马的脐带组织，研究把骨髓、脂肪源性 MSC 和 UCB-MSC 用于赛马的骨再生。Cartistem® 是一种异基因无关的 UCB-MSC 产品，现已用于人关节软骨缺损或损伤的患者进行 MF 治疗的 II/III 临床试验。在未来，有望通过组织工程技术结合特定的支架与特定的细胞类型和细胞因子，以定制特定的成骨需求。

（二）骨关节炎

骨关节炎是一种慢性退行性关节疾病，以关节软骨破坏和骨赘形成为特征。由于软骨组织无血管和无硬膜的性质可严重限制其固有的再生能力，关节软骨在退行性变或外伤后，如不及时采取治疗措施，软骨缺损将无法愈合，严重进展可能导致骨关节炎。目前的治疗方法包括 ACI、自体和（或）同种异体软骨的移植。此外，还有在关节镜下引起软骨下骨的 MF，触发纤维修复组织的产生以覆盖缺损，该技术也可以与胶原蛋白膜的应用结合覆盖底层骨骼。然而，基质中软骨细胞的自我更新能力比较低，且组织本身供血不足而难以支持修复和重塑。由于这些治疗结果不理想，不能满足临床需要。目前的研究正在寻找其他策略以再生具有持久效果和足够力学性能的透明质组织，成功再生的目标是保持天然软骨的自然能力及作为负重关节的机械和功能特性。研究显示，MSC 具有潜在的软骨修复能力，并通过旁分泌作用，如释放营养因子、抗炎细胞因子，促进血管生成。在适当的信号转导下，MSC 可以直接分化成软骨细胞，增加真实透明软骨的产生，而不易造成 ACI 供体部位的发病或同种异体移植的感染和免疫应答。这些表明，干细胞及其相关的技术可能对骨关节炎的治疗带来新希望。

在目前的研究中，大多数 MSC 和骨关节炎的临床试验研究都与用骨髓、脂肪组织和脐带培养扩增的自体 MSC 有关。而且大多数的方法为关节腔内注射，不用支架直接把细胞送入滑膜液室。这些研究仍处于 I/II 期临床试验阶段，并分布于世界各地。在研究的许多病例中，BM-MSC 在骨关节炎软骨修复中的应用已取得一定疗效，但关节内 MSC 的临床效果和软骨修复的疗效证据仍然有限。在 <28 个月的短期随访中，关节内注入的 MSC 可改善膝关节骨性关节炎患者的疼痛和功能。然而，MSC 的软骨分化出现过度增生和骨化的风险，通过选择更加适宜的 MSC，如 hUCB-MSC 可降低这种风险。在 hUCB-MSC 表面，透明质酸、硫酸黏多糖（sulfated glycosaminoglycan，GAG）和胶原蛋白均呈高表达，类似天然软骨。而且，在 hUC-MSC 的软骨分化过程中，软骨的再生率较高。在未分化的 hUC-MSC 和 hUC-MSC 分化的软骨细胞中，免疫相关分子 CD276 都能持续表达，表明 hUCB-MSC 具有免疫特权，而且这种特性在分化后仍然存在。与 BM-MSC 相比，hUCB-MSC 可以表达更多的 GAG、SOX9、Col2a1 和软骨寡聚基质蛋白（cartilage oligomeric matrix protein，COMP）。在纳米纤维支架、胶原水凝胶和 PCL/胶原纳米管的三维培养体系中，hUC-MSC 分化成软骨细胞的潜能增强。兔软骨缺损的试验模型中，在多聚丙-乙交酯共聚物 [poly（lactide-co-glycolide），PLGA]支架上植入 hUCB-MSC 可促进软骨再生。目前，美国 FDA 已批准 PLGA 用于韧带、肌腱、软骨和骨的再生。

近年来，多项临床试验已对 hUCB-MSC 治疗 OA 的安全性和有效性进行了评估。在 18 例中重度退行性膝关节骨性关节炎的患者中，通过关节内注射 hUC-MSC 治疗后 1～6 个月的关节功能评分、治疗后 2～6 个月的骨关节炎指数（Western Ontario and McMaster Universities osteoarthritis index，WOMAC）评分和 SF-36 量化表的评分均较治疗前明显改善，在这期间的随访中无膝关节疼痛复发。因此认为，应用关节内注射 hUC-MSC 治疗退行性膝关节炎可显著改善关节功能和生活质量，并在 1 个月后见到疗效，治疗效果可持续 6 个月。通过 I/II 期临床试验，对单次或双次关节内注射 hUC-MSC 治疗膝 OA 患者的效果比较显示，随访 12 个月无严重不良事件发生，接受 hUC-MSC 治疗的患者有明显的疼痛和功能改善。该项试验证明，重复使用 hUC-MSC 对膝关节 OA 患者长期疼痛的治疗具有良好的安全性和临床效果。另外，通过 hUC-MSC 与 OA 软骨细胞共培养的试验证明，这种干细胞可改善 OA 退化软骨细胞的存活能力，同时为 OA 的治疗提供一种新的手段。

Sadlik 等人应用干式关节镜技术在胶原支架上植入 WJ-MSC 用于膝关节软骨再生治疗，结果表明，接受治疗的患者均未从之前的膝关节软骨损伤的标准治疗中获益，而在此治疗后所有患者的膝盖疼痛都明显减轻，也未发现感染、滑膜过度增生、肿瘤形成、移植物排斥、GVHD 及任何其他不良反应。但是，这种较为新颖、单阶段、微创的软骨修复研究的局限性是没有标准的对照组，故需长期随访来评估新形成的软骨质量和临床效果。研究显示，一种由异体 hUCB-MSC 和透明质酸水凝胶组成的新型药物产品对骨关节炎患者关节软骨的再生结果是：1 年组织学表现为透明质软骨，3 年 MRI 显示再生软骨持续存在。长达 7 年的随访表明，改善后的临床结果稳定，无明显不良事件发生，未见成骨或肿瘤发生。因此认为，这种新型药物应用于骨关节炎患者的膝关节软骨的再生安全而有效，这种早期临床试验的结果也值得在更多的患者中进一步研究。

（三）骨质疏松

骨质疏松症（osteoporosis）是由于多种原因导致的骨密度和骨质量下降，以及骨微结构退化的全身性骨骼疾病。绝经后骨质疏松症是骨质疏松症中最常见的一种。雌激素通过抑制骨吸收来维持骨密度，绝经后妇女由于雌激素分泌减少而骨周转率急剧增加，导致持续骨流失，骨骼脆弱而增加骨折的风险。虽然雌激素替代治疗绝经后骨质疏松症有效，但也存在诱发子宫和乳腺肿瘤的风险。老年性骨质疏松症、遗传性成骨不全，以及其他因素引起的继发性骨质疏松症等是由于能够分化为成骨细胞并形成骨的 BM-MSC 数量明显减少，造成骨形成显著降低，最终导致骨质疏松。目前，临床治疗骨质疏松症主要用抑制骨吸收和防止进一步骨丢失的药物，而这些药物多具有副作用和局限性。

骨质疏松症是骨吸收和骨形成不平衡的疾病，最近的研究结果表明，骨质疏松患者的 BM-MSC 分化不平衡，有利于脂肪生成而不是骨的形成。干细胞治疗可能成为一种平衡骨形成和骨吸收的新治疗方法。这种治疗可以从骨髓、脂肪、脐带血和脐带组织中引入外源性 MSC 进行；也可以通过药物或小分子将内源性干细胞招募到骨质疏松的部位进行治疗。BM-MSC 具有控制骨形成和骨吸收的能力，通过增加局部干细胞数量或恢复其增殖和分化为成骨细胞的能力可增加骨密度，从而降低骨折的易感性。

hUC-MSC 也是治疗骨质疏松症最有价值的自体细胞来源之一。通过 hUC-MSC 治疗下颌骨骨质疏松症的动物模型证明，其成骨效果好，增加骨质疏松性下颌骨再生，表现为 TGF-β1 和 Runx2 的表达以及成骨细胞水平增加。TGF-β1 是人体含量最多的一种骨生长因子，可抑制破骨细胞活性，刺激前成骨细胞增殖和分化以支持骨形成。Runx2 是成骨分化的重要转录因子，可刺激成骨细胞转录基因的形成，如骨钙素。通过大鼠体内和体外的试验研究显示，WJ-MSC 对卵巢切除术（ovariectomy，OVX）诱发的骨质疏松症有治疗作用。大量移植的 hUC-MSC 可分化为成骨细胞，同时释放细胞因子，降低受体 BM 腔内破骨细胞活性，防止骨流失，逆转卵巢切除大鼠的骨质疏松症。在绝经后骨质疏松大鼠模型中，用人脐带 WJ 提取物（WJ extract supernatant，WJS）作为 BM-MSC 的活化剂，可增强 OVX 大鼠自体 MSC 的体内治疗作用，并通过体外 OVX-MSC-WJ 共培养验证了 OVX-MSC 的形态学和功能改善。这些研究表明，hUCB -MSC 可能对临床骨质疏松和骨折等相关疾病的治疗有效，并为绝经后骨质疏松患者自体 BM-MSC 移植提供新的治疗策略。

三、脐带血干细胞用于其他胶原性疾病的治疗

大疱性表皮松解症（epidermolysis bullosa）是一种严重的黏膜疾病，由于 VII 型胶原的突变引起。在干细胞治疗该病的小鼠模型中，将野生型小鼠骨髓源性 CD150$^+$CD48$^-$细胞移植给新生小鼠，其可迁移至

皮肤松解部位，产生 VII 型胶原，阻止大疱形成，并提高存活率。Wagner 等人给 6 例大疱性表皮松解症患儿移植异基因 BM 或 CB，并报告部分纠正了胶原蛋白 VII 的缺乏，皮肤和黏膜得到不同程度的改善。而且，UCB 移植可以治疗骨和软骨疾病，如对儿童黏多糖症有一定的临床效果。关于骨形成和黏多糖症的病理生理学还不是很清楚，可能与在骨形成过程中酶的缺陷有关。在多发性硬化（multiple sclerosis，MS）患者中，hUC-MSC 显示良好的再生能力，且超过 4 年无副作用。胶原诱导性关节炎（collagen-induced arthritis，CIA）的小鼠模型研究表明，hUC-MSC 移植不仅可显著改善其关节损伤，而且对骨质疏松症也有较好的治疗作用。此外，hUC-MSC 还可抑制类风湿性关节炎（rheumatoid arthritis，RA）中成纤维样滑膜细胞（fibroblast-like synoviocytes，FLS）表达钙黏着蛋白 11（cadherin-11，CDH11），该机制可能具有改善关节炎的作用。这些研究表明，hUC-MSC 可能在胶原相关的疾病中发挥作用。

四、结语

UCB-MSC 作为组织工程和再生医学的潜在细胞来源，具有临床异基因治疗骨、软骨损伤和骨缺损的潜力。UC-MSC 是软骨再生成功的关键，目的是获得一种在功能特性和组织学结构上均与透明软骨相似的组织，结合适当的支架和手术技术，以及精心的康复治疗可修复受损关节。在治疗 OA 方面，存在剂量依赖效应，较大数量的细胞更为有效。因此，需要进一步研究及进行联合疗法的临床试验，即应用大剂量 UC-MSC、软骨细胞、合适的生物材料支架、生长因子及内外科干预。另一方面，根据患者的实际需要，谨慎地调整治疗方案对于治疗的效果至关重要。

第三节　脐带血干细胞对股骨头坏死的治疗作用

一、概述

股骨头坏死是骨科常见的进展性疾病，表现为骨小梁断裂及股骨头塌陷，最后造成髋关节功能丧失。其病因及机制是由众多原因造成的股骨头局部微循环损伤或供血障碍，进而引起骨细胞及骨髓成分的死亡，即股骨头滋养血管损伤、骨质缺血、变性、坏死，故常称为缺血性股骨头坏死（avascular necrosis of the femoral head，ANFH）。ANFH 的治疗重点是促进骨修复、重建，避免股骨头塌陷。主要方案是改善股骨头供血，预防血管闭塞，阻止继续坏死，并促进坏死区域的修复和重建，最终实现恢复股骨头的解剖学和组织结构。迄今治疗股骨头坏死的方法很多，如体外震波疗法、高压氧疗法、介入疗法、各种骨移植术、血管移植术、死骨清除、骨材料填充术及髋关节置换术等。国内外临床治疗股骨头坏死所采用的保髋手术方法主要有髓芯减压、股骨头置换、带血管的腓骨移植及血管束植入等。但是这些治疗技术都存在无法避免的弊端，如股骨头置换术会破坏股骨头周围肌肉的血供；血管束植入术后出现感染等并发症比较多。然而，目前股骨头坏死除了晚期使用关节置换术以外，尚无最佳的治疗方案。特别对于早期尚未达到手术指征的股骨头坏死患者，或拒绝行股骨头置换术的患者来说，需要新的技术和治疗策略。

近年来，干细胞血管再生技术已经应用于多种缺血性疾病的治疗，也为缺血性股骨头坏死的治疗提供了新的思路。国内外的研究表明，BM-MSC 可作为理想的种子细胞用于改善早期股骨头坏死区的微循环。近 20 年来的基础研究表明，骨髓干细胞移植治疗缺血性股骨头坏死是通过修复骨质和促进血管再生两个方面的作用。BM-MSC 的输注可增加 MSC 的数量，并可增殖、分化为成骨细胞，从而有助于骨的修复和改善骨重建。而且，BM-MSC 移植可增加内皮祖细胞数量和血管生成细胞因子的分泌，诱导新生血管形成，改善缺血性股骨头的血液供应。由此可见，骨髓干细胞移植治疗股骨头坏死是病因治疗，是针对骨坏死发病机制进行的有效治疗。在临床中，BM-MSC 治疗股骨头坏死已取得一定的效果，但依然存在许多问题与不足，需要进一步研究。

二、脐带血干细胞治疗 ANFH 的研究现状

对于早期 ANFH 的治疗，大量补充成骨细胞确实是一种安全而有效的方法。研究发现，先天性 ANFH 和乙醇诱发的 ANFH 患者，BM-MSC 的骨生成减少，表明 MSC 的分化与非创伤性 ANFH 有关。股骨近端 MSC 池的减少，可能导致成骨细胞数量不足而对骨重建产生不利影响。虽已研究证实微环境可诱导移植 BM-MSC 的定向分化，但其中的 MSC 数量是有限的。为了获得足够数量的细胞，最近在一些治疗 ANFH 的研究中采用了 UC-MSC。相比之下，UC-MSC 移植在治疗 ANFH 方面的主要优势有 4 个方面：①无痛采集；②UC-MSC 产量丰富，可在体外扩增，具有广泛的分化潜力；③很少的胚胎特征、低免疫原性和非致瘤性；④可避免伦理学的问题。

在 13 例（共 26 髋，II 期 6 例 12 髋，III 期 4 例 8 髋，IV 期 3 例 6 髋）双侧乙醇诱发 ANFH 的患者中，用 hUCB-MSC 治疗的结果有效而安全。骨头坏死患者经手背静脉输入 hUB-MSC 进行治疗，3 次为 1 个疗程（细胞数≥$2×10^8$/次，每次间隔 4 天输注），共 3 个疗程（每个疗程间隔 2~3 个月），每疗程结束后附加功能锻炼。结果显示：细胞移植后 6 个月随访，100% 的患者临床症状改善，髋关节疼痛均有不同程度的缓解或消失；92% 的患者髋关节外展与内旋功能改善。12 例患者行走距离及步态改善，生活质量明显提高。X 光片显示，4 例患者的股骨头形态恢复正常；8 例患者可见股骨头坏死区的吸收、缩小及不同程度的骨质密度的改变，股骨头形态变圆滑规整；仅 1 例患者无变化。股骨头形态学变化：7 髋股骨头恢复正常，15 髋股骨头坏死区缩小，4 髋股骨头无明显变化。在整个治疗过程中，均无并发症和不良反应发生。这些表明，经手部静脉多份、多次输注 UB-MSC，治疗乙醇性股骨头坏死是一种简便、安全、有效的临床应用疗法。

在 4 例儿童股骨头骨骺缺血性坏死（Legg-Perthes 病）中，通过滑膜切除、股骨钻孔、死骨刮除、植骨、血管植入，以及 $1×10^7$/次的 UCB 干细胞移植的综合治疗效果表明，术后 6 个月的放射线检查显示股骨头、骨质、骨小梁清晰，股骨头内新骨大量生长，塌陷区域明显改善，骨质密度接近正常。术后 9 个月，VAS 疼痛标准从平均 6.0 分降至 2.0 分，提示患者疼痛程度得到明显缓解；Hsrris 髋关节功能评分由平均 55.25 分升至 90.10 分，提示患者髋关节功能得到显著改善。治疗后无一例发生血管、神经损伤等并发症，髂骨采血部位无感染及血肿等不良反应。在 2 例 II 期 ANFH 患者采用关节镜下钽棒植入结合 UCB 干细胞移植治疗的结果显示，移植后患者自述髋关节疼痛减轻，行走距离延长。这些研究结果表明，UCB 干细胞移植与其他手术的联合治疗可明显缓解股骨头坏死患者的疼痛，改善股骨头坏死区域的血运、骨质坏死和髋关节的功能。

研究显示，自体骨髓单个核细胞（bone marrow mononuclear cell，BMMNC）即自体 BM-MSC 和同种异体 UC-MSC，通过动脉介入联合移植，对 ANFH 进行治疗后的疼痛、跛行等临床症状逐渐改善。其中 93.3%（28/30）、86.7%（26/30）和 86.7%（26/30）的患者分别出现髋部疼痛缓解、关节功能改善和行走距离延长；移植后 3 个月、6 个月和 12 个月的 Harris 评分明显提高；CT 显示 89.7% 的髋部（44/49）的骨组织病变得到改善。这些表明，自体 BM-MSC 和同种异体 UC-MSC 的联合移植对 ANFH 的治疗有效并无严重的副作用。该方法可以显著增加干细胞数量和局部细胞因子的分泌，这对血管重建和恢复坏死的股骨头是必要的。

在动脉输注 hUCB-MSC 对 9 例股骨头坏死患者的治疗中，术后急性期采用氧传递指数（oxygen delivery index，ODI）评估缺血再灌注的效果，以及术后 24 个月随访的影像结果表明，输注后的 hUCB-MSC 可迁移至股骨头坏死区、增殖分化为成骨细胞，并明显改善股骨头坏死早期骨小梁的形状、减少空腔。与静脉注射相比，动脉输注 hUCB-MSC 治疗骨头坏死更有利于修复和再生，并可显著增加向损伤组织归巢的细胞数量而改善其功能。这些表明，这种动脉输注的方法是治疗股骨头坏死相对安全而可行的一种手段。

三、结语

目前，许多基础与前期临床研究表明，UCB 干细胞对 ANFH 的治疗具有较好的应用前景。其可通过改善股骨头局部血运而促进髋关节功能的恢复，显著降低股骨头塌陷的风险，保全股体、避免残疾，同时减轻患者的痛苦，提高生活质量。该治疗方法的潜在机制需要进一步研究，如何获得具有促进、支持干细胞生长分化成熟的各种生物因子、如何获得能模拟体内微环境的细胞外基质、如何能将干细胞有效地分布在股骨头坏死局部等已经成为研究的热点。而且，hUCB-MSC 使用的长期安全性仍需更多临床和长期随访数据来进一步评估及验证。

（傅炜昕　雷　越　宋　楠　朱孜冠）

参 考 文 献

范娅涵, 蒋天伦, 黎儒青, 等. 2010. 治疗用脐带血干细胞的制备及初步临床应用. 中国输血杂志, 23(3): 179-181.

刘民培, 梁国标. 2017. 神经干细胞基础与培养. 北京: 科学出版社.

刘民培, 陶凯, 刘晓燕. 2018. 脂肪源性干细胞. 北京: 科学出版社.

满勇, 李建斌, 马冀, 等. 2007. 人脐带血间质干细胞静脉输注治疗乙醇性股骨头坏死. 中国组织工程研究与临床康复, 11(24): 4734-4737.

沈柏均, 李栋. 2016. 人类脐血: 基础与临床. 济南: 山东大学出版社.

王天胜, 刘永灿, 郭利, 等. 2008. 细胞移植在中晚期股骨头坏死治疗过程中的应用. 中国组织工程研究与临床康复, 12(3): 505-508.

Atala A. 2014. Perinatal Stem Cells. New York: Springer-Varlag New York.

Cai J, Wu Z, Huang L, et al. 2014. Cotransplantation of bone marrow mononuclear cells and umbilical cord mesenchymal stem cellsin avascular necrosis of the femoral head. Transplant Proc, 46(1): 151-155.

Chang YH, Liu HW, Wu KC, et al. 2016. Mesenchymal stem cells and their clinical applications in osteoarthritis. Cell Transplant, 25(5): 937-950.

Chen C, Qu Z, Yin X, et al. 2016. Efficacy of umbilical cord-derived mesenchymal stem cell-based therapy for osteonecrosis of the femoral head: A three-year follow-up study. Mol Med Rep, 14(5): 4209-4215.

Chen WH, Liu X, Chen QM, et al. 2018. Angiogenic and osteogenic regeneration in rats via calcium phosphate scaffold and endothelial cell coculture with hBMSCs, hUCMSCs, hiPSC-MSCs and Hesc-MSCs. J Tissue Eng Regen Med, 12(1): 191-203.

Fu YS, Lu CH, Chu KA, et al. 2018. Xenograft of human umbilical mesenchymal stem cells from Wharton's jelly differentiating into osteocytes and reducing osteoclast activity reverses osteoporosis in ovariectomized rats. Cell Transplant, 27(1): 194-208.

Ha CW, Park YB, Kim SH, et al. 2019. Intra-articular mesenchymal stem cells in osteoarthritis of the knee: a systematic review of clinical outcomes and evidence of cartilage repair. Arthroscopy, 35(1): 277-288.

Hendrijantini N, Kusumaningsih T, Rostiny R, et al. 2018. A potential therapy of human umbilical cord mesenchymal stem cells for bone regeneration on osteoporotic mandibular bone. Eur J Dent, 12(3): 358-362.

Joerger-Messerli MS, Marx C, Oppliger B, et al. 2016. Mesenchymal stem cells from Wharton's jelly and amniotic fluid. Best Pract Res Clin Obstet Gynaecol, 31: 30-44.

Klontzas ME, Kenanidis EI, Heliotis M, et al. 2015. Bone and cartilage regeneration with the use of umbilical cord mesenchymal stem cells. Expert Opin Biol Ther, 15(11): 1541-1552.

Kursad Turksen. 2014. Umbilical Cord Blood Banking and Transplantation. Springer New York Heidelberg Dordrecht London.

Liu S, Hou KD, Yuan M, et al. 2014. Characteristics of mesenchymal stem cells derived from Wharton's jelly of human umbilical cord and for fabrication of non-scaffold tissue-engineered cartilage. J Biosci Bioeng, 117(2): 229-235.

Liu S, Yuan M, Hou K, et al. 2012. Immune characterization of mesenchymal stem cells in human umbilical cord Wharton's jelly and derived cartilage cells. Cell Immunol, 278 (1-2): 35-44

Marmotti A, Mattia S, Castoldi F, et al. 2017. Allogeneic umbilical cord-derived mesenchymal stem cells as a potential source for cartilageand bone regeneration: an in vitro study. Stem Cells Int, (1): 1-16.

Matas J, Orrego M, Amenabar D, et al. 2019. Umbilical cord-derived mesenchymal stromal cells (mscs) for knee osteoarthritis: repeated msc dosing is superior to a single msc dose and to hyaluronic acid in a controlled randomized phase I/II trial. Stem Cells Transl Med, 8(3): 215-224.

Park YB, Ha CW, Lee CH, et al. 2017. Cartilage regeneration in osteoarthritic patients by a composite of allogeneic umbilical cord blood-derived mesenchymal stem cells and hyaluronate hydrogel: results from a clinical trial for safety and proof-of-concept with 7 years of extended follow-up. Stem Cells Transl Med, 6(2): 613-621.

Richardson SM, Kalamegam G, Pushparaj PN, et al. 2016. Mesenchymal stem cells in regenerative medicine: focus on articular cartilage and intervertebral disc regeneration. Methods, 99: 69-80.

Rong Q, Li S, Zhou Y, et al. 2020. A novel method to improve the osteogenesis capacity of hUCMSCs with dual-directional pre-induction under screened co-culture conditions. Cell Prolif, 53(2): e12740.

Sadlik B, Jaroslawski G, Gladysz D, et al. 2017. Knee cartilage regeneration with umbilical cord mesenchymal stemcells embedded in collagen scaffold using dry arthroscopy technique. Adv Exp Med Biol, 1020: 113-122.

Saito A, Nagaishi K, Iba K, et al. 2018. Umbilical cord extracts improve osteoporotic abnormalities of bone marrow-derived mesenchymal stem cells and promote their therapeutic effects on ovariectomised rats. Sci Rep, 8(1): 1161.

Song JS, Hong KT, Kim NM, et al. 2019. Allogenic umbilical cord blood-derived mesenchymal stem cells implantation for the treatment of juvenile osteochondritis dissecans of the knee. J Clin Orthop Trauma, 10(s1): 20-25.

Song JS, Hong KT, Kim NM, et al. 2020. Implantation of allogenic umbilical cord blood-derived mesenchymal stem cells improves knee osteoarthritis outcomes: Two-year follow-up. Regen Ther, 14: 32-39.

Todeschi MR, El Backly R, Capelli C, et al. 2015. Transplanted umbilical cord mesenchymal stem cells modify the in vivo microenvironment Enhancing angiogenesis and leading to bone regeneration. Stem Cells Dev, 24(13): 1570-1581.

Wagner JE, Ishida-Yamamoto A, McGrath JA, et al. 2010. Bone marrow transplantation for recessive dystrophic epidermolysis bullosa. N Engl J Med, 363(7): 629-639.

Wang H, Yan X, Jiang Y, et al. 2018. The human umbilical cord stem cells improve the viability of OA degenerated chondrocytes. Mol Med Rep, 17(3): 4474-4482.

Wang L, Huang S, Li S, et al. 2019. Efficacy and Safety of umbilical cord mesenchymal stem cell therapy for rheumatoid arthritis patients: a prospective phase i/ii study. Drug Des Devel Ther, 13: 4331-4340.

Wang X, Wang Y, Gou W, et al. 2013. Role of mesenchymal stem cells in bone regeneration and fracture repair: a review. Int Orthop, 37(12): 2491-2498.

Zhang Y, Liu S, Guo W, et al. 2018. Human umbilical cord Wharton's jelly mesenchymal stem cells combined with an acellular cartilage extracellular matrix scaffold improve cartilage repair compared with microfracture in a caprine model. Osteoarthritis Cartilage, 26(7): 954-965.

第十九章　脐带血干细胞对骨-陶瓷界面整合性的影响

第一节　生物陶瓷材料及其作用

一、概述

在骨科临床实践中，植入物在体内过早失效的主要原因是与周围组织/环境的各种生物反应。为此，人们正致力于通过不同的策略来提高种植材料的生物相容性。目前，通过等离子喷涂（plasma-spraying）生物活性材料、引入特定的表面基团、固定具有一定构象的蛋白质或固定某些细胞系等方法对植入物进行修饰正在广泛的研究中。而且，通过植入物/生物学界面的修饰，可研究其对长期稳定性材料的影响，通过增加组织再生来改善整合的研究也正在进行。在不同的技术层面，对这些设备进行改进以增强生物相容性是当今广泛研究的课题。在过去的几十年里，虽然长时间使用以生物陶瓷为基础的新型植入材料已彻底改变了治疗过程，但人们强烈地感觉到，通过重建手术，可以开发出一种生物兼容性更好的界面，从而实现种植体与周围组织的整合/固定。因此，植入物与受损/病变组织的整合需要一种生物友好的（biofriendly）界面。为此，生物活性陶瓷支架、粉末状或颗粒状的形式均已广泛用于充填受损硬组织的空间，或者用生物活性材料涂层在等离子体的表面对移植体的非骨性固定（cement-less fixation）。近年来，在重建手术中，陶瓷支架是利用患者的计算机断层扫描（computer tomography，CT）的扫描数据，采用快速成型的方法制作而成，并将其稳定地固定在手术部位，但可能对负重的植入物不适用。人白细胞抗原（HLA）匹配干细胞的免疫排斥反应较低，能够自我更新并对所有细胞谱系具有相容性，可能是未来解决这一问题的有效选择。

随着年龄的增长，机体内由钙磷酸盐陶瓷和胶原蛋白组成的天然活性复合材料的硬组织尤其容易骨折，因为成骨细胞即骨生长细胞的生产力降低并可导致骨密度和强度都降低。在此阶段，椎骨小梁/松质骨的强度显著下降，甚至其他骨也出现非常多的孔和易脆现象（图 19-1）。这些都可导致髋关节和膝关节骨折、塌陷及椎骨/脊柱的压缩性骨折，而这种骨折需要立即修复以恢复肢体的正常功能。为了解决这些问题，目前正在使用不同材料的植入/支架，包括天然自体移植物（来自同一患者的组织）、同种异体移植物（来自同一物种的组织），以及基于陶瓷、金属、聚合物和复合材料的各种生物材料。同种异体移植物

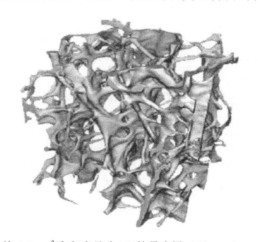

图 19-1　取自人腰椎的一块 5.5mm^3 容积率约为 7% 的骨小梁（Bhattacharya and Stubblefield，2009）

的使用受到免疫反应和疾病传播风险的限制，而自体移植物受到供体部位有限，以及收集骨组织造成额外创伤的限制。在此种情况下，人造材料作为潜在的解决方案脱颖而出，其易于获得、处理和修饰以适应给定应用程序的需要，但由于无法与自然组织完全匹配而导致许多问题的存在。

此外，人造材料的高化学惰性、对周围组织无不利影响、长预期寿命和抗疲劳强度等都是生物相容性（biocompatibility）的一些其他标准。在这些材料用于活体组织之前，需要详细地研究是否符合这些标准。这种特殊设计制成的生物陶瓷材料，现已成功用于临床重建身体有病或受损的部分，如臀部、膝盖、手腕、脊柱、下颌、长骨，以及颌面部牙周疾病。在这些应用领域，已开发出与结缔组织相适应的稳定界面，以及种植体与被替换组织的力学行为相匹配的产品。在此方面，已经尝试在惰性金属/陶瓷植入物表面通过生物活性玻璃/陶瓷涂层的多种技术，以达到在受损组织部位用非接合剂固定硬组织-植入物界面的目的。初步研究成果表明，生物活性微孔的羟基磷灰石（hydroxyapatite，HAp）固定在金属种植体表面的发展虽远不及预期的结果，但是在金属植入物表面可出现骨整合的动力学改变和增强。

到目前为止，通过不同的方法，这些多孔金属表面的生物陶瓷固定已在整形外科骨组织周围的假肢固定中广泛应用，其中等离子体喷涂为首选。另一种新兴技术称为仿生涂层法（biomimetic coating），目前正在进行广泛的研究。通过组织移植修复受损的器官受到许多因素的限制，如免疫排斥反应、供体不足、供区损伤等。在体内修复受损器官/组织功能的过程中，需要以创新的视角去探索的新领域。在这里，组织工程的基本原理提供了一种有希望的解决方案。一种潜在的想法是将活细胞与天然或合成的支架结合起来，产生一种受损器官的三维模拟物。有许多不同来源的活细胞都可用于组织修复和再生，但并不是所有的都适合于这一目的。从活检组织中分离出的成熟细胞可以有效地用于同一供体的再移植，且无内在限制。但这种组织不可能产生足够数量的细胞完成组织的修复，而且这种细胞已经归属于一种特定的细胞系，而这种细胞系仅限于所采集的组织类型。因此，需要"不成熟"或"未分化"的干细胞以克服各种来源的活细胞的缺点。

二、生物陶瓷材料的适用范围

随着全球经济的快速发展，人们不得不采取更快的生活方式，这反过来又以惊人的速度增加了事故和创伤的数量。此外，平均预期寿命的增长率显著增加了需要更换旧的或损坏的骨组织。在硬组织的置换中，生物陶瓷的成功主要是因为在天然骨骼 30wt% 的 I 型胶原基质中含有 60wt% 钙磷灰石的碳酸盐支持活组织，并含大约 10wt% 的水分所致。骨的矿物成分是磷酸钙/钙磷灰石的一种形式，称为 HAp，其化学计量分子式是 $Ca_{10}(PO_4)_6(OH)_2$。在骨骼矿物中，含有许多代谢物，如镁、钠、钾、氟化物、氯化物和碳酸盐离子。这种磷灰石矿物与胶原纤维（高度对齐，各向异性结构）结合产生扁平的片状纳米晶体。这种骨有机质产生抗拉强度，而矿物成分产生骨的抗压强度。骨的横断面解剖显示，在这两种类型的组织中，致密的皮层外层约有 90% 的固体骨组织，而较柔软的小梁骨内层呈海绵状，其中 80% 的骨髓充满空隙。骨是一种动态组织，通过成骨活性不断的沉积，破骨细胞不断再吸收。当一种新的表层引入这种骨组织时，可引起一系列复杂而相互作用的机制发生。根据植入体内时宿主组织的反应随特定假体的体积/表面特性的变化，这种生物陶瓷植入/修复的材料的种类见表 19-1。

表 19-1 生物陶瓷材料的种类

生物陶瓷的类型	附着机制	附着类型	实例
生物惰性材料	通过黏合/压入缺陷使骨长成表面不规则的结构	形态固定	Al_2O_3/ZrO_2
生物活性材料	通过表面化学结合直接连接	生物活性固定	生物活性玻璃/玻璃-陶瓷/高密度的羟基磷灰石（HAp）
可吸收材料	慢慢被骨组织取代	—	硫酸钙，磷酸三钙，一些生物活性玻璃

此外，在某些情况下，如果生物惰性/生物活性的生物陶瓷是多孔的，骨的生长可能发生，并可机械地把这种新生的骨附着在这种材料上，这种类型的附着可以称为在受损组织部位的生物固定。

第二节　生物陶瓷材料的分类

一、生物惰性陶瓷材料

目前，全球约有 60 万髋关节置换手术，仅在印度就有大约 5 万例。55～60 岁的女性绝经后，通常患有严重的骨质疏松症，最终导致股骨颈骨折，并特别需要人工假肢来维持 25 年以上的寿命。常规髋关节由不锈钢/ Co-Cr 合金/ Ti-6Al-4 V 合金制成，使用寿命只有 10～15 年，因此需要更换数次，这不仅存在风险，而且需要高昂的费用。为了满足更长寿命而无故障的假肢需要，生物惰性陶瓷正在取代原来的金属制品，特别是在股骨头中的应用。目前，全球约 10%的髋关节股骨构件为陶瓷材料。这些关节的 3 个组成部分中的 2 个，即茎和髋臼杯（图 19-2）需要与周围骨组织固定，一般采用聚甲基丙烯酸甲酯（polymethyl methacrylate，PMMA）基骨黏合剂。人工髋关节置换术长期存在的主要问题是，植入物和骨骼之间黏合部的松动，通常需要再次手术修复。因此导致非黏合髋关节置换术的发展，在这种置换术中，金属部件的表面是多孔的。其中，最典型的改进特征是多孔性固定的部位和多孔层的数量。最初，通常采用 2～3 层的全长固定。目前，多数采用近端的单层固定法。几年前认为，骨生长内固定（bone in-growth fixation）是最理想的固定方式，而目前更重视的是界面组织的稳定性。根据固定和耐用性的多重相关因素考虑，理想的假肢应该有一个紧密的配件，以稳定自身和达到平稳。

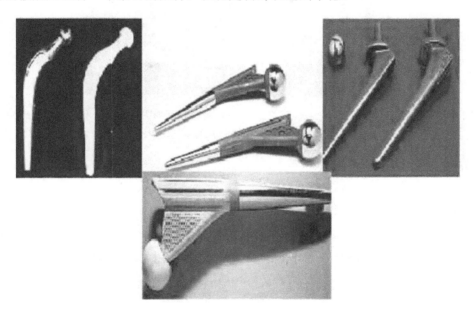

图 19-2　髋臼杯植入物：钴铬合金、钛与混合种植体（Bhattacharya and Stubblefield，2009）

由于纤维组织插入是植入材料在动力载荷下不可避免的生物学行为，关键问题是如何使纤维组织保持稳定、薄而不活动。如果植入物的设计遵循受体骨的解剖形状和大小，这种干预性的配合可能使关节没有疼痛，并且可以维持很长时间。这些材料是开发其他关节面如膝、肩、肘和腕等的潜在候选材料，但为了最大限度地利用这些材料，需要开发更有效的固定系统。这类陶瓷的其他临床应用包括牙种植体、骨螺钉、牙槽嵴和颌面部重建、耳骨替代、人工角膜移植、节段性骨替代品等。这些都是由一系列的结构性能组合而成的，这些性能包括耐腐蚀、生物相容性、耐磨性、低摩擦和高强度。医用级生物惰性陶瓷与其他材料如金属/聚合物相比有两个主要优点；①低磨损率会在周围组织中产生低得多的磨损碎片；②耐腐蚀性高（腐蚀速率 $10^{-4}g/cm^2/d$，相当于 10 年内最大腐蚀速率为 1mm），确保使用无故障。

高密度、小粒径陶瓷的优良摩擦学性能<4μm，粒径分布非常狭窄（图 19-3），其摩擦系数和磨损率

均极低，这为该材料在不同承重关节连接面的应用建立了凭据。通过该材料特征的大量研究，预测其在典型生物条件下可长期使用的适用性，并对动力/冲击疲劳和亚临界裂纹扩展具有良好的耐受力。对人髋关节的详细分析显示，在行走时，100kg 体重者髋关节的最大负荷约为 4.3kN。为了评估这些假肢的无故障使用寿命，以陶瓷为基础的髋关节球模拟承受体重达 100kg 的患者，进行 10^8 步行周期（walking cycles），相当于 20 年的行走里程。结果表明，这种髋关节球能够承受这些试验参数的考验。而且，这种关节球平均晶粒大小均匀，亚微米以下的假肢可以进一步提高其疲劳性能并延长其寿命。

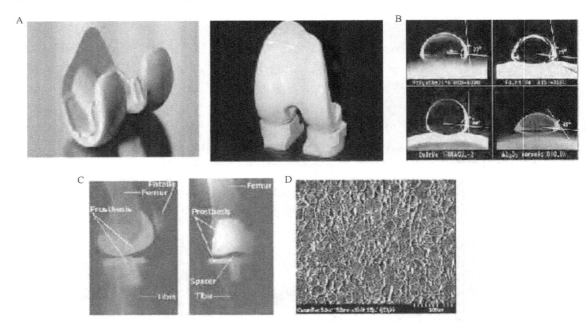

图 19-3　全膝关节假关节的股骨成分（A）、假体 XRD（B）、侧视图和后视图（C）、外科级氧化铝的 SEM 图像（D）
（Bhattacharya and Stubblefield，2009）

二、生物活性可吸收陶瓷材料

（一）磷酸钙陶瓷材料

磷酸钙陶瓷是一种常见的无机成分，是正常骨骼、牙齿、鱼类珐琅质和某些种类贝壳的钙化，以及牙结石、结石和动脉粥样硬化病变病理钙化的组成部分。在骨骼中，这些成分主要以结晶不良的非化学计量的钠、镁和含碳酸盐的 HAp（称为生物磷灰石即碳酸磷灰石）的形式出现。在正常的人体内，钙化组织中存在许多与生物相关的磷酸钙陶瓷。在体温下，体液中磷酸钙的稳定相是 $CaHPO_4 \cdot 2H_2O$（钙磷石，pH <4.2），而在 pH> 4.2 时，稳定相为 $Ca_{10}(PO_4)_6(OH)_2$(Hap)。在较高的温度下可形成其他相，如 $Ca_3(PO_4)_2$（β-磷酸三钙，白磷钙石）和 $Ca_4P_2O_9$（四钙磷酸盐）。这些无水、高温的磷酸钙相在 37℃最适温度下与水和体液相互作用，形成 HAp。这种 Ca：P 比值的测定，对体内的吸收和吸收倾向具有重要意义。研究显示，这种烧结材料（sintered material）的微孔可增加这些相的溶解度。诱导碳酸羟基磷灰石（carbonated apatite）结晶形成的时间依次是：缺钙 HAp（Ca-deficient HAp，CDHA）<结晶不良 HAp（poorly crystallized HAp，pcHA）<结晶 HAp（crystallized HAp，cHA）<珊瑚 HAp（coralline HAp，I-HAp）<β-磷酸三钙（β-tricalcium phosphate，β-TCP）<碳酸钙海洋珊瑚（calcium carbonate marine coral，I-CC）<β-焦磷酸钙（β-calcium pyrophosphate，I-β-CP）。其中，β-TCP 和 HAp 是在临床中广泛应用的两种陶瓷。

在磷酸钙的不同阶段，HAp 是骨骼的主要矿物成分，因此具有生物相容性，与骨组织的表面反应程度有限，并可整合到骨骼系统中。其可用作各种形式的植入材料：小孔隙的固体、颗粒、多孔结构或金属植入物的固定。多孔 HAp 有不同的形态，在颌面部和整形外科手术中已进行大量的临床试验。这些多孔 HAp 还广泛应用于长骨的重建，常采用钢板和螺钉固定系统固定，特别是在发生交通事故/枪伤等创伤性缺损时。在修复手术中，颗粒状材料可用于治疗牙周病（局部和全身、中度和急性牙周炎、特发性牙周病伴胰岛素依赖型糖尿病）和上颌囊肿。在可植入式给药系统中，多孔 HAp 颗粒基质中存在大量相互连接的小孔隙，药物对毛细管作用的扩散系数小，导致药物浓度在一定的靶向时间内稳定在所需的水平。在 21 世纪，计算机辅助设计/计算机辅助制造（（computer-aided design/computer-aided manufacturing，CAD/CAM）也正在成为多孔 HAp 模块的潜在开发内容，并在医疗干预时根据患者的具体病情进行个性化的定制种植。根据 CT 数据对退化/受损的人体骨骼系统，包括骨髓腔等的解剖形态进行分析和认定，并将其数字化后转化为 CAD/CAM 模型。这种可能性允许外科医生在实际手术前进行模拟手术，以完善手术过程，并最终决定从标准的模式中选择最佳的假肢。此外，通过选择性激光烧结，采用快速原型分选途径，根据外科医生的需要开发具有生物活性的、针对患者的多孔假肢，从而缩短手术时间，降低手术风险。然而，为了更容易和更好的固定以及恢复手术区的功能，正在努力将蛋白质和干细胞结合到支架中。

为了生产能够承受机械载荷的植入物，使用强度超过多孔陶瓷的致密烧结陶瓷是合理的。对于承重的应用，陶瓷应由细晶粒组成，因为根据著名的 Hall-Petch 配方，机械强度随着晶粒尺寸的减小而增大。致密陶瓷可以通过挤压或滑动铸造生产，然后进行无压烧结。加入 5%的 Na_3PO_4 可使制备致密 HAp 陶瓷所需的烧结温度降低 50℃左右。利用生物玻璃（$2.6mol\%P_2O_5$，$26.9mol\%CaO$，$24.0mol\%Na_2O$，$46.1mol\%SiO_2$）作为烧结助剂，不仅可以改善 HAp 陶瓷的力学性能，也可改善其在生物环境中的行为。

在手术中，根据种植体承载能力的需要，一般都采用致密多孔的 HAp 陶瓷。在口腔和整形外科中，这种致密 HAp（39.68wt%Ca，18.45wt%P，Ca∶P 重量比为 2.151，Ca∶P 分子比为 1.667）主要用于：①修复牙和整形外科中的骨缺损；②实时牙根置换；③辅助金属植入物的放置；④增强引导组织的再生等。多孔陶瓷强度低，因此适用于没有明显应力的组织植入，如整形外科手术的中耳基部、金属/陶瓷/聚合物基部植入物的固定和一些颌面部的应用，以及局部给药等。植入物中的孔隙是骨整合所必需的，骨整合过程取决于孔隙大小、体积和相互连通的程度。种植体中骨生长的最小孔径为 100～135 μm；为保证接触面的血液供应和组织生长的稳固，小孔隙有利于成骨细胞对蛋白质的吸附和黏附。因此，在多孔陶瓷中存在双峰孔径分布是固定和手术部位快速愈合的必要条件。这些陶瓷材料作为骨替代物填充肿瘤/骨折中创伤性或病理性骨缺损的治疗结果显示，随着陶瓷植入部位 X 射线密度的增加，这些陶瓷材料在创伤骨折愈合方面取得令人满意的进展。而且，由于其无毒副作用，HAp 颗粒周围的骨形成能很好地与宿主骨结合。

此外，多孔人工合成的 HAp 也开始广泛应用于眼科学领域的整体式眼内植入物，一般是通过眼球摘除或去核手术切除感染/患病眼后，填补眶窝的空洞。根据人工眼球的设计和开发，不仅可填充眼眶腔容积，防止眼球变形，而且还能提供同眼运动，改善患者的美容康复（图 19-4）。目前，不同医疗机构 40 例患者的临床试验显示，这些植入物均无副作用，在所有病例中都可提供足够的活动性，并可模仿另一只眼睛的水平和垂直运动。术后 4 个月、6 个月和 8 个月的定期核磁共振成像（magnetic resonance imaging，MRI）显示，种植体可维持准确的位置，并有大量的纤维血管形成。对比图像显示，早期外围活动在 4 个月内开始，而 70%的纤维血管形成在 6～8 个月内完成。

在骨科植入物中，用 HAp 的非骨性固定同样具有骨的传导作用，并可增加组织生长的动力学和骨界面的强度。HAp 固定的骨干与多孔固定和黏合骨干（cemented stem）比较，其微动和下沉均较少。研究结果表明，喷砂、锥形钛杆具有致密、高结晶、纯近端 HAp 固定良好而持久的效果。在年轻和活跃的患者中，这种锥形钛杆的效果良好，并应用于骨科临床。然而，用这些等离子体固定的假肢在进行骨生长内固定时可能存在 4 种潜在问题：①根据沃尔夫（Wolff）骨重塑定律，载荷集中在刚性固定区域，会出现大面积的应力遮挡（stress shielding）引起骨吸收；②在修复手术中，要在不破坏骨骼的情况下切除这

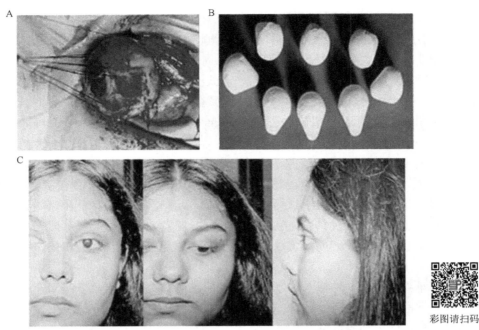

图 19-4　根据 HAp 的完整眼眶植入物的设计，一例人造眼球植入患者眼眶后显示的人造眼运动
（Bhattacharya and Stubblefield，2009）

A. 手术植入人造眼球；B. 人造眼球外观；C. 术后外观

种形钛杆是很困难的；③烧结多孔表面需要不同程度的热处理，由于各种微结构和其他变形，会大幅降低植入体的抗疲劳强度；④多孔层可显著增加金属的表面积，加速腐蚀过程，可能导致假肢松动和金属离子释放，这种金属离子的累积可能引起全身的不良反应。

目前，这种仿生固定法已经成为一种很有前途的技术，且克服了等离子体固定法的一些固有缺陷。室温下，在金属基质上可精心制作 30～50μm 均匀多孔的 HAp 涂层。为此，生物活性金属植入物（钛金属、钛合金、不锈钢、Co-Cr 合金）可在生理 pH7.4 和 37℃室温下浸泡在一种模拟体液（simulated body fluid，SBF）中。在这样的试验条件下，研制热敏涂层金属是可行的。而且，该技术可以成功用于新的 Ca-P 相覆盖种植体，否则在高温下是不可能获得的。根据析出相晶体尺寸的不同，仿生涂层具有不同的结构、溶解行为和相位组成（phase composition）。与 HAp 等离子体涂层相比，该方法的这些特征对骨形成具有很好的促进作用。通过对这种底物的化学处理或增加 SBF 溶液的浓度，可以缩短或克服这一过程中的时间消耗因素，其初步结果见图 19-5。

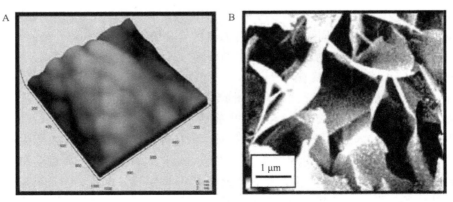

图 19-5　在钛-6Al-4V 底物上，CGCRI 发育的生物分子模板诱导的 HAp 仿生涂层的
AFM 和 SEM 微观结构（Bhattacharya and Stubblefield，2009）

A. AFM 图像；B. SEM 图像

另一种广泛使用的生物陶瓷是 β-TCP，其通用化学式是 $Ca_3(PO_4)_2$，其 Ca：P 比为 1.5，部分是由于它的结晶结构。由于 TCP 的晶体结构，其生物降解速率远远快于 HAp。虽然这种生物降解的确切机制尚不清楚，但在研究中发现 β-TCP 在酸性环境中可原位溶解，并可通过黏附在移植 TCP 上的破骨细胞中的巨噬细胞进行细胞分解。因此，这些完全可生物降解（可吸收）生物材料的功能只是作为空间的支架/填充物，从而允许组织浸润和置换。强度随时间延长逐渐降低，从而避免二次手术。这种植入的 TCP 与体液的化学相互作用形成 HAp 的反应式是：$4Ca_3(PO4)_2(s)+2H_2O \rightarrow Ca_{10}(PO_4)_6(OH)_2$（外观）$+ 2Ca^{2+} + 2HPO_4^{2-}$。

这种反应可降低植入物相邻溶液的 pH，从而增加 TCP 的溶解度。因此，植入后 TCP 逐渐降解并缓慢地被天然组织取代。值得注意的是，这种取代是组织的再生而不是组织的替换，从而使骨界面具有良好的稳定性。尽管 TCP 是一种理想的种植材料，但也限制了其在临床中的广泛应用。

（二）生物活性玻璃和玻璃陶瓷材料

生物活性玻璃由传统的玻璃制造方法制造。这种原材料的选择可以影响玻璃的性能，可以根据不同的应用进行定制。在这些材料中，研究最为深入的组成是 45wt% SiO_2、24.5wt% Na_2O、24.5wt% CaO 和 6wt% 的 P_2O_5。生物活性玻璃在植入体内修复、重建病变和受损组织（尤其是硬组织）时，可与骨形成稳定的结合，这种结合包括 HAp 化学结合、与胶原纤维和骨细胞的结合。这种三元式的 SiO_2-Na_2O-CaO 处于生物活性结合范围（bonding-boundary）。其中，CaO-SiO_2 的组成限制在 60%，SiO_2 -Na_2O-CaO 的组成限制在 85%。磷酸盐在玻璃中的作用是帮助磷酸钙相在玻璃基板表面的集结。

在所有已知的生物活性植入物中，包括生物活性玻璃和玻璃陶瓷，必须在表面形成一层生物活性羟基碳酸盐磷灰石（hydroxycarbonate apatite，HCA），以与周围组织结合。一系列的化学反应，包括浸出、溶解，然后在表面沉积一层无定形的富磷酸钙层，结合体液中的碳酸盐离子，慢慢结晶为 HCA 结构。HCA 聚集体的快速生长将胶原蛋白、单糖和糖蛋白结合到活性表面层中，形成有机-无机复合物。在 1 周内，矿化骨出现在活性更强的生物活性玻璃基板界面，4 周后，该界面与骨完全结合，无任何纤维组织介入。不同力学试验方法对骨黏附生物活性玻璃和玻璃陶瓷的研究显示，其骨界面的强度值很高。这种生物玻璃植入大鼠胫骨（4mm×4mm×1mm）30 天后，其抗拉强度（pull-out strength）约 30N，不锈钢和氧化铝对照植入物的抗拔强度低于 10N。这些表明，生物活性玻璃对肌骨系统软组织和硬组织的黏合能力和黏结强度明显高于其他不黏结软组织的生物活性植入物。生物活性玻璃的一些重要特征有：①骨界面的反应快速，与体内组织-结合快速；②弹性系数低为 30～35GPa，接近密质骨的弹性系数；③非晶态二维玻璃网状结构的力学强度和断裂韧性度均低；④拉伸弯曲强度低，为 40～60MPa。

后两种特性使其不适合承重应用，但在复合材料的粉末/生物活性相的形式中仍在作为涂层、埋植体或低负荷/压缩载荷的材料应用。通过制成一种细晶状体的玻璃陶瓷磷灰石，其中在高 SiO_2 和高 CaO 玻璃中含 10wt%～15wt% 的 P_2O_5，这种称为高硅钙生物玻璃系（ceravital）的材料可提高生物玻璃的强度。另一种生物活性玻璃陶瓷称为磷灰石/硅灰石（apatite，wollastonite，A/W），由 38wt% 磷灰石、34%wt 硅灰石和 28%wt 的残余玻璃相（MgO 16.6wt%、CaO 24.2wt% 和 SiO_2 59.2wt%）组成，在临床椎骨置换中具有特别重要的承重应用价值。以前，在广泛受损脊柱的重建时曾尝试通过自体骨或同种异体骨移植与金属、PMMA 骨黏固剂或 Al_2O_3 陶瓷联合应用（图 19-6）。由于这些可用性/非黏固性的限制，在其使用中出现植入物松动和脱位。然而，用含氧氟磷灰石[$Ca_{10}(PO_4)_6$]和硅灰石（CaO-SiO_2）压缩成 5 μm 玻璃粉制备的无孔/裂纹、致密、均匀的微晶玻璃陶瓷，其抗压/弯曲强度（1080MPa，215MPa）和断裂韧性（2.0MPa）较高，与骨界面黏固强度在替代手术切除椎骨的体内试验中显示出很好的应用前景。

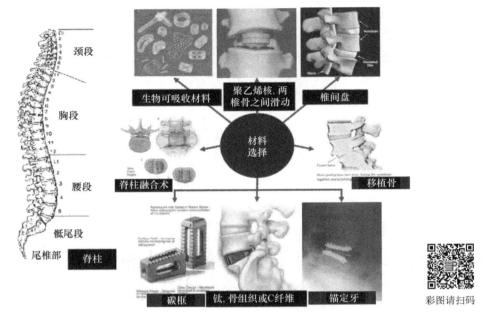

图 19-6 椎体植入的玻璃、陶瓷和复合材料（Bhattacharya and Stubblefield，2009）

在各种脊椎疾病的治疗中，影像融合技术和仪器的发展显著地促进了该病治疗的巨大进步。椎间盘是位于脊柱骨性椎体之间的软骨，是人体脊椎骨中最脆弱的部分。由于其不断的运动，这种关节在老化过程中，出现含水量减少并退化。此时的椎间盘外环容易撕裂，导致退行性椎间盘疾病（degenerative disc disease，DDD）而需要人为更换椎间盘。这种植入物采用聚乙烯核（polyethylene core）设计，在连接到椎体上的两个金属端板之间滑动，金属端板附着在椎体上，沿其金属端板边缘有固定的牙状结构。这就可替代受伤的椎间盘，聚乙烯核可以让脊柱运动，而不像脊椎融合术那样不能正常的运动。

当椎间盘破裂时，不能支持体重，椎体间隙变窄，神经受到压迫，关节面慢慢发展成关节炎，变大，长出骨刺，导致椎间盘突出，并由一个椎体滑向另一个椎体。这是一种动态过程，椎间盘通过椎板切除术/椎间盘切除术可减轻对神经的压力。在此过程中，一种钛基 Bagby 和 Kuslich 架（Bagby and Kuslich cage，BAK）嵌入，这可以让脊柱融合以缓解疼痛，并防止椎体滑动。该装置是一种空心螺纹圆柱体，带有孔并充满来自这种骨薄板/生物活性陶瓷的骨骼。通过这种小孔长出的骨组织，从上到下与椎骨融为一体。而且，碳纤维架是由长碳纤维和聚合物基体（聚醚醚酮）组成的一种梯形空盒。与前一种情况一样，这种架的上、下表面开放，可以用骨移植物/生物陶瓷填充，并在移植物和相邻椎骨之间提供大面积的接触。

目前，这种生物可吸收植入物如 α-聚酯（alpha-polyesters），已在脊柱内固定等手术的发展中得到广泛应用。聚乳酸和聚乙醇内酯的分解产物是乳酸和乙醇酸，这两种分解产物均为人体生理环境中的成分。生物可吸收种植体具有逐渐吸收的特性，可逐渐降低刚性金属种植体常见的应力遮挡效应，稳定运动节段，在吸收过程中允许更大的负荷转移到宿主脊柱，并最大限度地减少关节退行性变。

目前，已合成一种具有骨样纳米结构的 HAp-胶原蛋白复合材料，并已开发制成可用于颈椎前路融合的新型人工椎骨移植体。通过 Beagle 犬的组织学和放射影像学研究显示，这种吸附 rhBMP-2 的复合材料可能是颈椎前体间在融合中与这种现存陶瓷材料相配的替代物。

在拔牙后和假牙安装前的这段时间中，患者颌骨的保存是必不可少的，并需通过牙内嵴维持种植体。传导性听力丧失是由慢性感染的中耳小骨引起的，通过使用生物活性玻璃陶瓷基植入物（图 19-7）可解决这种听小骨假体的移植问题。生物玻璃可黏附在耳膜胶原蛋白和镫骨脚骨上，并在两端牢牢地把植入物固定。这就避免了在生物惰性植入物使用时，植入物与组织界面发生挤压和微动的可能性。

而且，由于没有纤维组织的生长而影响声音的传递，所以患者的声音传导很好。由于自体移植物材料和同种植入物的缺点，异源性（生物相容性、生物惰性或生物活性）材料已经取代这种听小骨假体的移植。

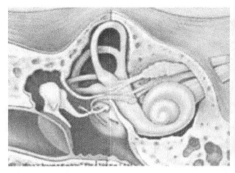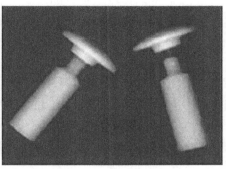

图 19-7　HAp 的中耳假体移植物（Bhattacharya and Stubblefield，2009）

研究发现，在不锈钢、钛、金和氧化铝等应用材料中，氧化铝用于听骨重建未检测到任何的微量物质，因此已广泛用于临床。而且，这种移植物可固定于没有软组织覆盖的鼓膜下。这种高表面的能量和极低表面的粗糙度，可使氧化铝中的生物分子迅速而牢固地吸附。这些吸附分子可限制连接固体表面的直接接触，阻碍声音的传导，与聚合物组分相比表现出更好的性能。这种生物活性植入物如 HAp 或生物活性玻璃可与人体组织发生良好反应，并促进软组织附着。研究显示，生物活性移植物与软骨组织表面是直接的化学结合，不像生物惰性和生物相容性材料那样呈机械性的附着。因此，其性能更好且使用寿命更长。

第三节　生物陶瓷植入的新型材料

一、复合材料

这种第二代生物材料由 HAp-加固型的聚乙烯复合材料组成，可作为模拟骨应用。该材料以皮质骨结构为模型，是胶原纤维与磷灰石的天然复合材料，可为皮质骨提供匹配的变形特性和优越的断裂韧性，从而在种植体表面产生骨沉积而不是骨吸收。这一结果是通过增量测试（incremental testing）和加工开发生产的一种优化复合材料，现已作为眼眶下植入物进入临床试验。该材料可以进行随意修剪，以精确地适应骨骼缺陷，并促进骨结合，而不需要骨接合剂。这种材料在中耳植入物中已作为可调式安定面轴（trimmable shaft）广泛应用，部分或全部替换受损或患病的骨骼，这种骨骼可把声音从鼓膜传到内耳。由于其可修剪性的优点，可提供一种精确而适合个人变化的中耳空间，并与其残留的骨基部结合，立即可获得临床成功的效果。临床随访显示，这些患者的听力恢复非常满意，开发设计出 22 种不同的中耳种植体，已惠及约 6 万例患者。在此基础上，正在研发其他用于骨置换和骨加强的移植物。临床上已开发出各种商业化产品，用于颌面部重建、脊柱假体和髋关节假体的更新等。

二、组织工程材料

近年来，在第三代生物医学植入物中，结合组织工程、纳米科学与技术等相关领域的基础理论，设计出更高效的植入物/器件/新组织/器官。合成生物材料和干细胞是组织工程的两种重要工具，用于构建包含活细胞的新组织。更准确地说，组织工程是应用工程和生命科学的原理及方法，根据正常和病理哺乳动物组织的结构与功能关系开发的一种生物代用品。通过这种代用品的置换，而不是使用惰性植入物去恢复、维持或改善组织的功能。现代组织工程的目标是在体外制造完整的组织，为将来的皮肤移植、软骨和骨再生及其他结缔组织替代物做好准备。这些替代物可能包括悬浮细胞、植入胶原蛋白等支架上的细胞，以及完全由细胞及其细胞外产物组成的代用品。为创建这种新组织而确定的 3 种大体策略是：①分离细胞或细胞替代品；②组织诱导物质；③放置在基质上或基质内的细胞。

在此种情况下，这种产品由个体自己的细胞组成，因此，工程组织或器官的移植易被免疫接受，亦不发生排斥反应。另一方面，来自另一个个体的分化供体细胞可能有一个或多个与宿主不相容的表面标志物。由于个体在需要时获得自身细胞的可能性不大，因此需要具有成本-效益的非免疫原性的通用供体细胞系。初步数据表明，组织工程复合材料可以设计成跨越血脑屏障，从而有可能纠正与脑组织相关的缺陷，如阿尔茨海默病（AD）和帕金森病（PA）中出现的缺陷。

在人类健康领域中，工程组织和器官有着广泛的应用，例如，在与肝、胰腺、心脏或肾衰竭有关危及生命时进行的全器官替换，以及替换因大面积烧伤或慢性溃疡而失去的皮肤覆盖物。其他应用包括：修复有缺陷或缺失的支撑性结构，如长骨、软骨、结缔组织和椎间盘；更换老化的肌肉或角膜等功能不全的组织、受损的血管；细胞的恢复，以产生必要的酶、激素和其他代谢物。此外，组织工程复合材料将有助于确定潜在新药的安全性和有效性，并可能有助于了解导致疾病发生的遗传或环境因素。

三、骨科组织工程材料

骨替代物的生物活性复合材料为骨再生提供了一种途径，其中种植体表面为从周围生物环境中招募细胞提供了有利的位置，随后的细胞过程导致基质的表达和组织形成。在细胞或组织工程中，这些细胞可在体外培养出用于组织修复的组织。通过这种途径获得的组织替代物的主要优点是，一些或所有的生物生长因子可以实时应用，而不需要补充。这种方法特别有吸引力，例如，在修复受伤所破坏的健康软骨区域中，可作为一种比全关节置换术更为保守的治疗方法。与正常的自然组织相比，在生物反应器中体外组织的生产（在成分和性能方面）存在巨大的内在挑战。其他关键的挑战是开发一种具有良好免疫反应的软骨细胞来源，设计出一种固定方法，并提供有效的储存。目前，通过这一途径已开发出一种原型软骨（prototype cartilage）移植物，与天然组织成分和性质比较虽不完全相同，但已为软骨移植物的应用开辟了一条新的途径。

在骨组织工程中，多孔 HAp 的研究直接关系到骨组织工程，可为成骨细胞或前体细胞提供合适的基质传递系统。在前一种情况下，这种方法将提供相当于骨移植的自体移植物，无需再次手术。在后一种情况下，可以通过支架和支架的化学作用在局部引导细胞分化产生骨和软骨，这样就可以在骨骼上面植入一种微型软骨，如髋臼带软骨内衬的骨替换，这可能有助于解决在体内将软骨固定在骨上的大难题。一种补救的方法是刺激成骨细胞的补充，如通过甲状旁腺受体激动剂的局部递送，把甲状旁腺激素（parathyroid hormone，PTH）基因转染到局部的成纤维细胞。

在过去的 10 年中，生物活性固定植入物的使用受到相当大的关注。这种移植物是通过在种植体表面形成具有生物活性的 HAp 将种植体与组织界面结合。因此，在植入物-骨界面形成的这种生物活性键强度大于或等于骨的强度。一种特定材料的生物活性水平可能与 50%以上的接触面黏附骨骼所需的时间有关（$t_{0.5bb}$）：

$$生物活性指数（IB）= 100/t_{0.5bb}$$

在这种情况下，IB 值大于 8 的材料如 45S5 生物玻璃可以结合软组织和硬组织，IB 值大于 0 而小于 8 的材料如合成 HAp 只与硬组织结合。此外，生物活性玻璃在物理环境中经历表面溶解，以形成羟基碳酸酯磷灰石（hydroxycarbonate apatite，HCA）层。生物活性玻璃的溶解度越大，对骨组织生长的影响越明显。

三维多孔支架通过提供一种表面和空隙体积，促进结缔组织祖细胞在需要新组织的区域内的附着、迁移、增殖和所需的分化，从而促进新组织的形成。支架设计和功能中的关键变量包括：基本材料或制造材料的三维结构，表面化学，力学性能，支架区域的初始环境，后期的支架环境。这些都是由降解特性决定的。

　　干细胞是一种能够产生相同子代细胞而未成熟/未分化的细胞，可在多代细胞中长期存在。当这种细胞接收到正确的生物化学信号时，其数量可大幅扩增。干细胞可以是全能性的（如受精卵），也可以是多能性的（如胚胎和生殖细胞），或者是专能性的（如骨髓、基质或间充质干细胞），这些取决于它们各自潜能的高低。干细胞是一种可用于组织修复和再生的细胞，有特定的机制可以活化干细胞或祖细胞以替代受损的细胞，这些干细胞的特性有以下 6 个方面：①产生足够数量的细胞和组织以填补缺陷或完成其修理；②这种细胞能向正确表型分化并维持此过程；③确保组织细胞采用合适的三维组织并产生细胞外基质，这可能需要提供可吸收支架形状的结构支撑；④细胞或组织的产生，其结构和机械的依从符合天然组织的正常需要；⑤如有需要，血管形成与局部组织融为一体；⑥克服免疫排斥的风险。

　　骨的非细胞结构由 3 种主要成分组成：一是胶原蛋白，非常坚韧而柔韧；二是 HCA，属复合材料的增强相；三是骨骼基质，是各种细胞的支持物质。所有这些成分都组合成三维体系，在外加应力的过程中具有最大的强度和韧性。在生物陶瓷中，最受关注的是两种不同类型的骨骼：松质骨（即多孔骨）和皮质骨。长骨末端松质骨的弹性系数比皮质骨的低，破坏的应变也大。不同类型的柔软结缔组织如肌腱和韧带之间的这种弹性系数差异，使骨与骨之间以及肌肉与骨之间的机械应力呈平滑的梯度状。由于疾病或老化，与种植体接触面的骨结构往往较弱，随着年龄的增长，骨体积逐渐减少，由于种植体或固定方法的这种存在，骨体积可能进一步恶化。

　　当植入物阻止骨的正常加载时，其应力遮挡出现。种植体的弹性系数越高，其承载的载荷越大。这种非均质性皮质骨的弹性系数为 7～25GPa，这取决于年龄、骨的位置和测量的方向。这比氧化铝低 10～50 倍，而松质骨的弹性系数比氧化铝低数百倍。应力遮挡作用可减弱外加载荷对骨组织的压迫强度，被压缩的骨骼可导致骨吸收。当骨骼变弱时，应力遮挡骨与种植体之间的界面恶化，导致种植体松动或骨界面处的骨折。此外，与人工髋关节和膝关节假体相关的磨损碎片可加速应力遮挡骨的弱化。这是由于参与清除异物磨损颗粒的细胞活动增加。这种应力遮挡、磨损碎片和界面运动的联合效应可导致植入物的无效。

　　当前，骨组织工程面临的挑战是设计一种能够模拟骨自然属性的基质，同时为组织再生提供临时的支架。这涉及细胞与合成可生物降解或生物相容性支架结构的结合，该支架结构通过新血管形成和成骨支持血管细胞的生长。研究发现，一定尺寸的孔隙几何形状可支持成骨细胞与血管形成有关的成骨细胞活动，孔隙尺寸和互连性是结构设计中保证组织附着和骨样形成的关键因素。

　　间充质干细胞是成体干细胞的类型之一，可用于培养数量有限的不同类型的组织，其中骨、软骨、肌肉和皮肤是最重要的类型（图 19-8 和图 19-9）。这类干细胞主要存在于骨髓，以及脐带血或脂肪组

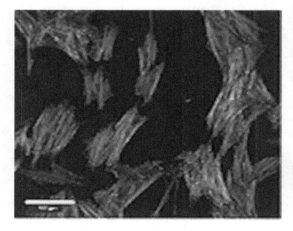

彩图请扫码

图 19-8　人间充质干细胞

蓝色为细胞核；绿色为 F-肌动蛋白；红色为黏着斑蛋白（vinculin）

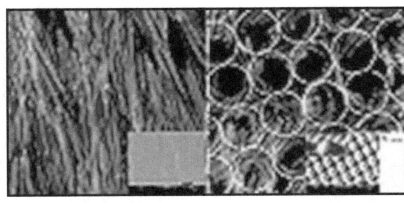

彩图请扫码

图 19-9　人间充质干细胞的表面结构（左：非结构化；右：半球状结构）

织中。这些多功能细胞的一种可能的应用是帮助生产骨植入物的优化材料，如人工髋关节等。除此之外，今后也可能用患者自己的骨髓作为生长骨的替代材料。由于大量的髋关节置换手术和目前骨疾病愈合率不尽如人意，脐带血间充质干细胞等显示出巨大的希望，尤其是商业前景。

　　目前，已对生物相容性骨（biocompatible bone）进行初步制备。这种人造骨采用联合固定、纳米技术和干细胞技术相结合，可得到更好的移植骨。这种移植骨表面覆盖的是患者自己的干细胞，希望能更快地融入患者自己的组织，从而帮助建立新的骨髓组织（图 19-10 和图 19-11）。

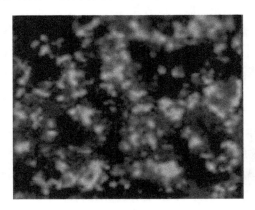

彩图请扫码

图 19-10　生物相容性骨

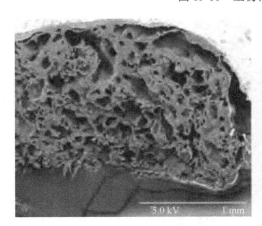
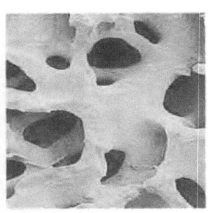

图 19-11　扫描电镜显示的复合椎间盘横截面（左），复合椎间盘上已爬入培养的骨髓基质干细胞（右）

　　最近的研究表明，用 HAp 为骨架并与多孔结构连接，从含有绿色荧光蛋白的大鼠中收集骨髓并培养成间充质干细胞，最后将其植入 Sprague-Dawley 大鼠的胫骨。结果显示，在 8 周内这种干细胞分化为成骨样细胞，通过骨传导作用形成优异的骨骼，预期具有广泛的临床应用价值。研究显示，通过支架化学/结构建立的局部环境对人骨髓间充质干细胞在不同支架上培养扩增后，最后置入 SCID 小鼠的背部 5 周。据报道，由 HAp 和 β-TCP 制成的支架可出现 8.8%和 13.8%的骨形成。把体外扩增的骨髓间充质干细胞植入用 β-TCP 预制的支架上，最后植入新西兰兔的颅骨缺损中，在前 6 周内支架的截面中出现优异的骨形成。而且，用 β-TCP 制备的大鼠间充质干细胞的移植对骨缺损的再生细胞治疗出现较好效果。大鼠股骨的间充质干细胞在体外培养、去除碎片并与纤维蛋白胶和 β-TCP 添加剂混合，最后注射到大鼠背侧皮下，注射后对这种可塑性（plasticity）大鼠异养部位（heterotrophic sites）新骨形成的结果表明，8 周内，注射部位新形成的骨结构呈珍珠乳白状，黏稠度较好。这些表明，该技术有望成为一种微创的自体骨重建方法。

通过磷酸钙支架对人间充质干细胞诱导长骨缺损骨形成性能的影响研究显示，从两个健康人供体收集骨髓并分离间充质细胞，用含有 10%胎牛血清和 1%抗生素/抗真菌剂的 Dulbecco 改良培养液培养扩增。然后用真空技术（vacuumbased technique）复苏细胞，以 $5×10^6$ 个细胞/ ml 加载到陶瓷支架上。分别制备不同含量的 HAp/β-TCP，其总孔率为 60%～70%、孔径为 60%～70%、粒径为 0.5～1.5μm 的陶瓷支架。在植入前，可把细胞置陶瓷支架上在 37℃贴附 2h。把这些植入物植入 24 只 SCIP 小鼠背部皮下，采集 6 周和 12 周的数据探讨在骨界面的成骨细胞形成，以在体内研究骨形成的动力学。研究发现，20：80 的 HA：TCP 支架新骨形成率最高，碱性活性较高，甚至在植入后 28 天内也很明显。通过仿生技术，首次在模拟体液介质中研发出一层蛋白质（a protein-based layer）的多孔 HAp/TCP 层支架。利用这种蛋白质分子中的纳米孔合成 HAp/TCP 纳米晶体。从新西兰家兔中提取间充质干细胞再分别培养扩增后，贴附于蛋白质和 HAp 孔支架层的表面。这种杂交种植体植入兔胫骨后，在其骨界面迅速出现骨的形成。目前，正在研究周围组织/器官的长期免疫原性反应，初步结果非常令人鼓舞。

四、结语

假体与骨的机械或化学结合可增强其稳定性，限制假体和骨之间的相对运动，从而减少松动的风险。如果没有黏结作用，假体可能相对于骨移动，因此未来假体松动的风险仍然存在。20 世纪 70 年代，当时提出的骨整合（osseointegration）可能暗含化学的结合。后来认为，骨与植入物表面的化学结合是骨整合的先决条件。为了促进骨更快地生长到种植体的表面，可以在钛表面涂上生物相容性和生物活性的聚合物薄膜，然后加入生物活性物质如骨形成蛋白 2。

然而，在这方面除了种植材料的选择外，支架的三维设计也是一个重要的因素。因为三维结构不仅可以调控化学和机械性能，而且可以复制所需骨或软骨结构的外部形态。最近，间充质干细胞作为骨-软骨形成细胞的一种来源，在其中加入生物活性生长因子即可接种到可吸收的聚合物支架上。这些祖细胞的多能性与其参与胚胎骨骼形成和骨折愈合等发育及生物修复过程一致，从而导致更快的植入固定。这些表明，这种干细胞在整形外科中具有广阔的应用前景。

（陶 凯 牛玉虎 谢 冰 金 元）

参 考 文 献

Arinzeh TL, Tran T, Mcalary J, et al. 2005. A comparative study of biphasic calcium phosphate ceramics for human mesenchymal stem cell induced bone formation. Biomaterials, 26: 3631-3638.

Barre F, Laryrolle P, van Bitterswijk CA, et al. 1999. Biomimetic Ca-P coating on Ti-6Al-4 V: crystal growth study of octacalcium phosphate and inhibition by Mg^{2+} and HCO_3^-. Bone, 25: 107-111.

Barre F, Laryrolle P, van Bitterswijk CA, et al. 2001a. Biomimetic coatings on titanium: a crystal growth study of octacalcium phosphate. J Mater Sci Mater Med, 12: 529-534.

Barre F, Stigter M, Layrolle P, et al. 2001b. In vitro dissolution of various calcium phosphate coatings on Ti-6Al-4 V. Bioceramics, 13: 67-70.

Basu D. 2003. Fatigue behaviour of fine-grained alumina hip-joint heads under normal walking conditions. Sadhana, 28: 589-600.

Bhattacharya N, Stubblefield P. 2009. Frontiers of Cord Blood Science. London: Springer-Verlag London Limited.

Black J, Hastings G. 1998. Handbook of Biomaterial Properties. London: Chapman and Hall.

Böhm AM, Dirckx N, Tower RJ, et al. 2019. Activation of skeletal stem and progenitor cells for bone regeneration is driven by pdgfrβ signaling.Dev Cell, 51(2): 236-254.

Bromer H, Deutscher K, Blencke B, et al. 1977. Properties of the bioactive implant material 'Ceravital'. Sci Ceram, 9: 219-225.

Cao W, Hench LL. 1996. Bioactive materials. Ceram Int, 22: 493-507.

Chakraborty J, Sinha MK, Basu D. 2007. Biomolecular template induced biomimetic coating of hydroxyapatite on SS 316 L substrate. J Am Ceram Soc, 90(4): 1258-1261.

De Groot K. 1988. Effect of porosity and physicochemical properties on the stability, resorption and strength of calcium phosphate ceramics. //Ducheyne P, Lemons J. Bioceramics: Material Characteristics vs. in vivo Behaviour, Vol. 523. New York: New York Academy of Science: 227-234.

De Groot K. 1991. Calcium phosphate bioceramics: their future in clinical practice. Rev Eur Tech Biomed, 13: 88-91.

De With G, Van Dijk HJA, Hattu N, et al. 1981. Preparation, microstructure and mechanical properties of dense polycrystalline hydroxyapatite. J Mater Sci, 16: 1592-1598.

Denissen H, Mangano C, Cenini G. 1985. Hydroxylapatite Implants. India: Piccin Nuova Libraria, SPA.

Dornhoffer JL. 1991. Hearing results with the dornhoffer ossicular replacement prostheses.Laryngoscope, 108: 531.

Dorre E, Dawihl W. 1980. Ceramic hip endoprotheses. //Hastings GW and Williams DF, editors. Mechanical Properties of Biomaterials. New York: Wiley: 113-127.

Downs RN, Vardy S, Tanner KE, et al. 1991. Hydroxyapatite-polyethylene composite in orbital surgery. Bioceramics, 4: 239-246.

Ducheyne P, Qui Q. 1999. Bioactive ceramics: the effect of surface reactivity on bone formation and bone cell function. Biomaterials, 20: 2287-2303.

Hench LL, Ethridge EC. 1982. Biomaterials: an Interfacial Approach. New York: Academic Press.

Hench LL, West JK. 1996. Biological application of bioactive glasses. Life Chem Rep, 13: 187-241.

Hing KA, Best SM, Tanner KA, et al. 1999. Quantification of bone ingrowth within bone derived porous hydroxyapatite implants of varying density. J Mater Sci Mater Med, 10: 633-670.

Hosoi K, Hashida T, Takashi T, et al. 1996. New processing techniques for the hydroxyapatite ceramics by the hydrothermal hot-processing method. J Am Ceram Soc, 79: 2771-2774.

Ito Y, Tanaka N, Fujimoto Y, et al. 2004. Bone formation using novel interconnected porous calcium hydroxyapatite ceramic hybridized with cultured marrow stromal stem cells derived from green rat. J Biomed Mater Res A, 69: 454-461.

Itoh S, Kikuchi M, Koyama Y, et al. 2002. Development of an artificial vertebral body using a novel biomaterial, hydroxyapatite/collagen composite. Biomaterials, 23: 3919-3926.

Jarcho M. 1981. Calcium phosphate ceramics as the hard tissue prosthetics. Clin Orthop Relat Res, 157: 259-278.

Klein CPAT, Wolke JGC, de Groot K. 1993. Stability of calcium phosphate ceramics and plasma sprayed coating. //Hench LL, Wilson J. An Introduction to Bioceramics. London: World Scientific: 199-221.

Kokubo T, Ito S, Sakka S, et al. 1986. Formation of a high strength bioactive glass-ceramic in the system MgO-CaO- SiO$_2$- P$_2$O$_5$. J Mater Sci, 21: 536-540.

Kokubo T, Kushitani H, Sakka S, et al. 1990. Solutions able to reproduce in vivo surface structure changes in bioactive glass-ceramics A/W. J Biomed Mater Res, 24: 721-734.

Kook MG, Lee S, Shin N, et al.2020. Repeated intramuscular transplantations of hUCB-MSCs improves motor function and survival in the SOD1 G93A mice through activation of AMPK. Sci Rep, 10(1): 1572.

Krajewski A, Ravaglioli A, Roncari E, et al. 2000. Porous ceramic bodies for drug delivery. J Mater Sci Mater Med, 12: 763-771.

Kundu B, Basu D. 2005. Ceramics for biomedical applications-an insight. Sci Cult, 71(5-6): 144-158.

Kundu B, Sinha MK, Basu D. 2002. Development of bio-active integrated ocular implant for anophthalmic human patients. Trends Biomaterials Artificial Organs, 16: 1-4.

Laurencin CT, Ambrosio AMA, Borden MD, et al. 1999. Tissue engineering: orthopedic applications. Annu Rev Biomed Eng, 1: 19-46.

Lawson AC, Czernuska JT. 1998. Collagen-calcium phosphate composites. Proc Inst Mech Eng H, 212: 413-425.

Le Geros RZ. 1993. Biodegradation and bioresorption of calcium phosphate ceramics. Clin Mater, 14: 65-88.

Lobel K. 1996. Ossicular replacement prostheses. //Hench LL Wilson J. Clinical Performance of Skeletal Prostheses. London: Chapman and Hall: 214-236.

Orlovskii VP, Komlev VS, Barinov SM. 2002. Hydroxyapatite and hydroxyapatite-based ceramics. Inorg Mater, 38: 973-984.

Pester D, Jahnke K. 1981. Ceramic implants in otologic surgery. Am J Otol, 3: 104-108.

Robbins MM, Vaccaro AR, Madigan L. 2004. The use of bioabsorbable implants in spine surgery. Neurosurg Focus, 16: 1-7.

Salame K, Quaknine G, Razon N, et al. 2002. The use of carbon fibre cages in anterior cervical interbody fusion. Neurosurg Focus, 12: 1-5.

Seibert J, Nyman S. 1990. Localised ridge augmentation in dogs: a pilot study using membranes and hydroxyapatite. J Periodontol, 61: 157-165.

Shimizu T, Zerwekh JE, Videman T, et al. 1988. Bone ingrowth into porous calcium phosphate ceramics influence of pulsing electromagnetic field. J Orthop Res, 6: 248-259.

Sinha MK, Basu D, Sen PS. 2000. Porous hydroxyapatite ceramic and its clinical applications.Ceram Asia, 49: 102-104.

Song JS, Hong KT, Kim NM, et al. 2020. Implantation of allogenic umbilical cord blood-derived mesenchymal stem cells improves knee osteoarthritis outcomes: two-year follow-up. Regen Ther, 14: 32-39.

Suchanek W, Yoshimura M. 1998. Processing and properties of ha-based biomaterials for use as hard tissue replacement implants. J Mater Res Soc, 13(1): 94-103.

Vats A, Tolley NS, Polak JM, et al. 2002. Stem cells: sources and applications. Clin Otolaryngol, 27: 227-232.

Wallace KE, Hill RG, Pembroke JT, et al.1999. Influence of sodium oxide content on bioactive glass properties. J Mater Sci Mater Med, 10: 697-701.

Willmann G. 1997. Ceramic components for total hip arthropasty. Orthop Int Ed, 5(4): 110-115.

Wilson J, Douek E, Rust K, et al. 1995. Bioglass middle ear devices: ten year clinical results. //Wilson J, Hench LL, Greenspan D. Bioceramics, Vol 8 Oxford, UK: Pergamon/Elsevier: 239-246.

Yamada V, Boo JS, Ozawa R, et al. 2003. Bone regeneration following injection of mesenchymal stem cells and fibrin glue with a biodegradable scaffold. J Craniomaxillofac Surg, 31(1): 27-33.

Yamamoto M, Tabata Y, Ka wasakii H, et al. 2000. Promotion of fibrovascular tissue ingrowth into porous sponges by basic fibroblast growth factor. J Mater Sci Mater Med, 11: 213-218.

Yoshii S, Kakutani Y, Yamamuro T, et al. 1988. Strength of bonding between A/W glass ceramic and the surface of bone cortex. J Biomed Mater Res, 22: 327-338.

第二十章 脐带血干细胞对儿科疾病的治疗作用

20 世纪 80 年代的研究表明，脐带血（UCB）可作为造血干细胞（HSC）和造血祖细胞（HPC）的一种潜在来源。1988 年，首次脐带血干细胞（UCBSC）的移植在法国巴黎进行。一位患有范科尼贫血（FA）的患儿通过 UCBSC 移植术后很快恢复，而且得以治愈。这不仅为 UCBSC 移植技术开创先河，也为其后全球 4 万余例 UCBSC 的移植奠定了基础。而且，该技术现已在儿科恶性疾病及遗传性疾病等的治疗中广泛应用。

第一节 在小儿恶性血液系统疾病中的应用

作为 HSC 的脐带血干细胞移植在儿童恶性肿瘤中的应用范围广泛，其中的自体移植主要应用于化疗敏感的儿童晚期实体肿瘤，而异体移植主要针对儿童难治性白血病。脐带血中含有的 HSC，虽然其数量不能与骨髓相比，但因其干细胞起源于更早阶段，故具有更强的增殖潜能，目前已普遍用于儿童及低体重者的 HSC 移植中，也已成为治疗儿童多种恶性血液系统疾病的重要手段之一。

一、急性淋巴细胞白血病（ALL）

ALL 发病的高峰在 2～7 岁。目前儿童 ALL 根据流式细胞仪测定的细胞表面标志物（surface marker）进行表型分类。大多数 ALL 是前 B 细胞型，10%～20%是 T 细胞型，<5%的是成熟 B 细胞型或 Burkitt 型。

儿童 ALL 的化疗效果远胜于成人，60%～90%的患儿单用化疗可达到长期无病生存及治愈，但仍有 10%～40%的患儿会复发，复发 ALL 儿童的预后主要与复发时间和部位有关。第一次缓解时间短的患儿和在一线化疗完成的第一年内复发的患儿与晚期复发的患儿相比，无病生存率（DFS）更低。一旦复发预后极差，特别是化疗期间早期复发者生存率不足 5%。异基因 HSC 的移植治疗已成为复发、难治性 ALL 患儿的重要选择。

（一）HSC 移植的有关指征

目前尚无可供选择的绝对移植指征，患儿对治疗的反应才是评价疗效的金标准。相对而言，诱导治疗未能达到完全缓解（CR）基本上为国际有关研究中心公认的移植指征；监测微小残留病变（minimal residual disease，MRD）、实时评估患儿的治疗反应，也是判断移植指征的关键指标。在国际上，儿童 ALL 的三大研究中心针对第一次缓解期儿童 ALL 的异基因 HSC 移植的指征见表 20-1。

表 20-1　ALL 患儿 HSC 移植的指征

研究中心	CR1 移植指征
AIEOP/BFM	诱导治疗失败（诱导治疗+33 天骨髓幼稚细胞≥5%） 低二倍体（染色体数量<44）、t（4；11）或 t（9；22）（BCR-ABL1）伴诱导治疗+33 或+78 天 MRD 阳性 T-ALL 伴泼尼松反应不良伴诱导治疗+78 天 MRD≥10^{-3} 或无 MRD 资料；诱导治疗+78 天 MRD≥10^{-3}
Children's Oncology Group**	诱导治疗失败（诱导治疗+29 天骨髓幼稚细胞≥25%） 低二倍体（染色体数量<44）、t（9；22）（BCR-ABL1）（仅限 HLA 相合的同胞供体移植，只有当+29 天 MRD> 1%或+ 12 周 MRD>0.01%时才具有非血缘相关供体移植指征）
SJCRH	诱导治疗失败（诱导治疗+42 天骨髓幼稚细胞≥5%）早前 T-ALL 诱导治疗+42 天 MRD>10^{-2} 诱导治疗+ 14 周 MRD>10^{-3} 治疗过程任何时候、任何程度的 MRD 再现

注：AIEOP，意大利儿童血液/肿瘤协作组；BFM，柏林·法兰克福-明斯特（德国）儿童 ALL 协作组；Children's Oncology，儿童医院肿瘤科；Group，多中心协作组；SJCRH，St. Jude 儿童研究医院。

根据国际三大研究中心 CR1 ALL 的移植指征，一些存在高危因素的患儿并不都适合进行移植，其首选仍然是化疗。除非化疗后监测 MRD，并明确其化疗效果非常差，必须行移植。我国部分基层医院，其化疗过程不规范、方案不准确、门冬酰胺酶剂量不足等可能都是人为造成化疗失败或效果不佳的原因。而且，如此时考虑行 HSC 移植也有一些争议。在考虑移植的同时，也需要注意移植的相关风险的发生率和死亡率。事实上，在儿童 ALL 化疗疗效不断提高的今天，仅有极少部分的 CR1 ALL 患儿需要接受 HSC 移植治疗。

CR2 患儿接受移植：一般是个体化治疗，而且是基于临床特征、患者和供体等因素综合考虑。如有同胞供者的复发患者，不论预后如何，一般建议及时移植。其他供者多用于存在有不良预后因素的患者。对于那些一线治疗复发的患者或在 6 个月内复发的患者，单用化疗长期生存差，其他供者的移植应被重点考虑。对于任何时间复发的急性 T 细胞白血病，均推荐骨髓移植。相反，对于缓解期 36 个月（或者停药 6 个月以上）才复发的低危型 B-ALL 患儿，移植治疗并未显示出明显优势。此外，不伴有骨髓复发的单纯骨髓外复发也非 HSC 移植指征。

对于未能获得 CR 的 ALL 患儿是否应该接受 HSC 移植？ALL 患儿在未 CR 的状态下接受 HSC 移植，移植后几乎全部复发，难以获得长期生存，所以一般认为这样的患儿没有移植指征。

（二）ALL 异基因移植的指征

目前在 ALL 异基因的移植时，比较简单而公认的指征如下。

（1）CR1：诱导治疗失败 ALL，泼尼松反应不佳的 BCR-ABL（+）ALL，起病时粒细胞大于 $0.3 \times 10^9/L$ 或年龄小于 6 个月的 MLL^+ 婴儿 ALL，诱导治疗 2 个疗程后 $MRD \geq 10^{-3}$ 的 ALL。

（2）CR2：非单纯的骨髓外复发，非停药 6 个月以上且为低危的 ALL 复发患儿。

（3）CR3 以上：均应移植。

（4）未 CR：无移植指征。

二、急性髓系白血病（AML）

AML 占 15 岁以下儿童白血病的 16%，FAB 分类系统根据形态学和系列标志物将 AML 分为 M0～M7 共 8 类。随着经典化疗方案的推广应用，AML 患儿的诱导缓解率现达 70%～85%，化疗可以使得 50% 的患儿获得长期无病生存。虽然儿童 AML 发病率仅占儿童白血病的 1/4，但却占儿童白血病死亡病例的 1/2 以上。除了急性早幼粒细胞白血病（AML-M3）预后较好外，其他各型 AML 预后较差，化疗效果不如 ALL，CR 率较低，复发、难治者预后更差，需要进行 HSC 移植才能获救。

毋庸置疑，CR2 以上的 AML，无论是同胞相合供体还是非血缘相合供体，都应该进行 HSC 移植。但 CR1 的 AML 患儿中哪些需进行 HSC 移植尚需斟酌。儿童 AML 的预后与宿主因素、治疗反应和 AML 特点三大因素相关。在各种白血病亚型中，M3 预后良好，M0、M6 和 M7 预后相对较差，治疗相关的 AML、MDS 转化而来的 AML 预后极差。起病时白细胞数量超过 $100 \times 10^9/L$ 预后差。此外 AML 的 FLT3-ITD 突变可活化增殖途径，同时还可参与人 CD34 阳性细胞的自我更新，具有此种分子异常者预后不良。

AML 化疗的治疗反应始终是评估疗效的金标准。MRD 监测对于筛选高危 AML、评估疗效相当重要。另外，对于融合基因的监测，如果患儿从融合基因阴性逐渐转变为阳性，或从低滴度阳性转为高滴度阳性，均提示疾病预后不良。

（一）CR1

（1）细胞形态学 M0、M6、M7 有同胞相合供体移植指征。

（2）细胞遗传学低危无移植指征，中危仅限于同胞供体移植指征。

（3）由 MDS 转化而来的或治疗相关的 AML。

（4）治疗反应不良 AML。

①标准化疗方案（DAE）1 个疗程后骨髓幼稚细胞大于 15%的 AML。

②2 个疗程未能获得 CR 的任何类型 AML。

（二）CR2

CR2 及以上有任何供体的 HSC 均为移植指征。

（三）未 CR

不同于 ALL，AML 患儿经积极化疗 2 个疗程后仍然未 CR，可以考虑行异基因 HSCT，但骨髓幼稚细胞尽量不大于 20%，亦即处于 PR 状态。

三、慢性粒细胞性白血病（CML）

慢性髓系白血病是儿童慢性骨髓增殖性疾病中最常见的类型，约占儿童白血病的 3%～5%。CML 的自然病程分为慢性期（CML-CP）、加速期（CML-AP）和急变期（CML-BP），95%的患者存在费城染色体即 t（9；22）。CML 进入加速期的患者则应尽早接受异基因 HSC 移植，若进展至急变期则主张先进行化疗，待达到第二次慢性期后再考虑 HSC 移植。同种异基因 HSC 移植是目前唯一能使 CML 患者获得根治的方法。移植疗效取决于骨髓移植时疾病所处的阶段。移植失败的主要原因是复发，急变期进行移植者，复发率可达 60%，而慢性型进行移植者，复发率仅为 10%～20%。

伊马替尼（imatinib）的问世改变了 CML 的治疗进程，2003 年伊马替尼被批准用于儿童，疗效与成人相似，5 年缓解率达 98%。因此，2008 年《美国国家癌症治疗指南》做出重大修改，将伊马替尼推荐为 CML-CP 的一线治疗药物，而将 HSC 移植列为 CML-CP 的二线治疗。由于该药价格昂贵且原则上无法根治 CML，所以目前我国仍然将异基因移植作为儿童 CML 的首选治疗措施。

四、幼年性慢性粒单细胞性白血病

幼年性慢性粒单细胞性白血病（juvenile myelomonocytic leukerma，JMML）约占儿童白血病的 2%～3%，是儿童特有的一种白血病，异基因 HSC 移植是唯一能治愈该疾病的方法。如不移植，患儿平均生存期仅 1 年左右。起病时血小板低、年龄大于 2 岁、胎儿血红蛋白高于该年龄患儿 15%是判断预后不良的主要指标。强烈建议诊断后尽早移植，尤其是对于有相合同胞供者的患者。二次移植的 JMML 患儿仍有50%可以获救，提示予 JMML 患儿再次移植是值得的。

五、儿童淋巴瘤

淋巴瘤是儿童第三大肿瘤，分为霍奇金淋巴瘤（HD）和非霍奇金淋巴瘤（NHL），其首选的治疗方法是多药物联合化疗，早期淋巴瘤患儿有 90%～95%可治愈，晚期患儿约 60%以上能获得 5 年无病生存。所以对于难治性而复发的患儿才需考虑 HSC 移植。

（一）HD

HD 是一种预后较好的儿童实体瘤，化疗效果较好，部分晚期复发患儿再次化疗仍有机会治愈。但早期复发的患儿再次化疗效果则较差，可考虑接受自体 HSC 移植。预后不良的因素有：①起病时肿瘤体积大于 10cm；②有症状者；③有肺部或者两处以上淋巴结外组织受累。

（二）NHL

目前 WHO/REAL 组织将儿童 NHL 分为 5 类：①伯基特（Burkitt）淋巴瘤 40%；②弥漫大 B 细胞性淋巴瘤 20%；③前 B 细胞性淋巴瘤 5%；④前 T 细胞性淋巴瘤 25%；⑤间变大细胞淋巴瘤 10%。传统治疗白血病的方法治疗 NHL 是很有效的，随着目前治疗方案的不断改进，如大剂量联合治疗可能使常规方案无法缓解的病例达到缓解，这也增加了确定移植指征的难度。同 HD 一样，仅复发、难治 NHL 具有 HSC 移植指征，但对于移植供体的选择仍然存在争议。

对于化疗敏感的复发、难治性 NHL，采用大剂量化疗方案结合自体 HSC 移植是比较传统的治疗手段，相比此类患者选择单纯化疗的 16% 生存率，可提高至 59%。一些中心也尝试对此类患儿采用异基因 HSC 移植治疗。但究竟如何选择，尚无统一定论。

对于移植时机的选择也存在不同意见，一些中心认为应该早期对有远处转移和延迟缓解的高危患儿进行移植，另一些中心认为应该在疾病复发、进展或治疗不缓解时才考虑移植。

另外，不同的病理亚型也应该有不同的移植意见。通常而言，骨髓外复发者多考虑自体 HSC 移植，而骨髓复发者多主张异基因 HSC 移植。总之，移植指征必须根据化疗的疗效、病理类型、疾病状态，甚至异基因供体的 HLA 匹配程度综合考虑。

六、嗜血细胞性淋巴组织细胞增生症

嗜血细胞性淋巴组织细胞增生症（hemophagocytic lymphohistiocytosis，HLH）也称嗜血细胞综合征（hemophagocyuc syndrome），目前分为家族性（FLH，即原发性）和继发性（SHLH，即继发于病毒、原虫、真菌、细菌、自身免疫性疾病和恶性肿瘤）两大类。两者的区别通常较模糊，但无论原发性还是继发性 HLH，其病因及其发病机制均复杂，诊断较为困难，就医不及时或诊断不明确可导致迅速死亡。感染相关的 HLH 中多见病毒（尤其是 EB 病毒）和细菌感染，血液肿瘤多见于恶性淋巴瘤。HLH 恶性程度非常高，如不进行治疗，FHL 平均生存时间 1~2 个月。其预后取决于潜在疾患的严重性及细胞因子风暴的强度，即使经过治疗也有约半数病例死亡。

（一）家族性 HLH（FHL）

FHL 是一种常染色体隐性遗传性疾病，其异常的基因有 PRFI、UNC13D、STXII 和 STXBP2，临床特征是早期发生发热、肝脾肿大、全血细胞减少、高甘油三酯血症、低纤维蛋白原血症，骨髓中可见嗜血现象。其病程将逐渐加重，一旦确诊，即确立了明确的移植指征。HSC 移植已经成为救治该类儿童的唯一希望。不良的预后因素有低年龄、中枢神经侵袭。有的研究表明，移植后 5 年存活率达 66%。

（二）非 FHL

非家族性 HLH 可由各种原因引起，临床表现与 FHL 相同，但较之症状要轻，非家族性 HLH 预后差异悬殊。其移植指征是按经典方案治疗 8 周无效者，常用地塞米松、环孢素、依托泊苷联合 HSC 移植。需根据临床实际情况决定治疗方案，重症 HLH 初诊时常伴有严重的血象降低，特别是白细胞、血小板明显降低时依托泊苷可能需要推迟使用。因 SHLH 预后差异大，其治疗方案也应灵活运用部分或完整方案。

HSC 移植是目前唯一能根治该病的方法，能明显提高其生存率。如已明确诊断为非 FHL，需立即寻找供体，尽早行 HSC 移植。EBV 相关性 HLH，如常规治疗方案无法控制其病情发展，也要及时进行 HSC 移植。

七、神经母细胞瘤（NB）

NB 是起源于胚胎神经嵴细胞的一种恶性肿瘤。绝大部分 NB 发生在腹腔内，约 3/4 患者诊断时已发生转移。诊断年龄中位数是 19 个月。

目前最佳的预处理方案尚未达成一致意见，国际儿童肿瘤学协会欧洲分会正在研究对比两种大剂量原粒细胞方案，与卡铂、依托泊苷和美法仑方案相比，白消安/美法仑方案优势显著，安全性高。总的来说，大剂量化疗联合自体干细胞移植可以显著地增加高危组 NB 患儿的存活率。目前该病患儿存活率不足 40%，分子靶向治疗的研究必然是 NB 治疗手段中的重要一环，如能应用于临床治疗，其必然能显著提高 NB 患儿的存活率。

第二节　非恶性血液病

一、原发性免疫缺陷

原发性免疫缺陷疾病（primary immunodeficiency disease，PID）的病因是淋巴细胞或巨噬细胞系统的内在缺陷。HSC 移植可治愈大部分 PID 患者。

PID 广义上可分为重症联合免疫缺陷病（severe combined immunodeficiency disease，SCID）和非 SCID 两大类，HSC 移植治疗的结果也有所不同。非 SCID 可进一步分为 T 细胞免疫缺陷、湿疹血小板减少伴免疫缺陷综合征、X 连锁淋巴细胞增殖性疾病（XLP）、吞噬细胞病、噬血细胞综合征和自身免疫/免疫调节异常疾病等。

（一）SCID

SCID 发生率大约为 1/75 000，其病因主要是 T 细胞合并或不合并 B 细胞和 NK 细胞分化的遗传缺陷，引起相应的成熟细胞缺失或无功能。临床上，大多数患者在出生 3 个月前就会出现异常严重的、频发的普通感染或机会性感染，可伴有一次或多次的腹泻、皮炎、发育停滞。SCID 患者的生存依赖早期干细胞重建，如果不进行 SCT，大多数患儿将在出生后 1~2 年死于严重的感染。

现在全世界储存有超过 250 000 单位脐带血。应用脐带血干细胞治疗 SCID 有较多优势，例如，可以快速获得（经鉴定到获得只需要 8 天），不需去除 T 细胞，发生 GVHD 的风险低，对供者无任何风险，增殖寿命更长。同时也要注意其缺点：植入慢，过程长，缺乏病毒特异性的细胞毒性 T 细胞，再次移植时不易获得供者。脐带血移植现处于发展早期，随着科学技术的发展、新技术的应用，其疗效很可能会进一步提高。

（二）非 SCID

非 SCID 和 SCID 的主要区别是必须进行预处理。治疗非 SCID 患者常用的预处理方案是白消安 16~20mg/kg 加环磷酰胺 200mg/kg。

非 SCID 的特点是起病较 SCID 慢且经常合并其他疾病，逐渐出现器官功能衰竭，早期诊断、早期异体移植，可提高治愈率，但清髓性预处理可能加重病情。研究显示，应用非清髓性预处理可使免疫正常的供者细胞获得持久植入，减轻移植相关并发症和死亡率。非清髓性移植经常获得混合嵌合，与恶性疾病不同，稳定的混合嵌合对纠正基因异常已足够。

目前的研究证明，非清髓移植治疗 PID 有重要作用。与标准治疗相比，非清髓性的预处理方案可用于合并机会性感染及严重肺和肝疾病的患者，无严重毒性，移植后的长期并发症如不育或生长迟缓也可减轻或避免。在免疫缺陷的儿童，非清髓移植可作为建立供者植入的第一步，随后再输入供者干细胞、

DLI，或在只有低水平供者嵌合时进行二次清髓性移植。

1. 湿疹血小板减少伴免疫缺陷综合征

湿疹血小板减少伴免疫缺陷综合征（Wiskott-Aldrich syndrome，WAS）是一种 X 连锁的基因异常疾病，发生率为 4/1000 000 左右。其临床特点是血小板减少、湿疹和进行性发展。如不进行 HSC 移植，WAS 患者预后很差，主要死于感染、出血和淋巴细胞增殖性疾病（LPD）。

在治疗上，脾切除可提高 WAS 患者血小板数量，减少严重出血的发生，但由于免疫问题持续存在，感染引起死亡的风险提高。应用清髓性预处理的 HLA 相合同胞供体移植仍是这种疾病治疗的首选，如果患者能保持完全供者嵌合，WAS 的所有缺陷均可得到纠正。5 岁以下患者预后明显优于年龄较大的患者。无关脐带血移植也取得了比较好的效果。单倍体相合供者的移植效果明显差于亲属相合供者移植。无法进行移植的患者，其可能的首选治疗手段仍然是脾切除和支持治疗。

2. T 细胞免疫缺陷

研究及临床实践发现，无论应用相合受体还是不相合受体进行移植，T 细胞免疫缺陷病的疗效均较差，分别为 63% 和 35%。

1）Omenn 综合征

Omenn 综合征（Omenn syndrome，OS）的特征是 SCID 的合并，亦称为红皮病、肝脾大和淋巴结病三联征，常有显著的嗜酸性细胞增多，以及不同数量的、自体的、活化而寡克隆的 T 细胞浸润的靶组织，且一般对丝裂原反应较差。OS 早期发现、早期干预、足够的支持治疗、移植前应用糖皮质激素和环孢素可控制免疫恶化，使进行 HSC 移植的 OS 患者有更高的存活率。

2）HLA II（MHC II）类抗原缺陷

HLA II 类抗原缺陷患者因为胸腺上皮缺乏 HLA II 类抗原表达，CD4 T 细胞在胸腺成熟障碍，数量持续减少，使患者对各种机会性感染易感且预后极差，相合受体移植后无病生存率约 40%，不相合移植后无病生存率仅 20%。严重的病毒感染是死亡的主要原因。

3）慢性肉芽肿病

慢性肉芽肿病（chronic granulomatous disease，CGD）是一种巨噬细胞功能异常的遗传性疾病，为 X 连锁或常染色体隐性遗传。其临床特点为反复发作的细菌和真菌感染并常常危及生命，重要脏器肉芽肿形成。如 CGD 无并发症存在，不建议进行 HSC 移植；如有并发症存在，而且有与 HLA 相合的供体，则可考虑 HSC 移植。

4）CD40 配体缺陷（X 相关高 IgM 综合征）

CD40 配体缺陷是一种少见的 X 相关 T 细胞免疫缺陷，编码 T 细胞表达的 CD40 配体糖蛋白基因缺陷。CD40 配体可参与 IgM 向 IgG、IgA 和 IgE 的同种型转换，对单核/巨噬细胞的活化具有重要作用。此类患者的呼吸系统疾病有反复发生肺部感染、鼻窦炎反复发作，甚至患有机会性感染即肺孢子菌肺炎，最终可发展为支气管扩张；消化道系统疾病有原虫引起的硬化性胆管炎、肝硬化和胆管癌。

在预后方面，未进行 HSC 移植的患儿可活至 40 岁的约占半数。SCT 能够治愈约 58% 的患者，移植前存在肺损伤是最重要的危险因素。

5）Griscelli 综合征

Griscelli 综合征（Griscelli syndrome，GS）是一种极少见的常染色体隐性遗传病，其典型特点是银灰色头发、色素脱失，可并发神经系统损害或严重免疫缺陷。该病可分为两类基因突变：①GS1 患者为肌凝蛋白 V_α 基因突变，此类患者有严重的神经系统损害；② GS2 患者为 *RAB27A* 基因变异，此类患者表现为免疫缺陷和噬血淋巴组织细胞增生症。进行 HSC 移植可防止 GS2 患者的 HLH 复发，在混合嵌合后可控制该病。

二、再生障碍性贫血

再生障碍性贫血（aplastic anmia，AA）表现为外周血全血细胞减少、骨髓增生降低、无骨髓异常浸润、网硬蛋白（reticulin）增加、造血细胞形态异常。AA 可分为获得性及先天性两种，后者可进一步分为先天性角化不良（dyskeratosis congenita，DC）和 Shwachman-Diamon 综合征等。

获得性 AA 是一种少见病，亚洲发病率略高，其原因可能与环境和遗传等因素有关。其典型的临床特点是贫血、出血和反复感染；大多数 AA 的诊断比较容易，但部分疾病也表现为红系、髓系和淋巴细胞 3 系细胞的减少和骨髓增生低下等假性 AA。所以确定诊断依靠优质的外周血涂片、骨髓涂片和足够长度的骨髓组织。必要时，可重复行骨髓活检，并需除外再生障碍性贫血。在儿童和青年患者中如考虑为再生障碍性贫血，应高度怀疑是否是先天性 AA。所有患者都应该进行异常细胞遗传学的筛查，以明确有无骨髓增生异常综合征。同时，需用流式细胞术筛查阵发性睡眠型血红蛋白尿（PNH）。

1. 疾病的分型

①重型再生障碍性贫血（SAA）；骨髓中细胞数<20%或 20%～25%，伴<30%残留的造血细胞数，伴以下 3 项中的 2 项：中性粒细胞<0.5×10^9^/L，血小板<20×10^9^/L，网织红细胞<20×10^9^/L。②非重型再生障碍性贫血（NSAA）；除 SAA 外均为 NSAA。

治疗多以支持治疗为其首选，这是显著影响 AA 患者结果而最重要的因素之一。其目的是预防骨髓衰竭相关并发症的发生，其中主要是感染和出血的治疗。

2. 血液制品的应用

SAA 的骨髓移植结果显示，相对输血较少的患者结果预后明显优于多次输血的患者。新诊断的 AA 患者尽量不输血，以避免骨髓移植前异体免疫形成。但有时候一些极重度贫血和血小板减少的患者，没有及时输注红细胞和血小板而造成严重的出血甚至死亡。当血小板计数< $10×10^9$/L（或< $20×10^9$/L，同时存在脓毒症、发热）时，推荐输注血小板。因 SAA 患者血象明显降低，常需多次输注红细胞及血小板支持治疗，但也会因此造成体内产生抗 HLA 或非 HLA 抗体，进而导致血小板输注无效，HSC 移植后因高度移植排斥反应造成移植失败。辐照血小板或红细胞似乎可减少异体免疫发生的风险。英国的一项回顾性研究显示，和输注储存前不去除白细胞的血制品相比，全部输注去白细胞血制品后，AA 患者的异体免疫风险可以从 50%显著降低到 12%。

3. 感染的预防

AA 因中性粒细胞计数明显降低，有发生细菌、真菌感染的危险，但也有个体差异，有些患者会反复感染而有些却很少发生。例如，中性粒细胞低于 $0.2×10^9$/L 时，应该预防性使用抗生素。

4. 感染的处理

严重粒细胞减少患者一旦感染，就应给予强有力的治疗。足量、足疗程的广谱抗生素治疗 72h 后，如仍反复发热，此时需加用抗真菌药物治疗。如患者对抗生素反应不佳时，应注意行肺部 X 射线或 CT 检查及腹部影像学检查，特别注意脾脏有无感染灶。对部分应用抗生素治疗效果不佳的患者，也可应用细胞集落刺激因子以提升粒细胞，但如果已连用 5～7 天，中性粒细胞计数仍没有升高，可停止使用。

近年来，AA 患者通过 HSC 移植后，其生存率不断提高，可使 75%～90%的患者得到长期治愈的机会。

骨髓移植前需要对患者的骨髓细胞进行形态学、细胞遗传学、PNH 克隆状况的重新评估，以除外恶性疾病发展的可能，这可能会影响移植预处理方案的选择。另外需要进行 HLA 抗体筛查。如前所述，AA 患者反复输血，可能导致 HLA 异体免疫形成的风险，从而因为对供者血小板的排斥而输血无效。

5. 影响 AA 的预后因素

影响 AA 的预后因素有：①移植前是否伴发疾病；②是否存在活动感染；③是否有 HLA 抗体。

一旦植入成功后，需要严密监测以免继发性植入失败。AA 继发性植入失败与 CSA 过早减量、撤药及血药浓度过低有关。如监测发现受者自体细胞比例增加，则不可减少 CSA 或停药。另外需要注意移植排斥反应，如移植后 4 周，仍然没有植入的证据，可使用 7~10 天的造血细胞生长因子。如仍无植入，可计划再次移植。而且支持治疗也是必需的，以免发生感染影响移植。

6. GVHD 的预防

应用 CSA 替代氨甲蝶呤预防 GVHD 有利于改善 SAA 患者的生存状况，因为晚期 AA 患者存在植入失败的风险，故 AA 患者 GVHD 的预防通常需持续 12 个月，第 9 个月开始逐渐减量。

以脐带血作为供体进行 HSC 移植，其优势在于 HLA 错配可以耐受；此外，理论上脐带血更易获得。

7. 骨髓移植的远期并发症

骨髓移植的远期并发症包括：①不孕不育：相对于血液肿瘤患者，AA 患者在骨髓移植后其不孕不育发生的概率小得多，如果不应用放疗方案或大剂量环孢素进行预处理，其生殖能力基本无影响；②二次肿瘤：使用硫唑嘌呤治疗 GVHD 的患者，其二次肿瘤的发生率要高。

三、溶酶体贮积病

溶酶体贮积病（lysosomal storage disease，LSD）是一种单基因突变疾病，多为常染色体隐性疾病，仅 Hunter 病及 Fabry 病是 X 染色体显性遗传。此类疾病为罕见病。LSD 是多系统疾病，每种疾病的表现各异。可将疾病的表现归纳如下：①影响中枢神经系统，但不同种类的 LSD 的表现轻重不一，主要表现为知识技能倒退、智力下降；②影响骨骼系统，多发的骨发育不全及因骨发育不全导致神经受累；③影响肝脏及脾脏，该病中多种种类疾病均可导致肝脾肿大；④影响心脏功能，该病可导致多种心肌病及心脏瓣膜病的发生；⑤对容貌的影响，该病可导致面容丑陋，是比较有特征性的疾病。LSD 病所累及的范围及其疾病严重程度与残留酶活性有关。

以神经系统疾病表现的 LSD，其治疗方案可采用酶替代治疗，给予此类患儿间断性输注所缺乏的酶。但因血脑屏障的原因，可导致此类患儿的治疗效果不佳。所以，HSC 移植就显得尤为重要。

四、自身免疫性疾病

自身免疫性疾病包含多种多样的疾病，全世界已有超过 1000 例严重自身免疫性疾病患者接受 HSC 移植治疗，如青少年特发性类风湿关节炎、多发性硬化、类风湿关节炎、系统性红斑狼疮等。目前，HSC 移植治疗自身免疫性疾病已有 10 余年经验。其主要的优势在于治疗上的潜力，可避免药物毒性累积，减少治疗费用，提高难治性自身免疫性疾病患者的生存质量。

（一）青少年特发性关节炎

青少年特发性关节炎（juvenile idiopathic arthritis，JIA）是儿童时期较常见的风湿性疾病，是比较复杂的一组疾病，以发热、淋巴结肿大、浆膜炎、肝脾肿大为特征，可分为个别关节型关节炎、多关节型关节炎、全身关节型关节炎、与附着点相关的关节炎、银屑病性关节炎。其特点是慢性病、累及关节，其严重程度取决于关节受累程度、关节外表现、全身系统及脏器改变，其预后总体情况较好，给予适当处理后 75%的患者不会严重致残。并发症主要是关节功能丧失、虹膜睫状体炎所致的视力障碍。个别的病例表现进行性加重，导致关节损害和严重伤残，甚至死亡。如果发生巨噬细胞活化综合征（macrophage activation syndrome，MAS），则预后差，死亡率较高。

HSC 移植可应用于自身免疫性疾病，自体 HSC 移植和免疫清除治疗可以使大部分 JIA 患者完全缓解。其死亡原因是 T 细胞衰竭、抗病毒药物的预防性应用及全身照射放疗的预处理等所致。但是目前 JIA 的治疗方案正因高效生物制剂的应用而发生巨大的变化，HSC 移植暂时不可能成为 JIA 的首选治疗方案。

（二）系统性红斑狼疮（SLE）

SLE 是原发的系统性自身免疫性疾病，其临床表现多种多样。其严重程度是由主要器官受累程度决定的。中枢神经系统受累在 SLE 比较常见，表现为行为改变和认知障碍。约有 50%患者存在严重的肾损伤。一些危及生命的临床表现有大脑和脊柱的急性炎症、狼疮性肺炎、肺栓塞、肺出血、严重的抗磷脂综合征。少数患者还可出现严重的难治性自身免疫性溶血性贫血、自身免疫性血小板减少症。

SLE 治疗的方法以大剂量的糖皮质激素为基础，同时如合并有其他脏器损害，可合用免疫抑制剂，如环磷酰胺。当环磷酰胺累积到一定程度时，会影响其生育能力。因此，应用 HSC 移植 SLE 是一种有治疗价值的选择。对自体 HSC 移植的风险和远期疗效都应进行可靠的评估，首先考虑的是移植治疗的最大获益结果，同时对其生存机会的长短进行分析。HSC 移植的最佳时机应在 SLE 的早期，在发生重要脏器损伤之前，可以减少移植相关死亡发生的概率。需进行骨髓移植患者的标准有：①患者必须有重要脏器损伤的表现，该损伤与死亡率增加及严重致畸的风险相关，如弥漫性增生性肾小球肾炎；②常规免疫抑制治疗后疾病进展的表现，大脑不会造成永久性损伤；③尽管接受了足够的免疫抑制剂治疗，但疾病仍旧恶化或激素依赖，即难治性 SLE。

自体 HSC 移植后，应用大剂量免疫抑制剂治疗对于难治性 SLE 患者可产生短期至中期的疗效，甚至持续数年。异基因 HSC 移植虽有潜力，但在人身上的结果尚待进一步验证。

最新的研究显示，脐带血干细胞可移植治疗小儿 Glanzmann 合并血栓性衰弱病。而且，脐带血自体输血还在新生儿心脏直视手术中应用。

第三节　脐带血干细胞移植的预处理

为使干细胞移植成功，关键的一步是进行预处理。所有需要移植的疾病除重症联合免疫缺陷外，均需对移植细胞进行预处理。

一、预处理的意义

预处理的意义：①清除体内的肿瘤细胞或异常细胞，为移植物创造健康的空间；②摧毁或抑制受者的免疫系统，减少排异反应，便于移植物存活。预处理的方案包括经典的清髓性预处理，以及近年来提出的非清髓性预处理两种。

二、清髓性预处理

（一）以全身放疗为主的预处理

经典的清髓性预处理方案为环磷酰胺+全身照射（CTX+TBI）。环磷酰胺剂量一般为 60mg/（kg·d），2 天。TBI 剂量从最初 7～10Gy/次逐渐改为每日 2～4Gy，分 1～3 次完成，总剂量可达 12～15Gy，分 4～6 日完成。其转变的主要原因是部分学者认为分次 TBI 可减少间质性肺炎的发生。目前通过提高剂量率、缩短照射时间来降低相关毒性，已在临床广为应用。

（二）以白消安为主的非放疗预处理

由于放疗预处理方案可能增加第二肿瘤的发生，或有的患者曾接受过大剂量的放疗治疗不适合继续放疗，且放疗的远期影响大于化疗等因素，需要尽可能少的应用放疗。所以，以白消安为主的非放疗方案逐渐应用于临床。Bucy 方案及小 Bucy 方案的区别在于，前者环磷酰胺剂量为 200mg/kg，后者为 120mg/kg，白消安剂量都为 16mg/kg。但也有研究显示，Bucy 方案较小 Bucy 方案抗白血病作用更佳，移植后复发率更低。所以，很多治疗中心仍将 Bucy 方案 CTX200 作为儿童 AML 标准的清髓性预处理方案。

ALL 对放疗更敏感，可最大限度地清除残留肿瘤细胞，并有更高的存活率及更低的复发率，促进早期植入，因此是理想的难治性白血病的预处理方案。只是年龄小于 2 岁的幼儿，为了减少其过大的远期毒副作用，一般不选择 TBI 的预处理，但是通常加上依托泊苷（Etoposide）可增加移植疗效。近年来，静脉白消安为儿童患者带来了新的希望，保证了用药剂量的准确性、药物浓度的稳定性，减少了肝静脉阻塞综合征，以及出血性膀胱炎等移植相关并发症的发生率。

比较放疗和非放疗这两种预处理的优缺点，在异基因 HSC 移植中，Bu/Cy 和 CTX+TBI 两种预处理在植入失败率、GVHD 发生率方面无差异。Bu/Cy 组肝静脉闭塞综合征、出血性膀胱炎及移植后治疗相关死亡率增加，TBI 组移植后白内障、间质性肺炎及晚期生长发育障碍发生率增高。对于 ALL 或 AML，TBI 组移植后白血病复发率和移植相关死亡率低，生存率高；而对于 CML 组，TBI 组具有较高的移植后复发率、较低的移植相关死亡率和相似的长期无病生存率。

三、非清髓性预处理

研究显示，即使已应用会造成器官毒性剂量的预处理方案，仍不能完全清除体内的残余病灶，异基因移植是否成功取决于移植物抗宿主肿瘤细胞的免疫反应。非清髓性干细胞移植，顾名思义，其预处理后并未将受者骨髓完全清除掉，所以受者造血功能恢复较快，若植入失败，因其自身造血功能重建较快，故不必将自身干细胞冻存以备不测。

非清髓性移植是通过异基因 HSC 的逐渐植入，产生移植物抗白血病细胞作用来达到治疗的目的，这一过程需要一定时间。高危、肿瘤负荷较高的儿童肿瘤患者复发率高，此预处理方法尚未发挥作用，疾病就复发而导致植入失败。由此可知，非清髓性移植方案的适应证是病情进展较慢或非恶性疾病。总之，预处理方案的选择应结合患儿的疾病状态和种类、年龄、一般情况、近远期毒副作用承受能力、既往使用过的方案，以及即将进行的移植类型综合考虑。尤其应与 GVHD 的预防、嵌合体的检测相互配合，以达到平衡毒副作用与复发率的最佳状态。

（魏　兵　林茂辉　任　威　李　妍）

参 考 文 献

黄晓军. 2014. 实用造血干细胞移植. 北京: 人民卫生出版社: 496-511.

Antoine C, Muller S, Cant A, et al. 2003. Long-term survival and hematopoietic stem cell transplantation for immunodeficiencies: a survey of the European experience 1968-1999. Lancet, 361: 553-560.

Bacigalupo A, Hows J, Gluchman E, et al. 1988. Bone marrow transplation(BMT) versus immunosppression for the treatment of severe aplastic anemia(SAA): a report of the EBMT SAA working party. Br J Haematol, 70: 177-182.

Benito AI, Diaz MA, Gonzalez-Vicent M, et al. 2004. Hematopoietic stem cell transplantation using umbilical cord blood progenitors: review of current clinical results. Bone Marrow Transplant 33: 675-690.

Bhattacharya A, Slatter MA, Chapman CE, et al. 2005. Single centre experence of umbilical cord stem cell transplantation for primary immunodeficiency. Bone Marrow Transplant, 36: 1-5.

Borowitz MJ, Devidas M, Hunger SP, et al. 2008. Clinical significance of minimal residual diseade in childhood acute lymphoblastic leukemia and its relationship to other prognositic factors: a children's oncology group study. Blood, 111: 5477-5485.

Camitta BM, Thomas ED, Nathan DG, et al. 1976. Severe aplastic anemia: a prospective study of the effect of early marrow transplantation on actue mortality. Blood, 48: 63-70.

Fernandez A, Chasovskyi K. 2020. The use of umbilical cord blood for autologous transfusion in neonatal open heart surgery. J Cardiothorac Vasc Anesth, 34(2): 483-488.

Gao K, He S, Kumar P, et al. 2020. Clonal isolation of endothelial colony-forming cells from early gestation chorionic villi of human placenta for fetal tissue regeneration. World J Stem Cells, 12(2): 123-138.

Gluckman E, Koegler G, Rocha V. 2005. Human leukcyte antigen matching in cord blood transplantation. Semin Hematol, 42: 85-90.

Howrey RP, Martin PL, Driscoll T, et al. 2000. Graft-versus-leukemia-induced complete remission following unrelated umbilical cord blood transplantation for acute leukemia. Bone Marrow Transplantation, 26: 1251-1254.

J 特雷利文, A J 巴雷特. 2016. 造血干细胞移植的临床实践. 陈虎主译. 北京: 北京大学医学出版社: 62-240.

Killick SB, Win N, Marsh JC, et al. 1997. Pilot study of HLA alloimmunization after transfusion with pre-storage leucodepleted blood products in aplastic anemia. Br J Haematol, 97: 677-684.

Korthauer U, Graf D, Mages HW, et al. 1993. Defective expression of T cell CD40 ligand caused x linked immunodeficiency with hyper lgM. Nature, 361: 539-541.

Li BH, Hu SY. 2019. Child with Wiskott-Aldrich syndrome underwent atypical immune reconstruction after umbilical cord blood transplantation: a case report. World J Clin Cases, 7(21): 3622-3631.

O'Reilly RJ, Brochstein J, Dinsmore R, et al. 1989. Marrow tranplantation for congenital disorders. Semin Hematol, 21: 188-225.

Passweg JR, Socie G, Hinterberger W, et al. 1997. Bone marrow transplantation for severe aplastic anemia: has outcome improved? Blood, 90: 858-864.

Pulsipher MA, Peters C, Ching-Hon Pui. 2011. High risk pediatric acute lymphoblastic leukemia: to transplant or not to transplant? Biol Blood Marrow Transpant, 17: 137-148.

Qian X, Wang P, Wang H, et al. 2020. Successful umbilical cord blood transplantation in children with leukocyte adhesion deficiency type I. Transl Pediatr, 9(1): 34-42.

Rosa M, Gajek K, Salamonowicz-Bodzioch M, et al. 2020. Successful bone marrow recovery after an immunoablative regimen with autologous cord blood transplant in a child with idiopathic severe aplastic anemia: a case report. Transplant Proc, 52(2): 653-656.

Screnci M, Murgi E, Tamburini A, et al. 2015. Family directed umbilical cord blood banking for acute leukemia: usage rate in hematopoietic. Stem Cell Transplantation. 11(2): 275-279.

Sorror ML, Maris MB, Storb R, et al. 2005. Hematopoietic cell transplantation(HCT)-specific comorbidity index: a new tool for risk assessment before allogeneic HCT. Blood, 106: 2912-2919.

第二十一章　脐带血干细胞对消化系统疾病的治疗作用

第一节　在胃肠道疾病中的应用

脐带血干细胞在肝脏疾病治疗中的应用虽已取得一定的效果，但仍需要联合多中心进行大样本的对照研究。目前，脐带血干细胞在胃肠道疾病和胰腺疾病的治疗中也已取得了一定的疗效，但相关的临床报道较少。随着科学试验和临床应用的不断深入，脐带血干细胞有望在更多消化系统疾病的治疗中得到应用。

低水平的核苷酸结合寡聚化结构域蛋白 2（nucleotide-binding oligomerization domain proteins 2，NOD2）与克罗恩病（Crohn's disease）有关，NOD2 可调控肠道炎症，在 hUCB-MSC 中有表达，且可调控其分化。从脐带 WJ 中获得的间充质干细胞可显著降低结肠炎的严重程度、组织病理学的评分、髓过氧化物酶的活性及细胞因子水平，且脐带间充质干细胞可显著降低结肠中环氧化酶 2 和诱导型氮氧合酶的表达。另外，脐带干细胞移植可降低肠通透性，并上调紧密连接蛋白的表达。

第二节　对肝脏疾病的治疗作用

一、概述

肝脏是人体最大的具有解毒功能的代谢器官，具有去除体内毒素及储存糖原（肝糖）等功能。肝脏也可以制造消化系统中的胆汁，是重要的人体器官。肝脏疾病是危害人类健康的严重疾病，包括甲型肝炎、乙型肝炎、脂肪肝和肝硬化等。肝脏疾病的种类按照发病机制分为病毒性肝病和非病毒性肝病。病毒性肝病是由多种肝炎病毒引起的常见传染病，非病毒性肝病包括乙醇性肝病、新陈代谢异常性肝病、药物或毒物性肝病等。这些疾病均可以导致肝功能异常，出现慢性肝病或急性肝衰竭。当肝脏疾病进展到肝硬化等终末期肝病时，常规的保肝治疗效果不佳，同种异体肝移植仍是终末期肝病的首选治疗方法。

然而，供体肝源的缺乏、免疫排斥反应、昂贵的治疗费用及长期应用免疫抑制剂引起的并发症等均限制了肝移植的应用。重症肝病的替代治疗是临床治疗的关键。干细胞具有向肝系细胞分化的潜能及自身增殖的特点，使受损的肝脏细胞得以补充，修复肝功能。因此，干细胞移植已逐渐成为肝脏疾病治疗研究的热点之一。脐带血是干细胞的主要来源，其含有可以重建人体造血和免疫系统的造血干细胞、祖细胞以及少量的间充质干细胞。1988 年，Broxmeyer 等人首先以试验证明了脐带血中含有丰富的造血干细胞。在此之后，Erices 等人报道了脐带血来源的单个核细胞，其表面含有间充质干细胞特征的表面抗原，具有多分化潜能。间充质干细胞（MSC）来源于中胚层，具有扩增能力强、免疫源性低以及具有跨胚层分化潜能等特点。

目前，已发现 MSC 能分化为中胚层的多种成熟组织细胞，如骨、脂肪、肌肉、软骨和血管内皮等，且其具有可塑性，即能跨胚层分化为神经细胞、肝细胞、肾小管上皮细胞、肺细胞和胰岛 β 细胞等非中胚层细胞。MSC 最初主要从骨髓中分离获得，但骨髓源性间充质干细胞（BM-MSC）存在一定的缺点，如随着年龄老化，其细胞数量、扩增及分化能力明显衰退等。人脐带血间充质干细胞（hUCB-MSC）与 BM-MSC 具有相似的形态、表型特征、多向分化潜能，以及较强的增殖分化能力，且具有免疫活性低、采集方便、来源广泛等特点。hUCB-MSC 可合成多种细胞因子和生长因子，对肝脏内局部微环境产生营养性旁分泌作用。hUCB-MSC 在体内或体外均可分化为具有肝细胞功能的细胞，可代替受损的肝细胞，重建受损肝脏的结构和功能，为终末期肝病的治疗提供新的思路。而且，在临床治疗各种病因，如病毒性、乙醇性、遗传性导致的各期肝病及肝硬化患者，也有一定的疗效。

二、在肝硬化治疗中的应用

近年来，国内外对脐带血干细胞在消化系统中的应用已经展开了广泛的研究。肝硬化是消化系统常见的一种慢性肝病，可由一种或多种原因引起肝细胞弥漫性变性、坏死、纤维组织增生和肝细胞结节状再生。周汉超等人观察了骨髓血干细胞和脐带血干细胞在细胞总数中的比例，并分析了两者在肝硬化治疗中的作用。结果显示，脐带血干细胞所占细胞比例明显优于骨髓血干细胞，在治疗肝硬化时，能够提供数量更多、质量更好的细胞。李浩等人将产妇分娩后的脐带血处理后，于 24h 内经股动脉由肝固有动脉注入肝硬化患者的肝脏组织内，患者的临床症状得到了明显的改善，相关生化指标有明显好转的趋势。贺莉等人对 34 例失代偿期肝硬化患者采用脐带血干细胞移植治疗，术中、术后均未发生明显的不良反应。移植后，患者的临床症状明显改善，白蛋白水平升高，凝血酶原时间、总胆红素（total bilirubin，TBIL）下降。这说明脐带血干细胞移植治疗失代偿期肝硬化是一种安全、有效的方法。

三、在肝纤维化治疗中的应用

近年来，国内外对脐带血干细胞在消化系统中的应用已经展开了广泛的研究。肝纤维化（hepatic fibrosis，HF）是肝脏对各种不同致病因子引起的慢性炎症、坏死或其他损伤的修复反应，肝硬化则是 HF 的终末阶段。此时，肝炎病毒、乙醇代谢产物、胆汁酸等肝脏毒性物质作用于肝细胞，肝功能明显下降，同时受损肝细胞释放的天冬氨酸转氨酶（aspartate aminotransferase，AST）、丙氨酸氨基转移酶（alanine aminotransferase，ALT）、TBIL、直接胆红素（direct bilirubin，DBIL）、活性氧（reactive oxygen species，ROS）和纤维形成介质导致自身凋亡。研究发现，HF 是肝细胞损伤导致肝星形细胞（hepatic stellate cell，HSC）活化的结果。但是肝移植也存在许多问题，如手术相关并发症、免疫排斥及高成本等。因此，干细胞治疗将有望替代肝移植，但目前缺乏研究数据的支持，未来仍需要联合多中心做大样本的长期随访对照研究来进一步证实。研究表明，在进行原位肝移植后，可能发生缺血性胆损伤等严重并发症，输注人类脐带血间充质干细胞在临床上是安全且短期有效的，其可能成为治疗肝移植后缺血性胆道损伤的一种新方法。

脐带血干细胞除了可应用于 HF 和肝硬化的治疗外，对重型肝炎也有较好的疗效，可以减轻患者合并的心肌损伤。动物试验也表明，脐带血干细胞能有效改善急性肝衰竭大鼠的肝功能，促进肝细胞的再生，这就为其在以细胞治疗为基础的肝脏再生医学中的应用奠定了理论基础。

第三节　在胰腺疾病中的应用

一、在糖尿病治疗中的应用

由于人类脐带血细胞可以分化为胰岛细胞，因此，这些细胞作为治疗糖尿病的干细胞来源越来越受到人们的关注。研究表明，在糖尿病的动物模型中，脐带血细胞可降低其血糖水平。而在 1 型糖尿病儿童中输注自体的人类脐带血，未获得明显的临床效果。张维娜等人对造模成功后第 5 天的 1 型糖尿病小鼠模型尾静脉注射脐带血干细胞，结果显示，小鼠胰腺形态学变化得到了改善，胰腺组织 PDX-1 及 MafA 蛋白表达升高，1 型糖尿病小鼠的症状得到了改善，血糖降低。Li 等人对 15 例采用胰岛素治疗的 2 型糖尿病患者移植了脐带血间充质干细胞，结果发现，15 例患者的血糖和胰岛素用量均显著降低。Chen 等人将 12 例持续时间超过 10 年且接受了二甲双胍和胰岛素治疗的 2 型糖尿病患者随机分为利拉组（采用利拉格鲁肽治疗）和利拉＋MSC 组（采用利拉格鲁肽治疗联合脐带血间充质干细胞治疗）。结果发现，治疗后利拉＋MSC 组患者较利拉组血糖、空腹血糖等指标改善更明显，两组间比较，差异均有统计学意义（$P<0.05$），且利拉＋MSC 组患者葡萄糖代谢和 β 细胞功能亦均有改善。近年来，研究发现，糖尿病发病的主要原因是胰腺中胰岛 β 细胞减少、胰岛分泌功能缺陷。因此，如何促进胰岛 β 细胞的再生是治疗糖尿病的关键。而人脐带血干细胞因其可分化为分泌胰岛素的胰岛 β 细胞，在糖尿病治疗中备受关注。

目前，已有 25 000 多例临床移植成功的案例。丁海霞等人对比了不同途径的脐带血干细胞移植对 2 型糖尿病的临床疗效，将 30 只新西兰白兔随机分为 5 组，其中 6 只在兔的胰腺内注射脐带血干细胞 5×10^5 个（A 组），6 只向胰腺背动脉内注入脐带血干细胞 5×10^5 个（B 组），6 只经耳缘静脉输注脐带血干细胞 5×10^5 个（C 组），6 只在腹腔内多处注入脐带血干细胞 5×10^5 个（D 组），其余 6 只向腹腔内注射相同体积的 PBS 溶液作为对照组（E 组）。HE 染色观察胰腺组织的形态学变化，每周检测白兔血糖和血浆中的胰岛素水平。结果显示，将脐带血干细胞在胰腺、胰腺背动脉注射及耳缘静脉输注进行移植，可以明显降低血糖，增加胰岛素的分泌量，其中，胰腺和胰腺背动脉注射效果优于耳缘静脉输注，腹腔内移植无明显效果。其他信息详见本书第十五章。

二、在胰腺炎治疗中的应用

Meng 等人在对大鼠重症急性胰腺炎（severe acute pancreatitis，SAP）的研究中，将大鼠随机分为 3 组（对照组、SAP 组，SAP＋脐带间充质干细胞组），SAP 组血清淀粉酶、脂肪酶水平明显高于对照组，差异有统计学意义（$P<0.05$）；与对照组相比较，SAP 组大鼠的胰腺有明显的水肿、炎症、出血及坏死。但 SAP＋脐带间充质干细胞组大鼠在移植脐带间充质干细胞后的第 3、5 天，与 SAP 组相比较，血清淀粉酶的水平明显降低，差异有统计学意义（$P<0.05$）；与 SAP 组相比较，SAP＋脐带间充质干细胞组大鼠胰腺的水肿形成、炎性细胞浸润、出血和坏死均明显减少，差异有统计学意义（$P<0.05$）。该研究结果表明，脐带间充质干细胞（umbilical cord mesenchymal stem cell，UC-MSC）移植治疗继发性 SAP 可明显抑制炎症，降低胰腺损伤。

（孙　月　王永书　孙静莉）

参 考 文 献

奉婷, 朱卫民, 余泽波. 2013. 脐带血间充质干细胞治疗肝病的研究进展. 国际消化病杂志, 33(3): 176-179.

贺莉, 乔丽娟, 曾维政, 等. 2015. 干细胞移植治疗肝硬化的临床研究. 中华细胞与干细胞杂志(电子版), 5(1): 37-41.

李浩, 周翔天, 殷俊, 等. 2014. 人脐带血干细胞移植术治疗肝炎后肝硬化的临床应用与观察. 安徽医药, 18(7): 1246-1249.

廖毅, 曾其强. 2011. 干细胞治疗在肝胆胰疾病中的应用. 肝胆胰外科杂志, 23(6): 517-519.

姚勇. 2012. 人脐带血间充质干细胞治疗终末期肝病的进展. 重庆医学, 41(17): 1771-1774.

周汉超, 刘黎, 周健, 等. 2011. 骨髓、脐带血干细胞中淋巴细胞和单核细胞与 CD34、CD38 亚型细胞百分比在治疗肝硬化中的比较. 中华临床医师杂志(电子版), 5(6): 1731-1733.

Ahn SY, Maeng YS, Kim YR, et al. 2020. In vivo monitoring of dynamic interaction between neutrophil and human umbilical cord blood-derived mesenchymal stem cell in mouse liver during sepsis. Stem Cell Res Ther, 11(1): 44.

Anwar I, Ashfaq UA, Shaukat Z. 2020. Therapeutic potential of umbilical cord stem cells for liver regeneration. Curr Stem Cell Res Ther, 15(3): 219-232.

Chen H, Tang S, Liao J, et al. 2019. Therapeutic effect of human umbilical cord blood mesenchymal stem cells combined with G-CSF on rats with acute liver failure. Biochem Biophys Res Commun, 517(4): 670-676.

Elmahdy NA, Sokar SS, Salem ML, et al. 2017. Anti-fibrotic potential of human umbilical cord mononuclear cells and mouse bone marrow cells in CCl4-induced liver fibrosis in mice. Biomed Pharmacother, 89: 1378-1386.

Hong SH, Gang EJ, Jeong JA, et al. 2005. In vitro differentiation of human umbilical cord blood-derived mesenchymal stem cells into hepatocyte-like cells. Biochem Biophys Res Commun, 330(4): 1153-1161.

Kagia A, Tzetis M, Kanavakis E, et al. 2019. Therapeutic effects of mesenchymal stem cells derived from bone marrow, umbilical cord blood, and pluripotent stem cells in a mouse model of chemically induced inflammatory bowel disease. Inflammation, 42(5): 1730-1740.

Kim HS, Shin TH, Lee BC, et al. 2013. Human umbilical cord blood mesenchymal stem cells reduce colitis in mice by activating NOD2 signaling to COX2. Gastroenterology, 145(6): 1392-1403.

Li YH, Xu Y, Wu HM, et al. 2016. Umbilical cord-derived mesenchymal stem cell transplantation in hepatitis b virus related acute-on-chronic liver failure treated with plasma exchange and entecavir: a 24-month prospective study. Stem Cell Rev, 12(6): 645-653.

Lin Y, Lin L, Wang Q, et al. 2015. Transplantation of human umbilical mesenchymal stem cells attenuates dextran sulfate sodium-induced colitis in mice. Clin Exp Pharmacol Physiol, 42(1): 76-86.

Meng HB, Gong J, Zhou B, et al. 2013. Therapeutic effect of human umbilical cord-derived mesenchymal stem cells in rat severe acute pancreatitis. Int J Clin Exp Pathol, 6(12): 2703-2712.

Nguyen DH, Mitchell ME. 1991. Gastric bladder reconstruction. Urol Clin North Am, 18(4): 649-657.

Xie K, Liu L, Chen J, et al. 2019a. Exosomal miR-1246 derived from human umbilical cord blood mesenchymal stem cells attenuates hepatic ischemia reperfusion injury by modulating T helper 17/regulatory T balance. IUBMB Life, 71(12): 2020-2030.

Xie K, Liu L, Chen J, et al. 2019b. Exosomes derived from human umbilical cord blood mesenchymal stem cells improve hepatic ischemia reperfusion injury via delivering miR-1246. Cell Cycle, 18(24): 3491-3501.

Zhang YC, Liu W, Fu BS, et al. 2017. Therapeutic potentials of umbilical cord-derived mesenchymal stromal cells for ischemic-type biliary lesions following liver transplantation. Cytotherapy, 19(2): 194-199.

Zhou P, Hohm S, Olusanya Y, et al. 2009. Human progenitor cells with high aldehyde dehydrogenase activity efficiently engraft into damaged liver in a novel model. Hepatology, 49(6): 1992-2000.

Zuk PA, Zhu M, Ashjian P, et al. 2002. Human adipose tissue is a source of multipotent stem cells. Mol Biol Cell, 13(12): 4279-4295.

第二十二章 脐带血干细胞对泌尿系统疾病的治疗作用

第一节 在肾脏疾病中的应用

人脐带血间充质干细胞（human umbilical cord bood mesenchyreal stem cell，hUCB-MSC）与胎儿脐带分离，其具有较高的自我更新和多方向分化潜能，可用于治疗慢性肾功能衰竭（chronic renal failure，CRF）。在对 19 例慢性肾功能不全的患者进行干细胞移植治疗的研究中发现，脐带血干细胞治疗慢性肾功能不全有一定的近期疗效，远期疗效还需要进一步观察。研究表明，早期进行这种 MSC 治疗可以通过调控性 T 细胞诱导和免疫调控来减弱肾损伤；而晚期治疗（在发展为肾功能障碍后）不能预防急性肾损伤的进展或改变肾内炎症的微环境。原发性肾病综合征（primary nephrotic syndrome，PNS）是较常见的肾脏疾病，大量蛋白尿和低蛋白血症是其较基本的临床特点，目前对其进行治疗的主要方法是采用非特异免疫抑制剂，如激素和环磷酰胺等，但长期应用不良反应明显。

目前，对 UCB-MSC 治疗原发性肾病的相关研究较少，李俊霞等人采用 UCB-MSC 治疗 30 例难治性 PNS。结果显示，UCB-MSC 治疗难治性 PNS 临床缓解率高、起效快且并发症较少，对改善病情以及预防复发具有积极的作用，可进一步观察远期疗效。IgA 肾病是以反复发作性肉眼或镜下血尿、肾小球系膜细胞增生、基质增多、球囊基底膜变形和裂解伴广泛 IgA 沉积为特点的原发性肾小球疾病，是我国慢性肾小球肾炎中较常见的一种类型。孙洞箫等人将 60 只 SPF 级雄性昆明小鼠分为正常对照组、模型组和治疗组，每组 20 只，造模成功后，治疗组经尾静脉注射 0.5ml 的 hUCB-MSC，对照组和模型组经尾静脉注射生理盐水 0.5ml。结果显示，模型组和治疗组小鼠均出现蛋白尿和血尿，治疗组于治疗第 21 天，血尿有所消失；治疗后，与模型组比较，治疗组肾组织纤维化程度明显减轻、血管内皮生长因子（VEGF）表达增强。治疗后第 7、21 和 56 天，治疗组 SCr、24h 尿蛋白均较模型组明显改善（$P<0.05$）；治疗后第 56 天，治疗组 BUN 较模型组明显下降（$P<0.01$）。这些表明，hUCB-MSC 移植对 IgA 肾病小鼠肾功能具有保护作用，其机制可能与上调肾组织中 VEGF 的表达有关。hUCB-MSC 也可通过淋巴细胞，诱导分化 Th2 细胞因子，抑制促炎细胞因子的产生，从而有效减轻肾脏炎症，缓解实验性狼疮性肾炎，且在临床前的研究中证实，在狼疮性肾炎的治疗中，有使用不匹配供体脐带的可能性。

目前，上海市东方医院内分泌科正在开展一项评估脐带间充质干细胞治疗糖尿病肾病有效性及安全性的临床研究。该研究已经完成国家备案，拟招募 18 例 2 型糖尿病合并肾病患者参加此项研究。

第二节 在膀胱疾病中的应用

炎症、外伤、感染等是造成膀胱损伤或缺失的主要原因，虽然膀胱具有一定的代偿能力，但大面积的缺损无法完全再生，造成膀胱容积和顺应性的下降，最终损伤尿路功能。因此，膀胱修复乃至重建具有重要的意义。目前，采用腹膜、胎盘等组织替代材料，效果均不理想；选择全层胃肠道扩大或重建膀胱，存在较多并发症。组织工程技术的发展为膀胱的修复带来了新的思路。脐带 MSC 是较原始的干细胞，其来源丰富，细菌、病毒等的感染率较低，且具有较强的增殖及多向分化潜能，是组织工程研究的理想种子细胞。广茜茜等人利用体外共培养的方法，将纤维蛋白凝块上诱导的脐带血 MSC 分化为膀胱上皮细胞，为膀胱组织工程提供了可以使用的种子细胞和细胞支架。

目前，体外诱导 MSC 向平滑肌细胞（smooth muscle cell，SMC）分化主要采用诱导剂和生长因子，但存在价格昂贵、不能真实模拟体内环境等缺点。员海超等人选择 UCB-MSC 作为种子细胞，在膀胱平滑肌细胞（bladder SMC，BSMC）的培养条件下诱导 UCB-MSC 向 SMC 分化。出血性膀胱炎（hemorrhagic cystitis，HC）是儿童异基因造血干细胞移植（allogeneic hematopoietic stem cell transplantation，allo-HSCT）术后的主要并发症。目前，其发病机制尚未明确，已知的治疗方法有水化、碱化、利尿、膀胱冲洗及药物灌注等。难治性、致死性 HC 经常借助外科干预，但治疗效果并不十分理想，且部分为侵袭性操作，患儿依从性差，有出血及感染的风险。贾锐等人在常规治疗的基础上联合应用 UCB-MSC 静脉输注治疗 HC，取得了较好的疗效。

第三节 结 语

尽管脐带血干细胞在泌尿系统中的应用研究与血液系统、心血管系统和神经系统等相比相对较少，但在早期慢性肾功能不全、难治性 PNS 的治疗中均有不同程度的疗效。然而，其远期疗效及治疗机制仍待进一步探究。另外，脐带血干细胞的应用给膀胱的修复带来了新的希望，未来可通过基础研究和临床试验更深入地分析脐带血干细胞在泌尿系统疾病中的作用机制，以期在更多泌尿系统疾病的治疗中发挥更大的作用。

（赵 俊 孙 月 林茂辉）

参 考 文 献

贾锐, 杨晓凤, 陆岩, 等. 2012. 脐带间充质干细胞治疗儿童造血干细胞移植后出血性膀胱炎 8 例观察. 中国当代儿科杂志, 14(7): 554-557.

李俊霞, 周欣谕, 丘美兰, 等. 2016. 脐带间充质干细胞对难治性肾病综合征的疗效观察. 中华细胞与干细胞杂志(电子版), 6(2): 92-96.

孙洞箫, 王志奇, 周盾. 2012. 人脐带间充质干细胞移植对 IgA 肾病小鼠肾功能的影响. 山东医药, 52(26): 36-38.

唐晓文, 刘一之, 朱晓黎, 等. 2006. 选择性双侧髂内动脉栓塞治疗 allo-HSCT 术后重度出血性膀胱炎. 中华器官移植杂志, 27(6): 345-347.

员海超, 柳良仁, 郑硕, 等. 2013. 膀胱平滑肌细胞条件培养液诱导脐带 MSCs 向平滑肌细胞分化的实验研究. 中国修复重建外科杂志, 27(12): 1506-1511.

Chang JW, Hung SP, Wu HH, et al. 2011. Therapeutic effects of umbilical cord blood-derived mesenchymal stem cell transplantation in experimental lupus nephritis. Cell Transplant, 20(2): 245-257.

Chiloff DM, de Almeida DC, Dalboni MA, et al. 2020. Soluble fas affects erythropoiesis in vitro and acts as a potential predictor of erythropoiesis-stimulating agent therapy in patients with chronic kidney disease. Am J Physiol Renal Physiol, 318(4): 861-869.

Falke G, Caffaratti J, Atala A. 2000. Tissue engineering of the bladder. World J Urol, 18(1): 36-43.

Lee SJ, Ryu MO, Seo MS, et al. 2017. Mesenchymal stem cells contribute to improvement of renal function in a canine kidney injury model. In Vivo, 31(6): 1121-1124.

Li W, Wang L, Chu X, et al. 2017. Icariin combined with human umbilical cord mesenchymal stem cells significantly improve the impaired kidney function in chronic renal failure. Mol Cell Biochem, 428(1-2): 203-212.

Nuininga JE, van Moerkerk H, Hanssen A, et al. 2004. A rabbit model to tissue engineer the bladder. Biomaterials, 25(9): 1657-1661.

Park JH, Jang HR, Kim DH, et al. 2017. Early, but not late, treatment with human umbilical cord blood-derived mesenchymal stem cells attenuates cisplatin nephrotoxicity through immunomodulation. Am J Physiol Renal Physiol, 313(4): 984-996.

Tian H, Bharadwaj S, Liu Y, et al. 2010. Differentiation of human bone marrow mesenchymal stem cells into bladder cells: potential for urological tissue engineering. Tissue Eng Part A, 16(5): 1769-1779.

Xie J, Liu B, Chen J, et al. 2018. Umbilical cord-derived mesenchymal stem cells alleviated inflammation and inhibited apoptosis in interstitial cystitis via AKT/mTOR signaling pathway. Biochem Biophys Res Commun, 495(1): 546-552.

Zhang R, Zhu Y, Li Y, et al. 2020. Human umbilical cord mesenchymal stem cell exosomes alleviate sepsis-associated acute kidney injury via regulating microRNA-146b expression. Biotechnol Lett, 42(4): 669-679.

第二十三章 脐带血清对眼部疾病的治疗作用

第一节 概　述

眼泪在维持眼表（ocular surface）包括角膜和结膜上皮细胞的健康方面发挥着重要作用。眼泪的成分，如表皮生长因子（EGF）和维生素 A 可调控眼表面上皮细胞的增殖、分化和成熟。严重干眼综合征或干燥性角结膜炎等主要的眼表疾病是通过鳞状上皮化生及在泪膜（tear film）的数量和质量上的改变而导致眼表的改变。眼表面疾病的常规治疗方法包括应用人工泪液（artificial tears，AT）、外用糖皮质激素或环孢素 A、治疗性隐形眼镜、防护眼镜或前房眼镜、封泪管及睑缘缝合术。然而，尽管这样，许多患者仍会持续地出现与眼表改变相关的症状。联合使用其他物质以提高上皮细胞的增殖和分化可以治疗上述眼表疾病。通常，自体血被用于治疗各种眼表疾病，因为其包含生长因子及必需的眼泪成分。

最近，研究发现，脐带血也包含必需的泪液成分、生长因子和神经元营养因子，其可用于治疗许多眼表疾病，包括干眼综合征、持续性上皮缺损及神经营养角膜炎。脐带血血清（cord blood serum，CBS）滴眼液可明显改善严重眼表疾病患者的角膜神经形态和主观症状。有研究将 144 例汉森病（Hansen's disease）中的中重度干眼综合征患者随机分为无防腐剂 AT 组、脐带血血清组和自体血清（autologous serum，ALS）组。在对临床参数进行基线检查后，6 周内每例患者每天接受 6 次局部治疗，在 12 周后中止局部治疗，并在第 1 次和第 2 次治疗后，对 3 种泪液蛋白进行分析。该研究结果显示，血清治疗汉森病中的中重度干眼综合征，可提高临床参数，改善泪液蛋白的状况。Yoon 等人在对行准分子激光上皮下角膜磨削术的 60 例患者进行研究时发现，与常规治疗相比较，应用 20% 脐带血滴眼液可减少术后角膜混浊的发生率，提高泪膜及眼表参数。

第二节　血清在眼科学中应用的发展史

外周血血清中含有较眼泪更高的维生素 A、TGF-β1、IGF-1、NGF、纤连蛋白及溶菌酶浓度，更低的免疫球蛋白 A、EGF 及维生素 C 浓度。在临床上，ALS 滴眼液可有效治疗严重干眼干燥综合征、移植物抗宿主病（GVHD）、持续性角膜上皮损伤、神经营养性角膜病变、上缘角膜结膜炎及复发性角膜糜烂。

几项研究报道了用于治疗干眼综合征的 ALS 滴眼液的疗效、稳定性及安全性。Fox 等人首先报道了应用 ALS 治疗干眼干燥综合征的优点，且血清优于人工泪液。Tsubota 等人将 20% ALS 应用于严重干眼综合征相关的干燥综合征及眼表瘢痕性类天疱疮或 Stevens-Johnson 综合征的重构。患者血清治疗 4 周后，12 例玫瑰红染色和荧光染色分数（眼表上皮病变分数）提高，并且在培养的结膜上皮细胞中，黏蛋白的表达明显上调。Ogawa 等人应用 20% ALS 治疗慢性 GVHD 患者的严重干眼综合征。有研究在干眼或严重眼表疾病的对照研究中发现，与传统的治疗相比较，ALS 治疗可明显改善干眼的症状和体征。Noble 等人报道 ALS 治疗可明显提高症状评分和印迹细胞学结果。Kojima 等人报道，与不含防腐剂的人工泪液相比较，ALS 可明显提高症状评分、泪膜破裂时间、玫瑰红染色和荧光染色分数。

ALS 滴眼液可用于治疗持续性角膜上皮缺损和神经营养性角膜炎。Tsubota 等人报道，应用 20% ALS 治疗的 16 例患者中，2 周内愈合 43.8%，1 个月愈合 62.5%。Poon 等人的研究发现，应用 50% 或 100% ALS，平均 29 天愈合 60.0%；停止使用血清后，上皮细胞缺损复发达 55.6%。在 4 例神经营养性角膜炎患者中也使用了 ALS 滴眼液，其中，2 例患者获得了较好的治疗效果。Young 等人发现，在使用 20% ALS 滴眼液治疗角膜上皮缺损 1 个月后，2/3 的患者获得愈合。Matsumoto 等人也应用 20% ALS 滴眼液对 11 例神经营养性角膜炎患者进行治疗，在治疗平均 17.1 天时，所有眼睛的上皮细胞功能障碍完全得到愈合。治疗后，视敏度和角膜知觉均获得了明显地提高。

ALS 可被用于辅助黄斑裂孔手术。血清治疗能改善上缘角膜结膜炎的眼表病变及主观症状，减少复发性角膜上皮糜烂的数量。其也可用于治疗行玻璃体切割术的糖尿病患者角膜上皮擦伤，以及小梁切除术后通过结膜滤过泡的迟发型眼房水渗出。

第三节　血清在眼科学治疗中的基本原理

血清在较多眼表疾病中的有效性是已知的。血清的生物力学和生化特性与正常的泪液相似。血清治疗的基本原理是血清能提供重要的眼泪成分及眼表人造泪液中缺少的、可更新上皮细胞的基础营养物质。血清中有许多营养物质和泪液成分，包括 EGF、维生素 A、转化生长因子（TGF）-β、酸性成纤维细胞生长（aFGF）和碱性成纤维生长因子（bFGF）、血小板衍生生长因子（PDGF）、肝细胞生长因子（HGF）、纤连蛋白和血清抗蛋白酶（如 α2-巨球蛋白）。EGF 可抑制细胞凋亡，促进角膜上皮细胞的增殖；维生素 A 能抑制干燥性角膜结膜炎鳞状上皮化生的进展；TGF-β 可控制角膜上皮细胞的增殖，保持细胞的未分化状态；纤连蛋白可促进上皮细胞的迁移和锚定；α_2-巨球蛋白可起到抑制角膜胶原酶的作用。血清也含有神经营养物质，如 P 物质、胰岛素生长因子（IGF-1）及神经生长因子（NGF），可用于恢复神经营养性角膜炎患者眼表的完整性。存在于血清中的油脂能替代睑板腺产生的脂质成分，前白蛋白有助于促进泪液膜的稳定性。因此，血清生产的滴眼液能起到润滑和营养眼表面上皮细胞的作用。对角膜上皮缺损的动物模型行准分子激光上皮下角膜磨削术后，与人工滴眼液相比较，20%血清滴眼液能使角膜上皮缺损更快速地愈合，从而造成：①角膜细胞凋亡减少，伤口处成纤维细胞和肌成纤维细胞迁移；②炎症细胞的迁移减少；③抑制细胞因子释放。

第四节　脐带血血清在眼科学中的应用

尽管 ALS 对很多眼表疾病的治疗是有益的，但其也有缺点。ALS 治疗需要重复采血以获得新鲜的血清，这可造成患者的不适或拒绝治疗。而且，身体条件差或血质不调的患者很难接受，特别是血液病患者。

胎牛血清已广泛应用于实验室，其有助于细胞的培养；在体外可加速角膜细胞的迁移，调控培养的角膜缘上皮细胞克隆的生长和分化。初步研究显示，与 ALS 相比较，脐带血血清能更快地促进角膜上皮愈合。如果脐带血血清也包含基础的泪液成分和生长因子，其可能会替代 ALS，在眼科疾病的治疗中发挥更大的作用。在这个假设下，研究分析了脐带血血清中的泪液因子，并应用脐带血血清滴眼液治疗许多眼表疾病。研究证实，脐带血血清包含高浓度的生长、神经因子及基本的泪液成分，如 EGF、维生素 A、TGF-β、P 物质、IGF-1 及 NGF。这些泪液成分可为上皮细胞的更新提供基本营养，促进眼表上皮细胞的增殖、迁移和分化。脐带血血清滴眼液已在干眼综合征、干燥综合征、持续性上皮损伤及神经营养性角膜炎等的治疗中应用。脐带血血清中的 EGF 和 TGF-β 浓度分别高于外周血血清的 3 倍和 2 倍。尽管脐带血血清中维生素 A 的浓度低于外周血，但较泪液高，足以保护鳞状上皮化生。该研究分析和比较了 P 物质、IGF-1、NGF 在脐带血血清、正常的外周血血清以及泪液中的浓度。脐带血血清中的 P 物质、IGF-1 及 NGF 的浓度高于泪液。与外周血血清相比较，脐带血血清含有更高的 NGF 和更低的 IGF-1 水平。脐带血血清中的 P 物质高于外周血血清，但差异无统计学意义，见表 23-1。由于脐带血间充质干细胞可用于再生角膜组织和视网膜神经细胞，因此，脐带血血清也可用于组织工程和再生医学。

表 23-1 脐带血血清、外周血血清和泪液成分的比较

	脐带血血清	外周血血清	泪液
EGF	0.48±0.09ng/ml	0.14±0.03ng/ml	1.9～9.7ng/ml
TGF-β	57.14±18.98ng/ml	31.30±12.86ng/ml	2～10ng/ml
维生素 A	230.85±13.39ng/ml	372.34±22.32ng/ml	0.4～10.6ng/ml
P 物质	245.3±53.9pg/ml	169.5±81.0pg/ml	69.8±24.9pg/ml
IGF-1	239.0±77.1ng/ml	375.5±51.3ng/ml	75.7±50.5ng/ml
NGF	729.7±72.0pg/ml	401.7±98.1pg/ml	107.5±70.9pg/ml

与 ALS 治疗比较，脐带血血清治疗有较多优势。因为大量的血清可以从脐静脉一次性地获得，许多患者能够从这种无需其他准备的取样方式中获益。另外，脐带血血清治疗也适用于身体条件差或血质不调的患者。

第五节　脐带血血清滴眼液的制备、安全性及稳定性

一、制备

脐带血是经知情同意后，从母亲的阴道或剖宫手术分娩获得。供体应该在第一和第三孕期进行两次实验室检查，包括乙型肝炎 B 和 C 型病毒、人免疫缺陷病毒（HIV）。胎儿娩出后，从脐静脉收集 200～250ml 脐带血。脐带血置于室温 2h 后凝结，3000g 离心，15min，在无菌条件下的层流气罩中分离血清，用平衡盐溶液（balanced salt solution，BSS）稀释血清至 20%。血清的制备过程中，如凝固时间、离心、稀释等均影响血清的成分以及对上皮的营养效果。较长的凝固时间、大量而高速的离心，以及使用 BSS 稀释均能提高血清滴眼液的疗效，促进眼表上皮细胞的增殖、迁移和分化。在紫外灯的保护下，稀释的血清被等分装入 5ml 的无菌试管中。嘱患者开瓶后在冰箱中 4℃保存，–20℃存储未开封的滴眼液。每个开口瓶在使用 1 周后停止使用。储存的最长时间为 3～6 个月。

除无防腐剂的人工泪液以外，脐带血血清滴眼液按要求每天使用 6～10 次。抗生素滴眼液每天 2 次缓慢滴入，同时与血清间隔 5min。

二、安全性及稳定性

外周血血清中的 EGF、维生素 A 及 TGF-β 置于 4℃冰箱中可保存 1 个月，–20℃冷冻可储存 3 个月。血清滴眼液的制备和储存过程严格，可以安全使用。血清有抑菌的作用，因为其包含抑菌药物，如 IgG、溶菌酶及补体。另外，血清不含防腐剂，因此，血清治疗可避免因防腐剂毒性而发生的危险。体外毒性测试显示，与无防腐剂的羟丙甲纤维素相比较，血清滴眼液毒性更小。

第六节　脐带血血清滴眼液在眼科学中的应用

一、持续性角膜上皮缺损

持续性角膜上皮缺损被定义为上皮细胞在预期的时间内缺陷再生的失败，其由药物、化学、热损伤、带状疱疹后感染、自体免疫疾病（如类风湿性关节炎、瘢痕性类天疱疮、多形性红斑、神经疾病、泪膜异常及代谢紊乱）造成。持续性角膜上皮缺损可能在前基质中发生，并导致随后的基质溃疡，造成严重的眼表疾病和视力丧失。

使用脐带血血清滴眼液可有效治疗持续性眼角上皮缺损。在一项随机对照临床研究中，30 只眼采用

脐带血血清治疗，29 只眼采用 ALS 治疗。脐带血血清组和 ALS 组的治愈率分别为 58.1%和 37.9%。在脐带血血清组中，上皮缺损比例的中位百分率下降得更明显。研究显示，14 例持续性上皮缺损的患者（14 只眼睛）用 20%脐带血血清滴眼液，每日 6 次，治疗至少 2 周。治疗前的平均病程为（7.2±6.3）周；平均缺损面积为（7.86±7.32）mm²。治疗 2 周，上皮缺损愈合率为 42.9%；治疗 2～4 周，愈合率为 42.9%。2 只眼（14.2%），其中一只为化学损伤，另一只为疱疹神经营养性角膜病，治疗 4～8 周愈合。有效或部分有效的平均愈合时间为（2.75±1.06）周。Sharma 等人在一项回顾性研究中，对损伤 3 周内的 55 只眼（化学烧伤Ⅲ、Ⅳ、Ⅴ级）进行评估。采用常规治疗的 20 只眼作为传统医学（conventional medical，CM）组，联合脐带血血清（umbilical cord serum，UCS）治疗的 17 只眼作为 UCS 组，联合羊膜移植术（amniotic membrane transplantation，AMT）治疗的 18 只眼作为 AMT 组。CM 组、UCS 组和 AMT 组上皮缺损的平均愈合时间分别为（57.7±29.3）天、（27.4±19.0）天和（41.1±28.9）天，其差异均有统计学意义（$P<0.05$）；末次随访中，CM 组、UCS 组和 AMT 组的 Schirmer 值分别为（13.7±1.0）mm、（6.9±3.0）mm 和（13.2±1.5）mm，差异均有统计学意义（$P<0.05$）。这些表明，UCS 治疗可能是急性中度至重度（Ⅲ、Ⅳ、Ⅴ级）眼化学烧伤的更好选择，因为其可以避免对已经发炎的眼睛进行手术。

Erdem 等人在一项研究中，对常规治疗有抵抗性的 14 例患者的 16 只眼睛采用脐带血滴眼液治疗，每周随访 1 次，直至上皮形成，收集资料包括角膜损伤的等级（Ⅰ级：上皮缺损＋表层血管形成；Ⅱ级：上皮缺损＋基质水肿；Ⅲ级：角膜溃疡＋基质融化）、上皮缺损的大小（预处理第 7、14、21 个治疗日）。结果发现，两个垂直轴上的上皮缺损平均大小为 5.2mm×4.6mm，范围为（2.5～8.0）mm×（2.2～9.0）mm；平均治疗时间为（8.3±5.0）周。在脐带血血清治疗中，12 只眼（75.0%）有效，4 只眼（25.0%）无效。4 例无效者采用羊膜移植和皮肤修补术治愈。该研究结果显示，脐带血血清治疗持续性角膜上皮缺损是安全、有效的，且疾病等级对治愈时间有一定的影响。

二、干眼综合征

对 31 例（55 只眼）严重干眼综合征患者（难以接受常规治疗者；干眼综合征症状超过 3 个月；低泪膜破裂时间低于 5s；低泪液分泌测试 5mm；荧光或玫瑰红活体染色阳性≥3）采用脐带血血清滴眼液治疗。其中，20 例患者（38 只眼）有干燥综合征。在未患有干燥综合征的 11 例患者（17 只眼）中，6 例（8 只眼）有化学损伤，3 例（6 只眼）有 Stevens-Johnson 综合征，1 例患者（2 只眼）有瘢痕性类天疱疮，1 例患者（1 只眼）有角膜疱疹。治疗后 1、2 个月，症状评分、泪膜破裂时间、角膜上皮病变评分均明显提高；在泪液分泌的改变和角膜敏感性测试方面，差异无统计学意义。治疗后 2 个月，印迹细胞学（impression cytologic）分析显示，结膜鳞状上皮化生的等级和杯状细胞密度均明显提高（图 23-1）。大多数患者对脐带血血清治疗较满意，并且有意愿继续接受血清治疗。在血清的培养中，无细菌和真菌生长。使用脐带血血清治疗干眼综合征无明显相关的并发症发生。

一项前瞻性的对照研究比较了 ALS 和脐带血血清滴眼液治疗严重干眼综合征的疗效。48 例干眼综合征患者（92 只眼）中包含 17 例（34 只眼）干燥综合征患者和 31 例（58 只眼）非干燥综合征患者。其中，21 例患者（41 只眼）使用 20% ALS 滴眼液，27 例患者（51 只眼）使用脐带血血清滴眼液进行治疗。结果显示，ALS 和脐带血血清均可增加症状评分、泪膜破裂时间、角膜上皮病变评分及印迹细胞学结果。治疗后 2 个月，与 ALS 治疗相比较，使用脐带血血清治疗的干燥综合征患者，其杯状细胞密度更高。因此，与 ALS 滴眼液相比较，脐带血血清滴眼液可减轻严重干眼综合征患者的临床症状和角膜上皮病变程度，增加干燥综合征患者的杯状细胞密度。

Versura 等人对脐带血血清滴眼液进行了标准化的质量控制，并评估了脐带血血清滴眼液治疗严重干眼综合征患者 1 个月后病变角膜上皮的疗效。在临床试验中，17 例 GVHD 患者和 13 例干燥综合征患者均患有严重的持续性角膜缺损。给予消毒的脐带血血清滴眼液，每日每只眼上皮生长因子 0.15ng，以这

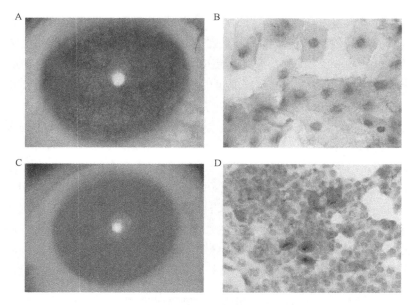

图 23-1 干眼综合征的荧光染色和印迹细胞学分析结果

A. 在脐带血治疗前，角膜上皮的荧光染色；B. 结膜印迹细胞学显示，杯状细胞和巨大多边形上皮细胞缺失，其核质比为 1∶6（PAS，400×）；
C. 脐带血治疗 2 个月后，角膜上皮明显改善；D. 治疗后的结膜印迹细胞学显示，许多 PAS 阳性的杯状细胞和小圆形上皮细胞，其核质比为 1∶2
（PAS，400×）

个剂量配比使用 1 个月。上皮缺损程度以缺损面积、主观症状评分（眼部表面疾病指数）、基础泪液分泌试验Ⅰ、泪膜破裂时间、眼泪渗透性、角膜触觉测量法（Cochet-Bonnet 角膜知觉测量法）、结膜刮片及印迹细胞学与杯状细胞数进行评估。结果显示，角膜上皮损伤、不适症状（眼部表面疾病指数得分）、刮细胞学得分及眼泪渗透性等方面均得到了改善，所有患者均有较高的满意度。这表明，异源性的滴眼液可治疗严重的角膜上皮损伤，是一种可缓解主观症状的治疗方法。这些滴眼液可以从脐带血银行中获得，并获得质量控制的血液衍生品。

三、眼的 GVHD 并发症

GVHD 是同种异体造血干细胞移植后的主要并发症。60%～90% 的急性或慢性 GVHD 患者有各种各样眼部疾病，如干眼综合征、干燥性角膜结膜炎、假膜性结膜炎、白内障、视网膜血管病变、中心性浆液性脉络膜视网膜病变及后巩膜炎。其中，干眼综合征的发病率较高，且能导致严重的眼部并发症，如浅层点状角膜炎持续性上皮缺损、角质化的角膜、角膜溃疡及穿孔。GVHD 很难用常规方法进行治疗，如使用人工泪液、治疗性隐形眼镜、防护眼镜或前房眼镜、封泪管、外用维甲酸、局部或全身糖皮质激素及免疫抑制剂（如环孢霉素 A、FK 506 等）。

脐带血血清是治疗与 GVHD 相关的严重眼部表面症状的有效方法。在对 12 例（24 只眼）与 GVHD 相关的严重干眼综合征患者的研究中，脐带血治疗 2 个月后，症状评分、角膜敏感度、泪膜破裂时间及角膜上皮病变评分均明显提高；治疗后 6 个月，症状均得到改善。治疗后 2 个月和 6 个月，各项参数比较，差异无统计学意义。使用脐带血血清治疗未观察到明显的并发症。

四、神经营养性角膜炎

神经营养性角膜炎是一种退行性角膜疾病，由于三叉角膜神经支配受损而使角膜上皮愈合受损。据报道，乙酰胆碱、P 物质等营养介质的损耗，以及水液缺乏性干眼可能是该病的发病机制。其可能由眼表单纯性疱疹、带状疱疹感染、化学损伤、物理损伤、手术损伤（听神经瘤、脑膜瘤、动脉瘤，以及全身性疾病如糖尿病、多发性硬化症和麻风病等）引起。该病的发展能造成角膜溃疡、融解和穿孔。神经营养性角膜炎的治疗是具有挑战性的。传统的治疗方法包括使用治疗性的隐形眼镜、人工泪液、氰基丙烯酸胶、结膜瓣、睑缘缝合术及 AMT 等，但均存在一定的局限性。局部应用神经营养物质，如 P 物质、IGF-1、NGF 等可促进角膜伤口的愈合。然而，这些物质可能会产生不良反应，如接触性过敏反应、结膜炎、恐光症及眼部疼痛等。

研究发现，脐带血血清可有效治疗神经营养性角膜炎，而传统的治疗方法对其无明显疗效。28 例（28只眼）神经营养性角膜炎患者在清洗 2 周后，给予 20%脐带血血清滴眼液，每日 6~10 次。所有患眼的上皮缺损均愈合，平均愈合时间为（4.4±4.0）周，见图 23-2。治疗 2 周，上皮缺损的愈合率为 28.6%；4周的愈合率为 78.6%。治疗后，视敏度和角膜敏感性明显提高。单纯性疱疹角膜炎患者的角膜敏感性明显提高，其中，71.4%的患者为糖尿病，66.7%为三叉神经痛，40.0%为中风，20.0%为带状疱疹。患有麻风病和经历过神经外科手术、核辐射及角膜移植术的患者治疗后，角膜敏感性均未提高。角膜上皮性疾病治疗后角膜敏感性仍较低的患者也可接受治疗。这些结果可能是由于脐带血血清滴眼液能持续性地供给生长因子和神经营养因子。所有患者均获得平均 7.9 个月的随访，随访期间未发现有复发病例。

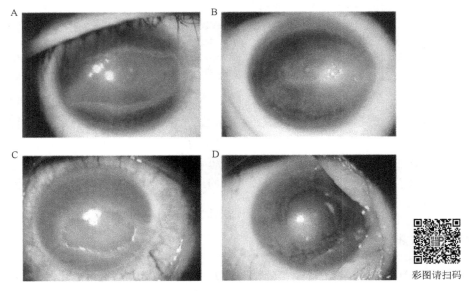

彩图请扫码

图 23-2　神经营养性角膜炎患者的裂隙灯照片

A、B. 用脐带血眼药水治疗中期神经营养性角膜炎，治疗前（A）和治疗后（B）；C、D. 用脐带血眼药水治疗晚期神经营养性角膜炎，治疗前（C）和治疗后（D）。角膜上皮缺损随着角膜混浊的显著减少而愈合

五、其他

脐带血血清滴眼液也可用于治疗眼部相关并发症（Stevens-Johnson 综合征）、眼瘢痕类天疱疮、与眼睑染色相关的广泛睑板腺缺失的眼角膜表面角质化、Mooren 角膜溃疡，以及屈光手术或眼球表面重建手术后的上皮修复。

第七节　并发症、注意事项与应用前景

一、并发症和注意事项

虽然脐带血血清滴眼液的使用没有明显的并发症，但仍有可能发生问题。目前，妊娠供体的实验室检查中，还不能检测并完全排除血源性传染病或血源性疾病传播的可能性。应增加艾滋病病毒检测，缩短窗口期，对所有孕妇进行 p24 抗原检测，以及对病毒的常规实验室检查。其他可能的问题包括冷冻储存、过敏风险及细菌污染的潜在风险。对造血祖细胞移植患者的研究结果显示，在移植 30 天后，11 份 ALS 泪样中，有 6 份受到污染。考虑到长时间使用血清后可能发生污染，血清滴眼液必须频繁地更换。由于脐带血滴眼液的准备工作需要耗费大量时间和人力，因此需要考虑成本问题。在血清使用前，还应考虑复杂的政治、法律和监管问题。

二、应用前景

间充质干细胞不仅可以从骨髓中分离，也可从脐带血、脂肪组织和羊水中分离。人类脐带血不仅包含间充质祖细胞，还有造血祖细胞。角膜基质细胞有 MSC 的特性，因此，脐带血有望用于角膜组织工程和再生。另外，人脐带血细胞要与视网膜神经细胞相区别。未来，人脐带血细胞可在视网膜变性或营养障碍性疾病中用于视网膜神经细胞的再生。

（陈海华　郎劲松　孙　月）

参 考 文 献

Brown SM, Lamberts DW, Reid TW, et al. 1997. Neurotrophic and anhidrotic keratopathy treated with substance P and insulinlike growth factor 1. Arch Ophthalmol, 115(7): 926-927.

Calejo MT, Saari J, Vuorenpää H, et al. 2020. Co-culture of human induced pluripotent stem cell-derived retinal pigment epithelial cells and endothelial cells on double collagen-coated honeycomb films. Acta Biomater, 101: 327-343.

Chikama T, Fukuda K, Morishige N, et al. 1998. Treatment of neurotrophic keratopathy with substance-P-derived peptide (FGLM) and insulin-like growth factor I. Lancet, 351(9118): 1783-1784.

Choong PF, Mok PL, Cheong SK, et al. 2007. Mesenchymal stromal cell-like characteristics of corneal keratocytes. Cytotherapy, 9(3): 252-258.

del Castillo JM, de la Casa JM, Sardiña RC, et al. 2002. Treatment of recurrent corneal erosions using autologous serum. Cornea, 21(8): 781-783.

Erdem E, Yagmur M, Harbiyeli I, et al. 2014. Umbilical cord blood serum therapy for the management of persistent corneal epithelial defects. Int J Ophthalmol, 7(5): 807-810.

Esquenazi S, He J, Bazan HE, et al. 2005. Use of autologous serum in corneal epithelial defects post-lamellar surgery. Cornea, 24(8): 992-997.

Fox RI, Chan R, Michelson JB, et al. 1984. Beneficial effect of artificial tears made with autologous serum in patients with keratoconjunctivitis sicca. Arthritis Rheum, 27(4): 459-461.

Geerling G, Maclennan S, Hartwig D. 2004. Autologous serum eye drops for ocular surface disorders. Br J Ophthalmol, 88(11): 1467-1474.

Giannaccare G, Buzzi M, Fresina M, et al. 2017. Efficacy of 2-month treatment with cord blood serum eye drops in ocular surface disease: an in vivo confocal microscopy study. Cornea, 36(8): 921-921.

Goto E, Shimmura S, Shimazaki J, et al. 2001. Treatment of superior limbic keratoconjunctivitis by application of autologous serum. Cornea, 20(8): 807-810.

Koike Kiriyama N, Adachi Y, Minamino K, et al. 2007. Human cord blood cells can differentiate into retinal nerve cells. Acta Neurobiol Exp (Wars), 67(4): 359-365.

Kojima T, Ishida R, Dogru M, et al. 2005. The effect of autologous serum eyedrops in the treatment of severe dry eye disease: a prospective randomized case-control study. Am J Ophthalmol, 139(2): 242-246.

Lambiase A, Rama P, Bonini S, et al. 1998. Topical treatment with nerve growth factor for corneal neurotrophic ulcers. N Engl J Med, 338(17): 1174-1180.

Leite SC, de Castro RS, Alves M, et al. 2006. Risk factors and characteristics of ocular complications, and efficacy of autologous serum tears after haematopoietic progenitor cell transplantation. Bone Marrow Transplant, 38(3): 223-227.

Liu L, Hartwig D, Harloff S, et al. 2005. An optimised protocol for the production of autologous serum eyedrops. Graefes Arch Clin Exp Ophthalmol, 243(7): 706-714.

Matsumoto Y, Dogru M, Goto E, et al. 2004. Autologous serum application in the treatment of neurotrophic keratopathy. Ophthalmology, 111(6): 1121-1120.

Matsuo H, Tomidokoro A, Tomita G, et al. 2005. Topical application of autologous serum for the treatment of late-onset aqueous oozing or point-leak through filtering bleb. Eye (Lond), 19(1): 23-28.

Mukhopadhyay S, Sen S, Datta H. 2015. Comparative role of 20% cord blood serum and 20% autologous serum in dry eye associated with Hansen's disease: a tear proteomic study. Br J Ophthalmol, 99(1): 108-112.

Noble BA, Loh RS, MacLennan S, et al. 2004. Comparison of autologous serum eye drops with conventional therapy in a randomised controlled crossover trial for ocular surface disease. Br J Ophthalmol, 88(5): 647-652.

Ogawa Y, Okamoto S, Mori T, et al. 2003. Autologous serum eye drops for the treatment of severe dry eye in patients with chronic graft-versus-host disease. Bone Marrow Transplant, 31(7): 579-583.

Ohashi Y, Motokura M, Kinoshita Y, et al. 1989. Presence of epidermal growth factor in human tears. Invest Ophthalmol Vis Sci, 30(8): 1879-1882.

Poon AC, Geerling G, Dart JK, et al. 2001. Autologous serum eyedrops for dry eyes and epithelial defects: clinical and in vitro toxicity studies. Br J Ophthalmol, 85(10): 1188-1197.

Sharma N, Lathi SS, Sehra SV, et al. 2015. Comparison of umbilical cord serum and amniotic membrane transplantation in acute ocular chemical burns. Br J Ophthalmol, 99(5): 669-673.

Speek AJ, van Agtmaal EJ, Saowakontha S, et al. 1986. Fluorometric determination of retinol in human tear fluid using high-performance liquid chromatography. Curr Eye Res, 5(11): 841-845.

Tan MH, Bryars J, Moore J. 2006. Use of nerve growth factor to treat congenital neurotrophic corneal ulceration. Cornea, 25(3): 352-355.

Tananuvat N, Daniell M, Sullivan LJ, et al. 2001. Controlled study of the use of autologous serum in dry eye patients. Cornea, 20(8): 802-806.

Tsubota K, Goto E, Fujita H, et al. 1999a. Treatment of dry eye by autologous serum application in Sjögren's syndrome. Br J Ophthalmol, 83(4): 390-395.

Tsubota K, Goto E, Shimmura S, et al. 1999b. Treatment of persistent corneal epithelial defect by autologous serum application. Ophthalmology, 106(10): 1984-1989.

Tsubota K, Higuchi A. 2000. Serum application for the treatment of ocular surface disorders. Int Ophthalmol Clin, 40(4): 113-122.

Tsubota K, Satake Y, Ohyama M, et al. 1996. Surgical reconstruction of the ocular surface in advanced ocular cicatricial pemphigoid and Stevens-Johnson syndrome. Am J Ophthalmol, 122(1): 38-52.

Vajpayee RB, Mukerji N, Tandon R, et al. 2003. Evaluation of umbilical cord serum therapy for persistent corneal epithelial defects. Br J Ophthalmol, 87(11): 1312-1316.

Versura P, Profazio V, Buzzi M, et al. 2013. Efficacy of standardized and quality-controlled cord blood serum eye drop therapy in the healing of severe corneal epithelial damage in dry eye. Cornea, 32(4): 412-418.

Weinreb S, Delgado JC, Clavijo OP, et al. 1998. Transplantation of unrelated cord blood cells. Bone Marrow Transplant, 22(2): 193-196.

Yoon KC, Heo H, Im SK, et al. 2007. Comparison of autologous serum and umbilical cord serum eye drops for dry eye syndrome. Am J Ophthalmol, 144(1): 86-92.

Yoon KC, Heo H, Jeong IY, et al. 2005. Therapeutic effect of umbilical cord serum eyedrops for persistent corneal epithelial defect. Korean J Ophthalmol, 19(3): 174-178.

Yoon KC, Im SK, Park YG, et al. 2006. Application of umbilical cord serum eyedrops for the treatment of dry eye syndrome. Cornea, 25(3): 268-272.

Yoon KC, Jeong IY, Im SK, et al. 2007. Therapeutic effect of umbilical cord serum eyedrops for the treatment of dry eye associated with graft-versus-host disease. Bone Marrow Transplant, 39(4): 231-235.

Yoon KC, Oh HJ, Park JW, et al. 2013. Application of umbilical cord serum eyedrops after laser epithelial keratomileusis. Acta Ophthalmol, 91(1): 22-28.

Yoon KC, You IC, Im SK, et al. 2007. Application of umbilical cord serum eyedrops for the treatment of neurotrophic keratitis. Ophthalmology, 114(9): 1637-1642.

Yoon KC. 2014. Use of umbilical cord serum in ophthalmology. Chonnam Med J, 50(3): 82-85.

Young AL, Cheng AC, Ng HK, et al. 2004. The use of autologous serum tears in persistent corneal epithelial defects. Eye (Lond), 18(6): 609-614.

第二十四章　脐带血干细胞抗衰老作用的研究

第一节　衰老的概述

一、衰老的基本概念与机制

南朝刘义庆在《世说新语》中写到："生老病死，时至则行。"衰老是人体的自然过程，也是很多疾病的主要病因之一。随着现代医学的进步，更多的临床医学专家及基础医学研究者开始关注衰老的机制、衰老的预防及如何能够改善衰老。

衰老是指在正常状况下生物体发育成熟后，随着年龄的增加，自身组织结构逐步发生退行性变化，机体器官的机能减退，对损伤等因素的抵抗力降低的自然现象。也有生物学家认为，衰老为年龄相关的或年龄渐进的内在生理功能下降，导致与年龄相关的死亡率增加和年龄相关生殖再生率的下降。

衰老的原因目前有很多理论，其机制十分复杂。有学者认为，细胞的衰老是细胞内发生化学反应过程中有害物质堆积的结果。在这些化学反应中，产生称之为自由基的毒素，自由基最终损伤细胞，引起个体衰老，这一理论在 1950 年由 Harman 提出。人体自由基的来源有两个方面：一方面是人体自身新陈代谢；另一方面是外界环境，如吸烟、酗酒、长期光照辐射、长期服用化学药品（如毒品）或长期接触化学毒物等。这些自由基主要包括羟自由基、超氧离子自由基和脂基自由基等。自由基本身是极不稳定的，存在的时间也非常的短，但是一旦自由基超过一定浓度，就会与其存在区域附近的细胞的细胞膜和一些重要的蛋白酶等发生反应，改变这些物质的理化性质，从而对机体细胞造成不同程度的伤害。其中，过氧化损伤是自由基损伤的主要形式，生物膜和亚细胞器膜是脂质过氧化损伤的主要部分。而对生物体来说，一般所谓的活性氧损伤，主要是指脂质过氧化对细胞膜的损伤。90%的细胞结构是膜性结构，细胞膜上含有的大量不饱和脂肪酸是最易受到活性氧（reactive oxygen species，ROS）攻击的生物大分子，这些分子极易产生过氧化作用。其中，对于细胞膜的伤害被认为与大多数老年疾病相关。

虽然自由基非常具有破坏性，但人体中有一种抗氧化酶物质，本质是清除自由基的还原性物质，不过这种抗氧化酶随着年龄的增长逐渐的减少，当其减少到不足以抵抗氧自由基对细胞的负面影响时，细胞死亡加速。最初的概念认为，线粒体产生的超氧阴离子和双氧水引起了衰老的过程，后来逐渐发展为衰老与氮氧化物、腺嘌呤、磷酸氧化物、低水平的抗氧化剂（如胞外超氧化物歧化酶、谷胱甘肽过氧化氢酶）等水平有关。其中有一种抗氧化的酶叫做超氧化物歧化酶，这是最具有代表性的抗氧化酶，它能够直接清除自由基、阻断自由基下游的瀑布连锁反应，从而保护组织免受超氧阴离子自由基的损伤，其活力和浓度实际可间接反映机体的抗衰老能力，这也是最初大家对于细胞和机体抗衰老的认识。在 1960 年前后，Wolford 则提出了免疫系统方面的新理论，认为哺乳动物的老化过程实际上是由免疫系统参与调控，随着人的衰老，人体的免疫细胞量和功能逐步下降，导致机体产生炎症反应的能力下降。这种下降可能与人体衰老的各个生理过程有相关性，而且此过程可以通过 IgA、IgG 和 IgM 等免疫球蛋白的浓度进行监测。

目前衰老发生和影响的因素仍缺乏统一的标准，现有的研究认为，衰老与细胞衰退、端粒酶活性丧失、DNA 退化等多方面的因素相关。因此也产生了一系列与衰老相关的学说和理论，包括遗传控制、自由基损伤、代谢产物交联、体细胞突变、差错积累、免疫紊乱和端粒缩短等。科学家们认为，细胞衰老与机体老化是一个相伴的渐进过程，而针对衰老的细胞层面分子学机制其实已经研究得相当深入。在上述众多学术解释中，一组基因对于人类衰老的进程进行控制的理论是目前的研究热点之一，而内环境稳态理论是另一种受到关注较多的可能解释。

内环境稳态理论与一种能引起基因突变的物质脱氧胆酸（deoxycholicacid，DCA）有关。这种物质在肠道产生，与摄食过多和肥胖造成的衰老有明显的相关性。DCA 的过度积累与肝脏星形细胞衰老有关，而后者通过分泌炎症因子导致肝脏的衰老。另一个支持内环境稳态理论的证据是，在动物试验时如果将年轻和年老的动物的循环系统相连，共享其中的血液成分，年老动物机体内的骨骼肌与肝脏前体细胞的衰老得到明显的好转。这一现象同时还在大脑的海马体细胞以及衰老的动物心肌细胞中得到证实。目前，关于这种"神奇"的返老还童现象在分子层面的解释主要与 TGF-β 家族中的 GDF-11 相关。此外，内分泌在内环境稳态的维持中也扮演了非常重要的角色。研究表明，下丘脑分泌的促性腺激素释放激素（gonadotropin-releasing hormone，GnRH）在抗衰老治疗中具有重要作用，给小鼠注射 GnRH 可延缓衰老。GnRH 可能通过影响脑衰老过程，从而控制全身衰老过程。炎症反应可导致 GnRH 分泌减少，引起 NF-κB 和 IκB 激酶作用，从而导致衰老。其实在 GnRH 背后是 $mTOR$ 基因的功能在作祟，如果将 $mTOR$ 基因表达抑制到正常水平的 1/4，小鼠寿命可平均延长 20%，并且在迷宫测试和平衡能力测试上显著优于普通的野生型小鼠。科学家对于 mTOR 的进一步研究发现，其可能还与免疫细胞通路的调控相关。

端粒的长度可能与细胞衰老有很密切的关系，通过检测端粒长度来预测细胞衰老的程度目前已经逐渐应用到临床实践中。科学家们通过实验发现，酵母端粒酶早期失活会导致细胞出现短暂的 DNA 损伤应答，这一过程会加速酵母母细胞衰老，并且经过时间指示器（elapsed-time indicator，ETI）导致的加速衰老过程发生在端粒缩短诱导的细胞衰老之前。过去认为不同组织的端粒长短变化速率有所差别，最新研究则表明在血液白细胞、骨骼肌细胞、皮肤及皮下细胞中，端粒长度虽然不同，但是端粒缩短的速度却没有差别。这一现象提示，全身端粒缩短的速度在很大程度上可能是一致的，进一步佐证了端粒长度衰老比例可用于检测细胞衰老的程度。氧化代谢应激和慢性抑郁作用都能增加端粒的消耗，同时还会导致 DNA 的破坏和基因的不稳定，使细胞复制过程中发生衰老和死亡。而 TERC 和 TERT 等端粒相关基因的多样性与肿瘤和肺纤维化类似的衰老疾病相关，主要依赖 p53 以及其他"检查站（check-point）"的相关基因。

德国科学家最新的衰老研究发现，衰老细胞的内质网区域会失去氧化动力，造成许多蛋白质不能进行正常的折叠修饰，最终无法成为具有正常功能的成熟蛋白，提示内质网的氧化能力可能是另一个潜在因素。日本筑波大学的 Hayash 教授则认为，能够调控最小和结构最简单的氨基酸——甘氨酸生成的基因部分参与了衰老的过程。中国科学家通过成年早衰症（Werner syndrome）——一种罕见的常染色体隐性遗传病的研究，在干细胞衰老机制方面做出了突破性的贡献。该项研究结合多能干细胞定向分化技术、基因组靶向编辑技术及表观遗传组分析技术，首次揭示了异染色质的高级结构失序（disorganization）是人类干细胞衰老的驱动力之一，为未来利用基因治疗抗衰老提供了新的靶点。

在衰老过程中，人体会出现多项生理机能的改变，也正是这些各种各样生理机能的改变，最终促成了机体在临床表现上的衰老特征。女性平均寿命较男性更长，这与不同性别的染色体不同有关。全身各个系统都会伴随衰老的进程造成各项生理功能的下降，其中重要的表现如下。

二、衰老的表现与评价

（1）视听觉的变化。随着衰老的发生，眼睛不容易聚焦在近物上、适应不同强度光的能力降低，对高音调的听觉逐渐减退。长期工作在嘈杂环境中的人，听力的丧失出现更早、更明显。

（2）神经系统的变化。伴随衰老，大脑不同区域的神经细胞出现不同程度的减少，脑回缩小，脑室腔扩大，神经传导速度减慢，记忆衰退（近期记忆减退明显）。

（3）心血管系统心脏的射血分数随着年龄增长有所下降。传导系统中起搏细胞数量减少。动脉内膜出现不同程度增厚，中膜出现纤维化，逐渐出现血管变形。

（4）呼吸及消化系统的变化。呼吸性细支气管扩大，周围肺泡容积减少，导致肺活量下降，从而影响呼吸功能。胃中的泌酸细胞随衰老逐渐减少，消化功能减退。唾液分泌量减少，牙龈出现萎缩。

（5）内分泌及生殖系统的性腺萎缩等变化。女性在45～50岁左右月经停止，雌激素分泌显著下降，乳腺随雌激素、孕激素水平的下降，乳房下垂并萎缩。男性从50～90岁雄激素逐渐减少，机能减退并可出现前列腺增生。

（6）泌尿系统的肾小球数目减少，近曲小管长度与容积均下降，肾小球过滤速度下降，肾血流速度下降。膀胱肌肉伸缩性下降，可能出现不同程度的夜尿、尿急、尿潴留、尿失禁等现象。

（7）肌肉及骨骼系统的变化。骨组织随年龄衰老而钙质逐渐减少，骨质变脆，易骨折。脊柱椎体间的纤维软骨垫由于软骨萎缩而变薄。肌肉纤维数量下降、直径变小，肌肉整体体积出现萎缩。肌群协调共济的有效性下降，出现不同程度的肌力不足。

（8）皮肤及软组织的变化。在衰老发生的过程中，全身脂肪分布会发生变化，皮下脂肪逐渐减少，皮肤逐渐变薄，弹性下降。因紫外线的蓄积损伤，可出现老年斑等皮肤病理改变。全身结缔组织及上皮下方基底膜的胶原蛋白分子之间产生更多交联，导致胶原纤维吸水性下降。毛囊变少，头发变稀并变白。

如何评价一个人的衰老程度呢？胡寒春等给出了他们的答案——中国老年人衰老自评量表（AAS），该评量表从衰老生理变化、情绪改变、记忆变化、自我评价的变化、对过往事情的追忆程度、思维灵活性的改变和对将来的期望与态度7个方面对患者或者用户进行全方位的自我评价。机体功能下降的评估，可采用匹兹堡睡眠指数（PSQI）和简明疲劳量表（BFI-C）等进行。局部具体器官和系统的功能可根据具体器官和系统本身的不同，进行关键指标的检测，如心肺功能、骨骼密度和肌肉含量等。这些指标都会伴随人类的衰老有所下降，本质上综合表现为对外界刺激和打击抵抗能力的下降。所以在评价一个人的整体衰老程度时，不仅仅考虑的是他的年龄，更多是对他整体机体综合能力的考评。

当然，显而易见的是，同时伴随衰老产生的，还有许多老年化疾病，衰老后一些老年化疾病的发病率明显上升。动脉粥样硬化、冠心病、糖尿病、高血压病和神经变性疾病等发病率伴随着年龄的增加明显上升。

三、衰老防治研究的策略

在抗衰老治疗方面有如下新进展。美国南加州大学的研究人员发现，周期性摄入能够模拟饥饿效应的低卡路里饮食（fasting mimicking diet，FMD），可能对健康大有益处，能够增加老年小鼠一些重要器官中祖细胞和干细胞的数目。另一些美国的科学家则提出，食物丰富性的信息是由血清素和TGF-β通路的基因水平所编码的。这些神经系统的信号可以影响动物的寿命，因此可介导食物对衰老的影响。由于mTOR类药物可以通过免疫系统调控，与人体整体的衰老相关，研究人员与制药商诺华公司利用雷帕霉素，能将老年人流感疫苗的免疫反应提高20%。并且，雷帕霉素属于一类被称为mTOR抑制剂的药物，现已证明在小鼠和其他动物中可减缓老化，治疗老化相关的疾病。随着越来越多与衰老相关的基因或者新机制的发现，这些都将为衰老治疗的更新提供新的思路和靶点。

第二节 脐带血干细胞在抗衰老方面可能的应用领域

一、概述

干细胞是具有自我更新能力和多向分化能力的细胞，按照分化潜能进行分类，可以分为全能干细胞和特定组织干细胞（成体干细胞来源于成体组织如脂肪组织、外周血、骨骼、皮肤和肝脏等）。这些干细胞本质上是由上游最初始受精卵向下进行分化的进程中不同阶段的细胞。后者按照分化潜能的不同，又可以分为全能干细胞、多能干细胞和专能干细胞。根据干细胞组织的来源又可以分为胚胎干细胞、造血干细胞、骨髓间质干细胞和脐带血干细胞等。此外，按照专门的组织也可分为神经干细胞、肌肉干细胞、成骨干细胞、内胚层干细胞、视网膜干细胞和血管内皮祖细胞等。这些干细胞往往只和局部特定的组织类型相关，具有分化成该组织内任意一种细胞的潜能。

最初的研究认为，干细胞可用于创伤修复和神经再生等临床治疗中。2007年，我国学者韩忠朝等在 *Nature* 杂志报道了干细胞在抗衰老方面的重要作用。成体干细胞对人体自我修复和组织再生这两项功能至关重要，它的减少是人体衰老的主要原因之一，本质上是人体分化潜能的降低。这种分化潜能的降低将导致人体产生新生组织的能力下降，导致人体衰老不可逆趋势的形成。而在实际临床应用中，目前已经有纤维母细胞、脂肪源性干细胞（ADSC）及血小板富集血浆、培养的真皮乳头细胞等多种干细胞，或者带有干细胞特性的细胞用于临床。在欧美国家，已有 Mesoblast 公司和 Pluristem 公司等干细胞治疗和产品上市。在2017年年初的 FDA 局长新年致辞中也着重提及了干细胞治疗，并表示 FDA 将在未来加快干细胞治疗和基因治疗等新兴治疗方法的审批。

干细胞治疗是指应用干细胞对疾病进行预防或治疗。在长久的科学研究中，人们逐渐开始关注再生医学与衰老医学，其中的重中之重其实是干细胞治疗的应用。目前的科学证据表明，干细胞对于多种组织、细胞、器官的老化具有逆转或延缓的作用，并且还可以从整体上对机体衰老水平进行调控；在局部应用，可起到美容、美体的作用；而在全身进行系统性应用，则可起到全身性、系统性、根本性延年益寿的作用和效果。当然，由于其机制不明确，安全性还没有得到完全验证，目前临床上将其应用于抗衰老领域仍存在争议。因此，对于自体干细胞抗衰老的研究成为热点，也将在未来持续为干细胞治疗提供基础或临床医学上的证据。在干细胞领域最受关注也是最大的热点之一无疑是诱导多能干细胞的形成。

目前，对于细胞衰老的主流思路是由于自由基的过度积累造成对细胞膜以及重要蛋白酶的破坏。人体的衰老可导致抗氧化自由基成分的减少，并造成自由基和抗自由基组分的不平衡。事实上，干细胞中含有大量这样的成分，其中包括几十种促使人体细胞代谢的分化酶，这些分化酶具有提高人体抗自由基的能力，具体来说包括超氧化物歧化酶、过氧化氢酶、谷胱甘肽过氧化物酶、表皮细胞生长因子、表皮细胞修复因子、核酸、褪黑素和脑腺肽等。这些物质本质上均能提高机体抗氧化和自由基的能力，从而动态平衡自由基与抗自由基组分的比例，达到抗衰老的目的。

从研究领域来讲，干细胞在抗衰老方面已经开展的研究和取得的效果下面会加以详述，其中部分已经应用于临床。

二、在抗衰老中应用的有关干细胞

（一）骨髓间充质干细胞

骨髓间充质干细胞，本质上是骨髓来源的间充质干细胞，这也是目前间充质干细胞治疗应用最广的干细胞来源。骨髓间充质干细胞包括造血干细胞、间叶基质细胞、内皮细胞，这些细胞均对创伤组织具有不同程度的修复能力。通过对大鼠肾脏抗衰老的研究，骨髓间充质干细胞能增加血管内皮生长因子等的表达，从而增强血管再生能力，促进大鼠肾脏新生组织的生成，成年组织干细胞有助于提高内生细胞再生能力或转移细胞修复损失及病变组织的能力。

（二）脐带血干细胞

脐带血干细胞在抗衰老领域相关的研究实际上已经开展了很长的时间，在1974年被 Kandlzon 等首先发现。随后脐带血干细胞被发现具有比骨髓干细胞更强的造血能力，其中 $CD34^+/CD38^-$ 细胞具有最强的造血能力。而在脐带血干细胞中这一细胞亚群占 $CD34^+$ 群的 4%，是骨髓干细胞（1%）的 4 倍。而且，在体外试验中发现，其造血干细胞的增殖分化能力显著高于骨髓源性的造血干细胞，这可能也部分解释了为何少量的脐带血在临床工作中实际可以代替大量的骨髓移植。造血干细胞（HSC）常以 CD34 为标志，分为 CD34⁺ 细胞群和 CD34⁻细胞群，其中 CD34⁺ 细胞群占 95% 以上，而 CD34⁻细胞群不到 5%。此外，脐带血干细胞还具有很多独特的特性，包括其他多种干/祖细胞、间充质干细胞（MSC）、内皮祖细胞（endothelial progenitor cell，EPC）和非定向驱体干细胞（USSC）等，因此往往在临床操作过程中混合使用。

2000 年，Erices 报道了从脐带血中分离培养出间充质样细胞，虽然分离比例仅有 7/29，但说明了脐带血干细胞的多样性。但是此后，科学家对于脐带血间充质干细胞的浓度和活性产生了分歧。目前比较明确的是，脐带血中的确存在间充质干细胞，但比例相对骨髓为低，活性可能相对骨髓来源较高。因此认为，脐带血是含有最多干细胞的干细胞来源。2009 年，罗利民等以新生儿脐带血分离出的间充质干细胞，通过尾静脉输入 ⁶⁰Co γ 射线照射小鼠体内，照射后当天再次输注人脐带血间充质干细胞，证实脐带血间充质干细胞静脉输注对辐射造成的脾细胞损伤有一定保护和修复作用，从而间接地促进了脾脏细胞分裂增殖，加速脾脏组织的修复与再生，这其实是一种将脐带血干细胞作为组织修复的实验室应用。

脐带血干细胞目前在抗衰老领域最大的应用无疑是对卵巢衰老的治疗，这一治疗目前已经取得了突破性进展，部分或全部应用于临床当中。

（三）脐带血间充质干细胞治疗卵巢衰老的作用

目前脐带血间充质干细胞的移植主要是利用造血干细胞移植治疗各种疾病，并针对脐带血干细胞的利用率进行了大量研究和临床试验。20 世纪 90 年代，法国医生 Gluckman 等在巴黎圣路易斯医院为一位患有先天性再生不良性贫血的儿童实施了世界上首例脐带血移植术并取得成功。这也是脐带血干细胞第一次被应用于临床。相比骨髓来源的血液干细胞与外周血来源的血液干细胞，脐带血干细胞的优点包括来源丰富、再生能力强、感染病菌或病毒可能性小、容易保存冷冻、HLA 相容性相对要求较低［主要表现为不表达主要组织相容性复合物（MHC）Ⅱ型或低表达 MHC Ⅰ型］、移植体对宿主的免疫反应发生率较低。

脐带血中的非造血干/祖细胞在其他临床应用中有更多的临床应用前景。同时，科学家为了提高脐带血干细胞以及脐带血本身的利用率，采用了多种方式来增加脐带血单次的利用率，其中包括脐带血干细胞使用前的体外扩增，同时使用多分脐带血联合应用，提高脐带血细胞治疗效率等。目前最常用的是脐带血体外扩增，具体分为液体培养扩增、共培养扩增和持续灌注扩增等。值得一提的是 McNiece 等人建立了两步扩增法，通过 14 天的两步体外扩增脐带血大幅增加了脐带血的利用率。目前我国的脐带血库已经在多个省份开始运营，但建设和使用规范远落后于西方发达国家，且脐带血本身储备也相当不足，这些提高脐带血干细胞利用率的手段有助于我国在脐带血干细胞提取和管理方面更上一层楼。

目前，脐带血在抗衰老临床治疗中最常见的应用是抗卵巢早衰。首先，要明确卵巢功能不全与卵巢早衰两个基本概念。早发性卵巢功能不全（premature ovarianinsufficiency，POI）指的是女性在 40 岁之前卵巢活动发生衰退的临床综合征，临床表现主要为月经紊乱（如停经或稀发月经），并且常伴有高促性腺激素和低雌激素的激素分泌特征。而相比早发现卵巢功能不全，卵巢早衰则更为特异性。卵巢早衰（premature ovarian failure，POF）是指妇女青春期发育后在 40 岁前发生闭经、卵巢萎缩、体内雌激素水平低落、促性腺激素水平高达绝经期水平的现象。目前 POF 已经成为当今妇女不孕症的最主要病因，而导致 POF 的常见病因包括自身免疫性卵巢疾病，以及利用卵巢抗原作为免疫避孕疫苗引起的卵巢免疫损伤等。POF 在成年女性中的发病率为 0.3%～1%，约 10%有家族史，可能与遗传、病毒感染、自身免疫缺陷等因素有关。POF 也是一种多因素、高度异质性的疾病，涉及众多的理化、生物因素，而现行的 POF 诊断指标过于单一，显然无法满足 POF 实际临床诊疗的需求。因此，目前对于 POF 的诊断和评估更多的是通过多维度的监测指标进行，其评价体系包括十几个检测指标。其中比较重要的监测指标包括卵巢本身功能的激素浓度测定、卵巢相关的自身抗体、卵巢组织外的自身抗体、卵巢体积、卵泡数、卵泡间质血流等。目前的主流治疗方法为激素替代疗法（hormone replacement therapy，HRT），具有改善围绝经期症状、恢复自然排卵、预防子宫肌萎缩、恢复卵巢功能等优势。同时也可以采取较新的子宫内膜微创术，在妇女月经第 10 天进行子宫内膜刮取，主要原理是通过将不规则的子宫内膜刮取清除掉，去除局部病理变化，使得子宫内膜对外源性激素的敏感度增高，从而在不改变现有激素水平的情况下促进胚胎着床。

脐带血干细胞相比以上两种常规治疗方法，有避免激素治疗带来的副作用、降低致癌风险以及避免手术造成的创伤等优势。尽管目前脐带血间充质干细胞在卵巢干细胞的临床试验尚在进行中，但是动物试验已经对此做出了证明。通过建立环磷酰胺诱导的 POF 的动物模型，将小鼠模型分为阴性对照组、经尾静脉注射治疗脐带血源性间充质干细胞组，经过 2 周、4 周和 6 周，分别检测血清中雌激素（estrogen，E2）、促卵泡激素（follicle-stimulating hormone，FSH）、抗缪勒氏管激素（anti-Müllerian hormone，AMH）等重要的性激素，发现注射脐带血源性间充质干细胞治疗组均出现血清 FSH 水平显著降低、E2 水平显著增加的现象，对照组则无明显变化。在紫杉醇诱导的 POF 大鼠模型上，同样注射脐带血源性间充质干细胞，结果显示治疗后的大鼠血清中 E2 升高，FSH 明显下降，并且通过做病理切片发现，卵巢细胞活性相比之前有明显好转，具体表现为卵巢上皮细胞形态稳定、窦状卵泡数增加。北京协和医院吕晓丹的研究则是更关注卵泡的分级水平，在同样 POF 的小鼠模型中，发现使用脐带血干细胞治疗后，各级卵泡在第 14 天、21 天、28 天和 60 天均有不同程度的恢复，并伴随 E2 水平的升高。生育能力的评估其实应该更为客观，科学家在治疗的 2 周和 1 个月时，分别通过测量估计卵泡数、激素水平、发情周期和生育测试等指标来评估 POF 仍有的储备功能。结果发现注射脐带血干细胞的小鼠生育能力大为好转，具体表现为卵泡数增加、雌孕激素升高，以及规律性发情周期百分比增加、每窝的产仔数增加等关键性评估生育的指标改善。

关于脐带血干细胞治疗小鼠 POF 模型的主要原理，一种说法是通过增加肝细胞生长因子（hepatocyte growth factor，HGF）、血管内皮细胞生长因子（VEGF）和胰岛素样生长因子-1（insulin-like growth factor-1，IGF-1）的表达来辅助卵巢功能的恢复，并且将脐带血干细胞输入 POF 小鼠，当卵巢功能指标开始好转时，未发现移植的脐带血干细胞有分化为卵泡细胞的趋势。所以科学家们认为，可能主要是通过旁分泌的刺激等来刺激卵巢的功能恢复。不过目前来看，脐带血间充质干细胞治疗 POF 仍然停留在动物试验阶段，离通过临床试验进入临床应用还有很远的距离。

最新的研究显示，除了上述的治疗作用外，脐带血间充质干细胞还可在不孕症等女性生殖疾病的治疗中应用；通过其支架的组织工程方法，也可进行不孕症的治疗。

三、其他干细胞

以上介绍的均是多能干细胞，具有较强的多向分化能力，具有向下游多方向分化的能力。神经干细胞、肌肉干细胞、成骨干细胞、内胚层干细胞、视网膜干细胞、血管内皮祖细胞等相对更成熟的细胞仅能分化为局部组织的部分细胞，应用相对也就更为局限。

第三节　脐带血间充质干细胞在美容方面的应用

无论在国际上还是在国内，干细胞已经在美容上应用相当长的一段时间。其中，ADSC、脐带血源性干细胞等先后都投入使用。脐带血间充质干细胞目前在临床应用中相对还较少，只能对现有可能的应用方向进行简要介绍。

一、脐带血间充质干细胞的应用

研究显示，在小鼠身上建立的全层皮肤创面模型，对治疗组小鼠创面种植脐带血源性间充质干细胞，创面种植组（治疗组）的创面愈合率高于对照组。比较术后 7 天、14 天治疗组和对照组皮肤组织表皮厚度及表皮细胞数目发现，治疗组活检组织表皮层明显增厚，细胞及表皮嵴数目显著增多，并开始有部分皮肤附属器形成，主要为毛囊。这一试验结果证明了局部应用脐带血源性间充质干细胞的可行性。将胶原-纤维蛋白胶膜与脐带间充质干细胞复合使用治疗小鼠皮肤全层创面，则是利用脐带血源性干细胞的多向分化潜能来填充纤维蛋白胶膜复合体的细胞空间，从而更好地为创面愈合提供骨架。目前来看，主要的脐带血间充质干细胞未来在美容上的应用仍处在动物模型阶段，而方向也主要为促进创面愈合。

二、脂肪源性干细胞的应用

2001 年，Zuk 等发现脂肪组织中除了含有已经定型的前脂肪细胞外，也包含一种具有多向分化潜能的细胞群，其性质与骨髓间充质干细胞相似。这种干细胞被称为 ADSC，也具有相当的分化潜能。这种干细胞可以分化为多种组织，如骨骼、软骨、脂肪、心肌和神经等，其与骨骼间充质干细胞和脐带血间充质干细胞具有类似的功能。ADSC 具有较为确定的促进组织修复和创面愈合的功能，尤其在脂肪组织工程中的广泛应用说明其具有促进伤口愈合和损伤组织细胞再生、减少瘢痕及抗衰老的能力。动物试验在这方面给予了相当多肯定的证据，其中包括将 ADSC 经尾静脉输入亚急性衰老治疗组大鼠中，术后对其血清超氧化物歧化酶、一氧化氮、白细胞介素 2 水平及脾脏指数均进行测量和计算，发现这些具有抗氧自由基功能的酶和重要细胞因子的浓度大幅上升，得出了异体移植 ADSC 可有效增强大鼠机体清除自由基和抗氧化能力、提高机体免疫功能，从而延缓 D-半乳糖诱发的大鼠衰老这一重要结论。

吕伟麟等甚至建立了一种自体 ADSC 抗衰老效果的评价体系，包括对回输 ADSC 的个体在回输结束一段时间后进行血清学检测，其中包括选自这些指标中的一个或多个指标：维生素 D、高密度脂蛋白、低密度脂蛋白、促甲状腺激素、睾酮和雌二醇。脂肪细胞用作抗衰老治疗有其明显的优势，包括来源较多、分化能力强、抗衰老效果明显、疗效持久。加上目前已广泛应用脂肪填充作为面部年轻化治疗的一部分，ADSC 理论越来越多地被美容与整形外科医生所应用。

早在 19 世纪开始，临床上就已出现自体脂肪细胞应用于网膜脂肪游离移植的报道。1889 年第一次网膜游离脂肪移植，1893 年第一次应用于小块脂肪组织移植，1909 年第一次应用于游离脂肪块治疗颜面组织萎缩，1911 年应用于鼻整形。自体脂肪移植作为手术方式也有其自己的独特优势：操作简单、取材方便、取材量相对较大、创伤小、无异物植入、不会导致机体的排异反应等。自体 ADSC 通常的比例是：300～500ml 脂肪组织中可提取 2×10^8～6×10^8 ADSC，浓度为每毫升脂肪组织中有 44 万～60 万 ADSC。ADSC 的主要作用包括：①通过分泌大量 VEGF、HGF 和 bFGF 等促血管化的血管内皮细胞相关因子促进血管新生；②通过分泌造血细胞因子产生造血支持作用；③抗凋亡作用；④趋化作用；⑤免疫调控作用；⑥皮肤年轻化作用。

当然，自体脂肪移植也有较多比较棘手的并发症，背后主要原因还是来源于自体脂肪移植的成活率相对较低，需要多次移植，增加了发生感染的概率，容易出现皮肤坏死、血肿，严重者甚至出现脂肪硬化、硬性结节、微钙化等更严重的并发症。根据 Peer 的报道，自体脂肪抑制率在 20 世纪 60 年代就已经达到了 50%～60%，但到目前为止仍没有特别突破性的进展。当然，通过微创吸脂、添加富血小板血浆等辅助办法，脂肪填充后的自体脂肪成活率有所提高，原有的并发症的发生比例也有所下降。细胞辅助脂肪移植术（cell-assisted lipotransfer，CAL）的出现更是历史性地改变了脂肪移植的存活比率，CAL 利用含有 ADSC 的新鲜血管基质成分，促进移植区域和被移植区域的血管再通，为移植的脂肪提供较多的血供，从而增加自体脂肪移植的成活率，提高抗衰老治疗和美容治疗的效果。

三、胚胎干细胞与生殖干细胞的作用

胚胎干细胞于 1985 年左右第一次在英国剑桥大学被成功分离，Evans 等人用延缓着床的胚泡分离出了胚胎干细胞。而 UCSF 的 Martin 则利用条件培养液分别成功分离、体外培养了小鼠早期胚胎的内团细胞或上胚层细胞，建立了胚胎干细胞系。目前认为，胚胎干细胞是人体自然条件下多能干细胞的主要来源。这种干细胞可以产生一种可溶性的蛋白质，这种蛋白质在 MAPK 信号通路中发挥重要的作用，从而将原本沉默的衰老细胞的分裂功能再次活化。胚胎干细胞也是第一种在临床中，作为临床试验的一部分应用在人体身上的干细胞。2004 年，美国 Nebraska 大学医学美容整形外科（深圳阳光医疗美容中心）对 168 名受试者注射胚胎干细胞，每周 3 次，每次 1～2ml，持续 40 天。结果显示受试者的免疫系统、睡眠、皮肤、乳房的衰老和更年期表现都得到了较大程度的缓解。但是实际上，任何干细胞的治疗目前都在逐步走向规范化和开放的过程中，过快进行全面开放或者缺乏配套严格的监管措施出台，都有可能导致"魏则西悲剧"的重演，这不仅是对患者个人的巨大悲剧，也是对干细胞治疗行业的巨大打击。

生殖干细胞则是一种颇受争议的干细胞，由于精子在机体中反复的自我产生，被认为具有维护组织自我更新的能力。早在 1889 年，曾有 72 岁的患者接受了狗睾丸悬浮液注射，但实际的效果还没有较为明确的证据。

衰老可分为生理性衰老和病理性衰老。生理性衰老是指渐进性的生物体组织结构和功能的退化。病理性衰老则是在外力作用下，尤其是疾病或者其他因素的作用下导致原有生理性衰老加速。当然，最重要的是，抗衰老治疗并不能完全依靠药物和生物制剂的治疗，保持一个良好的心态、适当的运动和锻炼加上合理规范的治疗才是最重要的部分。在推进干细胞抗衰老治疗的临床应用中切忌操之过急，合规合法的操作和治疗才能获得最终最好的效果。

（徐 竞 俞楠泽 龙 笑 鲁传龙 唐 琪）

参 考 文 献

韩忠朝. 2000. 干细胞：人类治病健体抗衰老的希望. 天津科技, (6): 15-16.

胡寒春, 邓云龙, 范华, 等. 2010. 中老年人衰老自评问卷的初步编制. 中国临床心理学杂志, 18(1): 18-20.

李慧, 张琛, 崔恒, 等. 2017. 人脐带间充质干细胞治疗早发性卵巢功能不全的研究进展. 中国妇产科临床杂志, (5): 478-480.

吕伟麟, 张丽, 张炳强, 等. 2012. 一种自体脂肪干细胞抗衰老效果的评价体系: CN, CN 102486475 A.

杨春, 李东飞, 戴景兴, 等. 2010. 异体脂肪源干细胞移植对大鼠的抗衰老作用. 解剖学报, 41(1): 87-92.

Brandhorst S, Choi IY, Wei M, et al. 2015. A periodic diet that mimics fasting promotes multi-system regeneration, enhanced cognitive performance and healthspan. Cell Metabolism, 22(1): 86.

Cardoso A A, Li M L, Batard P, et al. 1993. Release from quiescence of CD34$^+$ CD38$^-$ human umbilical cord blood cells reveals their potentiality to engraft adults. Proceedings of the National Academy of Sciences of the United States of America, 90(18): 8707-8711.

Elfayomy A K, Almasry S M, Eltarhouny S A, et al. 2016. Human umbilical cord blood-mesenchymal stem cells transplantation renovates the ovarian surface epithelium in a rat model of premature ovarian failure: Possible direct and indirect effects. Tissue & Cell, 48(4): 370-382.

Erices A, Conget P, Minguell J J. 2000. Mesenchymal progenitor cells in human umbilical cord blood. Bri J Haematol, 109(1): 235.

Gluckman E, Broxmeyer HA, Auerbach AD, et al. 1989. Hematopoietic reconstitution in a patient with Fanconi anemia by means of umbilical-cord blood from an HLA-identical sibling. New Eng J Med, 321(17): 1174.

Kim J, Kim B, Kim S, et al. 2020. The effect of human umbilical cord blood-derived mesenchymal stem cell media containing serum on recovery after laser treatment: a double-blinded, randomized, split-face controlled study. J Cosmet Dermatol, 19(3): 651-656.

Kim SW, Zhu GQ, Bae WJ. 2020. Mesenchymal stem cells treatment for erectile dysfunction in diabetic rats. Sex Med Rev, 8(1): 114-121.

Kirstein J, Morito D, Kakihana T, et al. 2015. Proteotoxic stress and ageing triggers the loss of redox homeostasis across cellular compartments. Embo J, 34(18): 2334-2349.

Loffredo F S, Steinhauser M L, Jay S M, et al. 2013. Growth differentiation factor 11 is a circulating factor that reverses age-related cardiac hypertrophy. Cell, 153(4): 828-839.

Luo G, Cheng W, He W, et al. 2010. Promotion of cutaneous wound healing by local application of mesenchymal stem cells derived from human umbilical cord blood. Wound Repair & Regeneration, 18(5): 506-513.

Mcniece I, Kubegov D, Kerzic P, et al. 2000. Increased expansion and differentiation of cord blood products using a two-step expansion culture. Exp Hematol, 28(10): 1181-1186.

Shi Y, Camici G G, Lüscher T F. 2010. Cardiovascular determinants of life span. Pflügers Archiv Eur J Physiol, 459(2): 315-324.

Song D, Zhong Y, Qian C, et al. 2016. Human umbilical cord mesenchymal stem cells therapy in cyclophosphamide-induced premature ovarian failure rat model. BioMed Research International, 2016(6): 1-13.

Yoshimoto S, Loo T M, Atarashi K, et al. 2013. Obesity-induced gut microbial metabolite promotes liver cancer through senescence secretome. Nature, 499(7456): 97-101.

Zhang W, Li J, Suzuki K, et al. 2015. A Werner syndrome stem cell model unveils heterochromatin alterations as a driver of human aging. Science, 348(6239): 1160-1163.

Zhu S F, Hu H B, Xu H Y, et al. 2015. Human umbilical cord mesenchymal stem cell transplantation restores damaged ovaries. Journal of Cellular & Molecular Medicine, 19(9): 2108-2117.

第二十五章　人脐带血在突发性灾害医学中的作用

第一节　概　　述

1914 年，Rubin 在纽约首次提出胎盘血的使用。在其发表的研究中指出，胎盘血可在紧急或半紧急状态下使用。1934 年，苏联外科医生 Malinovski 报道了胎盘血的使用。2 年后，Bruskin 和 Farberova 用保存 6～10 天的胎盘血输注 114 次。1935 年，Katorovich 使用胎盘血进行"大规模输血"，这意味着脐带血紧急使用的全面展开。

在第二次世界大战之前，Goodall 在加拿大把脐带血的一部分用于紧急情况。100～150ml 的脐带血，存储时间可长达 60 天。研究认为，胎儿血是取之不尽的输血来源，而且在许多脐带血的输血过程中，无一例不良反应。同样，Boland 将脐带血与成人、胎盘血混合应用于紧急情况。但在第二次世界大战中，脐带血并未得到使用。

在目前的研究中，除了 Bhattacharya 建议第三世界国家在成人血液不可用的情况下使用脐带血，以及在核辐射灾难中使用脐带血，很少有关于脐带血紧急使用情况的报道。

1958 年，6 名物理学家在南斯拉夫的威尼萨事故中，暴露在大剂量的中子核辐射后送至法国接受了多次同源骨髓的输注治疗。其中，4 名受害者成功地进行了临时的骨髓移植。1970 年，首例临时的人脐带血移植发生于弗吉尼亚州的彼得斯堡。不同捐赠者给予淋巴细胞白血病患者多单位的脐带血，该病例仅进行了 ABO 血型匹配，且使用了小剂量的免疫抑制剂。1986 年 4 月，在切尔诺贝利核灾难中，采用与 HLA 相匹配或部分匹配的骨髓对一些核辐射受害者进行了治疗。尽管在这次灾难中获得的数据比较有限，但得出的结论是这些骨髓细胞的输注是有益的，并且可以使部分患者恢复其自身的造血系统。

最近的文献已经证实，多个单位的脐带血只要部分与 HLA 相匹配，就能成功地输注并产生一个嵌合体。研究表明，在对多个脐带血单位进行移植时，可以减少 HLA 匹配的必要性。1964 年至 1974 年，对将要死于恶性肿瘤的 15 例患者给予 139 个单位的多体积脐带血治疗。这些患者接受了抑制肿瘤的常规治疗，且均未发生不良反应。另 4 例接受脐带血移植患者的血红蛋白浓度显著升高，且仅有 1 例发生冷抗体（cold antibody）的不良反应。1993 年，Shen 报道了 4 例接受 15 个单位未与 HLA 相匹配的脐带血移植患者，均未发生 GVHD。其中 2 例体内还检测到 Y 染色体，这可证实供体细胞的移植成功。

虽然多单位脐带血移植成功的病例已有不少，但之前的全科医学共识更倾向于使用一个单位，而且密切的匹配可为儿童提供最成功的移植。然而，一个单位不足以提供充足的细胞以完成对成年人的移植。最近，部分匹配的多单位脐带血已应用于成年人的移植。多单位的脐带血细胞可以来自 1 个或更多的供者。最近的研究结果显示，在骨髓抑制或遭到破坏后，与骨髓移植比较，两个单位部分匹配的脐带血移植效果更好，GVHD 的发生更少。在给予患者 5～7 个脐带血单位（每 10kg 一个单位）时，HLA 表型显示每个单一的 HLA 表型都与一个输入单位一致。1992 年首次研究发现，人类脐带血单个核细胞可以使接受致死剂量核辐射照射的小鼠存活，有的甚至是 100% 的成活。与从单一供体获取的血液比较，来自多单位未冷冻的细胞在动物体内具有更好的临床效果。受到核辐射照射后能否存活与脐带血单个核细胞的剂量有关，而且可以不用免疫抑制剂。受到核辐射照射的小鼠在接受脐带血输注后有两种反应，一是长达 12 个月的嵌合体反应，二是刺激宿主自身免疫系统的恢复反应。在多项研究中，无论是否使用免疫抑制剂，在动物身上均未发现 GVHD。

人脐带血不仅能够有效地取代被核辐射破坏的骨髓，还可以促进伤口的愈合。最近的研究显示，人骨髓源性间充质干细胞可特定地归巢到受核辐射照射小鼠的受损组织中。由真皮衍化的多能干细胞能促进受核辐射照射和创伤大鼠的生存及伤口的愈合。人脐带血也有类似的效果。尽管已有超过 100 例核辐射灾难受害者的治疗实例，但尚没有成千上万大规模人员伤亡的救治经验。基于这些考虑，需要建立一套理论性的方案以应对核爆炸中大量人员的伤亡。在核爆炸之后，生存的首要条件需要替代和恢复患者的骨髓功能。

在核爆炸或核攻击等严重核事故发生后，患者会受到核辐射合并伤口的损伤。高剂量的电离核辐射可导致骨髓增生和伤口愈合延迟。核辐射复合损伤是非常复杂的，较单一损伤更难处理。具有自我更新潜力和多向分化潜能的多能干细胞，在再生医学中发挥着重要作用。为了评估人脐带血源性 MSC 对受到 γ 射线照射大鼠骨髓的治疗作用，Mousa 等人将成年雄性大鼠分为 3 组（每组 15 只），对照组给予 PBS，R 组和观察组均用 γ 射线 1.04Gy/min 照射后，注射脐带血源性 MSC，并用组织学和免疫化学法染色大鼠骨髓。与对照组比较，R 组的白细胞和血小板计数显著降低（$P<0.05$）；R 组的脂肪细胞计数明显高于对照组和观察组，其差异性均有统计学意义（$P<0.05$）；观察组的巨核细胞计数明显高于 R 组和对照组（$P<0.05$）。观察组的血管空间扩张明显高于对照组（$P<0.05$）。该研究表明，人脐带血源性 MSC 注射能够显著改善 γ 射线对骨髓的破坏作用。

第二节　核辐射受害者的处理

根据美国血库协会（AABB）关于核辐射受害者的应急管理方案，在核辐射伤亡人数低于 100 人时，每例患者应该接受 1～2 个单位的脐带血治疗，并要求达到 10 亿～20 亿个单个核细胞、特定的血型和部分或完全的 HLA 匹配。同时，这些患者必须接受抗生素、各种细胞因子，以及在骨髓损伤中使用的细胞集落生长因子。根据 AABB 的推荐，对创伤患者进行全血或袋装细胞的输注时需要对其进行照射。

一、难以确诊的核辐射受害者

在地面发生核爆炸时，核辐射受害者较创伤或烧伤受害者更多。第一线的救护人员可能更需要接受核辐射损伤的治疗。而有较多"可步行的伤员"并没有意识到自己已经受到核辐射的损伤，那些有创伤的人可能已经受到了不同程度的核辐射。

二、手术室的血供

在大灾难中，患者需要特定血型的输血。根据 3 家医院、48 个单位的持续运作，估计在第一个 72h 阶段需要 2500 个单位的血液。因此，除了进行血液配型，还需要大量的血液和不同的处理方式。AABB 推荐的血液照射法在实际运作中很困难，只能在 100 人或更少人员伤亡的紧急情况下使用。

三、1000～10 000 例伤病员的救治

所有的急救人员，以及创伤或烧伤患者，很可能已经受到相当程度的核辐射，应该根据实际病情使用 1～3 个单位的脐带血进行治疗。那些有创伤或烧伤未被治疗但怀疑受到严重的核辐射者，包括护理人员和志愿者等，均应根据实际病情用 1～3 个血型匹配的冻存或新鲜的脐带血单位进行治疗。如果脐带血量、人员和物资都充足，可用 1～2 个单位含 20 亿个有核细胞的脐带血对血型和 HLA 匹配者进行输注。而在实际情况下，可根据血型匹配的实际情况采用 1～3 个单位的脐带血进行输注，并由护理人员对所有可能受到致死剂量核辐射的患者进行管理。每例患者首选 3 个单位。所有患者无论是否有创伤，均有可能遭到核辐射损伤。因此，可由第一线救护人员给予广谱抗生素治疗。受到核辐射的患者经常会发生呕

吐，当这些患者到达目的地时，志愿者或护理人员继续对其给予广谱的抗生素治疗。使用脐带血和疑似受到核辐射损伤的患者应在 72h 内返回，以便对其进行医疗紧急支持的评估。

第三节　脐带血的来源与 72h 后的救治

根据现有脐带血库提供的信息，在新泽西可以使用的脐带血有 9000～11 000 个单位。这些脐带血均为冻存以备紧急情况时使用，这并不包括国家脐带血库已计划的 15 万个单位。2005 年 12 月 20 日，干细胞治疗法与研究法公布，并可提供 15 万个单位的脐带血可供紧急情况下使用。所有具有收集脐带血设备的医院应立即开始收集脐带血，目的是将这些血液转送到适当的治疗中心，这里仅需要血型检测和最低限度的附加检测。

在 72h 救治结束时，随着专业医疗人员的到来，医疗机构开始恢复对伤员的治疗以实现"标准的支持治疗"。

一、注意问题

新泽西州的《医疗人员保护法》规定，在紧急情况下可免除医护人员的医疗事故诉讼。在紧急情况下，需要大量的护理人员和志愿者参与救治，特别是对仍可步行而无明显可见创伤的核辐射受害者提供援助。此时，无论是初级还是助理外科医师都必须组织起来，调动一切可以调动的力量投入到抢救中。

二、结语

目前，新泽西州有 9000～11 000 个冻存备用脐带血单位，而且还制定了一项计划并成立了辅助医疗支持的组织，可对 1000～1152 例患者和数千名"可步行的伤员"实施紧急救命支持手术。在这一点上，建立一个后勤计划可能会拯救成千上万的人。目前，该计划不需要资金，只要求简单而基本的通信、物流及现有的设施。当核辐射灾难发生和大量人员伤亡时，重点应放在包括核辐射灾难在内的伤检分类。这主要是为了保护资源，应谨慎对待核辐射受害者，确保明显损伤和烧伤患者的分类是正确的。那些没有明显外伤但受到核辐射者很难确诊，这些患者很难检测到是否受到核辐射照射。如果条件和资源允许，在最初的 72h 后，应该倍加谨慎地进行分诊，因为不同个体的存活期可能存在很大的差异。

受到核辐射后，可能发生 GVHD，尤其是那些骨髓遭到完全破坏的患者在最初的 72h 很难发现。这时如果使用脐带血，通常可有效治疗 GVHD。

当处理 10 000 人或更多的大规模人员伤亡时，在 72h 内与相邻的城市进行协调是非常重要的。大量的志愿者应适当地分配到各个区域并充分利用。由于核辐射会引起大量患者出现呕吐、脱水现象，这就需要志愿者为受伤者提供体液、营养的基本需求及药物治疗。在全社会大力支持下，这种核辐射突发事件的救治水平将会得到进一步的提升。然而，无论最终的治疗计划是什么，基本上均需要对核辐射受害者遭到破坏的骨髓进行替换治疗。除上述情况外，最新的研究显示，脐带血干细胞还可用于急性一氧化碳中毒的迟发性神经精神综合征，以及在新型冠状病毒肺炎等突发性灾害医学（详见本书第二十六章）的治疗中。

（白继平　孙　月　宋起滨）

参 考 文 献

Bhattacharya N. 2005. Placental umbilical cord whole blood transfusion: a safe and genuine blood substitute for patients of the under-resourced world at emergency. J Am Coll Surg, 200(4): 557-563.

Boland CR, Craig NS, Jacobs AL. 1939. Collection and transfusion of preserved blood. Lancet, 1: 388-391.

Czarneski J, Lin YC, Ende N, et al. 1999. Effects of cord blood transfer on the hematopoietic recovery following sublethal irradiation in MRL lpr/lpr mice. Proc Soc Exp Biol Med, 220(2): 79-87.

Drew CR. 1943. The role of soviet investigators in the development of the blood bank. Am Rev Sov Med, 1(4): 360-369.

Ende M. 2004. Management of the acute radiation syndrome. Annintern Med, 141(11): 891.

Ende N, Lu S, Alcid MG, et al. 2001. Pooled umbilical cord blood as a possible universal donor for marrow reconstitution and use in nuclear accidents. Life Sci, 69(13): 1531-1539.

Ende N, Lu S, Ende M, et al. 1996. Potential effectiveness of stored cord blood (non-frozen) for emergency use. J Emerg Med, 14(6): 673-677.

Ende N, Ponzio NM, Athwal RS, et al. 1992. Murine survival of lethal irradiation with the use of human umbilical cord blood. Life Sci, 51(16): 1249-1253.

Ende N, Ponzio NM, Giuliani D, et al. 1995. The effect of human cord blood on SJL/J mice after chemoablation and irradiation and its possible clinical significance. Immunol Invest, 24(6): 999-1012.

Linnemann RE. 1987. Soviet medical response to the Chernobyl nuclear accident. JAMA, 258(5): 637-643.

Mouiseddine M, François S, Semont A, et al. 2007. Human mesenchymal stem cells home specifically to radiation-injured tissues in a non-obese diabetes/severe combined immunodeficiency mouse model. Br J Radiol, 80(s1): 49-55.

Mousa HSE, Shalaby SM, Gouda ZA, et al. 2017. Efficacy of human umbilical cord derived-mesenchymal stem cells in treatment of rat bone marrow exposed to gamma irradiation. Ann Anat, 210: 64-75.

Myung H, Jang H, Myung JK, et al. 2020. Platelet-rich plasma improves the therapeutic efficacy of mesenchymal stem cells by enhancing their secretion of angiogenic factors in a combined radiation and wound injury model. Exp Dermatol, 29(2): 158-167.

Nagayama H, Misawa K, Tanaka H, et al. 2002. Transient hematopoietic stem cell rescue using umbilical cord blood for a lethally irradiated nuclear accident victim. Bone Marrow Transplant, 29(3): 197-204.

Shi C, Cheng T, Su Y, et al. 2004. Transplantation of dermal multipotent cells promotes survival and wound healing in rats with combined radiation and wound injury. Radiat Res, 162(1): 56-63.

Yom DY, Hwang SK, Jon SG, et al. 2020. Delayed neuropsychiatric syndrome of acute carbon monoxide poisoning from oak burning gas cured by therapy combined with transplantation of human umbilical cord blood stem cell, injection of nicholine, and intranasal inhalation of insulin. Neurocase, 26(1): 64-68.

第二十六章　脐带血干细胞治疗新型冠状病毒肺炎的前瞻性研究

第一节　概　　述

一、冠状病毒简介

冠状病毒（coronavirus，CoV）在系统分类上属巢式病毒目（Nidovirales）、冠状病毒科（coronaviridae）的冠状病毒属，于 1937 年首次从鸡身上分离出来。病毒颗粒的直径为 60～220nm，平均直径为 100nm。这是一种单链 RNA（single strand RNA，ssRNA）病毒，具有外套膜（envelope）的正链（plus strand），直径 80～120nm，其基因组大约有 3 万个碱基对，是一种最大的 RNA 病毒。该病毒表面覆盖着许多不规则而呈球形或椭圆形的刺状蛋白，这是该病毒最主要的能量决定簇（energetic determinants），也是与人体细胞受体结合的部分。整个病毒颗粒犹如花冠，因而得名"冠状病毒"，不同 CoV 的棘突有明显的差异。

自然界广泛存在的 CoV 主要感染哺乳动物和禽类，其中有 4 种（HCoV-229E、HCoV-NL63、HCoV-OC43 和 HCoV-HKU1）可以感染人体（图 26-1）。自 20 世纪 60 年代被发现，已确认这些病毒均可引起普通上呼吸道感染（upper respiratory infection，URI），流行病率约为 15%，70%的人群均感染过，而且许多人都已经带有这种抗体。近年来，新出现的人畜共患 CoV 疾病为重症急性呼吸综合征（severe acute respiratory syndrome，SARS）、中东呼吸综合征（Middle East respiratory syndrome，EMRS）和狂犬病（Rabies）。

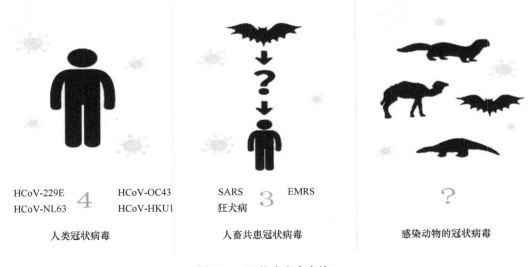

HCoV-229E HCoV-OC43	SARS EMRS	
HCoV-NL63 HCoV-HKU1	狂犬病	?
人类冠状病毒	人畜共患冠状病毒	感染动物的冠状病毒

图 26-1　冠状病毒大家族

CoV 的核酸为非节段单链（＋）RNA，长 27～32kb，是 RNA 病毒中最长的 RNA 核酸链，具有正链 RNA 特有的重要结构特征，即 RNA 链 5′端有甲基化"帽子"，3′端有 PolyA"尾巴"结构。这一结构与真核 mRNA 非常相似，也是其基因组 RNA 自身可以发挥翻译模板作用的重要结构基础，其不需要

RNA-DNA-RNA 的转录过程。CoV 的 RNA 和 RNA 之间重组率非常高，病毒出现变异正是由于这种高重组率。重组后，RNA 序列可发生变化，由此核酸编码的氨基酸序列和氨基酸构成的蛋白质随之变化，并使其抗原性也发生变化。这种抗原性的变化是导致原有的疫苗失效、免疫失败的致命原因。

在 CoV 成熟粒子中，并不存在 RNA 病毒复制所需的 RNA 聚合酶（viral RNA polymerase），在进入宿主细胞后，直接以病毒基因组 RNA 为翻译模板，表达出病毒 RNA 聚合酶。再利用这种酶完成负链亚基因组 RNA（sub-genomic RNA）的转录合成、各种结构蛋白 mRNA 的合成，以及病毒基因组 RNA 的复制。CoV 各个结构蛋白成熟的 mRNA 合成，不存在转录后的修饰剪切过程，而是直接通过 RNA 聚合酶和一些转录因子，以一种"不连续转录"的机制，通过识别特定的转录调控序列（transcription regulating sequences，TSR），有选择性地从负义链 RNA 上，一次性转录得到构成一个成熟 mRNA 的全部组成部分。结构蛋白和基因组 RNA 复制完成后，将在宿主细胞内质网处装配（assembly）生成新的 CoV 颗粒，并通过高尔基体分泌至细胞外，完成其生命周期。在 CoV 感染的细胞内，有时还可以见到管状的包涵体。

CoV 是一类主要引起呼吸道、肠道疾病的病原体，除感染人类外，还可感染蝙蝠、穿山甲、果子狸、骆驼、刺猬、犬、猪、牛、猫、貂、鼠、羊和虎等多种哺乳动物及鸟类。到目前为止，已知感染人类的 CoV 共有 7 种，其中 4 种在人群中较为常见，致病性较低，一般仅引起类似普通感冒的轻微呼吸道症状。另外还有 2 种 CoV 可引起 SARS 和 EMRS 严重呼吸系统疾病。2014 年，国际病毒学分类委员会把 CoV 分为 α、β、γ 和 δ 4 个属，至少包括 50 个种。人 CoV 有 2 个属：α 属 CoV（HCoV-229E 和 HCoV-NL63）和 β 属 CoV（HCoV-HKU1、HCoV-OC43、MERS-CoV、SARS-CoV 和 SARS-CoV-2）。

二、2019 新型冠状病毒

2019 年 12 月在武汉发现不明原因的病毒性肺炎病例，2020 年 1 月 7 日，经全基因组测序确定，该病毒是一种与已知的人类 SARS 和 EMRS 冠状病毒均不相同的新型 RNA 病毒。2020 年 1 月 12 日，世界卫生组织暂将它命名为 2019 新型冠状病毒（novel coronavirus 2019，2019-nCoV），见图 26-2。2 月 8 日，国务院联防联控机制举行新闻发布会，国家卫生健康委员会发言人发布了关于新冠病毒感染的肺炎暂命名的通知，将新型冠状病毒感染的肺炎统一称为"新型冠状病毒肺炎"，简称"新冠肺炎"，英文名为"novel coronavirus pneumonia"，简称"NCP"。2 月 11 日，国际病毒分类委员会将其命名为 SARS-CoV-2，同日全球研究与创新论坛在日内瓦召开，世界卫生组织总干事谭德塞在记者会上宣布，把这种 2019-nCoV 引发的疾病正式命名 COVID-19（corona virus disease 2019）。

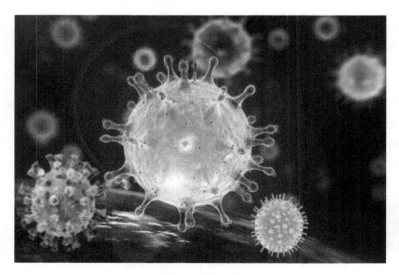

彩图请扫码

图 26-2　2019-nCoV 显微图片

根据美国国家生物技术信息中心（National Center of Biotechnology Information，NCBI）数据库的 SARS-CoV-2 的 NC_045512.2 版本基因组序列显示，这是一种具有 29 903bp 的单链 RNA（ssRNA）。在这么少的遗传信息分子中却拥有 10 个基因，并可经济高效地编码这 10 个蛋白质，可见这个病毒 RNA 基因组的简约。人类拥有 30 亿个碱基对、2 万多个基因，但 SARS-CoV-2 却能够用不到人类 1/10 000 的碱基序列、在 1/2000 的基因的攻击下迅速传播，这就是该病毒不同寻常之处。

在 SARS-CoV-2 基因组中，最长基因编码 4405 个氨基酸，此蛋白质是非结构性多蛋白，包括多个复制酶功能域。复制酶是一种依赖于 RNA 的 RNA 聚合酶，RNA 聚合酶是 RNA 生成的催化剂。由于 SARS-CoV-2 不存在 RNA 病毒复制所需的 RNA 聚合酶，只有进入宿主细胞后，直接以病毒基因组 RNA 为翻译模板，表达出病毒 RNA 聚合酶，进而应用这种酶完成负链亚基因组 RNA 的转录及各种结构蛋白 mRNA 的合成，从而进行病毒基因组 RNA 的复制。SARS-CoV-2 的繁殖可分为吸附、注入、合成、组装和释放 5 个步骤，详见图 26-3。

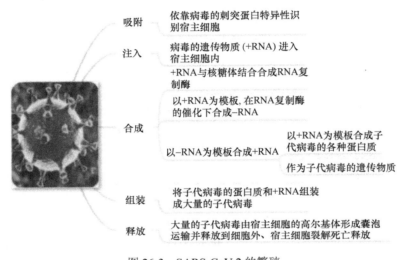

图 26-3　SARS-CoV-2 的繁殖

研究显示，SARS-CoV-2 粒子外包的脂膜表面有 4 种结构性糖蛋白。①刺突糖蛋白（spike glycoprotein，S 蛋白）。S 基因编码的刺突糖蛋白可与人血管紧张蛋白转换酶（angiotensin-converting enzyme 2，ACE2）结合，是其主要的抗原位点并具有溶细胞作用，因而称为 SARS-CoV-2 的"卫士"（bodyguard），ACE2 主要在肺上皮细胞和心、肾的血管内皮上表达，人类 ACE2 酶的作用是降压。②包膜糖蛋白（envelope glycoprotein，E 蛋白）。E 基因很短，是编码 75 个氨基酸的小包膜糖蛋白，是可以与包膜结合的蛋白质。③膜糖蛋白（membrane glycoprotein，M 蛋白）。M 基因编码的膜糖蛋白负责营养物质的跨膜运输、新生病毒出芽释放与病毒外包膜的形成。④核壳蛋白（nucleocapsid protein，N 蛋白），即包裹在 RNA 基因组外面的蛋白质（图 26-4）。此外，个别种类的 SARS-CoV-2 还有血凝素糖蛋白（haemaglutinin-esterase，HE 蛋白）。除 N 蛋白基因外，其他基因的编码蛋白可形成病毒蛋白的脂膜，把一种 30K 的单链 RNA 包裹。这种单链的 RNA 极不稳定，且容易变异。由于人体有大量的 RNA 酶会迅速消灭 RNA，它只有在蛋白外壳的保护和引导下，才能侵袭人体和造成机体的损伤。

SARS-CoV-2 是一种高度进化并适应了人体的动物病毒，主要来自蝙蝠病毒。研究发现，在 S 蛋白区域，穿山甲的基因序列替换了蝙蝠病毒 RaTG13 的这段序列形成 SARS-CoV-2，然后通过与穿山甲或其他动物的病毒进行重组并通过中间宿主感染人类（图 26-5）。它获得的 S 蛋白可以高效并快速楔入寄主体内，不仅与寄主的受体有高度亲和力，而且还可能调控寄主天生的免疫应答。该病毒能够迅速大量复制，其传染性极强，人群普遍易感，特别是中老年和合并有基础疾病（如高血压、冠心病、糖尿病、脑梗塞）的患者，更容易受到 SARS-CoV-2 的侵犯，而且容易进展为重症肺炎，出现呼吸衰竭、凝血功能障碍、感染性休克，甚至死亡的风险，但致死率与其他病毒相比并不太高。

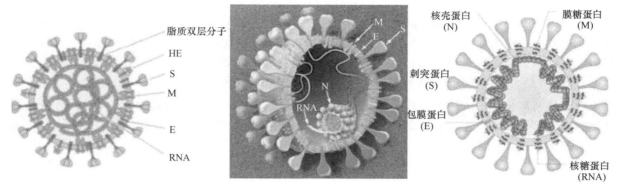

图 26-4　SARS-CoV-2 结构示意图

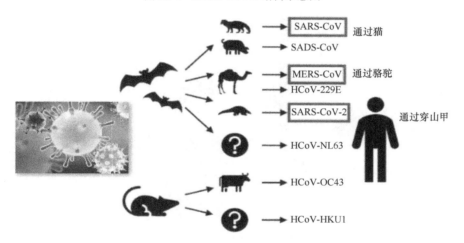

图 26-5　蝙蝠病毒通过中间宿主感染人类

三、SARS-CoV-2 感染的 IV 型超敏反应

当 SARS-CoV-2 感染患者入侵机体后，由于病毒的快速复制和大量促炎细胞因子、趋化因子的产生，刺激机体迅速启动天然免疫应答并触发炎症性反应。机体免疫系统在有效启动天然免疫应答效应以清除病原微生物的同时，释放大量的炎性因子破坏肺微血管和肺泡上皮细胞屏障，导致免疫反应失控，也称为细胞因子释放综合征，或者称为细胞因子风暴（cytokine storm）或炎症风暴。这种炎症性反应的过度免疫损伤，可导致血管渗漏、肺泡水肿、肺部炎症的加剧和弥漫性损伤。临床表现为受累器官生理功能紊乱，最终导致严重缺氧、进行性呼吸困难，乃至呼吸衰竭甚至死亡。因此，免疫炎症是"双刃剑"，既是一种保护性的反应，又是一种损伤性效应。

在 SARS-CoV-2 感染细胞后，分泌毒素导致 IV 型超敏反应，在病灶部位导致病变细胞变形坏死（如坏死、液化以致空洞等），即免疫损伤。在新型冠状病毒肺炎患者中，一方面，出现气管腔内的白色泡沫状黏液，可造成患者病灶空洞出血；另一方面，细胞毒性 T 淋巴细胞（CTL）可直接杀伤病变靶细胞，从而将病变细胞清除干净。重症患者表现与"溺水"身亡患者类似，即大量的水进入肺内后，氧气无法进入。这可能是 SARS-CoV-2 感染导致疾病的主要病理机制之一。

四、抗体依赖性增强效应

抗体依赖性增强（antibody dependent enhancement，ADE）效应是指当人体首次感染某种病毒时，会产生高浓度的抗体并将病毒清除，即巨噬细胞可吸收大量的溶酶体成分（lysosomal component）。可是人体康复后再次被相关的病毒感染时，就会产生交叉反应性抗体（cross-reactive antibody，CRA），即身体受到某种病毒攻击时，抗体在其 Fab 区会产生一种特异的、与该病毒抗原亲和的氨基酸序列，但是如果该抗体对另一种病毒抗原也具有亲和性的话，那么当这种病原出现时，抗体也会产生反应。这种对多种抗原产生的抗体反应称为 CRA。有时，当该患者再次被类似病毒感染时，病毒浓度可能并不高，或仅仅产生少量的 CRA。而且，这种病毒粒子会直接被巨噬细胞中的非溶解酶囊泡所吸收，这些非溶解酶囊泡不仅不能杀死病毒粒子，而且可使其逃逸到细胞质中，进入其他非溶酶体的囊泡中，这就可增强病毒侵入细胞的能力（图 26-6）。这种增强效应既可使体内容易产生 CRA，也可加重 SARS-CoV-2 对人体的损伤，亦称为 ADE 现象。

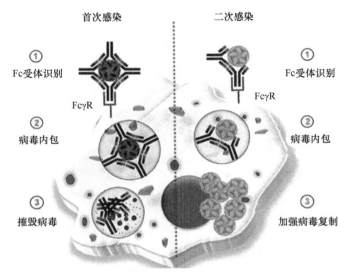

图 26-6　抗体依赖性增强效应

第二节　《新型冠状病毒肺炎诊疗方案（试行第七版）》及其解读

一、《新型冠状病毒肺炎诊疗方案（试行第七版）》

2019 年 12 月以来，湖北省武汉市出现了新型冠状病毒肺炎疫情，随着疫情的蔓延，我国其他地区及境外多个国家也相继发现了此类病例。该病作为急性呼吸道传染病已纳入《中华人民共和国传染病防治法》规定的乙类传染病，按甲类传染病管理。通过采取一系列预防控制和医疗救治措施，我国境内疫情上升的势头得到一定程度的遏制，大多数省份疫情缓解，但境外的发病人数呈上升态势。随着对疾病临床表现、病理认识的深入和诊疗经验的积累，为进一步加强对该病的早诊早治，提高治愈率，降低病亡率，最大可能避免医院感染，同时提醒注意境外输入性病例导致的传播和扩散，经过对《新型冠状病毒肺炎诊疗方案（试行第六版）》进行修订，形成了《新型冠状病毒肺炎诊疗方案（试行第七版）》。

（一）病原学特点

新型冠状病毒属于冠状病毒，有包膜，颗粒呈圆形或椭圆形，常为多形性，直径 60~140nm。其基因特征与 SARS-CoV 和 MERS-CoV 有明显区别。目前研究显示，其与蝙蝠 SARS 样冠状病毒（bat-SL-CoVZC45）同源性达 85% 以上。体外分离培养时，新型冠状病毒 96h 左右即可在人呼吸道上皮细胞内发现，而在 Vero E6 和 Huh-7 细胞系中分离培养约需 6 天。

对冠状病毒理化特性的认识多来自对 SARS-CoV 和 MERS-CoV 的研究。病毒对紫外线和热敏感，

56℃30min、75%乙醇、含氯消毒剂、过氧乙酸和氯仿等脂溶剂均可有效灭活病毒，氯己定不能有效灭活病毒。

（二）流行病学特点

1. 传染源

目前所见传染源主要是新型冠状病毒感染的患者。无症状感染者也可能成为传染源。

2. 传播途径

经呼吸道飞沫和密切接触传播是主要的传播途径。在相对封闭的环境中长时间暴露于高浓度气溶胶情况下存在经气溶胶传播的可能。由于在粪便及尿中可分离到新型冠状病毒，应注意粪便及尿对环境污染造成气溶胶或接触传播。

3. 易感人群

人群普遍易感。

（三）病理改变

目前有限的尸检和穿刺组织病理观察结果总结如下。

1. 肺脏

肺脏呈不同程度的实变。

肺泡腔内见浆液、纤维蛋白性渗出物及透明膜形成；渗出细胞主要为单核和巨噬细胞，亦见多核巨细胞。Ⅱ型肺泡上皮细胞显著增生，部分细胞脱落。Ⅱ型肺泡上皮细胞和巨噬细胞内可见包涵体。肺泡隔血管充血、水肿，可见单核和淋巴细胞浸润及血管内透明血栓形成。肺组织灶性出血、坏死，可出现出血性梗死。部分肺泡腔渗出物机化和肺间质纤维化。

肺内支气管黏膜部分上皮脱落，腔内可见黏液及黏液栓形成。少数肺泡过度充气、肺泡隔断裂或囊腔形成。

电镜下支气管黏膜上皮和Ⅱ型肺泡上皮细胞胞质内可见冠状病毒颗粒。免疫组化染色显示部分肺泡上皮和巨噬细胞呈新型冠状病毒抗原阳性，RT-PCR检测新型冠状病毒核酸阳性。

2. 脾脏、肺门淋巴结和骨髓

脾脏明显缩小。淋巴细胞数量明显减少，灶性出血和坏死，脾脏内巨噬细胞增生并可见吞噬现象；淋巴结淋巴细胞数量较少，可见坏死。免疫组化染色显示脾脏和淋巴结内 $CD4^+T$ 和 $CD8^+T$ 细胞均减少。骨髓三系细胞数量减少。

3. 心脏和血管

心肌细胞可见变性、坏死，间质内可见少数单核细胞、淋巴细胞和（或）中性粒细胞浸润。部分血管内皮脱落、内膜炎症及血栓形成。

4. 肝脏和胆囊

体积增大，暗红色。肝细胞变性、灶性坏死伴中性粒细胞浸润；肝血窦充血，汇管区见淋巴细胞和单核细胞浸润，微血栓形成。胆囊高度充盈。

5. 肾脏

肾小球球囊腔内见蛋白性渗出物，肾小管上皮变性、脱落，可见透明管型。间质充血，可见微血栓和灶性纤维化。

6. 其他器官

脑组织充血、水肿，部分神经元变性。肾上腺见灶性坏死。食管、胃和肠管黏膜上皮不同程度变性、坏死、脱落。

（四）临床特点

1. 临床表现

基于目前的流行病学调查，潜伏期 1~14 天，多为 3~7 天。

以发热、干咳、乏力为主要表现。少数患者伴有鼻塞、流涕、咽痛、肌痛和腹泻等症状。重症患者多在发病一周后出现呼吸困难和（或）低氧血症，严重者可快速进展为急性呼吸窘迫综合征、脓毒症休克、难以纠正的代谢性酸中毒和出凝血功能障碍及多器官功能衰竭等。值得注意的是，重型、危重型患者病程中可为中低热，甚至无明显发热。

部分儿童及新生儿病例症状可不典型，表现为呕吐、腹泻等消化道症状或仅表现为精神弱、呼吸急促。

轻型患者仅表现为低热、轻微乏力等，无肺炎表现。

从目前收治的病例情况看，多数患者预后良好，少数患者病情危重。老年人和有慢性基础疾病者预后较差。患有新型冠状病毒肺炎的孕产妇临床过程与同龄患者相近。儿童病例症状相对较轻。

2. 实验室检查

1）一般检查

发病早期外周血白细胞总数正常或减少，可见淋巴细胞计数减少，部分患者可出现肝酶、乳酸脱氢酶（LDH）、肌酶和肌红蛋白增高；部分危重者可见肌钙蛋白增高。多数患者 C 反应蛋白（CRP）和血沉升高，降钙素原正常。严重者 D-二聚体升高，外周血淋巴细胞进行性减少。重型、危重型患者常有炎症因子升高。

2）病原学及血清学检查

（1）病原学检查：采用 RT-PCR 或（和）NGS 方法在鼻咽拭子、痰和其他下呼吸道分泌物、血液、粪便等标本中可检测出新型冠状病毒核酸。检测下呼吸道标本（痰或气道抽取物）更加准确。标本采集后尽快送检。

（2）血清学检查：新型冠状病毒特异性 IgM 抗体多在发病 3~5 天后开始出现阳性，IgG 抗体滴度恢复期较急性期有 4 倍及以上增高。

3. 胸部影像学

早期呈现多发小斑片影及间质改变，以肺外带明显。进而发展为双肺多发磨玻璃影、浸润影，严重者可出现肺实变，胸腔积液少见。

（五）诊断标准

1. 疑似病例

结合下述流行病学史和临床表现综合分析。

1）流行病学史

（1）发病前 14 天内有武汉市及周边地区，或其他有病例报告社区的旅行史或居住史。

（2）发病前 14 天内与新型冠状病毒感染者（核酸检测阳性者）有接触史。

（3）发病前 14 天内曾接触过来自武汉市及周边地区，或来自有病例报告社区的发热或有呼吸道症状的患者。

（4）聚集性发病（2 周内在小范围如家庭、办公室、学校班级等场所，出现 2 例及以上发热和（或）呼吸道症状的病例）。

2）临床表现

（1）发热和（或）呼吸道症状。

（2）具有上述新型冠状病毒肺炎影像学特征。

（3）发病早期白细胞总数正常或降低，淋巴细胞计数正常或减少。

有流行病学史中的任何一条，且符合临床表现中任意 2 条。无明确流行病学史的，符合临床表现中的 3 条。

2. 确诊病例

疑似病例同时具备以下病原学或血清学证据之一者：

（1）实时荧光 RT-PCR 检测新型冠状病毒核酸阳性；

（2）病毒基因测序，与已知的新型冠状病毒高度同源；

（3）血清新型冠状病毒特异性 IgM 抗体和 IgG 抗体阳性；血清新型冠状病毒特异性 IgG 抗体由阴性转为阳性或恢复期较急性期有 4 倍及以上升高。

（六）临床分型

1. 轻型

临床症状轻微，影像学未见肺炎表现。

2. 普通型

具有发热、呼吸道等症状，影像学可见肺炎表现。

3. 重型

成人符合下列任何一条：

（1）出现气促，RR 330 次/min；

（2）静息状态下，指氧饱和度≤93%；

（3）动脉血氧分压（PaO$_2$）/吸氧浓度（FiO$_2$）≤300mmHg（1mmHg=0.133kPa）。

高海拔（海拔超过 1000m）地区应根据以下公式对 PaO$_2$/FiO$_2$ 进行校正：PaO$_2$/FiO$_2$ ×[大气压（mmHg）/760]。

肺部影像学显示 24～48h 内病灶明显进展>50%者按重型管理。

儿童符合下列任何一条：

（1）出现气促（<2 月龄，RRN≥60 次/min；2～12 月龄，RRN≥50 次/min；1～5 岁，RRN≥40 次/min；>5 岁，RRN≥30 次/min），除外发热和哭闹的影响；

（2）静息状态下，指氧饱和度≤92%；

（3）辅助呼吸（呻吟、鼻翼扇动、三凹征），发绀，间歇性呼吸暂停；

（4）出现嗜睡、惊厥；

（5）拒食或喂养困难，有脱水征。

4. 危重型

符合以下情况之一者：

（1）出现呼吸衰竭，且需要机械通气；

（2）出现休克；

（3）合并其他器官功能衰竭需 ICU 监护治疗。

（七）重型、危重型临床预警指标

1. 成人

（1）外周血淋巴细胞进行性下降；

（2）外周血炎症因子如 IL-6、C 反应蛋白进行性上升；

（3）乳酸进行性升高；

（4）肺内病变在短期内迅速进展。

2. 儿童

（1）呼吸频率增快；

（2）精神反应差、嗜睡；

（3）乳酸进行性升高；

（4）影像学显示双侧或多肺叶浸润、胸腔积液或短期内病变快速进展；

（5）3 月龄以下的婴儿或有基础疾病（先天性心脏病、支气管肺发育不良、呼吸道畸形、异常血红蛋白、重度营养不良等），有免疫缺陷或低下（长期使用免疫抑制剂）。

（八）鉴别诊断

（1）新型冠状病毒感染轻型表现需与其他病毒引起的上呼吸道感染相鉴别。

（2）新型冠状病毒肺炎主要与流感病毒、腺病毒、呼吸道合胞病毒等其他已知病毒性肺炎及肺炎支原体感染鉴别，尤其是对疑似病例要尽可能采取包括快速抗原检测和多重 PCR 核酸检测等方法，对常见呼吸道病原体进行检测。

（3）还要与非感染性疾病，如血管炎、皮肌炎和机化性肺炎等鉴别。

（九）病例的发现与报告

各级各类医疗机构的医务人员发现符合病例定义的疑似病例后，应当立即进行单人单间隔离治疗，院内专家会诊或主诊医师会诊，仍考虑疑似病例，在 2 小时内进行网络直报，并采集标本进行新型冠状病毒核酸检测，同时在确保转运安全前提下立即将疑似病例转运至定点医院。与新型冠状病毒感染者有密切接触的患者，即便常见呼吸道病原检测阳性，也建议及时进行新型冠状病毒病原学检测。

疑似病例连续两次新型冠状病毒核酸检测阴性（采样时间至少间隔 24 小时）且发病 7 天后新型冠状病毒特异性抗体 IgM 和 IgG 仍为阴性，可排除疑似病例诊断。

（十）治疗

1. 根据病情确定治疗场所

（1）疑似及确诊病例应在具备有效隔离条件和防护条件的定点医院隔离治疗，疑似病例应单人单间隔离治疗，确诊病例可多人收治在同一病室。

（2）危重型病例应当尽早收入 ICU 治疗。

2. 一般治疗

（1）卧床休息，加强支持治疗，保证充分热量；注意水、电解质平衡，维持内环境稳定；密切监测生命体征、指氧饱和度等。

（2）根据病情监测血常规、尿常规、CRP、生化指标（肝酶、心肌酶、肾功能等）、凝血功能、动脉血气分析、胸部影像学等。有条件者可行细胞因子检测。

（3）及时给予有效氧疗措施，包括鼻导管、面罩给氧和经鼻高流量氧疗。有条件可采用氢、氧混合吸入气（H_2/O_2：66.6%/33.3%）治疗。

（4）抗病毒治疗：可试用 α-干扰素（成人每次 500 万 U 或相当剂量，加入灭菌注射用水 2ml，每日 2 次雾化吸入）、洛匹那韦/利托那韦（成人 200mg/50mg/粒，每次 2 粒，每日 2 次，疗程不超过 10 天）、利巴韦林（建议与干扰素或洛匹那韦/利托那韦联合应用，成人 500mg/次，每日 2 至 3 次静脉输注，疗程不超过 10 天）、磷酸氯喹（18～65 岁成人。体重大于 50 千克者，每次 500mg、每日 2 次，疗程 7 天；体重小于 50 千克者，第一、二天每次 500mg，每日 2 次，第三至第七天每次 500mg、每日 1 次）、阿比多尔（成人 200mg，每日 3 次，疗程不超过 10 天）。要注意上述药物的不良反应、禁忌证（如患有心脏疾病者禁用氯喹）以及与其他药物的相互作用等问题。在临床应用中进一步评价目前所试用药物的疗效。不建议同时应用 3 种及以上抗病毒药物，出现不可耐受的毒副作用时应停止使用相关药物。对孕产妇患者的治疗应考虑妊娠周数，尽可能选择对胎儿影响较小的药物，以及是否终止妊娠后再进行治疗等问题，并知情告知。

（5）抗菌药物治疗：避免盲目或不恰当使用抗菌药物，尤其是联合使用广谱抗菌药物。

3. 重型、危重型病例的治疗

1）治疗原则

在对症治疗的基础上，积极防治并发症，治疗基础疾病，预防继发感染，及时进行器官功能支持。

2）呼吸支持

（1）氧疗：重型患者应当接受鼻导管或面罩吸氧，并及时评估呼吸窘迫和（或）低氧血症是否缓解。

（2）高流量鼻导管氧疗或无创机械通气：当患者接受标准氧疗后呼吸窘迫和（或）低氧血症无法缓解时，可考虑使用高流量鼻导管氧疗或无创通气。若短时间（1～2 小时）内病情无改善甚至恶化，应当及时进行气管插管和有创机械通气。

（3）有创机械通气：采用肺保护性通气策略，即小潮气量（6～8ml/kg 理想体重）和低水平气道平台压力（≤30ml H_2O）进行机械通气，以减少呼吸机相关肺损伤。在保证气道平台压≤35cmH$_2$O 时，可适当采用高 PEEP，保持气道温化湿化，避免长时间镇静，早期唤醒患者并进行肺康复治疗。较多患者存在人机不同步，应当及时使用镇静及肌松剂。根据气道分泌物情况，选择密闭式吸痰，必要时行支气管镜检查采取相应治疗。

（4）挽救治疗：对于严重 ARDS 患者，建议进行肺复张。在人力资源充足的情况下，每天应当进行 12 小时以上的俯卧位通气。俯卧位机械通气效果不佳者，如条件允许，应当尽快考虑体外膜肺氧合（ECMO）。其相关指征：①在 FiO$_2$>90%时，氧合指数小于 80mmHg，持续 3～4 小时以上；②气道平台压≥35cmH$_2$O。单纯呼吸衰竭患者，首选 VV-ECMO 模式；若需要循环支持，则选用 VA-ECMO 模式。在基础疾病得以控制，心肺功能有恢复迹象时，可开始撤机试验。

3）循环支持

在充分液体复苏的基础上，改善微循环，使用血管活性药物，密切监测患者血压、心率和尿量的变化，以及动脉血气分析中乳酸和碱剩余，必要时进行无创或有创血流动力学监测，如超声多普勒法、超声心动图、有创血压或持续心排血量（PiCCO）监测。在救治过程中，注意液体平衡策略，避免过量和不足。

如果发现患者心率突发增加大于基础值的 20%或血压下降大于基础值 20%以上时，若伴有皮肤灌注不良和尿量减少等表现，应密切观察患者是否存在脓毒症休克、消化道出血或心功能衰竭等情况。

4) 肾功能衰竭和肾替代治疗

危重症患者的肾功能损伤应积极寻找导致肾功能损伤的原因，如低灌注和药物等因素。对于肾功能衰竭患者的治疗应注重体液平衡、酸碱平衡和电解质平衡，在营养支持治疗方面应注意氮平衡、热量和微量元素等补充。重症患者可选择连续性肾替代治疗（continuous renal replacement therapy，CRRT）。其指征包括：①高钾血症；②酸中毒；③肺水肿或水负荷过重；④多器官功能不全时的液体管理。

5) 康复者血浆治疗

适用于病情进展较快、重型和危重型患者。用法用量参考《新冠肺炎康复者恢复期血浆临床治疗方案（试行第二版）》。

6) 血液净化治疗

血液净化系统包括血浆置换、吸附、灌流、血液/血浆滤过等，能清除炎症因子，阻断"细胞因子风暴"，从而减轻炎症反应对机体的损伤，可用于重型、危重型患者细胞因子风暴早中期的救治。

7) 免疫治疗

对于双肺广泛病变者及重型患者，且实验室检测 IL-6 水平升高者，可试用托珠单抗治疗。首次剂量 4～8mg/kg，推荐剂量为 400mg、0.9%生理盐水稀释至 100ml，输注时间大于 1 小时；首次用药疗效不佳者，可在 12 小时后追加应用一次（剂量同前），累计给药次数最多为 2 次，单次最大剂量不超过 800mg。注意过敏反应，有结核等活动性感染者禁用。

8) 其他治疗措施

对于氧合指标进行性恶化、影像学进展迅速、机体炎症反应过度激活状态的患者，酌情短期内（3～5 日）使用糖皮质激素，建议剂量不超过相当于甲泼尼龙 1～2mg/kg/日，应当注意较大剂量糖皮质激素由于免疫抑制作用，会延缓对冠状病毒的清除；可静脉给予血必净 100ml/次，每日 2 次治疗；可使用肠道微生态调节剂，维持肠道微生态平衡，预防继发细菌感染。

儿童重型、危重型病例可酌情考虑给予静脉滴注丙种球蛋白。

患有重型或危重型新型冠状病毒肺炎的孕妇应积极终止妊娠，剖腹产为首选。

患者常存在焦虑恐惧情绪，应当加强心理疏导。

4. 中医治疗

本病属于中医"疫"病范畴，病因为感受"疫戾"之气，各地可根据病情、当地气候特点以及不同体质等情况，参照下列方案进行辨证论治。涉及超药典剂量，应当在医师指导下使用。

1) 医学观察期

临床表现 1：乏力伴胃肠不适

推荐中成药：藿香正气胶囊（丸、水、口服液）

临床表现 2：乏力伴发热

推荐中成药：金花清感颗粒、连花清瘟胶囊（颗粒）、疏风解毒胶囊（颗粒）

2) 临床治疗期（确诊病例）

A. 清肺排毒汤

适用范围：结合多地医生临床观察，适用于轻型、普通型、重型患者，在危重型患者救治中可结合患者实际情况合理使用。

基础方剂：麻黄 9g、炙甘草 6g、杏仁 9g、生石膏 15～30g（先煎）、桂枝 9g、泽泻 9g、猪苓 9g、白术 9g、茯苓 15g、柴胡 16g、黄芩 6g、姜半夏 9g、生姜 9g、紫菀 9g、冬花 9g、射干 9g、细辛 6g、山药 12g、枳实 6g、陈皮 6g、藿香 9g。

服法：传统中药饮片，水煎服。每天一付，早晚各一次（饭后 40 分钟），温服，三付一个疗程。

如有条件，每次服完药可加服大米汤半碗，舌干津液亏虚者可多服至一碗（注：如患者不发热则生石膏的用量要小，发热或壮热可加大生石膏用量）。若症状好转而未痊愈，则服用第二个疗程；若患者有特殊情况或其他基础病，第二疗程可以根据实际情况修改处方，症状消失则停药。

处方来源：国家卫生健康委办公厅国家中医药管理局办公室《关于推荐在中西医结合救治新型冠状病毒感染的肺炎中使用"清肺排毒汤"的通知》（国中医药办医政函〔2020〕22 号）。

B. 轻型

（1）寒湿郁肺证

临床表现：发热，乏力，周身酸痛，咳嗽，咯痰，胸紧憋气，纳呆，恶心，呕吐，大便黏腻不爽。舌质淡胖齿痕或淡红，苔白厚腐腻或白腻，脉濡或滑。

推荐处方：生麻黄 6g、生石膏 15g、杏仁 9g、羌活 15g、草蘭子 15g、贯众 9g、地龙 15g、徐长卿 15g、藿香 15g、佩兰 9g、苍术 15g、云苓 45g、生白术 30g、焦三仙 9g、厚朴 15g、焦槟榔 9g、煨草果 9g、生姜 15g。

服法：每日 1 剂，水煎 600ml，分 3 次服用，早中晚各 1 次，饭前服用。

（2）湿热蕴肺证

临床表现：低热或不发热，微恶寒，乏力，头身困重，肌肉酸痛，干咳痰少，咽痛，口干不欲多饮，或伴有胸闷脱痞，无汗或汗出不畅，或见呕恶纳呆，便溏或大便黏滞不爽。舌淡红，苔白厚腻或薄黄，脉滑数或濡。

推荐处方：槟榔 10g、草果 10g、厚朴 10g、知母 10g、黄芩 10g、柴胡 10g、赤芍 10g、连翘 15g、青蒿 10g、苍术 10g、大青叶 10g、生甘草 5g。

服法：每日 1 剂，水煎 400ml，分 2 次服用，早晚各 1 次。

C. 普通型

（1）湿毒郁肺证

临床表现：发热，咳嗽痰少，或有黄痰，憋闷气促，腹胀，便秘不畅。舌质暗红，舌体胖，苔黄腻或黄燥，脉滑数或弦滑。

推荐处方：生麻黄 6g、苦杏仁 15g、生石膏 30g、生薏茂仁 30g、茅苍术 10g、广藿香 15g、青蒿草 12g、虎杖 20g、马鞭草 30g、干芦根 30g、草蘭子 15g、化橘红 15g、生甘草 10g。

服法：每日 1 剂，水煎 400ml，分 2 次服用，早晚各 1 次。

（2）寒湿阻肺证

临床表现：低热，身热不扬，或未热，干咳，少痰，倦怠乏力，胸闷，呕恶，便溏。舌质淡或淡红，苔白或白腻，脉濡。

推荐处方：苍术 15g、陈皮 10g、厚朴 10g、藿香 10g、草果 6g、生麻黄 6g、羌活 10g、生姜 10g、槟榔 10g。

服法：每日 1 剂，水煎 400ml，分 2 次服用，早晚各 1 次。

D. 重型

（1）疫毒闭肺证

临床表现：发热面红，咳嗽，痰黄黏少，或痰中带血，喘憋气促，疲乏倦怠，口干苦黏，恶心不食，大便不畅，小便短赤。舌红，苔黄腻，脉滑数。

推荐处方：化湿败毒方

基础方剂：生麻黄 6g、杏仁 9g、生石膏 15g、甘草 3g、藿香 10g（后下）、厚朴 10g、苍术 15g、草果 10g、法半夏 9g、茯苓 15g、生大黄 5g（后下）、生黄芪 10g、葶苈子 10g、赤芍 10g。

服法：每日 1～2 剂，水煎服，每次 100～200ml，一日 2～4 次，口服或鼻饲。

（2）气营两燔证

临床表现：大热烦渴，喘憋气促，谵语神昏，视物错督，或发斑疹，或吐血、衄血，或四肢抽搐。

舌绛少苔或无苔，脉沉细数，或浮大而数。

推荐处方：生石膏 30～60g（先煎）、知母 30g、生地 30～60g、水牛角 30g （先煎）、赤芍 30g、玄参 30g、连翘 15g、丹皮 15g、黄连 6g、竹叶 12g、草房子 15g、生甘草 6g。

服法：每日 1 剂，水煎服，先煎石膏、水牛角后下诸药，每次 100～200ml，每日 2～4 次，口服或鼻饲。

推荐中成药：喜炎平注射液、血必净注射液、热毒宁注射液、痰热清注射液、醒脑静注射液。功效相近的药物根据个体情况可选择一种，也可根据临床症状联合使用两种。中药注射剂可与中药汤剂联合使用。

E. 危重型

内闭外脱证

临床表现：呼吸困难、动辄气喘或需要机械通气，伴神昏，烦躁，汗出肢冷，舌质紫暗，苔厚腻或燥，脉浮大无根。

推荐处方：人参 15g、黑顺片 10g （先煎）、山茱萸 15g，送服苏合香丸或安宫牛黄丸。

出现机械通气伴腹胀便秘或大便不畅者，可用生大黄 5～10g。出现人机不同步情况，在镇静和肌松剂使用的情况下，可用生大黄 5～10g 和芒硝 5～10g。

推荐中成药：血必净注射液、热毒宁注射液、痰热清注射液、醒脑静注射液、参附注射液、生脉注射液、参麦注射液。功效相近的药物根据个体情况可选择一种，也可根据临床症状联合使用两种。中药注射剂可与中药汤剂联合使用。

注：重型和危重型中药注射剂推荐用法

中药注射剂的使用遵照药品说明书从小剂量开始、逐步辨证调整的原则，推荐用法如下：

病毒感染或合并轻度细菌感染：0.9%氯化钠注射液 250ml 加喜炎平注射液 100mg bid，或 0.9%氯化钠注射液 250ml 加热毒宁注射液 20ml，或 0.9%氯化钠注射液 250ml 加痰热清注射液 40ml bid。

高热伴意识障碍：0.9%氯化钠注射液 250ml 加醒脑静注射液 20ml bid。

全身炎症反应综合征或（和）多脏器功能衰竭：0.9%氯化钠注射液 250ml 加血必净注射液 100ml bid。

免疫抑制：葡萄糖注射液 250ml 加参麦注射液 100ml 或生脉注射液 20～60ml bid。

F. 恢复期

（1）肺脾气虚证

临床表现：气短，倦怠乏力，纳差呕恶，痞满，大便无力，便溏不爽。舌淡胖，苔白腻。

推荐处方：法半夏 9g、陈皮 10g、党参 15g、炙黄芪 30g、炒白术 10g、茯苓 15g、藿香 10g、砂仁 6g（后下）、甘草 6g。

服法：每日 1 剂，水煎 400ml，分 2 次服用，早晚各 1 次。

（2）气阴两虚证

临床表现：乏力，气短，口干，口渴，心悸，汗多，纳差，低热或不热，干咳少痰。舌干少津，脉细或虚无力。

推荐处方：南北沙参各 10g、麦冬 15g、西洋参 6g、五味子 6g、生石膏 15g、淡竹叶 10g、桑叶 10g、芦根 15g、丹参 15g、生甘草 6g。

服法：每日 1 剂，水煎 400ml，分 2 次服用，早晚各 1 次。

（十一）出院标准和出院后注意事项

1. 出院标准

（1）体温恢复正常 3 天以上；

（2）呼吸道症状明显好转；

（3）肺部影像学显示急性渗出性病变明显改善；

（4）连续两次痰、鼻咽拭子等呼吸道标本核酸检测阴性（采样时间至少间隔 24 小时）。

满足以上条件者可出院。

2. 出院后注意事项

（1）定点医院要做好与患者居住地基层医疗机构间的联系，共享病历资料，及时将出院患者信息推送至患者辖区或居住地居委会和基层医疗卫生机构。

（2）患者出院后，建议应继续进行 14 天的隔离管理和健康状况监测，佩戴口罩，有条件的居住在通风良好的单人房间，减少与家人的近距离密切接触，分餐饮食，做好手卫生，避免外出活动。

（3）建议在出院后第 2 周和第 4 周到医院随访、复诊。

（十二）转运原则

按照国家卫生健康委印发的《新型冠状病毒感染的肺炎病例转运工作方案（试行）》执行。

（十三）医疗机构内感染预防与控制

严格按照国家卫生健康委印发的《医疗机构内新型冠状病毒感染预防与控制技术指南（第一版）》和《新型冠状病毒感染的肺炎防护中常见医用防护用品使用范围指引（试行）》的要求执行。

二、《新型冠状病毒肺炎诊疗方案（试行第七版）》解读

（一）前言

在"前言"部分，增加"通过采取一系列预防控制和医疗救治措施，我国境内疫情上升的势头得到一定程度的遏制，大多数省份疫情缓解，但境外的发病人数则呈上升态势。"

"随着对疾病临床表现、病理认识的深入和诊疗经验的积累，为进一步加强对该病的早诊早治，提高治愈率，降低病亡率，最大可能避免医院感染，同时也要注意境外输入性病例导致的传播和扩散。"

（二）传播途径

增加"由于在粪便及尿中可分离到新型冠状病毒，应注意粪便及尿对环境污染造成气溶胶或接触传播。"

（三）增加"病理改变"

按照大体观、镜下观分别对"肺脏、脾脏及肺门淋巴结、心脏和血管、肝脏和胆囊、肾脏、脑组织、肾上腺、食管、胃和肠管等器官"进行描述。以肺脏和免疫系统损害为主。其他脏器因基础病不同而不同，多为继发性损害。

（四）临床表现

1. 增加对孕产妇和儿童的临床表现描述

如"孕产妇临床过程与同龄患者接近""部分儿童及新生儿病例症状可不典型，表现为呕吐、腹泻等消化道症状或仅表现为精神弱、呼吸急促。"

2. 病原学检测

删除"为提高核酸检测阳性率，建议尽可能留取痰液，实施气管插管患者采集下呼吸道分泌物"，增

加"采用 RT-PCR 或（和）NGS 方法"进行核酸检测，同时强调"检测下呼吸道标本（痰或气道抽取物）更加准确。"

3. 增加血清学检测

新型冠状病毒特异性 IgM 抗体多在发病 3～5 天后阳性，IgG 抗体滴度恢复期较急性期有 4 倍及以上增高。

（五）诊断标准

（1）对流行病学史中的"聚集性发病"做出解释，即"2 周内在小范围如家庭、办公室、学校班级等场所，出现 2 例及以上发热和/或呼吸道症状的病例。"

（2）临床表现中的"淋巴细胞计数减少"修改为"淋巴细胞计数正常或减少"。

（3）确诊病例在原有核酸检测和测序基础上增加"血清学检测"作为依据，即"新型冠状病毒特异性 IgM 抗体和 IgG 阳性"或"新型冠状病毒特异性 IgG 抗体由阴性转为阳性或恢复期较急性期 4 倍及以上升高"也可确诊。

（六）临床分型

仍分为"轻型、普通型、重型和危重型"。

重型按照"成人"和"儿童"分别定义。成人的重型标准没有变化，增加儿童重型标准：①出现气促（<2 月龄，RRN≥60 次/min；2～12 月龄，RRN≥50 次/min；1～5 岁，RRN≥40 次/min；>5 岁，RRN≥30 次/min），除外发热和哭闹的影响；②静息状态下氧饱和度≤92%；③辅助呼吸（呻吟、鼻翼扇动、三凹征），发绀，间歇性呼吸暂停；④出现嗜睡、惊厥；⑤拒食或喂养困难，有脱水征。

（七）按照成人和儿童分别增加"重型、危重型临床预警指标"

1. 成人

①外周血淋巴细胞进行性下降；②外周血炎症因子如 IL-6、C-反应蛋白进行性上升；③乳酸进行性升高；④肺内病变在短期内迅速进展。

2. 儿童

①呼吸频率增快；②精神反应差、嗜睡；③乳酸进行性升高；④影像学显示双侧或多肺叶浸润、胸腔积液或短期内病变快速进展者；⑤ 3 月龄以下的婴儿或有基础疾病（先天性心脏病、支气管肺发育不良、呼吸道畸形、异常血红蛋白、重度营养不良等）、有免疫缺陷或低下（长期使用免疫抑制剂）者。

（八）增加疑似病例排除标准

疑似病例排除需满足：连续两次新型冠状病毒核酸检测阴性（采样时间至少间隔 24 小时），且发病 7 天后新型冠状病毒特异性抗体 IgM 和 IgG 仍为阴性。

（九）治疗

1. 一般治疗中的氧疗措施

增加"有条件可采用氢氧混合吸入气（H_2/O_2：66.6%/33.3%）治疗。"

2. 抗病毒治疗

删除"洛匹那韦/利托那韦相关腹泻、恶心、呕吐、肝功能损害等不良反应"，改为"要注意上述药物的不良反应、禁忌证以及与其他药物的相互作用等问题"。增加"对孕产妇患者的治疗应考虑妊娠周数，尽可能选择对胎儿影响较小的药物，以及是否终止妊娠后再进行治疗的问题，并知情告知"。

3. 重型、危重型病例的治疗

（1）根据病理气道内可见黏液及黏液栓形成，为改善通气，有创机械通气增加"根据气道分泌物情况，选择密闭式吸痰，必要时行支气管镜检查采取相应治疗"。

（2）增加"体外膜肺氧合（ECMO）相关指征"：①在 $FiO_2>90\%$ 时，氧合指数小于 80mmHg，持续 3～4 小时以上；②气道平台压≥35cmH_2O。

（3）循环支持调强调"进行无创或有创血流动力学监测，在救治过程中，注意液体平衡策略，避免过量和不足。"

（4）增加"肾功能衰竭和肾替代治疗"：除了查找肾功能损伤的原因外，对于肾功能衰竭的重症患者可选择连续性肾替代治疗（CRRT），同时给出治疗指征。

（5）对重型、危重型患者存在细胞因子风暴的，为清除炎症因子，阻断"细胞因子风暴"，增加"血液净化治疗"。

（6）增加"托珠单抗"用于免疫治疗：适应证为"双肺广泛病变者及重型患者，且实验室检测 IL-6 水平升高者"。给出了具体用法、用量，要注意过敏反应，有结核等活动性感染者禁用。

（7）其他治疗措施中增加"儿童重型、危重型病例可酌情考虑使用静脉滴注丙种球蛋白。妊娠合并重型或危重型患者应积极终止妊娠，剖腹产为首选。"

4. 中医治疗

增加了危重型出现机械通气伴腹胀便秘或大便不畅，以及人机不同步情况下的中药使用。

（十）"解除隔离标准"改为"出院标准"

（1）出院标准仍为 4 条，前 3 条没变。第 4 条增加"痰、鼻咽拭子等"呼吸道标本核酸检测连续两次阴性，采样时间至少"间隔 1 天"，改为"至少间隔 24 小时"。

（2）出院后注意事项。鉴于有少数出院患者出现核酸检测复检阳性的问题，为加强对出院患者的健康管理和隔离，将"应继续进行 14 天自我健康状况监测"改为"应继续进行 14 天的隔离管理和健康状况监测"，同时要求佩戴口罩，有条件的居住在通风良好的单人房间，减少与家人的近距离密切接触，分餐饮食，做好手卫生，避免外出活动。

第三节　干细胞治疗新型冠状病毒肺炎的临床应用研究

一、国内外概况

干细胞是多细胞生物中的一种特殊类型的细胞，具有自我更新以及分化成各种类型细胞的能力。与其他类型的细胞相比，干细胞独特的特性是无特定功能、通过有丝分裂可以自我更新和诱导分化为不同的组织细胞并发挥特定的功能，在机体细胞的新陈代谢和修复中不断分裂以替代衰老死亡的细胞及替换受影响/受损的细胞。

根据干细胞的不同来源，干细胞家族可分为胚胎干细胞（ESC）、成体干细胞（ASC）和诱导多能干细胞（iPSC）。在 ASC 中的 MSC 是一种多能干细胞，存在于人体的脐带血（UCB）、脐带、胎盘、骨髓及脂肪等组织中。UCB 是婴儿出生后残留在脐带及胎盘内的血液，含有多种类型的干细胞，这些干细胞具有多向分化潜能，且具有对捐助者风险低、无伦理问题、抗宿主病风险低及快速可用等独特性质。另外，UCB 获取方便、细胞幼稚而免疫原性低，是抗疫干细胞疗法的巨大来源。因此，

UCB 干细胞已在全球近百种疾病的治疗中应用。截至目前，全球 UCB 应用已超过 5 万份，我国 UCB 应用也已超过 1.2 万份。

由于 MSC 合成和分泌的多种生长因子及细胞因子的免疫调控效应，有助于抵抗细胞因子风暴。自新型冠状病毒肺炎疫情暴发以来，这种干细胞已应用于重症以及危重症患者的救治探索当中，在提高救治的成功率和降低死亡率方面起到了一定的作用。据中国临床试验注册中心（ChiCTR）官方网站的登记结果，自 2020 年 1 月 23 日至 2 月 15 日，全国有 116 个治疗新型冠状病毒肺炎的临床试验正在进行，共涉及湖北省内外的超过 50 家医疗机构。其中已有 20 余项 MSC 治疗新型冠状病毒肺炎的临床研究项目登记注册，其中 5 项列为国家科技攻关的紧急专项，而且均为 UCB 相关的临床研究；截至 2020 年 3 月 19 日又新增 5 家医疗机构的 4 个干细胞临床研究项目完成国家备案，见表 26-1 和表 26-2。

表 26-1　UCB 干细胞对新型冠状病毒肺炎治疗方案的注册项目

注册号	注册项目
ChiCTR2000029572	脐带血单个核细胞治疗重症及危重症新型冠状病毒肺炎的安全性和有效性研究
ChiCTR2000029817	脐血 NK 细胞联合脐血间充质干细胞用于治疗新型冠状病毒肺炎的临床研究
ChiCTR2000029816	脐血间充质干细胞用于治疗新型冠状病毒肺炎的临床研究
ChiCTR2000029812	脐血单个核细胞用于治疗新型冠状病毒肺炎的临床研究
ChiCTR2000029818	脐血浆用于治疗新型冠状病毒肺炎的临床研究

引自 http//www.stemcell.cn.

表 26-2　MSC 治疗新型冠状病毒肺炎的临床研究备案项目

序号	项目	机构
1	脐血干细胞治疗 SARS-CoV-2 病毒导致的急性肺损伤（肺炎）的临床研究	浙江大学医学院附属第一医院
2	人胚干细胞来源 M 细胞（CAStem）治疗重症新型冠状病毒肺炎及急性呼吸窘迫综合征的安全性和有效性研究	首都医科大学附属北京佑安医院
3	人胚干细胞来源 M 细胞（CAStem）治疗重症新型冠状病毒肺炎及急性呼吸窘迫综合征的安全性和有效性研究	哈尔滨医科大学附属第一医院
4	人脐带间充质干细胞治疗新型冠状病毒感染所致重症及危重症肺炎的安全性和有效性临床研究	武汉大学中南医院
5	间充质干细胞治疗新型冠状病毒肺炎重症患者的安全性和有效性随机、对照临床研究	广州医科大学附属第一医院

引自 http//www.stemcell.cn.

二、新型冠状病毒肺炎治疗的新策略

目前，中国、美国、英国、意大利、日本和澳大利亚等国在新型冠状病毒肺炎的临床试验研究中除了应用 UCB 等围产组织干细胞外，还对其他细胞来源的 MSC 和免疫治疗细胞作为一种新的治疗策略正在深入研究。据科技部生物中心的数据表明，武汉已完成超过 200 例干细胞治疗。据不完全统计，全球已有近 500 例新型冠状病毒肺炎患者接受 MSC 治疗。从目前看，这种干细胞用于临床治疗安全性良好，同时临床结果提示，这种治疗不仅可通过改善肺部的炎症，提高重症患者的救治率，而且在重症康复期患者的肺纤维化方面具有比较明显的改善作用，在临床上可以看到肺部病灶好转，呼吸功能得以改善。这些初步的疗效显示，干细胞已成为新型冠状病毒肺炎重症患者救治不可或缺的抗疫创新疗法。下面主要介绍包括 UCB 干细胞在内的 MSC 对新型冠状病毒肺炎患者治疗的有关前瞻性研究。

在新型冠状病毒肺炎的治疗研究中，应用的干细胞选择主要有 3 类：MSC、肺干细胞和 ESC。肺干细胞可直接定向分化成肺脏功能细胞，而 ESC 也可通过相应的诱导方式达到保护和修复肺脏的目的。MSC 虽不能诱导形成肺功能细胞，但可通过分泌大量免疫调控因子而发挥潜在效用。这 3 类干细胞在临床中发挥作用的机制虽然有所不同，但总体上可归结为控制炎症、修复受损两大作用：①干细胞可通过分泌抑制炎症因子，改善肺部的免疫微环境，减少炎症风暴引起肺功能衰竭的风险；②干细胞具有自我更新、分化的潜能，可形成相应的功能细胞，再生具有气体交换功能的肺泡，从而达到组织修复、改善肺部纤维化的目的。

中国科学院院士、全军传染病研究所所长王福生联合武汉市金银潭医院、天津市海河医院等单位开展一项名为"间充质干细胞治疗 2019 年新型冠状病毒感染的肺炎患者的安全性和有效性"的临床研究，带领团队第一时间对 MSC 治疗新型冠状病毒肺炎的临床研究展开应急攻关，并获得国家干细胞研究机构备案和项目备案资质。该研究在火神山医院、湖北省妇幼保健医院光谷院区和武汉中心医院进行 163 例患者的治疗后均无不良事件和不良反应，治疗安全性非常好。而且，直接接受干细胞治疗的患者通过前后对照发现，患者症状得到改善，通过肺部的计算机断层扫描（CT）可以看到干细胞对肺部病变的吸收、好转具有促进作用。中国科学院干细胞与再生医学创新研究院、上海大学、首都医科大学、郑州大学第一附属医院等多家机构合作的科技攻关团队也都在研发用于新型冠状病毒肺炎重症患者的干细胞治疗等，主要通过抑制免疫系统过度激活、控制肺部急性炎症反应、减少肺纤维化的发生以及促进内源性修复等机制来发挥作用，对于缓解呼吸窘迫症状、抑制肺部急性炎症进展将有积极效果，与其他治疗技术或药物协同，有望使重症患者成活率提高、死亡率降低并改善预后。

三、干细胞的质量检测

在干细胞采集、分离、纯化、扩增和细胞（系）的建立及保存、运输等过程中，对细胞浓度及生长活性进行质量检测是非常重要的。目前，市面上用于干细胞计数和活率分析的方法主要有台盼蓝染色法、荧光染色法和 Countstar 细胞计数及活率分析系统。其中的 Countstar Rigel 系统上集成了触摸屏，完全实现了简洁高效、灵活操作，符合 GMP 要求的 FDA 21 CFR Part 11，无需额外使用计算机和显示器，更加节省空间。在干细胞计数和活率测定时只需 10 μl 样本，并且分析快速、准确且标准化。但对冻存复苏的细胞样本，双荧光染色更能反映样本的真实状态；对于原代的细胞样本，因为荧光染料核酸特异性染色，可以有效排除组织杂质及碎片的干扰。2018 年 9 月，《美国药典》（USP-NF 1044）对冻存复苏细胞样本成活率的检测已明确提出，通过类似于台盼蓝的染料来检测细胞完整性的方法使用得越来越少，因为其不能很好地辨别冻存和复苏的细胞，这种检测方法经常需要特定的细胞种类，并且指定合适的细胞浓度和检测时间。因此，当下荧光染料检测法越来越多地应用于复苏细胞浓度存活率的检测。

四、疗效

目前，在新型冠状病毒肺炎的临床治疗研究中，涉及的 MSC 来源主要有新生儿围产组织（包括 UCB、脐带和胎盘），以及骨髓 MSC、人胚干细胞来源细胞、自体脂肪源性 MSC 和冻存干细胞等。同时，国内外还有研究采用 UCB 免疫细胞对新型冠状病毒肺炎进行了临床试验研究。由于干细胞治疗仍处于试验阶段，迄今很少有干细胞疗法获得批准。因此在国内外的新型冠状病毒肺炎治疗时，一般采用的是招募志愿者的方式进行随机双盲临床试验性治疗。在接受治疗的患者中，应用的细胞多为同种异体的 MSC，细胞数量为 $2×10^7$~$2×10^8$ 不等，以新鲜制备的细胞进行 1 次静脉注射移植。而且，细胞的活性需在 90%~95%以上，并在 10h 内完成从细胞制备到输入患者体内。

研究显示，由于不同机构治疗患者的病情轻重程度等不尽相同，其结果也有所不同。一般在 MSC 移植后 2 天内，部分患者肺功能和症状可明显改善。移植后 2~4 天内，部分患者的发热[（38.5±0.5）℃]、虚弱、呼吸短促、血氧饱和度低等症状均可消失，静息血氧饱和度≥95%。移植后第 4 天，危重症患者 C 反应蛋白（CRP）水平从最高 191.0g/L 下降至 13.6g/L，绝对淋巴细胞计数升至 $0.58×10^9$/L。这表明炎症状态迅速缓解，淋巴细胞减少明显改善，肝脏和心脏功能生化指标恢复正常，呼吸速率恢复正常，发热和呼吸短促消失。MSC 移植后第 9 天，胸部 CT 显示磨玻璃样阴影和肺炎浸润明显减少，10 天内个别患者可痊愈出院。在 1 例危重症患者首次输注 MSC 9 天后，转出了重症监护病房（ICU），大部分生命体征和临床试验指标恢复正常，两次喉部拭子检测均呈 SARS-CoV-2 阴性。移植 14 天内，部分患者治愈或可显著改善肺功能，第 15 天仅局部残留少量毛玻璃阴影。在新型冠状病毒肺炎病例中，由于 MSC 治疗等技术的突破性进展，患者的治愈率已从初期的 14% 提升到 93%。

五、作用机制

研究表明，移植的异基因 MSC 可合成和分泌抵抗多种微生物包括病毒的细胞因子，对微生物、各种炎症、免疫反应进行可控的调节。同时可合成和分泌多种血管和组织细胞生长因子，促进受损血管和肺泡组织的恢复和重建，迅速、显著地改善患者的预后，有效规避细胞因子风暴，为新型冠状病毒肺炎患者的临床治疗提出新思路。而且，MSC 这种强大的分泌功能分泌的这些因子具有双向免疫调控的作用。当机体发生强烈的免疫应答时会产生抑制作用，相反，在免疫力低下时，可起到免疫增强的作用。在作用的机制中，MSC 几乎对所有的免疫细胞都可以产生重要的影响，如可以作用于 T 细胞、B 细胞、NK 细胞、DC 细胞、巨噬细胞等。这些免疫细胞对保护机体的健康至关重要。MSC 的双向免疫调控作用不仅对新型冠状病毒肺炎病例有效，而且对亚健康人群或者慢性疾病的人群也可以发挥非常好的免疫调控作用。

在新型冠状病毒肺炎的治疗中，MSC 一方面可以通过调控免疫反应，抑制细胞因子风暴对人体多器官造成的损害；同时可通过关闭免疫细胞活化的 TNF-α 途径来减轻炎症，并抑制或禁止 T 细胞反应来预防细胞因子风暴。MSC 对巨噬细胞、中性粒细胞、NK 细胞、DC 细胞、T 细胞和 B 细胞进行重编译，以抵抗败血症。因此，MSC 可有效减少激素使用，避免股骨头坏死等后遗症的发生，有助于提高患者在治愈后的生存质量。另一方面，干细胞在通过静脉输注进入人体后，部分聚集在肺部，具备改善肺部细胞微环境、保护肺泡上皮细胞、改善肺功能的潜力。

六、结语

现阶段，干细胞已经成为全球抗疫的"新武器"。由于 MSC 的免疫调控机制、抗炎作用、修复受损组织及低免疫原性等，现已在新型冠状病毒肺炎重症患者的救治中起到了较好的作用，成为了提高治愈率、降低死亡率的新希望。UCB 等围产组织中 MSC 的免疫细胞是一种"自然杀伤"细胞，这种免疫细胞能够保护发育中的胎儿或新生儿不受母体病毒感染，并在抗疫中作为丰富的细胞来源，为新型冠状病毒肺炎重症患者的救治和改善预后提供一种可行的、新的治疗选择方案。尽管目前国内外不少单位对 MSC 进行研发，逐步进入临床试验，进行安全性、有效性评价，其进度不一，但都在朝着同一个目标迈进。

然而，这种干细胞真正广泛用于抗疫前线也许还需要一定时间。生物体本身就是个巨大的谜团，对新型冠状病毒肺炎的发病机制、干细胞的详细作用机制等尚未完全了解，对于某些正向调节或反向调节机制、人为调控措施等尚未完全掌握，因此要在足够多的基础研究之上，大胆尝试，小心求证。同时，干细胞疗法治疗新型冠状病毒肺炎还需要突破诸多技术难关。其中一个重要的技术环节是，如何保证干细胞的来源。如果是供者的干细胞，则需要进行白细胞表面抗原配型，如果配型成功，则可以移植干细胞进行治疗。这实际上也是干细胞治疗需要解决的一个难点。另一个难题是，即便供者可以提供配型的干细胞，但如何在短期内体外培养出可达到治疗级别的大量干细胞，这也是一个难题。而且，新型冠状病毒重症患者病情很急，在几天内就可能恶化，因无法呼吸而去世。因此，干细胞的大量培养，以及输注干细胞后能否马上发挥修复肺脏的作用等诸多问题均待研究回答。

（陶　凯　王　双　田孝祥）

参 考 文 献

Amin Jafari A, Ghasemi S. 2020. The possible of immunotherapy for COVID-19: a systematic review. Int Immunopharmacol, 83: 106455.

Atluri S, Manchikanti L, Hirsch JA. 2020. Expanded umbilical cord mesenchymal stem cells (UC-MSCs) as a therapeutic strategy in managing critically Ill COVID-19 patients: the case for compassionate use. Pain Physician, 23(2): E71-E83.

Cunningham AC, Goh HP, Koh D. 2020. Treatment of COVID-19: old tricks for new challenges. Crit Care, 24(1): 91.

Guo YR, Cao QD, Hong ZS, et al. 2020. The origin, transmission and clinical therapies on coronavirus disease 2019 (COVID-19) outbreak - an update on the status. Mil Med Res, 7(1): 11.

Leng Z, Zhu R, Hou W, et al. 2020. Transplantation of ACE2-mesenchymal stem cells improves the outcome of patients with COVID-19 pneumonia. Aging Dis, 11(2): 216-228.

Liu D, Li L, Wu X, et al. 2020. Pregnancy and perinatal outcomes of women with coronavirus disease (covid-19) pneumonia: a preliminary analysis. AJR Am J Roentgenol, 18: 1-6.

Meng J, Xiao G, Zhang J, et al. 2020. Renin-angiotensin system inhibitors improve the clinical outcomes of COVID-19 patients with hypertension. Microbes Infect, 9(1): 757-760.

Yang ND, Shen HM . 2020. Targeting the endocytic pathway and autophagy process as a novel therapeutic strategy in COVID-19. Int J Biol Sci, 16(10): 1724-1731.

Ye XT, Luo YL, Xia SC, et al. 2020. Clinical efficacy of lopinavir/ritonavir in the treatment of　Coronavirus disease 2019. Eur Rev Med Pharmacol Sci, 24(6): 3390-3396.

Zhan WQ, Li MD, Xu M, et al. 2020. Successful treatment of COVID-19 using extracorporeal membrane oxygenation, a case report. Eur Rev Med Pharmacol Sci, 24(6): 3385-3389.

Zhang K, Zhou X, Liu H, et al. 2020. Treatment concerns for psychiatric symptoms in　COVID-19-infected patients with or without psychiatric disorders. Br J Psychiatry, 9: 1-3.

第三部分
脐带血干细胞库与政策法规

第二十七章　脐带血库的现状

第一节　公共和私人脐带血库

一、概述

1988 年 10 月，首例脐带血移植（UCBT）在 1 例范科尼贫血（FA）的 5 岁患儿中进行。其接受 UCBT 的人白细胞抗原（HLA）完全匹配，供者细胞植入患者体内后未见移植物抗宿主病（GVHD）发生，此人至今已 38 岁仍健在。此后，全世界以 UCB 源性造血干细胞（HSC）移植的临床病例逐年增加。这种移植现已取得显著进展，如其适应证已从良性疾病到恶性疾病，受体已由儿童到成人，HLA 配型已由完全匹配到部分匹配。UCB 源性 HSC 与骨髓、外周血 HSC 相比较，具有获取容易、采集时供体无痛苦和风险、长期储存、供应迅速、GVHD 发病率低、发病程度轻、无关 HLA 匹配成功率高、污染概率低等诸多优势。

截至 2020 年 4 月，全球 UCB-HSC 移植患者数已超过 5 万例。近 10 年来，世界范围内 UCBT 数量在迅速增加，尤其是近几年，美国、日本 UCB 每年移植量均超过 1000 例。在欧美等国有一半儿童的 HSC 移植为 UCBT，成人 UCBT 也逐渐增多，甚至超过儿童的 UCBT。在日本，UCBT 的数量几乎等同于骨髓移植的数量，其中成人 UCBT 的成功率高于无关骨髓的移植。截止到 2020 年 4 月，中国 UCBT 例数已超过 1.2 万例，而且数量逐年增加，每年的移植数量约为 150 例，但与世界领先水平相比，仍处于起步阶段。

二、公共和私人 UCB 库

脐带血造血干细胞库（以下简称"脐带血库"）是以 UCB-HSC 移植为目的，具有采集、处理、保存和供应 UCB 干细胞能力的特殊血站。自 20 世纪 90 年代起，世界各国纷纷着手建立 UCB-HSC 库。这种大型库的建立可以解决 HSC 来源缺乏的问题，从而可极大地促进 HSC 移植的发展，增加其覆盖面、提高成功率、降低治疗费用。目前，在全球范围内有 100 余家 UCB 库存储公共 UCB 大约 70 万份，自体储存 UCB 约 400 万份。

（一）公共 UCB 库

公共 UCB 库采集匿名捐赠的 UCB，长期低温冷冻在液氮中，以备日后可能的临床应用。如果有合适的 HLA 配型，任何患者都可以使用这份 UCB。这种库采集、制备的 UCB 不向供者收取任何费用，但是这份 UCB 不是特意为供者或其家人存储的。一旦入库，UCB 就成为临床应用的公共财产。捐赠的 UCB 是可追溯的，因此在需要的时候，这份 UCB 的捐赠者也能使用这份 UCB，除非这份 UCB 已经出库移植给别的患者。1 份 UCB 在 11 年的存储期限内出库的概率大约是 4%，如果供者自己需要移植，能用到他自己 UCB 的概率很大。

1992 年 9 月美国纽约血液中心创建了世界首家脐带血库（cord blood bank），是目前世界上最早也是存储规模最大、移植病例最多的国家公共 UCB 库。在美国，目前有 17 个公共 UCB 库。1995 年日本首家脐带血库——神奈川脐带血库成立，目前日本共有 9 家 UCB 库。韩国在 2006 年建立了公共 UCB 库，目前约储存 4 万份公共 UCB 资源。2016 年 1 月 5 日，我国卫计委发布《国家卫生计生委关于延长脐带血造血干细胞库规划设置时间的通知》，指出：2020 年以前全国设置 7 家脐带血造血干细胞库，不再新增。同时筹建国家脐带血造血干细胞库。该通知还表示全国 7 家脐带血库公共库存储能力已经能够满足临床需求。7 家脐带血库分别是：北京市脐带血库、广东省脐带血库、天津市脐带血库、山东省脐带血库、四川省脐带血库、浙江省脐带血库、上海市脐带血库。北京市脐带血造血干细胞库（简称"北京市脐带血库"）始建于 1996 年，是卫生部批准的中国第一家脐带血造血干细胞库。截止到 2017 年 6 月 23 日，北京市脐带血造血干细胞库 UCB 出库已达到 1005 份，救治人数 952 人，其中急性髓细胞白血病、急性淋巴细胞白血病、再生障碍性贫血/重症再生障碍性贫血是脐带血造血干细胞移植治愈最多的 3 种疾病。广东省脐带血库始建于 1997 年，目前已发展为中国最大的脐带血库，截止到 2017 年 1 月 31 日，广东省脐带血库累计库存量达到 328 248 份。浙江省脐带血库于 2001 年 5 月 14 日开始筹建，目前已保存脐带血造血干细胞近 3 万份，已为全国有关医疗机构提供近百份脐带血移植。

尽管已经有超过 2000 万的骨髓捐赠登记在案，但对许多患者来说（特别是那些有特定种族/民族背景的患者），在需要的时间内还是找不到合适的捐赠者。在西欧血统的患者中，75%都能找到一份无关骨髓匹配的捐赠者，但对于其他种族匹配的成功率不超过 20%～30%。找到一份与 HLA 匹配的无关供者的概率不仅与 HLA 匹配的程度和分辨率有关，也与种族背景有关。在一些种族中，遗传性血红蛋白病的发病率特别高。公共 UCB 库建立的原因之一就是要为这些找不到非亲缘关系的骨髓捐赠者，同时也没有同胞供者的患者提供适合的配型。公共 UCB 库已经被医学界广泛接受，通过国家和国际的干细胞登记系统可以搜索到这些 UCB。在过去的 20 年里，由公共 UCB 库出库用于无关 UCB 同种异体 HSC 移植的已经超过 3.5 万例。

许多研究都已估计需要满足特定人群所需 UCB 的存储份数。决定库存中要有多少份 UCB，必须权衡所涉及的成本，才能确定移植数量和增加保存时间带来的益处。因此，确定国家库存的适当规模至关重要，不仅是为了临床供求匹配，而且也是为了经济可持续性的发展。Querol 等人通过一种复杂的算法验证了如果 UCB 库的库存是每 1000 人口大约有 1 或 2 份，那么就可以实现 HLA 5/6 位点较高概率的配型。

公共 UCB 库的资助来源广泛，有来自政府机构和慈善机构的拨款及捐赠。对于大多数的公共库，每年从为临床应用发放的 UCB 中所得到的收入能抵消 UCB 的储存费用和额外的采集费用。没有国家的支持，公共 UCB 的捐赠很难成为每一个潜在供体的选择。

（二）私人 UCB 库

与公共 UCB 库不同，私人公司制备存储 UCB 是为了捐赠者本人或其家庭成员在将来有可能会用于 HSC 移植治愈的疾病。私人 UCB 库是营利性公司，提供收集和储存 UCB 的业务，以供将来存储 UCB 的儿童自身或其亲属使用。对于此项服务，这些私人 UCB 库收取一个前期处理费用，然后对 UCB 后期的持续存储收取每年的存储费用。1995 年首家私人脐带血登记处（Cord Blood Registry，CBR）开始运营，CBR 是目前世界上存储规模最大的自体 UCB 库，已为全球 26 万多名新生儿保存 UCB-HSC。

目前，作为预防手段的自体 HSC 的临床应用机会很小。在文献中仅有个案报道，因为需要 HSC 移植疾病的患病概率为 1/2700～1/20 000 万。在一些案例中，储存在私人库中的 UCB 已被用于相关自体 HSC 的移植。在此种情况下，还必须排除从 UCB 中获取的干细胞不存在能导致造血系统疾病或白血病的缺陷。

尽管如此，私人 UCB 库在规模和数量方面仍在快速增长。目前许多国家都有私人 UCB 库，而意大利则不允许建立这样的库。这些私人 UCB 库应用细胞的入库标准（如细胞数、细胞活力、克隆能力）没有公共 UCB 库严格，这就促成了私人 UCB 库的储量较多。这也导致了存储在私人库的 UCB 有低质量或低产出的风险。私人 UCB 库通常不投资研发，而且库与库之间存在不可避免的竞争，这些事实是今后值得关注的重要问题。

父母坚持选择花钱进行私人存储的原因有很多。Rosenthal 等人指出 3 种特别的原因：①许多父母认为这是应对将来生病的一种保险；②一些父母选择储存 UCB 细胞可能是他们对孩子健康的一种本能的应对方式，同时他们渴望为孩子提供任何可能的保护；③有些家长可能希望对未来有一定的控制方法。

（三）公共-私人混合 UCB 库

其他类型的 UCB 库还有公共-私人混合的 UCB 库，但这种库数量不多。此类血库把 UCB 分成两个部分，一部分是捐赠给公共网络的 UCB，另一部分是以自体或其亲属使用为目的而为私人存储的 UCB。这些库所面临的挑战是把已知的公共部门的异体存储的潜力与再生医学特定领域中的自体存储应用相结合。尽管目前看来这个目标似乎还很遥远，但仍期盼在将来可以对退行性疾病造成的组织或器官损伤等找到一种治疗手段。而且，众多研究者更感兴趣的是把 UCB 干细胞用于脑瘫儿童功能性的神经再生。

由 Branson 建立的一家公共-私人联合的 UCB 库为 Virgin Bank，其中 80% 的 UCB 为公用性的，20% 为私人性使用。这种公共 UCB 可在其公共网络注册，而且比私人存储库的应用机会可能更多。如果一个供体孩子或家庭成员需要使用私人 UCB 时，还可从匹配的公共 UCB 库中在无其他人应用的前提下使用。

一些私人库将 UCB 存储起来以便自体应用，同时也与大学或公共机构管理的网络建立有连接。在西班牙等国家，公共库存储的 UCB 可提供异体使用，但必须得满足患者和供者的家庭没有血缘关系这一条件。还有一种混合 UCB 库的模式是：父母捐赠 UCB 到公共库，在一定的期限内保留所有权以保证孩子的最终需要。

目前国内绝大部分 UCB 库的架构多是公共库和自体库。公共库奉行公益原则，接受公共 UCB 捐赠，免费保存并在日后提供给病患进行异体移植。自体库实行收费保存，UCB 只用于保存者自体移植所用。

（四）公共和私人 UCB 库之间的争议

公共捐赠应该是一项纯粹为了他人利益的公益行为，有可能挽救其他人或捐赠者本人的生命。私人 UCB 库存储的 UCB 仅能用于供者本人或其家人。许多国家目前都还没有一个有序的公共 UCB 储存系统，在许多国家都不能进行 UCB 公共捐赠，例如，在美国只采集到了大约 10% 的 UCB。所以对于大多数人来说，不是选择捐赠 UCB 还是私人存储 UCB，而是在私人存储和让 UCB 成为废物之间进行选择。

大多数专家对存储的私人 UCB 库持怀疑态度，儿童不一定能从 UCB 存储中获益，但私人 UCB 库却通过对未来的承诺来进行盈利。私人储存甚至可能被视为损害了公共利益，因为它不隶属于国际网络资源，不能用于除供者以外的其他人。早在 1997 年，美国妇产科提出，"在没有对投资回报进行现实评估的情况下，不应该向家长出售这种服务。"随后在 1999 年，美国儿科学会建议，"鉴于对自体移植需求和异体移植的即时可得性精准估计的困难，UCB 私人存储作为'生物保险'是不明智的。然而，如果家庭成员目前或有潜在接受干细胞移植的需要，存储应该考虑。"2001 年英国皇家妇产科学院（United Kingdom's Royal College of Obstetricians and Gynaecologists）得出结论：常规的定向商业化的 UCB 存储不能在科学上证明其正当性和合逻辑性，因此不予推荐。2002 年，法国国家健康和生命科学协商伦理委员会（French National Consultative Ethics Committee for Health and Life Sciences）得出类似结论。在意大利，这种做法已被禁止。尽管有这些怀疑，私人 UCB 库仍在迅速增长。

值得指出的是，大量涵盖多种疾病的临床试验正在进行。这就意味着科学数据会不断涌现，对于自体存储的态度也会快速提升。如果研究能证明 UCB 在治疗脑瘫或再生医学其他领域有效果，科学界对于私人 UCB 库的立场就会改变，私人库可能会成为公共库的有益补充，但是私人库经常会被财务困境或过于严格的监管约束所限制。

无论公共 UCB 库还是私人 UCB 库，他们所扮演的角色是确保为患者及其家属提供高质量的产品，这些产品是有效的、安全的，不能对接受者传播传染性疾病、血液系统或免疫系统疾病。脐带血库的法规、标准和认证会提供这些保障。

第二节　脐带血库的质量控制

一、质量控制法规

（一）概述

1995 年，美国 FDA 首次发布关于胎盘/UCB 干细胞及其注射制剂产品的管理法规。在随后的几年中，相继又提出一系列关于干细胞及其组织的相关规定，主要内容有 5 点：①避免污染产品使用；②避免人为不当操作；③保障临床安全性和有效性；④精准标记；⑤监管和沟通由 FDA 注册及认证的产品。为此，最终发表以下 3 项规则。

一是注册规则：包括人细胞、组织和以细胞与组织为基本成分的产品的建立、注册和登记。最终规则于 2001 年发布。

二是供者资格规则：包括以人细胞和组织为基本成分的产品的捐献者的规定。此规定包括对捐献者的检测。最终规定于 2004 年制定，2005 年 5 月 25 日颁布。

三是 cGTP 规则：包括为生产人细胞和组织为基本成分产品的组织生产实践的检查和强制实施。最终规则在 2004 年制定，2005 年 5 月 25 日发布。

（二）非亲缘 UCB 和造血祖细胞的法规

2006 年，美国 FDA 生物制品评价和研究中心（Center for Biologics Evaluation and Research，CBER）建议生产制造商申请产品的生物许可证（biologic license，BLA）执照，依据 21 CFR 的 601 部分制定关于胎盘/UCB 产品的最低限度操作，用于造血功能障碍的非血缘关系的患者重建造血系统和免疫系统。高于最低限度操作的产品（比如在体外扩增），或者用于不同的指征（包括再生医学产品），需要新药临床试验（Investigational New Drug，IND）申请。

用于非同缘的同种异体造血祖细胞被《美国联邦食品、药品和化妆品法案》认定为是一种药品，适用的法规包括 201 部分（标签）、202 部分（处方药广告）和 210 -211 部分的现行良好生产规范标准（cGMP）。cGMP 适用于制备 UCB 造血祖细胞的方法、控制和设备。这些要求旨在防止传染病的介入、传播和蔓延。此外，UCB 造血祖细胞被《公共卫生服务（Public Health Service，PHS）法案》认定是生物制品，适用的法规包括 21 CFR 中的 600 部分（普通生物制品）和 610 部分（生物制品标准）。

（三）美国血库协会细胞治疗服务标准

美国血库协会（AABB）细胞治疗标准项目委员会发布的最新版细胞治疗标准里包含有细胞治疗标准。这些标准意在为细胞治疗中安全采集、储存和管理细胞治疗成分的过程中提供更好的方针、过程和程序。为获得 AABB 认证，必须满足标准所包含的要求。

（四）细胞治疗认证基金会对 UCB 的认证标准

NetCord 和细胞治疗认证基金会（Foundation for the Accreditation of Cellular Therapy，FACT）最近颁布的最新版本脐带血库认证质量标准包括采集、储存和放行出库的标准。NetCord 是欧洲血液和骨髓移植（European Group for Blood and Marrow Transplantation，EBMT）国际注册机构 EuroCord 的国际 UCB 保存分支机构。FACT 由美国血液和骨髓移植学会（American Society for Blood and Marrow Transplantation，ASBMT）与国际细胞治疗协会（International Society for Cellular Therapy，ISCT）创立。该标准的目标是"在 UCB 采集、储存和放行出库的所有阶段，促进医疗质量和实验室操作可实施，以实现胎盘和 UCB 的持续稳定而有效的生产"。

二、同种异体 UCB 造血祖细胞的总体要求

细胞治疗实验室应该制定标准的操作程序，见图 27-1。在此操作程序中，要求精确地进行每一步，确保其安全、精准、有效和可靠。而且，实验室还应该制定无关同种异体 UCB 造血祖细胞临床应用的技术参数。

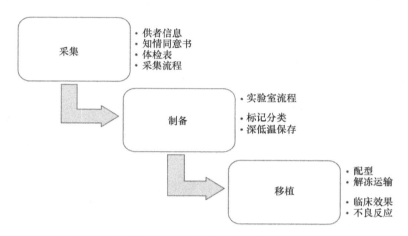

图 27-1　造血祖细胞和脐带血的处理步骤（Ballen，2014）

（一）采集要求

在 UCB 造血祖细胞采集之前，必须得到供者母亲的同意。除非其他家庭成员明确反对，一般情况下只需要婴儿母亲同意签字即可。采集必须是由经过专业培训的人员采用符合标准的采集耗材在符合医疗保健卫生设施的条件下进行。为了达到有效的细胞制备，采血量应至少达到 50ml，但 40ml 也可接受。采集的 UCB 量越多，移植成功的可能性就越大。尽管在 UCB 细胞计数时的有核细胞总数不足 1×10^8 的概率较低，但许多公共 UCB 库也难以承担这种较小体积的处理费用。

（二）产妇样本的要求

用于传染病检测的母体样本必须用两种独立的标识正确标记；必须在 UCB 采集 7 天内检测；并且必须采用临床标准的检测方法在指定的时间范围内进行检测。

（三）分娩信息和健康史

婴儿必须无明显的先天性畸形，包括代谢紊乱、染色体异常和结构异常。母亲和婴儿健康状况良好，没有检测出传染性疾病，在正常分娩的情况下采集 UCB。此外，多胞胎或者小于 37 周的早产儿，无法采集 UCB。

（四）血袋要求

必须使用合格的、符合标准的血袋，不得损坏。血袋必须标明产品类型（HPC，UCB）和两个捐赠标识（母亲的全名、母亲的出生日期或病历编号）。在 UCB 采集完成后，必须进行包装后转运到制备实验室。而且，这种转运必须依据血库的运输规范进行控制和验证。

三、质量控制程序

质量控制程序（quality-control program，QCP）是对正在进行的流程进行的一种评估。它必须监督流

程的验证、实施和监测，以确保每种产品的良好性能，调查错误并给出纠正措施建议。行业指南明确了 QCP 的职责，包括：①批准或拒绝材料、包装、标签和 UCB 样本；②审查记录以确保没有发生错误或调查任何错误；③批准或拒绝影响 UCB 的身份、效力、质量和纯度的程序；④审查并批准书面程序和过程控制，以及对这些程序的任何修改；⑤审查并批准实验室控制程序，包括质量特性、质量标准、抽样计划、测试程序，以及它们中的任何变化；⑥审查并批准 UCB 生产和控制记录，以确定是否合规；⑦为管理回顾进行内部质量审核。

（一）流程确认与验证

流程验证是建立文档化的证据，证明一种特定的过程将始终如一地使产品满足其预定的规格和质量属性。FDA 在 21 CFR 的 1271.220（c）、1271.230（d）（2）、211.110（a）中对验证和确认提供了具体的监管要求。该要求所有的制造步骤都必须以不引起污染或交叉污染的方式进行，防止传染病的传入、传播和蔓延。冷冻前处理通常包括减少红细胞和血浆的体积，接着是经过验证的程序降温，确保保存细胞的活力和效力，并保证细胞复苏的活力和效力。冷冻保存和复苏过程必须经过验证，以保证效力，并且其活率至少达到 70% 以上。在 UCB 采集 48h 内进行处理；每种制备阶段都必须确定时间限制；程序降温和深低温储存之间的时间必须最小化。法规禁止在制备过程中合并样本集中处理。流程需要通过检查和测试来验证，或者应该根据已建立的流程进行验证和批准。验证方案必须包括精确度、特异度、重复性、线性范围、系统适用性和稳定性。

（二）实验室质控体系

在生物制剂行业指南（Guidance for Industry for the Biologics）的许可程序中介绍了将要进行的检测和预期结果的有关信息，提供了有关 UCB 和 HPC 的安全性、纯度、效力和特性的信息。

1. 安全性：传染性疾病、无菌检验和血红蛋白检测

相关传染病检测需要遵照 CFR 21 中的 1271 的规定，必须用来自母体外周血 7 天内采集的样本进行检测。相关传染病包括乙型肝炎（hepatitis B，HBV）、丙型肝炎病毒（hepatitis C，HBV）、人类免疫缺陷病毒（human immunodeficiency virus，HIV）、克雅病（Creutzfeldt-Jakob disease，CJD）、梅毒螺旋体（treponema pallidum，TP）、人类嗜 T 细胞白血病病毒 I 型（human T-lymphotropic virus I，HTLV I）和 HTLV II。而且，还必须进行巨细胞病毒（cytomegalovirus，CMV）的检测并注明其结果，但阳性结果并非不适合其移植的应用。根据规定，CMV 并不是一个相关的传染病，但可能对移植受体的治疗具有重要意义。在深低温储存前，UCB 样本应进行微生物检测，检测细菌和相关的真菌，其培养结果必须为阴性，才能够放行出库用于同种异体移植。

所有的检测必须是 FDA 认可的、批准的或通过供体筛选检测的。除了梅毒以外的相关传染病检测，结果必须是阴性的。梅毒筛查呈阳性者必须进行阴性试验确认后，才能作为移植的 UCB 应用。此外，当供者的血浆出现稀释时可能影响传染病的检测结果，这种供者的样本应予拒绝。在临床中导致血浆的稀释有两种情况：一是在标本采集前的 48h 内，供体输注过 2L 以上的血液或胶质物；二是在采集前的 1h 内注入过 2L 的晶体液。

定向捐赠的样本，在检测不全面或者检测为阳性时，经医学主任、医师、移植受者或其他监护人的允许可以接受。这些样本必须贴上生物危害的标签，注明传染病的风险。UCB 造血祖细胞样本必须进行血红蛋白筛选试验，通过这种检测可以确定地中海贫血和镰状细胞性贫血。

2. 有效性：总的及活的有核细胞数、活的 CD34$^+$细胞数

众所周知，有核细胞数是限制成年 UCB 移植的一种重要因素。目前，移植 UCB 的选择主要是依据

总有核细胞（TNC）的数量和 HLA 匹配的程度来确定。通常，临床医生会面临较好的细胞剂量与较好的 HLA 匹配程度之间的选择。在临床研究中，现已采用 CD34$^+$细胞的剂量、细胞集落形成单位（colony forming unit，CFU）的测定和 HLA 匹配程度进行临床移植效果的评价。

在生物制剂行业指南中规定：UCB 样本处理后的 TNC 不得低于 $5×10^8$；有核细胞活存率不得低于 85%；CD34$^+$细胞最低为 $1.25×10^5$。

在 CD34$^+$细胞的测定中，由于检测方法的不同从而造成其结果的差异。单平台 CD34$^+$细胞检测法以荧光微球为对照，直接检测的是活 CD34$^+$细胞的数量。此法不依赖于 TNC 计数，只有活细胞才计数。CD34$^+$细胞的双通道检测是以其百分比来确定；通常只计数活细胞，然后用百分数乘以有核细胞总数。单平台 CD34$^+$细胞计数的结果比双平台 CD34$^+$细胞计数的结果低。这可能是因为在双通道 CD34$^+$细胞方法中冲洗细胞时，通过清除非活性细胞而浓缩了细胞组分。

CFU 法可测定骨髓、外周血和 UCB 中细胞的造血生长潜能。早期 CFU 研究则已证实 UCB HPC 的造血潜力，这些细胞可分化为红系瀑布式形成单位（erythroid burst forming unit，BFU-E）、粒细胞-巨噬细胞集落形成单位（colony forming unit granulocyte-macrophage，CFU-GM）和粒细胞-吞噬细胞-巨噬细胞集落形成单元（colony forming unit granulocyte-erythrocyte-macrophage-megakaryocyte，CFU-GEMM）。这种 CFU 检测是在半固体甲基纤维素培养基中加入生长因子的细胞培养。细胞生长形成不同类型的细胞，可以根据其形态特征和细胞类型分类。这种检测分析高度依赖实验者的操作，在不同的检测机构很难得到相同的结果，这就可以解释为什么在评估 CFU 和移植相关性时得到相互矛盾的结果。最近一项对 400 多例儿童进行 UCB HPC 移植的评估结论是，冷冻前和冷冻后获得的这种 CFU 剂量是移植的一种强有力的预测因素。总体来说，在冻存前的 CFU 检测结果可用于 UCB 的选择。

3. 组织相容性、ABO 血型鉴定和 Rh 测试

HLA 检测必须在由美国临床实验室改进修正案（Clinical Laboratory Improvement Amendments，CLIA）和美国组织相容性和免疫遗传学协会（American Society for Histocompatibility and Immunogenetics，ASHI）认可的实验室进行，用于 UCB HPC 样本的初始配型。HLA 分型应包括 I 类（A 和 B）位点的中等分辨率和 II 类（DRB1）位点的等位基因水平的分型。HLA 配型应在潜在的受者和 UCB HPC 样本间进行。在 HPC 配型测试中，UCB 样本应采用与该样本相连的连接段的样本。ABO 血型和 Rh 血型应进行测定和记录。

4. 稳定性测试

应进行稳定性测试以评估储存在特定温度和特定时间间隔的产品的潜能、完整性和无菌性。复苏后有核细胞计数、细胞活性率、活 CD34$^+$细胞数量和复苏后的回收率及 CFU 测定是分析中的重要指标，用于确定存储条件和样本失效日期。

四、临床结果

国际血液和骨髓移植研究中心（Center for International Blood and Marrow Transplant Research，CIBMTR）是由美国卫生和人力资源管理局负责收集移植后结果数据的机构。每个公共 UCB 库通过国家脐带血协调中心分发 UCB，每个接受脐带血的移植中心必须同意在报告中心分享匿名数据。UCB 库通过本机构接收其分发脐带血的临床结果。接受 UCB 患者的临床移植结果是至关重要的质量指标。与移植中心的沟通，以及输液反应、感染传播、失败或延迟植入的调查都通过协调中心传递。同时要求调查处理细节，以确定这些事件是否与生产相关。

五、费用

私人和公共 UCB 库以不同的方式进行财务运作。私人 UCB 库向新生儿父母收取费用，用于收集、处理和储存 UCB。这些样本归属于相应的家庭供以后使用，不能向他人发放。使用私人 UCB 库的比例小于 1%。相比之下，公共 UCB 库承担捐赠 UCB 样本的收集、处理和储存费用，而不向新生儿的父母收取任何费用。公共 UCB 库的 UCB 样本可通过国家和国际登记处向普通人群提供，使用比例约为 7%。UCB 有助于缩小不同种族间患者匹配样本的差距。一些质量符合标准的公共 UCB 库接受联邦政府的资助，用于建立一种多样化的国家 UCB 库。然而，单份 UCB 的价格高到足以成为一种经济负担，特别是对于两份 UCB 移植的成人患者更是如此。

前不久，UCB 被认为是一种生物资源的浪费。而现在，它在干细胞移植中的治疗价值已经得到证实。联邦政府法规和实验室质量管理体系对于确保产品安全有效至关重要。目前，工作的重点是通过发展扩增技术或采用两份及更多样本的联合应用以提高细胞剂量，确定 HLA 匹配的程度以增加移植的成功率，同时减少疾病复发和 GVHD 的发生。

第三节　各国及有关地区的管理标准

一、概述

在现代生命科学领域中，生物医学的发展面临着一种复杂的现实，国际社会被要求在尊重人权的基础上，规范科学研究的自由和公共健康的保护。但是，由于医学是通过医疗行为、使用技术和药物产品以及人体组织和干细胞对患者进行干预，因此在临床实践中对科学成果的实施需有更多的认识。然而，在某些情况下，还没有通过医学界长期实践而建立这些行为，或者还没有取得适合人类使用的安全研究结果。这主要涉及再生医学的诊断和治疗行为，而不是已经建立和逐渐增加 UCB 移植的使用。最近的细胞治疗，尤其是再生医学领域先进和创新性的疗法有望治疗因疾病和事故甚至不成功治疗导致的慢性疾病和人体功能障碍。

随着 UCB 源性 HSC、MSC 和 iPSC 用于治疗科学的迅速发展，为了确保捐赠干细胞在国家间的自由流通，欧洲联盟（EU）、美国和其他国际社会的国家都在加速制定相关的法规和标准，管理涉及公共健康安全的特殊议题、消除障碍，以及对 UCB 进行检测、处理、保存和存储，以符合个人利益。跨越全球的对 UCB 行业中 UCB 进出口和未来健康发展的监管及认证是必要的。

二、欧洲联盟的管理

众所周知，EU 国家内部存在着各种各样的政策和立法，它们以不同的方式管理着 UCB 的收集、储存和移植，以及再生医学领域的细胞疗法。正是由于这种法律上的多样性，在过去的 20 年里，EU 把重点放在制定共同的政策上，并在 EU 成员国之间形成统一的欧洲法律。EU 的法律主要包括建立在约定规则和约束力上的法律行为，成员国可以制定更严格的规则，他们对此并不反对。尽管 EU 的法规或指令与美国法律秩序的规范之间存在显著差异，但两者都规定了能够在受监管的司法管辖区内提供服务产品的最低标准集。根据欧洲法律和 UCB 的相关规定，EU 制定了以下总则和具体规则。

（1）《马斯特里赫特条约》（*Maastricht Treaty*）第 152 条对公共卫生的保护，以及 2000 年《尼斯宪章》（*Charter of Nice*）对基本权利的保护，这些条款已加入《里斯本条约》（*Treaty of Lisbon*）。

（2）根据指令 2004/23/EC 第 12 条，成员国应采取一切必要措施，确保在非盈利的基础上进行细胞和组织的采集。

（3）质量和安全协议的建立。

（4）根据知情同意和匿名的原则加强对个人数据的保护。

（5）同种异体使用未加工处理的细胞和组织细胞治疗的规则。

（6）同种异体使用加工处理的细胞和组织细胞治疗的规则。这种处理不得引起细胞实质性的改变，细胞的使用保持不变，如 HSC 应用于血液治疗。

（7）可追溯性的预测、严重和意外发生事件和反应的披露，以及生物警戒机制的建立。

（一）欧洲联盟脐带血库的法规（指令 2004/23/EC、2006/17/EC、2006/86/EC）

自 2000 年以来，EU 已颁布 3 项指令，涉及成员国将实施和纳入的组织、细胞，对 UCB 和 UCB 库提出了最低限度的监管要求。2004 年 3 月 31 日欧洲议会和理事会（European Parliament and of the Council）颁布的 2004/23/EC 指令，涉及 UCB 和其他组织、细胞，以及用于人的组织和细胞的修饰产品的捐献、采集、检测、处理、保存、储存、分发过程中质量和安全标准的确定（指令 2004/23/EC，第 2 条和指令 2006/86/CE，第 1 条）。指令 2004/23/CE 不涵盖使用人体组织和细胞所进行的研究（第 1 条）。

为了实施上述活动，指令要求提供组织的机构需经主管部门认证、定义、批准和给予执照，而特定的组织和细胞可由机构/供应商经主管当局同意直接提供给受体进行移植。

会员国必须指定主管部门对组织机构进行检查和定期控制，以便确定是否遵守了人体组织和细胞采集所需的指令及标准。控制措施包括第三方组织机构和设施的检查、程序的评估，以及文件和其他内容的实施及检查。另外，在发生严重意外事件和不良反应时，特别是在另一个会员国主管当局提出合理要求后，组织检查和控制。此外，会员国要对整个过程阶段的所有组织和细胞的可追溯性负责，从供体到受者，反之亦然。此责任适用于与相关产品和材料有关的所有内容，而且必须确保每个供体和产品都有一种唯一的标识代码。组织和细胞在细胞机构进行标记和分类，这些机构在临床使用后至少保存相关的数据 30 年。

从第三世界国家进出口人体组织和细胞是可能的，只要这些组织和细胞是在合法并符合质量和安全标准的组织机构之间进行交换。组织机构记录所有活动，并提交一份年度报告予以发表。会员国和委员会组成了一个互相联系的国家机构登记网。他们的主要关注点是可能发生的意外事件和反应，这些事件和反应可能涉及从采集到分发的各个阶段，但也涉及对人使用的各个阶段，以确保质量和安全，同时确保产品召回的可能性。

2006 年 2 月 8 日颁布的指令 2006/17/EC 补充了 2004/23/EC 指令，涉及欧洲议会和理事会关于人体组织和细胞的捐献、采集、检测的某些技术要求。鉴于在人体使用组织和细胞会造成疾病传播及其他可能的副作用的风险，可以通过采取一些措施来降低这种风险。这些措施包括捐献者的选择，每次捐赠都要进行实验室检测，以及根据适当法规和程序实施有关组织和细胞采集的程序。在这方面，所有组织和细胞，包括用作生产欧盟医疗产品的起始材料的组织和细胞均必须符合本指令的安全及质量要求。决定捐赠者身份的标准化操作程序是在经过家庭同意和授权后进行，基于特定标准仔细选择捐赠者，进行实验室检测与评估，并完成在注册处的数据编码，赋予捐赠者身份识别能力，特别是在可追溯性方面至关重要。

2006 年 10 月 24 日颁布的指令 2006/86/EC 定义和规定了可追溯性要求、严重不良反应和事件的通知，以及关于人体组织和细胞的编码、处理、保存、储存和分发的某些技术要求。这可追溯 UCB 从人体组织和细胞的捐献到分发，以及供患者应用的全过程。总的来说，重点是发展质量体系和标准作业程序并建立一种安全系统，以便在整个过程跟踪和确定细胞及组织。即使在涉及研究成果的起因和效果的情况下，也必须向主管部门通报。来自细胞和组织的、不受其他指令或法规约束的处理产品也在其管辖范围内。

在欧洲法律框架内，其目标是确保人类健康的高标准保护。因此，欧盟成员国有必要规范认证、定义、批准或生产的程序。在这方面，有关管理者、员工、设备、文件、档案的审查，为便于追溯的欧洲统一编码的建立，数据交换标准形式的确立等，在成员国之前均已设立规范。每年这些信息都由国家主管部门提交给欧洲委员会，之后委员会向其他成员国发送一份报告摘要，并在主管当局之间通知严重的不良反应和事件。表 27-1 列出了欧洲联盟的组织和细胞 3 项指令的主要规定。

表 27-1　欧洲联盟的组织和细胞 3 项指令的主要内容

	定义	来源
审核	对程序、记录、人员职能、设备、材料、设施和（或）供应商进行书面审查，以评估其是否符合专业同行、内部质量体系审核员或认证机构审核员制定的书面 SOP、标准或政府的法律法规	改编自《欧洲委员会器官、组织和细胞移植安全与质量保证指南》，欧洲委员会出版，2007 年 1 月，第 3 版
细胞	不与任何结缔组织结合的单个人体细胞或所收集的人体细胞	Directive 2004/23/EC
关键因素	可能对细胞和组织的质量和（或）安全性产生的影响	Directive 2006/86/EC
分发	用于人体组织或细胞的运输和递送	Directive 2004/23/EC
捐献	捐献给人体应用的组织和细胞	Directive 2004/23/EC
供体	无论提供是活的或死的人体细胞或组织	Directive 2004/23/EC
专家	具备向主管部门的检查人员提供技术建议的适当资格或经验的个人	指南起草小组
人体应用	在患者或体外应用的组织或细胞	Directive 2004/23/EC
负责人体组织和细胞应用的机构	从事人体应用的医疗机构、医院或其他机构的单位	Directive 2006/86/EC
合伙捐赠	男性和女性共同捐献的生殖细胞，并称他们有亲密的身体关系	Directive 2006/86/EC
质量体系	实施质量管理，包括组织结构、职责、程序、流程和资源，直接或间接地提高质量的各项活动	Directive 2006/86/EC
生殖细胞	用于辅助生殖目的的所有组织和细胞	Directive 2006/86/EC
严重不良事件	与组织和细胞的获取、检测、处理、储存和分发有关的任何可导致传染病传播、死亡，或危及生命、致残或丧失工作能力，或导致延长住院时间或发病的不良事件	Directive 2004/23/EC
严重不良反应	在供体或受体中发生的传染性疾病，与获取或人体应用致命、危及生命、致残、丧失能力的或导致（延长）住院或发病的组织或细胞有关的意外反应	Directive 2004/23/EC
标准操作程序	描述特定过程步骤的书面说明，包括使用的材料和方法，以及待分发组织或细胞的预期特性	改编自指令 2006/86/EC
储存	发放前在适当的控制条件下保存的组织或细胞	Directive 2004/23/EC
第三方国家	非欧洲联盟成员国的任何国家	欧洲联盟委员会：ec.europa.eu
第三方	根据合同或书面协议向采集组织或组织机构（Tissue Establishment，TE）提供服务的任何组织，包括供体或组织检测实验室、消毒合同和用户医院，用于存储待人用的组织或细胞。	操作手册起草小组
组织	人体所有由细胞形成的组成部分	Directive 2004/23/EC
组织建立	人体组织库或医院或其他机构的一个单位，用于处理、保存、储存或分配人体的组织或细胞，还可负责组织和细胞的采集或检测	Directive 2004/23/EC
追溯性	从采购、加工、测试、存储到分发到受体或处理的任何步骤中可定位和识别组织/细胞的能力。这也意味着有能力识别供体或组织建立或接收、处理或存储组织/细胞的生产机构，并识别医疗机构或将组织/细胞应用于受体设施的接收者。可追溯性还包括定位和识别与组织/细胞接触的产品和材料相关的所有数据的能力	Directive 2006/86/EC
设备或环境资格的验证	建立书面证据，以高水平地保证特定的工艺、设备或环境始终如一地生产符合预定的规格和质量要求的组织和细胞，通过验证流程评估系统的性能及预期用途的有效性	Directive 2006/86/EC

（二）有关先进或创新细胞治疗的欧洲共同体（European Community，EC）1394/2007 和（EU）1235/2010 号法规

近年来，UCB 作为 HSC 来源的细胞疗法的发展及其在再生医学中的应用引发了 EU 要解决的另外一

些问题，这些问题不能通过上述关于 UCB 和 UCB 保存的"组织和细胞"指令来实现。细胞疗法来源于活细胞，并通过人体应用治疗人类疾病或功能障碍。有鉴于此，从干细胞生产的药物产品，包括从 UCB 生产的药物都已归类为 EU 管辖，并参照以下法律、法规和行政程序执行。

（1）先进治疗医学产品（advanced therapy medicinal products，ATMP）按照药物标准管理，并可以进行工业化操作。这些规定由 EC1394/2007 号条例涵盖，该条例自 2008 年 12 月起生效，直接适用于成员国的国家法律。

根据这些规定，对用于人体的特定药物的许可和监督程序进行管理，并建立了先进治疗委员会（Committee for Advanced Therapies，CAT）。法规（EC）第 1394/2007 号最近根据（EU）1235/2010 规则已做修改，主要是与药物警戒问题有关的规定。

更具体地说，EU 1235/2010 规则（EC）第 1394/2007 号法规修改涉及先进或创新细胞疗法的产品/药物，其涉及欧洲水平注册程序。由欧洲药物管理局（European Medicine Agency，EMA）和 CAT 负责，而非成员国的国家药物管理部门负责。

（2）根据（EC）第 1394/2007 号条例第 28 条，基于先进或创新疗法的产品分别获得豁免和监管。即使上述细胞产品符合先进或创新疗法产品的定义，也可被视为药物，并可在一个国家内的一家医院为患者进行个性化治疗，不得进行工业化生产，并在许可证方面受国家监管。然而，这些产品不能免除可追溯性和药物警戒的要求。此外，它们涉及与第（EC）1394/2007 号条例和（EC）第 726/2004 号条例，以及 2010/84/EU 和 2011/62/EU 指令规定的药品相同的质量规定。

（3）不属于先进或创新细胞疗法定义的细胞疗法产品不属于药物，因此这些产品在法律上并不被视为药物，而是属于 EU 2004/23/EC 组织细胞指令的一部分，该指令已在成员国的国内法中得到法律认可，其许可证的申请在国家层面进行。条例（EC）1394/2007 号属强制执行条款并适用于所有国家。然而，给 EU 成员国的底线是只能在其国内市场上流通属于先进或创新性治疗定义的产品，以使其"合法化"。

然而，按照第（EC）1394/2007 号条例第 28 条有关规定，在同一家医院内为 1 例患者生产的产品，需要以非常规方式制备，其管理需在国家级别的机构授权下进行（即使该产品被认为是药物）。

EU 的主要战略目标是保障维护平民健康的药物，以及合法保护平民健康的药物在 EMA 批准的范围内安全流通。关于（EC）第 1394/2007 号条例第 28 条相关的产品，作为例外，其成员国国家机构的许可证仍然有效。然而，在 2012 年之后可能会出现一些棘手的法律问题，尤其是药品是否已经工业化生产的问题。此外，从事细胞治疗的公共部门和非赢利部门将把它们的科研活动限制在细胞治疗产品上，这是一种很大的危险，因为细胞产品商业化不是一种目标。表 27-2 列出了 EU 监管框架的不同之处。

表 27-2 欧洲联盟监管框架的差异

立法	先进或创新细胞疗法/药物产品	个性化先进细胞治疗	HSC 的有关产品
"组织和细胞" 指令 2004/23/EC2006/17/EC2006/86/EC	HSC 用于另一组织的再生。特别是 ATMP*，可以是工业化生产，或用包括工业加工在内的方法进行人工生产：基因疗法、体细胞疗法、细胞和组织工程、混合性的 ATMP	在医院内和单个会员国内，为特定患者使用/个性化生产 HSC 用于另一组织的再生	非 ATMP 的 HSC 产品，通过移植尤其是化疗后用于血液再生
指令 2004/23/EC2006/17/EC2006/86/EC +	组织和细胞的捐赠、采集、检测、储存和处理是否有效	组织和细胞的捐赠、采集、检测、储存和处理是否有效	仅适用于 EU "组织和细胞"在成员国国内法中的综合指令和国家立法
法规（EC） 1394/2007 +治疗 2001/83/EC	由 EMA/CAT 制定的强制性欧洲中央程序（许可、批准等）	指令 2001/83/EC 和国家立法	

*ATMP，advanced therapy medicinal products，先进治疗药品。

三、美国的管理

（一）美国 UCB 库

在过去的 10 年中，UCB 作为 HSC 的来源在同种异体移植中的使用显著增加。每年都有成千上万的患者诊断患有危及生命的疾病，从而选择了 HSC 或 UCB 干细胞的移植治疗。然而，成功的移植需要 HLA 相容的供体。在认识 UCB 的临床价值后，美国和国际社会于 20 世纪 90 年代中期建立了公共和私人 UCB 库，美国公共 UCB 库的数量在不断增加。美国儿科学会（American Academy of Pediatrics）、美国妇产科学学会（American College of Obstetricians and Gynecologists）、美国医学协会（American Medical Association）及美国血液和骨髓移植学会（American Society for Blood and Marrow Transplantation）最近发布了新的或修订的指导方针，鼓励建立公共 UCB 库，UCB 教育法在 27 个州通过。

1998 年，FDA 首次为家庭 UCB 库制定了标准，联邦政府和州一级颁布的公共政策方案继续强化了这种干细胞的重要性。2005 年，国会通过了《干细胞治疗和研究法案》。2010 年，该法案再次获得授权，其中包括 C.W. Bill Young 细胞移植项目（C.W. Bill Young Cell Transplantation Program）、鼓励 UCB 研究、建立全国公共 UCB 库目录，通过资助针对少数群体捐助者的公共 UCB 库项目解决少数民族移植机会不平等的问题。2005 年和 2010 年的《干细胞法案》由美国卫生与公众服务部（Department of Health and Human Services，HHS）的卫生资源和服务管理局（Health Resources and Services Administration，HRSA）管理，其内容如下。

（1）由国会议员 C.W. Bill Young 提出的细胞移植计划，长期支持骨髓移植。经过其不懈努力，帮助建立了全国骨髓捐赠登记处。该计划扩大了先前注册的需求，增加了骨髓和 UCB 供体的数量，并继续为需要骨髓或 UCB 移植的患者服务。而且，该计划还建立了一个结果数据库以收集数据和进行研究。

（2）建立国家 UCB 库（National Cord Blood Inventory，NCBI），其目标是收集和储存至少 15 万份新的 UCB 用于治疗患者。NCBI 库还将为研究提供 UCB。《2010 年干细胞法案》还要求美国政府增加 UCB 库的建立。

（3）这种为期 3 年的示范项目将向合格的 UCB 库提供部分资金，以收集和存储 UCB，当直系亲属诊断患有包括血液病、恶性肿瘤、代谢紊乱、血红蛋白病和相应免疫缺陷时，可免费为这样的家庭进行移植治疗。

2007 年，HRSA 与 13 家 UCB 库签订了向 NCBI 提供 UCB 的合同，每份合同都按种族和民族规定了可提供 UCB 的具体目标。此后又建立了 24 家公共 UCB 库，UCB 的需求和使用量大幅增加。这些发展强调了评估现有公共血库政策和实践的迫切需求。

（二）美国各州的 UCB 库

2007 年 8 月，纽约州修改了州公共卫生法，建立了公共和私人 UCB 保存计划，以提高公共或家庭 UCB 保存潜在益处的公共意识，促进对 UCB 的使用研究，并促进 UCB 捐赠的公共或私人保存业务的预先安排。该计划负责提供关于 UCB 的教育材料和小册子，通过卫生部门、保健医生、医院、诊所和其他为孕妇服务的机构，提供给公共和潜在的捐助者。

2008 年，华盛顿州立法机构签署了"第 2431 号法案"，鼓励卫生保健者提供更好的患者教育，包括 UCB 干细胞的价值和保存 UCB 干细胞的选择。法律确保孕期父母在怀孕 3 个月之前获得更多的 UCB 信息，以帮助他们更轻松地安排私人干细胞储存或公共捐赠，或把 UCB 作为医疗废物丢弃的替代方案。新法律还要求 UCB 库获得联邦政府和华盛顿州法律规定的许可证、认证和其他授权。

其他州还有亚利桑那州、阿肯色州、加利福尼亚州、康乃狄克州、佐治亚州、伊利诺伊州、路易斯安那州、马萨诸塞州、密歇根州、新泽西州、纽约州、北卡罗来纳州、俄克拉荷马州、宾夕法尼亚州、罗德岛州、田纳西州、得克萨斯州、弗吉尼亚州和威斯康星州等。这些州都先后都制定了不同政策和相关法规，而且都突出了对 UCB 和 UCB 库管理等信息。

四、其他地方的管理

UCB 在世界其他地方不像欧洲或北美那样遵循统一的模式或法规。在亚洲、大洋洲和非洲，由于发达国家和发展中国家同处于一个地理区域、以不同政治和经济体系共存，UCB 遵循的法规差距巨大。

公共和私人 UCB 库并存，在某些情况下相互支持。在大多数国家都有私人 UCB 库，有时候，他们是几个国际大公司的本地子公司。他们通常都有营业执照，但是在很多国家缺乏具体的 UCB 保存法规，意味着其执照不一定是符合 UCB 保存具体要求的医疗机构。这些组织通常由 AABB 或 FACT 等组织认证并进行自我管理。公共 UCB 库需要更严格和最合适的强制性规定，以确保所提供产品的安全。无论如何，不同国家的规定都存在差异。

（一）中国

1. 中国大陆

第一家 UCB 库于 1996 年在北京成立，1999 年卫生部制定了 UCB 库的指导方针和行政管理措施。以下文件实施以规范 UCB 库的运作管理：《脐带血中造血干细胞库管理办法（试行）》《血库管理办法》《脐带血造血干细胞库技术规范（试行）》《脐带血造血干细胞库设置管理规范》《采供血机构设置规划指导原则》。

2002 年，国家卫生部根据专家的建议和对战略区域分布的综合考虑，设立 10 家国家 UCB 库，为中国人口提供 UCB。然而，UCB 库并不是由卫生部资助，而是通过社会筹集经费提供所需资金。虽然根据中国法律，UCB 库不能成为一个营利性组织，但是混合血库已经出现，至少部分公司运营的 UCB 库，既有公共存储设施，又有私人存储设施。私人 UCB 库的运营利润将为公共 UCB 库提供资金。有人认为，并非所有拥有许可证的 UCB 库都会推广捐赠程序，而是会专注于 UCB 的私人储存。目前，在中国大陆的公共 UCB 库共有 10 家，其中 7 家已经通过验收（表 27-3）。

表 27-3 中国公共脐带血库情况

库名	运营方	合作方	状态
北京市脐血库	北京佳宸弘生物技术有限公司	北京大学人民医院	通过验收
广东省脐血库	广州市天河诺亚生物工程有限公司	广东省妇幼保健院	通过验收
天津市脐血库	协和干细胞基因工程有限公司	中国医学科学研究院中国协和医科大学血液学研究所血液病医院	通过验收
山东省脐血库	山东省齐鲁干细胞工程有限公司	山东大学齐鲁医院	通过验收
四川省脐血库	四川新生命干细胞科技股份有限公司	中国医学科学研究院输血研究院	通过验收
浙江省脐血库	浙江绿蔻生物技术有限公司	浙江省血液中心	通过验收
上海市脐血库	上海市干细胞技术有限公司	上海市红十字会，上海市血液中心	通过验收
辽宁省脐血库	辽宁启福干细胞生物科技有限责任公司	中国医科大学附属盛京医院	未经验收
甘肃省脐血库	甘肃省 UCB 造血干细胞有限公司	甘肃省红十字血液中心 兰州大学第一医院	未经验收
重庆市脐血库	重庆市干细胞技术有限公司	上海市脐血库（援建）	未经验收

2. 中国台湾

中国台湾有 4 家公共 UCB 库，8 家私人血库，其中一些有公共捐献存储。根据《人体器官移植条例》以及 2009 年颁布的《人体器官库管理办法》，UCB 库必须向当地卫生署注册登记，取得 3 年在台湾的经营许可（2003 年修订）。

3. 中国香港

中国香港有 1 家公共 UCB 库，几家私人 UCB 库。虽然《人体器官移植条例》认为 UCB 是"器官"，但 2011 年的《人体器官移植条例行政指引》（CAP.465）并没有解决在香港收集和储存 UCB 的问题。2002

年香港仅给出大致框架，一些立法者已经敦促对 UCB 保存进行监管。

（二）日本

日本的公共 UCB 库共有 11 个，均由政府组建，部分由政府资助，1999 年开始形成日本 UCB 库网络。UCB 移植遵循与骨髓移植相同的规定，被定义为医疗程序，不属于血液和组织产品，也不是《药事法》（Pharmaceutical Affairs Law）的管理范畴，但属于强制性 GMP 和 GTP 的产品。而且，UCB 的质量不受日本厚生省（Ministry of Health，Labour and Welfare，MHLW）监督与审查，而是进行自我监管，且不受"关于细胞、组织药物和设备的质量及安全性的注意事项"管辖，该项规定由 MHLW 于 2008 年发布。只有东京 UCB 库是国际组织 Netcord、BMDW 和 AsiaCORD 的成员，政府不允许出口或交换 UCB。

（三）新加坡

新加坡有 1 家公共 UCB 库，至少有 2 家私人血库，因为 2004 年颁布的《组织库许可条例》以及 2008 年颁布的《人体器官移植法》未涵盖相关内容，似乎没有关于 UCB 库运作的规定。

（四）澳大利亚

澳大利亚的 UCB 库必须通过 1989 年的《澳大利亚治疗用品法案》许可。收集、检测、处理、储存和发放产品必须符合源自 UCB 的造血祖细胞的治疗商品标准（基于第三版 FACT-Netcord 标准）。他们必须遵守 2013 年《人血液和血液成分、人体组织和人类细胞治疗产品标准》，以及《治疗用品指令》，以最大限度地减少传染病传播。澳大利亚脐带血库全部获得 FACT 认证，公共和私人血库各 3 家，其中的公共血库已形成 AusCord 网络。

（五）韩国

在韩国，私人和公共 UCB 库都有，一些私人 UCB 库也有公共 UCB 的项目。自 2011 年开始实施《脐带血管理研究法案》，所有 UCB 库均需获得卫生部批准。此法案涉及私人和公共 UCB 的运作、公共 UCB 库的资金以及研究的相关问题。此外，本法案亦附有以《FACT 标准》（第 4 版）为依据的条例及法规，以及有关诸如伦理、移植、医疗保险等的最新条例。它附有基于 4 版《FACT 标准》的法令和条例，并更新有关立法（关于伦理、移植、健康保险等）的最新条例。

（六）阿拉伯国家

伊斯兰法律允许 UCB 干细胞库的成立，阿拉伯国家的公共或私人 UCB 库的政策因国家而异。沙特阿拉伯和阿联酋已经有政府资助的公共 UCB 库项目和相关立法。卡塔尔正试图实行自己具有混合特色的方案，而埃及和约旦则没有关于公共 UCB 库的政策。除了阿联酋禁止私人 UCB 库外，所有这些国家都在经营私人 UCB 库。

（七）印度

在印度，2011 年通过的《1945 年药物和化妆品法案》修正案和《ICMR-DBT 干细胞研究指南》为 UCB 保存运行提供了框架。自 2012 年起这些法案开始生效，涉及私人和公共 UCB 库业务，并概括了 UCB 库的各个方面，从采集到移植的发放。UCB 库需要政府监管机构，即印度药物监管总局的注册和发放许可证。

（八）马来西亚

2008 年，马来西亚卫生部建立了《脐带血库与移植的国家标准》，在其监管下，现有一家公共 UCB

库和数家私人 UCB 库运营。

（九）以色列

在以色列，《血液法》于 2007 年由议会通过，并于 2010 年实施。它规范了公共 UCB 库和私人 UCB 库的活动，确定了从收集到移植的方案，并为 3 家公共 UCB 库提供国家资金；2012 年，进一步规范了民营 UCB 库的运营。

（十）土耳其

自 2005 年以来，土耳其实施了《脐带血库监管条例》，允许私人 UCB 库的存在，但必须把存储 25% 的 UCB 提供给公众用于同种异体移植。

在泰国、巴基斯坦、南非、越南、印度尼西亚和菲律宾等国家，无论是公共还是私人 UCB 库，均无明确的经营监管条例。在伊朗等国家，有的 UCB 库是血库的一部分，输血服务受政府监管。

五、结语

在世界各地，并不是所有国家都制定了规范 UCB 和 UCB 库的法律。而且，UCB 的法律是多元化的，包括世卫组织和欧洲理事会，以及北美和其他几个国家的法规统一，仍是一个有待实现的目标。因此，为了确保 UCB 干细胞或加工产品在全球的安全性、足够性和推广，有必要在国家一级制定统一的或至少是趋同的规则（converging rules）。尊重人权、生物安全、可追溯性、把人排除在高风险群体之外是公共卫生的基本准则。这些规则不仅涉及私人或公共血库进行异体或自体移植的 UCB，还涉及为人体组织和细胞的捐赠、采集、检测、处理、保存、储存和分发制定的质量及安全标准，而且也涉及 UCB 产业的健康发展与其产业化生产 HSC、MSC 和 iPSC 用于再生医学。

（于艳秋　吴　薇　荣耀星）

参 考 文 献

AlTehewy M, Salem B, Habil I, et al. 2009. Evaluation of accreditation program in non-governmental organizations' health units in Egypt: short-term outcomes. Int J Qual Health Care, 21(3): 183-189.

Alkhenizan A, Shaw C. 2011. Impact of accreditation on the quality of healthcare services: a systematic review of the literature. Ann Saudi Med, 31(4): 407-416.

Ballen K. 2014. Umbilical Cord Blood Banking and Transplantation. Switzerland: Humana Press. Springer Cham Heidelberg NewYork Dordrecht London.

Bart T, Boo M, Balabanova S, et al. 2013. Impact of selection of cord blood units from the United States and Swiss registries on the cost of banking operations. Transfus Med Hemother, 40(1): 14-20.

Baskind R, Kordowicz M, Chaplin R. 2010. How does an accreditation programme drive improvement on acute inpatient mental health wards? An exploration of members' views. J Ment Health, 19(5): 405-411.

Braha D, Bar-Yam Y. 2007. The statistical mechanics of complex product development: empirical and analytical results. Manag Sci, 53(7): 1127-1145.

Bravo Acevedo A, Barquera R, Bekker-Méndez C, et al. 2019. HLA concordance between hematopoietic stem cell transplantation patients and umbilical cord blood units: Implications for cord blood banking in admixed populations. Hum Immunol, 80(9): 714-722.

Davis MV, Reed J, Devlin LM, et al. 2007. The NC accreditation learning collaborative: partners enhancing local health department accreditation. J Public Health Manag Pract, 13(4): 422-426.

Di Tullio I, Azzolina D, Piras GN, et al. 2020. Factors associated with blood cord unit bankability: an analysis of a 15-year-long case series. Cell Tissue Bank, 21(1): 77-87.

El Jardali F, Jamal D, Dimassi H, et al. 2008. The impact of hospital accreditation on quality of care: perception of Lebanese nurses. Int J Qual Health Care, 20(5): 363-371.

Fox NS, Stevens C, Ciubotariu R, et al. 2007. Umbilical cord blood collection: do patients really understand? J Perinat Med, 35(4): 314-321.

Hayani A, Lampeter E, Viswanatha D, et al. 2007. First report of autologous cord blood transplantation in the treatment of a child with leukaemia. Pediatrics, 119(1): 296-300.

Hess JR. 2010. Conventional blood banking and blood component storage regulation: opportunities for improvement. Blood Transfus, (S3): 9-15.

Hurley CK, Foeken L, Horowitz M, et al. 2010. Standards, regulations and accreditation for registries involved in the worldwide exchange of hematopoietic stem cell donors and products. Bone Marrow Transplant, 45(5): 819-824.

Hussein E, DeFor T, Wagner JE, et al. 2020. Evaluation of post-thaw CFU-GM: clinical utility and role in quality assessment of umbilical cord blood in patients receiving single unit transplant. Transfusion, 60(1): 144-154.

Jacobides MG. 2007. The inherent limits of organizational structure and the unfulfilled role of hierarchy: lessons from a near-war. Organ Sci, 18: 455-477.

Kaminski V. 2012. Accreditation - a roadmap to healing in Newfoundland and Labrador. Qmentum Q, 4: 10-13.

Katheria AC, Amino R, Konop JM, et al. 2020. Stem cell composition of umbilical cord blood following milking compared with delayed clamping of the cord appears better suited for promoting hematopoiesis. J Pediatr, 216: 222-226.

Manegold G, Meyer-Monard S, Tichelli A, et al. 2007. Cesarean section due to fetal distress increases the number of stem cells in umbilical cord blood. Transfusion, 48(5): 871-876.

Martin P, Brown N, Turner A. 2008. Capitalizing hope: the commercial development of umbilical cord blood stem cell banking. New Genet Soc, 27(2): 127-143.

Mayani H, Wagner JE, Broxmeyer HE. 2020. Cord blood research, banking, and transplantation: achievements, challenges, and perspectives. Bone Marrow Transplant, 55(1): 48-61.

Meyer Monard S, Roosnek E, Troeger C, et al. 2007. Public cord blood banks in Switzerland recruit rare and diverse HLA alleles.

Newhouse RP. 2006. Selecting measures for safety and quality improvement initiatives. J Nurs Adm, 36(3): 109-113.

O'Connor MAC, Samuel G, Jordens CFC, et al. 2012. Umbilical cord blood banking: beyond the public-private divide. J Law Med, 19(3): 512-516.

Peter TF, Rotz PD, Blair DH, et al. 2010. Impact of laboratory accreditation on patient care and the health system. Am J Clin Pathol, 134(4): 550-555.

Pomey MP, Lemieux-Charles L, Champagne F, et al. 2010. Does accreditation stimulate change? a study of the impact of the accreditation process on Canadian health care organizations. Implement Sci, 5: 31-44.

Querol S, Samarkanova D. 2019. Rapid review: next generation of cord blood banks; transplantation and beyond. Transfusion, 59(10): 3048-3050.

Rocha V, Gluckman E. 2009. Improving outcomes of cord blood transplantation: HLA matching, cell dose and other graft-and transplantationrelated factors. Br J Haematol, 147(2): 262-274.

Rubinstein P. 2006. Why cord blood? Hum Immunol, 67: 398-404.

Sniecinski I. 2011. Cord blood Banking in Developing Countries. //Broxmeyer HE. Cord blood: biology, transplantation, banking, and regulation. Bethesda, MD: AABB Press.

Spellman SR, Eapen M, Logan BR, et al. 2012. A perspective on the selection of unrelated donors and cord blood units for transplantation. Blood, 120(2): 259-265.

Tada N, Hinotsu S, Urushihara H, et al. 2011. The current status of umbilical cord blood collection in Japanese medical centers: survey of obstetricians. Transfus Apher Sci June, 44(3): 263-268.

Thornlow DK, Merwin E. 2009. Managing to improve quality: the relationship between accreditation standards, safety practices, and patient outcomes. Health Care Manag Rev, 34(3): 262-272.

Touati N, Pomey MP. 2009. Accreditation at a crossroads: are we on the right track? Health Policy, 90(2-3): 156-165.

Viswanathan C, Kabra P, Nazareth V, et al. 2009. India's first public cord blood repository — looking back and moving forward. Indian J Hematol Blood Transfus, 25(3): 111-117.

Welte K, Foeken L, Gluckman E, et al. 2010. International exchange of cord blood units: the registry aspects. Bone Marrow Transplant, 45(5): 825-831.

第二十八章 脐带血库的质量管理系统

第一节 概　　述

经过 20 多年的临床应用，脐带血（UCB）作为 HSCT 的主要来源，现已公认与骨髓有同等地位甚至优于骨髓。UCB 的应用越来越广泛，不仅用于小儿患者，而且可以用于成人患者，每年有 2500 多例非亲缘性的 UCBT。世界首家 UCB 库——纽约 UCB 库于 1991 年成立，此后其他 UCB 库也相继成立，现在全世界公共 UCB 库注册的 UCB 已经超过 60.8 万份。另外，全世界大约有 360 多家私人 UCB 库储存 UCB 用于自体和家庭使用。

本章介绍 UCB 库质量管理体系的发展，同时提供一种基本的原则和长效激励策略，用以 UCB 库质量管理体系的不断改善，确保 UCBT 成功。另外介绍 UCB 库质量管理体系的有效实施和高效合理的运行方案。

第二节 脐带血库的质量管理

一、概述

质量管理在许多行业都有特定的含义，它不仅关注产品/服务的质量，而且关注获得产品/服务的手段。质量管理的运用着眼于对过程和产品的质量保证及控制，获得更加持久稳定的质量。近 20 多年来，UCB 的质量问题促进了 UCB 库，甚至整个行业的发展。一般来说，质量管理包括：①关注组织提供服务和最终产品的有效性；②目的在于树立最佳实践的新标准；③专注于系统和过程的持续改进；④质量改进。

什么是"质量"？质量不是一个独立发生的活动，它涉及机构的所有部门和职能，是系统性的控制。质量是一个主观的概念，尽管机构和个人有不同的理解角度。质量的核心是对产品或服务满足特定需要或用途的整体要求和特征。国际标准化组织给质量的定义是：一系列固有特性以满足需求的程度（degree to which a set of inherent characteristics fulfil requirements）。所谓"需求"，一般是指隐含或强制的要求或预期标准。所谓"固有的"，是指质量跟事物固有属性和本身具有的永久特性有关。另外，根据美国质量学会关于质量的文献，质量应从 3 个方面定义：①它是根据顾客（比如移植受者）对产品（比如 UCB）/服务（比如 UCB 存储）设计的标准以及这个标准跟原有特性之间的匹配程度；②它展现了产品/服务满足明确指出或隐含需求的能力；③它通过遵从机构内建立的统一要求来实现。

美国的约瑟夫·朱兰是在质量发展中做出了很多贡献的一位学者，他把质量定义为使用的合适程度，意思是指产品或服务的使用者可以始终完全依赖产品或服务而无须担忧质量的缺陷。如今，质量管理理念已经影响到生产制造行业之外的非传统产业，延伸到服务领域、销售、市场、客服，还有健康服务领域最新的细胞治疗的生物制剂。所以，质量管理概念也用于细胞治疗的医疗机构和实验室，包括：①产品能够满足使用者需求的所有特性或性能；②调查、监测、评估和避免差错的措施；③纠正和预防措施；④结果的可信度；⑤提高患者安全性和过程质量控制。当一个组织或机构引入质量管理体系的时候，质量不是能被放到一边而被遗忘的东西，也不是一部放在书架上的过时文件。质量管理是一次永远在路上的旅行。

二、质量的特点与要求

产品或服务能够满足使用者需求的所有特点或特性是质量的特性/要求。当涉及产品时，这些特性一般都是技术方面的（产品的技术特点），如可达性、有效性、可操作性和耐用性，而服务的质量特性有人的因素，如等待时间、精确送达时间和可及性。

（一）质量管理原则

质量管理原则反映了质量管理的最佳做法，并且能够以持续改进为目的。这些质量管理原则可以被组织/机构用作改进工作的指南。质量管理原则包括以下 8 个方面。

1. 以顾客为核心

组织/机构应该记录顾客的需求，监督服务的质量并接受顾客的监督。所有的顾客反馈和投诉应有正式的记录和及时的跟踪随访，并完整记录采取的具体行动和改进的措施。

2. 领导作用

领导确定组织/机构统一的目标和方向，也是营造和保持一个在达到组织/机构目标过程中全员参与的内部环境。如果没有最高管理者的参与，质量管理的执行很难成功。因此，最高管理者对质量管理各个方面尤其是对质量保证相关问题的认可与理解很重要。这种理解和认可应在适当的培训和经验基础上获得。必须注意的是，领导作用应该存在于组织的各个层次，并明确领导在组织某个特定部门或整个组织内建立高标准的质量管理文化中起着很大的作用。

3. 全员参与

多层次的全员参与是根本要素，全员参与才能更充分地发挥员工的能动性，实现组织/机构目标。工作的质量直接影响到服务的质量，每位员工必须有资格和能力来胜任他们的工作，才能保障服务的质量。组织/机构可通过培训、考核，提高员工的品质和质量意识，加强员工的责任感和信任感，建立以质量为中心的企业文化。随着质量管理的实施和完善，要求员工对一些日常工作也要建立起质量管理意识，如保证产品质量的日常质控工作。

4. 过程方法

质量管理是一个系列的过程，而这个系列过程是由许多相对独立的小单元过程组成的。伴随大量信息和数据的录入，同时也会产生许多信息和数据的输出。整个过程是一系列有着内在联系或相互作用的工作内容，把各环节的工作内容和产生的相关数据信息作为一个整体过程来管理，有利于获得高效的工作结果。

5. 系统管理的方法

通过确定、理解和管理一个系统所有相互关联的过程，组织/机构在实现其质量目标方面的执行力和效率将得到提高。

6. 持续改进

持续改进是一个机构质量管理的永久性目标。组织/机构需要对质量管理的有效性和合理性进行评估，并且指出和调整需要改进的地方。通过收集监控和检测过程中的数据，并经常地进行管理回顾，以确认将来需要改进的内容。建立完善的交流和反馈通道，允许组织/机构内所有员工对服务提出改进建议和方法。

7. 决策方法

在分析数据和信息的基础上做出有效的决策。

8. 与供应商的互利关系

组织/机构与供应商是独立、互利的关系，良好的合作可以相互增强彼此创造价值的能力。评估和选择供应商主要依据供应商满足的购买要求和以往的商业信誉。

（二）质量管理体系的内容

质量管理可以分为 3 个主要组成部分：质量控制、质量保证和质量改进。

1. 质量控制

质量控制作为实现质量管理的一部分，质量检测员通过检测产品来区分产品的质量是否符合要求。实际中，经常通过抽取样本检测代替对 100%产品的检测，从而实现对质量的控制。这种方法实质上包含了检测样本的多或少，是一种事后检测的被动方法，只有问题发生后才可以改正。

2. 质量保证

质量保证也是质量管理的一部分，但是它注重的是提供能够实现质量控制的证据。质量保证与所有计划和系统的行动有关，为证明产品能够满足质量要求提供适当依据。这是一个概念上的根本转变，从通过检测手段进行质量控制的被动的事后方法，转变到通过控制和管理事前行为来阻止问题发生的积极的事前方法。质量保证包括：①聚焦结果；②使用标准作为质量标杆；③控制系统和过程；④注重效率；⑤由高层主导；⑥确保质量。

把质量看成是最终目的才是真正的质量保证，为了达到标准要求而无须任何改进。质量保证更适用于保证的是产品质量，如果是对服务的质量保证，质量保证就变成了一个实时监测的过程。

3. 质量改进

质量改进是质量管理的另一个部分，通常称为持续改进的过程，通过充分利用资源来提高产品、服务或过程的效率（通过识别关键点和变更的控制），同时提高有效性（通过确认个人需求和实现结果优化的合理反馈）。它和错误纠正没有联系，但是与提高系统效率和有效性密切相关。

质量改进的观念需深入到组织/机构的所有层次，并且驱动着决策和资源的分配。它需要成为组织/机构质量管理的一部分。它是一种操作方式。把质量改进纳入到所有管理会议的常设议程是一个好的起点。在健康保健领域，持续改进程序采用首字母缩写为"FOCUS-PDCA"：发现（Find）改进过程；组织（Organize）改进的过程；弄清（Clarify）该知道什么；理解（Understand）变化；选择（Select）改进方法。然后，进入改进策划的过程。计划（Plan）：限定时间限制，包括所有资源、活动、日期和个人培训；实施（Do）：执行计划和收集数据；核查（Check）：分析计划结果；行动（Act）：按以往经验行动并确定下一步行动。

这些缩写字母"FOCUS-PDCA"是团队沟通管理的简单系统，它帮助团队始终保持良好组织并达成预期结果。这是经证明非常成功的团队持续改进的方法。

第三节　质量管理体系

一、概述

质量管理体系的定义从某种程度上演化成为良好的管理。质量管理体系可以被看成是复杂系统，由机构处理过程和产品质量的所有组分及要素组成。质量管理体系有许多定义，但是大多数定义都可以概括为质量管理体系程序。它不是组织额外的部分，它是机构管理和生产不可分割的一部分。质量管理体系可以定义为：一系列引导和控制组织为了持续改进组织运行有效性和效率的协调活动。通过管理组织架构、职责、程序、过程及资源来执行实现质量目标所需的原则和行动路线。可以提供合格产品或服务的要求，并且能够规范员工行为，进而根据质量目标完成工作任务的管理技巧。

质量管理体系本身不能解决组织问题，但是它确实能明显增加识别和去除错误及浪费原因的概率，从而改进过程和流程。一个好的质量管理体系并不是它本身使组织更有利可图和更有效率，而是能够赋予组织可以从生产到销售把任何事情做得更好的能力。

二、实施质量管理体系的好处和风险

组织应该建立、记录、实施和保持质量管理体系并且持续改进它的效果。在很多实施质量管理体系的正当理由中，最直接的好处是：①提高客户满意度；②提高产品和服务的质量；③提高员工对组织的满意度和归属感；④提高组织的管理水平和效率；⑤增进与供应商之间的关系；⑥提升企业形象。

除了这些直接的好处外，还有一些间接的好处有待确认：①回顾业务目标，并且评价组织达成这些目标的质量；②识别不必要或低效率的过程，然后去除或改进它们；③审查组织架构，明确管理职责；④加强内部交流，以及业务和过程之间的联系；提高员工积极性，通过认识结果的重要性，使他们投入到工作的确认和改进中来。

实施和保持质量管理体系的主要风险虽然存在，但是可以管理和减少其影响。简而言之，主要识别的风险包括：①在培训和实施质量管理体系的过程中短期生产成本的增加；②员工对新程序方法的不满；③没有实际结果的另一套政策和文件，比如不是实际发生的事情，而是管理者想象的事情；④没有提高最终产品的质量水平。

三、质量管理体系的要素

质量管理体系有多个要素，并且每个组织都应该有一个符合自己特点的独特体系。一个质量管理体系最重要的要素包括以下 12 个方面。

（一）策划质量管理体系的发展——愿景和价值观

领导和管理工作的起点是明确企业的愿景和价值观，这对建立质量管理体系非常重要，是企业不断自我完善的动力。愿景和价值观是企业质量管理体系实施过程中内在的文化驱动力。价值观本身并不产生产品和服务的质量，是认同价值观的人在工作过程中决定了质量的不断完善。

质量管理体系的规划在每个机构中是不同的，但是有一些共同的特点，包括四点：①明确并可测量的目标；②财务支持；③质量管理体系与组织愿景和价值观的一致性；④用于提升员工积极性的灵活的质量管理计划。事实证明，所有层次员工有机会参与的质量管理体系是最成功的。

质量管理体系的策划也包括试验性计划。在组织内部制订计划，计划制订过程是管理者理解质量管理体系的过程，从理解中学习，并坚定信心，建立良好的质量管理体系。

（二）组织结构

组织结构可以让人能够清晰地了解到机构的运行过程（任务的分配、合作和监督），机构可以根据自己的目标以不同的方式来制定组织结构。组织结构将决定机构运行和表现的结果。组织结构把职责分配给不同层级的主体，如分支机构、部门、区域、小组和个人。另外，它决定了哪些人可以参与决策，从而规范不同层级主体的职责范围。

组织结构如果与实际运行中的事实不一致，就会降低机构的运行效率。因此，不合理的组织结构会限制各部门之间的合作，妨碍在规定时间、限定资源和预算内完成任务。组织结构应该以机构的目标为导向，符合机构实际运行要求，优化效率和提高投入产出比。

（三）数据管理

大数据已经成为多个行业的重要资源。数据管理是通过计划、政策、程序、实践的发展、执行和监督，以控制、保护、分发和提高数据与信息的资产价值。

UCB库信息技术的应用被认为是一种有效的错误预防策略。例如，UCB库实验室的管理通过订单输入，可以将严重试剂错误的发生率降低55%。在实验室中，使用条形码技术来验证UCB的身份是防止错误的重要方法。在实验室中，条形码验证通常与电子管理系统一起实施。员工通过条形码扫描自动记录原材料和试剂的管理。条形码技术的应用是UCB库提高安全性的信息化建设的必要手段。

（四）统计学分析

统计学分析是质量管理体系中非常重要的测量部分，它被公认为是质量改进的奠基石，并且与质量体系的审计紧密相关。在管理学中有一个跟质量密切相关的说法是"你不可能管理你无法测量的东西"，同时统计学分析将提供给机构做管理决策所必需的测量结果。

（五）质量控制图表

质量控制图表是质量体系中最广泛应用的工具。质量控制图表高效地传递大量信息。在不同的组织/机构使用的统计测量手段不同。一些统计学分析方法使用起来非常简单。例如，测量和分析一个特殊部件的长度或重量，可以看出这些部件是否符合要求。

（六）教育和培训

对质量主管进行的质量教育应该尽早，应从探讨质量体系和质量主管在质量体系中的作用开始。需要特别指出的是，质量主管必须知道质量体系是如何发挥作用的，并且应该理解质量体系在所属行业中未来所起的作用。管理层还必须及时了解质量管理的新发展。质量主管必须理解他们在质量体系中所起的重要作用、他们个人的行为和工作对质量管理产生的影响，以及他们的作为和不作为对员工产生的影响。质量主管必须认识到强有力的领导作用和对质量工作的无私奉献对于质量管理体系的运行至关重要。

员工培训还包括日常基础工作中的质量管理体系运行和员工使用工具的培训，为了确保质量结果，员工的工作如何有利于实现整个组织的质量目标。

（七）审核

审核是内部或外部审核员或者审核团队对质量管理体系的实施进行系统检查的过程，它是质量管理体系运行的重要组成部分。而传统意义上的审计主要与获取有关财务信息有关。

审核是指为了实现某个特定目的系统、独立地对数据、记录、操作及组织/机构进行的全面评估。在任何审核过程中，审核员确认检查主题，收集证据，评估效果，并以审核报告形式得出审核结果。

审核应在预定的期限内进行，并且确保组织/机构已经建立了有效的运行内部质量系统的监控程序。审核将判断组织/机构是否达到了原设定的质量过程的标准。

审核流程允许每个参与者查看质量管理体系运行是否正常以及是否达到了目标。审核在激励员工、评估奖励和确认措施，以及可能的薪酬方面也发挥着重要作用。

为了组织/机构的利益应该进行质量审查。质量审查通过客观证据的回顾以确认与标准的一致性。质量审查系统可以确认质量管理体系的有效性。质量审查侧重于质量管理体系有效性的客观证明，通过确认和表明与过程要求相一致的评估过程，以证明质量管理系统是如何实施的，并且判断是否达到所制定的要求。质量审核也是提供减少和消除问题证据所必需的，并且它们也是实现组织持续改进的有效管理工具。

质量管理体系的审查有许多形式，每个组织应有一个独特的、适合自己体系的审查过程。健康卫生机构有一个与生产机构不同的审核系统，但是审核系统的最终目的是一样的。

（八）纠正和预防措施

纠正和预防措施是整个质量管理体系的一部分，包括不合格根源的系统性调查，目的是为了防止其再发生（纠正措施）或发生（预防措施）。所以，其目标是改进组织过程，以消除不合格或其他非预期情况发生。

（九）采购

采购是组织/机构通过执行围绕质量要求的政策和程序来提高质量的过程。现在的供应商管理已成为质量管理的重要部分。形成采购系统的步骤包括以下 3 个方面的内容。

（1）符合整个质量体系要求，目的是为所有物料制定标准，使之符合常规工艺或流程的要求。质量体系的性能标准和程序在设计阶段就包括了物料标准要求。

（2）对采购人员进行教育以了解标准化组织流程的重要性。如果不遵守标准，产品或服务的质量将受到损害。通过培训采购人员，让他们确切地知道如何遵守组织流程。采购人员应该了解产品使用方法和注意事项，以便更好地完成采购任务。

（3）采购部门有责任向供应商提出产品需求，并要求他们对产品的质量负责。有时也需要采购人员寻找新的供应商或向供应商提出更高的产品质量标准。

（十）持续改进流程

成功领导和运营一个机构还需要用可操作的管理系统来管理它。该系统旨在通过持续改进来不断提高机构运行的有效性和效率。机构应建立、记录、实施和保持一个质量管理体系并且持续改进它的有效性，满足现行的质量水平和客户对质量的要求，通过有竞争力的薪酬方案留住员工，与最新的科技保持同步。

整个质量管理体系一旦开始运行，将会是机构持续不断改进产品和服务的动态过程。这个过程可以是"渐进式"改进或"突破性"改进。质量体系的成功实施涉及许多方面，持续改进最广泛使用的工具是一个四步质量模型：计划（Plan）-实施（Do）-检查（Check）-行动（Act），即 PDCA 循环，也被称为戴明环（Deming cycle）或休哈特周期（Shewhart cycle），其要点如下。①计划：确定改变的时机和计划。②实施：实施小范围的改变。③检查：用数据分析改变的结果和计划是否相符。④行动：如果改变成功，就在更广泛的范围内实施，并不断评估结果。如果改变没有起效，再次开始循环。PDCA 循环可以应用的情况：①作为持续改进的模型；②启动新的改进工程时；③发展新的或者改进的过程、产品或服务的设计时；④确定为重复工作过程时；⑤计划收集数据并分析出主要问题或根本原因时；⑥实施任何改变时。

（十一）奖励与认可

奖励、补偿和对质量管理成就的认可是激励员工非常有效的方法，也是组织/机构质量管理体系运行切实可行的方法，以个人奖励或团队奖励的形式让员工认识到质量管理的重要性。

（十二）沟通

沟通是管理层、员工、消费者和利益相关者之间的重要交流方式。管理层可以通过正式和非正式的方式，如员工反馈和定期沟通会议，让员工为组织/机构所面对的问题提供可能的解决方案。

四、质量管理体系的建立

通过质量管理体系的认证应该成为一个组织/机构的战略决策，并受不同需求、目标、所提供产品/服务、所采用过程、组织大小和结构所影响。组织/机构的质量管理体系可以通过几种方式与机构的计划相关：计划包含在质量管理体系之内；与制度体系拥有共同的内容；完全脱离质量管理体系。质量管理体系必须确保产品/服务符合客户的要求，以及组织/机构的目标。在建立质量管理体系时，需要考虑以下3个方面的问题。

（1）质量管理体系的设计必须包含结构、过程和实施。质量管理体系的设计必须符合组织/机构的需要。质量管理体系的设计应该来自于组织/机构确定的战略、目标和核心任务。设计和建立质量管理体系的过程和关键的作用必须是明确的。

（2）质量管理体系应该是一个系列流程，其中每个核心流程分解成多个子流程，包含文档、教育、培训、工具、系统和度量。

（3）质量管理体系的控制取决于组织的规模和复杂性。在可能的情况下，本地控制是有效的，关键的利益相关者应在流程中准确记录，并允许流程发起者控制所有过程。理想情况下，流程所有者/操作员参与编写过程。

实施测量是为了确定每个过程达到质量目标。它包括质量管理体系对组织目标的贡献，这些可以通过相关测量来实现：政策定义的完整性；业务范围；政策反思；部署；使用；员工是否在工作中发现质量管理体系有帮助；质量管理体系的变化速度；质量管理体系架构和手头工作的相关性。

组织可以通过使用记分卡形式部署到个人目标水平，并且在各级设置目标是至关重要的。审查质量管理体系的有效性、效率和能力是至关重要的，这些评审的结果应传达给所有员工。应该对改进活动是否达到预期结果进行审查和监测。改进应跟随审查过程的结果，目的是寻求内部最佳实践。这是整体改进活动的一部分及管理组织内部变化的重要组成部分。

五、全面质量管理

全面质量管理（total quality management，TQM）是一种管理方法，在组织/机构中的各个方面都强调质量管理，目标是保证产品和服务的长期可持续发展。TQM 作为一个整体管理方法，贯穿到了每一个环节或过程，强调每一次失误或进步都会影响组织/机构的质量和生产效率。

质量管理人员在全面质量管理中所起的作用是制定一种灵活的质量管理战略，以适应每个部门，并与组织/机构的目标相一致，满足投资者的要求。一旦质量管理战略被确定，它必须是可操作并能被充分分解，才能保障它在组织/机构的各个层面上发挥作用。在全面质量管理战略中也包含了员工参与的权力和方式，以确保跨部门的不同团队为解决质量问题共同出谋划策。

第四节　质量管理计划

一、质量管理计划

（一）概述

质量管理计划（quality management plan，QMP）是描述实施质量管理体系的系统文件。QMP 主要文件应该包括策划、运行和过程控制文件，用来确保质量管理的有效运行，这些文件可分 3 类。

（1）政策：明确组织/机构范围，说明组织的目标如何实现及其授权方式的文件。

（2）标准操作规程（standard operation procedure，SOP）：详细描述整个过程、时间、步骤的特定文件；比政策文件更具体，用来保障任务完成的文件。

（3）支持文档：记录过程表现的工作表和表单。

（二）QMP 的目的

（1）明确和建立质量管理体系的结构。

（2）根据认证机构的要求提供组织/机构所开展工作内容的描述。

（3）对存在不足的地方提出改进标准。

（4）确定组织框架、政策和程序、管理人员和普通员工的职能职责及职权范围；策划、实施、记录的过程，以及组织/机构内进行的评估。

（5）协调各部门的政策和作法。

（6）创造稳定性和减少差异。

（7）消除复杂性和减少处理时间。

（8）通过更好地了解组织/机构的结构和工作，生产质量稳定的产品。

（9）整合必要的系统，以达到特定目标。

（10）向员工明确所需的技术和程序，以便获得、维持、改进产品和服务的质量标准。

二、质量管理计划的管理要求

（一）组织/机构的结构

QMP 的内容包括如下 4 个方面。

（1）组织/机构的结构及其在上级组织/机构中的地位，以及与现有质量管理、技术操作和相关辅助部门之间的关系。此外，如果组织/机构是上级组织/机构的一部分，则应明确参与或影响本组织工作人员的责任。

（2）在发生法律诉讼时谁对组织/机构的工作负有法律责任。承担法律责任的可能是该组织的负责人、实验室的负责人，或参与的个别科学家。

（3）管理、执行或确认影响质量结果的所有人员的职责、权力和相互关系。

（4）哪些人员拥有质量管理体系管理和技术的决策权？他们的具体职责是什么？有哪些资源可供他们履行职责？质量主管有明确的职责和权限，确保质量管理体系能获得始终如一的贯彻和实施；质量主管可以直接与最高管理层沟通，依据组织政策和资源做决定；维护和更新 QMP；监测实验室规范的执行；确保新技术、新方法的验证；定期进行内部审核；建议通过培训提高实验室工作人员的素质；促进现有质量体系的改进。

（二）文件管理

组织/机构的主要文件应该由质量管理部门（quality management unit，QMU）管理和归档，包括标准操作规程、政策、报告、表格、方案、验证/确认方案/报告、协议、详实的材料，以及确定可以保持的标签。显然，如果上述所有的主要文件都存档、保持更新，并规定其年度审查程序，质量管理体系就会有效运作。

"文件管理"是建立、修改、评审、批准、分发和归档 QMS 主要文件的机制，以确保所有工作人员使用最新的授权版本。质量主管应确保组织/机构工作的所有方面都记录在质量管理体系中，并且新文件是在发布前由指定人员授权合格人员所制定。质量主管还应确保所有主文件都有定期评审，并在必要时进行修订，以考虑不断变化的情况并纳入最佳做法。质量主管一旦批准，应安排将文件提供给工作场所的所有相关人员。

对现有文档进行更改时，质量管理人员应确保在最新版本中突出显示更改。所有质量管理体系文件应唯一标识，并应包含授权人的姓名/签名。文档的每一页都应单独编号为"Y 页的第 X 页"，并应包括唯一的 QMS 文档标识符、发布日期和版本。此识别系统最大限度地减少了疏漏和混淆的风险。如果文件是以电子方式保存和分发的，则应为只读版本，只能由授权人员编辑。附有带发行日期的总清单，在适当情况下，完整记录所有版本，它们的日期和授权人与分发名单中的名称保持一致。可以附加一份附在每个文档上的表格，以确定相同的细节。

组织/机构允许对打印文件进行轻微修改，例如，更正打印错误，并用永久性墨水在文件上手写日期和修改人。修订版本应尽快发放，无效或作废的文件应立即从所有地点删除，以防止意外使用。每一份过时失效文件的副本应作为法律或知识的档案而保存，并适当标记（如"失效"）。

（三）第三方协议

组织/机构应有程序，以确保其第三方的要求得到充分的定义、记录和理解，并在同意订立合同之前具备满足这些要求的能力。协议可以是书面的，也可以是口头的。假如达成口头协议，接下来需要书面化。如果组织/机构没有能力，它应设法与第三方就其能够开展的工作达成协议。

协议应由第三方和组织/机构审核后记录在案。如果第三方有新的要求，组织/机构无法满足原始协议或新要求，则应在双方之间进行交流讨论并达成修订后的协议。还应保存与第三方之间所有的交流记录。这将确保实验室、客户和所有其他参与方对需求、责任和工作的共同理解。

（四）分析工作的分包

如果组织/机构利用另一方（"分包商"）代表其开展工作，则该组织/机构应有文件化的政策和程序，以确保另一方有能力开展工作。

（五）服务和供应品的采购

组织/机构应该有政策和程序去选择及购买可能会影响其工作质量的服务、试剂和实验室耗材，规范试剂和耗材的接收及存储，并确保服务、试剂和耗材在购买与使用前符合质量管理体系的技术规范要求。

（六）投诉

组织/机构应该有高效处理投诉的系统，包括通知员工和（或）客户（如移植中心）以解决问题并为防止投诉事件再次发生而采取相应的措施。所有的投诉和纠正措施都要保留记录，并且用作组织/机构改进质量管理的机会。如未能处理员工和（或）客户的投诉，会对组织/机构和员工之间的关系产生负面影响。

（七）纠正和预防措施

当组织/机构某个部门进行的工作与质量管理体系的要求不一致时（如工作偏离操作程序或者移植中心的要求），即为不合格。组织/机构应该有纠正和预防措施（如检查相关工作、事件文件或审核质量管理体系、员工/顾客的反馈）去识别不合格发生的原因，以及应该如何处理。实施纠正和预防措施是改善及高效化运行质量管理体系的有效途径。纠正措施是根据问题识别采取的行动。问题或不合格产品可以通过内部员工的建议、管理评审、文件评审，或内部或外部审核去识别。应全力检测不符合的情况，不良结果的发放会严重损害机构和移植中心的关系，甚至可能导致误判。如果不合格反复发生而没有广泛采取行动（如修改质量管理体系或员工再培训），那么预防措施应在适当水平被授权以防止复发。

所有的不符合、纠正和预防措施，应予以记录。授权人员应检查纠正措施的有效性，以证明其工作符合质量管理体系/移植中心的要求。预防措施应完善以确保不符合不再发生。识别不合格、实施纠正和预防措施是不断提高组织绩效的坚实基础。

（八）记录/档案的控制

组织/机构应建立制度，以纸质和电子格式创建、识别、管理、储存、移动/传输、检索和处理所有记录。所有纸质记录都应易于阅读、唯一可识别（如日期、作者和页码），并用永久性墨水记录，不能使用铅笔。不应删除任何记录。由手工进行的修改不可以掩盖原始记录，要签名并注明修改日期。该机构还应该采取措施来保障原始电子文件（如创建计算机备份文件），以识别有无任何改变（如一些厂家提供的电子审计追踪），以保证其完整性和保密性。所有记录应系统归档以便检索。同时，记录应被视为机密，应遵守数据保护和个人隐私权的法规要求，并仅限于授权人员使用。

记录可分为"质量"和"技术"两大类。

"质量"记录包括审核报告、能力测试、移植中心反馈、纠正和预防措施及管理评审。记录应该是唯一可识别的（如日期、作者等），并存放在安全和受保护的位置，便于相关人员查阅。组织/机构应制定一项政策，规定这些记录应保存多长时间（根据法律要求）。处置的记录应视为机密作为废物处理，并加以焚烧或粉碎。

"技术"记录包括有关事务的所有材料，如样品的提交形式、文件保管、案例说明（包括图表）、电话沟通记录、光谱记录、校准和其他 QC 数据、仪器的操作参数和打印输出、报告、报表和声明等。仪器的维护记录、员工培训、技能胜任和授权记录应该在工作时完成。

每个记录每一项都应该追溯到操作人员，追溯到相关联的物证和具体的工作。工作记录应详尽清楚，用于分析/检查每一个阶段的操作人员。所有记录都应该包含足够信息，以便建立核实依据，以显示谁做了什么工作、如何去做及何时完成。

关键性的结果记录，最好由第二个授权人员检查（如未经验证的计算和数据电子文档的传输过程）。组织/机构应有书面程序授权相关人员全面审查操作记录。操作记录应当包括检查和审查的执行情况、何时和被谁执行。这可以用多种方式表示（例如，对每项调查结果进行记录，在记录中列入调查结果摘要或简要说明）。如果检验员或评审员对初始记录中的任何一点有异议，则应记录引起异议的原因和采取的任何行动。一般来说，一份符合要求的操作记录应该是其他操作人员在适当的情况下，按照记录可以完全重复一遍的操作，并获得一样的确定结果。当测试或观察结果被驳回时，应记录其原因，这些信息对于其他分析人员了解事件如何管理是必要的。

技术记录应保存在安全和可靠的地方，以防止损坏、变质、未经授权的存取或损失，这取决于组织/机构的需要。保留期限也可以在组织/机构的政策中加以界定，这可避免捐赠者的记录被无限期保留、销毁或中途挪用。废弃记录应作为机密文件处理，并加以焚烧或粉碎。

（九）内部审计

组织/机构应制定一个时间表和程序，定期审计其工作内容，以核实其业务是否符合质量管理体系的要求。审核应由质量主管每年至少进行一次，由受过培训的合格人员进行，并在资源允许时独立于被审核的工作。当审核发现对操作有效性或实验室工作正确性或有效性产生怀疑时，审核人员、质量经理和相关人员应讨论调查结果，并商定适当的纠正措施。审核工作的范围、结果和纠正措施应记录在案。今后对同一工作的审核应记录纠正措施的有效性，以便积累经验教训，从而改进组织/机构的运行效率。

（十）管理回顾

质量主管应做质量管理体系的年度审查，以确保质量管理体系运行的可行性和有效性，或确定需要改进的内容。审查应由组织/机构的高层管理人员进行、质量主管和其他相关员工参加。审查的建议都应该被记录，并在规定时间内执行，规定时间由审核员和质量监督员在考虑到实际情况的前提下确定。管理评审的内容包括 10 个方面：①QC 活动、资源和员工培训，以及其他相关因素；②政策和程序的适宜性；③经理和主管的报告；④最近内部审核的结果；⑤对外部主体的评估；⑥移植中心的反馈；⑦投诉；⑧实验室比对或能力验证的结果；⑨纠正和预防措施；⑩改进建议。

三、质量管理计划的技术要求

质量管理计划的技术要求包括各种因素：人员，机构，健康与安全，测试方法，验证方法与程序，设备，参考标准，材料与试剂，测试项目的处理，结果报告，质控和能力测试对结果准确性及可靠性的影响。在制定员工培训和设备选用方法及程序时，应该将这些因素考虑进去。

（一）人员

组织/机构应该营造这样一个环境，鼓励员工提升知识和技能，鼓励个人成长，充分开发员工潜能。组织/机构只能雇用与其签定劳动合同的员工，包括临时工。

组织/机构应该确保员工具有合适的教育、培训、经验、知识、技能和能力来完成分配的工作，接受合理的监督，并且按照组织/机构质量管理体系要求工作。组织/机构应该有相应的政策和程序制定培训计划并为员工提供培训，帮助他们实现和保持竞争力（例如，通过结构化的在职培训计划，参加学术会议、研讨会、技术培训课程、供应商提供的设备使用和维护保养课程、内部技术会议、课程、研讨会和继续教育）。在培训工作人员的同时，应当对他们进行更严格的监督，并对其培训的有效性进行监测和评估。在进行测试或专门技术培训时，应给出验收标准（例如，观察有经验人员的相关检测或分析，或他们在QC/QA 样品分析中合格的表现，以及达到与受过训练人员相同的能力水平）。

每一位员工的培训记录都应该保存，包括教育、资格培训和资格证书，连同他们有能力执行和授权开展的任务清单（例如，执行特定检测、发出检测报告、提出意见和解释，以及操作特定设备）。这些信息应随时提供给工作人员，包括授权上岗的确认日期，以便所有工作人员清楚地了解所分配任务的范围及其职责。每个员工都应该有一份与他们部门经理达成一致的当前工作描述，应该包括他们的责任、职责和能力要求。

（二）机构驻地及环境条件

组织/机构的营业场所和环境条件应允许工作按要求的质量标准进行。例如，UCB 库的处理设施应该考虑以下因素：空间，安全，员工的健康和安全，温度和湿度控制，光照，气流和通风设施，另外还有基本实验室供应设施（例如，电、气、水、电话和计算机网络、实验台、安全柜、冰箱和冷柜）。另外，实验设备应能在特定环境下正常运行，正确使用、记录和监测（如样品的储存温度）。对环境要求严格的设备应在特定的环境中，如微量天平应避免振动和化学腐蚀。

应为每个工作/职能和员工分配足够且合适的空间。需要以适当条件来储存证据材料以防止损失、变质或污染，因此在检验前后都要保持证据的完整性和一致性。实验设施的区域应充分清洁和保持整齐，以尽量减少污染的风险，并确保工作质量不受损害。因此，应该对不相容的工作进行有效的空间分离（例如，UCB 处理和 HLA 的 DNA 提取），而不应使用相同的设施进行。还应采取措施防止交叉污染。这些措施可能包括控制人员流动、样本流动和设备共享（例如，开放的生物危险样品和肮脏的玻璃器皿不应通过无保护区运输）。实验设施和证据保存区域应始终保持安全，以防止盗窃或干扰，并应实行门禁管理。在建筑物的出入口和不同安全区域（例如，使用钥匙或磁卡分配给授权人员进行特殊用途）进行控制。未经授权的人员不能够处理样品或进入试剂、标本或记录存储的受限区域。组织/机构应记录所有被授权进入安全区的人员名单。应定期审查和更新这一清单。未经授权进入安全区的人员（例如，其他实验室人员、客户、服务工程师、清洁工、行政人员和来访者）应随时被授权人员跟随并记录。

（三）健康和安全

组织/机构应有一本安全手册，其中包含影响工作人员健康和安全问题的处理程序，旨在保护员工免受与工作相关的伤害。这个安全手册包含了对所有工作的风险评估和安全工作制度文件（例如，处理危险化学品的必要性）。下列细节应包含在安全手册中：①指定负责安全方面的人员（例如，安全管理人员、生物安全干事、消防安全人员、急救人员）。这些责任可以由几个人或由一名职员担任。②急救程序和联系信息（例如，在火灾、化学品泄漏事件、人身伤害中如何去做）。③员工培训（例如，消防演习和急救）。

（1）完善的设施建设。例如，洗手设施，急救淋浴器，急救柜，洗眼瓶，安全柜/排气罩，高压锅，灭火器，溶剂和通风橱，废物处置设施，化学品，锐器，放射性物质，安全标志和危险警告，消防通道标识和设备固定安置，紧急联系电话。

（2）个人防护装备。例如，实验室外套，一次性手套，护目镜/安全眼镜，面部保护器，耳罩，辐射安全徽章。

（3）普通实验室卫生/安全。例如，清洁和消毒表面，可高压灭菌的生物污染的设备，禁止饮食和吸烟，在指定区域禁止穿实验服，禁止在实验区工作。

（4）特定的生物危害。例如，微生物安全柜的使用，工作人员的免疫接种，临床废物的安全处置，设备的消毒。

（5）放射性危害。例如，参考有关放射性材料使用的有关规定。

（四）检测方法及验证程序

实验室应该对产品的各环节制定检测方法和程序：取样，处理，运输和储存证据，设备的使用，检测，结果的评价和解释，报告。检测方法和程序应该实时更新，记录全过程，并且随时供有关人员使用。检测方法的文档应该记录：方法的名称/参考编号、方法原理；验证参数的总结；所需要的仪器和设备，包括技术规格；参考材料；室温等环境条件要求；每个程序的逐一描述。其主要内容有如下7个方面。

（1）应遵守的特殊预防措施（如健康和安全问题）。

（2）对样品取样、标识、包装、运输和储存的要求。

（3）样品制备、参考材料、控制和分析校准。

（4）设备检查和校准的要求（例如，运行质量控制样品、调整和校准质谱仪）。

（5）分析过程/测试程序和QC（例如，使用空白、对照和校准品）。

（6）记录和处理结果（例如，计算、校准曲线和图表的制作），包括接受/拒绝准则和（或）要求（例如，结果在校准范围外或QC不能接受的结果）。

（7）报告结果的要求和方法的不确定性。

任何偏离这些检测方法和程序的行为，只有在合理的、经授权的、经客户同意并记录在案的情况下方可允许。

（五）设备

实验室应确保所用设备的可靠性和性能。符合工作所需设备和软件应符合预期要求，最好放置在实验室内。设备的库存信息应与其位置、购买日期、维修和维护记录相一致。主要设备应该在设备附近有专用的使用记录。工作人员应接受设备使用培训，只有掌握设备使用技巧才能得到使用授权。设备使用培训和授权应记录在员工的档案中。

当设备采购时，制造商的规格应符合或超过实验室的要求。安装时应检查其是否符合制造商的规格，通常由供应商安装工程师进行性能验证。如果仪器随后被移动，则应重复进行安装检查，并在必要时验证其性能（例如，如果移动到新位置，通常需要对其进行校准检查）。

　　设备在使用中也应定期检查，以表明其性能仍然可以达到要求。根据不同的仪器，包括检查温度、压力、调节、校准等内容。也可以通过分析测试样本来检查设备性能，必要时可以采取适当的纠正措施。对设备使用和维护的最新说明（例如，由制造商提供的简化内部操作说明书以及指导手册）应该放在仪器附近，供实验室人员使用。

　　对测试结果准确性有重大影响的设备，授权使用者可按管理程序，按时间表进行校准。设备应标明其校准状态（例如，上次校准的日期、再校准或失效日期）以确保不与校正设备混淆。

　　"关键设备"（例如，UCB 库的"关键设备"是指用于处理、冷冻保存、储存、检测 UCB 的任何设备）应该被记录，并应保存包括设备证书在内所有校准记录。负责设备的工作人员应保证定期检查和记录样品测试、校准，并进行空白分析以保持性能指标。应保存无论是内部人员还是外部机构所进行的所有校准、维护和维修记录，包括设备和数据系统的唯一标识符、制造商、型号、序列号、位置、性能检查、内部编制的操作说明书、制造商提供的手册或参考说明书、位置、日期、结果、报告副本、所有校准证书、有关性能的验收标准、下次校准日期、维护计划、进行的维护记录、任何损坏、故障、设备的改装或修理。

　　故障的标识应提请设备负责人注意并采取纠正措施。如果故障是至关重要的（例如，显微镜的光源不稳定或真空泵没有足够的真空压力），设备应停止使用，直到问题得到纠正，并在设备档案中记录纠正问题的方式、时间和日期。同样，设备操作不正确使其不能提供可靠结果或被发现出现故障应予以及时排除。故障设备应被封存，以防止使用或明确标记为不可使用，直到它被修理和显示通过校准或测试并可以正常工作。应检查设备故障期间的分析结果，启动不合格的控制程序。

（六）参考样本、材料和试剂

　　参考样本、材料和试剂应适合所使用的程序，并且应该与所用方法的质量特性相符。记录参考样本和重要试剂的批号，测试其可靠性并注明品名、浓度、制备日期和（或）失效日期、制备者、储存条件、相关的生物安全警示。

　　正确储存参考样品、试剂和其他材料，以确保其稳定性和完整性。通过供应商/制造商提供的有效期决定样品/试剂/材料的有效使用期限，在该日期之外使用，必须进行核查。在正常情况下，也应记录"开口日期"和"使用日期"。重要的是，要注意标准品和试剂的问题可能在实验室收到以后发生。"法定标准物质"（certified reference materials，CRM）是一个参考的样本，通常在商业上获得，其中分析物的浓度已通过分析认证，可追溯并由认定机构颁发证书或其他文件。这些商业参考样品提供了它们的化学特性、纯度和浓度的描述。但是，建议实验室应独立验证它们的成分和纯度（或浓度）并进行试用（例如，通过实验室间比对或使用以前使用的参考样品）。实验室使用的每个程序/方法所需的参考样品应记录在案，并应在实验室中获得。它们应该适合于正在进行的测试。应保存记录以描述其来源、获取日期和实验室所持有的数量。当样品需进口或出口时，进出口证书应该由国家有关主管部门颁发。

　　获取和维护参考标准的责任应该指定给专人并对这些材料集中登记。登记册应包括所有应用的参考物质和参考制剂。

（七）测试项目的处理

　　组织/机构（如 UCB 库）应该有采集 UCB 的程序，应该能够在采集 UCB 的医院看到这些程序。简单来说，留取样本的程序应该能保证留取的样本可以代表整个样本。记录相关取样设计和（或）取样流程、取样人和环境条件。取样设计应该符合实际，并且很容易被非专业人员执行。

　　质量管理体系应该提供确保被测材料合理取样、标识、包装、保存和储藏的指导原则。标识必须能够充分辨别样本和附属样本，以及它们与原始资源之间的关系。在采集地点的包装很重要，可以防止采集 UCB 在运输过程中受到未授权的接触以及损失或污染。在实验室，授权人员会接收并仔细检查样本和文件，可以拒绝接收不符合 UCB 库接收标准的 UCB 样本，同时报告给实验室主任拒收的理由，记录所有补救措施。

质量管理体系应该建立有效的文件体系，保证采集 UCB 和相应样本安全，保证在检测前后可以把 UCB 及样本与其附带的其他信息联系起来（比如签署的知情同意书），确认从 UCB 和样本中制备的附属样本，展示其分析过程、分析报告的发布日期，以及分析后剩余样本的处理方法和日期。该体系的设计和运作应该确保 UCB 和样本在实物上或在查看记录或其他文件时不能混淆。实验室应该有文件记录的程序和适合的设施以防 UCB 及样本在储存过程中变质，以及避免 UCB 和样本在存储、处理和分析过程中损失。

（八）结果报告

由制备实验室和相关实验室做出的分析结果报告应该准确、清晰、明确、客观，并且满足 UCB 库的质量要求。报告的模板应该与分析类型相匹配，避免被误解的可能，同时提供对样本分析结果的解释。

（九）质量控制、水平测试和实验室间比对

每个分析都应该有合适水平的质量控制。质量控制检查的样本应该用指定程序定期分析。在使用控制图表时，应该记录可接受标准之外的表现情况。实验室应参加能力测试和室间质评。一旦发现有缺陷或需要改进的地方，应采取合理措施。改进和改正的过程要记录下来，还应要有一个有效系统把水平测试情况与每天质控情况联系起来。

第五节 标准化体系与质量体系认证

一、国际标准化组织

国际标准化组织（International Standardization Organization，ISO）成立于 1947 年，总部在瑞士的日内瓦，ISO 负责更新和发布各行业的标准体系。ISO 是国际各国组建的标准机构联合会，由 155 个国家的标准机构组成，其中包括许多政府机构。ISO 的目标是促进全球标准化和相关行业发展，便利商品和服务的国际交流，以及在知识、科学、技术和经济活动领域开展合作。

ISO 是一个极好的工具，允许组织/机构拥有一套标准（服务于保证产品质量的目的），并描述它如何达到这些标准的过程。组织/机构对其生产和服务过程的有效性进行审核及认证。编写国际标准的工作通常由 ISO 专门技术委员会（Technical Committees，TC）进行。

二、ISO9000 质量管理体系

ISO 发展了一系列服务行业标准，ISO 9000 已被用于健康服务的质量管理体系评估。由于这些标准很大程度上与行政程序有关，而不是与临床结果有关，因此 ISO 标准在诸如实验室（EN 45001）、放射学和运输等机械部门使用更为频繁，但也有用于整个医院和诊所。

为了成功实施 ISO 9000 质量管理体系，必须遵循 14 个基本步骤。这些步骤如下：最高管理者的承诺，建立实施团队，ISO 9000 培训计划，员工培训，原有状态调查，建立文件化的实施计划，开发 QMS 文档，文件控制，实施，内部质量审核，管理评审，预评估审核，认证和注册，持续改进。在每个国家，国家机构都会对符合标准的组织进行测试和认可，即有资格认可的独立机构。符合标准的审核流程测试，审核和认证本身并不是目的，而是促进组织发展的工具。

三、认证目的

认证是一个评估过程，用于评估寻求认证实体所提供的健康服务质量。具体而言，认证是为了改善医疗机构及其所提供的产品或服务的质量、效率、效果而进行的评估过程。它是基于坚持以证据为基础标准的假设，在安全环境下可靠地生产出更高质量的健康产品和服务。此外，认证过程是一个能力、权威或信誉认可的过程。

认证可以作为一种风险管控战略，也可以衡量业绩；它为关键利益者提供公正、客观的第三方审查。它可以成为管理工具，用于确认优势和需要改进的领域，以及通过促进组织在文化和管理中的相互融合和认可，促进卫生组织的持续发展。

组织/机构通过质量管理认证，对客户和公众承诺对产品及服务的质量改进、风险控制、患者安全、效率提升。质量管理认证有助于健康保健系统的可持续性，应该被大力鼓励与奖励。无论采用何种机制，医疗机构的质量管理认证是以提高质量、保证质量持续改进为目的而进行的工作。

四、认证的益处

组织/机构获得质量认证后，拥有了独特的优势，通过认证的质量管理体系可以对医疗机构的质量管理有全方位的了解，并取得医疗机构服务市场的主导地位。质量认证的数据对于企业服务的医疗机构、政府政策决策者而言是一种可信赖的依据，可以促进医疗机构和政府决策者做出高效的决策，并通过风险管控降低成本。随着企业财务的透明、问责制度的建立，以及医疗机构的风险管控要求不断提高，质量管理认证有助于确保医疗机构服务质量。此外，质量认证还有以下作用。

（1）提供一个管理体系，有助于企业建立和实施提高运营效率、保障质量的管理流程和体系。

（2）有利于内部和外部利益相关者之间的沟通及协作。

（3）有利于加强跨学科团队的有效性合作。

（4）有利于展示机构信誉、保障质量和落实责任。

（5）有利于降低责任成本。

（6）有利于减少不良事件的风险。

（7）有利于持续改进质量和组织绩效。

（8）有利于在医疗机构中有效地利用资源。

（9）有利于根据标准对工作进行持续的自我分析。

（10）确保提供给医疗机构的产品和服务质量达到要求。

（11）增强组织/机构对质量管理的理解和持续改进能力。

（12）有利于提高组织/机构在客户中的信誉度，提高他们对优秀品质的认知。

（13）有利于促进机构的发展和竞争力提升。

（14）有利于机构编纂政策和程序。

（15）有利于机构文化制度建设。

（16）有利于推动医疗机构药物治疗的顺利进行。

（17）有利于减少医疗机构和机构决策者之间的认识差异。

（18）有利于医疗机构提供优质服务，并保障质量体系不断改进。

（19）有利于建立不断提高质量的规划、政策、方案和行动。

（20）有利于企业内部改进。

（21）增加医疗机构的质量和安全标准的执行情况。

（22）提高实验室检测的可靠性。

（23）改善患者的健康情况。

（24）有利于机构工作人员的交流和团队建设。

（25）有利于促进机构每位员工对公司使命和服务工作的理解。

（26）有助于提高医生、护士和其他客户对机构的满意度。

（27）有利于形成放大效应，即一项服务获得满意，则提高了其他服务项目的满意度。

（28）有利于强化行之有效工作内容的实施。

（29）有利于医疗机构内部的政策、流程和最佳方案的共享。

（30）有利于建立质量和安全体系的企业文化。

五、质量认证计划

虽然质量认证对提高产品和服务的作用是有限的，但质量认证被普遍认为是确保质量的一种有效机制，也是保障临床实践中产品质量的一个重要机制。质量认证计划的方法和内容多种多样，很难区分。虽然没有关于质量认证对医疗机构产生直接影响的证据，但是质量认证加强了跨学科团队的沟通和有效工作，并加强了以循证决策为基础的使用指标，因而它有助于提高医疗质量。

质量认证对患者健康结果的直接影响很少有人研究，需要进一步探讨。为此，多纳伯迪安的"结构-过程-结果"模型或由这个模型产生的高质量的健康结果模式（quality health outcomes model，QHOM）可能是可用的方法。许多国家将质量认证作为医疗机构的国家标准或公认的责任管理制度。传统上，在澳大利亚、加拿大和美国，质量认证是由临床协会（特别是医疗机构）和医院管理人员自愿进行，并作为组织/机构发展的管理手段。

六、细胞治疗的质量认证程序

血液和骨髓移植已经要求做质量认证，细胞治疗的质量认证计划通常由多学科的卫生专业人员组成，并根据公布的标准进行评估。标准通常依据国家法规、政府政策、行业报告、国外公认标准，以及生物医学和医学研究结果制定。质量认证的内容和结构可以应用于多个行业。通常每个国家的质量标准是针对这个国家情况制定的，但与其他国家和 ISO 等标准的内容保持高度一致。目前，细胞移植的质量认证由细胞治疗认证基金会（FACT）、国际细胞治疗协会（ISCT）联合认证委员会，以及欧洲血液与骨髓移植组（EBMT）共同组建，简称为 JACIE。细胞实验室认证组织由美国血库协会（AABB）及 FACT 共同组建，成人供体和 UCB 的国家捐献者登记处可以申请世界骨髓捐赠协会（WMDA）的质量认证。

（一）AABB 认证

1958 年，AABB 发布了第一套血库标准，并开始了独立的认证计划。随着联邦药品管理局（现为 FDA）在血库行业引入了额外的法规，通过应用生产规范，并采用 1988 年《临床实验室改进修正案》（Clinical Laboratory Improvement Amendments，CLIA），这些标准得到了改进。2001 年，AABB 出版了第一版 UCB 服务标准，并随后将这些标准用于 HSC 服务标准，将其整合为一套统一的细胞疗法产品服务标准。这些标准的第九版于 2019 年 7 月 1 日生效。AABB 的 UCB 库认证有效期为 2 年。AABB 为血液中心及输血服务、免疫血液学参考实验室、造血祖细胞实验室、UCB 服务、手术前后服务、亲子鉴定实验室、干细胞库和医院血库授予认证。

（二）FACT 认证

2000 年，国际 Netcord 基金会（International NetCord Foundation，Netcord）和 FACT 合作，首次出版

了 Netcord-FACT 标准。Netcord 成立于 1998 年，其致力于推动高质量的 UCB 保存和 UCB 同种异基因 HSCT 临床的规范使用；FACT 创建于 1996 年，是美国血液和骨髓移植协会（ASBMT）和 ISCT 的认证部门，它为移植中心和细胞处理实验室进行认证。第一套标准草案于 1996 年发表，用于造血祖细胞的收集、处理和移植。

在 1997 年，FACT 认识到 UCB 是造血干细胞移植的重要细胞来源，需要建立标准来规范 UCB-HSC 的处理过程。2000 年，FACT 与 Netcord 合作，颁发了第一版《脐带血采集、处理、检测和发放的 Netcord-FACT 国际标准》。本标准大约以 3 年间隔出版新版本，以保持与最新发展和高质量保存要求同步。UCB 库被要求对非亲缘异基因、定向异体和（或）自体保存进行认证并在 2001 年开始检查。UCB 库/细胞移植计划的最终认证已经被认为是 UCB 库的关键指标。因为 UCB 应用于全世界范围内，通过细胞移植计划可以使没有建立起合作关系的 UCB 库相互连接起来。细胞移植计划确保 UCB 已被正确地收集、处理、检测和存储，UCB 库将为在临床应用的 UCB 承担全部责任。UCB 库需要有一套系统保证 UCB 的安全使用。组织/机构自愿通过该领域专业的认证机构现场检查进行质量认证，是保障移植细胞产品的质量和临床应用安全的重要方式。

（于艳秋）

参 考 文 献

Atsuta Y, Suzuki R, Yoshimi A, et al. 2007. Unification of hematopoietic stem cell transplantation registries in Japan and establishment of the TRUMP system. Int J Hematol, 86(3): 269-274.

Bart T, Boo M, Balabanova S, et al.2013. Impact of selection of cord blood units from the United States and Swiss registries on the cost of banking operations. Transfus Med Hemother, 40(1): 14-20.

Baskind R, Kordowicz M, Chaplin R.2010. How does an accreditation programme drive improvement on acute inpatient mental health wards? An exploration of members' views. J Ment Health, 19(5): 405-411.

BravoAcevedo A, Barquera R, Bekker-Méndez C, et al. 2019. HLA concordance between hematopoietic stem cell transplantation patients and umbilical cord blood units: implications for cord blood banking in admixed populations.Hum Immunol, 80(9): 714-722.

Colquhoun M, Owen M.2012. A snapshot of medication reconciliation in Canada. Qmentum Q, 4: 10-13.

Davis MV, Reed J, Devlin LM, et al.2007. The NC accreditation learning collaborative: partners enhancing local health department accreditation. J Public Health Manag Pract, 13(4): 422-426.

Di Tullio I, Azzolina D, Piras GN, et al. 2020. Factors associated with blood cord unit bankability: an analysis of a 15-year-long case series.Cell Tissue Bank, 21(1): 77-87.

El Jardali F, Jamal D, Dimassi H, et al.2008. The impact of hospital accreditation on quality of care: perception of Lebanese nurses. Int J Qual Health Care, 20(5): 363-371.

Hayani A, Lampeter E, Viswanatha D, et al.2007. First report of autologous cord blood transplantation in the treatment of a child with leukaemia. Pediatrics, 119(1): 296-300.

Hess JR.2010. Conventional blood banking and blood component storage regulation: opportunities for improvement. Blood Transfus, (S3): 9-15.

Hurley CK, Foeken L, Horowitz M, et al. 2010. Standards, regulations and accreditation for registries involved in the worldwide exchange of hematopoietic stem cell donors and products. Bone Marrow Transplant, 45(5): 819-824.

Jacobides MG.2007. The inherent limits of organizational structure and the unfulfilled role of hierarchy: lessons from a near-war. Organ Sci, 18: 455-477.

Kaminski V. 2012.Accreditation - a roadmap to healing in Newfoundland and Labrador. Qmentum Q, 4: 10-13.

Lee YH.2010. The prospect of the government management for cord blood in Korea - at the time of enactment of the Cord blood management and research act. Korean J Hematol, 45(1): 1-2.

Manegold G, Meyer-Monard S, Tichelli A et al. 2007. Cesarean section due to fetal distress increases the number of stem cells in umbilical cord blood. Transfusion, 48(5): 871-876.

Martin P, Brown N, Turner A. 2008. Capitalizing hope: the commercial development of umbilical cord blood stem cell banking. New Genet Soc, 27(2): 127-143.

Mayani H, Wagner JE, Broxmeyer HE.2020.Cord blood research, banking, and transplantation: achievements, challenges, and perspectives.Bone Marrow Transplant, 55(1): 48-61.

Querol S, Samarkanova D.2019. Rapid review: next generation of cord blood banks; transplantation and beyond.Transfusion, 59(10): 3048-3050.

Reagan DM.2011.Cord blood banking: the development and application of cord blood banking processes, standards, and regulations. //Broxmeyer HE. Cord blood: biology, transplantation, banking, and regulation. Bethesda, MD: AABB Press.

René A, Bruneau C, Abdelmoumene N, et al.2006. Improving patient safety through external auditing: the SIMPATIE (Safety Improvement for Patients in Europe) project. SaintDenis La Plaine: Haute Autorité de Santé.

Rocha V, Gluckman E. 2009. Improving outcomes of cord blood transplantation: HLA matching, cell dose and other graft- and transplantationrelated factors. Br J Haematol, 147(2): 262-274.

Rubinstein P. 2006. Why cord blood? Hum Immunol, 67: 398-404.

Spellman SR, Eapen M, Logan BR, et al. 2012. A perspective on the selection of unrelated donors and cord blood units for transplantation. Blood, 120(2): 259-265.

Tada N, Hinotsu S, Urushihara H, et al. 2011.The current status of umbilical cord blood collection in Japanese medical centers: survey of obstetricians.Transfus Apher Sci June, 44(3): 263-268.

Welte K, Foeken L, Gluckman E, et al. 2010. International exchange of cord blood units: the registry aspects. Bone Marrow Transplant, 45(5): 825-831.

Winter C, Macfarlane A, Deneux-Tharaux C, et al. 2007. Variations in policies for management of third stage of labour and the immediate management of postpartum haemorrhage in Europe. BJOG, 114(7): 845-854.

第二十九章 脐带血库的运营与监管

第一节 概 述

研究发现，新生儿脐带血（UCB）中含有造血干细胞（HSC），并在体外可以冷冻保存，而且细胞功能不发生变化。这一发现使脐带血成为 HSC 的一种新的来源。1972 年，临床上第一次脐带血移植（UCBT）的尝试并未成功。1988 年，首次对患有范科尼贫血（FA）的患者进行的 UCBT 获得成功并成为人类首例亲缘 UCBT 的病例。1993 年，第 1 例非血缘性 UCBT 也已获得成功。

这些脐带血移植的成功应用促进了非血缘脐带血的大型脐带血存储机构——脐带血库（CBB）的建立，以支持临床脐带血造血干细胞移植（HSCT）技术的发展。第一家脐带血库于 1991 年由 Rubinstein 在美国纽约血液中心成立，随后在杜塞尔多夫、米兰、巴黎和伦敦纷纷建立了脐带血库。目前，有超过 485 家脐带血库遍布全世界，这些脐带血库可为恶性和非恶性疾病的儿童及成人提供超过 70 万份非血缘 UCBT。而且，全球脐带血 HSCT 现已超过 5 万份，其中中国 UCBT 已超过 1.2 万份。

随着脐带血临床使用和交换增加，跨越不同脐带血库的标准化运营规范显得尤为重要。1998 年，脐带血库国际组织（NetCord）应运而生。最开始，NetCord 的职责是建立国际化的脐带血信息登记，并且开发工艺流程和质量标准用于保证脐带血采集、交换及临床应用的安全。2000 年，第一版细胞治疗认证基金会（Foundation for the Accreditation of Cellular Therapy，NetCord-FACT）国际化标准出版发行，并用于脐带血采集、处理、检测、存储和筛选，现在已经出版至第七版。这些标准为 NetCord-FACT 认证奠定了基础。2004 年，美国血库协会（AABB）也将细胞治疗服务纳入标准，制定了相应的标准和认证方案。2005 年，第一版新合并的《细胞治疗产品标准》生效，AABB 的标准发布至今已是第八版，保持了每 18 个月更新一次的频度，充分保证了标准的先进性和适用性，受到全球同行的广泛认可。

脐带血的存储根据脐带血捐献者与潜在的接受者的血缘关系可分为异体和自体，根据资金来源可分为公共库和私人库，不同类型的脐带血存储流程已经建立。在异体存储中，非血缘和血缘的供体分开。非血缘异体脐带血存储包括无偿捐赠脐带血，其采集、处理、存储的目的是为了建立一个可以让全世界任何需要异源 HSC 的患者检索到可用的 HSC 清单，此项目也称为公共脐带血库。在自体同源或家庭脐带血储存业务中，通常由私人机构在潜在捐献者家庭的要求下进行采集，主要用于自体或家庭内部使用，通常为指定的受者使用。

大多数脐带血存储流程和标准，最初主要是由捐赠的同种异体非血缘脐带血的采集和存储业务流程（图 29-1）

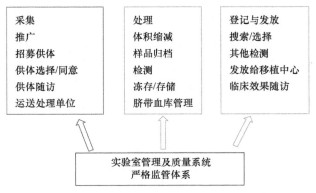

图 29-1 脐带血库的操作流程（Stravropoulos-Giokas and Papassavas，2006）

发展而来。然而，为了确保所有采集脐带血的质量和功效，并确保这些产品的最终受体的安全，NetCord-FACT 和 AABB 也制定了适用于同种异体血缘和自体脐带血的采集、存储和发放标准，使所有这些流程和活动都得到全面的质量管理系统的保障。

第二节　脐带血库的运营

一、推广宣传

不同国家脐带血推广宣传模式不同，在很大程度上取决于资金的性质和每个国家可享受的医疗保障体系。在公共或政府资金资助的脐带血库，通常是在被选为采集点的产前诊所推广。用于推广的材料包括传单、录像、讲座等，随着互联网的发展，公众号及官方网站的网络宣传也越来越受到人们的关注，成为人们主动获取更多信息的来源。这些材料应提供尽可能多的脐带血存储的相关信息，包括：较全面的知情同意内容；供者有权在任何阶段退出；采集的临床用途；如果采集的脐带血不适合临床储存，应说明其在研究中的潜在用途。宣传材料应被捐献者清楚地理解，必要时可以翻译成各种语言。

脐带血的存储是非常有意义的工作，美国已有 23 个州就脐带血教育通过相关立法。根据该法案，州医疗卫生部门就脐带血的作用及其保存的重要性向医务工作者和产妇及其家庭提供相关教育资源与信息，并要求医务工作者义务对产妇进行必要的知识教育，保证产妇能在充分知情同意的情况下对其新生儿脐带血的处理进行适当的选择，包括捐献、自存或废弃。立法覆盖了全美 75%的新生儿。相信随着各国对脐带血重视程度的增加，更为广泛的脐带血保存知识普及教育将成为大趋势。

二、招募捐献者

目前储存的大部分脐带血主要来自欧洲白人种族背景的国家，反映了该人种的 HLA 分布。全世界人口众多，分为四大人种，每个人种又分为不同的亚种、民族，HLA 呈多态性分布。要让所有需要移植的患者都能找到合适的 HLA 配型，盲目地扩大库容量是无效的。美国骨髓捐赠项目（NMDP）早期报告显示，美国 226 例黑人患者在 329 388 例黑人供者中，60%找可到 6/6 抗原匹配的供者；163 例祖籍为亚洲和太平洋岛国的患者，在 265 460 例种族相同的供者中，75%的可找到 6/6 抗原匹配的供者；2810 例白人患者在 1 321 026 例白人供者中，87%能找到 6/6 抗原匹配的供者。据此 NMDP 认为，只有增加招募少数民族供者，丰富脐带血库的 HLA 多样性，才可以有效提高 HLA 匹配的机会。实现这一目标的有效方法就是在有大量不同种族分娩者的产科医院招募捐献者。

1996 年成立的国家卫生部脐带血库（National Health Service Cord Blood Bank，NHS-CBB）的前身是伦敦脐带血库，旨在募集少数民族（ethnic minorities，EM）脐带血进入国家和国际 HSC 捐赠库。目前，近 38%储存的脐带血来自少数民族和存在种族混合的遗传背景，表达独特的 HLA 单倍型。事实表明，近 36%的 NHS-CBB 移植来自于少数民族的捐献者，这种做法有利于少数民族患者的捐献和应用。

随着世界人种的大汇合，混血人种增加，展望未来，尝试去募集来自混合遗传背景的脐带血是非常重要的。定向招募特定种族的供者，可能比单纯增加随机供者获得更多的效益。事实上，大多数在寻找 HLA 匹配的干细胞供者时遇到困难的患者，都表达了常见的和稀有的 HLA 单倍型的杂合子。

三、供者筛选

供者筛选是对捐赠脐带血产妇的筛选，并接受详细和全面的流程及政策，主要是为了确保采集脐带血的质量和安全，是脐带血库最重要的流程之一。脐带血库的医学主任负责筛选脐带血捐献者，他要确保从产妇那里获得适当的医疗和社会信息，以防止传染性疾病和遗传、恶性或退行性疾病的传播。如果捐献者有家族或个人遗传疾病史，尤其是有与造血或免疫系统有关的病史，医学主任应了解这些疾病的细节。需要从医师或专家那里得到进一步的信息。如果条件允许，代孕母亲以及精子、卵子和胚胎供体的传染性疾病风险史也应获得并记录在案。潜在捐献者的旅行史对于风险评估也很重要。

四、知情同意书

采集脐带血后，应获取产妇的知情同意书。2006 年 4 月，欧洲发布的欧盟的组织和细胞指令（EUTCD）2004/23/EC 指出"在获得供者的委托同意书或授权书后，才有权采集人体组织或细胞"，所有脐带血的采集要在分娩前，与产妇签署知情同意书。目前，在大多数脐带血库，当孕妇在怀孕 30 周左右进医院时或通过"简易知情同意书"的形式，在孕妇预产期前完成签署。"简易知情同意书"形式的引入，使得脐带血的采集符合了 EUTCD 指令要求，也减少由于缺乏知情同意书而丢弃的脐带血，从而提高了脐带血的采集效率。为了脐带血的处理、检测，需要在脐带血采集后，补充更详细的信息，签署一份完整的知情同意书，完整的知情同意书提供关于检测要求、脐带血潜在用途，特别是公益捐赠，以及对于不适合临床使用的脐带血用于研究与开发的潜在用途的详细和清楚的资料。此外，它还包括一旦出现有关检测指标阳性结果时，捐赠者同意与相关医师取得联系，以获取并保存测试样本和个人信息。

Netcord-FACT 标准要求，知情同意书能为捐赠者清楚地理解，即对那些不能讲所在分娩国家语言的产妇，要用产妇的母语或有人能在产妇分娩前帮助解答产妇的问题。无论采集脐带血用于非血缘或血缘使用，知情同意书上应该提到这份脐带血可能用于临床以外的研究等目的及其原因，捐献者应该知情并同意脐带血未来使用的相关信息。

AABB 的知情同意书和上述 Netcord-FACT 标准大体一致，不同之处是，其要求知情同意书应在产妇分娩之前签署，可以由产妇或法定授权的代表签署，入库的知情同意书应该在采集后的 48h 之内签署。另外还增加了一条针对脐带血的要求，一旦婴儿捐献者在出生后晚些时候发生了可能危害受者的疾病时，同意提供信息给脐带血库。

五、脐带血采集

脐带血采集是通过悬挂胎盘，对脐静脉插入采血针，并允许血液通过重力进入一个特殊设计的脐带血采集袋中，采集袋放在摇床上以避免血凝块形成。脐带血可以在固定和非固定的站点进行采集，但脐带血库和采集点之间都需要签订协议。

（一）固定采集站点

在这个模式中，脐带血是由脐带血库或医院产科的受过培训的工作人员采集。在欧洲，脐带血采集站点需要符合欧盟委员会的监管要求，例如，有执照或固定的地点，由受过训练的员工采集。瑞典和纽约脐带血库都是在固定的地点采集。

（二）非固定采集站点

在这个模式中，采集是由产科工作人员或机构工作人员完成。脐带血库为脐带血的采集提供了适当的采集工具包和说明。尽管这种做法有利于在该国的任何地方进行捐赠脐带血的采集，但由于细菌感染风险的增加，以及采集体积和 TNC 数量的减少，适合存储的脐带血数量减少了。这可能是由于采集人员缺乏培训或采集经验造成。因为欧盟的培训要求严格，这种做法在欧洲并不常见。当前的 NetCord-FACT 标准的修订版本涵盖了固定和非固定站点的采集要求。在选择采集站点时，主要考虑的是每年的分娩数量，以便最大限度地利用资源，并持续对采集人员进行培训。

（三）子宫内外采集的比较

在足月顺产或剖宫产术后，脐带血采集可在宫内或宫外进行。采集的最小妊娠期是 34 周。宫内采集由助产团队训练有素的成员在第三产程胎盘娩出前进行。宫外采集通常为了避免对分娩过程的干扰，在产房外由脐带血库受过训练的人员进行。宫外采集对母亲或婴儿的风险是最小的，但微生物污染的风险可能更高。最初研究表明宫内采集比宫外采集能获得更多体积和 TNC 数量。但是最近的研究表明，如果经由适当训练的人员参与采集，两种方式采集的体积或污染率并无显著差异。

因为母亲和孩子的安全是最重要的，采集可能会使人的注意力由母亲和新生儿转移到脐带血的采集上。英国伦敦皇家妇产科学会（Royal College of Obstetricians and Gynaecologists，RCOG）和皇家大学的助产士都建议所有脐带血采集都在子宫外进行。在关于延迟断脐对婴儿发育和铁吸收影响的报道之后，英国皇家妇产科学会也发布了关于断脐时间的指导方针。

一旦成功采集了脐带血，获取采集前后 7 天之内的产妇血液样本并进行传染性疾病检测。应该获取捐献者怀孕和分娩史，以及婴儿供者的出生数据，包括性别、胎龄和其他相关检测结果并归档。有关临床检查或任何发现可能通过移植传播疾病的信息也应记录在案。

采集到的脐带血和相关产妇样本被运送到脐带血库处理中心，在温控环境下尽快处理。采集点和这些负责运输的人员间要签订一项协议，此外，参与这项工作的人员培训也要保留文件记录。

六、捐献者随访

捐献者随访主要是为了进一步了解当前捐献者的健康和传染病情况。在一些脐带血库，为了核实母亲和采集脐带血新生儿的健康状况，采集后 8～12 周要进行电话回访。另一些脐带血库规定，当脐带血已储存或移植发放前应该告知捐赠产妇。所有检疫期的脐带血冻存在临时容器直到所有相关检测结果出来，这些脐带血才被放行入库并长期储存。除了巨细胞病毒，传染病检测一旦出现阳性，脐带血库应为捐献者及其家庭提供信息告知和咨询服务。

第三节　脐带血的处理及检测

一、处理

在脐带血被处理之前，必须签署一份同意授权处理、检测和储存脐带血及相关样品的许可协议。虽然采集干细胞的活力和功能似乎可保存长达 96h，大多数文献支持尽快处理脐带血是有益的，最好在采集48h 内处理。现行的 NetCord-FACT 标准表明，非血缘脐带血的处理过程应在一个封闭的系统或环境受控的洁净室内，在采集 48h 内处理。对于血缘脐带血，应该在采集 72h 内处理。现行的 AABB 的标准更加严格，要求 24h 内处理脐带血，并在 36h 内处理完。

患者每千克体重的 TNC 和 CD34$^+$ 细胞含量以及 HLA 匹配程度是影响 UCBT 结果的重要因素，尤其在提高移植率方面，因此提出用于移植给恶性和非恶性疾病患者脐带血的 TNC 和 CD34$^+$ 含量的最小剂量。此外，世界骨髓捐赠协会（WMDA）的数据表明，移植脐带血的 TNC 和 CD34$^+$ 最小值随年龄增加。

为了确保存储脐带血可以满足移植中心的要求，每个脐带血库确立了采集脐带血体积、TNC 和 CD34$^+$ 细胞含量可接受的标准，以补偿脐带血处理过程各个阶段中细胞损失的发生（约 10%），因此，为了提高存储脐带血的质量并把脐带血库的成本降至最低，大部分脐带血库在处理脐带血前评估采集脐带血的一些参数，包括体积、TNC、CD34⁺和集落形成单位（CFU）的含量。

采集脐带血的体积是最原始的数据，用于筛选哪些脐带血应该进行处理和随后的存储，采集体积是评估采集脐带血的简单、快速并且低成本的重要指标。虽然采集量与 TNC 含量密切相关，但大多数脐带血库的工艺流程还是使用 TNC 参数作为入库和放行标准。

研究者一直强调检测脐带血 CD34⁺细胞含量的益处，CD34⁺与 TNC 含量相比，有更好的移植相关性。然而，过去不是所有的存储 UCB 都进行 CD34⁺计数，而且 CD34⁺细胞的鉴定和度量没有标准的检测方法。目前这个检测变得更加规范，也可以同时评估 CD34⁺细胞的百分比和活力。

研究表明，以 CFU 的数量来衡量的 UCB 的效力与儿童的移植成功率有显著的正相关性。而且，脐带血的效力（以 CFU 含量的测定）是一个很强的移植预测因素。目前用于评估 CFU 数量的方法复杂且耗时，如果不是在每一个脐带血上都执行这项检测，那只需要考虑用于移植的 1%～2%的存储脐带血。但是在要求使用脐带血时，可能需要长达 14 天才能出结果。目前，评估脐带血功能或效力的替代方法正在进行更广泛的临床评估。研究表明，脐带血采集的体积、TNC 和 CD34⁺与 CFU 含量有较好的相关性（图 29-2）。

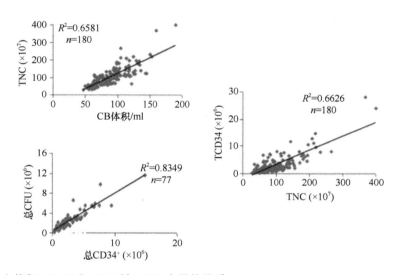

图 29-2　脐带血体积、TNC 和 CD34⁺与 CFU 含量的关系（Stravropoulos-Giokas and Papassavas，2006）

因为处理流程可能影响 TNC、CD34⁺和 CFU 的恢复，预处理、处理后（或冷冻前）及筛选 UCBT 后，必须检测这些参数。其他产科因素（包括出生体重）也影响脐带血的质量。

最近，Kurtzberg 和他的同事们开发了一个评分系统，称为脐带血 Apgar 评分，用于优化移植脐带血的筛选。该系统考虑到脐带血的很多特征，例如，体积、TNC、CD34⁺、处理前后的 CFU，还包括复苏技术和其他捐献者或患者的变量。

（一）脐带血体积缩减

最初脐带血冻存均未经任何操作，但很快发现大体积冻存脐带血并长期储存会造成存储空间的问题。出于这些考虑，促使相关工艺改进，以便在存储前减少采集脐带血的体积。目前正在使用许多种体积缩减（volume reduction，VR）方法，其中大部分是去除脐带血的红细胞和血浆，留下标准体积的白膜层。任何方法首先要考虑的因素是尽可能多地保留储存在白膜层中的 TNC、CD34⁺细胞。

羟乙基淀粉（hydroxyethyl starch，HES）沉淀是纽约脐带血库为缩减体积而开发的第一种方法，并在世界各地的许多脐带血库实施。1999 年，第一个用于 VR 的半自动系统 Optipress 被引进。半自动化的顶部和底部系统，通常用于血液分流，进一步简化和缩短过程。后来，SEPAX 和 AXP 等自动装置被开发出来，专门用于脐带血体积缩减。

AXP 由美国制造商 THERMO GENESIS（NetCord 组织官方合作伙伴）生产，并已得到美国食品药品监督管理局（FDA）和 AABB 等行业管理机构与协会的认可。它是全球唯一专为采集脐带血干细胞而设计；目前，世界最大的 CBR 私人血库——纽约脐血库（NYBC）公共血库，以及超过 170 家脐带血库在使用，占全球使用率的 60%。AXP 能稳定采集 98.7% 单个核细胞（MNC）及 96.2% 总有核细胞（TNC）；分离脐带血干细胞的过程均在密封环境下进行，严格避免污染；稳定性及采集量高，处理速度快，可以增加脐带血干细胞的活性；同时可以处理多个样本。

对于 HES 及半自动化系统，要想保留较高的白细胞回收率，一般选择缩减终体积至 41ml；而自动化系统，SEPAX 和 AXP 能将体积缩减到 21ml 而保持更高的回收率。一般来说，自动化设备是脐带血体积缩减处理的首选，因为它符合 cGTP，拥有密闭系统，能将污染程度降到最低，有极高的可重复性和更少的人员操作影响。这意味着可以在 C 级洁净室中的层流柜下进行脐带血的处理。

缩减体积的临床益处是降低了包含在冻存脐带血中的 DMSO 含量，这对于需要输注脐带血的儿童特别有益。最初，由于大量 DMSO 的存在，脐带血细胞必须在输液前冲洗，尤其是儿童。现在，对于缩减体积的脐带血来说，洗涤是不必要的。

随着 VR 的引进，现在有必要进行处理前后全血细胞、TNC、有核红细胞和 CD34$^+$（和 CFU）计数，以便在长期存储之前，评估 VR 操作对细胞活力和脐带血质量的影响。

（二）脐带血的冻存

脐带血可以使用手动或程序降温冷冻设备进行冷冻保存。BioArchive® 是一个全自动化的封闭系统，可以实现在同一位置冻存和存储细胞，减少温度变化的暴露，并允许对归档脐带血进行电子识别。因此，当脐带血需要发放时，它可以通过机器人手臂的条形码阅读器和潜望镜自动存储和检索，同时可以保存样品冻存和系统库存的记录，脐带血的取放可以不使其他脐带血暴露在温度变化中。解冻后 CD34$^+$ 细胞活力高达 97%。体积缩减的脐带血悬浮在 10% 的 DMSO 冷冻保护剂中（50% DMSO 用右旋糖酐 40 稀释），分别注入两个冻存袋中，并放置在一个金属容器中长期储存。自动和手动系统都能很好地提供温度实时监测、过程全面评估及质量控制。

长期冻存细胞的存活率也备受关注，但现在已知标准的冻存程序用 10% DMSO 冻存细胞，控制冻存速率，储存在 –135℃ 以下，通过干细胞的表面标志物 CD34$^+$ 细胞和 CFU 的检测，能得到平均 80% 有核细胞的复苏活率和 >90% 祖细胞的复苏活率。有研究者将传统冻存方式与 BioArchive® 冻存方式进行比较，结果表明与传统冻存方式相比，BioArchive 冻存脐带血有更高的 MNC 和 CD34$^+$ 细胞活力及 CFU 形成能力。

（三）样本存档

为了最大限度地提高细胞的存储数量，在脐带血处理中产生的所有"废物"成分均用于检测和存档。样本的存档是至关重要的，为了在将来移植筛选时可以进行额外的检测，需要对任何可能影响脐带血使用的因素进行检测。存档通常的做法是小样本留样，以便监测细胞的状态及用于将来检测。在 NHS-CBB，要用新鲜脐带血制备一个血液涂片，以对该脐带血进行初步血液筛查。此外，在必要时可采集和冷冻一小块脐带组织作为 DNA 检测的来源，以备将来需要时应用。

二、检测

检测脐带血过程复杂。有些测试需要在存储前期进行（处理前后），另一些检测在脐带血被登记用于检索时进行。有些是对母亲血液进行检验，另一些是对脐带血进行检测，还有一些两者都进行检测。其他检测在脐带血被存储或筛选用于移植时进行（表 29-1）。

表 29-1 脐带血和产妇样品检测（Stravropoulos-Giokas and Papassavas，2006）

存储前	保存/发放
• HIV（Ab+PCR），HCV（Ab+PCR），HBV（Ab+PCR），(HBsAg+anti HBcore)，HTLV1+2Ab，TPHA，CMV IgG，±疟疾 Ab，±锥虫病 Ab	• HLA 分型 • 必要的检测
脐带血样品	脐带血样品
• 微生物；处理后	• HIV（Ab+PCR），HCV（Ab+PCR），HBV（Ab+PCR），(HBsAg+anti HBcore)，HTLV 1+2Ab，TPHA，CMV（IgG+PCR），±疟疾 Ab，±锥虫病 Ab
• HLA-A，HLA-B，HLA-DRB1（DNA 分型）	-必要时的其他检测
• ABO/Rh	• 血液涂片检测
• FBC 处理前后	• 冻存管（存储）
• CD34$^+$活力；处理后	-CFU 检测
• TNC/MNC/nRCC-处理后	-CD34$^+$细胞数量+活力
• 医学随防&质量核实	• 发放管
	-TNC/MNC
	-HLA 分型（HR）
	-STR 分析
	-CFU 分析
	-CD34$^+$含量+活力
	• 供者随访
	• 医学随防&结果核实

在英国存储的脐带血要求检测母血，这与献血者的要求相同。通过对人类免疫缺陷病毒/乙型肝炎病毒、丙型肝炎病毒进行核酸检测，可缩短感染的窗口期，这可能避免了 6 个月后第二次随访复检母亲传染病标志物的必要性。复检往往是大量脐带血虽然满足存储要求却必须丢弃的重要原因之一。此外，检测取决于母亲捐献者的来源国，需要遵守每个国家的规定，进行额外的筛查，如疟疾检测、南美洲锥虫病，以及最近的西尼罗河病毒和严重急性呼吸系统综合征。脐带血一旦选择用于移植，也要检测这些指标。

在冻存前，脐带血还要进行需氧和厌氧培养，从而评估来自婴儿供者或产妇产道或全身性败血症细菌和（或）真菌交叉污染的存在。最初，轻度污染的脐带血被储存在脐带血库并提供抗生素敏感性检测，如果需要，将结果传送给移植中心。然而，现行的 NetCord-FACT 标准强制要求，非血缘性的脐带血被细菌污染应丢弃。定向使用的脐带血仍然可以入库并提供上述检测。

所有脐带血处理后，要检测 ABO/Rh、TNC、CD34$^+$，一些脐带血库也进行 CFU 的检测。脐带血的 HLA 配型也在入库时进行。现行的标准要求所有 HLA 分型应基于 DNA 分子技术进行。低分辨率 HLA- A、HLA-B、HLA-C 和高分辨率的 HLA-DRB1 分型应在血缘脐带血或成人非血缘 HSC 供者登记注册之前进行。最近研究表明，如果移植脐带血是一种非遗传性母体 HLA 等位基因错配，那么移植结果就会有所改善。因此，一些脐带血库现在对登记的脐带血进行分型检测并报告母亲 HLA 分型结果。

第四节 脐带血的应用

一、注册登记及检索

脐带血在完成处理和测试过程中，所有关于产妇和脐带血的信息都必须由脐带血库（或指定人员）的医疗主任审查，以评估该脐带血是否适合入库。一旦这些脐带血被医学上放行，它们就可以被列入国家和国际登记处用于检索。所有脐带血都有唯一的标别码，包含以下信息：HLA 分型、采集的脐带血的体积、最终产品的 TNC［以及 CD34⁺、CFU 和母亲 HLA 分型（如果可获得）］。目前正在讨论是否应该将 CD34⁺ 计数列入登记。一些脐带血库也注册了脐带血母亲的 HLA 分型，以提供选择基于非遗传性母体抗原（Noninherited maternal antigens，NIMA）不匹配的脐带血。

早期国际注册中，NetCord 只注册脐带血，AsiaCord 和全球骨髓供体 （BMDW）登记成人 HSC 捐献者和脐带血。大多数脐带血在 NetCord 登记，也在 BMDW 登记。在 2017 年，世界骨髓捐赠协会（WMDA）接手了 BMDW 和 NetCord 基金会的活动，将 3 个组织整合为了 1 个组织。目前，在 WMDA 有超过 74.5 万份脐带血登记，有超过 3100 万份骨髓捐献者登记。在未来，随着欧洲骨髓捐赠信息系统（EMDIS）的实施（该系统为快速交换移植中心和捐赠登记机构之间的信息和请求而设计），将加快整个捐献者检索和筛选的过程，因为脐带血的所有相关信息都是现成的。

一些最初建立的脐带血库作为独立注册中心运行。然而目前绝大多数的脐带血库都通过他们的国家注册中心而工作，因为大多数移植中心更愿意综合检索，以列出所有合适匹配的成人捐献者和脐带血。

目前 NetCord-FACT 标准要求脐带血库的所有注册方面的工作都需要根据 WMDA 的指导方针进行操作，这些注册应该是 WMDA 认证的，或者是在获得认证的过程中。同检索成人干细胞捐献者的方式一样，移植中心发起 CBU 检索，一旦移植中心收到匹配报告，将直接联系相关的脐带血库以获取更多信息和（或）额外的检测，如高分辨率 HLA 数据、CFU 含量或传染性疾病和微生物检测结果。脐带血库程序中应该有一个充分验证的电子记录系统，以便于脐带血的登记注册、检索、发放和移植（图 29-3）。

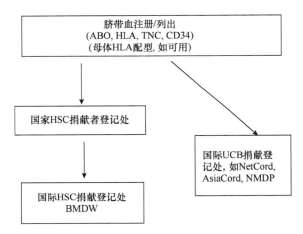

图 29-3　脐带血注册登记的程序（Stravropoulos-Giokas and Papassavas，2006）

二、其他检测

当脐带血被存储或用于移植时，在移植中心的请求下会进行一些额外测试。随着时间变化以及临床的需求，放行当时需要的测试类型和分辨率也将发生改变。例如，传染性疾病检测要求范围正在逐渐扩大，现在包括：EB 病毒，人类疱疹病毒 6、7 和 8，弓形虫病。

为评估脐带血细胞的功能和效力而进行的 CFU 检测要求不一致，许多移植中心准备在没有这些结果的情况下继续进行移植。由于 CFU 检测的高成本，并且出结果可能需要 14 天时间，所以大多数脐带血库在脐带血的存储阶段进行了这个测试。高分辨率的 HLA-A、HLA-B、HLA-C 和 HLA-DRB1 分型在脐带血发放前的交接环节执行，如果不可行，则需要使用另一种方法来确认脐带血的身份。在应用之前，额外要求筛查所选脐带血的血红蛋白是否存在异常。

三、产品运输和移植后随访

选定的冷冻脐带血运输到移植中心应该有明确的文件和程序。由经过认证和训练的运输人员将这些脐带血装进运输容器进行运输。

发放 UCBT 后的临床随访是脐带血库质量管理的重要一环。这通常由国家登记处、Eurocord 或国际血液骨髓移植研究中心（CIBMTR）负责。Eurocord 成立于 1999 年，全称为欧洲血液和骨髓移植委员会，负责采集和分析 UCBT 的所有临床结果数据。在美国和其他美洲国家，在移植方面，CIBMTR 履行相同职能。Eurocord 和 CIBMTR 同意共享信息及分析，以避免报告数据的重复。

如上所述，脐带血库项目的所有活动都需要强有力的电子存储和质量管理系统及程序来支持。所有政策和程序都应定期归档和更新，同时适应相关标准和国内外审计结果的变化。脐带血整个处理过程各个阶段产生的产妇样本等所有相关样本的标签必须使用 ISBT128 标识码，以实现可追溯性。

（一）产品的认证与授权

由于脐带血库和 UCBT 活动涉及不同国家细胞产品的输入和输出，这需要在一个严格监管的环境中进行，以确保放行是安全和高质量的。NetCord-FACT 和 AABB 已经制定了标准和认证体系来支持这项活动。这些标准还规定，所有支持脐带血库运行的实验室都需要有相关的额外认证，例如，在欧洲免疫遗传学联合会或美国组织相容性和免疫遗传学会的 HLA 方面和 WMDA 注册方面的认证。在国际上，与脐带血细胞临床移植相关的所有方面都被 FACT-JACIE （ISCT & EBMT 联合认证委员会）标准所涵盖，而不是 NetCord-FACT 或 AABB 的标准。

在过去几年中，对脐带血库运营的监管方面也有了显著的提高。在欧盟，欧盟指令 2006/17/Ec 和 2006/86/ EC 规定了有关捐赠、采集、检测、处理、保存、储存人体组织和细胞相关的质量及安全问题。这些指令要求所有成员国都要有检查和认证系统，确保所有脐带血库提供这些服务的标准是一致的。在英国，《人类组织法》于 2006 年 4 月实施。在英国当地，2001 年出版的组织库的运行准则涵盖了所有提供人类来源的组织和细胞用于治疗的机构。这构成了英国卫生认证计划的基础，该计划要求英国所有的脐带血库必须获得许可，并由药品和保健产品监管机构进行检查。

2005 年，美国 FDA 颁布了对非血缘性脐带血生产的规定以支持现行优质组织管理规范（GTP）21 CFR 1271.210。2007 年，美国 FDA 发布了一份指导意见草案，建议脐带血库需要获得生产许可才可以进行脐带血的处理。这项计划最终于 2011 年实施，并要求所有脐带血的生产商都需要获得批准的生物制剂许可证或临床试验新药申请，以便能够将脐带血引入美国。这个规定把脐带血视为一种生物药物进行管理。

（二）脐带血的分型

自从成人 HSC 捐赠登记处首次建立以来，关于为大多数（80%）需要非血缘捐赠的患者提供捐赠脐带血的成本效益和最佳规模的讨论一直在进行。找到一个与 HLA 匹配的非血缘供者的概率，不仅取决于位点的数量（即 6/6 或 10/10 位点）和分辨率（中或高），而且取决于患者种族背景和需要检索的数据库。由于目前在国际登记处所提供的绝大多数捐献者都是欧洲高加索人种的背景，因此亚裔背景的患者能够找到 6/6（或 10/10）位点的 HLA 匹配的供者的可能性大大减少。

在 UCBT 中，可以耐受高水平的 HLA 不匹配，在受体和脐带血之间 3/6 的 HLA 位点匹配就可以进行移植。此外，有几项研究已经证实，在捐献者和接受者之间 4/6 和 5/6 HLA 位点匹配的，UCBT 的结果似乎可以与完全匹配的成人捐献者的结果相比较。

由这些临床结果得出的结论是，脐带血库存规模可能小于成人非血缘 HSC 捐献者的规模。大多数患者可以从目前的全球脐带血库存中找到至少一个 4/6 匹配的捐献者。

2009 年发表的一项研究表明，至少对于英国来说，最低 5 万份储存的脐带血的数量，应该足以为大约 80% 的患者提供一个匹配的脐带血。如将脐带血储存份数提高到 10 万份，也只能增加 6% 的匹配率，成本效益不高。因此，高分辨率 HLA 匹配的作用并非重要。

然而，现在已经证明高分辨率的 HLA-A、HLA-B、HLA-C 和 HLA-DRB1 匹配也可能影响 UCBT 的临床结果，如果这些结果得到证实，那么将需要一个更大的捐献者群体来选择最适合的脐带血。因此，确切数量的存储脐带血规模是否能满足要求，需要进一步的评估。

最近的研究表明，在患者与捐献者 HLA 不匹配的 UCBT 中，如果 NIMA 匹配，移植结果将得到改善，表明当一个完全 HLA 匹配的脐带血供体无法实现时，可以选择一个与 NIMA 匹配的捐献者。如果考虑到 NIMA 的情况，则可提供脐带血的额外"虚拟"HLA 表型，以供匹配考虑。在 HLA-A、HLA-B 或 HLA-DRB1 位点的现行匹配指南中，1 个 NIMA 位点替换将添加 6 个"虚拟"表型，2 个替换将提供 12 个"虚拟"表型，3 个替换将提供 18 个"虚拟"表型。如果包括所有的 HLA-A、HLA-B 和 HLA-DRB1 位点，1 份脐带血可以提供最多 26 个"虚拟"表型。1 个 NIMA 替代，这些脐带血有可能增加 1.8 万个新表型；2 个替代可增加 3.6 万个新表型；3 个替代可增加 2.4 万个新表型，总共给登记的脐带血可增加 7.8 万个新表型。如果 1.5 万个 NHS-CBB 储存和登记的脐带血增加产妇 HLA 表型，那么 BBMR 将增加 39 万个额外的"虚拟"脐带血表型。通过使用 NIMA 的 HLA 类型，可以增加用于检索的脐带血表型的数量，从而增加找到合适的、与患者匹配的捐献者的概率。

（三）未来的挑战

UCBT 的一个重要挑战是如何改善移植效果，特别是在成年患者中，缓慢且不完全的免疫恢复，这一限制似乎主要是由于 HSC 的数量不足以及免疫效应细胞的免疫幼稚引起的（如脐带血采集的 T 细胞），已经发展了许多方法来改善这些结果。迄今为止，最成功的方法是使用两份脐带血用于一个患者来增加移植 HSC 的数量。

其他的发展包括脐带血的 HSC 的体外扩增，但早期的尝试并不是很成功，因为似乎大多数的操作方法都导致了大量成熟祖细胞的扩增。最近报道指出，在体内外使用 SDF1/CXCL12 联合抑二肽蛋白 A（diprotin A）和（或）其他细胞因子，或使用 Notch 配体 δ1 或间充质干细胞（MSC）来扩增 HSC。通过抑制 CD26/二肽基肽酶 IV（dipeptidylpeptidase IV）的酶活性，或通过体内直接注射脐带血细胞进入髂嵴可提高脐带血细胞的归巢能力，该结果已公开发表并已进入 II 期临床试验。

一些研究人员目前尝试将脐带血骨内灌注或联合 CD34+ 或第三者骨髓源性 MSC 以提高移植效率。不管这些潜在的新进展如何，现在大多数脐带血库都尽量存储更多的 TNC 数量和 CD34+ 细胞的脐带血。分析移植预后因素，如基于细胞 HLA、疾病诊断和 HLA 抗体的存在来选择"最佳"脐带血，也可能有助于改善这个过程。另一个挑战是尝试改善 UCBT 患者的免疫重建，以减少感染和（或）病毒的再活化。

四、结语

非血缘性脐带血的存储是一项复杂且高度规范的流程，包括采集、处理、检测、存储、登记和筛选，以及把冻存的脐带血发放给需要进行 HSCT 的患者。

脐带血处理的自动化可使影响其操作技术较大的工作环节更加标准化。自动化处理的设备拥有密闭的系统，降低了污染的可能，不仅可使有核细胞提取率保持在较高水平，同时有极高的可重复性。对空间洁净等级的要求也可降低。自动化的冻存设备实现了在相同位置冻存和存储细胞，使取放冻存脐带血不会对其他脐带血产生影响，从而减少温度变化的暴露，以得到更高活率的细胞。因此，这些自动化的操作促进了脐带血库的规范化。

信息化减缩了移植配型的等待时间，增加了找到匹配脐带血的概率，使脐带血的应用可跨越国界，并实现了全球化的资源共享。

质量标准的开发，使脐带血的流程规范化。UCBT 的成功得益于严格的标准和国际认证计划的制定与实施，确保了这些脐带血的安全性、质量和有效性。在未来，如果扩增 HSC 和（或）免疫效应细胞的新实验方案被证明是成功的，那么将需要进一步开发脐带血存储体系中使用的程序和标准。

随着 UCBT 的不断增加、新的多样化临床方案的引入，其他与质量和功效有关的、与 UCBT 相关的遗传和表观遗传因素开始出现。此外，来源于成人非血缘性的 HSC 捐献者的一些免疫治疗方案（如病毒特异性 T 细胞的扩增、调控 T 细胞、NK 细胞或 MSC）也可以通过脐带血进行。而且，这种脐带血多样化的应用将是未来的方向。

（于艳秋　周雯昊）

参 考 文 献

Akel S, Regan D, Wall D, et al. 2014. Current thawing and infusion practice of cryopreserved cord blood: the impact on graft quality, recipient safety, and transplantation outcomes. Transfusion, 54(11): 2997-3009.

Arrojo IP, Lamas Mdel C, Verdugo LP, et al. 2012. Trends in cord blood banking. Blood Transfus, 10(1): 95-100.

Ballen KK, Barker JN, Stewart SK, et al. 2008. Collection and preservation of cord blood for personal use. Biol Blood Marrow Transpl, 14: 356-363.

Ballen KK, Kurtzberg J, Lane TA, et al. 2004. Racial diversity with high nucleated cell counts and CD34 achieved in a national network of cord blood banks. Biol Blood Marrow Transpl, 10: 269-275.

Barker JN, Scaradavou A, Stevens CE. 2010.Combined effect of total nucleated cell dose and HLA match on transplantation outcome in 1061 cord blood recipients with hematologic malignancies. Blood, 115: 1843-1849.

Bielec-Berek B, Jastrzębska-Stojko Ż, Drosdzol-Cop A, et al. 2018 Maternal predictors and quality of umbilical cord blood units. Cell Tissue Bank, 19(1): 69-75.

Bravo-Acevedo A, Barquera R, Bekker-Méndez C, et al. 2019. HLA concordance between hematopoietic stem cell transplantation patients and umbilical cord blood units: implications for cord blood banking in admixed populations.Hum Immunol, 80(9): 714-722.

Brunstein CG, Wagner JE. 2006.Umbilical cord blood transplantation and banking. Ann Rev Med, 57: 403-417.

Davey S, Armitage S, Rocha V, et al. 2004. The london cord blood bank: analysis of banking and transplanta tion outcome. Br J Haematol, 125: 358-365.

Di Tullio I, Azzolina D, Piras GN, et al. 2020. Factors associated with blood cord unit bankability: an analysis of a 15-year-long case series.Cell Tissue Bank, 21(1): 77-87.

Ellis J, Regan F, Cockburn H, et al. 2007. Does ethnicity affect cell dose in cord blood donation? Transfus Med, 17(S1): 50.

Frutchman SM, Hurlet A, Dracker R, et al. 2004. The successful treatment of severe aplastic anemia with autolo gous cord blood transplantation. Biol Blood Marrow Transpl, 10: 741-742.

Gluckman E, Ruggeri A, Rocha V, et al. 2011. Family-directed umbilical cord blood banking. Haematologica, 96(11): 1700-1707.

Grewal SS, Kahn JP, MacMillan ML, et al. 2004. Suc cessful hematopoietic stem cell transplantation for Fanconi's anemia from an unaffected HLAgenotypeidentical sibling selected using preimplantation genetic diagnosis. Blood, 103: 1147-1151.

Herr AL, Kabbara N, Bonfim CM, et al. 2010. Longterm followup and factors influencing outcomes after related HLA identical cord blood transplantation for patients with malignancies: an analysis on behalf of Eurocord EBMT. Blood, 116: 1849-1856.

Jendyk C, Drosdzol-Cop A, Nowak-Brzezińska A, et al. 2018. The influence of p02, BE, BB parameters of perinatally obtained cord blood on quantity of obtained cells and focus on the perfect donor criteria. Cell Tissue Bank, 19 (4): 755-762.

Katz-Benichou G. 2007. Umbilical cord blood banking: economic and therapeutic challenges. Int J Healthc Technol Manag, 8: 464-477.

Kidane L, Kawa S, Pushpanathan P, et al. 2007. Introduction of mini consent process for the col lection of cord blood following implementation of EU Directive 2004/23/EC. Transfus Med, 17(S1): 49.

Locatelli F, Rocha V, Reed W, et al. 2003. Related umbilical cord blood transplantation in patients with thalas semia and sickle cell disease. Blood, 101: 2137-2143.

Losi P, Barsotti MC, Foffa I, et al. 2020. In vitro human cord blood platelet lysate characterisation with potential application in wound healing. Int Wound J, 17 (1): 65-72.

Mayani H, Wagner JE, Broxmeyer HE. 2020. Cord blood research, banking, and transplantation: achievements, challenges, and perspectives. Bone Marrow Transplant, 55(1): 48-61.

Meng X, Sun B, Xiao Z. 2019. Comparison in transcriptome and cytokine profiles of mesenchymal stem cells from human umbilical cord and cord blood. Gene, 696: 10-20.

Morishima Y, Azuma F, Kashiwase K, et al. 2018. Risk of HLA homozygous cord blood transplantation: implications for induced pluripotent stem cell banking and transplantation. Stem Cells Transl Med, 7(2): 173-179.

Page KM, Mendizabal A, Betz-Stablein B, et al. 2014. Optimizing donor selection for public cord blood banking: influence of maternal, infant, and collection characteristics on cord blood unit quality. Transfusion, 54(2): 340-352.

Peberdy L, Young J, Massey DL, et al. 2018. awareness and attitudes of cord blood donation and banking options: an integrative review. BMC Pregnancy Childbirth, 18(1): 395.

Petrini C. 2013.Ethical issues in umbilical cord blood banking: a compara tive analysis of documents from national and international institutions. Transfusion, 53: 902-910.

Prasad VK, Mendizabal A, Parikh S, et al. 2008. Unrelated donor umbilical cord blood transplantation for inherited metabolic disorders in 159 pediatric patients from a single center: influence of cellular composition of the graft on transplanta tion outcomes. Blood, 112: 2979-2989.

Querol S, Samarkanova D.2019. Rapid review: next generation of cord blood banks: transplantation and beyond.Transfusion, 59(10): 3048-3050.

Reed W, Smith R, Dekovic F, et al. 2003. Comprehensive banking of sibling donor cord blood for children with malignant and nonmalignant disease. Blood, 101: 351-357.

Shin S, Roh EY, Oh S, et al. 2017. Excluding anti-cytomegalovirus immunoglobulin m-positive cord blood units has a minimal impact on the korean public cord blood bank inventory. Cell Transplant, 26(1): 63-70.

Shoulars K, Noldner P, Troy JD, et al. 2016. Development and validation of a rapid, aldehyde dehydrogenase bright-based cord blood potency assay. Blood, 127(19): 2346-2354.

Six KR, Sicot G, Devloo R, et al.2019.A comparison of haematopoietic stem cells from umbilical cord blood and peripheral blood for platelet production in a microfluidic device. Vox Sang, 114 (4): 330-339.

Smythe J, Armitage S, McDonald D, et al. 2007. Directed sibling cord blood banking for transplanta tion: the ten year experience in the national blood service in England. Stem Cells, 25: 2087-2093.

Solves P, Moraga R, Saucedo E, et al. 2003. Comparison between two strategies for umbilical cord blood collec tion. Bone Marrow Transplant, 31: 269-273.

Stravropoulos-Giokas C, Papassavas AC.2006. Cord blood banking and transplantation: a promising reality. Haema, 9: 1-21.

Sun J, Allison J, McLaughlin C, et al. 2010. Differences in quality between privately and publicly banked umbilical cord blood units: a pilot study of autologous cord blood infusion in children with acquired neurologic disorders. Transfusion, 50: 1980-1987.

Takahashi S, Ooi J, Tomonari A, et al. 2009. Comparative singleinstitute analysis of cord blood transplantation from unrelated donors with bone marrow or periph eral blood stemcell transplants from related donors in adult patients with hematologic malignancies after myeloablative conditioning regimen. Blood, 109: 1322-13230.

Thornley I, Eapen M, Sung L, et al. 2009. Private cord blood banking: experiences and views of pediatric hematopoi etic cell transplantation physicians. Pediatrics, 123: 1011-1017.

Wagner AM, Krenger W, Suter E, et al. 2013. High acceptance rate of hybrid allogeneicautologous umbilical cord blood banking among actual and potential Swiss donors. Transplant Cell Eng Transfus, 53: 1510-1519.

第三十章 脐带血库的全球发展及世界骨髓捐赠协会的作用

第一节 创建脐带血库需要考虑的问题

一、概述

1992 年，世界上最早的脐带血库在美国纽约和德国杜塞尔多夫建立。截至 2019 年，全球范围内的脐带血（UCB）储存量已经高达 500 万余份，在全球各地已经有超过 5 万份脐带血移植（UCBT）给患有恶性或非恶性疾病的成人及儿童应用，我国 UCBT 的病例数也已达到 1.2 万余例。世界骨髓捐赠协会（WMDA）的 2018 年年报显示，UCB 的捐赠达到 75.6 万份，其中美国和欧洲分别达到 29.4 万份和 28 万份。2018 年国际间 UCB 使用达到 581 份，国际间造血干细胞（HSC）的转移从 1997 年的 30% 提高到 2018年的 49%。UCB 跨国运输、移植，国际间需要有共同认可的标准，以确保那些需要造血干细胞移植（HSCT）患者的安全。因此，国际上应该不断完善 UCB 采集、处理、保存、运输及应用的行业法规。

本章重点介绍建立脐带血库需要考虑的因素和国际间 HSC 捐献登记部门之间合作的可行性，以及国际间 UCB 捐赠和运输面临的挑战。HSC 捐献登记部门把 UCB 相关数据提供给国际数据库（如世界骨髓库 BMDW），这样移植临床机构就能够获得这些 UCB 信息，任何潜在受体都可以从无血源的捐献登记处寻找到合适的 HSC 或 UCB。从而帮助患者及时获得匹配的 UCB 资源。同时，我们还讨论了配型成功后国际间的 UCB 运输问题，以及根据 WMDA 年报进行未来全球脐带血库的规划。

二、建立脐带血库需要考虑的有关问题

建立脐带血库是一项复杂的庞大工程，项目的目标是为了满足急需 UCBT 患者的临床需求。此外，还需要项目建设的资金和能力支持，以及关键的 UCB 采集、处理、库存等技术及服务承接能力。脐带血库建立的目的首先是满足本国临床移植患者的需求，其次是参与国际脐带血库之间的国际运输。因此，在脐带血库建立前必须充分调研本国异体 UCB 捐献和移植的现状，以及下面 5 个方面的问题。

（1）本国提供 UCB 制品的公共脐带血库有哪些？

（2）国际之间提供 HLA 匹配的 UCB 制品的成本？

（3）非血缘性异体 UCB 的需求量？

（4）本国是否存在使得对非血缘性异体 UCB 的需求降低的因素，如多子女或近亲结婚的大家庭；或者使得需求增加的因素，如由于遗传差异性导致个体携带有稀有基因型。

（5）本国父母来源细胞移植在临床上是否优先于非血缘性的异体细胞移植？因为经济原因，临床上经常选用父母来源的，而且是 HLA 分型半相合的细胞移植。然而，移植后患者复发率可能更高，且需要防止免疫排斥反应。

脐带血库的建立是在对本国非血缘细胞移植调研基础上做出的决定。WDMA 出版的一本手册，涵盖了一个脐带血库建设时遇到的任何问题。

国际间 UCB 交流时，捐赠要遵循 WMDA 和 BMDW 的规则。美国血库协会（AABB）和 NetCord 基金会可以提供与质量标准有关的知识（表 30-1），成为专业学会的成员将有机会和这一领域的同行学习并相互分享经验，专业学会还拥有许多有教育意义的资料，可以帮助脐带血库的正确运行。

表 30-1 脐带血相关的组织

组织	简介	学习资源
AABB www.aabb.org	美国血库协会，是国际性非盈利组织，致力于推进输血医学和细胞治疗的实践及标准，使患者和捐献者利益获得最好的保护及最大的安全保障	AABB 的网站包括了各种各样的学习资料和信息 http://www.aabb.org/resources
BMDW www.bmdw.org	BMDW 是许多干细胞捐献登记处和脐带血库自行发起的组织，目的是集中提供 HLA 表型信息及非亲缘性干细胞供者和 UCB 的相关数据，从而使这些信息更容易获得	BMDW 的使用指南提供了关于如何使用它的分型系统的信息，查看链接 http://www.bmdw.org/uploads/media/BMDW_User_Guide_03.pdf
NetCord www.netcord.org	国际 NetCord 基金会是脐带血库的非营利性基金会，它的成员能为急需造血干细胞（HPC）移植的患者提供最大的资源和最高标准的细胞移植	细胞治疗认证基金会（Foundation for the Accreditation of Cellular Therapy，FACT）办公室促进了 NetCord 的认证程序，FACT 的网站提供有关这一认证程序的信息，查看链接 www.factwebsite.org
WMDA www.wmda.info	WMDA 是一个全球性的组织，其使命是确保所有需要的患者能够获得高质量的干细胞产品，保证志愿捐献者的健康和安全	WMDA 手册、UCB 工作小组的主页： www.wmda.info

　　这些专业学会是全球血液、骨髓移植的信息网（Worldwide Network for Blood and Marrow Transplantation，WBMT）联盟组织的成员，该组织是一个促进干细胞移植、干细胞捐献以及细胞治疗良性发展的非营利性组织。细胞治疗认证协调联盟（Alliance for Harmonisation Cellular Therapy Accreditation，AHCTA）是 WBMT 的常设委员会之一，它颁发了一份文件作为新移植计划或正在开发中的移植计划的指南。该指南详述了每份移植细胞如何满足质量管理和质量认证的要求，并举例说明移植细胞如何满足这些特定的要求。例如，1 份移植细胞，细胞移植中心必须有一系列去除红细胞的技术要求，以及复苏后细胞稀释和细胞洗涤的要求，文件虽然没有包含全部的标准要求，但是它尽可能为基本质量体系的关键内容提供了简明例子和一些技术细节。

　　WBMT 通过组织科技和学术会议去教育监管者及医师如何确立细胞移植方案。2011 年第 1 次会议在越南，2013 年第 2 次会议在巴西，2014 年第 3 次会议在南非召开。这些会议的报告在 WBMT 网站上都可以检索到（www.wbmt.org）。WBMT 的主要活动之一是分析全球细胞移植数据。这些数据表明，2012 年 12 月 WBMT 宣布已经进行 100 万份 UCB 移植，其中 53% 是自体细胞移植，47% 是异体细胞移植。约有 25 万例移植来源于无血缘关系的成年志愿捐献者或 UCB。WMDA、BMDW、NetCord 和 AABB 是 WBMT 的合作伙伴。

　　一些患者找不到分型完全符合的志愿捐献者，这是建立脐带血库的原因之一。大多数白人很幸运地可以从全球 2500 万注册的潜在志愿者中寻找到匹配的供体，而对大多数黑人、西班牙裔、亚洲人和土著美国人来说则不同，因为他们的 HLA 更具多态性，并且在潜在供体的国际数据库中数据欠缺。因此，一些脐带血库动员某些种族或少数民族的捐献者来扩充他们的稀少单倍型库存，从而使每个患者有最大机会找到匹配的志愿者或 UCB。这些脐带血库与许多少数民族的生育诊所合作，从而收集能极大扩充供体数据库的 UCB。例如，一些国家的 UCB 中特殊的 HLA-A、HLA-B、HLA-DR 分型表达的概率相对较高，如泰国（21.14%）、墨西哥（13.13%）、希腊（9.36%）、法国（8.76%）和美国（8.56%）。

　　由于脐带血库的库存 UCB 数量需要持续稳定或增加，建立脐带血库最大的挑战是资金问题。建立一家脐带血库除了要确立使命、愿景及价值观，还要确定只向国内或同时向国外供应 UCB。如果这种供应业务扩展到国际，需要确定建立多少份 UCB 的库存量，才能满足国内外供血服务，这将关系到建设资金的需求和未来业务的收入规模。

　　2013 年 WDMA 数据表明，30%UCB 供应给了国外的患者。2013 年全球范围内超过 4334 份 UCB 供应给了非亲缘性的移植。在这些 UCB 中，1402 份供应给了美国患者，1159 份供应给了日本患者。在所有的 UCBT 中，接近 59% 发生在这两个国家。日本人种的 HLA 表型单一，所以供应给日本患者的 UCB 中几乎全部来源于日本脐带血库。美国是移民国家，HLA 表型复杂，2013 年 WDMA 数据显示，美国接受了来自 20 个美国以外国家提供的 UCB。

国际上实现 UCB 供应，关键是需要 UCBT 的患者能够查阅到脐带血库的 UCB 信息。一种有效的办法是国际间 HPC 捐献者登记处合作。通常 HPC 捐献者登记处已经列出了成年志愿捐献者，并且负责配合从外周血、骨髓或 UCB 中寻找与潜在受者有关的 HPC 制品（图 30-1）。新建立的脐带血库，需要决定是与 HPC 捐献登记处合作，还是直接与医疗移植机构联系。一般来说，新建立的脐带血库与已有脐带血库和捐献中心合作的方式更可取，因为对细胞移植医疗机构、出资机构、潜在捐献者和一般大众来说，只需要联系其中一个合作单位。如果新建立的脐带血库选择不与已有 HPC 捐献登记处合作而单独运作，那么脐带血库需要向相关方提供更多的信息。如果一个国家还没有建立起一家 HPC 捐献登记处，脐带血库就只能直接与细胞移植医疗机构建立联系，例如，智利脐带血库和越南胡志明市的脐带血库。

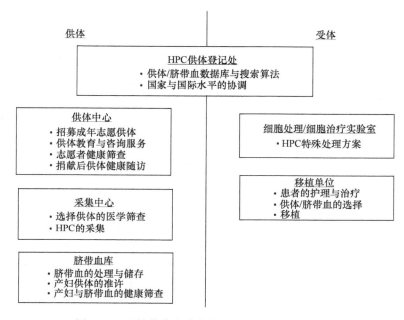

图 30-1 无关供体和脐带血 HPC 移植相关的责任

超过 85% 的公共脐带血库与国际 HPC 捐献登记处建立联系，有利于 UCB 资源和信息的共享。通常脐带血库和 HPC 捐献登记处会签订一份书面协议或者合同来描述双方关系、责任和任务分工。作为协议的一部分，HPC 捐献登记处可能会审核脐带血库，检查医疗评估、检测、采集、标签、文件、运输，并对供体产妇进行咨询服务。

第二节　脐带血信息及其报告的内容

开发及建立基础设施和一套系统，记录 UCB 采集、制备、检验等信息，并列入国际数据库的清单，方便患者和医生查询。下面介绍 UCB 从采集到临床回输的流程。

为了满足 UCB 在国内外临床应用上的安全需求，每 1 份 UCB 制备各环节和细胞特性相关检查信息需要汇集成一个表格，即 UCB 报告（表 30-2），这份报告需要提供给细胞移植临床机构。此份报告的检查内容包括产妇供体选择、产妇及婴儿的医学评估[如婴儿的性别和种族、总有核细胞（TNC）计数、HLA 分型、母血和 UCB 传染病检测]采集日期、处理方法、样本清单及冻存袋的型号。

除了这份综合性的报告外，UCB 相关信息需要被列入国际数据库，然后细胞移植临床机构才能够在国际数据库中检索到。BMDW 就是这样一个国际数据库。BMDW 是一个集中化的数据库，其包含了 53 个国家范围内 74 个 HPC 捐献登记处和 49 个 UCB 登记处的成年志愿捐献者及 UCB 信息。在 BMDW 上列出的 UCB 信息应符合以下标准：①脐带血库有 50 种以上 HLA 分型的 UCB；②脐带血库正常运营；

表 30-2　脐带血报告

脐带血报告（1/2）					

脐带血数据

脐带血库/注册处：			采集日期（年-月-日）：	
脐带血注册处编号：			本地脐带血编号：	
脐带血血袋 1 编号：			性别：	
脐带血血袋 2 编号：			儿童种族： 或：母亲种族： 　　父亲种族：	
脐带血血袋 3 编号：				
脐带血血袋 4 编号：				

脐带血分型

位点：	A	B	C	DRB1	DQB1
第一抗原					
第二抗原					

分型确认吗？　□是　□否　　　　如果是，是否使用的是一个连续的样品？

是连续样品吗？　　　　□是　□否

是否进行活率检测？　□是　□否	活率检测结果：%活率

脐带血处理后计数，培养和质控检测

处理日期 （年-月-日）：	TNC：×10⁷	CD34⁺：×10⁶	CFU：×10⁵	nRBC：×10⁶
微生物培养：□阳性　　　　□阴性　　　　□未做				
真菌培养：□阳性　　　　□阴性　　　　□未做				

传染病检测结果　　N=无反应/阴性，R=反应/阳性，NA=未检测

母亲传染病检测结果	样本采集日期： （年-月-日）	检测日期： （年-月-日）
HBsAg	□N　　□R　　□NA	Anti-HTLV Ⅰ/Ⅱ	□N　　□R　　□NA
Anti-HBc	□N　　□R　　□NA	梅毒	□N　　□R　　□NA
Anti-HCV	□N　　□R　　□NA	EB 病毒	□N　　□R　　□NA
Anti-HIV 1/2	□N　　□R　　□NA	弓形体病	□N　　□R　　□NA
HIV-1 NAT	□N　　□R　　□NA	巨细胞病毒	□N　　□R　　□NA
HCV　NAT	□N　　□R　　□NA	□IgG　　□全部	
HBV　NAT	□N　　□R　　□NA		
额外检测：			
	□N　　□R　　□NA		□N　　□R　　□NA

脐带血传染病检测结果（可选）	样本采集日期：检测日期： （年-月-日）　　　　（年-月-日）
HBsAg	□N　　□R　　□NA	Anti-HTLV Ⅰ/Ⅱ	□N　　□R　　□NA
Anti-HBc	□N　　□R　　□NA	梅毒	□N　　□R　　□NA
Anti-HCV	□N　　□R　　□NA	EB 病毒	□N　　□R　　□NA
Anti-HIV 1/2	□N　　□R　　□NA	弓形体病	□N　　□R　　□NA
HIV-1 NAT	□N　　□R　　□NA	巨细胞病毒	□N　　□R　　□NA
HCV　NAT	□N　　□R　　□NA	□IgG　　□全部	
HBV　NAT	□N　　□R　　□NA		
额外检测：			
	□N　　□R　　□NA		□N　　□R　　□NA

脐带血报告（2/2）			
脐带血库/注册处：	注册脐带血编号：		本地脐带血编号：

健康历史

母亲有传染病 HIV 和肝炎的高危史或去过疾病高危传播区域吗？　□是　□否			
如果有，请描述：			
有家族或遗传性疾病风险吗，包括癌症、血液疾病、酶缺陷、代谢/储存或自身免疫疾病？　□是　□否			
如果有，请描述：			
血红蛋白病筛查：	血型：		
若有某种特质或疾病，请描述：			

脐带血处理、库存取样和母血检测

脐带血处理		可获得的样品		
采集体积：		脐带血样品	数量	体积
冻存总体积：		DNA 样品		ml
处理方法： 如果手工，请描述；如果自动化，使用什么系统？		活细胞样品		Mio
		血浆样品		ml
		血清样品		ml
冻存袋类型： 其他：		连接部分		
		母体样品	数量	体积
		DNA 样品		
产品修改： 其他：		活细胞样品		Mio
		血浆样品		ml
		血清样品		ml

产妇回访

产妇回访了吗？	□是　　□否	联系日期： （年-月-日）
有问题吗？		
产妇传染病复检了吗？	□是　　□否	假如是，请输入结果：

传染病检测结果　　N=无反应/阴性，R=反应/阳性，NA=未检测

产妇传染病检测结果	样本采集日期： （年-月-日）		检测日期： （年-月-日）	
HBsAg	□N　□R　□NA	Anti-HTLV Ⅰ/Ⅱ	□N　　□R　　□NA	
Anti-HBc	□N　□R　□NA	梅毒	□N　　□R　　□NA	
Anti-HCV	□N　□R　□NA	EB 病毒	□N　　□R　　□NA	
Anti-HIV 1/2	□N　□R　□NA	弓形体病	□N　　□R　　□NA	
HIV-1 NAT	□N　□R　□NA	巨细胞病毒	□N　　□R　　□NA	
HCV　NAT	□N　□R　□NA	□IgG　　□全部		
HBV　NAT	□N　□R　□NA			
其他检测				
	□N　□R　□NA		□N　　□R　　□NA	

填表人：	填表日期： （年-月-日）

③所有 BMDW 数据库登记的 UCB 符合捐献者所在国家的捐赠法规；④登记处必须愿意并且有能力为国外临床机构提供无亲缘关系的 HSC；⑤登记处必须向 BMDW 每年至少提供两次完整的数据文件，次数越多越好；⑥登记处必须让 BMDW 办公室了解其联系方式。

脐带血库如果完全满足这些标准，就可以通过 bmdw@europdonor.nl 联系 BMDW 办公室。下一步就是发送 UCB 的 HLA 数据文件给 BMDW 办公室，从而使这些 UCB 列入数据库并让全球细胞移植临床机构可以检索到。

第三节　脐带血库信息检索

细胞移植临床机构在脐带血库检索到所需要的无亲缘关系的 UCB，他们会与脐带血库取得联系并发送一份检索请求。

为了方便国内外细胞移植临床机构检索，一些脐带血库投资建设了基础设施并开发了自己的信息系统。同时，除了组建拥有 UCB 收集、处理的技术人员团队，还应建立可以做 HLA 检测和 HSCT 的专业技术团队。这些专业人员不但熟悉 HSCT 治疗的疾病和 HLA 特异性相关知识，还掌握了国内外细胞移植医疗机构的相关临床应用规范。除了组建专业的技术团队，脐带血库还需建立完善的信息系统，以便于临床机构检索 UCB 信息，如电话、微信、传真和国际远程信息处理链接，以及数据库的检索端口。

HPC 捐献登记处对国际数据库中列出的数据有专业检索技术，他们能够协助细胞移植医疗机构检索到需要的信息。HPC 捐献登记处有完善的数据整合和检索系统，包括人口统计、临床、遗传信息、UCB 的实验室样本和检测结果，以及检索患者和捐献者 HLA 匹配的复杂计算系统。

由于每个国家的法规不同，建立国际之间良好的沟通和合作是十分必要的，HPC 捐赠登记处还为国际间 UCB 的交流提供专业服务，以保障进口国的 UCB 符合应用患者国家对供体筛查和传染病等检查的要求。

HPC 捐赠登记处拥有 HLA 专业知识，以及有关检索和列出成人志愿捐赠者相关信息的技术服务。脐带血库的建立给全球提供 HPC 的基础设施带来了改变。UCB 细胞的独特性质，以及 UCB 和成人无关供体之间检索过程的差异使 HPC 供体登记处审查了目前的做法，并开发了提供 UCB 产品信息的新方法（图 30-2）。

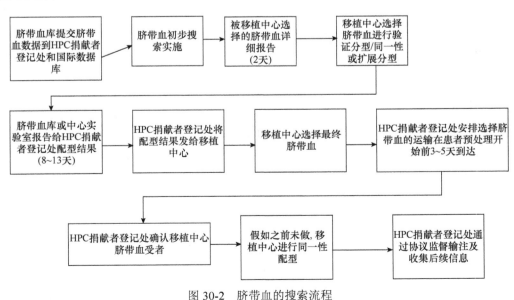

图 30-2　脐带血的搜索流程

在 1993 年以前，HPC 只来源于成年志愿捐献者，HPC 制品通过 HPC 捐献登记处供应全球。这些新鲜的 HPC 样本在骨髓采集中心或者是医院的机采中心完成采集，并且立刻被运输到细胞移植临床机构。通常运输人员来自临床医院，他们亲自把 HPC 制品从一个国家带到另一个国家。而对 UCB 来说流程则完全不同，UCB 在婴儿出生后直接采集，经过特殊设施处理储存在液氮罐中，UCB 制品由特殊的专递公司装在特殊容器内运输。

UCB 的缺点之一是细胞含量低，这意味着由于所含细胞数不够给成年患者使用，因此主要用于青少年患者。为了克服单份 UCB 细胞含量低的缺点进行了各种各样的尝试。现在经常一次性回输两份 UCB。在 2013 年，至少 1300 份提供给非亲缘关系移植的 UCB 是双份移植。双份 UCBT 需要对匹配程序和物流方案进行调整，因为有时 UCB 来自不同的脐带血库。

第四节　脐带血的检索

UCB 作为 HSC 的来源，对供、受体双方都有明显的生物学和临床优势：需要时可快速获得（UCB 为数周可获得，成人血液或骨髓数月才能获得）；能提供给 HPC 捐献登记处供样本不足的少数民族使用；捐献者不需要承担麻醉风险或生长因子的刺激；传播传染病的风险较低；可以进行 HLA 1/2 的匹配移植；低免疫原性及移植后严重免疫排异［如移植后造成死亡率高的移植物抗宿主病（GVHD）］风险低。不同国家、不同细胞移植医疗机构的供体检索方案不同，一些医师只移植 UCB，一些只移植来自成年捐献者的 HPC，还有一些会视情况而定。HPC 捐献登记处对 UCB 来源的 HPC 和成人志愿者捐献的 HPC 推广程序完全不同，UCB 的检索程序步骤更加简捷。因为 UCB 在采集、制备、存储过程中已经检测了 HLA 等相关信息并成为库存制品，所以，UCB 不涉及成人供者骨髓和单采血液采集、处理等过程，可以实现快速应用。图 30-2 所示为 UCB 检索流程。

一旦 UCB 确定了 HLA 分型并通过医疗认证后，就能被列入国际数据库，移植医生、移植医疗机构也就能够进行检索。

细胞移植医疗机构和检索机构可以使用 BMDW 类似的数据库进行 UCB 检索。1 份 BMDW 检索分析报告对于国际间检索并确定捐献者非常重要，但在制定 UCB 检索方案和国际范围时，还必须考虑不同地理、种族或种族群体中等位基因和单倍型变化频率。HPC 捐献登记处能帮助临床机构向全球的 HPC 捐献登记处和脐带血库发送检索请求，但是选择哪份 UCB 是由医疗机构最终决定的，UCB 的一个重要质量参数是冻存前和复苏放行时的 TNC 计数。

细胞移植的具体要求各地有不同的规定，欧洲和美国在移植前的预处理方案中，强调单份和双份 UCBT 的每千克体重 TNC 细胞数是首要参数。其次是 HLA 匹配状态，已经发现单个（或没有）基因位点错配优于双基因位点错配，并且对于几乎所有患者应该避免 3 个或 4 个基因位点错配。第三个重要因素是确定是否为恶性或非恶性疾病患者选择细胞移植，因为某些恶性或非恶性疾病可能使 TNC 和 HLA 的作用受到影响。

初始检索报告包括与患者 HLA 匹配度最高的 UCB 信息。通常 UCB 细胞的 I 类表型由抗原抗体结合分析判定，II 类表型通过编码 HLA-DRB1 等位基因的 DNA 分析来确定，随后 UCB 根据冻存前的 TNC 计数进行分类。Eurocord 和其他数据登记处共同在全世界建议：UCB 中至少有 TNC $2×10^7$ 个细胞/kg 和 $CD34^+2×10^5$ 个细胞/kg。

通过联系 HPC 捐献登记处、脐带血库并索要一份 UCB 报告（cord blood unit report），临床机构就能得到关于这份 UCB 的具体信息。这份 UCB 报告包含供体的种族、性别、TNC 数、HLA 分型、产妇和 UCB 做过的检测、采集日期、处理方法、样本清单和冻存袋类型等相关信息。这个移植中心与 HPC 捐献登记处、脐带血库第一次的互动叫做初步检索。

基于 UCB 报告显示的信息，医疗机构将决定是否进行细胞移植的下一个步骤：正式选择。正式选择意味着医疗机构会询问关于这份 UCB 更多详尽的 HLA 分型信息，有时也会询问对产妇样本进行第三方传染病检测，如人嗜 T 淋巴细胞病毒和西尼罗病毒。医疗机构通过填写 UCB 信息和分型请求书（cord blood unit-information and typing request）联系 HPC 捐献登记处，见表 30-3。

表 30-3 脐带血信息及分型请求书

脐带血信息及分型请求书				□紧急请求
病人数据				
病人姓名：		病人 ID 号：（由病人注册处指定）		
病人注册处：		病人 ID 号：（由捐献者登记处指定）		
移植中心：				
出生日期：（年-月-日）	性别：	体重（kg）：	血型/RhD：	
诊断：		预计移植日期：（年-月-日）		
病人 HLA				
位点：	A	B	C	DRB1	DQB1
第一抗原					
第二抗原					

脐带血扩展的 HLA 分型请求						
脐带血 ID						
A	B	C	DRB1	DQB1	其他：	其他：

其他脐带血数据	
请求机构要求细节	脐带血库代表回复
□红细胞在冻存前减少了吗？	□是　　□否
□请给出总红细胞数：	×10⁹
□冻存以后进行活率测试了吗？	□是　　□否　　检测结果：%活力
□冻存以后集落检测（如 CFU-GM）了吗？	□是　　□否
□UCB 连接部分的 HLA 确认了吗？	□是　　□否　　是，检测日期：（年-月-日）
□产妇 HLA 分型可获得吗？	□是　　□否
□使用什么类型冻存袋？	
□请提供脐带血详细报告	
□其他要求：	

请求机构	发票地址
机构：	机构：
地址：	地址：
注意	注意
电话：	电话：
传真：	传真：
E-mail	E-mail

脐带血库代表：	日期：	签名：

$×10^9$

一旦医疗机构通过填写 UCB 运输需求单（表 30-4）预定一份 UCB，医疗机构和 HPC 捐献登记处/脐带血库就可确认运输日期。尽管紧急订单的 UCB 可以在 1～2 天内运到，大多数脐带血库要求医疗机构至少提前 3～5 天通知脐带血库。如果进行额外细胞活力与分化能力（如集落形成实验）检测，医疗机构要提前 15 天通知脐带血库。UCB 装在有气相液氮的干燥容器内进行运输。这个干燥容器由脐带血库提供并且避免射线照射这种安全检验方式，在国际上由专业运输公司负责转运。

表 30-4 脐带血运输需求单

病人数据					
病人姓名：			病人 ID 号： （由病人注册处指定）		
病人注册处：			病人 ID 号： （由捐献者登记处指定）		
移植中心：					
出生日期： （年-月-日）		性别：	体重（kg）：		血型/RhD：
诊断：			预计移植日期： （年-月-日）		
病人 HLA					
位点：	A	B	C	DRB1	DQB1
第一抗原					
第二抗原					
□初始分型		□核证分型	分型日期： （年-月-日）		
脐带血 ID：					

额外预放行检查
移植中心要求在放行时对脐带血进行下列检测或提供额外信息： 请在放行时对冻存后连接脐带血的部分进行检测： □活力检测　　　　　　　　　　　　　　□集落检测（例如 CFU-GM） □CD34 检测　　　　　　　　　　　　　□HLA 核证分型 □其他的传染病检测，请描述： □血液和其他样品运输，请描述： □产妇健康问卷或总结陈述 □其他

建议脐带血运输时限		
首选 （年-月-日）	日期：	首选运输时间： （时：分）
开始处理日期： （年-月-日）		预处理方案：□清髓　　　□非清髓
移植类型：□单份 UCB　　□双份 UCB　　□多份 UCB　　□单份 UCB 结合单倍体 □体外扩增移植　　□其他		
移植日期： （年-月-日）	评论：	
运输组织者： 干燥运输罐提供者：		首选方式：

脐带血运输到	发票发到
机构：	机构：
地址：	地址：
注意：	注意：
电话：	电话：
传真：	传真：
E-mail	E-mail

填表人：		日期：	签名：

　　如 NerCord-FACT 和 WMDA 这样的专业学会制定了 UCB 制品运输标准和指南，要求 UCB 运输过程必须保证 UCB 的完好，并制定备用运输方案，预防突发事故。UCB 的运输需要一个干燥容器，它内部有疏水吸附剂，能够使内部容量恒定。在吸附剂被液氮完全充满后，容器才可以在低温条件下运输样本，并且避免容器被打翻导致液氮溅出的风险，干燥容器需要一个温度监控装置，以便监控和确保温度在 48h 内保始终低于-150℃。同时，记录正确地址和紧急联系方式的文件需要与 UCB 一同运输。标签要显示出：发送日期和时间；供应脐带血库的名称和具体联系方式；接收 UCB 的负责人身份；注意事项及说明，如"禁止 X 射线照射"、"医学标本"、"轻拿轻放"、"移植用脐带血"及运输搬运说明。最后，脐带血库要确

保干燥容器在运输过程中不会被打开。

在患者接受 UCB-HSCT 的预处理方案前，就要完成 UCB 的预定，这样可以保证运输的货物安全及时到达。UCB 到达以后，医疗机构负责检查伴随的记录、拆箱、检查完整性并把它放到液氮罐中低温储存直到移植当天。随后干燥容器被运回脐带血库检查是否有损坏并读取不间断温度检测装置的数据来确保在运输过程中始终保持设定的温度。使用 UCB 的好处之一是 UCB 的冷冻运输，这使得移植的医疗机构能够在对患者进行预处理之前得到 UCB。

最后一步是为申请 UCB 和提供服务（如 UCB 产品运输）的单位开具发票。如果脐带血库与 HPC 捐献登记处合作，就由 HPC 捐献登记处负责费用结算。一些 HPC 捐献登记处/脐带血库在 UCB 离开脐带血库时就开具发票，而另一些在 UCB 安全抵达医疗机构时才开具发票。UCB 运输委托方与运输公司要签订一份 UCB 运输合同，明确运输过程中的责任。

受者细胞移植后的临床数据收集是质量管理体系的一部分，以保证 UCB 采集、处理、储存和使用的质量控制。在欧洲，Eurocord 登记处为脐带血库收集临床数据并纳入脐带血库的年度报告，并对 UCBT 结果进行统计分析。欧洲血液和骨髓移植协作组（EBMT）、国际血液骨髓移植研究中心（CIBMTR）、亚太血液和骨髓移植协作组（APBMT）和东地中海血液骨髓移植学会（EMBMT）也负责收集临床数据。评估整个细胞移植流程需要以下信息：TNC 数，$CD34^+$细胞数，UCB 干细胞复苏后成活率、复苏方法和回输时的患者副反应。每年 Eurocord-EBMT 和国家骨髓捐赠计划（National Marrow Donor Program，NMDP）都会公开所有结果。收集结果数据有助于制定关于 UCB 选择、适应证、HLA 分型、预后因素，以及与其他干细胞来源比较的重要指南。

综上所述，HPC 捐赠登记处采用 UCB 作为 HSCT 的另一种来源，在过去 20 年内已帮助许多需要移植的患者。尽管在全球范围内已经建立了脐带血库基础设施和检索系统，并已经取得了发展，但关于脐带血库的发展仍然面临许多挑战。

第五节　脐带血应用所面临的挑战

一、脐带血选择的有关挑战

1995 年，当纽约血液中心的胎盘血液项目组公布已为无关受体提供 24 份 UCB 产品时，除了成年志愿者捐献的骨髓和外周血外，又为 HPC 的替代来源开辟一条新途径。到那时，只有 50% 的搜索结果可识别匹配的供体，并找到合适的供体。随着时间的推移，采集、制备及储存 UCB 的技术已发生改变。由于移植单位一直在为患者寻找高质量的 CBU，那么如何确保 CBU 是对患者最好的呢？

评估 UCB 质量的一个因素是这份 UCB 是否来源于官方认可的脐带血库。随着对 UCB 的研究，WMDA、NetCord-FACT 及 AABB 国际组织根据细胞移植的医疗机构、HPC 捐献登记处或脐带血库的实际情况，建立脐带血库行业标准，并提供行业质量认证，积极地促进 UCB 质量的提高。这三个组织都是细胞治疗认证协调联盟（AHCTA）的成员，它们的目的是使全球的标准统一。每个认证项目侧重于非亲缘性 UCBT 的不同方面。NetCord-FACT 认证的主要目标是评估脐带血库的各个方面，包括供体选择、采集方法、制备、检测、储存、发放及运输。AABB 在 UCB 采集、储存和发放领域内建立了高质量标准，WMDA 标准则关注 HPC 捐献登记处的运行而不涉及其他组织标准中包括非亲缘性的移植方面（图 30-3）。例如，采集中心采集骨髓、采集外周血、UCB 储存和组织分型的活动分别在联合认证委员会——国际细胞治疗学会，NetCord 和欧洲免疫遗传学联合会（EFI）等组织的认证标准中涉及。

这些认证体系专注于 UCB 储存、列入库存和移植的不同方面并且彼此相互参照以满足要求。例如，WMDA 标准要求"如果登记处依靠独立的捐献中心或脐带血库来招募捐献者并进行分类，登记处必须保证捐献中心/脐带血库遵循 WMDA 的相关标准"。在这种情况下，登记处可能的做法是要求脐带血库通过

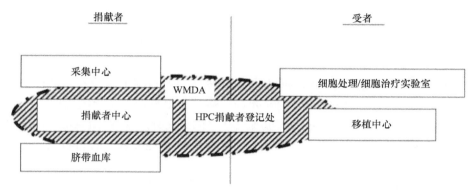

图 30-3 WMDA 认证的内容

一个组织（如 NerCord-FACT）的认证，从而满足 WMDA 的标准。NerCord-FACT 标准从另一个方面阐述其要求，"如果一家脐带血库利用一家登记处来提供 UCB 检索、选择、预定、发放以及清单列入的相关服务，登记处一定要通过 WMDA 认证"。通过认证的脐带血库和 UCB 登记处名单在 FACT 办公室网站（www.factwebsite.org）、AABB 网站（www.aabb.org）和 WMDA 网站（www.wmda.info）上公布。

质量认证是自愿行为，大部分的脐带血库还没有进行认证，并且对移植临床机构而言，发现一份 UCB 是否来自通过认证的脐带血库是十分困难的，这是因为通过认证的 UCB 在初级检索报告上没有明确地标记出来。

二、提供脐带血服务的有关挑战

第二个重大挑战是 HPC 登记处/脐带血库对供者的服务有待完善。因为细胞移植医疗机构需要获得及时准确的 UCB 信息，WMDA 认证要求初级检索请求需要在 24h 内得到回应。WMDA 对脐带血库收到分型确认请求后多久报告给需要的移植医疗机构也有规定。分型验证是在独立样本上进行的，旨在验证该样本的分型与开始的 HLA 分型一致性的试验。这两次分型的一致性不需要相同精度的检验，只要确定分型的排布完全一致即可。WMDA 对分型验证的两点要求如下。

（1）紧急 UCB 分型验证请求：80%的请求自收到请求到把结果报给细胞移植医疗机构不超过 7 天。

（2）标准 UCB 分型验证请求：80%的请求自收到请求到把结果报给细胞移植医疗机构不超过 13 天。

UCB 具有特殊性，在应细胞移植医疗机构要求进行 HLA 分型检测时对额外样本获得十分受限。一般的样本是连接在 UCB 袋上被称为连接管的一小部分。这是能用来最后证实 UCB HLA 分型与 UCB 报告列表上相符的唯一样本来源。由于连接管的数量限制，每份 UCB 上只有 1~3 个小容量的连接管，如果在 1 份 UCB 上的所有连接管都用尽了，以后它被使用的可能性就会很低。

2009 年，HPC 捐献登记处遇到了难题：细胞移植医疗机构要求脐带血库对 UCB 进行全面的传染病检查，随后一再推迟移植日期，最终取消了所有订单。尽管所有相关方都承认一些细胞移植医疗机构有时必须同时对许多 UCB 进行检测，由于连接管样本的数量有限，这样做导致可用的 UCB 减少。当出现额外检测申请请求时，医疗机构和 HPC 捐献登记处/脐带血库必须处理以下 3 个主要问题。

（1）移植医疗机构需要对最初的 HLA 分型进行更新和扩展。

（2）移植医疗机构和 HPC 捐献登记处需要确认这份 UCB 的"身份"，换言之，要确定这份 UCB 就是列在检索报告上有着相应 HLA 分型的那一份。NerCord-FACT 标准要求，在一份 UCB 发放之前必须用连接管里获得的样品检验 HLA 分型，并在有可能的情况下检测细胞活力。

（3）如果第一家要求额外分型验证的移植医疗机构决定不预定这一份，脐带血库或 HPC 捐献登记处应该有一个程序来防止这份 UCB 在将来失去被患者使用的机会。

专业学会做出用于 HLA 分型的样本来源规定，同时标准化国际脐带血库、HLA 实验室、移植医疗机构和 HPC 捐献登记处之间就关键问题达成共识，原先验证分型（confirmatory typing）通常用于成年捐献者的 HLA 分型选择流程，现规定在 UCB 领域用核证分型（verification typing）替代扩展分型（extended typing）。

（1）核证分型必须使用从连接管上获得的细胞，而且必须能够满足分辨率水平和位点的要求。它的目的是验证 HLA 分型，同时根据 HLA 分型，确定与检索报告上是否为同一份。

（2）扩展分型检验的定义是：为了获得等位基因水平或更高分辨率的 HLA-A/-B/-DRB1 或鉴定其他位点（如 HLA-C/-DQB1）所进行的额外的 HLA 分型实验。在对连接管中的细胞进行分型实验时也可以代指核证分型。

NerCord-FACT 国际 UCB 采集储存发放管理标准指南第 5 版 E3.2.2 条规定，如果一份 UCB 没有了连接管，脐带血库要规定一种替代方法以证实 UCB 的同一性，这一过程要在发放前完成，并且在发放前把这些情况如实告知移植医疗机构。

应避免使用向移植医疗机构进行经济处罚的做法。脐带血库必须严控 UCB 样本的额外需求，同时对移植临床机构要求的 HLA 检测收取费用。连接管分型检测只需要进行一次，因为脐带血库应该对每份指定样品进行的 HLA 分型实验都保留历史记录，并且这些信息在移植临床机构或 HPC 捐献登记处的检索系统需要时可以得到。

上传到国际数据库（如 BMDW）的 HLA 分型数据应该经常更新才能包含最有价值的可用信息。脐带血库应该与一个质量控制中心实验室保持联系来做分型验证和扩展分型检验，而不是把样品发放给独立的移植临床机构。临床移植机构因为知道只能从预定的脐带血库获得样品，所以接受这些规定。

综上所述，总结如下。

（1）移植临床机构要知道用来进行分型实验的样本类型，尤其是连接管能够进行哪种分型实验。

（2）中心化的实验室需要通过一家专业团体的认证，如 EFI 或美国组织相容性和免疫遗传学学会（American Society for Histocompatibility and Immunogenetics），而且最好不要与第一次进行分型实验的实验室相同。

（3）实验结果要报告给移植临床机构和脐带血库，还要使其他将来可能用到这一信息的移植临床机构能够得到。

（4）如果一家 HPC 捐献登记处或脐带血库规定只有在收到移植临床机构的预定之后才会进行连接管检测和活率检测（如果需要），那么必须在 48h 内出具检测结果。

（5）如果这份 UCB 有两段连接管，剩下的一端应保留在原位，可供移植临床机构要求做额外检测。

HPC 捐赠登记处和脐带血库可以建立一个预案，以保证每一份 UCB 在受到移植临床机构长时间预留时能够被放回可用库存中。这样的方案在 UCB 需要预留的时候应该向移植临床机构解释清楚。HPC 捐献登记处充当脐带血库和移植临床机构之间中间人的角色，对它来说，重点是有足够的信息技术支持来确保信息交换的有效性和精确性。例如，如果一份 UCB 从脐带血库的库存中移除了，这一变更应立刻报给 HPC 捐献登记处。

三、脐带血库监管法规面临的挑战

第三种挑战与行业监管政策法规有关。除了向患者结果登记处提交临床数据，以及进行 AABB 和 NetCord-FACT 等专业协会的认证外，国家卫生部门还制定了脐带血库的监管法规。过去 10 年里，欧盟委员会（European Commission，EC）和美国食品药品监督管理局（FDA）建立了一系列法规来控制国际间 UCB 的进出口。欧洲 2004/23/EC 指令第 9 条规定如下：成员国应采取一切必要措施，确保从第三国进口的所有人类组织和细胞均由经认可、指定、授权或许可用于这些活动的组织机构进行，并且进口的人类组织和细胞可从供体追溯到受者，反之亦然。从第三国接收此类进口的成员国和组织机构应确保其符合本指令规定的质量和安全标准。这条法令的实施使欧盟各成员国面临挑战。理论上所有欧盟成员国都必须确保所有其他国家来源的 HPC 制品都出自经过授权的脐带血库；在欧盟以外有超过 70 家脐带血库，如果所有欧盟国家都独自对 70 家脐带血库授权，这些脐带血库加起来一共就要接受近 2000 次的授权检查；专业学会已经建立第三方国家认证的互认监控体系，他们通过分享有关国家卫生当局许可的信息和第三方脐带血库的认证情况以达到互认监控的目的。

欧洲还实施了欧洲编码系统。根据 2004/23/EC 指令有关组织和细胞的内容规定，欧盟成员国在它们的领土内要建立一个对所有人包括组织和细胞采集、制备、储存、发放进行鉴定的系统，用以保证从供体到受体的可追溯性，反之亦然。指令还要求设计一套单独的欧洲编码系统来提供组织和细胞的主要特征与特性信息。这个系统的实施是通过使用一套叫做 Eurocet128 的编码系统来完成的。有关这一项目的更多信息在 www.eurocet128.org 网站上可以查阅。

美国 FDA 宣布 UCB 产品生产商必须拥有经批准的生物制剂许可申请（Biologics License Application，BLA）或新药研究申请（Investigational New Drug Application，IND），自 2011 年 10 月 20 日之后发运的无亲缘关系 UCB 生效。一份 UCB 制品有许多原因不会被 BLA 通过。原因之一是 UCB 在收到生物制品许可前进行采集和储存。另一种原因可能是 UCB 来自美国之外的脐带血库。所有 UCB 可分为许可和不许可两类：前者由一家得到 FDA 批准 BLA 的脐带血库采集并满足许可要求；后者在法规出台之前采集、由未通过 BLA 的脐带血库采集或不满足 FDA 的许可要求。

在这些许可证相关的法规出台之前，脐带血库应遵循行业公认的质量标准来采集和储存移植用的 UCB。关键要理解，尽管一家脐带血库的 UCB 被 FDA 分类为"不许可"，这家脐带血库依然可能满足质量标准，并在过去 20 年间可能成功地提供了许多移植用 UCB。更重要的是，这些 UCB 对某一患者可能是最佳的和（或）唯一可用的分型。FDA 意识到"不许可"UCB 的重要性，所以允许在通过 IND 的临床试验方案中对这些 UCB 进行移植。美国骨髓捐赠项目（National Marrow Donor Program）的分型注册处（Be The Match Registry）可帮助国际脐带血库满足 IND 的要求。

IND 要求中的另一项是登记不良反应，不良反应的登记已经成为了世界卫生组织（WHO）、FDA 和 EU 监管要求中的一部分，同时也是专业学会（如 WMDA）认证要求中的组成部分。

UCB 作为所需患者的一种救命手段，其需求量越来越大。每年超过 4000 份非亲缘 UCB 制品运送到全球血液病患者手中。捐献者的健康和安全对于维护国际 HPC（包括 UCB）交换系统十分重要。由于接近 30%的 UCB 在移植时进行国际运输，就需要一个全球策略来使捐献者获得最大的安全性，同时保证 UCB 制品的高品质。WHO 公布的指导原则为活体供体确立了安全有效的流程，并强调了对所有国内和跨国使用的移植细胞、组织和器官的质量及警戒系统的要求，以及不良事件/反应的报告制度。2010 年 5 月通过的世界卫生大会决议（World Health Assembly Resolution）的 WHA63.22 号决议对这些原则进行了补充，同时提出所有严重不良事件/反应的收集和分析应该通过全球协作来完成。这提高了发现相对罕见不良反应的可能性，这些不良反应发生的频率非常低，甚至有的只在一家 HPC 捐赠登记处或脐带血库出现过。这也使得整体趋势或风险能够得以追踪，如果只是在一个国家内部发生可能就无法识别。对不良反应的分析可以使我们对潜在系统缺陷有新的认识，同时也是建立新方案和纠正/预防措施的基础。这种全球化的合作还有一个好处是全球专业知识和经验可以在正式的体系内得以分享，使得不良反应的分析具有连贯性，同时形成全球的"机构记忆"，并由此使不良事件/反应的收集能够持续数年，同时迅速被认知，不断地提高罕见不良反应的认知度。

还有一些挑战与全球数据报告相关，例如，定义不统一、国家报告体系的重复或矛盾、成本、基础设施问题、用来得到和处理数据的劳动力资源的可获得性，以及对赔偿或处罚的逃避。这就是为什么一个成功的报告系统需要更为严格的要求。严重不良反应报告有两个重要方面：一个是报告人保持匿名，一个是报告保持机密。该体系应该是独立的，并且是非处罚性的，这样才能彻底地与任何监管或资助方的影响分开。2002 年 WMDA 建立了一个体系来报告骨髓供体、外周血干细胞供体和接受非亲缘移植患者身上发生的不良反应/事件，而在当时，只有供体反应报告。2006 年欧盟指令第 11 条要求成员国报告不良反应，其内容包括：对于可能影响组织及细胞质量和安全性，或可能归因于组织及细胞采集、检测、制备、储存和发放的严重不良反应/事件，以及任何在临床应用中或应用后可能与组织活细胞的质量和安全性相关的严重不良反应，成员国应确保有可用的系统来对其进行报告、调查、登记和传递信息。

不良反应/事件可能归因于采集、检测、制备、储存和发放中的任何一个小环节。因此，WMDA 实行了一种补充系统来收集产品不良反应/事件。2014 年该系统已经成熟，4 种类型的严重事件已报告给 WMDA：①与捐献相关的严重不良反应/事件；②与输注相关的严重不良反应/事件；③与制品相关的严重事件；④与制品运输相关的严重事件。

符合 WMDA 资格和认证的 HPC 捐献登记处都要通过中心数据库 S（P）EAR 上填写在线调查问卷来报告其事件。每个 WMDA HPC 捐献登记处都指定一个专人在 S（P）EAR 上进行汇报并接收 WMDA 的 S（P）EAR 信息。WMDA 收到的每份报告均由独立委员会进行评估。委员会确定责任分担，但不会承担法律报告角色，这一体系也绝不会取代 HPC 捐献登记处遵守其国家政府/主管当局的法规。在某些情况下，委员会可以决定向 WMDA HPC 捐献登记处和移植团队发出事故相关的紧急警告通知。这种情况最早发生在 WMDA 收到的几份报告中，这些报告描述了移植双份 UCB 受者的心源性综合征（shocked heart syndrome）的发生情况。报告的 HPC 捐献登记处决定回顾一下是否有相似的事件曾经发生过。有意思的是，已经有不少于 5 个此类事件被报告过。尽管 WMDA 没有调查 S（P）EAR 的权限，调查结果相关的信息经过相关 HPC 捐献登记处的传播和分享传到了 WMDA 的全体成员手中，也就意味着传到了绝大多数在国内外运输 UCB 的脐带血库手中。

对首次报告异常情况的 HPC 捐赠者登记处进行正式调查之后，WMDA 能够进行汇总和分析，其中许多问题是由于在准备 UCB 时流程上的异常所引起的。WMDA 会在评估之后将建议分发给所有相关方。2013 年发布了第 2 个与 UCB 相关的 WMDA 紧急报告，当时两份去除红细胞的大容量 UCB 经过解冻复苏后回输给了一个有心脏病史的患者，结果导致了死亡。WMDA 建议移植临床机构在决定 UCBT 的最佳方法时，能站在患者的立场上考虑这个不良反应。最近 WMDA 的出版物中可以找到更多的例子，从而强调了全球报告系统的重要性。

其他报告给 WMDA 的事故包含 UCB 制品运输过程中的不同问题，每 0.5%～1% 的 UCB 运输中就有一次危险事件报告，见表 30-5。

表 30-5　2011 年 1 月～2012 年 8 月发生的一些 UCB 运输事故

	袋的完整性泄露/损失	UCB 抵达时已解冻	细胞活力降低	TNC 数减少	UCB 的外观异常
发生数	8	11	7	3	3
对患者的不利影响	6	9	4	1	3

总共有 40 次与 UCB 运输相关的事故报告给了 WMDA S（P）EAR 体系。其他事故包括文件错误、到达时容器报警灯闪烁、解冻复苏过程中的技术问题、容器被 X 光照射、轻度物理伤害、阳性细菌培养，以及 UCB 解冻复苏时凝血。

S（P）EAR 成立了一个专业的工作小组来分析干燥容器内 UCB 制品的运输，从而决定是否发出全球警示来减少与这些运输问题相关的事故。

除了 WMDA S（P）EAR 体系，已经制定了其他举措，以努力提高全球生物警戒报告系统的认识。首先就是 Notify 库（www.notify.org），其专注于罕见情况，即不可预见的并发症或错误导致的负面结果。尽管这些事件不常发生，但它们为在该领域工作的人们提供学习和改进的机会，从而使这些服务可以为未来捐赠者和患者提供更安全、更有效的服务。另一项举措是欧洲联盟资助的项目 SOHO（http：//www.sohovs.org/soho/），主管当局接受培训，分析严重的不良事件和反应，以及如何在欧洲成员国之间传达快速警报。在努力为全球患者提供最优质产品的同时，生物警戒变得越来越重要。

除了之前描述的挑战（保证 UCB 的质量、法规的完善、为捐赠者提供服务的登记处）之外，还有一个挑战是移植临床机构检索 UCB 时如何找出合适的 UCB。这是因为 UCB 分别列入了不同的数据库，并且不是所有 UCB 相关的信息都能在网上获取。

随着时间的推移，HPC 捐献登记处和脐带血库一直致力于提高 UCB 制品检索和供应机制。目前 UCB 的检索程序十分复杂，应该更加简单化以使移植临床机构所需的全球库存相关信息更容易得到。已经有人发起了建立全球数据库的倡议。为了与 BMDW 数据库互补，欧洲骨髓捐献信息系统（（European Marrow Donor Information System，EMDIS）已经建立。BMDW 仅仅是一个供移植临床机构和 HPC 捐献登记处方便获取和使用的信息系统，而 EMDIS 为五大洲 HPC 捐献登记处对成年志愿捐献者和 UCB 进行交换提供了通信系统。

目前，40%的 HPC 捐献登记处通过 EMDIS 进行信息交流，超过 80%的国际移植活动发生在使用这些系统的成员之间。EMDIS 发展的一个里程碑是 EMDIScord 的建立，这是 NetCord 和 EMDIScord 共同努力的结果，也是使 NerCord 脐带血库、NMDP 的 UCB 库和与 EMDIS 有联系的脐带血库的信息一致化的第一步。目前通过 EMDIScord 进行联络的国家有：比利时、塞浦路斯、捷克共和国、法国、德国、意大利、西班牙、瑞士和美国。WMDA 手册第 7 章给出了如何在 HPC 捐献登记处和脐带血库建立 EMDIS 体系的细节信息。

第六节　全球的脐带血库与产品的跨国应用

一、全球的脐带血库及登记处

全球的脐带血库及登记处名单详见表 30-6。

表 30-6　世界各国及地区 HPC 捐献登记处与脐带血库名称

国家和地区	HPC 捐献登记处/脐带血登记处
阿根廷	Argentine CPH Donors Registry
澳大利亚	AusCord—Australian Bone Marrow Donor Registry
澳大利亚	Austrian Cord Blood Registry
比利时	Marrow Donor Program Belgium
巴西	BrasilCord/REDOME
加拿大	Héma-Québec Public Cord Blood Bank
加拿大	Victoria Angel Registry of Hope
智利	Chile Cord Blood Bank
中国北京	Beijing Cord Blood Bank
中国上海	Shanghai Cord Blood Bank
中国广东	Guangdong Cord Blood Bank
中国天津	Tianjin Cord Blood Bank
中国山东	Shandong Cord Blood Bank
中国浙江	Zhejiang Cord Blood Bank
中国四川	Sichuan Cord Blood Bank
中国台湾	Bionet Babybanks Corp
中国台湾	Buddhist Tzu Chi Stem Cells Center（BTCSCC）
中国台湾	Healthbanks Biotech Co. Ltd.
中国台湾	StemCyte Taiwan National Cord Blood Center
中国香港	Local Cord Blood Bank of HKBMDR
克罗地亚	Croatian Cord Blood Bank

国家和地区	HPC 捐献登记处/脐带血登记处
塞浦路斯	The Cyprus Rotary Cord Blood Registry（CYCORD）
捷克共和国	Czech Stem Cells Registry
芬兰	Finnish Cord Blood Bank
法国	France Greffe de Moelle
德国	ZKRD Zentrales Knochenmarkspender Register
德国	José Carreras Stammzellbank
希腊	Hellenic Cord Blood Bank（HCBB）
希腊	Thessaloniki Cord Blood Bank
伊朗	Iranian National Cord Blood Bank（INCBB）
伊朗	Iranian Stem Cell Donor Program
伊朗	Royan Cord Blood Bank
以色列	Hadassah Unrelated Donor and Cord Blood Registry
以色列	Sheba Cord Blood Bank
意大利	Italian BMDR and Cord Blood Bank Network
日本	Japan Cord Blood Bank Network
韩国	Catholic Hematopoietic stem Cell Bank
韩国	KoreaCORD
墨西哥	Banco Central de Sangre Centro Medico Nacional La Raza
墨西哥	Banco de Sangre de Cordon—CNTS Mexico
墨西哥	Mexican Cord Blood Bank and Registry BACECU
荷兰	Europdonor Foundation
波兰	POLTRANSPLANT
俄罗斯	HPC Registry
新加坡	Singapore Cord Blood Bank
斯洛伐克	Eurocord Slovakia
斯洛伐克	Slovene Cord Blood Bank—ESPOK
西班牙	REDMO—Spanish Cord Blood Registry
瑞典	SWEDCORD—Swedish National Cord Blood Bank
瑞士	Swiss Blood Stem Cells/Swiss Transfusion SRC
泰国	Thai National Stem Cell Donor Registry
土耳其	Ankara Cord Blood Registry
英国	Anthony Nolan Cord Blood Bank
英国	British Bone Marrow Registry
美国	Celgene Cord Blood Bank Cedar Knolls
美国	National Marrow Donor Program（NMDP）
美国	New York Blood Center—National Cord Blood Program
越南	Blood and Transfusion

二、全球脐带血库制品的跨国运输使用

WMDA 年报已经成为一种公认的用来描述和观察全球 HPC 制品当前状况、供应数量和类型趋势的工具，同时还是统计各国、各大洲之间制品交换的工具。WMDA 使用这些数据来推荐标准化实践的基准，并确定捐赠者交换中的障碍。这一节将根据 14 年来收集的所有数据以及 WMDA 2013 年年报的结果来描述整体趋势。

全球的干细胞捐献登记处和脐带血库都要填写调查表来报告他们有多少制品提供给了非亲缘性的干细胞移植。UCB 登记处/脐带血库会收到调查表，询问可用的 UCB 数量、移植数量、UCB 运输国家及匹配程度（HLA-A、HLA-B 血清分离水平，HLA-DRB1 等位基因水平）。该项目由 1999 年的 19 家 UCB 登记处/脐带血库（1 家来自西太平洋国家，14 家来自欧洲，4 家来自美洲）增加到 2013 年的 56 家 UCB 登记处/脐带血库（13 家来自西太平洋国家，26 家来自欧洲，12 家来自美洲，2 家来自东南亚，3 家来自地中海东部）。在 2013 年，新增了大约 6.3 万份 UCB，全球 160 家脐带血库储存的可用 UCB 总量超过 70 万份，共有来自 31 个国家的 4334 份 UCB 制品得到应用。

WHO 的 3 个地区包括了绝大多数登记的 UCB（98.5%），其中西太平洋地区为 28.8%，美洲 35.5%，欧洲 34.2%。脐带血库的规模也是各种各样。最大的 UCB 登记处在美国。NMDP 的列表上有超过 191 071 份 UCB，紧接着是纽约血液中心的 5.8 万份。然而，75% 以上的 UCB 登记处清单上不足 1 万份。

在 1997 年，一共发起了 11 115 份 HSC 的检索申请，却只有 2965 例患者得到匹配的 HSCT。在 2013 年，发起了超过 2.3 万份的成年干细胞志愿捐献者检索和 3500 份 UCB 制品检索申请，并且根据登记处的报告，3500 例患者得到匹配 UCB 的 HSCT。

同时，UCB 制品的用量从 270 份增加到 4334 份。由于首例双份 UCBT 移植成功后，这种 UCBT 已在更多的成年患者中应用。自 2003 年以后，UCB 制品的用量逐年呈显著增长。这些为成年患者使用的 UCB 数量从 447 份增长到 2013 年的 3000 份（图 30-4）。在运输的 UCB 中，有 52% 是美国 NMDP 网提供的。其他国家相对较少：日本 28%，西班牙 7%，法国 5%，澳大利亚 2%，意大利 2%。

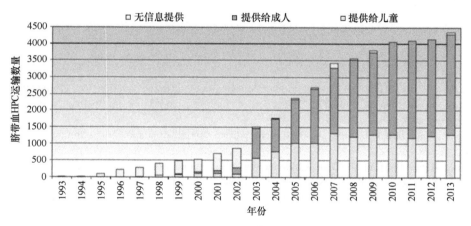

图 30-4　1993～2013 年提供给非亲缘性患者的脐带血 HPC 数量

随着时间的推移，UCBT 的选择标准也在变化。现在用来 UCB 选择的两个重要参数分别是 TNC 数和 HLA 匹配程度。2013 年提供给儿童 UCB 的 TNC 数的平均值是 155×10^7，而成年人是 212×10^7。许多脐带血库使用最小 TNC 计数作为储存 UCB 用于移植的先决条件。160 家脐带血库中的 35 家只存储 TNC 数大于 120×10^7 的样本。选择 UCB 的第 2 个参数是 HLA 的匹配程度。UCB 制品的匹配标准也包括在 WMDA 调查表中。在为 16 周岁以下患者提供的 UCB 中，47% 是 1 个位点不匹配（HLA-A、HLA-B 抗原水平检测，DRB1 等位基因水平检测）。在为成人患者提供的 UCB 中，33% 有 2 个位点不匹配。临床应用多年后不同匹配度所占比率无显著变化：12% 完全匹配，48% 单个位点不匹配，40% 双位点不匹配，0.6% 有 3 个以上位点不匹配。

很多患者无法在自己国家的登记处找到合适的 HSC 捐献者。跨国使用的 UCB 制品占总数的 30%。因此，WMDA 为帮助这些国际 HPC 制品的交换建立了相关的机制，同时通过年报 WMDA 继续对国际的这种交换进行监督。而且，年报收集到的数据可用来制定全球实践标准化的指导方针。

（于艳秋　张　月　荣耀星）

参 考 文 献

Amaral LAN, Uzzi B. 2007. Complex systems-a new paradigm for the integrative study of management, physical, and technological systems. Manag Sci, 537: 1033-1035.

Armson BA, Allan DS, Casper RF. 2015. Umbilical cord blood: counselling, collection, and banking. J Obstet Gynaecol Can, 37(9): 832-844.

Atsuta Y, Suzuki R, Yoshimi A, et al. 2007. Unification of hematopoietic stem cell transplantation registries in Japan and establishment of the TRUMP system. Int J Hematol, 86(3): 269-274.

Bart T, Boo M, Balabanova S, et al.2013. Impact of selection of cord blood units from the United States and Swiss registries on the cost of banking operations. Transfus Med Hemother, 40(1): 14-20.

Baskind R, Kordowicz M, Chaplin R.2010. How does an accreditation programme drive improvement on acute inpatient mental health wards? An exploration of members' views. J Ment Health, 19(5): 405-411.

Braha D, Bar-Yam Y.2007. The statistical mechanics of complex product development: empirical and analytical results. Manag Sci, 53(7): 1127-1145.

Bravo-Acevedo A, Barquera R, Bekker-Méndez C, et al. 2019. HLA concordance between hematopoietic stem cell transplantation patients and umbilical cord blood units: Implications for cord blood banking in admixed populations.Hum Immunol, 80(9): 714-722.

Davis MV, Reed J, Devlin LM, et al. 2007. The NC accreditation learning collaborative: Partners enhancing local health department accreditation. J Public Health Manag Pract, 13(4): 422-426.

Di Tullio I, Azzolina D, Piras GN, et al. 2020. Factors associated with blood cord unit bankability: an analysis of a 15-year-long case series.Cell Tissue Bank, 21(1): 77-87.

El-Jardali F, Jamal D, Dimassi H, et al. 2008. The impact of hospital accreditation on quality of care: perception of Lebanese nurses. Int J Qual Health Care, 20(5): 363-371.

European Medicines Agency. 2008. Committee for medicinal product for human use [CHMP]. Guidelines on human cell based products.

Fox NS, Stevens C, Ciubotariu R, et al.2007. Umbilical cord blood collection: do patients really understand? J Perinat Med, 35(4): 314-321.

Gluckman E, Ruggeri A, Volt F, et al.2011. Milestones in umbilical cord blood transplantation. Br J Haematol, 25(6): 255-259.

Hayani A, Lampeter E, Viswanatha D, et al.2007. First report of autologous cord blood transplantation in the treatment of a child with leukaemia. Pediatrics, 119(1): 296-300.

Hess JR.2010. Conventional blood banking and blood component storage regulation: opportunities for improvement. Blood Transfus, (S3): 9-15.

Hurley CK, Foeken L, Horowitz M, et al. 2010. Standards, regulations and accreditation for registries involved in the worldwide exchange of hematopoietic stem cell donors and products. Bone Marrow Transplant, 45(5): 819-824.

Jacobides MG.2007. The inherent limits of organizational structure and the unfulfilled role of hierarchy: lessons from a near-war. Organ Sci, 18: 455-477.

Kristinsdottir T, Kjartansson S, Hardardottir H, et al. 2016.Positive Coomb's test in newborns: causes and clinical consequences Summary of cases diagnosed in the Blood Bank in the years 2005 to 2012. Laeknabladid, 102(7-8): 330-331.

Lee YH, Yoon Kim J, Mun YC, et al.2013. A proposal for improvement in the utilization rate of banked cord blood. Blood Res, 48(1): 5-7.

Lee YH. 2010. The prospect of the government management for cord blood in Korea-at the time of enactment of the Cord blood management and research act. Korean J Hematol, 45(1): 1-2.

Manegold G, Meyer-Monard S, Tichelli A, et al. 2007. Cesarean section due to fetal distress increases the number of stem cells in umbilical cord blood. Transfusion, 48(5): 871-876.

Martin P, Brown N, Turner A. 2008. Capitalizing hope: the commercial development of umbilical cord blood stem cell banking. New Genet Soc, 27(2): 127-143.

Mayani H, Wagner JE, Broxmeyer HE.2020.Cord blood research, banking, and transplantation: achievements, challenges, and perspectives.Bone Marrow Transplant, 55(1): 48-61.

Mazonson P, Kane M, Colberg K, et al. 2017. Prevalence of medical conditions potentially amenable to cellular therapy among families privately storing umbilical cord blood. Matern Child Health J, 21(1): 208-214.

Pupella S, Bianchi M, Ceccarelli A, et al.2018. A cost analysis of public cord blood banks belonging to the Italian Cord Blood Network. Blood Transfus, 16(3): 313-320.

Querol S, Samarkanova D.2019. Rapid review: next generation of cord blood banks: transplantation and beyond.Transfusion, 59(10): 3048-3050.

Rocha V, Gluckman E. 2009. Improving outcomes of cord blood transplantation: HLA matching, cell dose and other graft- and transplantationrelated factors. Br J Haematol, 147(2): 262-274.

Rubinstein P. 2006. Why cord blood? Hum Immunol, 67: 398-404.

Spellman SR, Eapen M, Logan BR, et al. 2012. A perspective on the selection of unrelated donors and cord blood units for transplantation. Blood, 120(2): 259-265.

Tada N, Hinotsu S, Urushihara H, et al. 2011.The current status of umbilical cord blood collection in Japanese medical centers: survey of obstetricians.Transfus Apher Sci June, 44(3): 263-268.

Thornlow DK, Merwin E.2009. Managing to improve quality: the relationship between accreditation standards, safety practices, and patient outcomes. Health Care Manag Rev, 34(3): 262-272.

Touati N, Pomey MP.2009. Accreditation at a crossroads: are we on the right track? Health Policy, 90(2-3): 156-165.

Troeger C, Meyer Monard S, Tichelli A, et al. 2007. Problems in umbilical cord blood collection. Transfus Med Hemother, 34: 95-98.

Welte K, Foeken L, Gluckman E, et al. 2010. International exchange of cord blood units: the registry aspects. Bone Marrow Transplant, 45(5): 825-831.

Winter C, MacFarlane A, Deneux Tharaux C, et al. 2007. Variations in policies for management of third stage of labour and the immediate management of postpartum haemorrhage in Europe. BJOG, 114(7): 845-854.

第三十一章 社会对脐带血库的关注

第一节 脐带血库建设需要思考的问题

一、概述

干细胞是一类具有自我更新能力并可分化为不同种类细胞的多潜能细胞，其在再生医学中具有巨大发展潜力。其中，早期发现的造血祖细胞（HPC）就是一种多能干细胞，可以分化为多种血细胞，HPC移植可以重建骨髓造血功能和增加外周血细胞数量。因此，几十年来HPC移植一直用于治疗血液系统疾病，或者肿瘤放化疗导致的骨髓造血功能损伤。

HPC可以从多种组织中获取，包括骨髓、新生儿脐带血和动员后的外周血。从脐带血中获得的HPC似乎比从骨髓或外周血获得的HPC更具优势。其中，来自脐带血的免疫细胞比其他来源的免疫细胞更为幼稚，所以移植物抗宿主病（GVHD）的发生风险较低。而且，脐带血容易获取，传染性疾病传播的可能性很低，且在采集时对母体和新生儿的风险最小。

脐带血的这些优势，使其成为HPC的最佳来源，为那些在骨髓供者库内找不到HLA匹配的患者开辟了一条新的路径，特别是对一些重病患者，无法通过漫长的等待从成人捐献者那里找到骨髓。通过增加脐带血库存的规模和质量，接近90%需要移植的患者应该能够在骨髓或脐带血库中找到合适HLA匹配的供者。

过去几十年临床实践证实，从脐带血中获得的HPC可以替代成人骨髓或外周血中的HPC，用于治疗白血病、淋巴瘤、再生障碍性贫血、遗传性免疫和代谢疾病。然而，在临床中仍需进一步研究阐明脐带血HPC与其他来源HPC的优缺点。临床研究显示，影响脐带血移植效果的因素包括血液中HPC的数量、移植受体的体重，以及供体和受体之间HLA的匹配程度。

1970年，美国在世界上最早建立了全球首家脐带血库。根据其建设面临的问题，美国科学院医学研究所（Institute of Medicine，IOM）认为，建立有效的国家脐带血库应考虑的问题包括：当前和未来科学的发展；患者、医生和捐赠者的需求；质量的保证；结果有效性的评估。平衡所有这些观点是一项重大的挑战。该领域组织间的紧张关系迫切需要IOM进行研究，并成立了收集所有相关信息的审议委员会。该委员会的专家为了确保所有重要观点的公平和有意义，在脐带血的采集和移植方面达成的一致意见如下。

（1）确保为患者提供最佳护理的目标：要求在做出移植决策时，可以向移植医生提供关于来自成人供体和脐带血造血干细胞（HSC）的及时、完整和准确的信息。必须包括有关骨髓捐赠计划和相关经验的信息。

（2）采集、储存和使用脐带血的质量保证至关重要，收集有关所有造血干细胞移植（HSCT）结果的完整信息必不可少。

像骨髓和动员后的外周血一样，脐带血富含潜在拯救生命的干细胞，移植时HPC可有效治疗血液疾病，如白血病、特定的代谢性疾病、免疫缺陷及镰状细胞贫血。近年来仅在美国就有2.5万多人进行移植，这些移植越来越多地使用的是源自脐带血的HPC。

IOM委员会认为，需要建立一个国家系统来进行脐带血的采集、分配和使用。而且，美国国会要求IOM系统回顾有关的信息，并就国家脐带血库的理想结构提出建议。在其考虑中，该委员会以两个首要目标为指导：①在医生做出移植决定时，应能够及时获得有关脐带血 HPC 捐献者完整和准确的信息；②确保患者使用的脐带血质量最优。

IOM 委员会通过对美国国家骨髓捐献者项目（NMDP）、纽约血液中心（NYBC）的国家脐带血项目及国家心肺和血液研究所（National Heart, Lung, and Blood Institute）的脐带血保存与移植（Cord Blood Banking and Transplantation, COBLT）研究收集的数据进行分析，结果显示：与受者 4/6 HLA 匹配的移植不如 6/6 HLA 匹配患者的效果好。而且，随着细胞剂量的增加，5/6 HLA 匹配的生存率几乎与 6/6 HLA 匹配的效果相似。

该委员会提议创建国家脐带血干细胞库项目，并对这些项目的组织管理、数据管理和质量控制提出具体建议，以便满足捐助者和移植干细胞患者的需求。

二、HLA 匹配的检索

任何来源的 HPC 移植，最重要的因素是 HLA 匹配合适。美国每年 HPC 移植患者的候选人数估计为 11 700 人；其中只有一小部分来源于 HLA 一致的兄弟姐妹供体，这通常被认为是 HPC 的最好来源。为了使 HPC 更广泛地用于无 HLA 一致兄弟姐妹供体的大量患者，20 世纪 80 年代建立了大型国际成人（骨髓和外周血）志愿捐赠者登记处。超过 900 万名成人捐赠者被列入全球 40 多个注册管理机构。尽管过去 20 年招募了大量成年捐献者，但注册管理机构和移植医生仍面临四大挑战：①无法为大部分移植候选者，特别少数族裔人群确定完全或接近 HLA 匹配的供体；②在登记处注册的一些潜在捐赠者，因为 HLA 匹配要求，可能永久或暂时无法使用；③搜索请求与 HPC 采集之间的间隔时间（平均时间大于 4 个月）；④骨髓和外周血捐献相关的风险。

研究表明，建立更大规模和更容易获得的脐带血库可能解决这些问题。与成人 HPC 相比，脐带血采集相对容易和安全，并且有可能从更广泛的人群中获得 HLA 匹配的细胞，尽管这种匹配的程度不一定增加，但其移植成功的潜能更大。因此，美国至少有一半捐赠的脐带血用于无亲缘捐赠者之间的移植。这些脐带血配型后匿名存储，用于任何可能有医疗需求的患者。而私人脐带血库储存的脐带血是为了将来捐献者或捐献者家庭成员使用，这种使用可以是异体的（对于家庭其他人），如治疗供体的同胞，也可以是自体的。因此，这种脐带血以后也可以用于治疗保存脐带血的儿童。

三、存在问题

脐带血库的兴盛引发了一系列问题：脐带血的可获得性；脐带血库存的充足性；脐带血采集、处理、保存方法和文件的标准化及质量控制等。尽管脐带血库的独立性可能有利于创新，但也可能导致脐带血库之间脐带血质量的不一致，并且移植中心需要咨询不同脐带血库去获取 HLA 匹配的 HPC，复苏和处理从不同脐带血库收到的脐带血。此外，大多数血库都制定了各自相关的操作规定和程序，尽管许多血库都获得了一些独立组织的认证，但是这些脐带血库缺乏一致的质量保证或统一的管理监督。

目前，脐带血库自己收集 HPC 移植的临床结果，缺乏统一的临床结果数据库，不利于形成专业和有效的临床应用指南。此外，缺乏 HPC 标准检索模式，脐带血库之间、脐带血和成人 HLA 分型水平的差异，导致移植中心需要对独立脐带血库或联合脐带血库进行多次检索，这些都反映了整个脐带血库及临床移植中心的碎片化状态，缺乏统一的管理模式。随着时间的推移，为了满足移植中心的检索需求，应该建立更加统一的 HPC 信息库，特别是临床移植结果数据库。

美国国会一致认可脐带血移植的潜在应用价值和建立良好系统的必要性，并在 2004 年提供了 1000 万美元用于在卫生资源和服务管理局（Health Resources and Services Administration, HRSA）领导下建立的全国脐带血干细胞库项目。但在脐带血库的数据库管理、脐带血选择流程、标本来源、融资和竞争、标准以及其他方面依然存在重大分歧。

四、研究背景

为了解决这些分歧，美国国会在 2004 年用于建立国家脐带血干细胞库项目的 1000 万美元拨款中，拨给 IOM 一部分用于 HRSA 评估现有脐带血项目和库存，并就国家脐带血干细胞库项目的理想结构、功能和效用提出建议。

IOM 成立了关于建立国家脐带血干细胞库项目的专家委员会，由经济学、HPC 移植、结果分析、生物统计学、干细胞生物学、脐带血质量和标准、公共健康、卫生技术评估、患者组织、伦理和妇产科等领域的专家组成。在 HRSA 内审议关于建立国家脐带血干细胞库项目的相关议题。IOM 的研究将为脐带血项目的最佳结构提出建议，并解决最大化发挥该机构的相关问题（如采集、储存、标准设置、信息共享、分发、报销、研究和成果的衡量）。以下是委员会解决的一些具体问题：①在其他 HPC 来源的情况下，脐带血在 HPC 移植中的作用是什么？②现有脐带血库的现状是什么？③脐带血捐赠项目的最佳结构是什么？④脐带血干细胞移植目前的使用用途是什么？⑤脐带血 HPC 移植使用的最佳方法是什么（即设定储存标准、采集程序、信息共享、脐带血分发和移植结果评价）？⑥将脐带血用于研究的最佳方法是什么？⑦为了获得研究和移植使用的知情同意书，应遵循哪些知情同意？⑧脐带血项目是否应为所有血库制定实践指南？或者仅仅为了公共血库（例如，在血液进入脐带血库之前需要做什么样的 HLA 分型，以及数据库如何公开）？

五、推荐做法

国家脐带血库的主要使命和目标应该是尽可能以最有效、最具成本效益和最合乎道德的方式，最大限度地获得高质量 HPC 的来源，为患者治疗和研究提供服务。美国 IOM 的专家委员会从国家脐带血库的主要建设目标出发，结合目前已有的脐带血库的经验，以及其他器官和组织移植项目中汲取的经验教训，并考虑到脐带血来源的 HPC 当前和潜在的用途，委员会专家们对国家脐带血库的几个关键目标达成一致。①简单。国家脐带血库在提供存储服务和从移植中心获取检索信息两个方面避免工作重复。②质量。脐带血库的建设目标应该是通过建立高质量的、HLA 多样性的脐带血库来尽可能提高患者康复的机会。③患者、医生和捐助者的支持。对参与该项目的所有个人提供支持和教育是该项目不可或缺的内容。

为了达到国家脐带血库的建设目标，美国 IOM 的专家委员会制定了在遵守道德标准的前提下，提高脐带血库的运营标准，建立脐带血库的基本组织结构。此外，建立对国家脐带血库的监督也是保障脐带血库规范运营的重要组成部分。在关于国家脐带血库的结构和组织建议中，委员会建议 DHHS 秘书处（Secretary of DHHS）成立全国脐带血政策委员会（National Cord Blood Policy Board）以制定政策，并向 DHHS 和 HRSA 的秘书处就捐赠、采集、脐带血的使用、扩大 HPC 使用范围提出改进建议。

（一）脐带血库和存储

采集、处理和保存脐带血的脐带血库在处理程序和方法上各有不同。当医生为患者检索脐带血时，他们将面对不同血库不同的搜索算法和信息系统。同样，不同临床移植中心根据自身的特点和需要，HLA 配型的请求也以不同的格式发送给血库。

美国联邦政府和各州的法律法规对脐带血库的运营有不同规定，许多美国的脐带血库都依据自身状况选择不同组织进行认证。这些组织认证的要求并不统一，建立更加一致的标准将对脐带血库的发展和最终用户的安全使用都有好处。美国食品药品监督管理局（FDA）对脐带血库的运行也做了法律强制执行的要求，用来提高脐带血库系统的安全性和质量保证。

国家脐带血库需要一套统一的认证体系来评价和检查脐带血库，以确保安全有效地采集和储存脐带血。脐带血移植中心也应通过认证，以确保脐带血的正确选择和解冻。FDA 脐带血许可是另一种可以满足均一性和高标准的手段。美国 IOM 的专家委员会认为，如果所有血库，无论是公共还是私人血库都需获得许可并遵守这些标准，所有各方的利益都能满足。

实现国家脐带血库的基本目标的另一个障碍是，现有脐带血采集缺乏足够的伦理和种族多样性。这限制了一些潜在受者群体 HLA 类型的可用性，需要更大范围收集少数人群的脐带血，并发展创新的捐赠者招募方式。同时，也要认识到少数族裔的脐带血存储不足不仅仅是招募少的因素，而是多因素造成的。因此，美国 IOM 专家委员会的 5 点建议如下。

（1）确定脐带血库的认证组织。国家卫生部门应通过公开的、具有竞争力的方式来确定脐带血库的认证组织。该组织应负责拟定脐带血库、采集中心或移植中心的标准。

（2）建立脐带血采集统一标准。在不改变产科安全操作的前提下，统一脐带血采集标准，应由上一条建议的脐带血库的认证机构制定，所有国家脐带血库都应遵守这个统一的标准。

（3）建立统一的质量保证体系。脐带血库认证组织应制定统一的脐带血采集、处理和储存质量标准及要求，并且所有国家脐带血库都必须遵守这些标准。此外，还需要建立一个日常合规性的审查系统。

（4）建立脐带血库的 FDA 许可制度。FDA 应立即采取行动，建立适用于临床移植用脐带血的许可制度。作为获准许可之前的临时措施，所有国家脐带血库都应在新药研究申请（investigational new drug application，IND）制度要求下运作。

（5）将质量标准用于所有血库。美国 IOM 的专家委员会强烈建议所有脐带血库不论公立、私立，还是参与国家脐带血库项目，都应遵守既定的质量标准。

（二）道德和法律问题

脐带血采集、储存和移植过程不仅事关技术与医疗，也事关道德和法律。脐带血的捐献者不仅仅是与研究人员和医生一起保存了出生时的脐带血，同时也是在做一些可能有利于他人的事。捐献者在同意捐献脐带血之前必须充分理解一些主要问题：一旦捐献，谁可以获得脐带血？在何处储存？如何储存？如何保护其隐私？供者是否从中获益或受到伤害？

孕妇会收到关于捐赠过程以及不同保存类型结果的大量信息，这些信息有时会发生冲突。向潜在捐献者透露哪些信息是至关重要的，包括一旦捐献者捐献，谁获得了脐带血？在何处存储？如何存储？如何保护捐献者的隐私？

（1）脐带血采集中心需要制定有关谁必须提供知情同意的政策。脐带血采集中心应该有明确政策规定谁必须提供捐赠同意书，并有预案解决父母亲反对捐献脐带血的情况。

（2）应在分娩之前获得知情同意。收集、储存和使用脐带血的知情同意应在分娩前获得，并且是在产妇充分理解相关信息后获得。

（3）必须向捐献者提供可选择的明确信息。提供给捐献者的信息必须包括对不同保存方式的选择权。

（4）促进医疗信息安全。为了确保移植产品和接受移植手术患者的安全，必须建立捐献者和保存脐带血之间的安全联系。这些记录必须保密并提供充分的法律保护。如果在检测过程中发现异常，必须以适当的方式向捐献者提供检测结果，其方式与异常的严重程度相关。

（5）脐带血捐献者必须理解权利的有限性。那些为公共脐带血库收集脐带血的人员应该向潜在捐献者主动说明脐带血所有可能的临床和研究用途。

（三）建立国家脐带血库

建立国家脐带血库项目最大的悬而未决的问题之一是建设规模，即国家层面需要多少份脐带血，并建立一个持续预测或估计脐带血需求的机制。在对所有现有结果数据进行初步分析，并对各种库存规模的成本和收益进行经济分析的基础上，美国 IOM 的专家委员初步估算了有效库存的规模。在国家库存中至少需要额外 10 万份新的高质量脐带血。随着更多数据的收集，经过 HLA 匹配概率、细胞剂量与移植结果之间关系的重新评估，最终库存的规模将需要由国家监督委员会确定。最终库存规模的确定需要综合考虑临床、政策和经济等因素。

为了更清楚地评估 HLA 匹配与库存量之间的关系，该委员会利用纽约血液中心的 NMDP，以及对国家心肺和血液研究所（National Heart，Lung，and Blood Institute）的脐带血保存和移植研究数据进行的分析结果发现，脐带血移植结局与匹配程度和细胞剂量之间存在密切关系，脐带血细胞剂量大于 $2.5×10^7$/kg 体重的有核细胞，可以降低一个或两个 HLA 不匹配脐带血移植的副反应。

（1）制定国家库存政策。根据患者群体和公平原则，预测国家脐带血库所需库存的规模。该项目应该定期检查数据：①增加脐带血库存的方式将有利于提高潜在移植受者的寿命和生活质量；②患者群体的每份脐带血的收益和成本；③库存政策对 HPC 采集、储存和分发系统财务方面可能的影响。委员会应该使用这些评估来应对 HPC 移植的需求、适应证、技术的变化以及脐带血细胞疗法的未来应用。

（2）继续开展临床移植结果研究。HRSA 以及美国国立卫生研究院应该支持进一步研究，以更好地理解库存规模、HLA 匹配质量、细胞质量、多份移植和 HSCT 益处之间的关系，提高患者寿命和生活质量。

（3）扩大当前库存。由于库存规模扩大会增加移植的潜在收益，因此 HRSA 应当支持库存增长，同时评估当前库存并确定脐带血库存的最佳规模。

通过同时考虑细胞剂量和 HLA 匹配的程度，为了移植可接受性，现有脐带血的质量必须重新评估。应在新制定标准的背景下审查现有库存的质量。因此，由于细胞数量低，或者由于评估和储存的不充分，许多现有脐带血很可能不适合临床使用。库存政策应该足够灵活，以支持 HLA 和细胞剂量因素之间认识的变化，以及不断发展的临床实践（如双份移植），并进行定期重新评估。最后，目前库存应该在全球范围内进行评估，国际标准的协调将有助于这种评估。

（四）国家脐带血库的运行模式

美国 IOM 的专家认为，国家脐带血库的运行模式应该满足：临床医生能够从脐带血库中准确和及时地选择到最佳而可用的细胞；获得的细胞是高质量的；收集移植受者临床信息的目的是为了后续的研究、质量保障和临床疗效的改善。目前脐带血库以不同的标准运作；无论是采集的脐带血库还是移植中心，相当数量的脐带血移植结果都没有完整的结果报告；脐带血库的经济状况也不佳。所以，脐带血库的运行模式应该能够解决这些关键问题。

现有的脐带血库对委员会的建议有不同意见，因为现有的脐带血库的一些运行模式已经建立，如良好的患者教育和宣传系统。但是，对于目前或未来的需求而言，现有的做法是不够的。虽然国家脐带血干细胞库的许多建议在 NMDP 有类似规定，但并不是所有美国和其他国家的脐带血库都参与 NMDP 网络系统，并且捐赠脐带血的采集、保存流程和捐献者招募追踪的流程都不同。另外，国家脐带血干细胞库的运行模式要有能力适应 HPC 移植领域的新知识和新技术的发展，应有能力将新知识调整并融入到必要的程序中。

无论是成人骨髓、成人外周血，还是脐带血，都应简化在移植过程中的相关环节，包括搜索、结果数据的收集和分析研究及政策的制定。成人和脐带血登记之间存在巨大差异，将它们统一在一个数据库中，需要更好地理解这两种移植资源背后的科学原理。

由于缺乏一种完整而协调的网络，去评估保存的脐带血及其特性、不同脐带血库来源脐带血移植的临床结果、现有脐带血的状态和质量，以及现有脐带血的移植用途是件很难做到的事情。美国 IOM 专家为脐带血库网络建设设立了 10 个目标：①通过现有库存的大幅增加，确保临床脐带血的获得；②流程效率的最大化；③系统和投资的最少化；④保证脐带血质量；⑤保护患者和捐助者的隐私；⑥及时的数据收集和结果报告；⑦透明的政策和程序；⑧脐带血库长期的财务可行性；⑨加强各方之间的沟通；⑩遵守道德标准。

实现上述脐带血库网路建设的目标，要求 DHHS 在满足质量保证相关目标、信息交流和透明度要求的同时，向临床移植中心、脐带 HSC 库及患者和公众做广泛的宣传，使国家脐带血库的建立、实施和评价的整个过程透明化。国家脐带血项目的主要功能及实现的方式见表 31-1。

表 31-1　国家脐带血库建设需要注意的主要问题

监管	国家脐带血政策委员会（国家委员会）应制定政策，并定期监测与脐带血使用有关的所有问题。日常管理应该由国家脐带血中心负责，通过一个竞争的过程，由 HRSA 确定
数据库	脐带血数据和临床移植结果数据都需要建立数据库。这两种类型数据目的不同，所以它们可以单独存在，不一定完全整合在一起
脐带血选择	国家脐带血中心应协调信息检索，允许临床移植中心根据实际情况定制符合当地医院的临床结果报告，并直接与脐带血库合作。检索系统应该支持成人捐献者信息系统与脐带血库信息系统，方便医院和患者选择移植细胞源
移植细胞来源	HPC 来源的选择必须取决于患者的需要。所有可供移植的细胞库数据和信息必须定期更新，并能实时检索
资助	美国的联邦基金用于脐带血库扩大库存和基础设施建设
脐带血库的选择	参与国家脐带血库建设的脐带血库应符合国家委员会制定的标准，并且必须符合国家脐带血库建设的所有指标要求
标准	脐带血库、捐献中心和移植中心的质量标准应由独立于国家脐带血中心的认证机构制定。认证机构将通过竞争机制进行选择
结果数据	国家委员会应该能够随时获得临床移植结果的全面数据，这些数据能够分析使用 HPC 的所有移植，并且用于建立所需库存规模，随时更新国家脐带血库的相关政策

1. 建立国家脐带血政策委员会

DHHS 秘书处应设立一个全国脐带血政策委员会（国家委员会）来制定有关的政策，并向 DHHS 秘书处和 HRSA 就捐赠、采集和使用脐带血的政策提供咨询建议，以及为改善和增强脐带血细胞用途所需开展研究进行建议。随着临床应用经验和科技的发展，国家委员会应定期审查脐带血临床应用的结果数据，并就库存规模、程序和标准的变化制定政策。国家政策委员会应促进成人供体外周血液、骨髓移植，以及脐带血移植不同组织之间的积极合作和相互沟通。

IOM 委员会是建立在 DHHS 秘书处层面的一个特殊组织，也是协调成人捐献者和脐带血项目之间关系的机构。该委员会应包括脐带血移植、HPC 收集、HPC 存储和分配、临床移植、伦理、流行病学、组织相容性、统计学、信息、保健服务和其他相关领域的专家及公众代表。委员会成员至少应没有经济利益冲突。委员会应发挥积极作用，确保在 NMDP 发展和增长的过程中，从 COBLT 研究和实体器官移植项目中汲取经验教训，对国家脐带血干细胞库项目资金和政策做出正确的决定。

2. 建立国家脐带血协调中心

HRSA 应该通过公开竞争来建立和资助国家脐带血协调中心（以下称脐带血中心），该中心将负责执行国家委员会颁布的政策，其中包括：①管理连接移植中心与脐带血库的国家网络；②收集脐带血移植结果的数据；③在政策制定者（包括国家委员会）做决策时，脐带血库和移植中心出于质量保证目的，研究者出于更好地扩展脐带血用途的目的，应该确保有关库存脐带血和脐带血移植结果的数据是可用的。

在征求脐带血中心的建议时，不应要求所有项目的构成部分都要集中管理，而是要考虑提出令人满意的协调机制，也不应禁止所有项目构成部分的集权管理。委员会的一些成员担心，强制脐带血移植的所有方面进入单一的、中央化的组织可能会延缓匹配过程，并可能扼杀参与项目血库和移植中心的创造力以及寻找改进做法的能力。无论是否为中央化组织的提案，都应该提供机制促进移植中心和脐带血库之间建立更有意义的联系，一定程度的标准化，并提供临床决策时所需信息的获取途径。该委员会在这些建议中提出的各级监管结构的关系见图 31-1，图中阴影部分是必须重新组建的机构，其他部分为现有的部门。

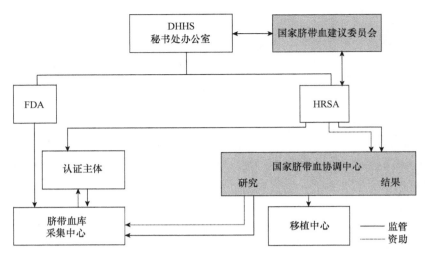

图 31-1　美国国家脐带血库专家委员会建议的监管结构关系

国家委员会应该制定政策，脐带血中心应该发挥其功能并充分认识脐带血、外周血和骨髓是 HPC 的可选来源。HPC 来源的选择必须依据患者的需求和达到临床治疗最佳结果的要求，而不是凭经验选择。因此，应尽一切努力与 NMDP 合作。国家委员会必须确保脐带血中心的运作对所有相关人员都信息公开，促进脐带血在成年患者治疗中的技术更加成熟。

（五）脐带血库的数据库和脐带血选择

脐带血中心应努力促进最佳数据库检索系统的建立、HLA 分型的确认，以及根据最佳可用的证据对脐带血进行存储和选择。检索系统应包括检索报告的格式，国家脐带血库提供的脐带血信息报告应该是统一格式，同时允许临床移植移植中心可以根据医院的实际情况制定临床治疗结果报告。为了满足临床需要，一些脐带血库的库存信息，只要临床用户能检索到，也不必都集中到总的数据库，但必须包括在数据中心系统。数据系统和政策应允许移植中心直接与脐带血库合作。此外，脐带血中心应努力建立高效系统，利于与其他国家的脐带血库合作，其前提是其他国家来源的脐带血要满足本国脐带血的质量要求。

（六）临床结果数据库

国家委员会应该支持建立各组织来源的 HPC 移植的临床结果数据库。该数据库可以指导脐带血库库存规模，跟踪脐带血库质量，协助评估所有来源 HSC 临床移植结果。脐带血中心收集的临床结果数据应遵循标准化的格式，并收集脐带血库所需的适当临床信息，以满足质量保证、质量认证和法规的要求。所有参与国家脐带血库合作的临床移植中心都应该及时提供使用国家脐带血库脐带 HSCT 患者的近期和远期临床结果数据。

这个数据报告的格式应该与成人供体移植的格式一致，并在现有成人骨髓或外周血和脐带血 HPC 移植结果的数据基础上建立一种算法，允许其中任何一种检索需求。这些数据库和检索系统不仅可以确保移植后临床结果数据完整，还可以为有资格的研究人员，以及有兴趣对全国成人捐献者和脐带血来源进行全面分析的政策制定者及临床医生提供数据。这些对数据库的要求会给国家脐带血库的运营者带来压力和负担，由于收集和建立高质量的数据库需要花费时间和人力，因此需要政府财政支持移植中心的数据库建设。

（七）财政资助

（1）脐带血库库存增加需要国家财政资助。充足的脐带血库存需要国家财政提供必要的资助，以便尽可能多地为临床患者提供高质量的脐带血。为了达到脐带血库存量的标准，国家财政和专业委员会都要支持国家脐带血库的建设。扩充库存脐带血，包括来自不同种族和民族人群的脐带血，增加少数族裔获得脐带血移植的机会。国家脐带血库应参加医疗保健支付系统，以允许对移植用脐带血花费进行报销。

（2）脐带血库的基础设施发展需要国家财政支持。国家脐带血库的项目资金应该包括基础设施建设经费。国家脐带血库建设包括质量保证和认证系统的基础设施建设，以及脐带血中心和专业委员会的组建。国家财政应该支持脐带血库参与认证，提供资金用于建设和运行数据库；监测脐带血库和移植中心符合质量标准；激励在脐带血存储、匹配和相关流程方面的改革和创新。

国家专业委员会应该为脐带血库制定质量标准和数据共享的最低标准。脐带血中心应监测和管理这些标准的实施，并建立一个可行机制，为有资格的脐带血库分配资金，以便使库存脐带血数量增长。

根据脐带血库公布的标准和其运营质量（如认证和许可证）的详细情况，来选择承担国家脐带血库项目建设的脐带血库，并鼓励各国脐带血库参与数据共享。

国家脐带血库、采集点和采集中心，以及移植中心的质量标准应由认证机构复核和监督，认证机构应独立于脐带血中心，由专家委员会通过公开竞争的方式，在现有的认证组织中确定认证机构。只有通过认证机构的脐带血库才能承担建设国家脐带血干细胞库项目，同时获得 FDA 的许可。

（八）研究

联邦政府资助的国家脐带血库应根据专业委员会提议，那些不适合临床应用的脐带血可供研究使用。此外，还需更好地探讨脐带血临床疾病治疗的作用机制。

第二节　脐带血库相关的伦理法律问题

尽管公众已经接受脐带血的采集、存储和应用观念，但是，脐带血库运营涉及脐带血所有权、脐带血采集和保存的知情同意、信息保密问题、非盈利性商业问题，以及脐带血获得需体现社会公平等问题。所以脐带血库运营引起国际上在社会、法律和伦理等方面的大量关注。

一、基本的伦理法律问题

众所周知，脐带血、脐带和胎盘组织含有丰富的干细胞，这些干细胞在科学研究和临床治疗上有巨大潜力。但是，这些依然面临着伦理法律的争议。首先，关于人类生命的定义，一般认为，人类是以出生后的生命为定义的，出生前在母体的人被"排除在人类之外"。20 世纪 90 年代，美国和欧洲等国家的伦理委员会在成体干细胞及诱导多能干细胞（iPSC）、再生医学相关等领域中，常用"潜在人（potential person）"或"人类形成（human person becoming）"等词汇表述。另一个是关于胚胎的定义，各国官方很难达成共识。伦理立场不同，其观点上有很大分歧。1969 年的《美洲人权公约》宣称"每个人的生命都必须受到尊重，这项权利受法律保护。一般而言，是从受孕时算起"。然而，潜在的共识是基于价值观、原则和权利。

除了生命权之外，伦理法律方面的共识是基于人类共同的价值观、原则、权利和人类的尊严，具体包括：①自治原则和个人自由原则，包括每项医疗或研究行动的知情权和尊重私生活的原则；②正义和慈善原则，涉及健康保护、安全、保障、产品和服务的质量；③团体原则，代表集体利益的保护，特别是弱势群体的利益；④平等原则，一方面禁止在健康领域歧视，另一方面允许获得保健服务；⑤思想自由原则，它是公众权威和尊重研究自由的基础。

在多年以前，脐带血、脐带和胎盘一直被认为是医疗废物。尽管可以应用这些组织做免疫球蛋白和美容药物，但是一直认为没有必要征得捐赠者的知情同意。这些组织通常认为是无用的，直接被销毁或掩埋。在一些民族文化中，还会举行掩埋脐带和胎盘的仪式。

然而在过去的 30 年，从研究证明胎盘、脐带和脐带血对医学疾病治疗具有重要意义的那一刻起，这些组织成了人类生物材料和细胞治疗的产品。这些组织的采集是由产科医院专业并训练有素的工作人员根据具体规则和程序进行。通过建立知情同意环节，上述采集从非法行为变为合法行为。1997 年，根据在西班牙奥维耶多成立的"欧洲人权和生物医学理事会（Human Rights and Biomedicine of the Council of Europe）"规定，建立在知情同意基础上，这些组织的采集和应用在伦理和法律上是合法的。而且，采集脐带血、脐带和胎盘在道德上是合理的，因为这是基于个人的自主权，也是基于捐赠者的自愿行为。无论是异体非直接使用还是自体直接使用，这都是服务于公共健康和人类利益。因此，这是国际社会尊重和保护人的生命，以及在国际公众普遍价值原则的基础上形成的共识。

二、脐带和胎盘的问题

脐带和胎盘是受精卵发育的组织，虽然其含有干细胞，但这种干细胞不能发育成有社会行为能力的人。根据西方国家的伦理和法律，脐带、胎盘及其他临床手术切除的组织和器官均被认为是"废弃物"或"与母体无关联"的生物材料。在法律上，脐带和胎盘在立法中无明确的法律性质界定。由于这些生物材料具有实物特征，在器官、组织和细胞提取及移植的立法中涉及捐赠，知情同意等，因此出现了"所有权"的问题。

新生儿、母亲和父亲对脐带血、脐带和胎盘拥有所有权。由于新生儿未成年，孩子的父母或母亲可以合法地代表其意愿。在道德和法律层面，有人认为需要父母双方同意，而有人则认为只需要母亲同意。

在这种情况下，为了使捐赠有效，需要父母双方以合同的形式，签署协议和知情同意书。一旦捐赠完成，父亲、母亲和新生儿捐赠者就不再拥有脐带血和其他人体标本细胞的所有权。特别是在同种异体非定向捐赠的情况下，捐赠者和受者的身份匿名。唯一的联系是由脐带血库开展的研究，以及向各方提供的有关健康问题的信息。

有人主张脐带血、脐带和胎盘组织所有权应该归属母亲，因为在分娩前，胎盘和脐带是她们身体的一部分。NetCord-FACT 支持这种观点，即使承认所有权属于新生儿，也应该由母亲代替新生儿。因此，获得母亲知情同意则可使采集和捐献合法化。

三、脐带血、脐带和胎盘干细胞的法律特性

根据不同国家的法规，脐带血细胞有时被视为药物，有时被视为组织，有时被视为人体生物制品。

（一）药物

在德国，脐带血被认为是一种特殊类型的药物，并被归入 1976 年的《医学法案》。该法案将血液制品管理等同于药物管理。而且，它对已预先处理过的脐带血进行分类，用于异体使用，属于不同类别的药物。此外，还把异体使用的脐带血与自体使用的脐带血分开管理。2005 年，在其《药品法案》中写到："根据欧洲议会和理事会 2007 年 11 月 13 日第 1394/2007 号条例第 2 条第 1 款和第 726/2004 号条例规定，先进疗法包括基因疗法药品、体细胞疗法药品或组织工程产品"。

（二）人体组织或产品

在英国，根据 2004 年《人类组织法案》，涉及人类的组织和脐带血被认为是组织供体，强调应该对由人体细胞组成的每一种产品实施法律，生殖细胞是唯一的例外。在西班牙，根据 2006 年 11 月 10 日的皇家法令，脐带血也被视为组织。比利时的立法规定与组织等同，因为组织被认为是"由细胞组成的人体部分"。就干细胞移植而言，骨髓、外周血、脐带血和胚胎干细胞等都属于同一分类。器官移植是唯一的例外。

根据美国 FDA 的规定，脐带血被称为"人体细胞、组织、细胞和组织产品"（HCT/Ps），其使用目的是移植到候选患者并可用于细胞治疗和研究，即"人体细胞、组织或基于细胞或组织的产品是指含有人体细胞或组织或由其组成的物品用于植入、移植、输注或转移到人类受者中。"因此，它们被认为是移植的人体产物，而用于同种异体移植的那些产品属于生物制品类别。用于自体使用时，脐带血属于《公共卫生服务法》第 361 章所管理的范畴。在加拿大，根据移植细胞、组织和器官安全的第 7/6/2007 号条例，这些都符合人体产品的特征，目的是移植。该规定属于关于食品和药品的法规，其中包括有关药品的规定。

四、脐带血采集

（一）脐带血的所有权

脐带血在传统上被视为废物，出生后即被丢弃。然而，治疗和研究使用的脐带血需要重新在伦理和道德方面进行所有权评估。在脐带血采集的早期论文中，建议脐带血应具有与任何捐赠器官或组织相同的地位，意味着它应该被视为儿童所有。这个观念在许多国家已经被广泛接受，关于孩子脐带血采集和使用的决定应由"责任人"来完成，在这种情况下就是孩子的父母。但是，这种所有权仍然存在许多未解决的问题，例如，捐献或保存的同意、儿童是否可以承担责任等。

脐带血的合法所有权问题仍然是一个有争议的领域。大多数国家已建立法律以处理组织、器官和献血问题。有的国家，如美国、英国和澳大利亚区分组织和器官捐赠以及血液捐赠。但是，由于脐带血的独特性，还因为没有报道专门处理脐带血的案例或法律，目前尚不清楚哪些法律适用于有关脐带血所有权的争议。因为脐带血取自废弃的脐带/胎盘组织，而不是通过成人供者静脉穿刺获得，所以脐带血是否受组织或血液相关法律监管也是一个有争议的问题。这些导致了脐带血商业化中关于捐献者财产权，以及从捐献到接收中脐带血处理机构财产权的不确定性。随着脐带血存储越来越普遍，这些问题需要以合法的方式解决。

在私人保存脐带血时，所有权变得尤其不确定，例如，在公司破产时，或者假如父母不再支付年度存储费用时，或者父母离婚时，没有确定谁拥有脐带血。此外，在一些私人脐带血库的合同中，在合同失效以后，就谁拥有脐带血的权利也是模糊的。

（二）知情同意

脐带血的采集有几种情形，包括强制采集、有偿捐献、无偿捐献和约定采集。脐带血采集的决定通常由母亲在知情同意下做出决定。严格地讲，脐带血捐献和存储必须在"知情的""自愿的"和"有能力做决定的"情况下做出。例如，产妇在分娩时，她们正经历身体和情感的压力，她们是否有能力做出脐带血采集决定。所以，有时候可以采用"分阶段知情同意方案"。知情同意分为分娩前、中、后 3 个阶段，这可保障产妇享有充分知情权利。同时还可在一些遗传和传染性疾病检测结果报告出来之后，确认脐带血是否捐献和存储。

如果一些地区脐带血被视为是新生儿所有，建议父母双方必须从孩子利益出发行使同意权。那么，父母对捐献和存储有平等的知情权力。

（三）信息沟通

在脐带血库的合同文件中，已经说明医生要填写脐带血、脐带或胎盘的供体，也就是新生儿的健康信息及产妇的相关健康信息。这些信息是脐带血、脐带或胎盘下一步处理时的必需资料，在获得产妇的知情同意下获得。《奥维耶多公约》（Oviedo Convention）（第 10 条第 2 款）中的定义是："每个人都有权知道收集的关于其健康的任何信息，并要求保护个人隐私权"。因此，捐献者有权决定是否提供信息。

（四）尊重隐私和义务观念

在现代健康卫生领域，保护个人隐私权至关重要。在大多数国家，捐献者在脐带血保存时的隐私/保密用两种方式进行控制。首先，在脐带血捐献前所有的常规检查结果在其他医疗机构都属于机密。其次，即使受者有充分的理由想知道捐献者的身份（例如，是否经历过初次移植的失败，或是需要第 2 次 HSCT），一般都不应公开捐献者的身份，因为捐献者信息的公开可能会产生法律和社会方面的影响。

五、脐带血捐献的社会公益问题

建设公共脐带血库是为了努力增加患者，特别是那些少数民族患者找到合适匹配"捐献者"的机会。尽管在脐带血移植领域取得惊人的进展，仍有大量的政治和体制上的挑战，阻止公众脐带血保存系统的发展。

（一）少数民族

脐带血库中少数民族的脐带血数量不足。在美国，超过 95% 的患者能够找到至少一个潜在的 4/6 HLA 匹配的脐带血，但是土著人等少数族裔很难找到合适匹配的脐带血，非洲裔美国人找到匹配的骨髓、外周血和脐带血捐献者最少，其次是西班牙裔和亚洲裔患者。同样，在澳大利亚，印度患者也很难找到合适匹配的捐献者，其次是亚洲裔患者和土著澳大利亚人。虽然可以通过教育提高脐带血捐献率，但这些仍然无法解决少数族裔脐带血不足的问题。

（二）脐带血捐赠的获取

尽管许多国家现在已经建立了自己的公共脐带血库，但对于脐带血采集中心来说，获取脐带血捐赠仍然是一个社会问题。第一，一些国家的公共脐带血捐献仍然是无组织状态。例如，尽管在美国有大量的脐带血库，并不是所有脐带血库都加入了国家骨髓捐献者登记处。第二，许多国家的公共脐带血库仅有有限的采集中心，往往位于文化多样性不足的区域，这意味着少数民族捐赠/招募率低。例如，澳大利亚全国只有 11 个采集中心，其中大部分在社会经济发达的地区。英国的 NHS 脐带血库仅仅在 4 个医院收集脐带血，所有这些医院都聚集在伦敦北部。幸运的是，在美国，尽管在全国脐带血采集中心有限，但母亲可以在任何美国医院通过脐带血库捐献孩子的脐带血，采集脐带血后可将其列入 NMDP 的注册处。

（三）脐带血捐赠的成本效益

收集和保存脐带血费用昂贵，需要政府持续给予支持。特别是在发展中国家，脐带血公共捐献系统正在逐渐形成，因为 HSCT 的花费巨大，同时也需要在其他更直接的公众健康领域持续投入。考虑脐带血捐献项目的成本也是非常重要的，确保持续的投入才能给患者提供明显的健康益处，提供更多获得 HSCT 的机会——尤其是对于目前在骨髓捐献登记处中代表性不足的少数民族群体。尽管报告显示脐带血公共库比骨髓登记处存在更多的多样性，但找到一份合适匹配脐带血的可能性仍然较低。考虑到脐带血捐献中的巨大挑战，许多种族群体大约需要收集 5000 份脐带血，才会使匹配几率增加，一个少数种族中的个体才会找到一份合适匹配的捐献者。在其他地方可能存在更有价值和成本效益的做法，例如，有选择地只收集在捐助登记册上的少数群体。

（四）脐带血捐赠与存储意识

脐带血捐献和保存的知识宣传很有限。美国的调查显示，一些教育程度较高的被调查妇女，对脐带血捐献和存储的意义依然缺乏理解。另外一项由 Perlow 进行的调查显示，少数民族教育程度低的年轻人，关于脐带血捐献和存储的知识了解更少。这些结果表明医疗机构很少提供脐带血捐献和保存的教育。为此，医学机构开展咨询服务，支持产科医生参与脐带血捐献和存储的知识宣讲，同时充分尊重产妇个人意愿，让公众了解，在有能力的条件下，本着公益的义务去捐赠脐带血，去拯救他人健康和生命的意义。随着脐带血在临床上治疗作用不断拓展，脐带血在再生医学等新兴领域将有广泛应用前景，脐带血应用面临的伦理和法律问题也需要进一步得到合理解决。

六、脐带血私人存储问题

私人脐带血库的崛起在社会产生了相当大的争论。在意大利、西班牙等国，由于对私人脐带血存储与临床需求、利益、知情同意和广告真实等相关问题的担忧，使得这些国家并不支持私人脐带血的存储。

（一）自体临床应用

在未来的自体临床应用中，脐带血私人存储最大的争论是缺乏科学依据。脐带血含有对疾病治疗有意义的干细胞，这是大家的共识。但是，绝大多数的人不会患有血液系统恶性肿瘤或需要 HSCT 的疾病，因此，不会需要使用自己的脐带 HSC。其次，一些患有遗传性或免疫性疾病或获得恶性肿瘤的患者，在大多数情况下，因为自体干细胞可能包含已知的或未知的遗传异常会导致恶性肿瘤，因此患者自己的造血干细胞不是最佳干细胞来源，而是异体来源的干细胞。第三，临床上证实，一些淋巴瘤、多发性骨髓瘤或复发/难治性肿瘤患者，应用自体造血干细胞是有益的，但仍然需要联合化疗等治疗手段，这使自体造血干细胞移植的必要性和临床疗效降低。从血液系统疾病的发生概率来看，自体脐带 HSC 移植的概率为 1/20 000～1/200 000，机会很小。一家经营 14 年私人脐带血存储业务的公司的数据显示，存储了 20 万份的脐带血，只有 25 份用于自体移植。尽管使用概率很低，但是存储私人脐带 HSC 依然是自体 HSCT 的一个医疗选择，特别是随着对脐带血临床用途的研究进展，如脐带血免疫细胞的应用等，私人脐带血存储依然是一件有意义的事情，私人脐带血库应该给父母提供充足和准确的关于脐带血存储的利弊，帮助他们做出决定。

（二）公共和私人脐带血库的相互影响

有人提出，私人脐带血的存储会影响脐带血的捐赠，降低公共脐带血库存储数量。这些担忧是不必要的，公共脐带血库已经募集到大量的 HLA 类型可用的脐带血，可以为临床提供移植细胞。而且，未来的公共脐带血库也将继续发展。私人脐带血库发展仅仅是对公共脐带血库的 HLA 多样性有影响，而不影响捐献者的数量。

（三）社会公正问题

在私人脐带血库开始运营阶段，有人提出，只有能负担起存储费用的人才能享受私人存储服务，这有失社会公平。因为当时私人脐带血存储的收益还很少，这种质疑很快就被打消了。但是，随着再生医学的快速发展，在未来，自体脐带血细胞移植将成为很多疾病的治疗手段，当个人家庭无法负担私人保存费用时，则需要国家卫生保健系统、社会组织、关注社会公益和公正的部门出面协调解决。

（四）商业宣传对决策的影响

父母面临的选择是脐带血的捐赠、私人存储或是废弃。有人认为，私人存储可能冲击公共脐带血库的捐赠。事实上，私人脐带血库在父母面前，并未提供全面的信息，而是过多地强调脐带血自体移植的作用，或未来可能的应用范围，这种商业宣传直接影响到父母决策。欧洲科学委员会强调，要给客户提供充足的信息资料，包括未来脐带血应用的概率和范围。越来越多的研究证实，未来的脐带血不仅仅是为了给血液系统疾病提供 HSCT，还可为更多疾病提供治疗的应用，这些都将增加私人存储脐带血自体应用的机会。

第三节 脐带血库的商业化

探讨脐带血库商业化问题，首先要明确其目标和商业模式。目前，世界上的脐带血库有两种基本类型：①非营利性的公共脐带血库；②营利性的私人脐带血库。这两种类型之间，还存在一种混合型脐带血库。

"公共"或"私人"是指脐带血的最终用途——供所有人使用的为公共脐带血库（public bank），仅供储户自身和其家人使用的为私人脐带血库（private bank）。此外，还有"自体"和"异体"、"有偿"和"无偿"等词语用以区分脐带血库。从经济学角度来看，"营利"或"非营利"是真正区分脐带血库类型的标准。无论是免费还是收费，所有这些脐带血库的主要区别在于目标和商业模式，这些将决定不同脐带血库未来的发展。

一、脐带血库的类型

（一）公共脐带血库

公共脐带血库的脐带血是免费储存而非盈利性的，脐带血来源于自愿捐赠者。如果符合临床细胞移植的标准，这些脐带血则主要用于异体移植，捐赠者和接受者是两个不同的个体。公共脐带血库承担脐带血储存的所有费用，资金来源于国家和地方政府的项目拨款及慈善组织资助。同时，公共脐带血库中配型成功的脐带血用于临床细胞移植时，细胞出库会收取细胞使用费并获利。由于政府资金支持有限，脐带血干细胞移植的临床要求严格，且配型成功机率低，因而依靠脐带血干细胞出库盈利有限。所以，资金是限制公共脐带血库发展的主要问题。而且，作为公共医学资源的公共脐带血库，必须接受权威机构定期检查，要求库存的脐带血符合严格的质量标准，能够为临床提供合格的脐带血干细胞以用于临床移植。按照细胞治疗认证基金会/全球脐带血库联盟（FACT/Net cord）设定的产业标准，脐带血库收集的脐带血只有 25%左右能达到合格要求并入库储存，即每份脐带血只有超过 100ml，才能获得临床细胞移植要求的造血干细胞数量，才可能合格入库。各地公共脐带血库通过全球网络相互协作，提供可移植物的 HLA 分型信息，在线分享各自的脐带血库资源。

在我国，除台湾、香港和澳门地区外，因为公共脐带血库储存的脐带血是捐赠的，捐赠者放弃了对脐带血的所有权和使用权，公共脐带血库对库存的脐带血拥有使用权。作为一种公共医学资源平台，公共脐带血库的设立由我国卫计委审批。2002 年我国原卫生部设立了 10 家公共脐带血库，2015 年国家卫计委公示了对公共脐带血库的验收结果。目前我国只有 7 家公共脐带血库通过了验收，拥有储存本行政区域内捐赠脐带血的资格，这些脐带血库分别在北京、天津、上海、浙江、山东、广东和四川。

（二）商业脐带血库

商业脐带血库也称为私人脐带血库，脐带血储存是有偿的营利行为。脐带血储存的所有费用均由储户承担，准父母需承担脐带血储存的处理费和每年的保存费。在我国存储20 年脐带血的费用约为 2 万元左右。商业脐带血库的脐带血只供储户自体或家人使用。脐带血库未严格按照权威机构的要求，几乎所有的脐带血都可以储存。除少数获得认证的脐带血库外，商业型脐带血库的质量保证体系在不同企业有不同标准。我国商业脐带血库尚属于起步阶段，但在近 5 年发展迅速，近 100 家商业脐带血库遍布全国各地。

（三）混合型脐带血库

混合型脐带血库是指既有非盈利、可供他人使用的脐带血储存模式，也有盈利的、仅供自体及家人使用的脐带血储存模式。混合型脐带血库的发展经历了不同的模式，如表 31-2 所示。因为这些模式涉及脐带血储户是否付费、是否放弃自身使用权等问题，不同类型的混合型脐带血库的发展情况也不同。

表 31-2　混合型脐带血库类型

类型	费用	是否行 HLA 分型	使用者
双重模式	收费	否	100%自体及家人
	免费	是	100%他人
混合 I 型	收费	是	20%自体或家人
			80%他人
混合 II 型	收费（国内储存）	是	100%自体及家人
			100%他人征用
	收费（国外储存）	否	100%自体及家人

1. 混合 I 型脐带血库

2006 年，一种创新式的混合脐带血库——维尔京健康脐带血库（Virgin Health Bank，VHB）在英国问世。准父母可保留 20%的脐带血量供自体及家人使用，80%的脐带血量供他人使用。两种比例的脐带血在一个密封的存储袋里分为两个储存空间分开存放。这种模式的目的是提高异体脐带血应用率，更好地满足临床需求。用于自体及家人的 20%的脐带血，希望通过细胞扩增技术满足临床需求的细胞数量。但是，另外 80%的脐带血所含的干细胞数量，也仅能满足 10 岁以下的患者进行移植需求。尽管当家庭决定以这种方式为孩子保留脐带血时，这种造福于社会的行为获得了广泛赞誉，但是，大部分储户并不愿意为 20%的脐带血量使用权支付储存费用，而其余 80%的脐带血干细胞则被征用。与几乎相同价格却可以保证 100%的脐带血归其自身所有的其他商业脐带血库来说，这种模式没有市场竞争力。这种模式提高了储存脐带血的应用率，但却降低了储户的储存意愿。到 2009 年，VHB 出现大额赤字，处于破产的边缘，被迫重新考虑发展的战略。

2. 混合 II 型脐带血库

2005 年，西班牙的 VidaCord 公司建立了另一种混合脐带血储存模式：国内储存征用或国外储存自用。这两种储存方式均需付相同费用，准父母向西班牙国内的脐带血库付费以保存脐带血。如果配型成功，国家法律允许卫生部门为有需求的人征用脐带血进行移植时，储户不得反对。虽然储户失去了脐带血的使用权，但会得到退款。另一个方式是准父母可以选择将脐带血储存到国外商业脐带血库，保障了储户自体及家人的使用权。这个混合型模式设计表面上是为了加强国家公共脐带血资源的收集，但实际上是鼓励储户把脐带血资源输出国外。经过 7 年的运营，VidaCord 在其网站上表示：事实上，只有 0.4%的储户选择了国内的混合型脐带血库，用于公共征用，而 99.6%的准父母选择在国外储存脐带血以保证自体及家人拥有使用权。

在德国，某些商业脐带血库也开展了混合 II 型脐带血库模式，开设了网站，允许人们在异基因脐带血登记处进行在线实时搜索异体匹配的脐带血资源。但是，与西班牙不同的是，储户有权利拒绝脐带血被征用。

3. 双重模式脐带血库

双重模式脐带血库给储户提供两种独立的方式：一种是免费储存供他人应用；另一种是付费储存供自体及家人应用。储户在费用、使用权上拥有了自由选择的机会，这种模式是目前混合型脐带血库最常见和发展最好的模式。

二、公共脐带血库的商业模式

（一）公共脐带血库的收益分析

在公共脐带血库中，每份脐带血的储存费用由脐带血库承担，每输出一份脐带血，脐带血库收取使用费用。如表 31-3 所示，使用脐带血的收费标准各国不同，这些费用包括运输费用。脐带血干细胞的价格通常由每个公共脐带血库设定，一般价格根据细胞数量而变化，但在一些国家也由卫生部门决定，我国尚未有统一定价。

表 31-3 公共脐带血库的脐带血价格

国家及地区	脐带血库	每份脐带血出库的价格
德国	Dusseldorf	21 000 欧元
	ZKRD	
比利时		22 450 欧元
西班牙	Redmo	23 500 欧元
	BCB Barcelona	23 000 欧元
芬兰		22 491 欧元
意大利		17 461 欧元
荷兰		22 450 欧元
瑞典		27 049 欧元
英国	Nolan Trust	21 000 英镑
	BBMR	19 623 英镑
澳大利亚		39 000 澳元
以色列	Hadassah	26 000 美元
	Sheba	22 000 美元
中国台湾	Healthbanks Biotech	10 000 美元
	Bionet Corp	4 500 美元
美国	LifeCord	43 250 美元
	Belle Bonfils Memorial Blood Center	32 750 美元
	San Diego Blood Bank	38 000 美元
	St Louis Cord blood Bank	37 160 美元
	ITxM Clinical Services Cord Blood Lab	34 850 美元
	Texas Cord Blood Bank	34 850 美元
	Children's Hospital of Orange Country	32 750 美元
	New Jersey Cord Blood Bank	43 250 美元
	Michigan Cord Blood Bank	38 000 美元
	Puget Sound Blood Center&Program	38 000 美元
	StemCyte International Cord Blood Center	37 615 美元
	J.P. McCarthy Cord Stem Cell	38 000 美元
	Carolinas Cord Blood Bank	40 100 美元
	COBLT Units -Carolinas Cord Blood Bank	21 335 美元
	Lifeforce CryoBanks	37 475 美元
	New Jersey Cord Blood Bank	43 250 美元
	M.D. Anderson Cord Blood Bank	36 425 美元
	Puget Sound Blood Center（ARC Units）	38 000 美元
	ITxM Cord Blood Services（ARC Units）	34 850 美元
	CORD：USE Cord Blood Bank	40 100 美元
	Carolinas Cord Blood Bank（ARC Units）	40 100 美元
	Gift of Life Bone Marrow Foundation	24 350 美元
	University of Colorado Blood Bank	41 150 美元
	Semcyte Tai'swan National Cord Blood Bank	34 150 美元
	New York Blood Center	41 190 美元
	Cleveland Cord Blood Center	41 845 美元
	Celgene Cellular Therapeutics I Life Bank USA	47 450 美元

目前，国际上能够生存下来的公共脐带血库平均脐带血出库率为 1%～2%。对于一家公共脐带血库来说，要用 2%左右的脐带血输出收入来维持其库存近 98%的脐带血的储存费用。因此，维持收支平衡是不同脐带血库决定每份脐带血输出的定价原则。尽管这些脐带血库不是以营利为目的的，但是它们也不得不遵循市场竞争的生存法则。一些脐带血输出率低于 2%的公共脐带血库，因为资金压力不得不面临破产风险。例如，1997 年创建的美国纪念医疗中心脐带血库，2003 年因为财务问题面临破产，在获得美国红十字会资助后，于 2006 年被 Cryobanks International 收购。Cryobanks International 将其与原有的商业脐带血库整合并进行统一管理。另一个例子是，1988 年在世界上成功进行了第一次脐带血移植的巴黎圣路易斯医院，1989 年建立公共脐带血库，因为缺乏资金资助，2002 年被迫停办。数以百计的脐带血被转移到法国一家生物科学公司（Etablissement Françaisdu Sang）。2008 年，巴黎公立医院协会（Assistance Publique-Hôpitaux de Paris，AP-HP）重新开设了圣路易脐带血库，现在是法国全国脐带血库网络（French National Cord Blood Bank Network，RFSP）的主要脐带血库之一。

总而言之，从经济角度来看，公共脐带血库和商业脐带血库采取不同的商业模式，导致经济效益大相径庭。对于公共脐带血库来说，1%或 2%的存储脐带血需要产生 70%以上的收入，而商业脐带血库，100%的存储脐带血可以产生 100%的收入。所以，公共脐带血库的这种商业模式导致的资金问题是限制公共脐带血库发展的主要因素。商业脐带血库的商业模式既稳定又有高利润，对投资者具有强大的吸引力，使商业脐带血库这些年得到迅速发展。

（二）公共脐带血库的成本分析

公共脐带血库储存的脐带血干细胞只有满足 HLA 配型成功，才能合格输出获益。而达到临床 HLA 配型要求是一个概率事件，只有足够的脐带血库存，才能达到 1%～2%的输出比例。为此，公共脐带血库前期必须投入大量资金用于捐赠脐带血的储存。每个脐带血库一份合格脐带血储存的成本不同，美国公共脐带血库平均为 500 美元处理费用，每年的储存费用为 125 美元。我们国家公共脐带血库虽然没有完整的成本数据，但是按脐带血储存整个环节的各项收费测算，一般储存一份捐赠脐带血的成本费用约为 6000 元人民币。但是，按照 FACT/NetCord 制定的行业标准，并不是每一份捐赠的脐带血都符合储存标准。例如，临床上以满足体重为 50～70kg 的患者、$2×10^7$/kg 的细胞数量为成功移植的最低细胞剂量标准。要求捐赠的脐带血量要在 100ml 以上，这使得 70%以上采集的脐带血不能达到要求以成功入库储存。但是，被拒收的这些脐带血已经产生了约为 50 美元的成本费用，包括拟定同意书、销售、运输和成套耗材费用。在我国，这个费用大约为 500 元人民币左右。

我国公共脐带血库运营情况各不相同，无法得到完整数据。我们以 2012 年美国脐带血基金会网站上发表的脐带血库输出和库存数据为例，平均库存 217 份脐带血能成功输出 1 份脐带血。假设一个公共脐带血库每周输出 1 份脐带血干细胞应用于临床，一年出库 52 份脐带血，那么，所需的库存量是 11 284 份高质量脐带血。按 70%废除率计算，实际公共脐带血需要收集 37 614 份脐带血，每份拒收的脐带血采集费用按 50 美元计算，这家公共脐带血库为了实现 52 份脐带血的出库带来的 182 万美元收入，需要投入的储存成本约 752.27 万美元，如表 31-4 所示。

表 31-4 公共脐带血库的脐带血储存成本分析

	年输出脐带血数量	每份输出价格	总收入
收入	52	3.5 万美元	182 万美元
	年采集 UCB 数量	每份采集费用	合计
成本	37 614	50 美元	188.07 万美元
	年储存 UCB 数量	每份储存费用	合计
总成本	11 284	500 美元	564.2 万美元
			752.27 万美元

虽在上表中的数据并不能完全代表公共脐带血库的脐带血成本，但也足以说明公共脐带血库面临巨大的运营成本压力。此外，随着 FACT/NetCord 制定的行业标准逐步提高，对公共脐带血储存的标准越严格，合格脐带血入库数量越少，最终导致脐带血出库价格就越高。

（三）公共脐带血库成本和输出率之间的关系

每份用于临床移植的脐带血的"最终成本"是指成功输出一份脐带血所需的总支出，包括每个步骤的成本都要考虑在内：获得产妇知情同意、鉴别禁忌证、收集脐带血、从医院运送到血库、进行细菌学和血清学测试、HLA 分型检测、脐带血干细胞分离制备和脐带血干细胞的冻存等。同时，还要计算那些不合格被拒绝存储的脐带血已经花费的采集费用。这种拒收率取决于不同公共血库选择的合格标准。在美国，NMDP 对 4 家公共脐带血库的成本分析显示，每份脐带血总成本为 1524 美元，其中包括 206 美元的采集费和 886 美元的制备费，每年 27 美元的储存费。4 家公共脐带血库的平均输出率为 1.16%，每份输出的脐带血干细胞平均价格为 30 358 美元，4 个公共脐带血库的年收入总额为 51 062 396 美元，支出总额为 64 130 176 美元，年度赤字为 13 067 780 美元，这说明公共脐带血库的经营资金链非常脆弱。

为了维持收支平衡，这些脐带血库通过提高脐带血存储的质量标准增加脐带血输出率。因为移植的脐带血质量与临床效果存在直接的相关性，脐带血的质量主要取决于总有核细胞（TNC）和 $CD34^+$ 细胞的数量。如果脐带血库提高细胞数量标准，收集的脐带血合格率越低，每份输出的脐带血最终成本就越高。但是，脐带血合格出库率和价格也被提高了。根据 NMDP 的数据显示，如果以 TNC 计数 90×10^7 为最低标准，储存脐带血的最终成本为 206 美元。以 TNC 计数 150×10^7 为最低标准，最终成本上升到 2768 美元，但却提高了脐带血的出库使用率和每份脐带血的价格。

（四）公共脐带血库运营资金链的脆弱性

以上的分析表明，公共脐带血库很难通过输出脐带血的收入维持收支平衡，包括经营多年有竞争力的公共脐带血库在内，均需要政府专项资金或者慈善捐款资助。公共脐带血库相互之间通过建立国际范围内的合作，共享库存脐带血信息，提高脐带血配型的成功率，帮助医生为患者找到适合移植的脐带血。为了解决公共脐带血库发展中的资金链问题，公共脐带血库和相关合作组织必须面对：①数量挑战，为了提高 HLA 配型成功率要达到最佳的库存规模；②质量挑战，为了提高移植成功率，脐带血干细胞质量要达到临床需求；③多样性挑战，为了惠及少数民族患者的需求，脐带血库中脐带血来源要多样化，要增加少数民族的脐带血库存量。总之，以最少成本和最优质的脐带血移植提供给最多的患者是公共脐带血库的共同目标。

（五）公共脐带血库少数民族储存标准与需求

因为种族基因表型差异，少数民族患者获得公共脐带血库合适脐带血的机率很小。针对少数民族人口基数少、库存脐带血量少的客观事实，有些脐带血库放宽对少数民族脐带血存储的 TNC 计数的限制，特别是对于那些特殊血型的脐带血，TNC 计数最低标准为 40×10^7 将允许入库储存和临床使用。同时，脐带血库选择种族多样性的地区医院募集脐带血，丰富脐带血库 HLA 多样性。为了避免因为语言障碍降低捐赠脐带血的可能性，一些脐带血库将相关标准和知情同意书等信息翻译成多种语言，从而提高脐带血捐赠数量，丰富公共脐带血库的 HLA 多样性。

三、商业脐带血库的商业模式

（一）商业脐带血库的收益分析

商业脐带血库为准父母提供新生儿脐带血储存技术服务，脐带血的所有权归属储户，脐带血库对储存的脐带血没有使用支配权利。商业脐带血库收取每一份脐带血的储存费用，包括脐带血采集、处理、检测和储存费用。每储存一份脐带血，商业脐带血库都产生一次收益。国外商业脐带血库每份脐带血 20 年的储存费用平均收取 3000 美元；在我国，这种费用为 2 万元左右。商业脐带血库与公共脐带血库不同，对储存的脐带血量没有统一标准，除了个别传染病检测结果不合格的脐带血，几乎都被接受。

各国商业脐带血库几乎没有一家公布完整的数据，或者是精确的数据信息。依据欧洲、亚洲和美国证券交易所相对可靠的信息来源，对 6 家上市的商业脐带血库［Cryo-Save（泛欧证券交易所）、中国脐带血公司（NYSE）、Vita34（FWB）、Cordlife（新交所）、CryoCell 和脐带血美国公司（Nasdaq）］公布的财务报表进行分析。虽然这 6 家商业脐带血库并不能反映整个商业脐带血库的市场运营情况，但是目前在缺乏其他可靠的信息资源的情况下，这些数据也可以说明一些经济趋势。2009～2012 年公布的数据分析显示：①6 家商业脐带血库是 1989～2007 年间创建；②6 家存储了 973 982 份脐带血；③只有 3 家脐带血库公布了自体脐带血使用的数据，3 家自体脐带血出库 44 份，3 家总储存量 360 000 份，使用率为 0.012%；④2009～2012 年间，尽管全球经济危机，6 家脐带血库年收入增长率为 9.18%；⑤6 家脐带血库平均毛利率为 67.3%；⑥6 家脐带血库在研发方面投入很少，只占利润的 1.1%。

（二）商业脐带血库的成本分析

几乎没有一家商业脐带血库公布脐带血储存成本的详细信息，因为商业脐带血库与公共脐带血库相比，对储存的脐带血要求不同：①脐带血血量标准低，被拒收的脐带血很少；②不需要做 HLA 分型检测；③冻存前生物检测项目少。所以，商业脐带血储存的成本远低于公共脐带血库成本。

商业脐带血库的成本包括：脐带血采集耗材、运输费、脐带血细胞制备、疾病检测、TNC 计数、冻存、液氮、设备与实验室折旧、人员费和行政费用。其中，血清学和细菌学分析只有在特殊情况下进行，而 HLA 分型仅在脐带血应用的罕见情况下（约 0.00044% 的概率）进行。

按 NMDP 公共脐带血库的不同阶段成本标准，加上人员费用、行政费用和运营费用等，商业脐带血库存储每份脐带血的总成本为 1050～1190 美元。向准父母收取的平均价格为 3000 美元。商业脐带血库每年的存储收费价格平均为 125 美元，而实际成本为 27 美元（参照 NMDP 公共脐带血库成本）。通过这些数据估算出来的成本，商业脐带血库的净利润与证券交易所上市脐带血库财务报表（64.7%～72.8%）相一致。

（三）商业脐带血库的质量管理

商业脐带血库的质量管理对储存的脐带血细胞将来能否成功出库至关重要。脐带血库的质量管理涉及脐带血储存的每个环节。完整的质量管理系统必须包括人员、设备、材料、工艺流程等各个方面。

商业脐带血库作为一种新兴产业经济，在各国管理部门尚未制定统一的质量管理要求。在国际上，各种类型的脐带血库都把美国血库协会（AABB）和 FACT-Netcord 制定的质量管理标准作为脐带血库运营的黄金标准。AABB 和 FACT-Netcord 制定的质量管理系统包括脐带血采集、处理、检测、脐带血筛选等各环节的标准。这些标准除了对整个脐带血储存技术流程的数据要求外，对人员职责和培训、物料出入库清查方法、实验室及设备的安全规则和定期审核、全流程的文件归档、意外事故预案等均做了详细的要求。一般情况下，脐带血库运行一段时间后，向 AABB 和（或）FACT-Netcord 认证机构提出认证申请。目前，只有少数商业脐带血库获得了 AABB 和（或）FACT-Netcord 的认证。

每家商业脐带血库都有自己的质量管理标准。在我国，不同地区的产业联盟也会制定一些区域行业标准，对这些标准企业遵循自愿遵守的原则。商业脐带血库的质量管理除了与企业自身实施情况有关外，也与合作脐带血采集医院的产科助产士和医生有关。与商业脐带血库合作的大多数医院的助产士和医生，没有受过专门针对脐带血采集，优化采集脐带血数量、无菌操作或根据医学禁忌证筛查的训练，这也是导致商业脐带血库储存脐带血的数量和质量低于公共脐带血库水平的原因。其中，最大的差别是商业脐带血库的一部分储存脐带血干细胞数量，达不到临床移植要求，对细胞移植的效果会产生影响。公共脐带血库要求脐带血量要在 100ml 以上以满足体重为 50～70kg 的患者，移植细胞的数量达到 2×10^7/kg 体重。而商业脐带血库对脐带血的血量不做要求，低于 100ml 的脐带血也能提供储存服务。

（四）商业脐带血库的脐带血使用率

商业脐带血库对准父母宣传脐带血储存时，借鉴了保险和银行业的一些理念，宣传脐带血作为一种自体的生物资源，为未来可能发生的一些疾病提供防治手段。准父母的投资旨在为孩子提供健康保险，商业脐带血库在营销中也提出了"生命银行"的理念。但是脐带血的应用概率和对自体健康的保障作用，无法通过现有的保险和银行业的计算方法评估。

目前，脐带血干细胞已经明确的临床应用范围是血液系统的 80 多种疾病，这些疾病的总体发生概率为 1/5000（即 0.02%），其中血液肿瘤的发生概率为 1/10 000（即 0.01%）。如果商业脐带血库 0.01%～0.02% 储户不幸患病，决定他们储存的脐带血干细胞能否使用的因素主要有：①排除遗传病因，遗传性血液疾病的患者不适合自体脐带血干细胞移植；②发病年龄和储存的脐带血细胞数量是否匹配，如果储户成年发病，大部分的储存的干细胞数量达不到临床需求，需要借助细胞扩增技术；③储存细胞的质量，如细胞数量和活力、细胞的各种检验指标是否达到临床要求，这和储户选择的商业脐带血库的技术及质量管理体系有关。

因为缺少商业脐带血库在血液系统疾病中的自体应用数据，很难评估世界上商业脐带血库的平均使用率。仅可从查到的一些信息中了解商业脐带血库的使用情况。在 1998 年至 2007 年期间，欧洲协会研究了 43 个国家的公共脐带血库进行的 3372 例脐带血移植，仅 3 例是自体移植，9 年时间储存在公共脐带血库的自体使用率仅为 0.089%。2008 年，美国 NMDP 对商业脐带血库进行的一项调查表明，在储存的约 46 万份脐带血中，只有 99 份用于自体移植，自体使用率为 0.021%。2012 年，Cryo-Save 公司的报告称自 2000 年创建以来，在存储的 22.5 万份脐带血中进行自体移植 12 例，这 12 年期间，自体使用率为 0.0053%。我国的商业脐带血库很少公布自体移植使用信息，仅从各家官方网站信息可以看出，无论自体脐带血储存，还是自体脐带血应用，均低于国外的商业脐带血库水平。

尽管自体脐带血在血液系统疾病的临床使用率很低，但是，脐带血干细胞在其他系统疾病，如 1 型糖尿病、心血管疾病、神经退行性疾病等的临床治疗研究结果，增强了投资者和经营者的信心，同时也提高了准父母的存储欲望。这些临床试验结果将拓宽商业和公共脐带血库的脐带血干细胞应用范围，为脐带血库经济发展带来希望。

（五）商业脐带血库投资者

除了专业的金融投资之外，商业脐带血库的高收益已经吸引了一批在健康医疗领域寻求商业多样化的制造商。在近 20 年，一些药品公司和医疗器械公司也开始投资脐带血库，如美国生命脐带血库。2003 年，Amgen 收购了 ViaCell 公司的股份，该公司的 ViaCord 家庭脐带血库现在是 PerkinElme 的分公司。对于生物制药公司来说，这种投资不仅能够带来经济效益，同时也能带来大量的人体生物样本。利用从脐带血库中获得的生物样本进行待选药物的高通量分子筛选、人体细胞进行预毒理学测试，这有助于新药临床试验前的方案优化。同时，脐带血库也能为医疗设备、培养试剂等技术与产品研发提供原材料，这些都是吸引投资者的因素。

四、资金和使用率折射的两种类型脐带血库的矛盾现象

脐带血库的运行成本和收益的数据分析说明，自公共脐带血库建立至今，绝大多数公共脐带血库面临赤字问题和生存压力，而商业脐带血库却有平均 67.3% 的毛利率。

从脐带血使用率上分析，尽管商业脐带血库很少公布完整、确切的脐带血的使用率，但从各家网站上也可以做出基本测算。以具有代表性的 4 家商业脐带血库（Cord Blood Registry，Cryo-Save，Vita34 和 ViaCord）的 2012 年报表数据分析，从 1992 年到 2012 年，4 家共储存 102 万余份脐带血，使用 486 份，4 家脐带血使用率在 20 年内合计为 0.048%，即每年平均使用概率为 0.0024%。2012 年，全球所有公共脐带血库总计移植 646 772 例，2012 年移植 4150 例，占当年的 0.64%。总之，在 2012 年，这 4 家主要商业脐带血库的总库存量是全球 137 家公共脐带血库总共库存数量的 1.58 倍，但是这些脐带血使用率低于公共脐带血库 269 倍。

脐带血作为一种宝贵的生物医学资源，对于一些血液与免疫系统疾病，如白血病患者能够提供有效的治疗手段，为恶性肿瘤患者提供了一次重生与健康的机会，能够带来良好的社会效益。这也是倡导脐带血储存与应用的主要原因。

但是，在对国际上脐带血库的商业模式分析后发现，在资金和使用率上，两种类型脐带血库的经济效益与脐带血成功移植带来的社会效益相互矛盾。带来社会效益的公共脐带血库面临资金危机的生存问题，带来高利润经济效益的商业脐带血库却出现了低使用率的尴尬现象。商业脐带血库库存脐带血资源的闲置与临床对脐带血巨大需求之间的矛盾，也折射出各国在公众利益的公益性与私人利益的独占性之间的失衡。

因为我国公共脐带血库均与企业合作运营，很难得到确切的公共捐赠和私人储存数据及临床应用数据。除了从几家上市公司财务报表中可以看到商业脐带血库的盈利状态，很难从极少的临床移植应用数据上看到社会效益，这也可能是我国公共脐带血库和商业脐带血库发展中面临的社会认知、临床认知和市场认知的问题。

五、准父母对脐带血库的理解

分析脐带血库的经济状况，有必要了解脐带血库的客户——准父母对脐带血库的理解。2011 年，欧洲 5 个国家进行了一项大规模的研究：向英国、德国、法国、西班牙和意大利的 1620 名孕妇发放问卷。5 个国家的调查结果相似。平均来说，有 79% 的孕妇不太愿意储存脐带血。对于脐带血库的选择，76% 的人倾向于公共脐带血库，24% 的人倾向于将其保留在商业脐带血库，其中 12% 愿意保存在混合型脐带血库。调查还表明，孕妇的选择与家庭收入或收入来源无关。在这 5 个国家中，平均只有 21% 的孕妇从产科医生或助产士那里获得关于为什么要捐献脐带血的信息。

在我国，没有这方面的数据调查。从我国公共脐带血库和商业脐带血库远远低于国际脐带血储存率的情况看，我国准父母对脐带血储存的认知，以及获得正确知识的渠道方面远远落后于美国、日本和欧洲各国。特别是从我们非常低的脐带血使用率上，也反映出临床医生和护士对脐带血储存与应用尚缺乏明确的认知和支持态度。

六、科研型脐带血库

脐带血除了是生物医学资源，也是生物医药领域的宝贵研究资源。在商业脐带血库模式中，保护了储户对自体脐带血的专有权，但不能用于科学研究。生物资源用于科学研究需要征求捐助者的同意，世界上很少有实现公共脐带血库能够获得脐带血用于科学研究的管理系统。在法国，在 2009 年之前有从事人类干细胞领域研究工作的 114 个研究小组，但是很难在适当的伦理体系（捐献者同意）和生物学条件（样品的细菌学和病毒学分析）下为其研究获取生物样本。自 2009 年以来，普通健康基金会与巴黎公共脐带血库之间的合作，帮助学术研究人员免费获得优质的生物资源，每年向 25 个研究小组提供 2000 份脐带血用于研究细胞分离、扩增、分化、鉴定及移植相关技术。

科研型脐带血库是很多研究机构渴望的一种脐带血库类型，作为一种研究资源库，可以极大促进再生医学领域的发展，但是科研型脐带血库的建立面临着经济和伦理等问题。一些孕妇担心交付给研究人员的样本中遗传数据的保密问题。除了建设资金，科研型脐带血库的商业模式、生物样本的信息保密系统和国际标准管理规范的建立也是需要探讨的问题。

科研型脐带血库如何与公共脐带血库、商业脐带血库建立合作关系，利用库存闲置的，或者达不到临床应用数量要求的脐带血资源作为科学研究资源，有可能成为一种新的科研型脐带血库运行的模式。

第四节　干细胞创新的专利保护

一、专利在商业化中的作用

生物科学研究促进了爆炸性的科学进步和商业发展，这对生命基本结构的认识产生了深远的影响。在这些高科技技术发展的前沿，再生医学，特别是干细胞研究领域脱颖而出。然而，由于研究的复杂性、伦理考量、生产和监管的复杂性所带来的独特挑战，已经为其商业化带来一段艰难的道路。需要取得在这一技术上的独占优势，以刺激其商业化所带来的投资。在干细胞技术领域，发明专利申请的数量出现了惊人的增长。

在促进干细胞公司的发展中，专利政策为其奠定基础，并为获得必要的融资发挥着至关重要的作用。目前，干细胞领域的创新处于促进和维护健康的前沿。一家公司可以把专利利用作"利剑"来抑制竞争对手，作为保护公司发展免受竞争对手限制使用的"盾牌"。有鉴于此，在投资者眼中，专利在提高公司价值方面具有重要的作用。此外，特别是对于规模较小的公司而言，专利使该公司能够更好地利用与其他公司的关系，例如，通过建立战略联盟来建立关系。

所有这一切意味着，一家干细胞公司的成功或失败，往往取决于其专利组合的质量。如果干细胞公司没有建立和维护有意义的专利组合，那么稳定和生存就有很大的风险。与之相反的是，那些在关键产品领域拥有专利的公司，与那些不具备专利的公司有着截然不同的优势。积极实施专利保护项目，不仅能维持企业的生存，还能提高公司商业成功的价值和可能。

从公司的角度来看，专利可以成为商业工具。与其他类型的财产一样，专利是影响估值的资产，可以用来与大公司建立利润丰厚的联盟。在治疗领域，一家公司能够利用所开发的项目，将其作为一种在公司实际销售自己产品之前就能获得资金的方法。另一种情况是，在公司被另一家公司收购时有一个退出战略，大量专利组合的存在通常会在决定公司获得良好估值方面发挥重要的作用。

二、专利制度的背景

从根本上说，专利是发明者和政府之间协商的合同。有两种主要的理论来证明专利权的合理性。一种理论是发明者和政府之间达成了一项协议，发明人向公众公开了如何制造和使用一项发明，作为回报，政府授予发明者一项限制他人不从事这项发明的权利。在这种情况下，社会受益于获取专利公开的知识。反过来，这一信息披露可以为第三方提供更多创新的基础。在另一种理论下，专利的出现刺激了创新，因为希望避免侵权或获得许可的第三方将试图围绕专利的要求进行设计。因此，这些第三方将开发新技术，并可能优于第一个发明者的新技术。

专利权人有权拒绝他人制造、使用、销售或进口其发明，该发明在整个受理国及其领土上享有专利。这意味着专利授予的权利是否定的，换句话说，尽管专利所有者有权拒绝他人制造、使用、销售或进口专利申请所涉及的财产，但该专利并没有赋予其所有者自由实践所宣称发明本身的自由。因此，实践这项发明的自由可能取决于第三方专利的缺失，这些专利在后来的发明中占有主导地位。在这种情况下，后期的发明比早期的专利发明更能获得专利改进。例如，一项与致癌基因 x、y 和 z 有关的 iPSC 的专利申请，可能会被早期的专利所支配，该专利声称拥有与致癌基因 x 和 y 相关的 iPSC。

一种实用专利可以用于任何新的和有用的机器、过程、人工制造、物质的组成或者任何新的和有用的改进。一项实用专利的有效期一般从其申请日起 20 年。专利期满后，竞争对手可以合法地使用之前所宣称的有关主张。

从公司的角度来看，商业利益的两个基本考虑因素是公司是否有经营自由和不让他人从事本公司专利技术的自由。经营自由要求公司确认第三方拥有的专利，这些专利可能会妨碍公司的商业化。在适当情况下，确定与公司商业利益相关的潜在许可机会。排他权是公司所拥有的专利授予的固有权利，它为专利所有者提供了一种有限的排他权利，即对所宣称发明的权利。而且，这也可以对他人拥有专利的独家许可。

如果第三方未经专利所有者许可使用专利中声明的实践技术，所有者可以起诉第三方侵犯专利，而且，如果成功的话，也许能够得到赔偿，如利润损失或合理的使用费，以及预先说好的利益。专利权人也可以申请禁令，禁止侵权人使用这项技术。如果第三方侵权人的行为被认定是故意的，那么专利权人甚至可以获得更高的损害赔偿，并且可以由法院判定侵权人补偿律师的费用。

三、专利的主题

根据法律，某些类型发明不具备专利保护的资格。在美国，纯粹的心理过程、自然规律、自然发生的物品和科学原理都是不可获得专利的。禁止对自然发生的物品申请专利的禁令适用于没有重大人类参与的物质。换句话说，专利保护不可能以它在自然界中存在的形式存在。例如，如果一个发明者发现，太平洋紫杉（Pacific yew）的细胞质可以用来治疗癌症，但发明者却不能对细胞质进行专利，因为这是它在自然界中形成的一种形式。类似地，如果一个研究人员发现了细胞分化的机制，这就不能获得专利，因为研究者只是描述了自然现象或自然规律，也就是解释细胞分化的原因。

专利保护适用于各种各样的发现，例如，制备流程、机器、生产流程、物质的组成，以及这些方面的改进。一个过程或方法的发明包括：制造或保存干细胞系的方法，诊断患者对干细胞治疗反应的方法，干细胞输注治疗疾病的方法。物质成分的例子不仅包括分离的干细胞，而且还包括在传递成分中包含的干细胞。

在生物技术领域，确定是否存在可申请专利比其他科学学科从直观性上要小得多。这在一定程度上是由于生物技术中许多最重要的发明都与材料相关，这些材料可以说是在自然界中发现的。虽然这些发明可能会被认为是不可专利的主题，但不同的是，在生物技术领域，生物材料受到了某种形式的人为操纵。因此，在上面的示例中，太平洋紫杉的细胞质不会被视为专利成分，因为它存在于这种形式的植物中，如果一个发明家分离细胞质和纯化抗癌活性的化合物，这种孤立的化合物专利保护将是可行的。虽然这种化合物存在于未分离的细胞质中，但它并不存在于这种形式中，也就是说，作为一种纯化的化合物，这种存在的形式只有通过人类的干预和创造才能实现。

同样的原理也适用于生物分子，如 DNA、蛋白质和其他自然产生的物质（如抗体和生物反应修饰剂），从它们的自然生物来源中提纯。事实上，一种分子在自然界中并不存在，而是需要人类的努力去分离和鉴定，从而使分子成为专利保护的候选对象。

四、专利的法定要求

重要的一点是，专利给予社会一些以往不知道的东西。因此，假设一项发明可以申请为专利，这项发明还必须满足三个法定要求：①实用性；②新颖性；③独特性。

（一）实用性

"实用性"意味着这项发明必须有一定的益处，即使是很小的。实际上，这意味着这项发明必须是有用的。这与公司在权衡是否寻求专利保护决定时所采取的商业实用性的实际评估不同。"实用性"所需要的是某种形式的"真实"价值或实际应用性。然而，为了满足实用性的要求，这项发明必须是可靠的，也就是说，它不能违反自然法则。

为了获得专利，这项发明必须拥有完善和明确的实用性。如果一个具有普通技能的人能够立刻意识到为什么这项发明基于特性而言是实用的，那么这项发明就具有实用性。或者，申请人可以在专利申请中声明发明在某一特定目的上是实用的。申请人的效用声明可认为是可信的或可靠的，除非该声明有严重的缺陷，或其声明所依据的事实与基本的科学逻辑不一致。

这种发明的可信度是根据专利申请和其他有记录的证据来进行评估的，如测试数据、书面声明，或来自于艺术、专利或印刷出版物的专家声明。如果申请没能公开信息以应对现有知识，那么实用性的声称则是不可靠的。一般说来，与人类疾病治疗有关的发明需要体外或体内的有效证据来支持。对于有特殊用途的治疗发明，申请人应提供支持性证据。虽然从理论上说，仅靠体外数据就足以证明效用，但一些发明可能需要更多的数据，尤其是那些通常认为与体外数据没有相关性的疾病，如癌症。

然而，出于专利目的，证明治疗效用的数据并不像 FDA 要求的那么严格。换句话说，FDA 的批准并不是专利法意义上治疗人类疾病有效疗法的先决条件。这项专利测试是确认一项普通技术是否可信，在体外或体内模型中生成的数据能够合理地预测出人体内会发生什么，也就是说，绝对的确定性并不是标准。

当评估是否有足够的支持来证实专利申请时，合理预测的概念是很重要的。没有经验的发明家可能会认为，他们必须推迟专利申请，直到他们把发明应用到商业产品的工作原型中，但事实并非如此。例如，在使用公认的动物模型发现了一种新的用于修复受损组织的再生疗法后，发明者不需要符合 FDA 要求的人体数据来支持这项宣称的发明。事实上，在活体动物数据中显示病变组织或器官的再生是很常见的。事实上，推迟专利提交申请以产生详尽的实验结果，这就给专利发明者带来了另一发明者会在同一项发明上更快提交专利申请的风险。

（二）新颖性

专利法还要求这项发明必须是新颖的。目前，影响专利新颖性的常见情况是，在申请文件或优先事项之前，已有他人申请了优先级。因此，如果在申请日之前，在这个国家其他人公开使用的，或者在世界任何地方的印刷出版物中获得专利或发表，发明专利是无法获得的。

因此，申请专利申请的时机至关重要。需要注意的是，美国法律规定了 1 年出版的宽限期。大多数国家都有不同的规则，即所谓的"绝对新颖性"。绝对新颖性意味着专利保护在专利申请前的公共使用、销售、备案或出版中是不存在的。加拿大、日本和韩国也有明显的例外。加拿大也有 1 年的宽限期，为发明者所有。在日本，发明者可以为自己的科学出版物申请 6 个月的宽限期。韩国也有 6 个月的宽限期，针对的是发明者自己的科学出版物，不需要申请。

（三）独特性

一项发明的独特性还包括将发明与先前的科技成果相比较。然而，与新颖性不同的是，人们在发明时对下一步将会发生的事情进行了预先的推断。在独特性的要求下，如果发明和之前所公布科技成果之间的区别是在发明时，对于相关领域的普通技术人员来说，整体上是显而易见的，则发明无权享有干细胞创新的专利保护。在考察这项发明是否显而易见时，有必要对所谓的"显而易见"的主观和客观因素进行评价。

在分析一项发明的显著性时考虑的主观因素是：①前一披露的范围和内容；②发明和之前披露的区别；③相关领域的普通技能水平。在决定独特性方面，可以考虑的一些客观因素包括：①商业上的成功；②长期以来的需要；③别人的失败；④意想不到的结果；⑤被别人怀疑；⑥纸上谈兵。

五、书面描述/最佳模式

一个实用的专利申请通常包括3个部分：①说明书；②插图；③权利要求书。插图（如图纸、图形和图表）是必要的，以便于理解这项发明。另一方面，说明书必须包含对发明的书面描述，足以使相关领域专业人士来实践这项发明。换句话说，说明书承担了专利权人的责任，讲述如何制造和使用所宣称的发明。说明书必须有一个或多个主张，特别指出并明确地声称这项发明。当专利申请成功后，就成了一项专利，专利申请界定了其范围，即专利权人的独有权利，将其他人排除在制造、使用、销售、出售或进口发明之外。如前所述，重要的是要理解专利并不能为专利权人提供宣称发明的实践权利。

说明书必须满足3个基本元素以"支持"权利要求：①发明的描述（书面描述要求）；②充分的公开，以使相关领域的技术人员能够制造和使用本发明；③至少提供有一个发明实例，发明人考虑实施本发明的最佳方式（最佳模式要求）。说明书的公布要求通常在生物技术和化学领域更为严格，因为这些领域的发明被认为是"内在不可预测的"。

（一）书面描述

必须在说明书中描述所声称发明的每一项要求或限制。在评价书面描述的充分度时，发明者应该注意文字是否充分地描述了这项发明，一个具有普通技能的人就能知道发明者实际上是发明了什么东西。生物技术应用的书面描述应符合如下规范要求：①按结构或名称来描述声明的构成；②通过描述专利申请的构成，确定该发明是在专利申请提交日期起被发明者所拥有。

通过应用图形进行详细说明，或者通过描述足够数量的相关识别特征则可获得本发明的所有权。例如，多能干细胞系可以根据其细胞表面的标志物、代谢或生长特性，或两种特性的结合而获得。

在很大程度上，由于生物技术固有的不可预测性，为了获得一个种属的要求，书面说明必须在期望的种属中揭示一个具有代表性的物种。在这种情况下，物种的数量有很大的变化，必须描述足够的种类来反映这种变化。

（二）专利的实现

专利的实现要求在专利申请中包含足够清晰完整的信息披露，使相关领域的一项普通技工能够在没有过度实验的情况下制造和使用所宣称的发明。如果专利申请是如此模糊，以至于需要大量的试验来取得成功，那么该发明可能会因为不能实现而无法申请专利。

在确定是否满足要求以实施本发明时，应考虑8个方面的因素：①需要试验的数量；②需要提出的方向或者指导方针；③工作实例的存在与否；④发明的性质；⑤以往技术披露的状况；⑥有关领域的相关技术；⑦该领域的可预测性或不可预测性；⑧索赔的可能性。

例如，在干细胞领域，会出现以下状况：①虽已报道一种干细胞系，但在说明书中没有公开如何对该细胞系进行重复的分离；②虽已报道一种不全分化的干细胞系，但在说明书中并未公开如何在治疗前将前体细胞培养到一定的分化水平；③虽已报道该干细胞系有多种适应证的使用法，但在说明书中的例子只支持一种指标。然而，包含用于治疗使用和监控的预测性语言可能有助于治疗的需要。

（三）最佳模式

专利法规还要求申请人在提交专利申请时，向申请人公开其所知的制作和使用发明的最佳方式。这种最佳方式要求作为一种保护措施，防止一些申请人试图在不完全公开的情况下获得专利保护。例如，如果申请人开发了两种不同的方法来制备或分离干细胞，但其中的一种方法更便宜或者更简单，那么该专利申请必须教会这种首选的方法。

直到最近，在诉讼中被告可以把申请人不符合最佳方式的要求作为宣告专利无效的依据。最近，这一辩护依据已经被取消。尽管如此，美国专利商标局（U.S. Patent and Trademark Office，USPTO）仍然要求申请人满足最佳方式的要求。因此，在联邦法院或国会澄清这一关系之前，专利申请人应该继续遵守最佳方式的要求。

六、未来的主要变化

尽管上述评论准确地反映了专利法的现状，但主要的变化还是基于《美国发明法》（*America Invents Act*，*AIA*），该法案由时任总统奥巴马于 2011 年 9 月 16 日签署。专利法所实施的改革是自专利制度建立以来最重大的变化。涉及的几个关键条款是：①从"第一个发明"系统到"第一个发明者文件（first inventor to file）"系统的变更；②关于先进技术标准的变更。这两个变化于 2013 年 3 月 16 日生效。

目前，在美国如果竞争者也有同样的发明，那么需要认定首先发明的人有权拥有这项发明。否则会导致一方可能是第一个提出专利申请者，却失去了发明专利权。目前，当有多方为同一项发明申请专利的时候，最终获得专利者将是拥有最早专利申请优先权的一方。

需要注意的是，《美国发明法》带来了广泛的变化，而且这些变化仍将持续，因此发明者应在寻求专利保护的过程中尽早地与专利顾问密切合作。

（于艳秋）

参 考 文 献

Abdullah Y.2011. Cord blood banking: what nurses and healthcare providers should know. MCN Am J Matern Child Nurs, 36(6): 344-350.

Armson BA, Allan DS, Casper RF.2015. Umbilical cord blood: counselling, collection, and Banking. J Obstet Gynaecol Can, 37(9): 832-844.

Aznar Lucea J.2012. Umbilical cord blood banks. Ethical aspects. Public versus private banks. Cuad Bioet, 23(78): 269-285.

Ballen KK, Kurtzberg J, Lane TA, et al.2004. Racial diversity with high nucleated cell counts and CD34 counts achieved in a national network of cord blood banks. Biol Blood Marrow Transplant, 10(4): 269-275.

Beak CP, Chargé SB, Isasi R, et al.2015. Developing educational resources to advance umbilical cord blood banking and research: a canadian perspective. J Obstet Gynaecol Can, 37(5): 443-450.

Bhandari R, Lindley A, Bhatla D, et al. 2017. Awareness of cord blood collection and the impact on banking. Pediatr Blood Cancer, 64 (7): e26412.

Boo M, Ballen K, Maiers M.2011. Cord blood unit access and selection: 2010 and beyond: best practices and emerging trends in cord blood unit selection. Biol Blood Marrow Transplant, 17(s1): 46-51.

Boo M.2014. Current challenges for public cord blood banks. Transfusion, 54(3): 499-500.

Bravo-Acevedo A, Barquera R, Bekker-Méndez C, et al. 2019. HLA concordance between hematopoietic stem cell transplantation patients and umbilical cord blood units: implications for cord blood banking in admixed populations.Hum Immunol, 80(9): 714-722.

Broder SM, Ponsaran RS, Goldenberg AJ.2013. US public cord blood banking practices: recruitment, donation, and the timing of consent. Transfusion, 53(3): 679-687.

Dessels C, Alessandrini M, Pepper MS. 2018. Factors influencing the umbilical cord blood stem cell industry: an evolving treatment landscape. Stem Cells Transl Med, 7 (9): 643-650.

Di Tullio I, Azzolina D, Piras GN, et al. 2020. Factors associated with blood cord unit bankability: an analysis of a 15-year-long case series.Cell Tissue Bank, 21(1): 77-87.

Donaldson C, Buchanan R, Webster J, et al.2000. Development of a district cord blood bank: a model for cord blood banking in the National Health Service. Bone Marrow Transplant, 25(8): 899-905.

Eapen M, Wang T, Veys PA, et al.2017. Allele-level HLA matching for umbilical cord blood transplantation for non-malignant diseases in children: a retrospective analysis. Lancet Haematol, 4 (7): 325-333.

Fernandez MN.1998. Eurocord position on ethical and legal issues involved in cord blood transplantation. Bone Marrow Transplant, 22 (Sl) 1: 84-85.

Fox NS, Chervenak FA, McCullough LB.2008. Ethical considerations in umbilical cord blood banking. Obstet Gynecol, 111(1): 178-182.

Gluckman E, Eurocord Netcord Organisation.2000. Ethical and legal aspects of placental/cord blood banking and transplant. Hematol J, 1(1): 67-69.

Gluckman E, Ruggeri A, Rocha V, et al.2011. Family-directed umbilical cord blood banking. Haematologica, 96(11): 1700-1707.

Guilcher GM, Fernandez CV, Joffe S.2015. Are hybrid umbilical cord blood banks really the best of both worlds? J Med Ethics, 41(3): 272-275.

Haley R, Harvath L, Sugarman J.1998. Ethical issues in cord blood banking: summary of a workshop. Transfusion, 38(9): 867-873.

Hanley PJ, Bollard CM, Brunstein CG.2015. Adoptive immunotherapy with the use of regulatory T cells and virus-specific T cells derived from cord blood.Cytotherapy, 17(6): 749-755.

Hollands P, McCauley C.2009. Private cord blood banking: current use and clinical future. Stem Cell Rev, 5(3): 195-203.

Jordens CF, O'Connor MA, Kerridge IH, et al.2012. Religious perspectives on umbilical cord blood banking. J Law Med, 19(3): 497-511.

Komatani TS.2015. Patent protection of diagnostic technology: will recent US supreme court decisions change patent strategy? Pharm Pat Anal, 4(5): 357-362.

Kurtzberg J, Lyerly AD, Sugarman J. 2005.Untying the gordian knot: policies, practices, and ethical issues related to banking of umbilical cord blood. J Clin Invest, 115(10): 2592-2597.

Lee YH, Chung Y.2012. Enactment of a law for governmental support of the use of cord blood, and ethical issues. Int J Stem Cells, 5(1): 84-87.

Marcon AR, Allan D, Barber M, et al. 2020. Portrayal of umbilical cord blood research in the North American popular press: promise or hype? Regen Med, 15(1): 1231-1237.

Martin PL, Kurtzberg J, Hesse B.2011. Umbilical cord blood: a guide for primary care physicians. Am Fam Physician, 84(6): 661-666.

Matsumoto MM, Dajani R, Khader Y, et al.2016. Assessing women's knowledge and attitudes toward cord blood banking: policy and ethical implications for Jordan. Transfusion, 56(8): 2052-2061.

Matsumoto MM, Dajani R, Matthews KR.2015. Cord blood banking in the arab world: current status and future developments. Biol Blood Marrow Transplant, 21(7): 1188-1194.

Mayani H, Wagner JE, Broxmeyer HE.2020.Cord blood research, banking, and transplantation: achievements, challenges, and perspectives.Bone Marrow Transplant, 55(1): 48-61.

Miladinović Z, Varga S, Radojković M.2013. Patent law protection of inventions in medicine and pharmaceutical industry. Vojnosanit Pregl, 70(6): 600-605.

Munoz J, Shah N, Rezvani K, et al.2014. Concise review: umbilical cord blood transplantation: past, present, and future. Stem Cells Transl Med, 3(12): 1435-1443.

O'Connor MA, Samuel G, Jordens CF, et al. Umbilical cord blood banking: beyond the public-private divide. J Law Med, 19(3): 512-516.

Page KM, Mendizabal A, Betz Stablein B, et al.2014.Optimizing donor selection for public cord blood banking: influence of maternal, infant, and collection characteristics on cord blood unit quality. Transfusion, 54(2): 340-352.

Petrini C.2013. Ethical issues in umbilical cord blood banking: a comparative analysis of documents from national and international institutions. Transfusion, 53(4): 902-910.

Petrini C.2014. Umbilical cord blood banking: from personal donation to international public registries to global bioeconomy. J Blood Med, 5: 87-97.

Plant M, Knoppers BM.2005. Umbilical cord blood banking in Canada: socio-ethical and legal issues. Health Law J, 13: 187-212.

Pupella S, Bianchi M, Ceccarelli A, et al. 2018. A cost analysis of public cord blood banks belonging to the Italian Cord Blood Network. Blood Transfus, 16 (3): 313-320.

Querol S, Samarkanova D.2019. Rapid review: next generation of cord blood banks；transplantation and beyond.Transfusion, 59(10): 3048-3050.

Rabe F, Kadidlo D, Van Orsow L, et al.2013. Establishment of an unrelated umbilical cord blood bank qualification program:

ensuring quality while meeting Food and Drug Administration vendor qualification requirements. Transfusion, 53(10): 2243-2247.

Rao M, Ahrlund-Richter L, Kaufman DS.2012. Concise review: cord blood banking, transplantation and induced pluripotent stem cell: success and opportunities.Stem Cells, 30(1): 55-60.

Rubinstein P. 2006. Why cord blood? Hum Immunol, 67(6): 398-404.

Seelmann K.2001. Legal and ethical issues involved in cord blood transplantation and banking. Ernst Schering Res Found Workshop, (33): 85-98.

Spellman S, Hurley CK, Brady C, et al.2011. Guidelines for the development and validation of new potency assays for the evaluation of umbilical cord blood. Cytotherapy, 13(7): 848-855.

Stewart C, Kerridge I.2012. Umbilical cord blood banking and the next generation of human tissue regulation: an agenda for research. J Law Med, 19(3): 423-429.

Stewart CL, Aparicio LC, Kerridge IH.2013. Ethical and legal issues raised by cord blood banking - the challenges of the new bioeconomy. Med J Aust, 199(4): 290-292.

Strong A, Gračner T, Chen P, et al. 2018. On the value of the umbilical cord blood supply. Value Health, 21 (9): 1077-1082.

Sundell IB, Setzer TJ.2015. Age, sex, and religious beliefs impact the attitude towards cord blood banking. J Stem Cells, 10(1): 33-41.

Wacharaprechanont T, O Charoen R, Vanichsetakul P, et al.2003. Cord blood collection for the national cord blood bank in Thailand. J Med Assoc Thai, 86 (S2): 409-416.

Wan-Mohd Saman WA, Hassan R, Mohd Yusoff S, et al. 2016. Potential use of cord blood for Hb Ehemoglobinopathy screening programme using capillary electrophoresis. Malays JPathol, 38(3): 235-239.

Yetisen AK, Volpatti LR.2014. Patent protection and licensing in microfluidics. Lab Chip, 14(13): 2217-2225.

第三十二章　脐带血库的展望

第一节　同种异体和自体脐带血库

一、概述

脐带血（UCB）存储是把脐带血捐赠给公共脐带血库，供世界上任何与之匹配的患者使用，或者存储在私人脐带血库中用于潜在的自体或家庭疾病的治疗需要。脐带血是一种独特的细胞产品，具有治疗威胁生命疾病的巨大潜力。目前使用的大部分脐带血都是用于造血干细胞移植（HSCT），主要从公共脐带血库获取。脐带血作为造血干细胞的替代来源，其技术仍在不断发展，并已成为免疫细胞治疗产品的重要来源，如自然杀伤细胞、树突状细胞和调控性 T 细胞，在再生医学领域逐渐显示出巨大的潜力。

在美国私人和公共的脐带血库中，已把脐带血发展成独特的细胞产品以治疗危及生命的疾病。此外，最近出现的混合脐带血库可以同时提供公共和私人脐带血的存储。其中，私人的存储越来越多地出现定向捐献。定向捐献业务仅由家庭提供捐赠，供兄弟姐妹在被诊断患有可用同种异体脐带血治疗的相关疾病时使用。因为兄弟姐妹间的人白细胞抗原（HLA）完全匹配的可能性是 25%，如果脐带血细胞 HLA 类型与兄弟姐妹相容，脐带血有可能成为捐赠者兄弟姐妹移植细胞最好的来源。公共脐带血库的脐带血捐赠是一种公益行为，它有可能挽救任何与其 HLA 匹配的患者，也包括捐献者本人。然而许多国家并没有有效地运营公共脐带血库，几乎 90%的脐带血都没有被收集而予废弃。

研究显示，脐带血不仅含有多能干细胞，而且有可能分化为多种非造血细胞组织，如心脏、神经、胰腺和皮肤组织等。同时正在进行的广泛实验探索表明，脐带血的非造血干细胞同样也可利用。随着研究的深入，脐带血作为再生医学的全部潜力将逐步释放。为了提高脐带血产品的进一步应用，无论私人脐带血库还是公共脐带血库，都应该提高脐带血存储的技术水平和质量保证。脐带血存储行业的从业者、利益相关者和消费者必须共同努力，大力发展脐带血的储存，以便将来生产高质量的脐带血产品，共同改善人类的健康状况。

二、脐带血库的发展方向

目前的脐带血库组织形式主要包括公共脐带血库、私人脐带血库及混合脐带血库。随着脐带血干细胞研究的发展，需要在私人脐带血库中使用长期保存的脐带血供自体或近亲使用。尽管对于一些已知恶性肿瘤或先天性疾病（例如，严重原发性免疫缺陷和血红蛋白病）的家庭，定向应用的脐带血库的需求较小，但同样重要。这些特殊的脐带血库通常位于大学教学医院。此外，公共或自体脐带血库可用于干细胞再生研究，其中干细胞移植主要用于尝试难治性疾病，如中枢神经系统疾病或心血管疾病。但是，此类应用往往除了需要国家食品药品监督管理局的批准外，还需要当地卫生机构伦理委员会的批准。目前，脐带血库的发展方向主要受以下 5 个因素的影响。

（1）收集、处理和使用脐带血细胞的最佳选择。以用于儿童患者脐带血移植为例，如恶性肿瘤、血液病、免疫缺陷和代谢紊乱、私人脐带血库的家庭中脐带血使用受限时，可以寻求公共脐带血库健康脐带血的捐助。医生和医务人员应向父母解释自体和异体脐带血概念的不同，以使准父母能够明智地选择，决定应该在何处存放婴儿的脐带血，是为了供家人使用还是捐赠给他人。

（2）对同种异体和自体脐带血移植的潜在益处认识的局限性。一部分准父母对脐带血应用价值存在很多质疑，例如，孩子如果患有白血病，自体脐带血是否可以使用？尽管已有科学数据支持自体脐带血在未来再生医学中有广泛的应用价值，但是，包括一些研究人员还对此存在质疑。

（3）需要专业的医务人员在确保患者个人信息安全的情况下，获得患者的一些医疗信息，招募少数族裔进行脐带血捐赠，以扩大公共脐带血库脐带血的多样性，能够更好地为这些少数族裔提供服务。

（4）倡导监管机构在监督脐带血库方面发挥积极作用。所有脐带血库，包括公共脐带血库、私人脐带血库、混合脐带血库，都必须符合相关质量管理体系认证标准，如 AABB 或同等的认证标准。

（5）脐带血库开展脐带血盈利性应用业务，需要向捐赠脐带血的产妇说明与其相关的任何经济利益或其他潜在利益冲突。同样，脐带血库也需要向主管机构进行年度财务披露和相关审计。

该领域正处于令人兴奋的发展关键阶段，私人脐带血库和公共脐带血库都可能起到重要作用，而混合脐带血库有可能成为未来的一种选择。但是，无论何种运营模式，都应该以相同的标准进行运营。私人脐带血库在可行的情况下，可以向公共脐带血库进行捐赠。但是随着再生医学的发展，私人脐带血库可能成为"个人或家庭的医疗保险"或"生命银行"。

三、脐带血在再生医学中的应用

1988 年，自格鲁克曼等人第一次应用脐带血移植治疗范科尼贫血（FA）以来，截至 2020 年 4 月，全球约有 5 万例患者接受脐带血移植治疗。其中涵盖近百种疾病，包括恶性肿瘤、骨髓衰竭、血红蛋白病、先天性代谢缺陷或免疫紊乱等。在特定细胞培养条件下，脐带血干细胞显示出分化为其他细胞类型的潜力，并且可以产生器官特异性组织。除造血干细胞（HSC）外，脐带血还含有内皮细胞、间充质干细胞（MSC）、调控性 T 细胞、树突状细胞和自然杀伤细胞。这些细胞类型同样成为再生医学研究的重要领域，为难治性疾病提供潜在的新治疗选择，包括脑损伤、中风、帕金森症、阿尔茨海默症、亨廷顿病和肌萎缩侧索硬化症等。其他处于研究早期阶段的疾病还包括肝脏疾病、糖尿病和心肌梗死。其他领域还包括软骨修复、脊柱融合和整形外科等的应用。迄今为止，这些治疗功效可能与修复替代受损细胞、输注细胞释放的生长因子和细胞因子，或刺激宿主再生干细胞的机制有关。

与成人骨髓相比，脐带血细胞不太成熟，具有更长的端粒和更强的增殖潜力。在脐带血移植受者中植入谱系特异性非造血细胞，提高了脐带血含有稀有胚胎样细胞或早期非造血细胞及定向祖细胞的可能性。脐带血细胞的其他特性包括旁分泌作用、抗炎作用，以及促进血管生成和促进神经修复作用。经过优化，脐带血移植具有治疗神经和心血管系统疾病的巨大潜力。脑血管意外是成人死亡的第三大原因，也是消耗医疗保健费用的主要原因。减少中风并延长生命是再生医学研究的主要目标。脐带血细胞在中风后功能恢复和血管重塑方面已经显示出良好前景，并且用于治疗慢性脊髓损伤患者的临床试验，人类脐带血静脉输注改善了婴儿产前缺氧损伤导致的后果。从胎盘或脐带组织分离的间充质干细胞，有望用于治疗脑损伤、退行性神经系统疾病和缺血性脑病。对于常见的退行性疾病的治疗，脐带血移植的数量也可能急剧上升。由于需要这种治疗的患者很难拥有自己的脐带血，因此应该努力开发安全的方法来使用数十万份公共存储的脐带血，并开发 HLA 配型合格的同种异体脐带血再生医学产品。

第二节　脐带血库的发展

一、概述

在现代基因组学、系统生物学和分子生物学大力发展的今天，科技的进步使人们对疾病发生机制的了解和认识得到巨大提升。新的生物标志物有助于疾病早期诊断，并在治疗决策中发挥着重要作用。此外，新技术可以更好地理解个体病例之间的差异，这一事实最终导致个性化医疗时代的到来。然而，这也加速了对高质量材料和信息科学的需求，以便进一步促进科学研究和临床治疗技术的发展。因此，需要建立生物样本库（Biobanks）促进临床医学研究和应用转化。

生物样本库是一种特殊类型的"组织和细胞银行"，主要用于提供细胞和组织，包括脐带血、眼角膜、皮肤、肿瘤组织等。这些生物样本库存在的特殊性在于它们是面向患者的。它们可以是一小管冷冻细胞，也可以是一个大型实验室设施，包括专门的存储、检测和分发系统，为国际用户提供质量可控的细胞。干细胞生物学的最新进展使人们对干细胞在转化和临床治疗方面的应用产生了浓厚的兴趣。在 20 世纪 90 年代，研究表明胚胎干细胞和其他几种类型的成人干细胞有产生任何类型细胞的能力。最近，由成人体细胞创建的诱导多能干细胞（iPSC）被认为可以用于药物开发等领域，包括药物筛选、疾病模型等方面。更重要的是，iPSC 为许多人类疾病，如神经系统疾病、心脏病、肝衰竭、糖尿病等开辟了一个干细胞治疗的新领域。所有这些新奇的、不断发展着的科学研究都依赖于提供活细胞应用的生物样本库。

在这种情况下，脐带血库可以极大促进相关领域的科学研究，为可能的新应用提供种子细胞。脐带血库的主要优势是现有完善的基础设施，以及以严格标准来设计交付的高质量产品，同时也可以方便地获得不同类型的细胞。实际上，存储生物样本的质量是决定其使用成功与否的关键因素，它可以决定生物样本的使用和工作流程的成功，这些工作流程在脐带血库运行中得到了验证，包括临床级别生物样本的收集、处理和储存。关于在脐带血中包含的各种类型的细胞，一些研究结果显示，有些细胞可以修复除血液之外的组织，如心脏病、中风等各种疾病。这些非造血干细胞和祖细胞有 MSC、内皮祖细胞（EPC），或者从这些细胞中衍生出来的细胞，即 iPSC。这些细胞可以帮助修复人体受损的组织，或者直接将干细胞分化成受损的组织细胞类型。无论哪种方式，这些干细胞在组织修复和再生领域都有广泛的应用前景。

二、脐带血和胎儿的附属组织是幼稚干细胞的丰富来源

脐带血作为造血干细胞的丰富来源，具有实际应用价值和无伦理争议的优势，使其成为造血干细胞移植来源的一个有前景的选择。在过去 25 年里，大量研究证实其治疗恶性和非恶性疾病的可行性及安全性。尽管对成人治疗来说细胞剂量是巨大的挑战，但诸如体外扩增和非清髓性预处理方案等创新有望改善移植结果，并增加医生选择治疗方案的灵活性。在上述新技术中，造血干细胞体外扩增极其依赖细胞增殖的能力。研究表明，与成人骨髓相比，脐带血来源的造血干细胞具有独特的增殖优势，包括增加细胞周期分布、自分泌生长因子的产生和端粒长度增加。综合来看，这些特征表明，在脐带血中的造血干细胞比成人造血干细胞更加幼稚且更具增殖潜能。

除了已经被常规应用于临床的造血干细胞外，其他干细胞/祖细胞最近也从脐带血中分离出来并加以研究。与造血干细胞相似，这些干细胞的祖细胞群具有独特性，可以将它们与各自的成体细胞群区分。首先，一些源自脐带血的干细胞群体，如 MSC 和非定向成体干细胞（USSC）在免疫上是不成熟的，这使得捐赠者和接受者之间的匹配要求不那么严格。脐带血来源干细胞不成熟的另一个例子是其端粒，这一结构与增殖能力有关。目前，已经确定衰老会缩短端粒，损害细胞的自我更新潜能。然而，脐带血来源 MSC、USSC 和 EPC，由于源自于相对幼稚和不成熟的细胞，因此其变化较少。这一特性表明，脐带血源性 MSC、USSC 和 EPC 可能比成年人的干细胞更有效。Naruse 等人研究证实，脐带血源性 EPC 可以促进糖尿病小鼠的血管新生，而成人骨髓来源的 EPC 无此促进作用。

最后，从其他围产期组织中分离出来的间充质干细胞，如羊水、羊膜、胎盘或脐带沃顿胶（WJ），表现出与脐带血 MSC 一样的不成熟特征。出于这个原因，来自围产期组织的 MSC 已经被考虑用于临床应用，特别是 WJ 产生的 MSC，没有免疫排斥，而且容易获得。

三、脐带血源性 EPC

组织再生、伤口愈合和组织工程修复受损组织，在很大程度上都依赖于人体组织血管再生的能力。

这一现象被称为"新生血管化"，这是至关重要的，因为如果生物体不能将血液输送到再生组织，将会导致该区域的细胞死亡和坏死。在许多情况下，新血管的形成非常缓慢，导致再生医学技术的失败。研究者提出了应用内皮细胞来促进和加速血管生成的各种方法。成熟的内皮细胞（EC）已经被成功地从血管中分离出来，并被证明能自发形成管腔，但它们在体外迅速达到增殖抑制而不能继续延展。因此，研究者的研究焦点转移到了更为幼稚的 EPC 上，并在人的外周血和脐带血中发现 EPC，其有可能成为未来细胞治疗策略的种子细胞。

最近，结合免疫学特性和细胞培养特征将 EPC 分为 3 种亚群：内皮细胞集落形成单位（CFU-EC），循环血管生成细胞（CAC），内皮集落形成细胞（ECFC）。前两种类型以前难以区分，称为早期生长或促血管生成细胞，似乎是造血子代细胞的异质细胞，而 ECFC 也称为晚期生长细胞，是非造血细胞。研究表明，这三种细胞作为促血管生成细胞植入动物模型中时，不形成管腔且不分化成内皮细胞（EC），而是通过释放旁分泌因子如白细胞介素 8（IL-8）和单核细胞趋化蛋白显著促进成熟 EC 的血管生成。相反，人 ECFC 细胞表现出新生小管发生能力，并且能够通过表面蛋白与成熟的 EC 相互作用，从而在体外形成毛细血管结构，但最重要的是整合入老鼠循环系统并在小鼠体内形成人类血管。因此，ECFC 显示了真正 EPC 的所有属性。

（一）脐带血源性 EPC（CB EPC）的治疗潜能

在实验中，Prater 等人已经证明一份脐带血很容易产生 $10^8 \sim 10^9$ 个 ECFC，而且仍具有扩增功能，ECFC 的获得数量还可以提高，增加了内皮祖细胞克隆的数量。当脐带血 EPC 表达内皮标志物并与外周血液 EP 甚至是分化的细胞如人脐静脉内皮细胞（HUVEC）和人脐带动脉源性内皮细胞（HUCAC）相比较时，发现可以表达更高水平的激酶插入域受体（KDR）。因此，脐带血 EPC 对血管生成因子的敏感性比 HUVEC 和 HUCAC 更高，并且产生的细胞数量比外周血 EPC 更多。实验表明，尽管脐带血 EPC 并不是多能的，并且已经经历了一定程度的分化，但仍具有未成熟细胞的特性，并且具有更强的组织修复能力。

不同实验数据表明，注射人脐带血 EPC 来源的 EC 后，NOD/SCID 小鼠后肢缺血再灌注有显著改善。而且，成人外周血 EPC 型血管在 3 周内不稳定和退化，而脐带血 EPC 则形成正常的功能血管，持续长达 4 个月以上。这些血管具有与正常血管相似的功能。因此，脐带血是一种有价值的资源，可以分离 EPC 用于治疗广泛发生的心血管疾病。

（二）EPC 在再生医学和组织工程中的应用

再生医学和组织工程是两个快速发展的新兴学科，其发展重点是修复受损的组织和器官。一种方法是利用细胞、生长因子或其他生物材料来诱导自然愈合过程。组织工程使用同样的治疗因素，并增加了额外的支架部分。支架是用来模拟人体组织的生物材料或合成材料。当与患者的细胞一起使用时，在实验室中会制造一份受损组织的副本，并用于修复缺损。在这项技术的帮助下，像膀胱和气管这样的简单器官已经被植入患者体内，而 3D 打印等新技术的发展将进一步提高组织工程的应用潜能。

治疗性促血管生成是一种创新的、令人兴奋的治疗心血管疾病的方法。这是一种再生医学应用，涉及从现有的血管中生成新血管，治疗心肌缺血或外周缺血性等疾病。Inser 等人第一个尝试在兔子后腿缺血模型中进行血管重建，通过注射单一生长因子——血管内皮生长因子（VEGF）异构体 165 后显示，VEGF 的血管生成活性足以达到治疗效果。随后，在过去的 20 年中，许多研究小组利用各种血管生成因子，试图促进血管生成。同时，还提出了新的策略，包括基因递送、蛋白质递送和细胞递送。与单因素治疗相比，细胞疗法具有更广泛、更深远的效果。对于临床应用来说，早期生长出的 EPC 是非常好的临床应用候选药，它们分泌促血管生成因子。通过细胞输注或直接进入梗死区，旨在恢复器官血管和功能，称为细胞心脏成形术。这种技术对于有透壁梗塞的患者是有效的，但是早期细胞注射至关重要，因为梗死后治疗的益处随着时间的减少而减少。此外，在心肌梗死患者和慢性缺血性心力衰竭患者的临床试验中，使用骨髓干细胞/祖细胞或循环 EPC，都显示出了良好前景。总的来说，治疗性血管生成已经在治疗各种疾病以及依赖血液供应的过程中得到深入研究，如组织再生和伤口愈合。

在组织工程领域，EPC 的使用依赖于其分化为成熟内皮细胞的能力，从而参与血管的形成。EPC 在组织工程中应用的主要目标是血管化移植物的构建和组织工程器官的体外血管化。在这些应用中使用的细胞必须是具有高增殖和分化潜能。由于这个原因，胚胎干细胞源性内皮细胞（ESC-EC）和 iPSC 源性内皮细胞（iPSC-EC）均可以作为种子细胞。但是由于 ESC 的使用受法律和伦理问题限制，iPSC 技术缺乏效率，并且耗时和昂贵。因此，至少在短期内 ECFC 是最可行的解决方案。

总而言之，在受损血管或心血管疾病中，EC 数减少，其功能受损，可能的基于细胞的治疗方法是使用骨髓衍生的祖细胞，包括 EPC，以动员细胞和刺激内源性修复。此外，ECFC、人 ESC-EC 或人 iPSC-EC 可以在体外扩增，用于在损伤部位移植工程化血管。

（三）EPC 的免疫原性

如果考虑 EPC 用于临床移植的组织/器官的体外制备，需要避免或减少由于受体自然免疫反应引起的排斥反应。如果自体细胞可用并具有治疗潜力，利用自体细胞仍然是细胞治疗的理想方案。EPC 在循环中的稀有性和随着年龄增长而效能下降的特点，促使人们更加关注脐带血作为 EPC 的一种同种异体来源。异源性的脐带血 EPC 对患者来说是有免疫原性的。因此，研究这些同种异源细胞和胎儿来源，如 HUVEC 是很重要的。在 Suarez 等人对脐带血 EPC 与同样的捐赠者的 HUVEC 进行试验的结果表明，这两种细胞系与同种免疫相关的蛋白质的表达能力相当，包括主要组织相容性复合体（MHC）分子、共刺激因子、黏附分子、细胞因子、趋化因子，以及其在体内外都能启动同种异体 CD4 和 CD8 记忆 T 细胞反应的能力。而且，由 EPC 生成的组织工程动脉移植到 HLA 不匹配的同种异体时可被宿主拒绝并破坏。因此，采用工程化动脉移植应遵循实体器官移植的规则和 HLA 配型要求。

除了 HLA 介导的免疫反应外，人们对非 HLA 抗体在移植免疫学中的作用越来越感兴趣。这些非 HLA 抗原被归类为 allo 抗原，如 MHC I 类相关基因 A 和 B，或组织特异性的自身抗原，如波形蛋白（vimentin）、心肌肌凝蛋白（cardiac myosin，CM）、胶原蛋白 V（collagen V，Col V）、聚集蛋白（agrin），以及血管紧张素 II 受体 I。虽然许多非 HLA 抗原的定义仍然不明确，但众所周知，主要的抗原靶标在同种异体移植物的内皮细胞上表达，而这些非 HLA 抗原的免疫反应在同种异体移植物的发病机制中至关重要。多态性的存在或具有不同特异性的抗体可能靶向内皮抗原系统，除了 HLA 匹配要求外，还应考虑非 HLA 抗体的检测和特异性分析以用于组织工程动脉。毫无疑问，这将成为器官和细胞移植未来关注的重要领域之一，而且也是促进常规血运重建治疗失败患者血管生成的治疗方法，这表明除了 HLA 匹配要求外，还应考虑非 HLA 抗体的检测，以便使组织工程的动脉存活。这将是未来器官移植和细胞移植的重要领域，也将是传统血管重建疗法失败患者中促进血管生成治疗方法研究的重要领域之一。

（四）EPC 库

在欧美国家，诸如冠状动脉疾病（coronary artery disease，CAD）、脑血管疾病和外周血管血栓形成的缺血性疾病对社会经济影响巨大。仅在 2009 年，美国大约每 6 人中就有 1 人死于冠心病，386 324 人死于 CAD。据估计，每年有 63.5 万例美国人有新的冠状动脉疾病（被定义为首次住院的心肌梗死或冠心病死亡），大约有 28 万例患者复发。据估计，每年还有 15 万的心肌梗死发生。大约每 34 个美国人就有 1 个冠状动脉患者，大约每 1min 就会有 1 个美国人死亡。从 1999～2009 年，中风死亡的相对比率下降了 36.9%，实际中风死亡人数下降了 23.0%。每年大约有 795 000 人出现新发或复发性中风（缺血性或出血性）。其中大约有 610 000 人是第一次发生，185 000 人是经常性的复发。2009 年，中风导致每 19 个美国人就有 1 个死亡。在美国，每 40 个人中就有 1 个人患中风，其中大约每 4min 就有 1 个人死亡，而 2009 年美国心血管疾病和中风的直接和间接成本估计为 3126 亿美元。这一数字包括卫生支出（直接成本，包括医生和其他专业人员的费用、医院服务、处方药物、家庭卫生保健和其他医疗耐用品），以及因发病率和过早死亡（间接成本）而导致的生产力损失。欧洲也报告了类似的流行病学特征，确认 CAD 是发达国家因病死亡的主要原因。

基于 EPC 的新技术可以在各种疾病中提供有效治疗，要么是通过刺激内源性修复（治疗性血管生成），要么是在体外创造现成的动脉移植物（组织工程）。在所有这些病例中，时间都是一个关键因素，因为在疾病发作早期及时使用 EPC 与最佳效果相关。虽然在理想状态下大多数患者可使用自体细胞，但隔离、扩增和全面准备的时间可能会对治疗的潜力产生不利影响。另一方面，对 EPC 的同种异体使用受限于受体组织相容性的限制，匹配的标准受限于 HLA，可能也有非 HLA 抗原。基于这两个原因，创建 EPC 库可以为基于细胞的治疗方法提供必要的、随时可用的生物材料。

在这种情况下，脐带血似乎是分离 EPC 的首选来源，其最大优势在于不成熟性和治疗潜能。同时，大量的脐带血不便于保存，但是可以用于分离出其他细胞，如 EPC。这些脐带血在 HLA 抗原的表达上有很大的多样性，可以帮助创建 EPC 库。在这些库中，常见的和罕见的 HLA 单倍型都可以存储，从而满足大多数患者的需要。然而，在创建这种脐带血源性 EPC 库之前，有几个问题需要解决。目前，对 EPC 的识别依赖于免疫表型和细胞培养特性的结合。缺乏清晰明确的细胞标志物，不仅使研究复杂化，也使细胞的大规模分离变得复杂。因此，必须开发简单有效的技术来衡量 EPC 的数量和功能，并将其作为迈向 EPC 库的第一步。另一个重要的步骤是 EPC 有效低温保存技术的发展。虽然冷冻对 HSC 的影响已经广泛开展研究，但是没有明确证据表明冷冻过程是否能维持脐带血内其他干细胞和祖细胞的生存能力及功能。研究表明，在冷冻 21～23.5 年后，可以有效恢复 HSC 的功能，同时还能恢复效应性 T 细胞和检测到 ECFC。然而，从复苏的脐带血单核细胞中恢复的 ECFC 的集落数量仅为相应新鲜脐血的 1/5～1/10。因此，可以假设适用于 HSC 有效回收的冷冻程序对于 ECFC 的储存可能不是最佳的。尽管如此，该研究表明 ECFC 可以冷冻保存并恢复活力，通过优化存储技术可以开展 EPC 的存储业务。

四、脐带沃顿胶分离的 MSC

MSC 最初认为是形成骨髓造血支持性的基质，但也可以从其他来源分离出来，如脂肪组织、羊水、脐带血、脐静脉，以及构成脐带的结缔组织，俗称沃顿胶。最初，MSC 的主要特性包括它们的分化潜力和迁移到受伤组织的能力，使其成为再生医学工具潜在发展的对象。在过去的几年里，替代资源的发现彻底改变了 MSC 的研究。随着 MSC 的优点不断发现，这一领域迅速发展，许多潜在 MSC 临床应用也已出现。

（一）MSC 对脐带血库质量的提高

目前，限制脐带血移植的主要因素之一是 HSC 的晚期植入，最终可能导致移植失败和患者死亡。晚期移植的主要原因是在脐带血中出现的低数量的 HSC。为了克服这一障碍，需要在细胞剂量上建立严格的标准。目前普遍认为，使脐带血移植成功的最小细胞剂量是 2.5×10^7 个总有核细胞/kg 体重或者是 2×10^5 个造血干细胞。在任何 UCB 库收集的所有 UCB 中，65%～75%达不到此标准而遭淘汰。此标准的目的是存储高质量的 UCB，以用于平均体重为 50～65kg 的患者。Querol 等人的研究表明，如果脐带血库仅接受含有 12.5×10^8 总有核细胞或更多的脐带血，那么就会有 62%的脐带血会被废弃。这种做法的缺点是被丢弃的脐带血，以及生物材料的巨大损失而导致的财务成本升高。在这种背景下，就不难理解脐带血中 HSC 扩增对于脐带血库的重要性。最初的尝试始于 1993 年，并在 2002 年开始使用扩增的 HSC 进行第一次临床试验，利用不同的技术改进 HSC 扩增的结果显示，当 HSC 在 MSC 的培养层上培养时，就能实现更好的 HSC 扩增。因此，MSC 的可用性使得脐带血库可以使用那些细胞含量少的脐带血去扩增 HSC 细胞，不然则会废弃。

另一个限制 HSCT 的因素是移植后的并发症，导致移植患者的发病率和死亡率增加。移植物抗宿主病（GVHD）是 HSCT 后常见的并发症，由移植物存在的免疫细胞攻击患者（宿主）的组织和器官，通常会引起皮肤、消化道和肝脏的损伤。GVHD 可分为急性 GVHD（aGVHD）和慢性 GVHD（cGVHD）两种，前者的特点是早期发作（移植后不到 100 天）和发展非常快速；后者是在治疗 aGVHD 成功后发生，是 aGVHD 的扩展，也可以是在移植的患者身上发生。aGVHD 发生率在 HLA 匹配的兄弟姐妹移植中发生率为 30%，在高危患者组中可达到 70%~90%（在不匹配的兄弟姐妹或不相关的移植之间进行骨髓移植），而 cGVHD 的发生率从 33% 到 80% 不等。有多种因素影响着疾病的发生频率和严重程度，移植的来源（骨髓、脐带血或外周血）、受体的年龄、HLA 匹配的程度以及供体和受体之间的关系，这些都是最重要的因素。除了自体移植中的 aGVHD（可发生在 5%~20% 的病例中）可以相对容易地治疗之外，急性和慢性 GVHD 需要结合免疫抑制或免疫调控药物，而这反过来又会导致严重的感染。移植后的死亡率对于治疗有反应的 aGVHD 患者来说可能低至 25%，在 cGVHD 中为 40%，对治疗无反应的为 75%。这些表明，为了给移植者提供更有效的治疗，需要开发新的替代疗法。与 HSC 扩增的情况一样，MSC 也可以为 GVHD 提供解决方案。2004 年，Le Blanc 等人报告 1 例儿科患者注射 MSC 后，类固醇耐药性的 aGVHD 得到持久缓解。此后，多项 II 期临床试验为许多欧洲国家的常规医疗实践提供了一种有参考价值的依据。而且最重要的是为 MSC 库提供了一个强有力的理由，使其能够在 GVHD 治疗中使用。2009 年，世界上第一例骨髓源性 MSC 作为防治 GVHD 的干细胞药物批准上市。2016 年，日本 JCR 株式会社获得这种干细胞的生产许可。因为受骨髓捐赠的限制，各国研究者都在尝试应用脐带血或脐带 WJ 源性 MSC 治疗 GVHD。

（二）MSC 在再生医学与组织工程中的应用

目前，MSC 被认为是再生医学和组织工程应用中最有价值的细胞之一。这种干细胞在受伤部位可产生营养效应，加速伤口愈合。而且在再生医学的应用中，分化或未分化的 MSC 可以载入支架用于人工组织的构建。自 2010 年以来，希腊脐带血库通过 MSC 对膝盖软骨组织工程缺陷已进行二期临床试验。该方法已成功治疗 30 多例患者，能够显著恢复其关节功能和无痛苦运动。所有这些在再生医学和组织工程方面的进步都依赖于可控制的、随时可用的 MSC。而且，这一需求很容易被 MSC 库满足。

（三）MSC 治疗的优越性

由于 MSC 具有免疫调控和营养作用这两种主要的特性，其中的免疫调控可在 GVHD 等的治疗中发挥作用，其营养作用对组织修复和再生具有重要作用。目前，一些无法治愈、甚至是致命的疾病，一般通过药物为主的治疗后，可以缓解症状，改善生活质量，延长患者的预期寿命。细胞治疗作为一种新的治疗手段，亦称为"先进细胞疗法（advanced cellular therapies）"。目前，这种疗法已用于治疗那些无有效治疗方法的患者。自身免疫造成广泛的组织损伤是此类疾病的一个特点。类风湿性关节炎是一种引起关节恶化的炎症性疾病；多发性硬化症是一种免疫介导性疾病，可导致神经元退化；系统性红斑狼疮是一种影响各种器官的慢性炎症性疾病；1 型自身免疫型糖尿病是一种典型的自身免疫性疾病。退化性疾病是另一种可能从 MSC 的应用中受益的主要疾病。例如，帕金森症是最常见的神经退行性疾病之一，60 岁以上的人大约有 1% 受其影响。然而，在帕金森动物模型中对分化的 MSC（神经元细胞）的初步研究结果令人鼓舞。MSC 还可以帮助缓解另一种主要的神经退行性疾病——肌萎缩侧索硬化症（ALS）。ALS 患者的平均预期寿命为 3 年，经 FDA 批准的 I 和 II 期临床试验已经开始，其目的是通过注射 MSC 实现症状的消退和生存率的延长。其他退行性疾病如骨关节炎、骨质疏松症和 2 型糖尿病的临床前和（或）临床试验表明，使用 MSC 的治疗均有一定疗效。

目前，MSC 在这种高级细胞疗法中的作用仍不清楚，如能从中找到进入临床治疗的方法，则可补充甚至取代传统上基于药物的治疗方法。有关的研究数据显示，这是很有希望的。而且，MSC 库的储存可能增加未来研究细胞的可用性，并可能为新的应用提供细胞。按照这一范式，希腊脐带血库已参与 1 项 II 期的临床试验，先把自体骨髓源性 MSC 储存，然后再注入多发性硬化症和 ALS 患者的体内。

（四）MSC 库的现状

MSC 保存业务极具价值，但也带来了新的、未解决的问题。用于临床级别和大规模的 MSC 细胞源的选择是其中之一。为了解决这个问题，必须考虑到标本来源的可获得性和可应用性，以及分离细胞的质量和特性。许多研究表明，从不同组织获得的 MSC 与骨髓分离出的具有相同的特征。然而，最近研究表明，细胞增殖能力或细胞的治疗潜力可能存在差异，这取决于它们的来源。与其他 MSC 的来源相比，WJ 的明显优势在于，细胞来源的获取容易，不涉及侵入性步骤，WJ 似乎有免疫豁免性，因此可以在异体环境中使用，而且扩增潜力更好。另外，通常脐带血库会收集和低温保存脐带样本，作为测试备份生物材料的来源。在希腊脐带血库中，已经验证 WJ 源性 MSC 的分离和低温保存条件，可以用于临床级脐带 MSC 的安全存储。

另一个需要回答的重要问题是，能否将 MSC 用于同种异体或自体使用。由组织工程和再生医学国际学会（Tissue Engineering and Regenerative Medicine International Society，TERMIS）、国际软骨修复协会（International Cartilage Repair Society，ICRS）、欧洲抗风湿病联盟（the European League against Rheumatism，EULAR）、国际细胞治疗协会（International Society for Cellular Therapy，ISCT）、欧洲骨髓移植协作组（European Group for Blood and Marrow Transplantation，EBMT）组成的联合调查委员会对 MSC 在欧洲的使用进行了分析。根据这项调查，仅在 2011 年，就有 679 名患者使用 MSC 进行再生医学或自体免疫疾病治疗。在 97% 的病例（658 例患者）中，这些细胞都是自体的。同样的研究也表明，MSC 在 HSCT 中是一种辅助治疗，可以改善移植，也可以治疗 GVHD。几乎所有移植的 MSC（300 例中的 299 例）都是同种异体。在这种情况下，自体和同种异体存储的发展似乎是合理的。然而，这些脐带血库的创建应受到严格的监管，以确保这些脐带血库的质量和安全性。在欧盟，MSC 在大多数情况下被认为是先进的治疗药物（advanced therapy medicinal products，ATMP）。由于 ATMP 是医学科学创新的前沿阵地，在 2009 年已经制定了一个具体的监管框架。高级治疗委员会（Committee for Advanced Therapies，CAT）和其他相关机构在欧洲药品局（European Medicines Agency，EMA）进行集中分类、认证和评估程序，提供指导文件、计划和交互平台，使新框架更便于中小企业、学术界、医院和基金会使用。

与此同时，出现了"超范围"（off-the-shelf）MSC 产品的情况，因为许多经 FDA 许可的 III 期临床试验尚未完成。目前在 MSC 领域，科学理论与临床应用并不同步。事实上，科学家们并不完全了解 MSC 发挥治疗作用的生物机制和生物化学途径。尽管危及生命的情况和患者的痛苦可以使机理尚不明确的治疗剂的使用合法化，但是只有品质优良和完全理解的产品才能成为工业化基础上的治疗药品。显然，这并不是临床试验失败的原因。另一方面，学术和卫生机构更注重以患者为中心的方法。每个病例都被单独考虑，不仅是为了选择最佳的治疗策略，而且还包括对细胞的制备、细胞来源的选择和细胞供体的选择。在这种情况下，MSC 似乎是一种个性化的医疗工具，而不是现成的产品，这一事实让学术界和医院在业内领先于同行，并获得了明显的短期和中期优势。

总之，MSC 库所需的所有必要因素——科学的基础、专业知识和必要的监管框架都已具备。目前，尽管在科学上 MSC 仍处于临床应用的初级阶段，但 MSC 库的建立将使科学界和需要新疗法的患者都受益匪浅。脐带血库拥有丰富的 MSC 资源和长期以来在细胞库领域的专业知识，非常适合同时建立和运营 MSC 库，以提高其服务和多样化的水平。

五、iPSC

iPSC 技术是一个新兴领域，在基础研究、疾病、药物发现、病理研究和毒理学研究中创造了新的发展方向。除了用于建模疾病和药物筛选之外，iPSC 最有希望的用途是在再生医学领域的潜在应用。这一技术的最终目标是：细胞移植不会引发任何免疫反应或促进肿瘤的形成，因为这是由患者特异性的 iPSC 衍化来的，并可能有助于修复受损组织。iPSC 带来的巨大希望是研究人类自身细胞，这可能比之前的细胞模型或动物模型更准确地反映疾病表型，这将使治疗药物的发现更快、更有效，最终实现个性化定制。然而，以下 6 个方面的实际问题必须解决，以增加这种干细胞对基于疾病研究的影响。

（一）建立理想的 iPSC 的细胞来源

选择一种起始材料很重要，因为每一种体细胞都具有独特的表观遗传特征，这可能使细胞在重新编程后的临床应用中有不同作用。迄今为止，大多数研究都使用成纤维细胞作为重新编程的目标，但也有采用外周血和脐带血作为替代性的选择。然而，在不久的将来，由于所需要的花费和时间的考虑，单个生产 iPSC 是不太可能的。取而代之的是，建立一套可以将细胞和组织移植到大多数人体内的标准化的 iPSC 生产线，将是一种更为可行的方法。

（二）由脐带血建立的 iPSC

脐带血可能是生成 iPSC 理想的细胞来源，因为所有的样本都是在知情同意下收集的，并且这些细胞具有良好的特征和 HLA 配型。此外，如果征得母亲捐献者的同意获得其病史，那么将更容易收集数据以便进一步的观察。来自脐带血的 iPSC 的效率更高、更快，因为可以从脐带血的一小部分中获得的最终数目超过建立细胞系所需的数量。利用脐带血细胞作为 iPSC 的细胞来源，可以通过与现有脐带血库网络连接，为建立健康的异体 iPSC 库铺平道路。

研究显示，从脐带血中分离的细胞优于从成人个体中分离的细胞，因为易于在成体干细胞细胞核和线粒体中累积基因突变，并在生物体的一生中分化成不同体细胞。有人认为，这将促使衰老和癌症的产生。

（三）HLA 纯合子脐带血供体的 iPSC 治疗

如果 iPSC 是由 3 个 HLA 中的每一个（HLA-A、HLA-B、HLA-DR）纯合子捐赠者产生，那么这种 iPSC 的分化衍生物就应该可以移植到大多数人身上。许多现有规模的脐带血库要求必须识别所有的纯合型 HLA 组合。人多能干细胞可能表现出在遗传偏差上的克隆变异，因此应选择最适合每种应用目的的细胞。根据以往对骨髓移植经验的判断，移植受体和供体之间的 3 种主要类型的 HLA 基因位点匹配在移植后的免疫排斥更少。因此，iPSC 的储存应从 HLA 纯合的捐献者中获得，以用于 iPSC 治疗。

脐带血 iPSC 系的储存及其大规模的生产，代表了从公共脐带血网络组织中广泛的 HLA 单倍型可能成为未来临床应用的替代方案。所有的公共脐带血库都可以提供合格的细胞来源和建议，以帮助研究人员和临床医生满足这些需求，并避免因收到不合适的细胞而浪费时间。此外，通过使用脐带血库现存的脐带血，可以完成对常见单倍型纯合供体的选择。因此，可以显著减少为更大比例的人口提供完美 HLA 匹配所需的脐带血 iPSC 的数量。另外，可以根据捐献者的病史，确定在 iPSC 克隆中发现的单核苷酸和拷贝数变异是否已经存在。另一种优势是，可以从同一个供体获得多个具有应用价值的克隆细胞。

此外，脐带血中还特别富含不成熟的祖细胞，其具有巨大的扩增能力。而且，这可以有效地刺激人多能干细胞的增殖，即人胚胎干细胞（hESC）和人诱导多能干细胞（hiPSC）的增殖，从而为人类 HSC 提供取之不尽的资源，并产生大量可用于输血的红细胞。

（四）建立 iPSC 的方法

研究表明，通过替代策略可建立 iPSC，其中包括使用单一载体表达所有因子，或者只用两种因子，或用两种表达质粒转染[其中一种含有 oct3/4、Sox2 和 Klf4 的互补 DNA（cDNA），另一种含 c-myc cDNA]。尽管逆转录病毒引入重编程因子仍是最常用的方法，但其明显的缺点是对宿主细胞的基因修饰，在再分化后可能产生有害的影响。近年来，利用非整合腺病毒克服与宿主细胞基因组修饰相关的问题已进行多种尝试。这些尝试包括质粒表达载体的短暂转染、转座子转换系统、病毒转染、病毒核抗原游离表达系统，以及无异源体系（xeno-free）培养建立的 iPSC，这些方法建立的宿主细胞要么是未对其基因进行修饰，要么是对其基因进行修饰切除。到目前为止，所有这些方法都受到重编程效率低的限制，这些考虑根据蛋白质的重编程程序需要产生足量的重组蛋白。最近的一项研究显示，利用一种简单而非整合的方法与合成 RNA 通过体外转录模板（in vitro transcription templates，IVT）可建立多种多能的干细胞系，从而达到重编程的较高水平。

虽然这些问题可能阻碍大规模工业化生产的应用，但对患者可能有好处，尤其是那些需要定制血细胞的患者，例如，对于需要终生红细胞替代疗法的患者可能更好。但是，随着时间的推移，这种患者可能产生同种异体抗体而极大地限制与血细胞供体的匹配。脐带血 iPSC 产生的患者特异性血细胞可能会使这些患者受益，并提高治疗水平。人多能干细胞产生的这种可移植造血细胞的能力，可能在输液医学和 HSCT 领域产生巨大的影响。

（五）iPSC 库

脐带血可作为 iPSC 系建立的细胞来源，这可能是公共脐带血库的最佳选择。研究表明，脐带血是最幼稚的干细胞来源之一。目前，可把多能性诱导整合到脐带血库的工作流程中（图 32-1）。基本方法是，在脐带血分离时可以从其白膜层（buffy coat）中取出部分细胞制成 iPSC 系，用于相关的移植治疗；或在脐带血运送使用时，留取部分细胞制成 iPSC 系进行保存，供应科研、临床和产业化的需要。

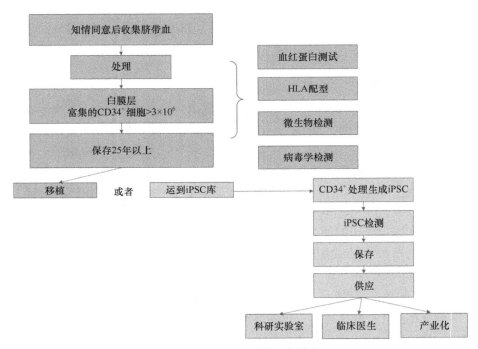

图 32-1　iPSC 库运行工作流程

因此，必须仔细记录 iPSC 系的信息以追踪其生物学特征，例如，细胞和患者的表型；技术问题，如建立细胞系的方法或细胞系在培养中的传代次数；法律方面的问题，如患者对使用每个细胞系的同意程度。

由于 iPSC 技术还处于起步阶段，作为一种治疗工具，在操作程序中的所有不同步骤都必须进行优化。这些步骤都必须经过系统的比较，如培养、扩增、存储，以及细胞的特性。这可以通过建立 iPSC 库，在研究中心、临床医生和生物技术行业之间合作，最大限度地利用 iPSC 系。因此，iPSC 库可促进已在研究实验室中建立的 iPSC 系的商业存储。脐带血库还可为研究特定的疾病提供高质量、可比较的细胞系，而这些疾病在现有研究工作中并未得到有效的治疗。

到目前为止，科学界已经提出两种 iPSC 库的模型：一种是 iPSC 库作为该领域的研究人员建立细胞系的储存库和分配体系，另一种是 iPSC 平台用于招募患者并针对某些特定疾病建立细胞系。

（六）创建 iPSC 库的益处

（1）收集在实验室研究中建立产生的特定疾病的细胞系，然后对这些细胞系进行鉴定并优化其生长条件。

（2）为临床医师、学术研究中心和生物技术产业提供标准而特定疾病的 iPSC 系。

（3）iPSC 系特性的所有信息都可以通过集成设施（centralized facility）以经济的方式收集，并且 iPSC 系收集的所有背景信息都可以在数据库中检索。

（4）中心细胞库可以投入资源开发更加一致的细胞系，并把投入的资源从合适样本量的患者中创建新的 iPSC 系，这些细胞系可能比任何其他方法更能代表人类疾病的异质性。此外，它可以将特定疾病作为 iPSC 研究的优先重点，并协助产生新的 iPSC 系和控制 iPSC 系以研究这些疾病。

（5）iPSC 库的另一个功能是存储和分发来自健康捐赠者的 iPSC 系，这些细胞系可以用于治疗。目前，在再生医学、HSCT、输血和神经学领域都已提出应用 iPSC 的治疗。而且，现已提出各种组织类型，包括脐带血的 iPSC 的建立。为了这些应用，存储 iPSC 系的 HLA 单倍体至关重要。一些研究已解决了再生医学中组织相容性问题，为了解决这种单倍体的问题，通过存储这种细胞系可能最大限度地满足所需的人群。

综上所述，iPSC 库的建立可促进在研究实验室中已经产生的 iPSC 系的商业存储业务，并将产生高质量的细胞系用于目前还无法探讨的一些特定疾病。

六、脐带血与脐带的成分

虽然科学研究和转化医学聚焦于从脐带血和脐带中分离的细胞，但也有其他非细胞成分可能具有很好的临床意义。在过去的 10 年中，人血浆、生长因子和基质成分已显示出越来越多的科学价值。这些可以用于生产培养液的细胞培养补充剂或基质成分，通常由脐带血库收集，并证明其与细胞产业有关。

（一）脐带血血浆

脐带血中的血浆曾被认为是一种废弃物。为了脐带血的存储，在其体积浓缩时需把血浆去掉后制成有核细胞才能冻存。因此，脐带血库往往拒收并丢弃大量而不符合接收标准的脐带血。在所有这些脐带血中，都包含可以用于除 HSCT 以外其他目的的血浆。事实上，血浆中含有血小板、生长因子和有用的营养物质。

在临床应用的细胞培养中，最大的问题是依赖于动物血清的支持。胎牛血清（fetal bovine serum，FBS）一直是作为培养液的补充剂，为培养细胞提供生存和增殖所必需的生长因子及营养成分。动物血清的问题是不能用于人体临床级别的细胞培养，其主要原因是：①无法有效地筛选病原体，特别是朊病毒（prions）可导致人变异性的牛海绵状脑病（bovine spongiform encephalopathy，BSE），即变异性克雅病（variant Creutzfeldt-Jakob disease，vCJD）；②该病毒含有可能对人体具有免疫原性的未知物质。目前，许多的尝试已建立无血清且不依赖血清补充剂的培养液，可促进细胞的增殖。然而，这种尝试的最好结果也只是在少数细胞的培养中有效。为了克服此问题，现已开发出多种细胞培养技术，包括在培养液中加入人富血小板血浆（platelet-rich plasma，PRP）、血小板溶解物（platelet lysates，PL）、低血小板血浆（platelet-poor plasma，PPP）和人自体血清。20 世纪 80 年代初，首次尝试使用了人血浆的 PRP、PL 或 PPP。在过去 10 年中，这一领域取得巨大的进展。最近的比较研究证明，活化 PRP 和 PL 在干细胞的培养中可产生不同的作用。而且，人血清或 PPP 的潜在应用也得以证实。这些数据表明，脐带血是实现这些新技术所必需的人血浆和（或）血清的一种来源。

纤维蛋白是活性血浆中的另一种蛋白质成分，在组织工程和再生医学中有潜在应用。这种蛋白质通常由一种名为凝血酶的蛋白酶裂解而成，是人体血液的主要凝血因子。当纤维蛋白用于生物可降解支架的制备时引起了广泛的兴趣，并随着组织工程技术的进步而扩大。类似的支架也已考虑用于骨、血管和软骨修复，但也可用于非组织工程的应用。此外，Anitua 等人认为，纤维蛋白基质可以改善伤口愈合，并在动物模型的肌腱重构中得到验证。

在满足高质量、筛选和控制人血浆及血浆成分的需求方面，脐带血库的地位独特。事实上，脐带血库不仅收集脐带血，而且还提供完整的捐献者的家庭病史和血清样本，并进行必要的基因疾病检测。因此，由脐带血库加工和提供的生物产品达到了很高的疗效和安全标准。从脐带血中处理的血浆和不符合存储要求但符合安全标准的的血浆，可以进行常规处理并进行产业化。

（二）脐带动脉

与脐带血类似，脐带也经常被脐带血库收集。然而，除了 WJ 可以用于分离 MSC 外，其他部分也可以使用，尤其是血管。动脉搭桥是心血管疾病患者的主要治疗策略。每年有超过 57 万例这种手术患者的巨大需求。由于血栓形成、排斥反应和慢性炎症等严重的不良反应，一些合成材料如涤纶和膨胀聚四氟乙烯（expanded polytetrafluoroethylene，ePTFE）都已作为动脉移植物进行测试，但均以失败告终。然而，利用组织工程技术开发血管是一个快速发展的领域。研究显示，EPC 可以与支架一起用来制造人造血管。自 21 世纪初以来，脱细胞组织（decellularized tissue）已作为一种合成支架的替代品。该技术包括从组织中去除所有细胞成分，剩余的细胞外基质即组织的骨架可以由患者衍化的细胞重新填充。人脐带的长度超过 50cm，从中可以很容易分离出两条 20～30cm 的动脉血管。这种动脉血管既无分支，而且整个长度的直径一致。包括人隐静脉在内的天然组织均已脱细胞，并显示出作为小直径血管移植物的潜力。人脐动脉可能成为一种更具吸引力的血管移植的来源，因为其广泛存在并易于分离。在希腊脐带血库中，已成功地为组织工程的应用建立了脐动脉脱细胞的操作法。

七、结语

再生医学、组织工程，以及先进的细胞疗法都在快速发展中。所有这些学科都有一个共同点，那就是它们对人体干细胞的依赖，干细胞可作为临床医生改善医疗质量的宝贵手段。由于干细胞的潜能和治疗潜力随着年龄的增长而下降，胎儿来源的干细胞资源可以提供足够数量的优质细胞。

脐带血是这种细胞的丰富来源。脐带血干细胞具有独特的生物学潜力，可以为药理学、基因组学、细胞治疗和组织工程提供强有力的研究与临床工具。脐带血干细胞的治疗已从传统的移植领域扩展到再生医学领域，并可能成为组织和器官再生的重要资源。目前，正在干细胞应用的诸多新领域进行研究。而且，在干细胞和心脏病领域还有许多新的发现。最近，EPC 已从脐带血中分离并用于增强缺血组织的侧支血管生长，以及促进受损心肌的再生。

除了 EPC，由于脐带血来源方便并经过验证，其也可成为 iPSC 系的一种很好的细胞来源。所有存储的脐带血都有 HLA 配型，并且捐赠者的病史可用。因此，所有现有的样本都可以在不影响最终用途的情况下使用。最后，应该指出，脐带血被认为是人们可以获得 iPSC 最幼稚和最原始的干细胞来源之一，确保了 iPSC 的高质量。

另一个胎儿干细胞的来源是脐带。WJ 中含有丰富的 MSC，可以分离并储存以备将来使用。而且其独特的特性使 MSC 成为先进细胞疗法、再生医学和组织工程应用的一种有价值的细胞，并已用于从神经疾病治疗到骨和软骨再生等多种疾病的治疗。

脐带血库可以通过开发可靠的程序把有用的细胞系提供给研究机构，并把脐带血库的方法与这些问题结合，最终实现自我维持。这种战略应该得到推广和资助，因为其对公共卫生具有重大影响。

如果重点是提高用于研究人类疾病高质量干细胞系的可用性和治疗效用，则应特别考虑患者同意、道德和知识产权问题，这些问题可能会影响到这些细胞用于商业开发的使用。此外，细胞库还必须与其他库、研究机构、患者组织和商业实体建立联系，以适应国际环境。总之，为了提高细胞的存活率和治疗效力，临床级别干细胞的分离、培养和存储必须在良好生产规范（GMP）的条件下进行。而且，在干细胞和再生医学领域不断发展而引发科学界兴奋和期待的新时代，重新考虑脐带血生物学、移植和脐带血库的未来似乎十分重要。

第三节　新生儿干细胞的产业化前景

新生儿干细胞是指在新生儿出生后的脐带血、脐带、胎盘及羊水中的干细胞。1988 年，首次在临床应用脐带血移植成功救治 1 例 FA 的患儿。1989 年，《新英格兰医学杂志》报道了这一成功治疗的病例，从而引发了脐带血革命。

脐带血库的主要业务是进行脐带血干细胞的制备和冻存。全世界脐带血库运营方式主要有两种模式：公共脐带血库和私人脐带血库。在公共脐带血库中，脐带血来源于志愿捐献者，主要用于同种异体移植治疗。这种捐献是无偿的，也意味着捐献者放弃了其脐带血的所有权。公共脐带血库承担脐带血采集、制备、检测和储存的一切费用，用于干细胞移植的脐带血均需 HLA 配型。而且，这种库对脐带血的使用拥有支配权，并可从中获得收益。这种对公共医学资源的储存支配权利，也是公共脐带血库建立的目的和性质。在我国，这种库的审批归属国家卫生健康委员会。

在私人脐带血库中，脐带血来源于储户自体脐带血，储户委托私人脐带血库保存自己的脐带血，以备自身或家庭使用。这种脐带血干细胞的所有权属于储户，私人脐带血库为储户提供脐带血干细胞的处理与储存技术服务，通过收取技术服务费获益。在我国，每份脐带血，储户支付 2 万元左右的脐带血处理费用和 20 年左右的储存费用。在国外，每份脐带血，储户向商业脐带血库支付 1800～2200 美元的处理费，每年还需支付大约 150 美元冷冻保存费用。

一、公共脐带血库的运营

自 1992 年，世界上第一家脐带血库——纽约血液中心成立。目前全世界公共脐带血库不到 50 家，库存公共脐带血 50 万份左右，每年大约为 1 万例患者提供脐带血干细胞移植。尽管医学研究与临床应用的结果显示，脐带血干细胞在临床上拥有良好的治疗效果和广泛的应用前景，但是财政困难和预算不足仍然是限制公共脐带血库发展的主要问题。在国内，每份脐带血处理费用最低成本在 2000 元左右，包括脐带血采集、干细胞制备、传染病检测、HLA 配型检测、冷冻保存等。每年液氮储存费用最低成本也在 800 元左右。脐带血干细胞移植需要配型，而配型成功是一个低概率事件，因而拥有足够数量的脐带血库库存是其前提。只有公共脐带血库建立足量优质的脐带血库库存，才能满足临床应用需求，公共脐带血库方能自负盈亏生存下来。因而，公共脐带血库前 5～10 年一直处于前期投入中。

为了阐述公共脐带血库前期运营的财务压力，现以国外的脐带血库运营数据为例说明其面临的挑战。美国脐带血基金会网站发表的关于脐带血在血液疾病治疗方面的应用数据显示，脐带血的最佳使用率为 1/217。如果按每周 1 份脐带血干细胞出库应用于临床计算，一年出库 52 份脐带血所需的库存量是 11 284 份。基金会网站提供的储存成本数据如下：①脐带血库储存 1 份脐带血的成本为 500 美元，因此，建立足量库存的成本是 5 642 000 美元；②每周出库 1 份脐带血，一年的收入是 52×35 000 美元＝1 820 000 美元。

这个预算的前提是假定公共脐带血库中所有的脐带血都符合移植要求，即细胞剂量足以为体重为50～70kg的患者提供 $2×10^7/kg$ 的细胞，此细胞剂量被广泛认为是成功移植所需的最低细胞剂量。自2000年以来，公共脐带血库逐渐意识到，只有储存大量的脐带血，才能符合目前细胞治疗认证基金会（FACT）建立的行业标准。实际上，由于脐带血量不足，即低于100ml的脐带血达不到临床移植所需的数十亿以上的细胞数量要求，在公共脐带血库采集的脐带血中，平均有70%以上的无用。所以，应把这70%废弃的脐带血成本计算在内。

（1）公共脐带血库拒收70%的脐带血。假设每份脐带血收取50美元的费用，用于拟定同意书、销售、运输和成套设备的费用。为了建立11 284份脐带血的库存，公共脐带血需要收集37 614份脐带血，成本为1 880 700美元。

（2）为了每周输出1份脐带血并获得1 820 000美元的年收入，脐带血库需要投入大约7 522 700美元。

上面这个简单的预算说明，公共脐带血库的成功运营需要解决的是巨大财务问题。除此之外，公共脐带血库面临的问题还有很多。但是，随着公共脐带血库提供的脐带血干细胞移植成功地救治了许多疑难疾病患者，特别是为恶性肿瘤患者提供了突破性、有效的救治方案，脐带血干细胞为医学发展做出的贡献显示出巨大的社会意义。

在20世纪90年代中期，AABB制定的认证标准是脐带血库建立了第一个行业标准。如今，AABB已成为全球脐带血库权威认证机构，包括2000个机构和8000个成员，成员分布在80多个国家。

1996年FACT成立。2000年，FACT和Netcord合作制定了脐带血采集、制备、检测、筛选的国际标准，并逐渐被各国作为脐带血库运营的黄金标准。

2005年，美国政府通过法案向公共脐带血库网络提供财政支持（截止到2010年提供了7900万美元的资金，实际上是4670.3万美元），对美国公共脐带血库的整体健康发展和财务可持续性发展产生深远影响。2010年美国政府又批准1.12亿美元用于脐带血采集，1.53亿美元投入2010～2015年的"C.W.比尔•杨细胞移植项目"（C.W. Bill Young Cell Transplan-tation Program）。

在运营成本压力下，公共资金投入减少迫使公共脐带血库为了生存而进行运营模式的整合。在各家公共脐带血库中，因财务问题倒闭、注销、出售、并购或与私营脐带血库合作经营等整合方式各不相同。但是，唯一不可改变的是公共UCB库的"公共"属性。

2002年，我国原卫生部设立10家公共脐带血库。2015年12月原国家卫计委官方公示对这10家公共脐带血库的验收结果，其中有3家公共脐带血库未能通过国家验收。同时，公示在2020年不再审批国家公共脐带血库（表32-1）。通过验收的7家脐带血库均由民营企业运营，库存的公共脐带血数量和临床干细胞移植数量均低于国际水平。

表32-1　中国公共脐带血库基本情况

脐带血库	运营方	合作方	状态
北京市脐血库	北京佳宸弘生物技术有限公司	北京大学人民医院	通过验收
广东省脐血库	广州市天河诺亚生物工程有限公司	广东省妇幼保健院	通过验收
天津市脐血库	协和干细胞基因工程有限公司	中国医学科学研究院中国协和医科大学血液学研究所血液病医院	通过验收
山东省脐血库	山东省齐鲁干细胞工程有限公司	山东大学齐鲁医院	通过验收
四川省脐血库	四川新生命干细胞科技股份有限公司	中国医学科学研究院输血研究院	通过验收
浙江省脐血库	浙江绿蔻生物技术有限公司	浙江省血液中心	通过验收
上海市脐血库	上海市干细胞技术有限公司	上海市红十字会，上海市血液中心	通过验收
辽宁省脐血库	辽宁启福干细胞生物科技有限责任公司	中国医科大学附属盛京医院	未经验收
甘肃省脐血库	甘肃省脐带血造血干细胞有限公司	甘肃省红十字血液中心兰州大学第一医院	未经验收
重庆市脐血库	重庆市干细胞技术有限公司	上海市脐血库（援建）	未经验收

二、私人脐带血库的运营

自 1993 年脐带血登记处（Cord Blood Registry，CBR）、Cryo-Cell 和 Viacord 等第一批商业脐带血库面世以来，全球 50 多个国家成立了 20 多家商业脐带血库。2015 年的"亚太脐带血库联盟"学术会上，纽约脐带血库的调研报告显示，美国所有商业脐带血库的自体脐带血储存数量占出生新生儿的比率仅为6%。我国目前缺少这方面的完整数据，但从上市公司公布的财务报表预测，中国私人脐带血储存率远远低于美国的储存数量。市场转化率低的原因有很多，除了经济因素外，缺乏脐带血造血干细胞移植临床医生的支持也是一个主要因素。目前，临床上脐带血造血干细胞主要应用于血液系统的恶性疾病，如白血病、重症再生障碍性贫血等。这些疾病并非常见病，且如果发病原因为遗传因素，自体脐带血造血干细胞并不适合自体移植。美国血液与骨髓移植协会（American Society for Blood and Bone Marrow Transplantation，ASBBMT）的数据显示，自体脐带血造血干细胞用于血液系统疾病的自体移植概率大致介于 1 : 2500～1 : 20 万之间。因此，除血液系统疾病外，拓展脐带血的临床疾病应用范围势在必行，例如，提取其中的免疫细胞并进行扩增对免疫系统疾病进行治疗是提高客户储存意愿和获得医生群体支持的重要因素。同时，如何设计更为合理的商业模式，将配型成功的私人储存脐带血干细胞在征得同意后用于他人，也是提高私人存储率的办法。虽然自体脐带血库的储存率低，但脐带血库已经成为一种国际现象。全球脐带血干细胞市场预计将以年复合增长率 27% 以上的速度增长。

自 2012 年以来，脐带血保存行业一直在积极整合。除了美国脐带血库巨头 CBR 被收购之外，近几年其他的收购消息也从未间断：AlphaCord 于 2015 年 11 月收购 LifeSource Cryobank（第 5 次收购小型脐带血库）；FamilyCord 于 2016 年 4 月收购了 Southern Cord，于 2018 年 2 月收购了 Cord Blood America，Inc 的资产等。

在世界范围内，脐带血行业的并购交易也很频繁。在欧洲，处于市场领先地位的 FamiCord 和 Vita34 正在大力扩张。这两家公司在欧洲分别进行了 5 项以上的并购交易。总部位于瑞士的 Stemlab 也进行了 3 笔交易。在亚洲，三胞集团有限公司正在整合行业和市场，并在其网站上声称已在中国国内存储了超过90 万份的脐带血样本，加上在部分相当于东南亚国家和地区的脐带相关存储，总储总数量接近 120 万份。这意味着南京森贝斯特可能已成为世界上最大的脐带血库的经营者。

在拉丁美洲，CryoHoldco 是一家控股干细胞库的投资组合公司，也是全球最大的脐带血库之一，占据拉丁美洲的主要市场，到 2018 年年底已存储近 20 万份的干细胞。

CryoHoldco 在 2019 年 7 月初宣布收购秘鲁脐带血库和细胞治疗机构 Criocord。至此，CryoHoldco 已在墨西哥和哥伦比亚成为脐带血市场的领导者，现在又在秘鲁拥有了一项重要资产。CryoHoldco 正在拉丁美洲继续寻求新的交易机会。显然，全球主要市场的脐带血行业整合趋势正在加速。可以预见的是，更多综合性的、全球范围的大型脐带血和脐带组织全方位服务机构可能即将出现。

在未来的 5 年内，重大的产业调整仍将继续，商业脐带血库将进行大规模的合并，大规模的商业脐带血库在脐带血库新兴地区，将合并或收购已建立的小型商业脐带血库（即亚洲、中东和南美）。但是，只有从成立之初就注重质量的脐带血库才是收购目标。一个成功的、财务稳健的脐带血库不会为其他储存低质脐带血的脐带血库承担法律风险或对其负责。在我国，随着国家行业规范逐步出台，脐带血库技术标准和质量管理体系认证标准都将逐步提高，整个产业会越来越规范和健全。未来 5～10 年内商业脐带血库储存率可能大幅上升，甚至可能达到 20%。商业脐带血库储存率迅猛增长的决定因素是，脐带血干细胞在临床上应用范围的逐步拓展。

三、脐带血造血干细胞的临床试验研究

目前，在备受关注的全球范围的临床试验注册网站（www.clinicalTrials.gov）上的信息显示，截至 2018

年 2 月 24 日，全球有 398 项脐带血的临床试验项目注册，其中美国有 233 项，占总数的 58.5%，并致力于扩展脐带血在临床的应用范围。例如，研究如何用脐带血干细胞治疗脑瘫的两个临床试验项目，一项是由杜克大学的儿科肿瘤学家 Kurtzberg 领队的研究；另一项是在佐治亚州健康科学大学进行的研究。目前，这两项临床试验都是从以前自体储存脐带血的家庭中招募的患者。

脑瘫是由于孕期正处于发育期的胎儿大脑受到损伤所致。在过去的 30 年里，美国平均 1000 个新生儿中就有 2 个脑瘫患儿。在产科，阿氏评分（Apgar scoring）和脐带血 pH 是早期评估新生儿大脑是否损伤的方法之一。临床数据显示，阿氏评分低和脐带血 pH 在 7.00 以下的新生儿，脑瘫的发病率增加。阿氏评分在产后 1～5min 之内进行。因此，多数情况下，临床上阿氏评分小于或等于 3 分的新生儿进行脐带血采集，脐带血 pH 在产后大约 20min 便可获得检测结果。如果 pH 低于 7.00，建议脐带血储存，以备孩子不幸诊断为脑瘫时用。目前临床试验表明，自体脐带血能有效治疗脑瘫，在美国对脐带血库发展有影响的两个主要学术组织——美国妇产科医师协会和美国儿科学会，都积极推动自体脐带血储存项目。随着脐带血造血干细胞在糖尿病、神经退行性疾病及心脏病治疗中的作用研究，将拓宽脐带血干细胞的临床应用范围，促进脐带血库的发展，商业脐带血库日益激烈的竞争不仅会使储存费用降低，还可以将自体脐带血库市场的转化率提高到 15%～20%。

四、MSC 的再生医学产业化

再生医学行业自成立以来发展迅速。20 世纪 90 年代末至 21 世纪初，这种增长的大部分原因来自于对 MSC 的科学兴趣和对再生医学整体理解的增加。MSC 的来源很多，主要来源是骨髓、脂肪组织和新生儿附属组织。ISCT 对 MSC 的定义是：①在标准培养条件下，必须是贴壁生长的细胞；②必须表达 CD105、CD73 和 CD90，而不表达 CD45、CD34、CD14，或 CD11b、CD79a，或 CD19 和 HLA-DR 表面分子；③必须能够在体外分化为成骨细胞、脂肪细胞和成软骨细胞等。

2012 年，再生医学行业 MSC 主要来源是骨髓。而在 2018 年 7 月进行的 680 个 MSC 临床试验中，MSC 的来源呈现多样化，包括骨髓、脂肪和脐带等。临床试验需要多年的努力和大量的资金投入。目前，多数以骨髓 MSC 作为细胞来源的临床试验都是在几年前就已设计和计划的。Osiris 治疗公司和 Mesoblast 等公司在认识到 MSC 对再生医学的巨大治疗潜力时，还制定了骨髓源性 MSC 的金标准。因此，支持当前临床试验的这种再生医学公司多年前就对骨髓 MSC 作为其细胞来源做出了财务和战略的承诺。而且，这种承诺是根据临床前研究和临床前新药研究（Investigative New Drug，IND）与 FDA 通过会议而确立的。尽管后期的实验数据证明，新生儿脐带等组织中的 MSC 可能是临床干细胞应用的更好资源。但是国际上有主导地位的这些先行企业考虑到前期的投入，认为这不符合成本效益，因此，还是坚持利用骨髓 MSC。如果让这些公司现在重新着手开展业务研发，他们很可能会选择新生儿 MSC 作为临床试验的细胞来源。

再生医学整个行业仍处于起步阶段。第一代再生医学公司距离盈利还有很长的路要走。事实上，许多新兴公司正在进入所谓死亡之谷（valley of death）的发展阶段。"死亡之谷"是指成功的 I、II 期临床试验与市场化产品之间的时间范围。这段时间可能需要 5～10 年，需要投入研发费用 2.5 亿～4 亿美元，通常风险投资公司不愿意在这段时间内提供所需的大量资金。有了这种认识，大型制药公司似乎站在再生医学行业的边缘，等待第一批公司开发出有利可图的细胞疗法。

五、WJ 与脐带 MSC

在胚胎发育中，WJ 是最早形成脐带的一种原始而呈胶状物（jelly）的结缔组织，1656 年由 Wharton 命名而来，这种胶状物的功能是为脐带提供支持。在胚胎发育的 3.5～7.5 天，胚胎后肠中的原始多能干细胞迁移，通过尿囊/脐带（allantois/umbilical cord）形成胎肝。这些原始的间充质样细胞（mesenchymal-like cell）在胚胎发育早期驻留在脐带结缔组织中，并保留原始干细胞特性。在产后，WJ 中的 MSC 很容易分离。实验数据显示，脐带 WJ 源性 MSC 和骨髓源性 MSC 具有相似的生物学特性。

从市场营销的角度来看，对于准父母来说，脐带组织比 WJ 更容易理解。因而，WJ 干细胞通常称为脐带干细胞。欧洲自体脐带血库市场是在 2008 年开始为待产家庭提供脐带组织储存服务的第一个市场。中东和亚洲一些地区的自体脐带血库市场争相效仿。2010 年，CBR 开始在美国提供脐带组织保存。2011 年，Viacord 也开始了类似的研究工作。脐带组织是自体脐带血库的特殊附加产品，能为脐带血库带来巨大的投资回报。严格遵守所有质量控制措施和步骤，这是 AABB 和 FACT 认证 UCB 库标准操作规范中的一部分。虽然这样可能增加 UCB 库的运营成本，但对 UCB 库来说，能向客户通过出售 UCB 获得额外储存的选择权也是增加收益的好时机。

脐带组织提供了一个全新的营销模式，这对自体脐带血库是非常有利的。脐带组织的干细胞是 MSC，这些细胞为将来的再生医学细胞治疗应用提供了更广泛的选择空间。随着 MSC 在再生医学领域应用的不断发展，脐带组织自体储存产品的销售将继续增长。在未来，公共脐带血库可能也会像商业私人脐带血库一样，开始储存脐带组织干细胞。

六、胎盘干细胞

胎盘是新生儿干细胞更为可观的一种来源，其中含有 HSC 和间充质样干细胞。就像其他新生儿干细胞来源一样，胎盘备受学术界和商业界的关注。Anthrogenesis 公司是最早从胎盘组织中获取干细胞并进行开发研究的公司之一。2002 年，Celgene 公司收购 Anthrogenesis 公司。此后，Celgene 成立了一家私人 UCB 库即 LifeBankUSA，专为私人提供 UCB 库以及胎盘血的存储服务。2006 年，LifeBankUSA 创立世界上第一家提供胎盘血干细胞储存的私人库；2011 年，又增添了一项储存胎盘组织的服务。

Celgene/LifeBankUSA 正积极开展研究，以提高胎盘干细胞产品在再生医学中的价值。2008 年，1 例患儿接受 Celgene/LifeBankUSA 胎盘血液产品与 UCB 干细胞的移植。目前，Celgene 公司正在用胎盘干细胞对克罗恩病（Crohn's disease）、缺血性中风和成人 II 期或 III 期肺结节病进行临床试验。Pluristem 是另一家专注于胎盘干细胞产品研发的公司，该产品是一种扩增的胎盘干细胞，称为 PLX。而且，该公司已完成 1 项通过 PLX 干细胞治疗严重肢体缺血的 I 期安全性临床研究，2012 年 4 月 17 日获得 FDA 批准，并对周围动脉疾病性的间歇性跛行进行 II 期临床试验。此外，该公司还向 FDA 提交了对全髋关节置换术后臀部肌肉再生的 I 期安全性临床研究。

国际胎盘干细胞协会是获得关于胎盘干细胞来源信息的重要渠道。该协会专注于对胎盘干细胞及其未来治疗潜力的研究，其网站是 http://www.iplass.net。目前，虽然胎盘干细胞的商业应用很少，但这种干细胞来源的前景值得关注。

七、羊水干细胞

研究发现，在羊水中也含有干细胞。因此，从羊水中获取并冻存干细胞的一项新服务项目出现。美国 BioCell 中心已对接受羊膜穿刺术产前诊断患者的羊水进行储存。但是，随着非损伤性检查方法的普及，如孕妇血清筛查和超声诊断的结合分析确定母体内胎儿是否有遗传性疾病或先天畸形（如唐氏症）。只有认为胎儿有较高风险的患病或异常的孕妇才接受这种羊膜腔穿刺术。因此，开展羊水干细胞储存业务的公司很少，而且，这样的临床研究项目也不多。

八、结语

丰富的新生儿干细胞不断为脐带血库产业拓展经营项目，使脐带血库产业拥有更大的市场领域，每年都有越来越多的公司进入这个领域。新公司包括公共和商业脐带血库，以及研发新实验室设备和实验材料的公司，以改善储存数量和细胞保存活力。研究表明，脐带、胎盘、羊水组织在再生医疗中的应用具有无限的潜能，为脐带血库开辟了多种全新的储存服务。脐带干细胞的异体应用和"现货供应"的优势，将在未来几年大放光彩，脐带干细胞良好的成药性必将在再生医学中占领一席之地。同时，胎盘和羊水干细胞的未来医疗成果和商业前景令人期待。许多公司正在进行大量临床试验研究，新生儿干细胞将被推向再生和个性化医学革命的前沿。未来几年，将会是新生儿干细胞和再生医学产业大力发展的新时代。

（于艳秋　张海龙　荣耀星）

参 考 文 献

Akyurekli C, Chan JY, Elmoazzen H, et al. 2014. Impact of ethnicity on human umbilical cord blood banking: a systematic review. Transfusion, 54(8): 2122-2127.

Armson BA, Allan DS, Casper RF. 2015. Umbilical cord blood: counselling, collection, and banking. J Obstet Gynaecol Can, 37(9): 832-844.

Ballen KK, Verter F, Kurtzberg J. 2015. Umbilical cord blood donation: public or private? Bone Marrow Transplant, 50(10): 1271-1278.

Baker CD, Black CP, Ryan SL, et al. Cord blood endothelial colony-forming cells from newborns with congenital diaphragmatic hernia. J Pediatr, 163(3): 905-907.

Bassiouny MR, El Chennawi F, Mansour AK, et al. 2015. Optimal method for collection of umbilical cord blood: an Egyptian trial for a public cord blood bank. Transfusion, 55(6): 1263-1268.

Bravo Acevedo A, Barquera R, Bekker Méndez C, et al. 2019. HLA concordance between hematopoietic stem cell transplantation patients and umbilical cord blood units: implications for cord blood banking in admixed populations. Hum Immunol, 80(9): 714-722.

Broxmeyer HE, Lee MR, Hangoc G, et al. 2011. Hematopoietic stem/progenitor cells, generation of induced pluripotent stem cells, and isolation of endothelial progenitors from 21- to 23.5-year cryopreserved cord blood. Blood, 117(18): 4773-4777.

Broxmeyer HE. 2009. Will iPS cells enhance therapeutic applicability of cord blood cells and banking? Cell Stem Cell, 6(1): 21-24.

Ciubotariu R, Scaradavou A, Ciubotariu I, et al. 2018. Impact of delayed umbilical cord clamping on public cord blood donations: can we help future patients and benefit infant donors? Transfusion, 58 (6): 1427-1433.

Crompton KE, Elwood N, Kirkland M, et al. 2014. Feasibility of trialling cord blood stem cell treatments for cerebral palsy in Australia. J Paediatr Child Health, 50(7): 540-544.

Dessels C, Alessandrini M, Pepper MS .2018. Factors influencing the umbilical cord blood stem cell industry: an evolving treatment landscape. Stem Cells Transl Med, 7 (9): 643-650.

Di Tullio I, Azzolina D, Piras GN, et al. 2020. Factors associated with blood cord unit bankability: an analysis of a 15-year-long case series. Cell Tissue Bank, 21(1): 77-87.

Ebrahimkhani S, Farjadian S, Ebrahimi M. 2014. The royan public umbilical cord blood bank: does it cover all ethnic groups in iran based on HLA diversity? Transfus Med Hemother, 41(2): 134-138.

Elmoazzen H, Holovati JL. 2015. Cord blood clinical processing, cryopreservation, and storage. Methods Mol Biol, 1257: 369-379.

Isasi R, Dalpe G, Knoppers BM. 2013. Fostering public cord blood banking and research in Canada. Stem Cells Dev, 22 (S1): 32-34.

Jawdat D, Arab S, Thahery H, et al. 2014. Improving cord blood unit quantity and quality at king abdullah international medical research center cord blood bank. Transfusion, 54(12): 3127-3130.

Karagiorgou LZ, Pantazopoulou MN, Mainas NC, et al. 2013. Knowledge about umbilical cord blood banking among Greek citizens. Blood Transfus, 12 (S1): 353-360.

Kim J, Kim M, Jeong Y, et al. 2015. BMP9 induces cord blood-derived endothelial progenitor cell differentiation and ischemic neovascularization via ALK1. Arterioscler Thromb Vasc Biol, 35(9): 2020-2031.

Kramer L. 2014. BC adds ethnic diversity to new public cord blood bank. CMAJ, 186(7): 492.

Lanuti P, Rotta G, Almici C, et al.2016. Endothelial progenitor cells, defined by the simultaneous surface expression of VEGFR2 and CD133, are not detectable in healthy peripheral and cord blood. Cytometry A, 89(3): 259-270.

Lavergne M, Vanneaux V, Delmau C, et al. 2011. Cord blood-circulating endothelial progenitors for treatment of vascular diseases. Cell Prolif, (S1): 44-47.

Mayani H, Wagner JE, Broxmeyer HE.2020.Cord blood research, banking, and transplantation: achievements, challenges, and perspectives.Bone Marrow Transplant, 55(1): 48-61.

Meissner-Roloff M, Pepper MS. 2015. Establishing a public umbilical cord blood stem cell bank for South Africa: an enquiry into public acceptability. Stem Cell Rev, 9(6): 752-763.

Mellet J, Alessandrini M, Steel HC, et al. 2015. Constituting a public umbilical cord blood bank in South Africa. Bone Marrow Transplant, 50(4): 615-616.

Okita K, Yamakawa T, Matsumura Y, et al. 2013. An efficient nonviral method to generate integration-free human-induced pluripotent stem cells from cord blood and peripheral blood cells. Stem Cells, 31(3): 458-466.

Page KM, Mendizabal A, Betz-Stablein B, et al. 2014. Optimizing donor selection for public cord blood banking: influence of maternal, infant, and collection characteristics on cord blood unit quality. Transfusion, 54(2): 340-352.

Peng X, Song J, Li B, et al.2020. Umbilical cord blood stem cell therapy in premature brain injury: Opportunities and challenges. J Neurosci Res, 98 (5): 815-825.

Rubin AD, Walsh R, Mrowiec ZR, et al. 2014. New Jersey's public cord blood stem cell bank: seventeen years of growth & transformation. MD Advis, 7(1): 37-46.

Spartano S, Bianchi M, Murgi E, et al. 2014. Medicine use in pregnancy and public cord blood bank databases. Pharmacoepidemiol Drug Saf, 23(10): 1107-1109.

Szablowska-Gadomska I, Sypecka J, Zayat V, et al.2012. Treatment with small molecules is an important milestone towards the induction of pluripotency in neural stem cells derived from human cord blood. Acta Neurobiol Exp (Wars), 72(4): 337-350.

Walker T, Steckler D, Spellman S, et al. 2012. Awareness and acceptance of public cord blood banking among practicing obstetricians in the United States. Transfusion, 52(4): 787-793.

Wang TF, Wen SH, Yang KL, et al. 2014. Reasons for exclusion of 6820 umbilical cord blood donations in a public cord blood bank. Transfusion, 54(1): 231-237.

Yin Y, Liu H, Wang F, et al. 2015. Transplantation of cryopreserved human umbilical cord blood-derived endothelial progenitor cells induces recovery of carotid artery injury in nude rats. Stem Cell Res Ther, 6(1): 37-49.

Zhou H, Rao MS. 2015. Can cord blood banks transform into induced pluripotent stem cell banks? Cytotherapy, 17(6): 756-764.

英汉缩略语

| ^{131}I-MIBG | iodine-131-labeled metaiiodo-benzylquanidine | 131-间碘苯甲胍 |
| 2,3-DPG | 2,3- diphosphoglycerate | 2,3-二磷酸甘油酸 |

A

AA	aplastic anemia	再生障碍性贫血
AABB	American Association of Blood Banks	美国血库协会
AAP	American Academy of Pediatrics	美国儿科学会
ACECM	acellular cartilage extracellular matrix	非细胞软骨细胞外基质
ACI	autologous chondrocyte implantation	自体软骨细胞植入术
AcLDL	acetylated-low-density lipoprotein	低密度脂蛋白
ACOG	american College of Obstetricians and Gynecologists	美国妇产科学学会
ACR	American College of Rheumatology	美国风湿病学会
AD	Alexander disease	亚历山大病
AD	Alzheimer disease	阿尔茨海默病
AD	autoimmune disease	自身免疫性疾病
ADA-SCID	adenosine deaminase deficient severe combined immunodeficiency	腺苷脱氨酶缺乏重症联合免疫缺陷
ADE	antibody dependent enhancement	抗体依赖性增强效应
ADMSC	adipose-derived mesenchymal stem cell	脂肪源性间充质干细胞
ADSC	adipose-derived stem cell	脂肪源性干细胞
ADV	adenovirus	腺病毒
AEC	amnion epithelial cell	羊膜上皮细胞
AFGF	acidic fibroblast growth factor	酸性成纤维细胞生长因子
AFS	amniotic fluid derived stem cell	羊水源性干细胞
AGM	aorta-gonad-mesonephros	主动脉-性腺-中肾轴
aGVHD	acute graft-versus-host disease	急性移植物抗宿主病
AHCTA	Alliance for Harmonisation Cellular Therapy Accreditation	细胞治疗认证协调联盟
AIA	*America Invents Act*	美国发明法案
AIDS	acquired immune deficiency syndrome	获得性免疫缺陷综合征
ALD	adrenoleukodystrophy	肾上腺脑白质营养不良

ALDH	aldehyde dehydrogenase	乙醛脱氢酶
allo-HSCT	acute lung injury	急性肺损伤
ALL	acute lymphoblastic leukemia	急性淋巴细胞白血病
allo-HSCT	allogeneic hematopoietic stem cell transplantation	同种异体造血干细胞移植
Alo	allogeneic	同种异体的（异基因）
ALP	alkaline phosphatase	碱性磷酸酶
ALS	amyotrophic lateral sclerosis	肌萎缩性脊髓侧索硬化症
ALS	autologous serum	自体血清
ALT	alanine aminotransferase	丙氨酸转氨酶
ALWP	Acute Leukemia Working Party	急性白血病工作组
AMA	American Medical Association	美国医学协会
AMH	anti-Müllerian hormone	抗缪勒氏管激素
AMI	acute myocardial infarction	急性心肌梗死
AML	acute myeloid leukemia	急性髓细胞白血病
AMT	amniotic membrane transplantation	羊膜移植术
ANC	absolute neutrophil count	中性粒细胞绝对数
ANFH	avascular necrosis of the femoral head	股骨头缺血性坏死
Ang-1	angiopoietin-1	血管生成蛋白-1
Ang-2	angiopoietin-2	血管生成蛋白-2
APBMT	Asia-Pacific Blood and Marrow Transplantation Group	亚太血液骨髓移植协作组
APC	antigen presenting cell	抗原提呈细胞
APCBBC	Asia Pacific Cord Blood Bank Consortium	亚太地区脐带血库联盟
AP-HP	Assistance Publique-Hôpitaux de Paris	巴黎公立医院协会
APP	amyloid precursor protein	淀粉样前体蛋白
ARDS	acute respiratory distress syndrome	急性呼吸窘迫综合征
AS	ankylosing spondylitis	强直性脊柱炎
ASBBMT	American Society for Blood and Marrow Transplantation	美国血液骨髓移植协会
ASC	adipose-derived stem cell	脂肪源性干细胞
ASHI	American Society for Histocompatibility and Immunogenetics	美国组织相容性和免疫遗传学学会
ASQ	American Society for Quality	美国质量学会
AST	aspartate aminotransferase	天冬氨酸转氨酶
AT	artificial tears	人工泪液
nATG	no antithymocyte globulin	无抗胸腺细胞球蛋白
ATMP	advanced therapy medicinal products	高级治疗药物产品

| ATP | adenosine triphosphate | 三磷酸腺苷 |
| Auto | autologous | 自体 |

B

BASC	bronchoalveolar stem cell	支气管肺泡干细胞
BBMR	British Bone Marrow Registry	英国骨髓登记处
BDNF	brain-derived neurotrophic factor	脑源性神经营养因子
bFGF	basic fibroblast growth factor	碱性成纤维细胞生长因子
BFU-E	erythroid burst forming unit	红系瀑布形成单位
BLA	Biologics License Application	生物制剂许可申请
BLI	bioluminescence imaging	生物发光显像
BM	bone marrow	骨髓
BMDW	Bone Marrow Donors Worldwide	全球骨髓供体
BM-MSC	bone marrow mesenchymal stem cell	骨髓间充质干细胞
BM-MSC	bone marrow mesenchymal/multipotent stromal cell	骨髓间充质/多能基质细胞
BMP	bone morphogeneic protein	骨形成蛋白
BMP4	bone morphogenetic protein 4	骨形成蛋白 4
BMP6	bone morphogenetic protein 6	骨形成蛋白 6
BMT	bone marrow transplants	骨髓移植
BMT-CTN	Blood and Marrow Transplant Clinical Trials Network	血液骨髓移植临床试验网
BPD	biparietal diameter	两顶骨间直径
BPD	bronchopulmonary dysplasia	支气管肺发育不良
BPH	benign prostatic hypertrophy	良性前列腺肥大
BSE	bovine spongiform encephalopathy	牛海绵状脑病
BSMC	bladder SMC	膀胱平滑肌细胞
BSP	bone sialoprotein	骨唾液蛋白
BSS	balanced salt solution	平衡盐溶液

C

CAC	circulating angiogenic cell	循环血管生成细胞
CAD	coronary artery disease	冠状动脉疾病
CAL	cell-assisted lipotransfer	细胞辅助脂肪移植术
CAR	chimeric antigen receptor	嵌合抗原受体
CAR	Coxsackie adenovirus receptor	柯萨奇腺病毒受体
CAR-T	chimeric antigen receptor T cell	嵌合抗原受体 T 细胞

CAT	Committee for Advanced Therapies	高级治疗委员会
CB	cord blood	脐带血
CBB	cord blood bank	脐带血库
CBER	Center for Biologics Evaluation and Research	生物制品评价和研究中心
CBR	Cord Blood Registry	脐带血注册处
CBS	cord blood serum	脐带血血清
CBT	cord blood transplantation	脐带血移植
CBU	cord blood unit	脐带血单位
CCBB	Carolinas Cord Blood Bank	卡罗来纳州脐带血库
CL25	chemokine ligand 25	趋化因子配体 25
CCT	copper chelator tetraethylenepentamine	铜螯合剂四乙烯戊胺
cDNA	complementary DNA	互补 DNA
CFR	Code of Federal Regulation	美国联邦条例法典
CFU	colony forming unit	克隆形成单位
CFU-GEMM	colony forming unit granulocyte erythrocyte macrophage megakaryocyte	粒细胞-吞噬细胞-巨噬细胞集落形成单位
CFU-GM	colony forming unit granulocyte-macrophage	粒细胞-巨噬细胞集落形成单位
CFU-EC	colony forming unit endothelial cell	内皮细胞集落形成单位
CFU-F	colony forming unit fibroblast	成纤维细胞集落形成单位
CGD	chronic granulomatous disease	慢性肉芽肿病
cGMP	current good manufacturing practice	现行良好制造规范
cGTP	current good tissue practice	现行良好组织管理规范
cGVHD	chronic graft versus host disease	慢性移植物抗宿主病
CHF	chronic heart failure	慢性心力衰竭
CI	cumulative incidence	累计发病率
CIA	collagen-induced arthritis	胶原诱导性关节炎
CIBMTR	Center for International Blood and Marrow Transplantation Research	国际血液骨髓移植研究中心
CIP	continuous improvement process	持续改进流程
CJD	Creutzfeldt-Jakob disease	克雅氏病
CLIA	Clinical Laboratory Improvement Amendments	临床实验室改进修正案
CLL	chronic lymphoid leukemia	慢性淋巴细胞白血病
CM	conditioned medium	条件培养液
CM	cardiac myosin	心肌肌凝蛋白
CMDP	China Marrow Donor Program	中华骨髓库

CMV	cytomegalovirus	巨细胞病毒
CNI	calcineurin inhibitors	钙调磷酸酶抑制剂
CNV	copy number variations	拷贝数变异
COPD	chronic obstructive pulmonary disease	慢性阻塞性肺疾病
CoV	coronavirus	冠状病毒（属）
COVID-19	corona virus disease 2019	新型冠状病毒肺炎
CPA	cryoprotective agent	冷冻保护剂
CPC	calcium phosphate cement	磷酸钙骨黏附剂
CPC	cardiac progenitor cell	心脏祖细胞
CR	complete remission	完全缓解
CR2	complete remission 2	第二次完全缓解
CRA	cancer related anemia	肿瘤相关性贫血
CRF	chronic renal failure	慢性肾衰竭
CRISPR	clustered regularly interspaced short palindromic repeats	成簇规律间隔的短回文重复序列
CRM	certified reference material	法定标准物质
CRP	C-reaction protein	C 反应蛋白
CRT	cell replacement therapy	细胞替代疗法
CSC	cardiac stem cell	心脏干细胞
CSF	colony-stimulating factors	集落刺激因子
CSM	cell surface marker	细胞表面标志物
CT	computerized tomography	计算机断层扫描
CTL	cytotoxic T lymphocyte	细胞毒性 T 细胞
CTLA-4	cytotoxic Tlymphocyte antigen-4	细胞毒性 T 细胞抗原-4
CV	cardiovascular	心血管
CYP3A4	cytochrome-p450-3A4	细胞色素 p450-3A4

D

DC	dendritic cell	树突状细胞
DC	dyskeratosis congenital	先天性角化不良
DCA	deoxycholicacid	脱氧胆酸
DCB	double cord blood	双份脐带血
DCBT	double cord blood transplantation	双份脐带血移植
DESS	expanded disability status score	扩大残疾状态评分
DFS	disease free survival	无病生存期

DHA	docosahexaenoic acid	二十二碳六烯酸
DHHS	Department of Health and Human Services	美国卫生与公众服务部
DLBP	degenerative low back pain	退变性下背痛
DLK-1	delta-like 1	δ-样 1 同族体
DMEM	Dulbecco's modified Eagle media	改良 Eagle 培养液
DMSO	dimethyl sulphoxide	二甲基亚砜
DNA	deoxyribonucleic acid	脱氧核糖核酸
DPP4	dipeptidylpeptidase 4	二肽基肽酶 4
DSA	donor specific antibody	供体特异性抗体
DSA	donor-directed specific anti-HLA antibody	供体方向特异的抗 HLA 抗体
dUCBT	double-unit UCBT	双脐带血移植

E

E2	estrogen	雌激素
EAE	experimental acute encephalomyelitis	实验性急性脑脊髓炎
EAE	experimental autoimmune encephalomyelitis	实验性自身免疫性脑脊髓炎模型
EBMT	European Blood and Marrow Transplant	欧洲血液骨髓移植协作组
EBV	Epstein Barr virus	EB 病毒
EBV-PTLD	EBV-post transplangt lymphoproliferative disorder	EBV 相关的移植后淋巴细胞增生性疾病
EC	endothelial cell	内皮细胞
EC	European Commission	欧盟委员会
ECFC	endothelial colony-forming cell	内皮细胞克隆形成细胞
ECM	extracellular matrix	细胞外基质
ECPC	endothelial colony-forming cell	内皮集落生成细胞
EC	endothelial cell	内皮细胞
EFI	European Federation for Immunogenetics	欧洲免疫遗传学联合会
EFQM	European Foundation for Quality Management	欧洲质量管理委员会
EFS	event-free survival	无病生存率
EGF	epidermal growth factor	表皮生长因子
ELISpot	enzyme linked immunoabsorbent spot	酶联免疫吸附斑点法
ELP	early lymphoid progenitors	早期淋巴祖细胞
EM	ethnic minorities	少数民族
EM	extracellular matrix	细胞外基质
EMA	European Medicines Agency	欧洲药品管理局

EMBMT	Eastern Mediterranean Blood and Marrow Transplantation	东地中海血液骨髓移植学会
EMDIS	European Marrow Donor Information System	欧洲骨髓捐献信息系统
EMRS	Middle East respiratory syndrome	中东呼吸综合征
eNOS	endothelial nitric oxide synthase	内皮型一氧化氮合酶
EP	endothelial precursor	内皮前体细胞
EPC	endothelial progenitor cell	内皮祖细胞
EPC	European Parliament and Council	欧洲议会和理事会
EPF	early pregnancy factor	早孕因子
EPO	erythropoietin	促红细胞生成素
ERT	enzyme replacement therapy	酶替补疗法
eSAR	electronic administration system	电子管理系统
ESC	embryonic stem cell	胚胎干细胞
ESC-EC	endothelial cells deriving from embryonic stem cell	胚胎干细胞源性内皮细胞
EU	European Union	欧洲联盟
ETI	elapsed-time indicator	运行时间指标
EULAR	European League against Rheumatism	欧洲抗风湿病联盟
EUTCD	European Union Tissues and Cells Directive	欧洲联盟组织和细胞指令
EV	extracellular vesicles	细胞外囊泡

F

F	female	女性
FA	Fanconi's anemia	范科尼贫血
FACT	Foundation for the Accreditation of Cellular Therapy	细胞治疗认证基金会
FBP1	fructose 1,6-biphosphatase	果糖 1,6-双磷酸酶
FBS	fetal bovine serum	胎牛血清
FDA	Food and Drug Administration	美国食品药品监督管理局
FEMA	Federal Emergency Management Agency	联邦应急管理局
FHCRC	Fred Hutchinson Cancer Research Center	Fred Hutchinson 癌症研究中心
FIPS	hemophagocyuc syndrome	嗜血细胞综合征
FL	Flt3 ligand	Flt3 配体
FLS	fibroblast-like synoviocytes	成纤维样滑膜细胞
FLT3	FMS-related tyrosine kinase 3	FMS 相关的酪氨酸激酶 3
FLT-3-L	FMS-like tyrosine kinase 3 ligand	FMS 样酪氨酸激酶 3 配体
FMD	fasting mimicking diet	低卡路里饮食

| FNCBBN | French National Cord Blood Bank Network | 法国国家脐带血库网络 |
| FSH | follicle-stimulating hormone | 促卵泡激素 |

G

G6PC	glucose 6-phosphatase	葡萄糖-6-磷酸酶
GATA6	GATA binding protein 6	GATA 结合蛋白 6
G-CSF	granulocyte colony stimulating factor	粒细胞集落刺激因子
GDF-11	growth differentiation factor-11	生长分化因子-11
GDNF	glial cell line-derived neurotrophic factor	神经胶质细胞源性神经营养因子
GFAP	glial fibrillary acidic protein	胶质纤维酸性蛋白
GFP	green fluorescent protein	绿色荧光蛋白
GLD	globoid cell leukodystrophy	球形脑白质营养不良
GM-CSF	granulocyte-macrophage colony-stimulating factor	粒细胞-巨噬细胞集落刺激因子
GMP	good manufacturing practice	优质生产规范
GnRH	gonadotropin-releasing hormone	促性腺激素释放激素
GS	Griscelli syndrome	Griscelli 综合征
GTP	good tissue practices	优质组织细胞规范
GVH	graft-versus-host	移植物抗宿主
GVHD	graft-versus-host disease	移植物抗宿主病
GVL	graft-versus-leukemia	移植物抗白血病
GYS2	glycogen synthase 2	糖原合成酶 2

H

HAART	highly active antiretroviral therapy	高效抗逆转录病毒治疗
hABM-SC	human adult bone marrow-derived somatic cell	成人骨髓源性体细胞
HACI	homolog autologous chondrocyte implantation	同源自体软骨细胞植入
Hb	hemoglobin	血红蛋白
HbA	adult hemoglobin	成人血红蛋白
HbF	fetal hemoglobin	胎儿血红蛋白
HBV	hepatitis B virus	乙型肝炎病毒
HC	hemorrhagic cystitis	出血性膀胱炎
hCG	human chorionic gonadotropin	人绒毛膜促性腺激素
Hct	hematocrit	红细胞压积
HCT/Ps	human cells, tissues and cellular and tissue-based products	人细胞、组织和基于细胞与组织的产品
HCV	hepatitis C virus	丙型肝炎病毒

HD	Hodgkin's disease	霍奇金病
HD	Huntington's disease	亨廷顿（舞蹈）病
HES	hydroxyethyl starch	羟乙基淀粉
hESC	human embryonic stem cell	人胚胎干细胞
hES-MSC	human embryonic stem cells-MSC	人胚胎干细胞源性间充质干细胞
HF	hepatic fibrosis	肝纤维化
HGF	hematopoietic growth factor	造血生长因子
HGF	hepatocyte growth factor	肝细胞生长因子
HHS	Department of Health and Human Services	美国卫生和人类服务部
HIE	hypoxic-ischemic encephalopathy	缺氧缺血性脑病
hiPSC	human induced pluripotent stem cell	人诱导多能干细胞
hiPSC-MSC	human induced pluripotent stem cell-MSC	人诱导多能干细胞-MSC
HIV	human immunodeficiency virus	人体免疫缺陷病毒
HL	Hodgkin's lymphoma	霍奇金淋巴瘤
HLA	human lymphocyte antigen	人淋巴细胞抗原
HLA	human leukocyte antigen	人白细胞抗原
HLA-DR	human leukoyte antigen DR	人白细胞抗原 DR
HLH	hemophagocytic lymphohistiocytosis	嗜血细胞性淋巴组织细胞增生症
hMSC	human mesenchyreal stem cell	人间充质干细胞
HNF4α	hepatocyte nuclear factor 4 alpha	肝细胞核因子 4α
HOX	homeobox	同源盒
HPC	hematopoietic progenitor cell	造血祖细胞
HPP-CFC	high proliferative potential-colony forming cell	高增殖潜能克隆形成细胞
HPP-ECFC	high proliferative potential endothelial colony forming cell	高增殖潜能内皮克隆形成细胞
HR	hazard ratio	风险（危险）比
HR	high resolution	高分辨率
HRSA	Health Resources and Services Administration	卫生资源和服务管理局
HRT	hormone replacement therapy	激素替代疗法
HSC	hepatic stellate cell	肝脏星形细胞
HSC	hematopoietic stem cell	造血干细胞
HSCT	hematopoietic stem cell transplantation	造血干细胞移植
HSPC	hematopoietic stem progenitor cell	造血干祖细胞
HTA	Human Tissue Act	人类组织法
hTERT	human telomerase catalytic unit	人端粒酶催化单位

HTLV I	human T-lymphotropic virus I	人 T 细胞白血病病毒 I 型
HUCAC	human umbilical cord artery-derived endothelial cell	人脐带动脉源性内皮细胞
HUCBC	human umbilical cord blood mononuclear cell	人脐带血单个核细胞
hUC-MSC	human umbilical cord mesenchyreal stem cell	人脐带间充质干细胞
hUCB-MSC	human umbilical cord blood mesenchymal stem cell	人脐带血间充质干细胞
HUCPVC	human umbilical cord perivascular cell	人脐带血管周围细胞
HUVEC	human umbilical vein endothelial cell	人脐静脉内皮细胞
HVG	host-versus-graft	宿主抗移植物

I

IA	intracoronary artery	冠状动脉内注射
IBMTR	International Blood and Marrow Transplantation Registry	国际血液和骨髓移植登记处
ICRS	International Cartilage Repair Society	国际软骨修复协会
ICU	intensive care unit	重症监护病房
ID	identity number	识别号码
IDO	indoleamine 3-dioxygenase	吲哚胺 3-双加氧酶
IFN	interferon	干扰素
IFN-β	interferon-β	干扰素-β
IGF-1	insulin-like growth factor-1	胰岛素样生长因子-1
IL	interleukin	白细胞介素
IL-4	interleukin-4	白细胞介素-4
IL-7	interleukin-7	白细胞介素-7
IL-ra	interleukin-1 receptor antagonist	IL-1 受体拮抗剂
IM	intramyocardium	心肌组织内注射
IMA	inherited maternal antigens	遗传性母系抗原
IMD	inherited metabolic disease	遗传代谢性疾病
IND	investigational new drug	新药临床试验
IOM	Institute of Medicine	医学研究所
IPA	inherited paternal antigens	遗传性父系抗原
IPC	insulin-producing cell	胰岛素分泌细胞
iPSC	induced pluripotent stem cell	诱导多能干细胞
iPSC-EC	iPSC-derived endothelial cell	iPSC 源性内皮细胞
IPSS	International Prognostic Scoring System	国际预后评分系统
ISCBI	International Stem Cell Banking Initiative	国际干细胞库计划

ISCT	International Society for Cellular Therapy	国际细胞治疗协会
ISHAGE	International Society of Hematotherapy and Graft Engineering	国际血液治疗和移植工程学会
ISO	International Organization for Standardization	国际标准化组织
ISSCR	International Society for Stem Cell Research	国际干细胞研究协会
ITR	inverted terminal repeated sequence	反向末端重复序列
IUGR	intra-uterine growth retardation	胎儿宫内发育迟缓
IV	intravenously	静脉注射
IVD	intervertebral disk	椎间盘
IVT	*in vitro* transcription template	体外转录模板

J

JCI	Joint Commission International	国际联合委员会
JIA	juvenile immune arthritis	青少年免疫关节炎
JMML	juvenile myelomonocytic leukerm	青少年粒单核细胞性白血病

K

KDR	kinase insert domain receptor	激酶插入域受体
KGF	keratinocyte growth factor	角质细胞生长因子

L

LAM-1	leukocytes adhesion molecule-1	白细胞黏附分子-1
LCL	lymphoblastoid cell line	类成淋巴细胞系
LFS	leukemia-free survival	无白血病生存率
LHRH-A	luteinizing hormone-releasing hormone analogue	促黄体激素释放激素类似物
LIF	leukemia inhibitory factor	白血病抑制因子
LMP	lymphoidmyeloid progenitor	淋巴样·骨髓祖细胞
LPS	lipopolysaccharide	脂多糖
LSD	lysosomal storage diseases	溶酶体贮积病
LTC-IC	long-term culture-initiating cell	长期培养启动细胞
LT-HSC	long-term culture-HSC	长期培养造血干细胞
LPP-ECFC	low proliferative potential endothelial colony-forming cell	低增殖潜能内皮克隆形成细胞

M

M	male	男性
MAC	myeloablative conditioning	清髓预处理

MAP-2	microtubule- associated protein-2	微管相关蛋白-2
MAPC	sultipotent adult progenitor cells	多能成体祖细胞
MAS	macrophage activation syndrome	巨噬细胞活化综合征
Max	maximum	最大值
MBP	myelin basic protein	髓鞘碱性蛋白
MBP3	myelin basic protein 3	髓鞘碱性蛋白 3
MCH	mean corpuscular hemoglobin	平均红细胞血红蛋白
MCHC	mean corpuscular hemoglobin concentration	平均红细胞血红蛋白浓度
MCP-1	monocyte chemoattraction protein 1	单核细胞趋化蛋白-1
M-CSF	macrophage colony-stimulating factor	巨噬细胞集落刺激因子
MCV	mean corpuscular volume	平均红细胞容积
MD	muscular dystrophy	肌营养不良症
MDS	myelodysplastic syndromes	骨髓增生异常综合征
MELD	model for end-stage liver disease	终末期肝病模型
mESC	mouse embryonic stem cell	小鼠胚胎干细胞
MF	microfracture	微骨折
MHC	major histocompatibility complex	主要组织相容性复合物
MHC II	major histocompatibility complex class-II	主要组织相容性复合体 II 类
MI	myocardial infarction	心肌梗死
MIAMIC	marrow isolated adult multilineage inducible cells	骨髓源性成体多细胞系诱导细胞
micro-CT	micro-computed tomography	微型计算机断层扫描
ML	malignant lymphoma	恶性淋巴瘤
MLD	metachromatic leukodystrophy	异染性脑白质营养不良
MLR	mixed lymphocyte reaction	混合淋巴细胞反应
MMP	matrix metalloproteinase	基质金属蛋白酶
MMP-2	matrix metalloproteinase 2	基质金属蛋白酶 2
MMRD	mismatched-related donor	不匹配相关供体
MMUD	mismatched unrelated donor	不匹配无关供体
MNC	mononuclear cell	单核细胞
MPB	mobilized peripheral blood	动员外周血
MPLSM	multiphoton laser scanning microscope	多光子激光扫描显微镜
MPS	mucopolysaccharidosis	黏多糖贮积症
MRD	matched related donor	匹配相关供体
MRD	minimal residual disease	微小残留病变灶

MS	multiple sclerosis	多发性硬化症
MSC	mesenchymal stem cell	间充质干细胞
MSC	mesenchymal stromal cell	间充质基质细胞
MSC-CM	mesenchymal stem cell-conditioned medium	间充质干细胞条件培养液
MTC	Moelle-Thérapie Cellulaire	法国骨髓移植及细胞治疗组
MTX	methotrexate	甲氨蝶呤
MUD	matched unrelated donor	匹配无关供体

N

NAC	absolute neutrophil count	中性粒细胞绝对数
NB	neuroblastoma	神经母本细胞瘤
NCBI	National Center of Biotechnology Information	美国国家生物技术信息中心
NCBI	National Cord Blood Inventory	国家脐带血库存
NeuN	neuronal nuclei protein	神经元核蛋白
NFATC	nuclear factor of activated T cell	活化 T 细胞核因子
NGF	nerve growth factor	神经生长因子
NHL	non-Hodgkin lymphoma	非霍奇金淋巴瘤
NHS	National Health Service	国家卫生服务局
NHSBT	NHS Blood and Transplant	国家健康服务中心血液和移植协会
NHS-CBB	National Health Service Cord Blood Bank	国家健康服务脐带血库
NIMA	noninherited maternal antigen	非遗传性母体抗原
NK	natural killer cell	自然杀伤细胞
NKT	natural killer T cell	自然杀伤 T 细胞
NMDP	National Marrow Donor Pool	国家骨髓供体库
NMDP	National Marrow Donor Program	国家骨髓捐赠计划
NOD/SCID	nonobese diabetic/severe combined immunodeficiency	非肥胖糖尿病/重症联合免疫缺陷
NOD2	nucleotide-binding oligomerization domain proteins 2	核苷酸结合寡聚化结构域蛋白 2
NRBC	nucleated red blood cell	有核红细胞
NRM	non-relapse mortality	非复发死亡率
NSE	neuron-specific enolase	神经元特异性烯醇酶
NT-3	neurotrophin-3	神经营养蛋白-3
NYBC	New York Blood Center	纽约血液中心

O

OA	osteoarthritis	骨关节炎

OC	osteocalcin	骨钙蛋白
OEC	outgrowth endothelial cell	快速生长内皮细胞
OS	Omenn syndrome	Omenn 综合征
OS	overall survival	总生存率
OSM	oncostatin M	抑癌蛋白 M

P

PAC	proangiogenic cells	促血管新生细胞
PAL	Pharmaceutical Affairs Law	药事法
PAR-1	proteinase-activated receptor-1	蛋白酶活化受体-1
PB	peripheral blood	外周血
PBPC	peripheral blood progenitor cell	外周血祖细胞
PB-PRC	placental blood packed red cell	胎盘血浓积红细胞
PBSC	peripheral blood stem cell	外周血干细胞
PCB	placental cord blood	胎盘脐带血
PCL	polycaprolactone	聚己酸内酯
PD	Parkinson's disease	帕金森病
PDCA	Plan DO Check Action	计划执行检查行动
PDGF	platelet derived growth factor	血小板衍化生长因子
PDGFR	platelet derived growth factor receptor	血小板源性生长因子受体
PECAM-1	platelet endothelial cell adhesion molecule-1	血小板内皮细胞黏附分子-1
PFS	progression-free survival	无进展生存期（率）
PG	prostaglandin	前列腺素
PGA	polyglycolic acid	聚乙醇酸
PGE2	prostaglandin E2	前列腺素 E2
PGF	placental growth factor	胎盘生长因子
PHS	Public Health Service	公共卫生服务
PID	primary immune deficiencies	原发性免疫缺陷
PL	platelet lysates	血小板溶解产物
PLA	polyglycolic acid	聚乙醇酸
PLP	proteolipid protein	蛋白脂质蛋白
PMD	Pelizaeus-Merzbacher disease	佩-梅病
PNS	primary nephrotic syndrome	原发性肾病综合征
POF	premature ovarian failure	卵巢早衰

POI	premature ovarian insufficiency	早发性卵巢功能不全
PPE	personal protective equipment	个人防护用品
PP-MS	primary progressive type-MS	原发性进行型
PPP	platelet-poor plasma	低血小板血浆
PRP	platelet-rich plasma	富血小板血浆
PSC	pluripotent stem cell	多能干细胞
PSD	peroxisomal storage disorder	过氧化物酶体贮积病
PTLD	posttransplant lymphoproliferative disorder	移植后淋巴细胞增殖性疾病
PVT	perivascular tissue	血管周围组织
PWP	pulmonary wedge pressure	肺动脉契压

Q

QA	quality assurance	质量保证
QC	quality control	质量控制
QCP	quality control program	质量控制程序
QC-PCR	competitive polymerase chain reaction	竞争性聚合酶链反应
QHOM	Quality Health Outcomes Model	优质健康结果模式
QI	quality improvement	治疗改进
QM	quality management	质量管理
QMP	quality management plan	质量管理计划
QMS	quality management system	质量管理系统
QS	quality supervisors	质量主管

R

RA	rheumatoid arthritis	类风湿性关节炎
RBC	red blood cell	红细胞
RCOG	Royal College of Obstetricians and Gynaecologists	英国伦敦皇家妇产科学会
RFS	relapse-free survival	无复发生存率
rhIL-7	recombinant human interleukin-7	重组人白细胞介素 7
RIC	reduced intensity conditioning	低强度预处理
ROS	reactive oxygen species	活性氧
RR	relative risk	相对风险
RR-MS	relapse remission type-MS	复发缓解型 MS
RSC	Reed-Sternberg cell	R-S 细胞（里-施细胞）
RTE	recent thymic emigrants	新近胸腺细胞迁出

| RT-PCR | real-time reverse transcription polymerase chain reaction | 实时逆转录聚合酶链反应 |

S

SAP	severe acute pancreatitis	重症急性胰腺炎
SARS	severe acute respiratory syndrome	重症急性呼吸综合征
SBB	specialist in blood banking technology	血库技术专家
SCD	sickle cell disease	镰状细胞病
SCF	stem cell factor	干细胞因子
SCFR	stem cell factor receptor	干细胞因子受体
SCI	spinal cord injury	脊髓损伤
SCID	severe combined immune deficiency	重症联合免疫缺陷
SCNT	somatic cell nuclear transfer	体细胞核转移
SDF-1	stromal cell-derived factor 1	基质细胞衍化因子-1
SEM-EDX	scanning electron microscope with energy dispersive X-ray spectrometry	能量色散 X 射线光谱扫描电镜
SFG	Société Française de Greffe de	法国兴业银行
sjTREC	signal-joint TREC	信号连接 TREC
SLE	systemic lupus erythematosus	系统性红斑狼疮
SLEDAI	SLE disease activity index	SLE 病活动指数
SMC	smooth muscle cell	平滑肌细胞
SOP	standard operating procedure	标准操作规程
SP	single positive	单阳性
SP-A	surfactant protein A	表面活性蛋白 A
SP-C	surfactant protein C	表面活性蛋白 C
SP-MS	secondary progressing type-MS	继发进展型 MS
SRC	SCID-repopulating cell	SCID 小鼠再殖细胞
SSEA 3	stage-specific embryonic antigen 3	阶段特异性胚胎抗原 3

T

T1DM	type 1 diabetes	1 型糖尿病
T2DM	type 2 diabetes	2 型糖尿病
TAD	transverse abdominal diameter	腰围横径
TBF	thiotepa / busulfan / fludarabine	非塞替派/白消安/氟达拉滨
TBI	traumatic brain injury	外伤性脑损伤
TBIL	total bilirubin	总胆红素

TC	Technical Committee	技术委员会
TCR	T cell receptor	T 细胞受体
TCSC	tissue committed stem cell	组织定向干细胞
TEC	thymic epithelial cell	胸腺上皮细胞
TEBV	tissue engineered living blood vessel	组织工程活体血管
TEM	transmission electron microscopy	透射电子显微镜
TEM	tumor endothelial marker	肿瘤内皮标志物
TEPA	tetraethylenepentamine	四乙烯基五胺
TERMIS	Tissue Engineering and Regenerative Medicine International Society	组织工程与再生医学国际学会
TERT	telomerase reverse transcriptase	端粒酶逆转录酶
TF	thymic factor	胸腺因子
TGF	transforming growth factor	转化生长因子
TGF-β	transforming growth factor-beta	转化生长因子-β
THEV	tissue engineered heart valve	组织工程心脏瓣膜
TIMP	tissue inhibitor of metalloproteinase	金属蛋白酶组织抑制剂
TLR	Toll-like receptors	Toll 样受体
TM	thalassemia major	重型地中海贫血
TNC	total nucleated cell	总有核细胞数
TNF-α	tumor necrosis factor-alpha	肿瘤坏死因子-α
TP	treponema pallidum	梅毒螺旋体
TPO	thrombopoietin	促血小板生成素
TQM	total quality management	全面质量管理
TR	Transplantation Registry	移植登记处
TRA	tissue restricted antigen	组织限制性抗原
TREC	T-cell receptor excision circle	T 细胞受体切除环
Trcell	regulatory T cell	调节性 T 细胞
TRM	transplant related mortality	移植相关死亡率
TSDR	Treg-specific demethylation region	调节性 T 细胞特异性去甲基化域
TSR	transcription regulating sequence	转录调控序列
TTD	transfusion transmitted disease	输血传播性疾病

U

| UC | umbilical cord | 脐带 |

UCB	umbilical cord blood	脐带血
UCB-HSC	umbilical cord blood-hematopoietic stem cell	脐带血造血干细胞
UCB-HSCT	umbilical cord blood-hematopoietic stem cell transplantation	脐带血造血干细胞移植
UCB-MSC	umbilical cord blood-mesenchymal stem cell	脐带血间充质干细胞
UCB-PRP	UCB-derived platelet-rich plasma	脐带血源性富血小板血浆
UCBT	umbilical cord blood transplantation	脐带血移植
UCBT	unrelated cord blood transplantation	无关脐带血移植
UCMSC	umbilical cord mesenchymal stem cell	脐带间充质干细胞
UC-MSC	umbilical cord mesenchymal stromal cell	脐带间充质基质细胞
UCSC	umbilical cord stromal cell	脐带间质细胞
UEL	ulex europaeus lectin	荆豆凝集素
URD	unrelated donor	无关供体
USPTO	U.S. Patent and Trademark Office	美国专利和商标局
USSC	unrestricted somatic stem cell	非定向成体干细胞

V

vCJD	variant Creutzfeldt-Jakob disease	变异性克雅病
VEGF	vascular endothelial growth factor	血管内皮细胞生长因子
VEGFR-2	vascular endothelial growth factor receptor-2	血管内皮生长因子受体-2
VHB	Virgin Health Bank	维尔京健康脐带血库
VILI	ventilator-induced lung injury	呼吸机相关性肺损伤
VSEL	very small embryonic-like cell	极小胚胎样细胞
VTT	vitro transcription templates	体外转录模板

W

WAS	Wiskott-Aldrich syndrome	湿疹血小板减少伴免疫缺陷综合征（维-奥德里奇综合征）
WBMT	Worldwide Network for Blood and Marrow Transplantation	全球血液骨髓移植网络
WHAR	World Health Assembly Resolution	世界卫生大会决议
WHO	World Health Organization	世界卫生组织
WJ	Wharton's jelly	沃顿胶
WMDA	World Marrow Donor Association	世界骨髓捐赠协会
WT1	Wilms' Tumor antigen 1	Wilms'肿瘤抗原 1